U0324891

Interventional Magnetic Resonance Imaging

介入性磁共振成像

主　编　〔德〕 托马斯·卡恩
　　　　　　　哈拉尔德·巴斯

主　译　肖越勇

天津出版传媒集团

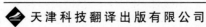

天津科技翻译出版有限公司

著作权合同登记号：图字：02-2014-111

图书在版编目(CIP)数据

介入性磁共振成像/(德)卡恩(Kahn,T.),(德)巴斯(Busse,H.)主编；
肖越勇等译.—天津：天津科技翻译出版有限公司,2015.9
书名原文：Interventional Magnetic Resonance Imaging
ISBN 978-7-5433-3475-5

Ⅰ.①介…　Ⅱ.①卡…　②巴…　③肖…　Ⅲ.①核磁共振成像
Ⅳ.①R445.2

中国版本图书馆 CIP 数据核字(2015)第 029689 号

Translation from English language edition：

Interventional Magnetic Resonance Imaging by Thomas Kahn and Harald Busse.

Copyright © 2012 Springer Berlin Heidelberg.

Springer Berlin Heidelberg is a part of Springer Science + Business Media.

All Rights Reserved.

中文简体字版权属天津科技翻译出版有限公司。

授权单位：Springer-Verlag GmbH
出　　版：天津科技翻译出版有限公司
出 版 人：刘 庆
地　　址：天津市南开区白堤路 244 号
邮政编码：300192
电　　话：(022)87894896
传　　真：(022)87895650
网　　址：www.tsttpc.com
印　　刷：山东鸿君杰文化发展有限公司
发　　行：全国新华书店
版本记录：787×1092　16 开本　30.5 印张　550 千字
　　　　　2015 年 9 月第 1 版　2015 年 9 月第 1 次印刷
　　　　　定价：180.00 元

译者名单

主　译

肖越勇　（中国人民解放军总医院放射诊断科）

译　者(按姓氏汉语拼音排序)

陈志晔　（中国人民解放军总医院放射诊断科）

杜　鹏　（中国人民解放军海军总医院放射科）

付岩宁　（中国人民解放军总医院放射诊断科）

何晓锋　（中国人民解放军总医院放射诊断科）

金　鑫　（中国人民解放军总医院放射诊断科）

金花兰　（中国人民解放军总医院放射诊断科）

李　彬　（山东省影像医学研究所）

李成利　（山东省影像医学研究所）

梁风范　（山东省影像医学研究所）

马旭阳　（中国人民解放军总医院放射诊断科）

田锦林　（中国人民解放军第二五二医院介入血管外科）

魏颖恬　（中国人民解放军总医院放射诊断科）

吴　斌　（武警北京市总队医院放射科）

许玉军　（山东省影像医学研究所）

张　肖　（中国人民解放军总医院放射诊断科）

张　欣　（中国人民解放军总医院放射诊断科）

张啸波　（中国人民解放军总医院放射诊断科）

编者名单

Kamran Ahrar Department of Interventional Radiology, University of Texas MD Anderson Cancer Center, Houston, TX, USA

Sumera Ali Russell H. Morgan Department of Radiology and Radiological Science, Johns Hopkins School of Medicine, Baltimore, MD, USA

Vincent Auboiroux Department of Radiology, University of Geneva, Geneva, Switzerland

Lambertus W. Bartels Department of Radiology, Image Sciences Institute, University Medical Center, Utrecht, The Netherlands

Miriam H. A. Bauer Department of Neurosurgery, University of Marburg, Marburg, Germany

Walter F. Block Department of Medical Physics, University of Wisconsin-Madison, Madison, WI, USA

Shelby Brunke Ultrasound Division, Siemens Medical Solutions, Issaquah, WA, USA

Jürgen Bunke Philips Healthcare, Hamburg, Germany

Harald Busse Department of Diagnostic and Interventional Radiology, Leipzig University Hospital, Leipzig, Germany

John A. Carrino Russell H. Morgan Department of Radiology and Radiological Science, Johns Hopkins School of Medicine, Baltimore, MD, USA

Philippe Cattin Center for Medical Images Analysis, University of Basel, Basel, Switzerland

Zarko Celicanin Radiological Physics, University of Basel Hospital, Basel, Switzerland

Stephan Clasen Department for Diagnostic and Interventional Radiology, Eberhard Karls University of Tübingen, Tübingen, Germany

Rivka R. Colen Department of Radiology, Brigham and Women's Hospital, Harvard Medical School, Boston, MA, 02115, USA

Clemens Cyran Department of Clinical Radiology, University of Munich, Campus Grosshadern, Munich, Germany

Paul A. DiCamillo Russell H. Morgan Department of Radiology and Radiological Science, Johns Hopkins School of Medicine, Baltimore, MD, USA

Tina Ehtiati Siemens Corporate Research, Center for Applied Medical Imaging, Baltimore, MD, USA

Frank Fischbach Department of Radiology and Nuclear Medicine, Otto von Guericke University, Magdeburg, Germany

Jan Fritz Russell H. Morgan Department of Radiology and Radiological Science, Johns Hopkins School of Medicine, Baltimore, MD, USA

Jurgen J. Fütterer Department of Radiology, Radboud University Nijmegen Medical Centre, Nijmegen, The Netherlands

Oliver Ganslandt Department of Neurosurgery, University of Erlangen-Nuremberg, Erlangen, Germany

Wladyslaw M. Gedroyc Division of Radiology, Imperial Healthcare NHS trust, St Mary's Hospital MRI Unit, London, UK

Wesley D. Gilson Siemens Corporation, Corporate Research and Technology, Baltimore, MD, USA

Krzysztof R. Gorny Department of Radiology, Mayo Clinic, Rochester, MN, USA,

Benjamin P. Grabow Department of Medical Physics, University of Wisconsin-Madison, Madison, WI, USA

Felix V. Güttler Department of Radiology, University Hospital Jena, Friedrich-Schiller-University, Jena, Germany

Walter A. Hall Department of Neurosurgery, SUNY Upstate Medical University, Syracuse, NY, USA

Hasnine A. Haque Advanced Application Center, GE Healthcare, Tokyo, Japan

Karin Hellerhoff Department of Clinical Radiology, University of Munich, Campus Grosshadern, Munich, Germany

Rüdiger Hoffmann Department of Diagnostic and Interventional Radiology, Eberhard Karls University of Tübingen, Tübingen, Germany

Norbert Hosten Department of Diagnostic Radiology and Neuroradiology, Greifswald University Medicine, Greifswald, Germany

Daniel P. Hsu Division of Interventional Neuroradiology, University Hospitals Case Medical Center, Cleveland, OH, USA

Stephen G. Hushek MedTrak LLC, Milwaukee, WI, USA

Tarique Hussain Division of Imaging Sciences, School of Medicine, The Rayne Institute, St Thomas' Hospital, King's College London, London, UK

Ferenc A. Jolesz Division of MRI, Department of Radiology, National Center for Image Guided Therapy, Brigham and Women's Hospital, Harvard Medical School, Boston, MA, USA

Kerstin Jungnickel Department of Radiology and Nuclear Medicine, Otto von Guericke University, Magdeburg, Germany

Thomas Kahn Department of Diagnostic and Interventional Radiology, Leipzig University Hospital, Leipzig, Germany

Akira Kawashima Department of Radiology, Mayo Clinic, Rochester, MN, USA

Dara L. Kraitchman Russell H. Morgan Department of Radiology and Radiological Science, Department of Molecular and Comparative Pathobiology, Johns Hopkins University, Baltimore, MD, USA

Gabriele A. Krombach Department of Radiology, Campus Giessen, University Hospitals Giessen and Marburg, Giessen, Germany

Harald Kugel Department of Clinical Radiology, University Hospital Münster, Albert-Schweitzer-Campus, Münster, Germany

Daniela Kuhnt Department of Neurosurgery, University of Marburg, Marburg, Germany

Yoshimasa Kurumi Department of Surgery, Shiga University of Medical Science, Ohtsu, Shiga, Japan

Jonathan S. Lewin Russell H. Morgan Department of Radiology and Radiological Science, Johns Hopkins School of Medicine, Baltimore, MD, USA

Valeria de Luca Computer Vision Laboratory, ETH Zurich, Zurich, Switzerland

Alastair J. Martin Department of Radiology, University of California, San Francisco, CA, USA

Ramon Martin Department of Anesthesia, Brigham and Women's Hospital, Boston, MA, USA

Michael Moche Department of Diagnostic and Interventional Radiology, Leipzig University Hospital, Leipzig, Germany

Chrit T. W. Moonen Department of Radiology, Image Sciences Institute, University Medical Center, Utrecht, The Netherlands

Shigehiro Morikawa Biomedical MR Science Center, Shiga University of Medical Science, Ohtsu, Shiga, Japan

Hiroyuki Murayama Department of Surgery, Shiga University of Medical Science, Ohtsu, Shiga, Japan

Lance A. Mynderse Department of Urology, Mayo Clinic, Rochester, MN, USA

Shigeyuki Naka Department of Surgery, Shiga University of Medical Science, Ohtsu, Shiga, Japan

Christopher Nimsky Department of Neurosurgery, University of Marburg, Marburg, Germany

Sherif G. Nour Divisions of Abdominal Imaging, Department of Radiology and Imaging Sciences, Interventional Radiology, and Image-Guided Medicine, Emory University Hospitals and School of Medicine, Atlanta, GA, USA

Philippe L. Pereira Clinic for Radiology, Minimally-Invasive Therapies and Nuclear Medicine, SLK-Clinics Heilbronn GmbH, Heilbronn, Germany

Lorena Petrusca Department of Radiology, University of Geneva, Geneva, Switzerland

Harald H. Quick Institute of Medical Physics, Friedrich Alexander University Erlangen-Nürnberg, Erlangen, Germany

Reza Razavi Division of Imaging Sciences, School of Medicine, The Rayne Institute, St Thomas' Hospital, King's College London, London, UK

Hansjörg Rempp Department for Diagnostic and Interventional Radiology, Eberhard Karls University of Tübingen, Tübingen, Germany

Jens Ricke Department of Radiology and Nuclear Medicine, Otto von Guericke University, Magdeburg, Germany

Viola Rieke Department of Radiology and Biomedical Imaging, University of California San Francisco, San Francisco, CA, USA

Mario Ries Laboratory for Molecular and Functional Imaging, CNRS/University Segalen Bordeaux, Bordeaux, France

Christian Rosenberg Department of Diagnostic Radiology and Neuroradiology, Greifswald University Medicine, Greifswald, Germany

Rares Salomir Radiology Department, University Hospitals of Geneva, Geneva, Switzerland

Tobias Schaeffter Division of Imaging Sciences, School of Medicine, The Rayne Institute, St Thomas' Hospital, King's College London, London, UK

Baudouin Denis de Senneville Laboratory for Molecular and Functional Imaging, CNRS/University Segalen Bordeaux, Bordeaux, France

Roberto Blanco Sequeiros Department of Radiology, Oulu University Hospital, Oulu, Finland

R. Jason Stafford Department of Imaging Physics, University of Texas MD Anderson Cancer Center, Houston, TX, USA

Florian Streitparth Department of Radiology, Charité University Hospital, Berlin, Germany

Tohru Tani Department of Surgery, Shiga University of Medical Science, Ohtsu, Shiga, Japan

Ulf K.-M. Teichgräber Department of Radiology, University Hospital Jena, Friedrich-Schiller-University, Jena, Germany

Sylvain Terraz Radiology Department, University Hospitals of Geneva, Geneva, Switzerland

Chip Truwit Department of Radiology, Hennepin County Medical Center, Minneapolis, MN, USA, Department of Radiology, University of Minnesota School of Medicine, Minneapolis, MN, USA

Tetsuji Tsukamoto Department of Surgery, Shiga University of Medical Science, Ohtsu, Shiga, Japan

Israel Valverde Division of Imaging Sciences, School of Medicine, The Rayne Institute, St Thomas' Hospital, King's College London, London, UK

Magalie Viallon Radiology Department, University Hospitals of Geneva, Geneva, Switzerland

Frank Wacker Department of Diagnostic and Interventional Radiology, Hannover Medical School, Hannover, Germany

Clifford R. Weiss Russell H. Morgan Department of Radiology and Radiological Science, Johns Hopkins School of Medicine, Baltimore, MD, USA

Uta Wonneberger Department of Radiology and Nuclear Medicine, Otto von Guericke University, Magdeburg, Germany

David A. Woodrum Department of Radiology, Mayo Clinic, Rochester, MN, USA

Derya Yakar Department of Radiology, Radboud University Nijmegen Medical Centre, Nijmegen, The Netherlands

中文版前言

初次接触介入性磁共振成像(iMRI)是 2006 年在美国波士顿哈佛医学院 BWH 医院，在 Ferenc Jolesz 教授领导的团队学习 iMRI 技术。那时他们的 iMRI 手术室采用的是 double-donut 双磁体 0.5T 专用介入手术系统，此手术室作为一个微创介入手术平台向全院开放，每周安排各种手术，所涉及的项目包括肿瘤的消融术、近距离放射性粒子植入肿瘤治疗术，以及 MR 引导脑瘤的切除术等，特别是 MR 引导的氩氦刀冷冻消融治疗，在肝脏和肾脏肿瘤的治疗中显示出巨大的优势。

回国后我筹备并采用 GE 公司生产的 0.35T 永磁型开放式磁共振系统，结合北京新奥公司生产的红外线导航设备进行了肝脏、肾脏、骨骼和软组织肿瘤的活检及氩氦刀冷冻消融手术，初步体验了 iMRI 的优势。

每 2 年召开 1 次的国际磁共振会议云集着来自全球的从事 iMRI 的学者，我有幸参加了第 7 届、第 8 届及第 9 届国际磁共振会议，期间感受到 iMRI 技术的巨大潜力和快速的发展。2010 年 9 月我和赵磊博士受此书作者 Thomas Kahn 教授的邀请参加了在他工作的城市德国莱比锡市举行的第 8 届国际磁共振会议并做了大会发言，2 年之后在波士顿哈佛医学院召开的第 9 届国际磁共振会议上获悉此书即将出版。拿到此书后受其丰富的内容所感染，急于翻译成中文。希望此书能把 iMRI 的信息传递给大家，对国内 iMRI 技术的发展有所促进和帮助。

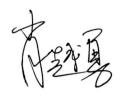

2015 年 1 月于北京

序　言

近年来,医学影像学经历了巨大的变化。

长久以来影像学仅仅用于形态学的分析和对视觉印象的描述。目前越来越多的功能和代谢性参数的开发应用,提供了客观的信息和正常及病理组织的生化特征。最终,影像学将为患者提供详细病变部位的信息,使其获得个体化治疗。此外,影像学将越来越多地用于临床治疗。许多影像学手段可用于影像引导的治疗,不同设备的影像学图像融合使治疗计划更为准确。

与其他影像学设备相比,MRI 集合了多种优点,具有任意层面成像和无电离辐射的特点,软组织结构的高分辨率和代谢性信息更易于引导治疗。另一方面,介入性磁共振中的主要挑战,如铁磁性器械,需要克服,如果这些技术性问题能够克服,介入性磁共振的潜在优势则非常大。

莱比锡大学的 Thomas Kahn 和 Harald Busse 在此书的综合整理等方面做出了很大贡献。此书包含的许多章节对于那些在此领域感兴趣的读者来说非常重要,如:设备和技术、介入性磁共振在各人体部位的临床应用、热疗与监测, 以及分子杂交的应用等。*Medical Radiology* 丛书的编辑们对此领域的许多杰出科学家所做的大量工作和贡献给予很高的赞赏。介入性磁共振在近 20 年中逐渐成熟,尽管仍然存在许多挑战,但它已经逐步应用于全身各部位器官。临床医师及许多领域的科学家和物理学家们将在此著作中发现许多精彩的、有价值的最新知识。

Maximilian F. Reiser

于慕尼黑

前　言

　　介入性磁共振成像（iMRI）领域的进步是多学科共同努力的结果，它将各学科先进的技术及不同领域的科技人员，如医学工程师、计算机科学家、物理学家、医生、经理人和市场营销专业人士等推向前台，他们共同努力，为探索 iMRI 的发展道路做出了巨大贡献。

　　从 20 世纪 90 年代中期开始，有关此领域的课题被长期反复讨论，如磁体的设计、扫描仪的功能、脉冲序列、扫描速度、磁共振兼容工具以及用于影像学引导治疗的器械等。虽然到目前为止这些内容仍然是科技发展的中心议题，但最近几年临床应用者对 iMRI 需求的增加，已经使其成为关注的焦点并不断得到商业支持。

　　希望此书不仅为大家提供 iMRI 领域的综合知识，同时证明 iMRI 技术在为提高患者的治疗水平方面所展现出的许多不同医疗领域的广阔前景。而其他的创新、方法和发展，最终都会找到自己的方式进入临床实践，如果没有这些努力和研究，将不会有我们今天看到和使用的设备、技术和应用方法。

　　本书第一部分首先介绍 iMRI 治疗，包含了 iMRI 系统和技术，如脉冲序列、器械、导航、安全性设施和麻醉。第二部分则涵盖了一系列全身的非热消融的临床应用技术。第三部分首先对热消融技术和 MR 热图进行了概述，并重点介绍 MRI 引导热疗的最新发展，如激光、射频、聚焦超声和微波等。最后一部分讨论了 iMRI 可能应用的新概念，如在分子水平探索信息载体或 iMRI 与 X 线、超声以及超声内镜的联合应用。

　　在此对本书的编者——他们都是各自领域的知名专家——表示衷心的感谢，他们不仅把深刻的见解和渊博的知识与我们分享，并且还在较短的时间内写出了包含最新知识和信息的杰出篇章。感谢 Springer 出版社的编辑和出版人员，特别感谢 Daniela Brandt 和 Corinna Schäfer 自始至终的支持，以及 Gregor Thörmer 对此书的资助。

　　最后同样重要的是，对全球 iMRI 领域所给予热情帮助的工作者表示感谢，虽然 iMRI 被涵盖在放射学或 MRI 会议中的较广大范围中，但是大家还是致力于创建和保持自己的学术平台。近 20 年来 iMRI 的先驱者特别是 Ferenc Jolesz 和 Jonathan Lewin 始终推动着 2 年一次的介入性磁共振会议，同时促进了研究者、临床医师和企业合作伙伴的相互合作和交流。如果没有 iMRI 领域这些热心的工作者的坚持努力，本书也将无法呈献给大家。

托马斯·卡恩

哈拉尔德·巴斯

于莱比锡

目　录

第 1 部分　成像系统和技术因素 ·························· 1

第 1 章　介入性磁共振成像设备 ·························· 3

第 2 章　介入性磁共振成像脉冲序列 ·················· 14

第 3 章　介入性磁共振成像中的 MR 兼容器械 ········ 30

第 4 章　MRI 介入导航技术 ·························· 46

第 5 章　介入性磁共振成像安全性因素 ·············· 67

第 6 章　磁共振环境下麻醉要点 ···················· 79

第 2 部分　各部位临床应用 ·························· 85

第 7 章　MRI 引导微创介入在颅内的应用 ·············· 87

第 8 章　MRI 引导颅内肿瘤切除术 ·················· 102

第 9 章　MRI 引导骨骼肌介入操作 ·················· 110

第 10 章　高场开放性 MRI 引导的介入操作 ············ 130

第 11 章　MRI 引导乳腺介入操作 ·················· 141

第 12 章　MRI 引导血管内介入操作 ················ 154

第 13 章　MRI 引导低流量血管畸形栓塞治疗 ·········· 166

第 14 章　MRI 引导心脏介入操作 ·················· 183

第 15 章　MRI 引导前列腺穿刺活检 ················ 201

第 16 章　MRI 引导治疗复发性前列腺癌 ············ 209

第 3 部分　热疗及其疗效监测 ·················· 223

第 17 章　MRI 引导热消融技术 ·················· 225

第 18 章　MR 测温 ·························· 241

第 19 章　MRI 引导肝脏激光消融术 ················ 258

第 20 章　MRI 引导肝脏射频消融 ················ 271

第 21 章　MRI 引导肾脏射频消融 ················ 285

第 22 章　MRI 引导聚焦超声治疗子宫肌瘤 ……………………… 303

第 23 章　MRI 引导高强度聚焦超声治疗肝脏和肾脏疾病 ………… 310

第 24 章　MRI 引导颅脑聚焦超声 ………………………………… 325

第 25 章　MRI 引导肝脏近距离放射疗法 ………………………… 337

第 26 章　MRI 引导微波消融 ……………………………………… 344

第 4 部分　分子和同步磁共振系统及其应用 ……………… **357**

第 27 章　MRI 引导干细胞治疗 …………………………………… 359

第 28 章　MRI 引导细胞疗法中细胞的输送和追究踪 …………… 374

第 29 章　MRI/X 线杂交成像及其应用 …………………………… 393

第 30 章　US/MRI 杂交成像 ……………………………………… 403

第 31 章　内镜/MRI 杂交成像 …………………………………… 416

索引 ……………………………………………………………… **425**

第 1 部分
成像系统和技术因素

第1章　介入性磁共振成像设备

Stephen G. Hushek

本章目录

1 引言 ……………………………… 3
2 单室系统,共同环境 ……………… 4
3 双室系统,患者移动 ……………… 5
4 双室系统,磁体移动 ……………… 7
5 单室系统,不同环境 ……………… 8
6 讨论 ……………………………… 9
参考文献 …………………………… 12

摘　要

介入性磁共振室或术中磁共振室被设计成各种不同的组合,按照操作室的数量分为4大类。单室设计是根据手术操作区域和成像区域是否安置在一起来区分的,双室设计则是根据患者或磁体是否移动来区分的。本章主要论述了不同设计的特征,以及医院如何考虑利用其各自的优点。

1　引言

许多工程学校都有这样的课程:给每个学生分发相同的零部件,然后让他们设计和组装一套机器来完成特定的任务。尽管所有的学生都使用相同的零部件来完成相同的任务,但是几乎无一例外每个学生的设计都是独特的。因此无需惊奇,当不同的厂商和研究团体在研发介入性或术中磁共振成像(iMRI)时都会产生不同的设计方案。而且同一设计方案在执行过程中也会不断完善。根据各项目研究组的专业特长和相关的临床病史资料,各组将解决不同的临床需求。每个小组将以不同的方式解决这些要求,并在现有的资源情况下对它们进行优化排序,并设计出最符合要求的组合。

iMRI相对较短的历史已经证明有些设计的使用时间更长或更易于被接受,其原因有很多。表1-1中的内容是本章用来讨论不同的系统装备特征所需要用到的参数。表中显示的特征代

3

表 1-1 四种类型的介入、术中 MR 成像系统的特征

特征	房间设计			
	单室,共同环境	单室,不同环境	双室,患者移动	双室,磁体移动
安装	− −	+	+	−
图像质量	−	$\propto B_0$	+	+
价格	−	+	+	−
解剖覆盖范围	++	+	+	+/−
功能独立性	− −	−	+	+
转换	++	+	−	−

表着广泛的临床需求而没有考虑到特定的临床专业。此表用于说明每种设计是如何满足手术的必要需求以及各种用于手术和临床专业的成像需求。

2 单室系统,共同环境

图 1-1 显示的是 GE 医疗集团设计生产的"双圈" Signa SP 系统,目前此设备已经停产,许多已安装的设备也已停用,但是它的设计是极其具有创意的。设计者把超导磁体分为两个圆柱体,将两个超导线圈之间设计为成像位置。该系统采用相对较高温度的超导体而且不能自我屏蔽,使低温恒温器的尺寸减小,最大成像空间内径也仅仅为 58~60cm (Schenck 等,1995)。磁体之间的空隙去除了成像体积附近的梯度线圈,所以设计者相应地设计了一个顶帽结构,使其位于磁体孔径的表面和两个磁体间空隙的表面。分离的导体降低了效率,产生场强仅有0.5T,梯度转换率为 12T/(m·s),最大梯度强度为 12mT/m,以及直径为 30cm 的圆形成像容积。这限制了该系统的成像能力,尤其是在快速成像

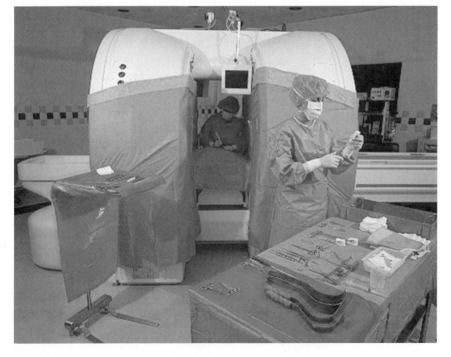

图 1-1 患者可以沿磁体孔径的轴线从右侧进入磁体之间的空隙,或者根据需要可以从任一方向进入其中。一个小的显示器被放置于磁体之间。使用的工具和设备必须是 MR 兼容的。(Photo courtesy of GE Healthcare)(见彩图)

和其他应用梯度强脉冲序列成像时。RF 系统采用了发送/接收的表面线圈，这通常导致 RF 的不均匀性和视野(FOV)的局限性。但是线圈足以满足术中或介入成像的要求，因为术前的诊断扫描已经清晰地显示了病变的组织结构。

该设计可以采取各种患者成像体位。在大多数外科手术和介入治疗时，患者会沿磁体孔径的轴线进入，正如诊断性磁共振检查时患者体位的摆放，医生站在两个磁体空隙处从侧面接近患者进行操作。患者也可以从磁体之间空隙的一侧进入磁体接受介入治疗(D'Amico 等，1998)。这种独特的垂直间隙可以使患者取坐位或站立位进行成像(Rankin 等，2006)。这种新型患者支持系统的设计提供了灵活的术中定位。该系统可以进行坐位腰椎定位、后背支撑坐位及站立位颈椎定位成像。附件可用于脊椎、下肢和骨盆的承重成像以及膝关节的动态成像，还可用于颅压鉴别试验。

解剖追踪成像是通过外科手术导航系统与实时成像跟踪技术集成而实现的。此技术也可以与安装在穿刺器械上的跟踪器进行交互扫描成像，如活检针、射频探针、冷冻探针以及其他的消融探针，就像超声探头上安装的穿刺导引架一样用于介入手术。医生在成像过程中通过器械对患者进行操作以便高度精确地穿刺靶点，特别是对于 MRI 才能显示的靶点或应用 MRI 有效监控的消融靶点 (Morikawa 等，2002；Morin 等，2004；Lu 等，1999)。

除了介入手术，此系统还广泛用于外科手术(Bernays 等，2000；Moriarty 等，1996；Black 等，1997)。颅脑手术是临床最常见的手术，采用该系统的优点是可以在手术与成像之间快速切换。外科医生只需退后一步、关掉全部非磁兼容的设备即可行 MRI 扫描。所有非兼容的电子设备常常连接在一起统一供电，因此可以同时断电。在某些情况下，外科医生并不退后仍在成像区，将其手指放在扫描视野内进行定位。这种简单的定位技术不仅被"双圈"磁体还被所有的系统所采用，其直观、有效，可以使医生在成像过程中接近患者。这种支持影像频繁快速切换的功能让保守的

方法在肿瘤定位能力方面更具有挑战性。

然而，这种方便的影像切换却因为手术视野置于磁场中而打折扣，特别是磁场对辅助设备的影响。MR 兼容的手持手术器械其强度和锋利度均不够理想。诸如电凝止血器、温毯以及超声吸引器等设备必须捆绑在一起，而且相对于磁体而言这些设备的放置受到了限制。对于神经外科设备影响最大的是手术显微镜。现代神经外科手术显微镜在磁体之间无法进行自动变焦和聚焦。该系统配备了一个独特的手动显微镜，通过机械臂把镜头置于磁体间隙内患者上方，而底座则固定在磁体外。手动显微镜虽然提供了基本的放大倍率，但失去了显微镜的先进功能，临床医生被迫在先进的显微镜和 MRI 图像之间进行选择。

系统安装要求较高，阻碍了其广泛应用，被动屏蔽的要求增加了成本和重量，并使系统安装升级。成像和手术功能的一体化能够提供最佳图像快速切换和介入手术操作，但是阻碍了两者各自的独立功能，降低了它们的经济价值。

总共有 15 个此种设备被制造和安装，该设备通常被医学院的医学中心所采用，除了用于繁忙的临床工作外，此系统主要用于 iMRI 的研究项目。系统独特的患者定位能力与 iMRI 能力是非常可取的，但不够理想的诊断成像能力和安装困难阻碍了此系统的广泛应用。该项目仅局限于最初的 15 个设备，由于双室系统的出现此系统被淘汰。

3 双室系统，患者移动

采用独立的成像室和手术室的设计已被多种 MRI 系统供应商所采用而且非常有效(图 1-2)(Steinmeier 等，1998；Bohinski 等，2001；Ferut，2010)。将成像室和手术室分离的设计非常有价值，从医院管理者的角度来看，这样的设计是一项具有吸引力的投资。成像环境和手术环境的分离解决了许多问题，特别是消除了成像环境中磁场对外科手术工具和设备的影响。标准的外科手术器械如显微镜、电凝器等可以正

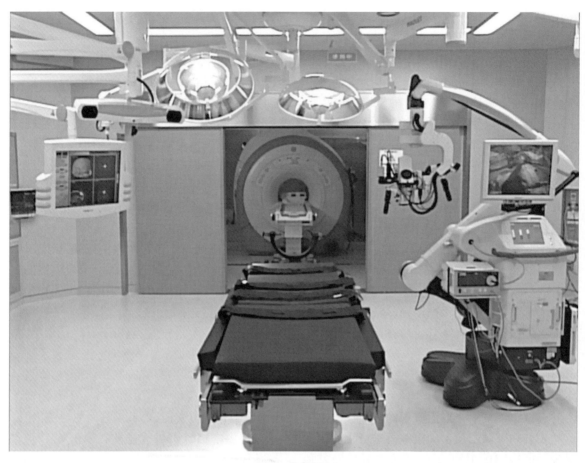

图 1-2　配有患者转运系统的双室 iMRI 系统。前部的手术室配有标准的外科手术设备,包括一个显微镜、手术导航系统、灯光和显示器。通往磁共振室的门已打开,可见磁体与 MRI 扫描床连接。MR 扫描床可以与外科手术台连接,台面会把患者从手术台上转运到 MR 扫描床上,然后将患者送到扫描磁体内。(Photo courtesy of GE Healthcare)(见彩图)

常使用与放置,将患者转运到相邻的房间之前再从患者身上拿掉。这种转运患者的支撑系统被设计出来以满足手术和成像的要求。其中一个生产商与手术室(OR)台面生产商合作开发出具有两个接合点的台面,保留了外科医生所需要的功能。台面可以由手术台上滑出、推入到 MRI 室与磁体连接。这样的移动床具备了手术台面和正常 MR 台面的双重功能。另一生产厂家采用桥扩展来支持台面,使其由外科手术环境转移到成像环境。

　　以上设计使床在成像过程中可以正常移动,通过移动台面实现 FOV 的补偿。然而,由于全部三个系统需要沿着一个连续的平面来移动,患者的所有解剖位置必须保持在台面上静

止不动。这在后颅窝外科手术时可能是一个问题,其典型的手术操作是将患者的头部探出并低于台面。在此情况下,患者身体必须放置在台面上,并且必须注意不能让患者的肩部碰到扫描孔径的上方。

　　患者体位的摆放在手术和成像阶段起到了重要的作用,头部固定对颅脑手术至关重要,所以头部固定装置的设计在这些系统中尤为重要。考虑到头部固定装置和头部射频线圈的最佳状态是尽可能地接近头部,制造商设计了不同的头部固定装置。Siemens 公司生产的系统把射频线圈集成在头部固定装置内。该方法的优点是:创新性地将线圈置于头部周围;其缺点是:为了使患者和标准固定钉偏差达到最佳位

置,需要进行多点调节。GE 医疗集团使用了附加柔性线圈的标准梅菲尔德头部固定装置法,获得了许多外科医生的好评,它使医生们能够将患者以标准模式进行固定,但必须要应对头部固定装置的定位和线圈定位中的潜在冲突。

所有此种类型的设备还需要应对患者转运过程中的麻醉维持问题。手术室没有射频屏蔽,所以手术室和 MR 室之间的门必须在成像时关闭。当患者在房间与房间之间转运时,麻醉机需与患者一起小心地移动,以防止造成气管插管和静脉导管的牵拉,同时氧气供应暂时中断,转运到目的房间后再连接。某些麻醉人员不满意 MR 兼容的麻醉机,他们根据患者所处的房间来切换麻醉机类型。

正如表 1-1 所示,双室设计具有很多优点。独立的手术室和 MR 室使房间设置简单、成本相对低,因为它们之间很少存在重复的需求,其中 MR 室的设置需要满足手术操作的无菌要求,两个房间之间的屏蔽门也使成本有所增加。采用手术需要的射频线圈产生的图像,其质量与诊断扫描图像质量一致。在这些环境中线圈的设计是具有挑战性的,因为它很少能同时优化图像质量和满足手术要求。标准的扫描仪具有所有的升级功能,所以任何新的技术都可以用于 iMRI 患者。对于诊断扫描,患者体位与诊断成像时相同,并且可以进行全身成像。

4　双室系统,磁体移动

加拿大温尼伯 IMRIS 研发的一种双室设计由磁体移动替代患者移动 (图 1-3)(Sutherland 等,1999; Kaibara 等,1999; Hoult 等,2001)。该

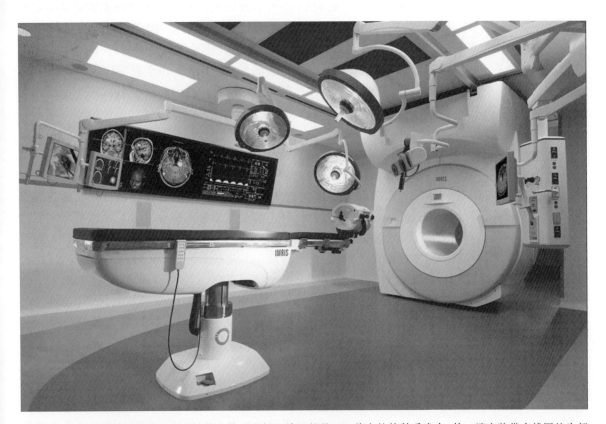

图 1-3　配有磁体转运系统的双室结构。前面地板上放置的是 MR 兼容的外科手术台,其一端安装带有线圈的头部固定装置。在手术区配有灯、手术导航摄像机、监视器和设备支撑臂。图中显示的磁体是为展示而放入手术区的。手术时在磁体进入房间之前,设备支撑臂将位于 5 高斯线外的墙壁上。(Photo courtesy of IMRIS)(见彩图)

系统并没有因磁体移动而降低其性能，拥有与固定磁体系统一致的图像质量和性能，但是安装较为复杂。磁体可以移动达 60 英尺（1 英尺约 30.5cm），其上方需要一个支撑结构来实现磁体移动。由于手术室变成了成像室，房间、门窗必须做射频屏蔽。另外，房间通常配有联锁门以防止未授权人员进入磁体室，MRI 技师可以控制全部出入口。支撑磁体在多个房间移动的装置以及手术室的改装（尤其在翻修的情况下），是此系统在安装方面的缺陷。由于磁体并不总在手术操作室内，非 MR 兼容的仪器设备可以使用，但手术和成像之间的切换较为费力和费时，因为所有的不兼容设备必须远离 5 高斯线 [1 高斯（Gs）=10^{-4} 特（T）]。操作室内对某些设备列有详细目录并做了标记，以确保患者和工作人员的安全，手术和成像切换过程中还需要其他的人员来帮助加快进程。

磁体的移动给麻醉医生带来了方便，相对于麻醉设备而言，患者体位无移动，整个手术过程中采用同一台麻醉设备，避免了手术中应用 MRI 扫描可能造成的气管或静脉导管断开的危险。在成像过程中，患者被封闭在管状的磁体孔径内，医生难以接近患者，但所有的监控系统都在持续运行，与手术操作相比，成像时间较短，对患者的风险较小。该系统包含的 MR 兼容的操作台备有正常和反向特伦德伦伯卧位、倾斜、滚动功能，并且尾部有接合点。神经外科专用系统仅局限于患者的头、颈部扫描，如果其他临床专业的医生希望将该 MRI 系统用于其他解剖部位则是一个重要问题。诊断性扫描并不限制解剖范围，系统对解剖涵盖范围的+/-得分情况见表 1-1。八通道刚性射频头部线圈分为上下两部分，当患者固定在梅菲尔德式 3 钉式头部固定装置后可以安装使用，如果需要的话线圈的下半部分可以在术中保留在患者身上。

已经安装了大约 40 个移动的磁体系统并完成近 6000 例手术。最近，一个 3.0T 磁体系统被开发出来并完成安装（Lang 等，2011）。移动磁体技术已扩展到可以与介入放射设备组合，而且正在与直线加速器结合用于肿瘤的放射治疗。

5　单室系统，不同环境

根据制造商统计，目前安装最多的系统是美敦力的北极星，多达 55 个（图 1-4）（Schulder 等，2001）。该系统采用一个体积小、适合于颅脑手术的永磁体，尽管也可以进行四肢成像，但其特异性用途限制了其扫描范围，使评分降低，见表 1-1。磁体重量轻、移动方便，特别容易安装，此方面获得较高评分。该系统最初采用 0.12T 的磁体，后续开发的版本有 0.15T、0.2T，直至目前的 0.3T 磁体。最新的机型具备 23.5mT/m 的峰值梯度和 80T/（m·s）的切换率，改善了 T2 和 FLAIR 的图像质量。在大多数手术中，磁体位于外科手术台下，当进行 MR 成像时，磁体转到患者头部两侧。系统软件是为手术人员操作而不是为放射技师设计的，因此设备运行简单，但与诊断扫描仪相比，其成像参数是有局限性的。因为有局部射频（RF）屏蔽，手术室不再需要射频屏蔽，使系统更易安装，在机位中间的位置安装了 RF 屏蔽。由于磁场边缘被严格地限制在 RF 屏蔽下，因此所有正常的外科器械均可以应用。该系统相对较低的价格和低成本的安装费用使其被较广泛的采用，但其成像和对解剖位置的限制稍稍降低了一些用户对该设备的热情。该系统包括一个储存设施，在不使用时它可以将其余房间与磁场屏蔽开来，此功能赢得了功能独立性的中等评分，因为手术室可以在无磁的情况下应用，但磁体不能独立于操作室使用。这些系统自 2000 年第一次安装以来，已经用于 7000 多台外科手术。

另一个单室设计选项是强化了诊断系统，其在磁体间包含了一个手术区域（Lewin 等，2007; Nimsky 等，2005; Hall 等，2000）。这一功能增强了患者移动处理系统，通过枢轴的设计将患者转运到磁体（图 1-5），而不是旋转磁体转向患者，正如上面讨论的北极星系统。在整个手术的外科操作阶段，台面将患者的手术部位移出 5 高斯线以外，使手术团队使用正常的外科手术设备进行各种外科操作。这种类型的系

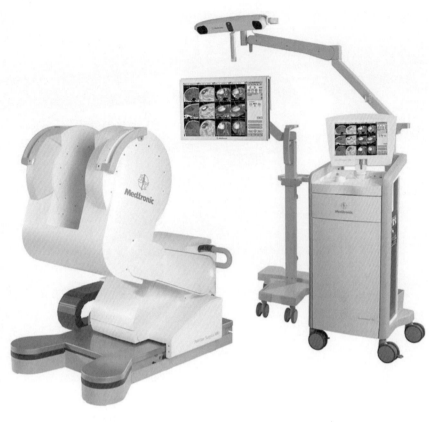

图 1-4 美敦力生产的北极星系统，设备处在垂直成像位置。在支持患者头部的手术台面有一窄的空隙，扫描时双侧磁体片可以移动到患者头部两侧获取图像。图中显示的是磁体和手术导航系统，在磁体的基准点可与导航系统进行图像自动配准。(Photo courtesy of Medtronic)（见彩图）

统相对容易实现成像与手术之间的切换，因为麻醉设备无需移动，在全部手术过程中患者位于同一个台面。麻醉设备安装在患者移动系统的枢轴点处，它可以在手术和成像期间支持患者。与正常的诊断性 MRI 相比，此类系统需要较大的、配备外科手术感染控制系统的操作室来支持开放性手术。房间还需要额外的空间来容纳 5 高斯线外的手术和其他相关设备。然而，这些系统不具有独立功能性外科和成像设施，所以其较低的安装成本与较高的有效运营成本相抵消。

　　另一个方法是在手术的治疗阶段使患者位于标准的 MR 台面上。这些系统通常是由个别无供应商支持的医院采用，非常符合机构的成本效益。正如前面叙述的 MR 室强化了感染控制措施，但由于手术操作紧邻磁体，在 5 高斯线内，因此可能还需要多一点的空间。在某些情况下，需要把医生手术时站立的地面降低。这些房间的改进相对经济，对某些机构来说，不需

要额外的地面空间做 iMRI 手术是非常宝贵的。然而，磁兼容的设备是必需的，MRI 在术中不对患者作诊断。该系统对时间较短的手术更具成本效益，但在脑神经外科长时间的手术中，MR 扫描仪一直处于闲置状态，因此一些医院不愿接受此种情况。该项在独立功能分类中得分较低，见表 1-1。此类系统对开发 iMRI 项目的团队特别有效，其可以证实院方额外的投资是值得的。

6　讨论

　　本章讨论了各种系统的特点，分析了系统是如何执行表 1-1 中的相关标准。成本、图像质量、设备安装以及扫描覆盖解剖范围等参数具有明显的价值，但是功能独立性、手术与成像切换的重要程度取决于对手术操作耗时的分析。我们所考虑手术耗时的第一方面是 iMRI 的操作次序。由于大多数的 iMRI 系统进行介入手术

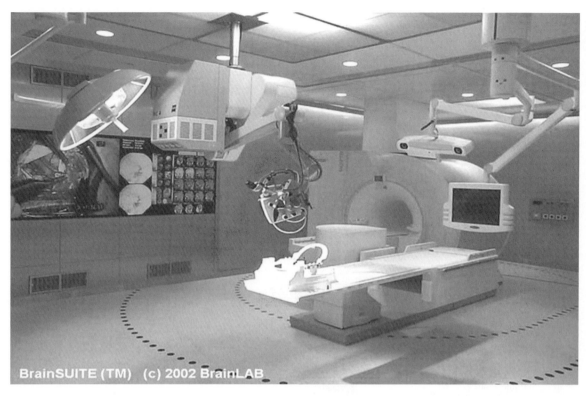

图 1-5　配备旋转台面的单室系统,显微镜位于手术台面的一端,5 高斯线外。手术台由中央轴支持,可以选择性降低,与标准的 MRI 台面相连进行患者传送。手术导航相机和显示器位于手术台的另一侧,在左边的墙上有两个大显示屏。麻醉设备通常放置在磁体附近。(Photo courtesy of Siemens)(见彩图)

是在第一时间预约安排的, 其他时间扫描仪可以对患者进行诊断性检查。医院安排 MRI 每周两班倒, 在第一个班次每周末 MRI 全部用于 iMRI 手术,还提供 7/12 的普通 MRI 检查时间。这里必须重申, 基于一个完整诊断能力的扫描仪就 iMRI 手术来说已经超出它们的价值。

如果再考虑各种介入手术过程中成像所花费的时间, 我们发现它仅仅占全部时间的一小部分。放射介入和外科手术通常需要大量的时间, 在某些情况下可能只需简单的成像来确定器械置入的位置或手术切除的范围。如果一个器械需要重新置入或外科术中需要持续的组织切除,则必须进行额外的成像,其所花费的成像时间可能会增加但仍然相对较低。器械置入和消融监控等高度互动的手术可能是成像最多的操作,因为成像几乎连续不断,但即使在这些手术中成像也可能不会占用大部分时间。如果患

者实施全身麻醉, 诱导麻醉和患者从麻醉中恢复所需的时间更多。

从成像的角度考虑, 如果 MRI 不需要连续扫描来支持 iMRI 手术的话,它应该既经济又可产生效益。北极星系统的低成本满足这种投资策略。对于其他的系统,管理成像时间、把 MRI 手术以外的时间利用起来可能具有一定的挑战性。手术与成像之间的切换不是瞬时的。根据所采用的系统类型不同, 磁体在移动到相邻的手术室之前或患者在进入磁体室之前, 必须彻底清洗磁体。无论采用何种类型的 MR 成像系统, 需要最小量的空气交换来满足感染控制的标准。如果一个患者被安排在一个特定的时间扫描,但是 MRI 正用于介入手术成像,患者可能不愿意延长等待时间。当 MRI 正在为患者进行诊断扫描时, 要求外科医生等待将失去他们的合作意愿和兴趣。然而,随着他们对技术的不断理

解，特别是随着外科医生的 iMRI 经验的增加，MRI 手术设施改善了他们的协作。采用一个磁体服务两个操作室的设计具有一定的进步意义，MR 技师根据时间安排对外科手术进行术中成像，而在手术成像的空闲时间对住院患者进行扫描。虽然不是所有的设备都能够达到这一水平的协调效率，但它是可能实现的。

从手术的角度来看，如果用于成像的时间较短的话，在手术操作阶段不限制设备的效率是符合逻辑的。先前对"双圈"系统的讨论回顾性地对标准外科手术工具的价值特别是手术显微镜进行了评估。因此，功能独立性是整个系统的一个重要属性，MRI 设备在手术治疗阶段成像与诊断阶段成像之间的双向切换同样重要。该切换一定要足够快、足够简便，而且比无切换的手术效率更高。切换时间对患者不产生净获益，所以它必须保持在最低限度。设备切换的复杂性也是一个问题，正如移动磁体系统普遍存在的问题。为了避免患者在全麻状态下在房间之间转运，移动磁体的设计已经表明人们愿意承担巨额的成本和对操作室重新装配。据此评估，无论是患者移动还是磁体移动的双室系统在成像切换方面得分都会减少。

设备的应用频率是另一个影响功能独立性和成像转换的问题，包括手术操作频率和术中成像频率。如果 iMRI 手术较多，权衡投入成本、运行花费及持续收益时，设备功能的独立性将更为重要。如果医院选择把设备用于 iMRI 手术而又不希望设备经常、专门用于手术，那么低成本的系统可能更具有经济意义。如果手术需要多次 MRI 成像的话，无成像切换或最简单切换方式的系统可以提供更好的整体效率。

iMRI 系统在医院的安装地点也需要考虑，麻醉和手术团队通常倾向安装在外科区域，但设备的支持设施必须到位以应对可能出现的紧急情况。外科医生也喜欢把设备安装在适合自动进行多个手术的地方。放射科医生自然喜欢把系统安装在放射科，但是如果系统主要用于外科手术的话，则对大多数放射科的图像远程观察能力提供了一些灵活性。如果系统将主要

用于介入放射学手术，自然需要安装在放射科。具有功能独立性手术系统的理想位置通常是安装在外科和放射科之间，这样手术团队能够接近支持网络，同时有利于门诊患者的诊断。但很少有医院的外科和放射科相互毗邻。在选择计划系统的安装位置时，迫使机构认真考虑它的程序结构及其重复支持各种医疗网的能力。

一个证实能够同时支持医疗网能力的例子是一个单一的 iMRI 系统既支持自己的成人医院又支持相邻的儿童医院。根据两个医院的共同点，儿科团队可能带来大量不同的设备和患者。为儿科病例装备的特殊手推车在手术日转运到成人医院，人员轮换进行了仔细调整以保证有足够的工作人员支持手术。在最坏的情况下要保证手术过程中资源的需要，并可根据不同的临床专业或医生所做的手术而有所区别。

权衡各种因素考虑 iMRI 的引进与安装，如果成本是最重要的因素，那么低场、永磁和局部射频屏蔽的系统是最少的投资，但这种设备在解剖部位覆盖范围、图像质量、功能独立性和系统的持续收益等方面受到限制。如果医院预计患者量不大，只是偶尔有大量的 MRI 检查病例（如果有大量的 MRI 资源更为可行），单室系统可能是最有效的。如果医院希望在无重大投资或对将来 MRI 检查无大的影响的情况下能够发挥医生和 iMRI 设备的效益，这也可能是医院正当的选择。医院预期有大量 iMRI 病例并具备大量投资的能力，可能会从具有独立功能的两室系统中获益。此设计在资源利用、持续收益及持续更新等方面提供了很大益处。如果选择了两室系统，医院需要明确固定患者位置、移动磁体系统在收益、工作流程、解剖覆盖范围和安装成本等因素方面是否合理。相反，医院必须明确选择患者支持和转运的麻醉管理系统时其工作人员能否接受。

如果医院优先考虑的是系统的安装数量，不到一半拥有 iMRI 的医院首先考虑的是资本支出，而大约一半的医院投资于双室系统。低场强、永磁体制造商证明高场系统提供了更好的结果，尽管他们援引缺乏同行审查的文献，但是

目前有限的几家拥有高场强经验的医院全部采用高场设备。Calgary 已经从 1.5T 达到 3.0T，而 Erlangen 已经从 0.2T 达到 1.5T。双室系统最近有较高的安装率，可能与 IMRIS 近期对此领域的强调和 GE 医疗集团对"双圈"系统的放弃有关。这种双室系统也表现出较高的效率，在安装后较短的时间里 40 个设备就完成了 6000 多例手术，与其相比，55 个低场永磁设备仅仅完成了 7000 例手术。此种双室系统可以获得高场 MRI 诊断质量的图像和各种类型的图像，并在新的成像序列开发出来时有可能使系统得到升级，这使医院从投资中得到可靠收益。涉及患者转运的此种双室系统以最小的变化由成像过渡到手术操作间，但对于全麻患者移动的相关事宜具有重大意义。磁体移动的双室系统需要为 MRI 重新配置手术室，但给麻醉带来的问题最小。

我们已经讨论了现有的系统并试图考虑医院对开展 iMRI 项目的观点，但该领域持续不断发展。由表 1-1 可以看出，"双圈"系统终止似乎很明显。该系统价格昂贵、安装困难，为了整合图像和手术环境需要牺牲图像和手术质量。回顾性分析表明，这些选择似乎不恰当，但在其介绍中有些人认为它是最好的 iMRI 系统，其用户仍然对它充满热情，它具有同时操作图像和患者的能力，在患者不移动的情况下进行成像是前所未有的。获得超声那样实时、交互式 MR 图像以及良好的患者接近方式是任何其他平台不可能达到的。一些 iMRI 系统采用水平间隙磁体同样用类似超声的交互式检查，但其接近患者的形式不同于双圈系统。第二代系统会有更高的场强、更强大的梯度和自屏蔽磁体，并消除了许多安装问题，但尚未被商业化。

MR 兼容机器人手术系统的发展可能代表该领域的进化方向。这些系统将消除手术与成像之间的切换，并恢复手术和成像环境的搭配。大家关心的仍然是价格问题，与标准磁体相比，此系统不会出现图像质量下降，在安装方面不会有更多的条件。由于受磁体孔径大小的限制，对于头或足而言，其解剖覆盖范围可能受到限制，系统的独立功能尚不明了。然而，该领域的历史已经表明，任何新系统应保持光学的可视化，显微镜应纳入新的机器人系统。

虽然系统将持续发展以满足现有应用的需要，但是其他的临床应用将为下一代系统提出新的临床需求。MRI 与放射治疗系统的结合在放射肿瘤学领域产生了重大利益，影像学与治疗厂商正在此领域进行合作探索。血管成像系统与 MR 成像系统的结合表现出它们的临床优势。C 型臂 X 线系统已被改良为虚拟 CT 系统，CT 系统已被开发用于手术室。所有这些系统代表了最初对患者多种管理方法的探讨，但在未来，治疗方式和成像方式的分析可以用来指导临床医生和系统开发商开发医疗新模式。

（陈志晔　译　肖越勇　校）

参考文献

Alperin N, Lee SH, Sivaramakrishnan A, Hushek SG (2005) Quantifying the effect of posture on intracranial physiology in humans by MRI flow studies. J Magn Reson Imaging 22(5):591–596

Bernays RL, Kollias SS, Khan N, Romanowski B, Yonekawa Y (2000) A new artifact-free device for frameless, magnetic resonance imaging-guided stereotactic procedures. Neurosurgery 46(1):112–116; discussion 116-117

Black PM, Moriarty T, Alexander E 3rd, Stieg P, Woodard EJ, Gleason PL, Martin CH, Kikinis R, Schwartz RB, Jolesz FA (1997) Development and implementation of intraoperative magnetic resonance imaging and its neurosurgical applications. Neurosurgery 41(4):831–842; discussion 842–845

Bø K, Lilleås F, Talseth T, Hedland H (2001) Dynamic MRI of the pelvic floor muscles in an upright sitting position. Neurourol Urodyn 20(2):167–174

Bohinski RJ, Kokkino AK, Warnick RE, Gaskill-Shipley MF, Kormos DW, Lukin RR, Tew JM Jr (2001) Glioma resection in a shared-resource magnetic resonance operating room after optimal image-guided frameless stereotactic resection. Neurosurgery 48(4):731–742; discussion 742-744

D'Amico AV, Cormack R, Tempany CM, Kumar S, Topulos G, Kooy HM, Coleman CN (1998) Real-time magnetic resonance image-guided interstitial brachytherapy in the treatment of select patients with clinically localized prostate cancer. Int J Radiat Oncol Biol Phys 42(3):507–515

Ferut JE (2010) MR surgical suite: improving surgical procedure quality. http://www.gehealthcare.com/euen/mri/products/mr_interventional/mr-surgical-suite.html. Accessed 19 Sep 2011

Hall WA, Liu H, Martin AJ, Pozza CH, Maxwell RE, Truwit CL (2000) Safety, efficacy, and functionality of high-field strength interventional magnetic resonance imaging for neurosurgery. Neurosurgery 46(3):632–641

Hoult DI, Saunders JK, Sutherland GR et al (2001) The

engineering of an interventional MRI with a movable 1.5 Tesla magnet. J Magn Reson Imaging 13(1):78–86

Kaibara T, Saunders JK, Sutherland GR (1999) Utility of a moveable 1.5 Tesla intraoperative MR imaging system. Can J Neurol Sci 26(4):313–316

Lamb GM, de Jode MG, Gould SW, Spouse E, Birnie K, Darzi A, Gedroyc WM (2000) Upright dynamic MR defaecating proctography in an open configuration MR system. Br J Radiol 73(866):152–155

Lang MJ, Kelly JJ, Sutherland GR (2011) A moveable 3-Tesla intraoperative magnetic resonance imaging system. Neurosurgery 68(1 Suppl Oper):168–179

Lewin JS, Nour SG, Meyers ML, Metzger AK, Maciunas RJ, Wendt M, Duerk JL, Oppelt A, Selman WR (2007) Intraoperative MRI with a rotating, tiltable surgical table: a time use study and clinical results in 122 patients. AJR Am J Roentgenol 189(5):1096–1103

Lu DS, Silverman SG, Raman SS (1999) MR-guided therapy. Applications in the abdomen. Magn Reson Imaging Clin N Am 7(2):337–348

Michel SC, Rake A, Treiber K et al (2002) MR obstetric pelvimetry: effect of birthing position on pelvic bony dimensions. AJR Am J Roentgenol 179(4):1063–1067

Moriarty TM, Kikinis R, Jolesz FA, Black PM, Alexander E 3rd (1996) Magnetic resonance imaging therapy Intraoperative MR imaging. Neurosurg Clin N Am 7(2):323–331

Morikawa S, Inubushi T, Kurumi Y, Naka S, Sato K, Tani T, Yamamoto I, Fujimura M (2002) MR-guided microwave thermocoagulation therapy of liver tumors: initial clinical experiences using a 0.5 T open MR system. J Magn Reson Imaging 16:576–583

Morin J, Traoré A, Dionne G, Dumont M, Fouquette B, Dufour M, Cloutier S, Moisan C (2004) Magnetic resonance-guided percutaneous cryosurgery of breast carcinoma: technique and early clinical results. Can J Surg 47(5):347–351

Nimsky C, Ganslandt O, Fahlbusch R (2005) 1.5 T: intraoperative imaging beyond standard anatomic imaging. Neurosurg Clin N Am 16:185–200

Rankin M, Noyes FR, Barber-Westin SD, Hushek SG, Seow A (2006) Human meniscus allografts' in vivo size and motion characteristics: magnetic resonance imaging assessment under weightbearing conditions. Am J Sports Med 34(1):98–107

Schenck JF, Jolesz FA, Roemer PB, Cline HE, Lorensen WE, Kikinis R, Silverman SG, Hardy CJ, Barber WD, Laskaris ET et al (1995) Superconducting open-configuration MR imaging system for image-guided therapy. Radiology 195(3):805–814

Schulder M, Liang D, Carmel PW (2001) Cranial surgery navigation aided by a compact intraoperative magnetic resonance imager. J Neurosurg 94(6):936–945

Steinmeier R, Fahlbusch R, Ganslandt O, Nimsky C, Buchfelder M, Kaus M, Heigl T, Lenz G, Kuth R, Huk W (1998) Intraoperative magnetic resonance imaging with the magnetom open scanner: concepts, neurosurgical indications, and procedures: a preliminary report. Neurosurgery 43(4):739–747; discussion 747–748

Sutherland GR, Kaibara T, Louw D, Hoult DI, Tomanek B, Saunders J (1999) A mobile high-field magnetic resonance system for neurosurgery. J Neurosurg 91(5):804–813

Tennant S, Williams A, Vedi V, Kinmont C, Gedroyc W, Hunt DM (2001) Patello-femoral tracking in the weight-bearing knee: a study of asymptomatic volunteers utilising dynamic magnetic resonance imaging: a preliminary report. Knee Surg Sports Traumatol Arthrosc 9(3):155–162

Vedi V, Williams A, Tennant SJ, Spouse E, Hunt DM, Gedroyc WM (1999) Meniscal movement. An in vivo study using dynamic MRI. J Bone Joint Surg Br 81(1):37–41

第2章 介入性磁共振成像脉冲序列

Walter F. Block, Benjamin P. Grabow

本章目录

1 引言 ……………………………………… 14

2 快速成像 ………………………………… 15

3 追踪装置 ………………………………… 16

4 非笛卡尔轨迹 …………………………… 17

5 非笛卡尔采集一般重建 ………………… 22

6 动态磁共振系统 ………………………… 24

7 结论 ……………………………………… 28

参考文献 …………………………………… 28

摘 要

诊断磁共振成像序列旨在提供多种对比机制来增加鉴别异常或退变组织的敏感性和特异性。这些序列可以正常地以"分批"模式连续运行。介入成像序列与相应的诊断成像序列有很多重要的不同之处。第一，除了提供成像对比度之外，这些序列还有其他作用，包括可视化和追踪，接近装置的二维和三维显示及治疗监测。MRI 引导下的脉冲序列不能以分批模式运行，并且要求交互控制。这些序列根据 MRI 引导的程序要求进行间隔或交叉扫描。最后，当反应时间很重要时，这些序列的设计及重建算法必须满足从数据采集到图像重建输出的时间最小化。这些差异将会对脉冲序列以及脉冲序列和其余扫描序列的交互方式有着不同的要求。幸运的是，最近快速对比成像的发展，k 空间轨迹及介入软件环境平台为介入成像提供了基础。本章对 MRI 引导下的介入脉冲序列设计的方法进行综述。本章最后一部分对介入控制、采集、重建、扫描平面控制、可视化的整合平台进行描述，简化 MRI 引导下的成像设计。

1 引言

高质量成像的需求推动了 MRI 的发展，如心脏成像就是一个突出的例子，其成像需要快速时间分辨率来捕获生理性运动、呼吸运动、B_0 场的不均匀性。类似的情况也见于 iMRI，其需要快速成像、快速数据处理、交互式控制、不断变化的图像对比度及可视化。例如，在介入成像中，平衡稳态自由进动序列就需要快速成像（Duerk 等，1998）。本章将着重讨论脉冲序列在介入成像领域中的使用。MRI 引导下的介入手术的大量应用也要求对系统接口进行修改，这将影响到脉冲序列的交互能力。在本章结束部分将讨论提供交互能力的系统开发环境。

2　快速成像

　　如果不考虑图像对比度的话，那么 MRI 已经能提供高帧率的图像。然而，软组织对比度常常是 iMRI 所关注的内容。因此，开发高质量的快速成像序列同时保持高质量的图像对比度将是未来工作的重点。

　　成像速度的需要，尤其是在介入装置定位时所需要的生理性运动或图像引导下的反馈，常常限制了脉冲序列在介入成像中的发展。例如，要求提供高质量 T2WI 对比的快速采集且弛豫延长的序列常常会因为太慢而无法应用于介入成像。总之，应用于诊断成像方法中的提供高水平图像对比度的序列，通常需要花费大量时间，这在介入成像中应用较困难，因此，做出一些妥协以牺牲图像的对比度来减少图像的采集时间是必需的。

　　梯度回波稳态成像常常给 iMRI 提供了重要的成像工具。仅仅通过设定激励和回波采集位置之间的射频相位，可以对梯度毁损产生适度的变化，我们可以快速在重 T1WI［毁损梯度成像（SPGR）、快速小角度激发成像（FLASH）、快速梯度回波（FFE）］，混合性 T1WI 及 T2WI［稳态梯度回波采集（GRASS）、快速稳态进动成像（FISP）、FFE］，T2*WI，以及具有 T2/T1 加权的完全平衡的稳态自由进动成像（SSFP）［稳态进动快速成像（FIESTA）、真稳态进动成像（true FISP）、平衡全稳态快速场梯度回波成像（balanced FFE）］之间进行变换。

　　T1 加权梯度回波成像通常被用来提供三维血管图或引导血管内活动导管的定位。同样，具有 T1 加权的成像序列也可以通过周期性的注入稀释过的对比剂而非活动导管来进行定位。梯度回波成像中可以通过延长回波时间提供 T2* 加权以提高图像对比度来证实氧化铁颗粒标记的药物治疗的存在。

　　T2WI 具有较好的对比度，可以满意地显示肿瘤。产生的亮流体图像常常要优于流空的流体图像。通常全平衡 SSFP 序列可以提供 T2/T1 加权对比来满足这种需求。如果想去除 SSFP 图像中不需要的 T1 加权污染，可以增加不等间距的 180° 脉冲来平衡 SSFP 读出梯度，此梯度可以采用 T1 不敏感稳态成像（TOSSI）来变换静磁场中的顺向或反向磁化状态（Schmitt 等，2011）（图 2-1）。

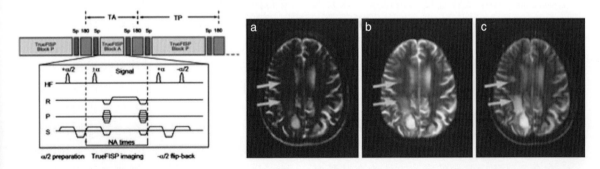

图 2-1　左图：平衡稳态自由进动（SSFP）读出梯度（中间部分），两侧是 180° 脉冲。两个读出梯度块是由 180° 脉冲间隔的变化产生不同的磁化作用而产生的。右图：(a) 标准的平衡 SSFP 图像显示明亮的脑脊液，而灰白质对比度较差；(b) TOSSI 成像通过去除 T1 污染而提高灰白质对比度，扫描时间不到 2s；(c) 参考图像，快速自旋回波显示相似的图像对比度，扫描时间为 66s。True FISP，真快速稳态进动成像；TA，翻转脉冲反向进动时间；TP，翻转脉冲正向进动时间；NA，TA 采集次数。

平衡的 SSFP 序列通常会产生不需要的脂肪信号。诊断成像方法如狄克逊迭代水脂分离回声不对称和最小二乘法估计技术（IDEAL）（Reeder 等，2005）、线性组合 SSFP（Vasanawala 等，2000）及波动平衡 SSFP（Vasanawala 等，1999）基本上要求过多采集，使其不适合介入成像。相反，通过改变重复时间（repetition time）和射频脉冲相位循环组合使得抑制脂肪信号更为有用（Leupold 等，2006；Cukur 和 Nishimura，2008）。

介入成像通常要求交叉使用几个序列，每个序列都有不同的目的。例如，交叉使用活动追踪和血管内连续引导成像。尽管几种方法已经被推荐用于交叉采集，许多介入学家仍愿意把路线图成像（road map imaging）从活动追踪成像中分离出来。另外一个常见的交叉成像序列为双平面成像（biplane imaging）。

这些交叉成像要求维持或至少轻度打乱每个序列中的稳态磁场。总之，保持平衡 SSFP 稳态性的需要要大于 GRASS（梯度回波）稳态性，因为射频脉冲毁损梯度回波序列对稳态性的要求较低。在双平面成像中，稳态的短暂衰减（反中心）已被证明是有效的，因为短暂的衰减即可获得 k 空间中心的相位编码顺序的排列（Derakhshan 等，2010）。

并行成像也被用于减少采集时间，但只适用于其他成像参数（体素大小、场强）提供较好的信噪比而不影响成像速度的情况下。在介入成像中，自动校正的方法一般适用于要求线圈优先敏感的扫描。

3　追踪装置

3.1　主动追踪

在介入过程中常用的定位方法为在其装置上使用活动的接收微线圈。这种线圈本身限制了空间敏感性，允许测量定位信号信息，可以用来准确决定装置的放置位置。

在活动追踪中，使用的标准序列通常采用频率编码而非相位编码梯度。这将沿着频率编码方向产生一个信号峰，提示活动线圈在坐标轴上的位置。脉冲序列沿着不同的频率编码方向被重复多次以决定装置的三维空间坐标。有几个因素能越过微线圈敏感容积而导致非理想信号，从而导致装置定位困难。

微线圈设计的局限性常常阻止微线圈和扫描仪内置线圈之间的完全去耦合，从而导致敏感成像容积大于预期目标。为了限制微线圈附近的敏感容积，追踪脉冲序列中需要加入去相位梯度，在频率编码的正交方向施加空间依赖的相移（Dumoulin 等，2010）。这种相移可以越过大的空间距离而产生去相位改变，但是对微线圈的小容积敏感性的效果较小。在保持预期微线圈定位信号的同时，线圈耦合作用将导致不需要的信号被抑制。

3.2　被动追踪

在技术需要和微线圈射频产热限制主动追踪装置的潜在使用情况下，可以使用被动追踪装置。被动追踪装置的磁化材料的特性，可以产生阳性或阴性对比，并且不需要使用单独的接收线圈。

针轨迹引导下的经皮介入中使用沿着外轨迹轴走行的圆柱形轨迹标记物（Maier 等，2011）。这种标记物内充满液体，且在 MRI 上可见。采用 FLASH 序列通过标记物可以采集两个并行图片。正如图 2-2 所示，三维位置探测算法可以在两个层面上定位标记物，然后计算当前通过标记物的穿刺针引导下的理论轨道。

可以采用被动双回波序列技术和容积外抑制技术的结合来显示血管内导管的导丝，这将获得不小于 0.5s 的被动追踪采集时间（Krafft 等，2011）。双回波脉冲序列通过施加补偿梯度来校正导丝旁 B_0 场的形变，从而产生导丝的阳性对比图像，这种图像主要来自于周围容积的去相位信号。容积外抑制将会使视野（FOV）在相位编码方向上减小而没有混淆信号出现，主要是通过在视野外施加一个饱和脉冲序列来饱和视野外的质子。

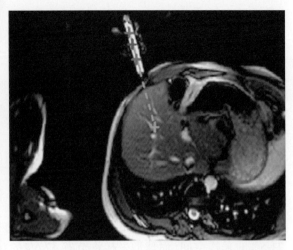

图 2-2　沿着针轨迹引导下的被动追踪标记物的成像层面,绿色为理论轨迹。成像的位置和方向将自动沿着被动标记物的中心,每 0.9s 更新一次。(见彩图)

主动装置和一些被动装置成像使用较少,因此通常采用压缩传感来进行加速。以前在实时追踪成像装置中避免使用压缩传感技术,主要是因为其无关联属性及重建耗时较长。另外一种通过采用压缩传感技术来产生关联的实时成像装置已经被使用(Ouyang 等,2011)。

4　非笛卡尔轨迹

在介入成像中采用笛卡尔轨迹技术可以简化脉冲序列的设计、重建设计、重建处理功率的要求,减少对系统不稳定性及由患者导致的 B_0 场的不均匀性的敏感性。简言之,基于笛卡尔轨迹技术是介入手术中最简单的方法。

然而,非笛卡尔轨迹技术值得付出努力是因为此技术的优势可以满足介入成像的需求。非笛卡尔轨迹技术可以在几个方面提供较好的表现,尽管不常常同时出现。非笛卡尔技术能够更好地使用有限的梯度硬件速度,提高 k 空间覆盖的效能,减少运动的敏感性,提高流动特性。当需要对一些生理性参数敏感的图像量化时,这些强化性能尤为重要。这些例子包括温度测量定量流动成像。定量成像常常要求对大范围的空间进行采样,因此保证成像速度是必要的。

一些非笛卡尔方法常常提供一个可变的采样轨迹,k 空间中心的采用要多于高空间频率。这些采样方式支持时间分辨率重建算法,这种算法在性能、速度、准确性及复杂性方面是不同的。总之,准确性及性能随着重建任务的复杂性及时间的增加而提高。

然而,为了在介入成像中产生实时、关联成像,重建过程通常较压缩传感和约束重建中使用的刀锋算法(cutting-edge algorithms)简单。滑动窗重建(sliding window reconstructions)是一种相对较为容易产生时间分辨率成像而不需要复杂采集或重建策略的方法,在此方法中所显示的每帧图像都是来源于前面的几个隔行轨迹。最近,具有一定计算要求的因果算法被推荐用于压缩传感技术中以提高帧频(Ouyang 等,2011;Sumbul 等,2009)。幸运的是,在过去的几十年中,许多使用非笛卡尔轨迹的障碍已经消除。计算能力已经较二维重建需求大大提高,甚至对许多大的阵列相控线圈采用附加的处理需求。成像开发平台的出现,比如西门子的交互式前端(IFE)(Lorenz 等,2005),HeartVista 的RTHawk(Santos 等,2004)及飞利浦的 eXTernal控制交互平台(XTC)(Smink 等,2011),已经简化了具有非笛卡尔 k 空间轨迹的同步驱动梯度硬件的数据通路,同时提供轨迹通路的重建算法的信息传递。这些系统也能够提供标准的方法来周期性地计算 B_0 图,这对于使用非笛卡尔方法进行稳健成像是必需的。

下面几章将描述非笛卡尔采集及重建理论,粗略地分为螺旋和放射状轨迹。对用来提供一致性能的非笛卡尔方法进行简单总结,因为总的来说,这些轨迹对几个系统的鲁棒性及患者诱导的不完整性较笛卡尔方法弱。

4.1　非笛卡尔轨迹设计

在 MRI 成像时,数据可以在 k 空间中以二维或三维轨迹进行采样,且要符合时间变化梯度及安全规定,包括周围神经和肌肉刺激以及组织加热。尽管第一个 MRI 方法推荐采用投影采集(Lauterbur,1973),笛卡尔采样栅格中的自旋卷积成像(Edelstein 等,1980)成为了主流轨迹使用方法。在如此一个矩形网格中的数据采集对于 B_0 场的不均匀性是非常强健的;系统的瑕疵导致了形变,但对点扩散功能(point-spread function)影响较小。

在非笛卡尔采集中,这些不均匀性可产生离磁效应(off-resonance effects),进而导致模糊点扩散效应。扫描硬件的发展改善了场不均匀性,并且出现了其他可以替代的具有非一致性采样密度的采样方式。投影成像(Glover 和 Pauly,1992)类似于计算机断层成像采集,每个回波代表一个通过 k 空间中心的放射状填充线。这种方法能够提供较好的运动伪影抑制,当投影从 k 空间中心开始时允许短回波成像,因为他们不要求任何的预置梯度。缺点就是由于中心 k 空间的重复采样而延长了总的成像时间。这种延长可以通过滑动窗重建技术所提供的时间分辨率成像来改善。随着螺旋轨迹的出现,k 空间可以进行较少激发来进行采样(Meyer 等,1992),主要取决于每个重复时间内数据采集的长度。这些采集方案的采样格栅见图 2-3。

这些轨迹也可能被扩展和(或)与三维采集相结合,例如,真三维放射状采集、三维螺旋采集、锥形采集、球型叠加采集、壳型轨迹、锥形及螺旋投影重建。具有非笛卡尔平面内编码及传统傅里叶层面编码的杂合三维采样模式已经可

以实现,尤其是通过平面方向短尺寸成像容积的采样。总之,作为笛卡尔成像,二维成像对于实时成像是有用的,而三维成像对于覆盖范围较大且真实时成像并不是很重要时是有用的。关于采样模式的更加完整的综述很多见(Irarrazabal 和 Nishimura,1995)。

4.2 主要因素

4.2.1 采样区域

圆柱形 k 空间采样相对于立方形节省 21.5% 的采样空间,而球形采样将节省 47.6% 的采样空间。非笛卡尔轨迹能够比较容易地转换成圆柱形和球形 k 空间区域,相位编码和层面编码定位的选择能够获得圆柱形采样空间。

4.2.2 梯度毁损

随着非笛卡尔扫描中读出梯度方向的改变,必须注意梯度回波序列中横向弛豫信号的毁损。每个读出梯度后对相同物理 k 空间施加磁化是一种较好地去除整个扫描过程中横向稳态信号变化的方法。

4.2.3 视野

一般而言,与笛卡尔轨迹一样,非笛卡尔轨迹是被设计用来在 $1/\text{FOV}$ k 空间间隔处沿着梯度读出方向采样的。在这里,FOV 是获取容积

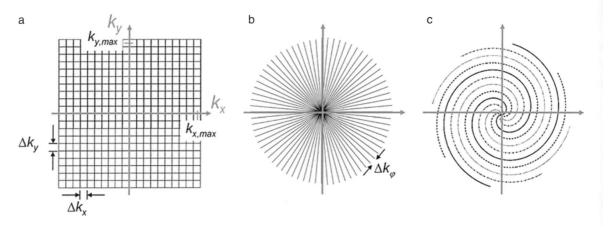

图 2-3 2D k 空间采样策略。自旋卷积(a)、放射状采样(b)及间隔螺旋采集是磁共振血管成像中常用的采样方式。

的最大尺寸。沿着读出梯度方向采样时由可获得的最大转换速率所约束。因此,k 空间采样间隔常常是变化的,尤其是在读出梯度刚开始时。螺旋或放射状读出梯度的重复通常是以旋转的方式来填充 k 空间。为了提高全部 k 空间采样,足够的重复模型读出梯度是必需的,因为在所有的 k 空间区域交叉区域不小于 1/FOV。

4.2.4 离磁效应

在每个读出梯度中,离磁自旋所导致的相位增加的程度与读出梯度持续时间直接成正比。因此,纠正离磁效应所需要做的努力将随着读出梯度的持续而增减。当然,任何离磁效应的复杂程度将依赖于感兴趣血管的不均匀程度。然而,离磁效应随着轨迹变化而变化,离磁效应主要表现为在非笛卡尔轨迹方向模糊和信号丢失,每个放射状填充线或投影所需要的短采集时间将限制离磁效应。动态磁共振开发系统的出现能够提供周期性数据采集及数据重建,这将产生快速 B_0 图,使得执行和使用不同的非笛卡尔序列变得更加容易。

4.2.5 流动敏感性

一般来说,首次运动轨迹在接近 k 空间中心的位置相对较小,具有较好的流动特性(Nishimura 等,1991)。在磁共振血管成像中,首次运动轨迹作为 k 空间半径而平滑改变的情况更为明显。总之,源自 k 空间中心而之前没有进行层面编码的轨迹将具有更好的流动特性。

4.2.6 采样密度

k 空间半径不同时,放射状轨迹的采样密度变化较大,对于二维放射状轨迹将减少 1/k(r),对于真三维放射状轨迹将减少 1/k_2(r)。当尽量快速覆盖所有 k 空间时,采样的一些空间频率常常以牺牲其他因素为代价,而且与平面采样轨迹相比会影响到信噪比(Tsai 和 Nishimura,2000)。正如其在时间分辨成像、运动伪影抑制、内生场图、线圈敏感性及约束重建方法(Mistretta 等,2006;Johnson 等,2008;Lustig

等,2007)中所表现出的优势一样,过采样的低空间频率对于介入成像具有很大的优势(Korosec 等,1996;Barger 等,2002;Song 和 Dougherty,2004)。

刚开始时,螺旋波形设计强调其效能、采用扁平采样密度进行快速 k 空间填充(Irarrazabal 和 Nishimura,1995;Meyer 等,1992),此时只用小部分波形符合限摆率。正如过大的笛卡尔矩阵中采用最近邻点插值法的栅格螺旋数据点一样,如此简单的方法均已被证实(Oesterle 等,1999),并简化了采样密度补偿计算。最近,螺旋设计已经整合了不同的采样密度,用来缓和视野外的混叠效应,提高过采样的优势,如时间分辨成像(Tsai 和 Nishimura,2000)。

4.3 螺旋轨迹设计

尽管很多方法是可行的,但大部分螺旋轨迹是基于阿基米德螺旋(Archimedes spiral)。这些轨迹主要基于以下公式:

$$K(t)=\lambda\theta(t)e^{-i\theta(t)}$$

预期梯度波形主要是由 k 空间的轨迹所派生出来的,并且由旋磁率的倒数所决定。线性函数 $\theta(t)$ 导致效能较低的螺旋轨迹,并具有恒定的角速度。对 k 空间的有效覆盖所采用的直观选择就是使用恒定速率的螺旋采集,此时 $\theta(t)=\sqrt{t}$。

因为这种选择在螺旋采集区域(转化率受限)是不可能实现的,所以 Bornert 等(1999)的公式中 $\theta(t)$ 需要在恒定角速度和恒定速率之间进行权衡。尽管 King 等(1995)实现了更为准确合理的梯度转换率,这种解决方法要求进行大量计算。Glover(1999)所提供的闭合形式表达式所产生的图像与最佳解决方案是难以识别的。

由于螺旋轨迹的复杂性,出现很多关于使用数学计算来创建最短轨迹、更准确采样密度函数及更有力的离磁校正方法。在许多情况下,更为简单的近似法能够为许多 MRI 引导成像提供充分的性能。Block 和 Frahm(2005)发表了一篇关于这些权衡的较好的综述。

螺旋采集的优势随着读出梯度的延长而增加,而这种增减也带来了离磁(off-resonance)问题。图 2-4 显示的 MRI 引导下的可视化的冷冻消融术就是一个使用螺旋采集来达到短回波可视化的例子。

4.4 投影成像

下面介绍多种放射状轨迹的多种特异性设计及其点扩散函数的效能。

4.4.1 二维投影成像

在二维投影成像中，每个读出梯度横向穿过 k 空间中心(图 2-5)。采样轨迹以极坐标的形式进行描述，包括半径 Kr 和角度。沿着读出梯度方向，一个总的 Np 重复采集次数可以通过 Nr 采样和 $\triangle Kr$ 采样间隔获得。每次重复采集的一维傅里叶转换将产生扫描对象的一个投影，这种技术也称为投影重建。

投影或放射状成像通常会导致非均一的采样密度。放射状采样间隔 $\triangle Kr$ 支持沿着读出梯度方向进行 Alias 自由重建，重建半径为 $D= 1/\triangle Kr$。根据尼奎斯特定理(Nyquist theorem)，图 2-6 显示了具有 $\triangle K_{\varphi,max}=\triangle Kr$ 的采样将产生一个直径为 D 的具有各向同性的环形视野。这种最佳采样要求按照公式(1)进行投影：

$$N_{p,opt}=\frac{\pi}{2}Nr \tag{1}$$

更多的投影并不能提供更好的空间分辨率或相对较大的视野。相比之下，自旋卷积成像仅仅要求 Nr 读出梯度(小于 $2/\pi=63.7\%$)具有正方向视野且具有相同的分辨率。这种采样效能的降低主要是由于 k 空间中心的过采样所造成的。值得注意的是，任何来自于环形视野外的信号将使数据出现投影的不一致性及图像上出现条纹状伪影。带通滤波器将在读出梯度方向而非其垂直方向上限制信号的接收。

尽管在每个读出梯度方向上的低空间频率的重复采集将降低扫描效能，放射状采样对于某些应用将会有令人满意的特性。由于空间频率的重复采样的平均效应及容许更多的条纹状投影，投影成像将会产生更多的运动伪影(Glover 和 Pauly，1992；Gmitro 和 Alexander，

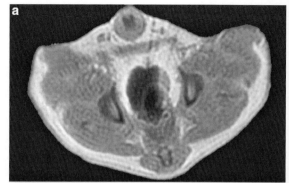
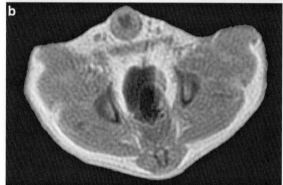
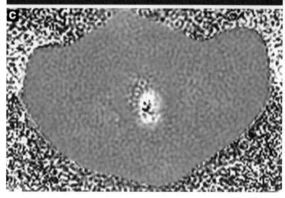

图 2-4 活体狗前列腺消融术后。螺旋采集提供了一个短回波时间来可视化具有阳性对比的冰球。回波时间 0.2ms(**a**)和 1.2ms(**b**)允许计算 R2* 图(**c**)。前列腺的 R2* 信号升高显著。

1993)。轨迹可以被修改以便每个投影可以开始于 k 空间的原点($Kr=0$)(图 2-6b)。具有较短横向弛豫时间(T2)的组织，例如肺部，成像时可以获得自由感应衰减(Bergin 等，1991；Gewalt 等，1993)。在流动成像中投影成像也能抑制移动伪影。在关节成像中 (Rasche 等，1995，1999)，iMRI 的导管追踪 (Rasche 等，1997；Shankaranarayanan 等，2001)、血管内成像

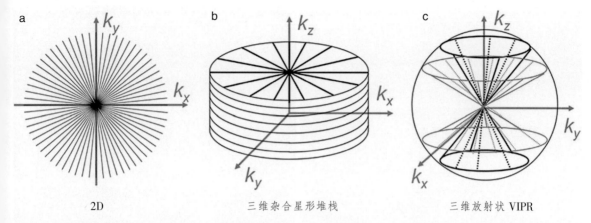

图 2-5　左图为采用放射状成像的杂合三维投影重建序列,通过平面方向及在层面方向全采样傅里叶编码。这种集合轨迹常常被称为星形堆栈(中间图)。右图显示的是真三维放射状轨迹。(见彩图)

(Buecker 等,2000)及吞咽检查(Zhang 等,2012)的研究中连续及间隔放射状采集一直被推荐用于动态成像。不同的研究对快速成像中角度欠采样的特性进行了探索,下面也会讨论。

4.4.2　欠采样的二维投影成像

如果投影数量减少到 $N_{p,opt}$ 以下,那么角采样间隔 $\triangle K_{\varphi,max}$ 将超过放射状间隔 $\triangle Kr$,且高空间频率将采样不足。这将导致直径为 d 的视野的伪影减少。减少的视野(d)和全视野的比例见公式(2):

$$\frac{d}{D}=\frac{\Delta k_r}{\Delta k_{\varphi,max}}=\frac{2}{\pi}\frac{N_p}{N_r} \tag{2}$$

图 2-7 显示了全采样的放射状轨迹($Np=\pi/2Nr$)及投影数减少($N_p\leqslant\pi/2Nr$)的点扩散函数。

在笛卡尔采集中欠采样将导致相干鬼影

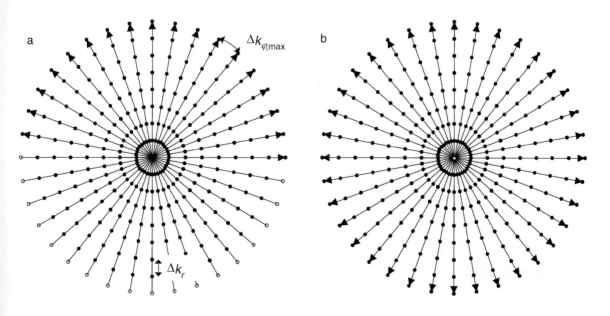

图 2-6　放射状投影采样图,(a)$-K_{r,max}$ 到$+K_{r,max}$;(b)0 到$+K_{r,max}$。每个读出梯度的起始点为没有填充的圆,终点为箭头。两个图都具有恒定的放射状采样间隔 $\triangle Kr$ 及最大角采样间隔 $\triangle K_{\varphi,max}$。

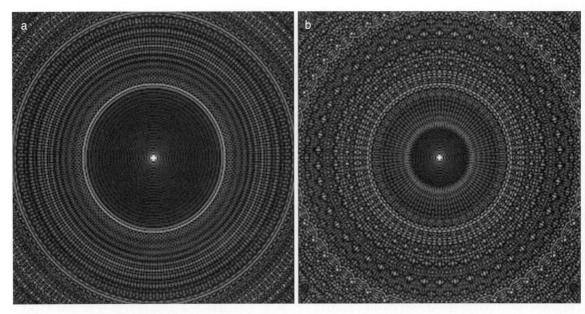

图 2-7 具有充分采样($N_p=\pi/2Nr$)的放射状采样产生一个对称性的点扩散函数,在第一叶内的环形视野没有伪影(a),半径 $r=1/\triangle Kr$。角度欠采样将会导致在减小的视野(小半径)外产生条纹状伪影。(b)显示的欠采样因子为 2.5。(Modeled after Scheffler and Henning 1998)

(coherent ghost)出现,与其相反的是,在非笛卡尔采样中,欠采样将会产生噪声样表现。在距离扫描对象远处的伪影的扩散特性被应用于 iMRI,其具有大的静态视野及减少的动态视野(Scheffler 和 Hennig,1998;Weiss 和 Rasche,1999)。在另外一种方法中,Shimizu 等(1998)特意利用高比例的欠采样产生的条纹状伪影追踪活检针的头端。

5 非笛卡尔采集一般重建

原则上有很多种方法对非笛卡尔轨迹采集到的数据进行重建。在实践中,对于 MRI 引导成像所采集的数据通常将其栅格化到笛卡尔栅格内进行重建。Bernstein 等(2004)对栅格化进行了详细的描述。

5.1 滤波反投影

滤波反投影是为 CT 所开发的,是一种类似于反 Radon 的投影。在 CT 中,投影直接被测量,而在 MRI 中,则通过每个沿着 Kr 方向的放射线的反一维傅里叶转换获取投影。尽管滤波反投影仍在 CT 中广泛使用,但是在放射状 MRI 图像重建中已经被栅格化所替代。

5.2 栅格重建

沿着非笛卡尔轨迹所进行的 MR 数据采集通常采用栅格化的方法进行重建(O'Sullivan 1985)。如果 $M(k)$ 代表扫描对象 $m(x)$ 磁化的连续傅里叶转换,$S(k)$ 代表 k 空间采样点,那么采样数据可以表达为 $Ms(k)=M(k)S(k)$。在补偿采样密度后,栅格化将采用卷积核 $C(k)$ 将采样的 MR 数据插值到笛卡尔栅格内,公式如下:

$$M_c(k) = \left[\frac{M_s(\boldsymbol{k})}{\rho(\boldsymbol{k})} * C(\boldsymbol{k})\right] \cdot III(\boldsymbol{k})$$

有几种方法可以计算采样密度函数。一种简单的计算式是 $\rho(k)=S(k)*C(k)$,而 Pipe 和 Menon(1999)给出了更准确的迭代计算方法。重建图像容积如下:

$$m_c(\boldsymbol{x}) = \frac{1}{c(\boldsymbol{x})}\text{FTFT}_{3D}^{-1}(M_c(\boldsymbol{k}))$$

其中,x 描述扫描对象的位置。最终图像将被傅里叶转换的卷积核相除，正如在一个域的卷积导致在另一个域的相乘一样。

插值核的选择最终在精确性和速度之间进行权衡，并且对重建结果具有较大影响（Jackson 等，1991）。总之，好多卷积核通常作用于 k 空间较局限的一个区域。如果想减少由于过大的插值核所导致的误差，那么插值时间将会快速增加。一个简单且快速的卷积核是一个三角形且具有两个 k 空间采样的总宽度大小。比较流行的更为精确的插值核是 Kaiser-Bessel 窗。Dale 等（2001）介绍了预先计算查阅表的使用，其可以允许实时成像的快速栅格化。栅格化在插值的过程中将会产生一些错误，但是将会比滤波反投影产生更好的空间分辨率（Lauzon 和 Rutt，1998）。

一个域的采样意味着另一个域的复制，因此，当邻近图像复制时，插值核的选择也将决定堆叠误差的数量。在实践中，这些问题主要会影响到视野边缘的组织。在介入成像中，局灶性的点通常不位于图像的边缘，因此这种问题在血管成像中并不被关注。手动将数据栅格化到一个细小的栅格内将会产生一个较大的视野，并在其内部较远的地方进行复制。正如过量栅格化一样，这一过程将会产生堆叠误差。尽管刚开始时许多工作人员将过量栅格化因子调整为 2，最近随着插值核的改善，过量栅格化因子可以小到 1.25（Beatty 等，2005）。作为一种将数据插值到笛卡尔栅格内的替代计算方法，单独使用最近插值法以显著扩大笛卡尔 k 空间矩阵是可能的（Oesterle 等，1999）。

5.3　k 空间采样误差所致图像退化

未补偿系统的效应延迟以及涡流会导致在理论和实际 k 空间采样位置产生采样误差。这些误差主要表现为一些非笛卡尔方法的模糊，尤其是偏离图像中心位置。这些误差主要开始于笛卡尔成像，主要位于每个相位编码采集方向。因为这些延迟及涡流只能够改变梯度线圈的加热，因此快速测量这些误差对于大量成像是必要的。

5.3.1　线性涡流校正

多回波、平面回波及非笛卡尔轨迹对于梯度硬件要求较高，通常会导致涡流感应增加。对于传统的笛卡尔采集，这些轨迹错误由于通过单个读出梯度方向的相移而被忽略，这种相移是恒定的，不会明显影响图像质量。这些不是多回波、平面回波及非笛卡尔轨迹，尤其是采用双相读出梯度序列的成像要素。

补偿这些误差的方法主要分为两类：系统特性和 k 空间测量。系统特性方法将梯度系统修改为线性系统，然后采用调整转换函数，使得理论输入波形和实际创建的波形进行关联。尽管这种方法只需执行一次，看起来适合介入成像，但由于 MRI 系统的漂移和其他复杂性，大部分校正方案采用 k 空间测量算法。

我们可以将 k 空间测量方法分解为以下方法：在检出读出梯度之前使用不同波幅进行自编码的多种脉冲序列方法，以及开发局限性信号的方法。由于这些成像方法速度方面的限制，开发局限性信号相位的方法正引起大家的关注。类似于 B_0 图的周期性采集，在介入成像中，随着扫描平面及成像轨迹的变化，这些测量方法可以周期性地被执行。

如果偏离等中心的较小层面被激发，随之将会产生读出梯度，整个测试层面将会产生一个整合了整个梯度的时相。当然，这种完整性是与 k 空间的轨迹成比例的。这种测量会被重复应用于每个物理性梯度或斜位成像时的逻辑性梯度。Duyn 等（1998）所建议的方法可以仅采用几次激励，在患者扫描之前应用比较容易。实际及理论 k 空间轨迹的不同将会应用于其重建。

5.3.2　离轴成像

如果应用实时频率解调至偏等中心位置的中心时，那么硬件解调器的计时错误将会导致时相误差。如果我们能增加数据采集率，那么最容易减少这种错误的方法就是避免使用实时频率解调功能，而是在重建过程中采用数码解调。这种解决方法使得重建数据链的输入数据率翻倍,但是 k 空间矩阵的大小不需要翻倍。部分过栅格化因子常取 1.25(Beatty 等,2005)。如果因为其在等中心点而不能单纯地增加接收带宽,那么必须当心这种错误。Jung 等(2007)提供了一种快速测量时间延迟及产生必须相移的方法。

6 动态磁共振系统

大部分 MRI 引导的成像设备始终要具有广泛的临床应用性。尽管介入任务存在着很大的不同,但都要求相似的扫描控制台、数据采集及重建、形变校正/三维可视化及交互式操作界面。为了完成动态 MRI 成像,在几种硬件及软件子系统中存在两种信息交通方式 (图 2-8)。然而,起初 MRI 系统制造商将其架构设计成单向的。因此,实时 MRI 成像要求在设计、编码、检测替代数据、研究点的控制通路及将 MRI 引导的成像工具转化成临床广泛使用的商业产品方面进行大量的投资。

在研究者和开发者建立影像引导的介入成像之前,用来控制设备采集、重建、控制及可视化系统软件之间的密切联系需要不同软件模块的详细知识。甚至利用上述知识实现具有可视化装置、低分辨率快速实时成像、多种对比机制的高分辨率成像都具有挑战性。传统上讲,这些任务已经由不同的脉冲序列及在时间和复杂度方面要求大量投入的脉冲序列的转换所提供。

幸运的是,MRI 系统制造商和一些第三方供应商正在提供一些替代的实时成像开发环境,这些开发环境为从单向数据链向交互式的双向 MRI 系统的转移铺平了道路。

部分实时成像系统的设计有可能实现介入成像任务。路线图及实时成像可以在相同的坐标系内可视化,尤其是在双平面视角内。当导管或针正在被追踪时,其尖端可以被施以颜色或叠加到解剖学图像上。扫描平面和脉冲序列参数可以实时改动。一些实时成像系统能完成的任务主要包括自动及动态成像参数的调整。这些动态成像参数的调整主要适应于主动运动装置(Zhang 等,2000)及新近出现的被动运动装置(Patil 等,2009)。专门设计用来进行实时介入应用的系统是有优势的,因为它们能够快速、灵活地整合这些任务。

西门子的 IFE 系统大概是具有最长追踪记录的实时、交互式 MRI 引导系统。IFE 是被设计用来能够在介入或其他实时检查中进行导航的交互式实时脉冲序列(BEAT_IRTTT)的原型。它应用了图像控制来代替常见的扫描控制界面, 允许使用者集中于导航而不是处理经典的 MR 参数。IFE 有三种模式:①实时导航(图 2-9);②经皮穿刺计划;③热可视化(图 2-10)。在导航模式,使用者可以将以前获得的 DICOM 图像或分割的三维图像融合到实时图像上以辅助导航。在计划模式,使用者能够在三个方向进行基

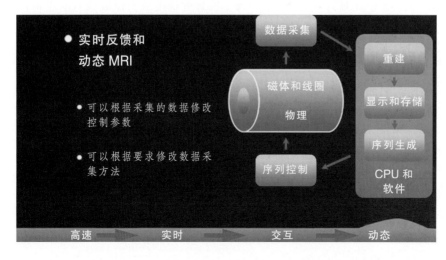

图 2-8 起初 MRI 供应商设计目的主要是用于诊断,因此数据流通常是单向的。交互式的、动态加入 MRI 要求所有子系统都能同时在双向进行信息流通。(见彩图)

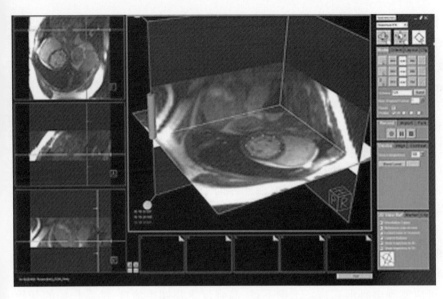

图 2-9 交互式前端（西门子）使用界面：MRI 引导下的导航。(Courtesy of Christine H. Lorenz, Siemens Corporate Research, Baltimore, MD, USA)（见彩图）

于穿刺针的计划轨迹，并确认在此通路上没有重要的结构。计划模式也能够将制定的计划平面转换到实时导航模式以减少准备时间。热可视化模式可以和基于热图（thermography）序列的质子共振频率一起工作，热图序列可以允许使用者自由评估热参数，包括设定热检测、峰值温度提醒及多种显示方法。

第三方软件平台是基于上面两个整合的、可扩展的软件构架——RTHawkTM 系统（实时采集及重建）及 Vurtigo 系统（交互式可视化）。

RTHawkTM 系统 (HeartVista, Palo Alto, CA, USA)是一个可扩展的软件平台,可以适用于多种脉冲序列、采集轨迹及易开发和交叉的重建技术(Santos 等,2004)。数据采集主要由一个叫"stub"的脉冲序列控制,并且可以在扫描计算机上运行,同时可以与另外一台运行的计算机进行信息交通。获取的原始数据(屏幕上直接看到的图像)被标以文本信息,并被发送到远端程序进行处理。重建、用户界面和可视化均采用 JavaScript 编写成一个模块化处理流程。

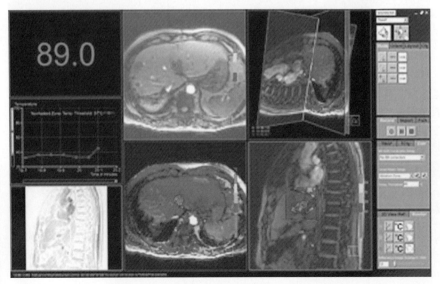

图 2-10 交互式前端（西门子）使用界面：MRI 引导下的肝脏热检测界面。利用灰度和温度图像监测的多个平面可以指导 MRI 引导下的肝脏介入操作。(Courtesy of Christine H. Lorenz, Siemens Corporate Research, Baltimore, MD, USA)（见彩图）

RTHawkTM 系统包括一个基础的处理模块，附件的处理模块可以采用 C++ 编写，也可以通过"插件"添加。用户界面通常建立在 Qt 开源横向平台上。Vurtigo (Sunnybrook Health Sciences Centre，Toronto，Canada) 是一个开源的可视化系统，可以同时简化三维及二维数据的显示及交互。其用户界面也是建立在 Qt 开源横向平台上，可视化是基于 VTK (Kitware，Clifton Park，NY，USA)，具有 OpenGL 渲染。内置的支持对象类型包括三维容积图像、二维层面图像、装置位置及三维点网格图，每个具有多个渲染模式。

这些支持对象可以被终端用户手工操作，也可以利用用户开发的插件自动操作，这些插件要采用 C++ 编写。插件可以实现多种形式，包括从简单的自动对象交互到整个介入应用的流程等任何操作。图 2-11 描述了使用这样的平台所开发的 MRI 引导的介入操作。图 2-12 描述了使用 Vurtigo 对之前所采集的猪的心脏进行可视化。

飞利浦开发的 XTC 界面 (Smink 等，2011) 提供了一个快速、低潜伏期、对输出数据低抖动 (low-jitter) 准入及在扫描时对扫描参数自由使用和更新的系统。此系统适合于所有扫描方案，仅有的局限性在于能够轻度增加最小回波时间。在主机和网络应用界面上的重建及扫描过程的沟通通常是由简单的 CORBA 界面来完成的，而此界面采用 TCP/IP 传输协议。

XTC 已经被成功用于四个方面。在飞利浦研发的 Sonalleve MR 高强度聚焦超声平台中，可以实现的有 CE 批准的子宫肌瘤消融、远程扫描方案控制平台、计划后续扫描的 DICOM 数据下载、高强度聚焦超声治疗、动态扫描的开始及结束，如有需要可以重新获取重建图像数据并利用数据生成温度图。第二个例子就是适合 Windows 及 Linux 的 RealTI 开源环境。图形界面是基于 IDL 进行开发的，包装层是基于 C++

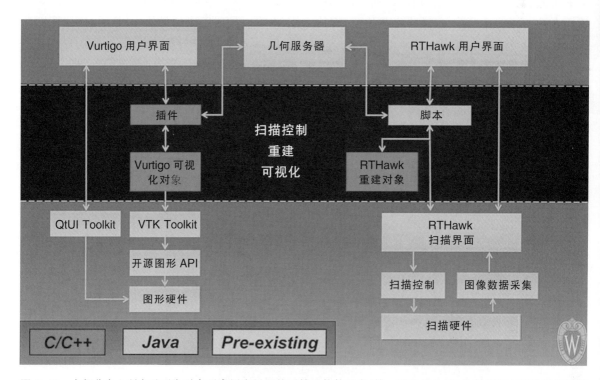

图 2-11　大部分介入研究及开发平台要求用户界面的可扩展软件开发(第一列虚线上方)及供应商方面的扫描控制和重建软件(第二列虚线下方)。RTHawk™/Vurtigo 系统允许在概念水平进行工作(虚线之间)，并允许专注于实际应用。(见彩图)

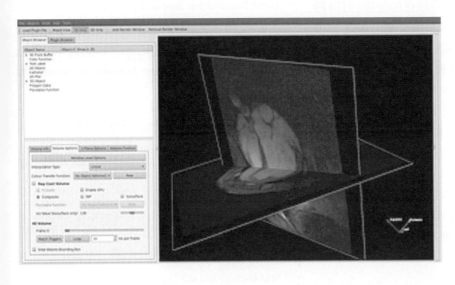

图 2-12　在 Vurtigo 平台，输入的三维数据采用双平面可视化显示了一个猪的心脏。多种配准后的数据能够被显示和同时进行处理。

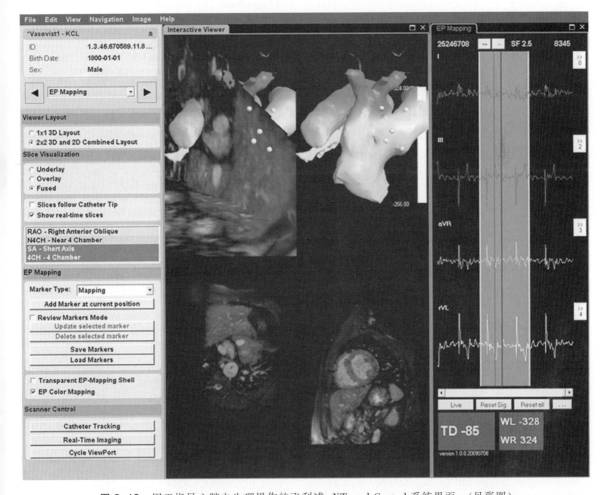

图 2-13　用于指导心脏电生理操作的飞利浦 eXTernal Control 系统界面。(见彩图)

开发的。开发环境形成了模块化的框架,可以用于 MRI 引导的热疗、局部给药及基因表达。可应用的模块包括运动追踪、热计算、T1 及 T2* 计算。第三个例子是 MRI 引导的电生理 (EP)项目,在这个项目中,MR-EP 的应用将 MR 扫描图像与 EP 记录仪中的心脏 EP 数据进行整合(图 2-13)。最后一个例子是 XTC 的数据导出模块,采用 C++编写,可以被用于其他独立应用原型中。它可以在外置的 Windows PC 机上运行,并以文件夹的形式将所获取的数据及其他源数据导出到本地硬盘上。在必要时,它可以连续读取本地的几何更新文件,并把这些信息发送到扫描仪。

7 结论

设计和实现 MRI 引导的操作有时是耗时且富有挑战性的。预先设定成像性能的要求(分辨率、帧率、视野等)可以判断操作中的哪些失误需要更为复杂的程序和算法。在成像性能要求一般的地方,大多数传统的成像方法都可以使用。动态 MRI 引导图像开发平台的出现为常见的成像操作提供了工具箱,可以有效缩小整体成像开发任务的范围。

(陈志烨 译 肖越勇 校)

参考文献

Barger AV, Block WF, Toropov Y, Grist TM, Mistretta CA (2002) Time-resolved contrast-enhanced imaging with isotropic resolution and broad coverage using an undersampled 3D projection trajectory. Magn Reson Med 48:297–305

Beatty PJ, Nishimura DG, Pauly JM (2005) Rapid gridding reconstruction with a minimal oversampling ratio. IEEE Trans Med Imaging 24:799–808

Bergin CJ, Pauly JM, Macovski A (1991) Lung parenchyma: projection reconstruction MR imaging. Radiology 179:777–781

Bernstein MA, King KF, Zhou ZJ (2004) Handbook of MRI pulse sequences. Academic Press, Boston

Block KT, Frahm J (2005) Spiral imaging: a critical appraisal. J Magn Reson Imaging 21:657–668

Bornert P, Schomberg H, Aldefeld B, Groen J (1999) Improvements in spiral MR imaging. MAGMA 9:29–41

Buecker A, Neuerburg JM, Adam GB, Glowinski A, Schaeffter T, Rasche V, van Vaals JJ, Molgaard-Nielsen A, Guenther RW (2000) Real-time MR fluoroscopy for MR-guided iliac artery stent placement. J Magn Reson Imaging 12:616–622

Butts K, Sinclair J, Daniel BL, Wansapura J, Pauly JM (2001) Temperature quantitation and mapping of frozen tissue. J Magn Reson Imaging 13:99–104

Cukur T, Nishimura DG (2008) Fat-water separation with alternating repetition time balanced SSFP. Magn Reson Med 60:479–484

Dale B, Wendt M, Duerk JL (2001) A rapid look-up table method for reconstructing MR images from arbitrary k-space trajectories. IEEE Trans Med Imaging 20:207–217

Derakhshan JJ, Griswold MA, Nour SG, Sunshine JL, Duerk JL (2010) Characterization and reduction of saturation banding in multiplanar coherent and incoherent steady-state imaging. Magn Reson Med 63:1415–1421

Duerk JL, Lewin JS, Wendt M et al (1998) Remember true FISP? A high SNR, near 1-second imaging method for T2-like contrast in interventional MRI at .2 T. J Magn Reson Imaging 8:203–208

Dumoulin CL, Mallozzi RP, Darrow RD et al (2010) Phase-field dithering for active catheter tracking. Magn Reson Med 63(5):1398–1403

Duyn JH, Yang Y, Frank JA, van der Veen JW (1998) Simple correction method for k-space trajectory deviations in MRI. J Magn Reson 132:150–153

Edelstein WA, Hutchison JM, Johnson G, Redpath T (1980) Spin warp NMR imaging and applications to human whole-body imaging. Phys Med Biol 25:751–756

Gewalt SL, Glover GH, Hedlund LW, Cofer GP, MacFall JR, Johnson GA (1993) MR microscopy of the rat lung using projection reconstruction. Magn Reson Med 29:99–106

Glover GH (1999) Simple analytic spiral k-space algorithm. Magn Reson Med 42:412–415

Glover GH, Pauly JM (1992) Projection reconstruction techniques for reduction of motion effects in MRI. Magn Reson Med 28:275–289

Gmitro AF, Alexander AL (1993) Use of a projection reconstruction method to decrease motion sensitivity in diffusion-weighted MRI. Magn Reson Med 29:835–838

Irarrazabal P, Nishimura DG (1995) Fast three dimensional magnetic resonance imaging. Magn Reson Med 33:656–662

Jackson J, Meyer C, Nishimura D (1991) Selection of a convolution function for Fourier inversion using gridding. IEEE Trans Med Imaging 10:473–478

Johnson KM, Velikina J, Wu Y, Kecskemeti S, Wieben O, Mistretta CA (2008) Improved waveform fidelity using local HYPR reconstruction (HYPR LR). Magn Reson Med 59:456–462

Jung Y, Jashnani Y, Kijowski R, Block WF (2007) Consistent non-Cartesian off-axis MRI quality: calibrating and removing multiple sources of demodulation phase errors. Magn Reson Med 57:206–212

King KF, Foo TK, Crawford CR (1995) Optimized gradient waveforms for spiral scanning. Magn Reson Med 34:156–160

Korosec FR, Frayne R, Grist TM, Mistretta CA (1996) Time-resolved contrast-enhanced 3D MR angiography. Magn Reson Med 36:345–351

Krafft A, Brunner A, Rauschenberg J et al (2011) Dephased double echo imaging with outer volume suppression for accelerated white marker imaging in MR-guided interventions. In: ISMRM, p 3743

Lauterbur PC (1973) Image formations by induced local interactions: examples employing nuclear magnetic resonance. Nature 242:190–191

Lauzon ML, Rutt BK (1998) Polar sampling in k-space: reconstruction effects. Magn Reson Med 40:769–782

Leupold J, Hennig J, Scheffler K (2006) Alternating repetition time balanced steady state free precession. Magn Reson Med 55:557–565

Lorenz CH, Kirchberg KJ, Zuehlsdorff S (2005) Interactive frontend (IFE): a platform for graphical MR scanner control and scan automation. In: Proceedings of ISMRM, Miami, 2005

Lustig M, Donoho D, Pauly JM (2007) Sparse MRI: the application of compressed sensing for rapid MR imaging. Magn Reson Med 58:1182–1195

Maier F, Krafft A, Stafford R et al (2011) 3D passive marker tracking for MR-guided interventions. In: ISMRM, p 3749

Meyer CH, Hu BS, Nishimura DG, Macovski A (1992) Fast spiral coronary artery imaging. Magn Reson Med 28:202–213

Mistretta CA, Wieben O, Velikina J, Block W, Perry J, Wu Y, Johnson K (2006) Highly constrained backprojection for time-resolved MRI. Magn Reson Med 55:30–40

Nishimura DG, Jackson JI, Pauly JM (1991) On the nature and reduction of the displacement artifact in flow images. Magn Reson Med 22:481–492

Oesterle C, Markl M, Strecker R, Kraemer FM, Hennig J (1999) Spiral reconstruction by regridding to a large rectilinear matrix: a practical solution for routine systems. J Magn Reson Imaging 10:84–92

O'Sullivan J (1985) A fast sinc function gridding algorithm for Fourier inversion in computer tomography. IEEE Trans Med Imaging M1:200

Ouyang C, Wech T, Vij K et al (2011) Online real-time visualization of an active catheter using compressed sensing in interventional MRI. In: ISMRM, p 3748

Patil S, Bieri O, Jhooti P, Scheffler K (2009) Automatic slice positioning (ASP) for passive real-time tracking of interventional devices using projection-reconstruction imaging with echo-dephasing (PRIDE). Magn Reson Med 62:935–942

Pintilie S, Biswas L, Anderson K (2009) Visualization software for real-time image-guided therapeutic in cardiovascular interventions. Paper presented at the MICCAI

Pipe JG, Menon P (1999) Sampling density compensation in MRI: rationale and an iterative numerical solution. Magn Reson Med 41:179–186

Rasche V, de Boer RW, Holz D, Proksa R (1995) Continuous radial data acquisition for dynamic MRI. Magn Reson Med 34:754–761

Rasche V, Holz D, Kohler J, Proksa R, Roschmann P (1997) Catheter tracking using continuous radial MRI. Magn Reson Med 37:963–968

Rasche V, Holz D, Proksa R (1999) MR fluoroscopy using projection reconstruction multi-gradient-echo (prMGE) MRI. Magn Reson Med 42:324–334

Reeder SB, Pineda AR, Wen Z, Shimakawa A, Yu H, Brittain JH, Gold GE, Beaulieu CH, Pelc NJ (2005) Iterative decomposition of water and fat with echo asymmetry and least-squares estimation (IDEAL): application with fast spin-echo imaging. Magn Reson Med 54:636–644

Santos JM, Wright GA, Pauly JM (2004) Flexible real-time magnetic resonance imaging framework. Conf Proc IEEE Eng Med Biol Soc 2:1048–1051

Scheffler K, Hennig J (1998) Reduced circular field-of-view imaging. Magn Reson Med 40:474–480

Schmitt P, Jakob PM, Kotas M et al (2011) T-one insensitive steady state imaging: a framework for purely T(2) -weighted trueFISP. Magn Reson Med

Shankaranarayanan A, Wendt M, Aschoff AJ, Lewin JS, Duerk JL (2001) Radial keyhole sequences for low field projection reconstruction interventional MRI. J Magn Reson Imaging 13:142–151

Shimizu K, Mulkern RV, Oshio K, Panych LP, Yoo SS, Kikinis R, Jolesz FA (1998) Rapid tip tracking with MRI by a limited projection reconstruction technique. J Magn Reson Imaging 8:262–264

Smink JHM, Holthuizen R, Krueger S (2011) eXTernal Control (XTC): a flexible, real-time, low-latency, bi-directional scanner interface. In: ISMRM

Song HK, Dougherty L (2004) Dynamic MRI with projection reconstruction and KWIC processing for simultaneous high spatial and temporal resolution. Magn Reson Med 52:815–824

Sumbul U, Santos JM, Pauly JM (2009) A practical acceleration algorithm for real-time imaging. IEEE Trans Med Imaging 28:2042–2051

Tsai CM, Nishimura DG (2000) Reduced aliasing artifacts using variable-density k-space sampling trajectories. Magn Reson Med 43:452–458

Vasanawala SS, Pauly JM, Nishimura DG (1999) Fluctuating equilibrium MRI. Magn Reson Med 42:876–883

Vasanawala SS, Pauly JM, Nishimura DG (2000) Linear combination steady-state free precession MRI. Magn Reson Med 43:82–90

Weiss S, Rasche V (1999) Projection-reconstruction reduces FOV imaging. Magn Reson Imaging 17:517–525

Zhang Q, Wendt M, Aschoff AJ, Zheng L, Lewin JS, Duerk JL (2000) Active MR guidance of interventional devices with target-navigation. Magn Reson Med 44:56–65

Zhang S, Olthoff A, Frahm J (2012) Real-time magnetic resonance imaging of normal swallowing. J Magn Reson Imaging

第 3 章　介入性磁共振成像中的 MR 兼容器械

Harald H. Quick

本章目录

1　器械的 MR 兼容性 ……………………… 30

2　介入器械的可视化 ……………………… 31

3　MR 兼容性与安全性 …………………… 40

4　展望 ……………………………………… 42

参考文献 …………………………………… 43

摘　要

　　介入性磁共振成像(iMRI)治疗序列的某些特性让其变得更具吸引力,比如高软组织对比度、任意平面成像、无电离辐射以及可以提供功能信息, 如单位时间内的流速或流量,连同形态上的一些信息。为了 MRI 引导的血管内介入操作的安全性,介入术者必须使导管和导丝相对于脉管系统和周围组织实现可视化。目前已经找到了一些解决 MRI 环境下透视器械可视化问题的方法,包括被动式、主动式和无线被动式混合技术。本章主要回顾 MR 兼容性介入器械的操作技术和临床要求。最近的临床前期心血管疾病的介入病例证实 MRI 引导器械可视化的基本技术是有效的, 比如 MRI 引导下导丝和导管的追踪、主动脉支架植入术和 MRI 引导下经动脉的主动脉瓣置换术(TAVI)。本章主要讨论介入设备在磁共振成像环境中的安全问题。

1　器械的 MR 兼容性

　　iMRI 治疗序列的一些特性让其变得更具吸引力,比如高软组织对比度、任意平面成像、无电离辐射以及可以提供功能信息, 如单位时间内的流速或流量,连同形态上的一些信息。尽管大量的并且不断增长的 X 线影像引导微创性血管及非血管介入的应用被开创,并且有大量且种类繁多的专用器械的有力支持, 从另一方面来讲,MRI 引导的介入手术常受 MR 兼容器械缺乏的限制。

要求 MR 兼容性的同时，什么属性的器械应被考虑在内？除了基本的直接影响血管内及非血管内介入器械功能的设计参数，比如几何构形、机械稳定性、硬度、灵活性以及生物相容性，MR 兼容另外还要求该器械在磁环境中保证安全的同时还要保证在磁环境下的可见性。

为了 MRI 引导介入的安全，介入术者必须能辨别穿刺针、导管及导丝的位置，以明确与周围组织及脉管系统的关系。目前已经发现了一些解决磁共振环境下器械可视化问题的方法，包括被动式、主动式和无线主动式混合技术。被动式技术依靠对比剂或磁敏感伪影提高图像中穿刺针或导管的外观，反之，主动式技术依靠向导管中补充植入硬件设备，比如射频线圈和微型电缆。磁共振成像的强大功能可潜在地开辟血管内及非血管内介入的新应用，这些应用要优于目前使用的 X 线透视引导操作。

本章主要回顾 MR 兼容性介入器械的技术和临床要求。最近的临床前期心血管疾病的介入病例证实 MRI 引导器械可视化的基本技术是有效的，比如 MRI 引导下导丝和导管的追踪、主动脉支架植入术和 MRI 引导下经动脉的主动脉瓣置换术(TAVI)。同时讨论了介入设备在磁共振成像环境中的磁性安全问题。

2 介入器械的可视化

iMRI 安全及成功实施的首要条件不仅包括对相关组织解剖信息的收集，还包括对相对于周围组织形态的穿刺针、导管及导丝的可视化。与超声成像、X 线荧光成像或 CT 成像相比，介入器械的可视化比较困难。

使血管内器械在磁共振下可视技术的理想化特点是时间与空间分辨率高。该技术同样应该提供一个高对比的器械信号，以便于在 MR 图像中识别出来。目前已经有很多方法可用来在磁共振的环境下识别出血管内器械。大概可以分为两类：被动式与主动式可视化技术。被动式技术与超声、X 线透视及 CT 方法相

似：控制器械的材料属性，以其自身足够的对比便可显示在图像上。与此相反，主动式技术依靠额外的硬件设备和后处理技术来获得器械的位置。

2.1 被动式器械的可视化

被动式器械定位有很多种方法。过去血管内导管可视化使用的一种方法是改变血液信号。这种方法可通过注射对比剂来实现。使用钆喷酸葡胺可获得高对比度的磁共振血管造影图像，该造影可用于追踪相对于动脉的以形态学为背景的"路线图"的血管内器械。尽管如此，商业化的对比剂会迅速地从血管内漏出，导致背景组织的信号增强。这种现象改变了目标血管的信号特征，并潜在地降低了可视化程度。静脉注射 MR 对比剂有延长血管内时间的效果，但使动静脉均显影 (Bluemke 等，2001；Grist 等，1998)。通过利用基于短 T1 短 T2 效应的超顺磁铁氧化物的对比剂，以降低静脉显影的方法已经被探索出来(Nanz 等，2000)。通过向导管内填充基于钆的对比剂，利用双回波梯度回波序列可使血管系统和器械分别可视化。通过短回波获得的图像上血管和导管均为高信号，相反，通过长回波获得的图像上只有导管是高信号。强度阈可应用到只显示导管的图像上 (第二回波)，这样就可以用伪彩色覆盖到血管的图像上 (Nanz 等，2000)。

其他被动式导管可视化的方法包括改变相对于血管信号的导管信号。器械可掺杂入可缩短弛豫时间的对比剂材料(Omary 等，2000)。成像是用短重复时间/短回波时间脉冲序列并高翻转角而完成的，从而得到导管相对于背景为高信号的图像。尽管如此，层厚一般是限制的，因为器械会由于层厚增加引起的部分容积效应而迅速消失(Unal 等，1998)。另一种方法是在导管表面涂以 Gd^{3+} 离子，而不是向导管内腔填充对比剂 (Frayne 等，1999；Unal 等，2006)。结果，紧邻导管的血液信号 T1 时间缩短，从而显现出导管的影像。

另一种更直接的获得充足的导管对比度的

方法是基于增强器械本身的固有信号缺失（即阴性对照）。磁化率的不同可被用来形成较大的由于体素零相位化而形成的局部信号缺失（Rubin 等，1990；Kochli 等，1994；Bakker 等，1997）。不幸的是，这种信号缺失经常伴有基础解剖的几何失真。此外，这种效应很大程度上取决于多种因素，包括场强、脉冲序列的参数设置和设备在磁场中的适应情况。这些相关性阻碍了器械的连续性显影。一种有用的方法是沿着导管尖端混入多种由顺磁性物质氧化镝做成的圆环，从而使导管可不依靠方向而连续显影（Bakker 等，1997）。

下面论述这次研究的 3 个例子以展示利用被动式可视化技术的 MR 兼容器械的发展。

2.1.1　导丝

在刚过去的几年，完成了大量 MRI 引导血管介入操作，以评价使用被动式可视化技术时的 MR 兼容性和 MR 安全引导设备。作为最重要的基础性器械之一，不同的团队已经开发出基于玻璃纤维强化或聚醚醚酮纤维强化塑料的血管导丝（Buecker 等，2004；Mekle 等，2006，2009；Krueger 等，2008；Kos 等，2009a，b，c）。这种纤维增强复合纤维的原理是能使小口径器械具有硬度，同时去除了会造成磁共振下安全隐患的 X 线用的导丝上的金属核心和丝线。图 3-1 展示了其中一个具体的例子——聚醚醚酮强化导丝。被动式导丝的可视化经常受到弹性血管内器械小直径(小于 1mm)的限制。为了增加器械的可视程度，在器械尖部特定位置融入了磁化率标记物。这种标记物在特定位置提供了由于磁敏感伪影而形成的一小点信号缺失，从而增强了器械的可视化（图 3-1 和图 3-2）。MR 兼容导丝在临床前的动物实验中测试成功（Krueger 等，2008；Mekle 等，2009；Koset 等，2009a，b，c），并且最近首次应用到人体(Tzifa 等，2010)。该测试会继续进行，并且取决于这种被动式可视化 MR 兼容导丝是否可以提供足够的强度、长时间的稳定性和影像可见性来取代用于 X 线引导介入的标准导丝。

2.1.2　主动脉支架植入术

除了血管内导丝的发展，更多在 iMRI 中有潜在用途的特定的器械亦得以发展。在 2006 年的一项研究（Eggebrecht 等，2006a）中，系统的研究出了商业化的胸主动脉血管支架的 MR 兼容性和人造物表现。此外，也测试了相关输送导管的 MR 兼容性和安全性。在最初六种不同的血管内支架和输送装置的测试组中，发现只有一组支架与导管的组合——Gore TAG 大动脉血管支架，具备进行下一步猪活体实验所需的 MR 兼容性(Eggebrecht 等，2006b)（图 3-3）。镍钛合金网眼的血管支架只有轻微的磁敏感伪影，证明生产中没有使用铁性导丝或组件。此外，大口径(18F)输送导管不含有可能导致潜在的磁共振下不安全性的金属编织物或金属丝线成分。主动脉人工血管提供了一个出色展示 MRI 引导同时利用被动式器械可视化技术的强大的例子。引导入大动脉的大口径器械可利用真实稳态进动快速扫描序列 [TrueFISP, balanced fast field echo, fast imaging mploying steady-state excitation, etc.]，序列很好地显示出来。使用该种序列，被动式器械可视化技术提供了一种很出色的器械-背景对比度，其以高帧率的亮血和暗器械加以显示（图 3-4）（Eggebrecht 等，2006a）。

2.1.3　经动脉主动脉瓣置换

在与被动式器械可视化技术相似特点的基础上，最近的一项研究探索了在 MRI 引导下进行 TAVI 的可行性（Kahlert 等，2010）。研究结果再一次说明，相关设备的 MR 兼容性是由动物模型潜在的转向临床试验的先决条件之一。尽管主动脉瓣假体测试(CoreValve，Medtronic)发现其具有 MR 兼容性，相关输送设备则证实因为沿导管长轴融合有铁磁性部件及金属编织物而具有铁磁吸引力(Kahlert 等，2010)（图 3-5）。因此，对导管输送装置进行了改造，去除了铁磁性部件及金属编织网以使器械具有 MR 兼容性。图 3-5 展示了一组传统输送导管和改良

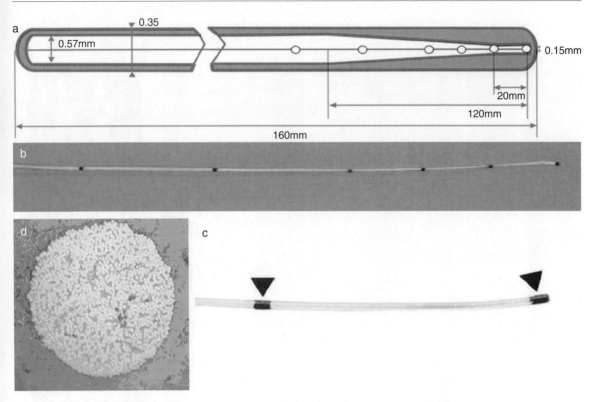

图 3-1　图为基于聚醚醚酮、直径 0.035 英寸(约 0.889mm),适用于 MR 的导丝的演示、照片和横截面。(a)尺寸为 160cm 长导丝的结构与参数。0.57mm 的纤维加强聚醚醚酮化合物(中心白色区域)为锥形,尖端朝向 120mm 长的弹性远端,最小直径 0.15mm,并且因此使导丝尖端免于损伤。该导丝有一种聚氨酯高分子聚合物套(外周灰色区域)并且覆以亲水涂层,沿着整个导丝轴增加了最终的 0.035 英寸的直径。被动式 MR 标记放置在导丝的末端(白色圆圈)。(b,c)图片展示了导丝的弹性远端(b)和末端最大可放大 2 倍的 MR 标记(箭头所示)(c)。(d)亮视野显微镜图像展示了这种聚醚醚酮纤维核心混合物的横断面。(Courtesy of Sebastian Kos and Deniz Bilecen, University of Basel, Switzerland)(见彩图)

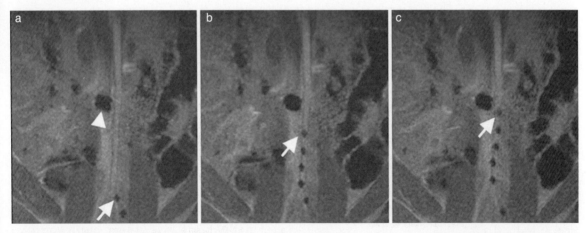

图 3-2　基于聚醚醚酮的 MR 安全导丝的被动式器械可视化(见图 3-1)。MRI 引导下导丝进入猪的腹主动脉。导丝远端由于有沿导丝布置的标记点,可使其以一条由多个低信号斑点形成的直线显示在实时的 MR 图像上。该导丝由猪的左侧髂动脉进入腹主动脉(b,c)。(a~c)中所示箭头指示导丝尖端。(a~c)中由短箭头标记的较大信号缺失,显示图像中由于取代猪的右肾动脉的金属支架而形成的伪影。(Courtesy of Sebastian Kos and Deniz Bilecen, University of Basel, Switzerland)

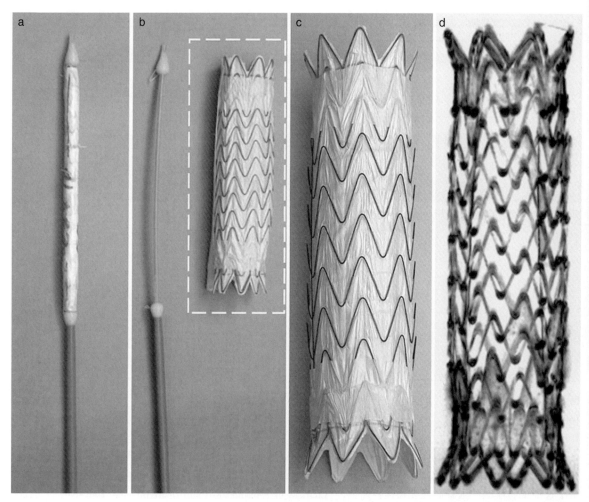

图 3-3　用于影像引导下对胸主动脉夹层治疗的商业化 Gore TAG 胸主动脉人工血管内支架。(a)血管支架装载在 18F 的聚氨酯输送导管上。(b)展开的覆盖有基于镍钛合金制成的薄膜的血管支架。(c)展开的血管支架放大后的照片。(d)由高分辨率的 T1 加权 3D 快速低角度摄影(FLASH)得到的类似于最小强度投影。FLASH 所得结果可以详细评估血管支架的管腔和周围,并证实没有严重的图像伪影。

后的具有 MR 兼容性的输送导管的并列对照, 其中传统的输送导管具有很大的伪影,但改良的导管没有。这种导管和假体的组合体在猪的活体实验中进行了进一步研究(Quick 等, 2011)。利用实时 TrueFISP 序列的被动式器械可视化技术提供了极佳的 MRI 引导进行 TAVI 的手术方式(图 3-6)。

2.2　主动式器械可视化

　　一些主动追踪技术被证明适用于血管介入术,其中包括在器械内安装一个射频线圈。MR 追踪依靠在器械内安装一个微型螺线管线圈来实现(Dumoulin 等,1993;Ladd 等,1998a, b; Leung 等,1995;Wildermuth 等,1997)。该线圈通过一根薄薄的同轴电缆穿过导管与扫描机相连,并提供稳定强烈的信号,用以识别较高对比度的器械的位置。早期追踪导管的设计是将射频线圈组装进介入器械的尖端,该尖端可因三维空间内的高对比度和时间分辨率而显示出来(Ladd 等,1998a)。这种主动有效的 3D 坐标也可通过器械的尖端来控制实际的成像平面,这样就使 2D 成像在线圈所在的准确位置更新并

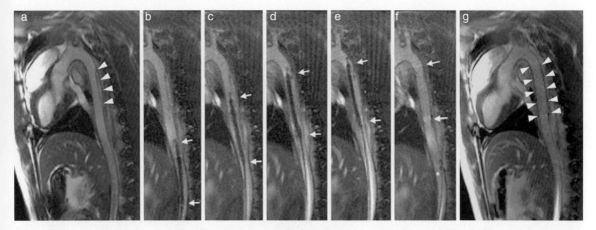

图 3-4　MRI 引导猪模型主动脉夹层胸主动脉人工血管支架植入术。(a)术前矢状位高分辨率 MRI 显示主动脉远端的解剖学开口(箭头所示)。每个 RR 间隔获得的 20 帧图像得以显示。(b~f)在 MR 实时引导下利用支架输送装置安全上升到开口水平。(g)在调整支架位置后,立即确认支架的正确位置,显示病灶被完全覆盖。

显示与周围解剖结构相一致的图像。导管尖端的电流跟踪设置将导管位置与实时的图像序列相结合, 能始终对导管位置进行实时追踪(Zhang 等, 2001；Elgort 等, 2003；Zuehlsdorff 等, 2004)。在导管内几个厘米范围内安装多达 3 个跟踪线圈, 使切片的位置和方向输送到器械远端(Zhang 等, 2001；Elgort 等, 2003)。介入术者因此可以实时地估计当下介入状态。尽管如此,实际情况提示全部器械均需要可视化而不是只有器械的尖端。

一个可保存 MR 追踪技术所丢失的曲度信息的方法是延长器械内射频线圈。可以利用减少信号渗透深度的磁性耦合天线。有一些传统的 MR 圆形线圈同所有的表面线圈相似；线圈被简单薄薄地缠绕,并延长了几厘米(Ladd 等, 1997, 1998b；Burl 等, 1999)。这些天线形成的轮廓非常有限, 却能清晰锐利地显现出器械的轮廓。利用这种天线所获得的常规 MR 图像会显示由于线圈的空间分辨率而形成的器械的轮廓或"外形",并因此命名为"磁共振谱"(Ladd 等, 1998b；Burl 等, 1999)。

电耦合无环天线(偶极天线或存根)是另一种适合植入小口径血管内导管的射频天线(McKinnon 等, 1996；Ocali 和 Atalar,1997)。这种天线能在整个器械上提供均匀的信号轮廓。

信号灵敏度集中到天线的轮廓上, 可提供摆脱了天线外形限制的信号。这极其有利于在追踪器械的同时实时显示周围的解剖结构；尽管如此, 这种信号特点又阻碍了显示器械清晰锐利的外形。此外,这种信号会在天线尖端固有地减弱,导致器械尖端可视化的减弱。

如 2.1 部分所示, 主动式器械可视化技术经常与实时稳态自旋序列成像联用。通常来讲, 这种序列提供了快速成像、良好的信噪比、良好的对比噪声比,此外, 还有不用对比剂就可使血管呈高信号对比的特点,可使其在介入性血管术的引导中变得可被追踪。因此,本次实施 MRI 引导下心血管介入术的计划便是基于主动式器械可视化技术联合实时 True-FISP 成像进行的(Elgort 等, 2003；Quick 等, 2003；Lederman 等, 2002)。图 3-7 展示了一例介入性实时成像的过程,该介入术通过将主动式器械可视化技术与 TrueFISP 成像联合起来, 利用多重射频线圈接收通道实现实时的图像采集、重建、融合和显示的方式,将主动式可视化的器械和血管构造同时显示出来 (Quick 等, 2003)。图 3-8 展示了在猪的主动脉中植入了一个 6F 的圆形耦合天线的单腔导管,可提高导管的可视化程度(图 3-8b~d)。图 3-9 展示了主动式可视化的导丝和利用主动式可视化

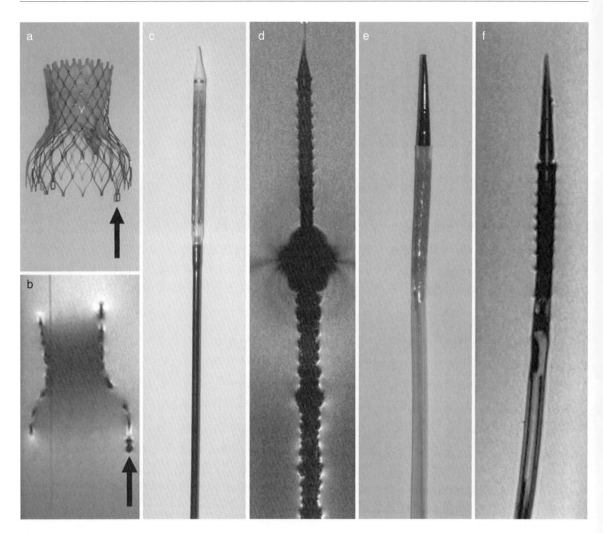

图 3-5 用于影像学引导下经动脉主动脉瓣置换术(TAVI)的商业化自膨胀式镍钛合金材料 Medtronic CoreValve 的生物假体及其专用的输送导管。(a)搭载主动脉瓣的镍钛合金材料的支架结构。(b)高分辨率 3D FLASH 序列展示了含金属成分支架结构的轻微的 MR 信号衰减,与支架流出道边的小孔的显示有极佳的相关性。(c,d)专用导管细节及磁共振下的图像伪影的高分辨率 3D FLASH 图像。特有的设备(d)显示由于导管鞘中的铁磁性强化及强化机械稳定性的金属编制电缆所形成的严重的图像伪影。重新设计的输送导管(e)摒弃了使用金属部件或金属编制电缆并因此在高分辨率 3D FLASH 图像上没有金属伪影(f)。镍钛合金的主动脉瓣及重新设计的输送设备可被认定具有磁共振安全性。(见彩图)

技术为特点而设计的更为复杂的引导导管的联合使用。此导丝装有无环式的耦合天线,并且利用三个独立的环形追踪线圈实现导管可视化,此外沿导管轴安装了无环式的天线。这种主动式可视化技术,利用无环式天线所提供的清晰的器械轮廓在 MR 图像上沿着导管远端形成三个亮点(图 3-9e)(Burl 等,1996;Kocaturk 等,2009a)。

2.3 射频标记的追踪

到目前为止,大多数与磁共振下主动式可视化技术相关的计划设计使许多种用以连接器械和 MR 扫描仪的导电线变得十分必要。这种导线穿过器械本身,将射频线圈或耦合天线与远程的调谐、适配和解耦合器械连接。这些电子设备往往包含有连接扫描仪表面线圈接口和连

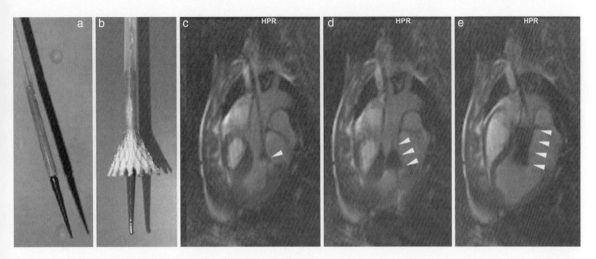

图 3-6　(a)TAVI 支架输送装置的末端,其瓣膜呈收起状态,并覆以薄膜。(b)部分被释放的镍钛合金人工瓣膜,通过机械、缓慢地缩回导管鞘来实现。(c~e)猪活体实验 MRI 引导实时 TrueFISP 图像。箭头所示为瓣膜释放成功。(见彩图)

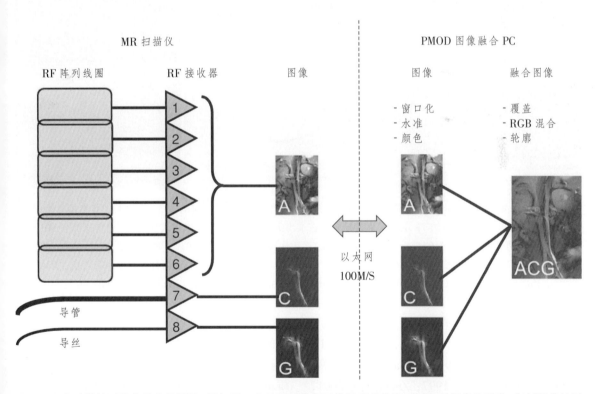

图 3-7　实时器械可视化技术的设置。增加到 6 个的相控阵表面线圈元件供给不同的射频接收通道。解剖图像的图像重建结果(**A**)。导丝和导管的独立信号供给不同的接收通道并且独立重建(G 为导丝图像,C 为导管图像)。重建图像(**A,C,G**)通过与独立 PC 快速的连接以太网实现传输,该 PC 有实时的软件应用来实现各个图像的窗口化、水准测量及颜色编码。图像的融合功能可充分利用覆盖技术、RGB 信号混合或者实时的轮廓可视化。融合图像(**ACG**)作为结果被显示在室用的显示屏上来提供给介入术者。(见彩图)

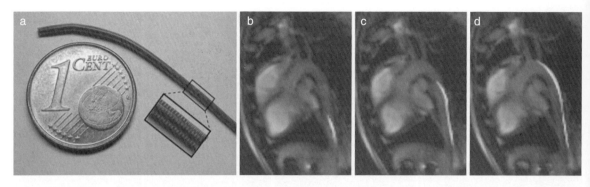

图 3-8　磁共振成像下的主动式导管可视化。(a)植入射频耦合天线的 6F 导管。这种射频天线探测并放大导管附近区域的 MR 信号。(b~d)插入导管时,图像融合使颜色编码覆盖在心脏跳动时(每秒 6 幅图像)的实时 TrueFISP 图像上的导管信号上。(见彩图)

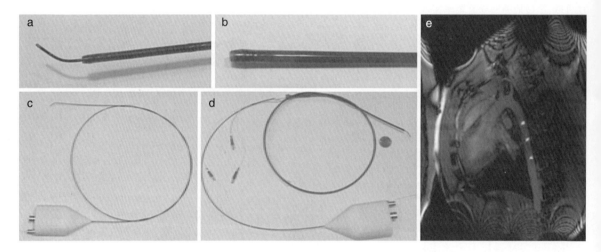

图 3-9　0.035 英寸(约 0.889mm)主动式导丝和 7F 主动式导管远端的照片。(c)0.035 英寸 J 形主动式导丝(长度 150cm)。(d)有 3 个独立通道的 7F 主动式引导导管与被推出尖端的 0.035 英寸主动式导丝。注意这三个与 MR 射频表面线圈接口匹配的引导导管的小口径射频接头。(e)猪活体实验中使用的主动式可视化器械。引导导管远端的三个环形追踪线圈分别以绿色和红色的伪彩显示。利用编制层嵌入器械的无环式射频耦合天线显示为蓝色。(Courtesy of Ozgur Kocaturk and Robert Lederman, National Heart, Lung, and Blood Institute, Bethesda, Maryland)(见彩图)

接插头的射频隔离箱（图 3-9c,d）(Dumoulin 等,1993;Ladd 等,1997,1998a,b;Leung等,1995;Wildermuth 等,1997;Zhang 等,2001;Elgort 等,2003;Zuehlsdorff 等,2004;Burl 等,1996,1999;McKinnon 等,1996;Ocali 和 Atalar,1997;Quick 等,2003;Lederman 等,2002;Kocaturk 等,2009a)。

　　一种替代方案是省略导电线。该方案是基于最初作为 MR 定位的高对比度标记而成功应用的自谐振射频电路(Kocaturk 等,2009b)。这种标记由调整到扫描仪的拉莫尔频率的微型高质量的射频线圈和包裹有填充短 T1 溶液的小型容器组成。快速成像序列中低翻转角激励脉冲的应用,使线圈发生共振,线圈内部的有效激励角增大,进而形成明亮的影像。背景在这种低激励角度下会相应地降低一些信号,从而形成了标记物与背景之间的对比度。这种技术已经使用到了安装有螺旋线圈的微型共振电路的血管导管的尖端追踪上（Wong 等，2000；Weiss 等，2001，2004；Kuehne 等，2003）。穿过导管的光纤可提供从扫描仪到器械尖端的光电二极管的激光脉冲来调谐和去调谐共振电路。这种技术可实现高对比度的可视化和对器械尖端的实时追踪（Weiss 等，2001，2004；Kuehne 等，2003；Fandrey 等，2008）。

2.4 无线主动式导管的可视化

通过省略导电线连接，可成功地利用前面章节所介绍的方法，来消除潜在的与暴露在高频场强中的长导线射频发热问题。尽管如此，该方法仍需要将器械与扫描仪进行直接的机械连接（光纤）。这种连接（电学或者光学）很大程度上影响了对介入器械的操作。不像常规 X 线透视那样，无法自由地操作和旋转器械。此外，导管和其他器械无法与已定位的导丝进行交换，而这在常规 X 线透视介入中是一项常规操作。

射频线圈的电感耦合原则（Schnall 等，1986；Kuhns，1988；Farmer 等，1990；Wirth 等，1993；Arnder 等，1996）已经成功地应用到导管

上，实现了一项新的器械可视化方案：无线主动式导管可视化技术（Quick 等，2005a）。在这里，导管被设计用来容纳纵向的单环射频共振电路。因此，导管起到了将信号传导入表面线圈的血管内射频接收器的作用（图 3-10）。这种主动式器械可视化方案旨在：①提供不仅仅局限于器械尖端的可靠且稳定的高对比度可视化，②省略了导电线以消除射频发热的问题，③通过省略任何机械性（导电线或光缆）连接来避免阻碍器械的操作。这种设想已经在许多模拟猪的血管内操作（图 3-11c~e）实验中进行了评估（图 3-11a,b）。在这些介入术中，无线主动式导管在实时可视化技术的引导下进入了几个不同的动脉分支。我们随后有选择地在每一个特定的位置进行时间分辨率增强对比 MR 血管造影来核实导管的位置（Quick 等，2005a）。

这种无线主动式器械可视化的兼容原则最近被进一步地研究，并拓展成一种称为逆向信号极化的方法。这一特点提供了可将导管可视化的信号从解剖学背景信号中分离出来的方法，从而增强了涉及导管-背景信号分离问题时

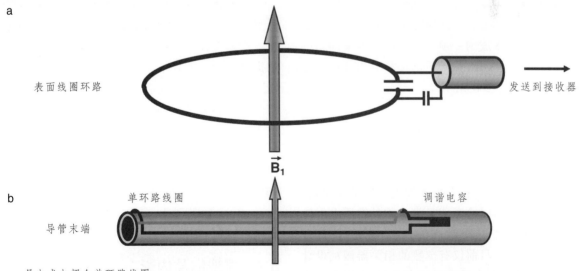

图 3-10 两个 RF 线圈之间的无线耦合器及其用于无线主动式导管可视化。(a)表面线圈环路连接到扫描仪的 RF 接收器上。(b)导管末端安装有闭环 RF 线圈，可与电容进行调谐。在体线圈（图中未显示）RF 发射模式中，共振导管线圈局部放大激励翻转角。在 RF 接收模式中，共振导管线圈及时接受 MR 信号，产生 B1 磁场向量，可与表面线圈环路耦合(a)。

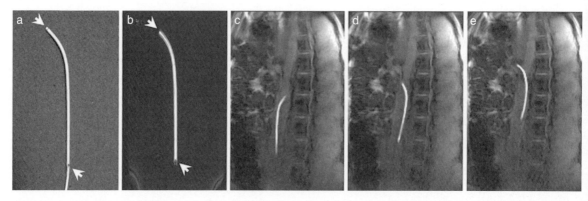

图 3-11　主动式无线导管可视化。(a)装有自共振射频线圈的 6F 导管远端,(b)高分辨率 TrueFISP 图像上相应的信号特点。尽管只有 5°的低翻转角,导管远端依然显示为均匀的高信号,并且因此与背景(充满水的水模)有很高的对比度。MR 的信号轮廓精确地与导管的外形相匹配,且不仅仅局限于导管的尖端。(a)与(b)中长箭头所示为共振射频环形线圈的位置及近端的调谐电容器的位置。(c~e)矢状位上从猪的腹主动脉到达腹腔干的活体导管引导过程。这种图像序列为每秒 6 帧的帧率重建的 TrueFISP。20°的翻转角可得到明亮的器械信号,但背景信号保持在低水平,因此可得到较高的器械-背景对比度。导管远端的位置及曲度信息,包括尖端,一直是可被精确探测到的。

的灵活性 (Celik 等, 2007;Celik 和 Atalar, 2011)。

　　加长共振结构的电感耦合提供了器械尖端和导管本身远端曲度的高对比度可视化。这种方法完全消除了导管与 MR 机器之间机械连接的必要性,从而简化了器械的操作。最后,器械-背景对比度可受引导序列翻转角度调整的影响(Quick 等, 2005a)。这种特性使无线主动式导管可视化技术成为一项不同于伪彩方案的新的优秀、可靠的 MRI 引导下介入术中的可视化方案(Quick 等, 2005a, b)。

3　MR 兼容性与安全性

　　如今,X 线影像引导介入术所用的介入器械发展得很完善,也有很多种类实现了商业化,并在全球范围内的 X 线导管室的日常手术中使用。尽管如此,当谈到 MRI 引导用器械时,却有不同的观点。目前仅有少数的相关器械被设计出来,只用于几个受委托的实验室,由实验室定制或是由厂商提供。大多数的器械处于原型状态,只用于动物实验研究中。

　　目前,大家正致力于将一些 MRI 引导用器械应用于临床。阻碍商业化和广泛临床应用的

主要障碍之一是介入器械的 MR 兼容性和操作安全性。

　　从这个角度来看,将 X 线导管透视中使用的简单器械用于磁共振介入操作中或许会具有吸引力。尽管如此,从兼容性和安全性角度来讲,依旧有许多不赞同这种方案的理由。

　　X 线导管室所使用的器械经常含有金属增强材料和金属编织物用以增加结构稳定性、硬度,比如镍钛合金线和金属编织网。这种线和网提供了较长的导电结构,可以用作磁共振环境下的射频天线并显著升温。此外,这种沿器械分布的强化或其他金属标记可能有铁磁性,在 MR 扫描仪的高磁场下增加了铁磁吸引力的危险性。器械可视化和相关的人工制品是安全性方面又一个值得考虑的问题。因此,器械的MR 兼容性应关注以下三个方面:①可视化和伪影;②铁磁吸引力;③相关器械的射频发热问题。

3.1　可视化及伪影

　　磁共振环境下的器械可视化已在本章详细地讨论过。除了利用良好的器械-背景对比度产生的稳定、可靠的可视化外,理论上器械应该以与真实的轮廓和几何构形相匹配的影像显示出

来。例如,铁磁部件可导致超过器械真实尺寸的伪影,并因此可使部件周围的解剖结构显示不清。图 3-5d 和图 3-12b 列举了一些由于铁磁性而在介入器械周围产生的较大铁磁伪影(Eggebrecht 等,2006a,b;Kahlert 等,2010;Quick 等,1999;Teitelbaum 等,1988;Hilfiker 等,1999;Schurmann 等,1999;Klemm 等,2000;Bartels 等,2001)。

3.2 铁磁性吸引力

X 线透视介入术中常用的铁磁性编织网、强化及标记物可导致器械在靠近 MR 扫描仪或在其内部使用时具有铁磁吸引力(Eggebrecht 等,2006a,b;Kahlert 等,2010)。这会导致安全风险,因为这种铁磁吸引力可导致扫描仪内或患者体内的器械产生一些无意识的并且不可控的运动。因此在研究 MR 兼容器械时,不得不严格地避免使用铁磁性部件(Kahlert 等,2010)。图 3-12 显示了一个商业化的主动脉人工血管支架,由于其是由铁磁性线型部件组成的,因此在靠近 1.5T MR 系统时表现出了铁磁吸引力。因此,这种植入物被认为是非 MR 兼容。

3.3 射频发热

器械周围区域的射频特定吸收率有可能增加是 iMRI 的一个主要关注点(American Society for Testing and Materials,2004)。局部电场可被放大,尤其是当器械是由较长的传导结构构成时,而这种结构可使特定吸收率的峰值变得难以预测。大多数的 MR 追踪、磁共振谱及血管内成像技术通常都包含长导电线缆及小型线圈组合体。如果适当地去谐,微型线圈并不会与体线圈发射的能量相耦合。与同轴电缆的耦合更难降低。这个电缆基本上就是对体线圈发送电场敏感的长天线。已经证实,当在高场强 MR(1.5T 和 3.0T)中使用高射频成像序列时,如快速自旋回波序列,MR 追踪及磁共振谱的器械尖端温度明显升高(Wildermuth 等,1998;Ladd

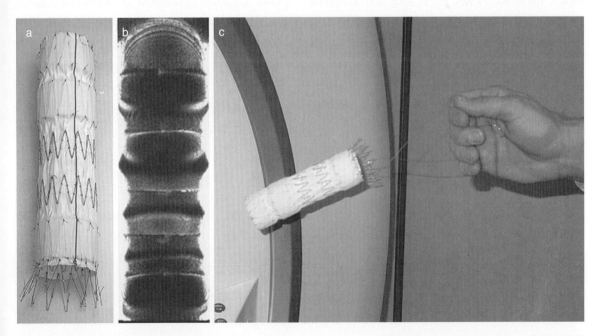

图 3-12 植入物的 MR 安全性。(a)Zenith Cook 胸主动脉人工支架,(b)高分辨率的 3D FLASH 序列上的微型强度投影直接显示在内部及编织网眼处有较大的铁磁伪影。MR 图像上较大的铁磁伪影提示支架编织网含有金属甚至铁磁性部件。当靠近 MR 扫描仪的扫描孔时,支架表现出了铁磁性吸引力(c)。由于它的铁磁吸引力,Zenith Cook 支架被认定为非 MR 兼容。(见彩图)

和 Quick，2000）。这种发热亦存在于使用传导核心的常规血管导丝上（Nitz 等，2001；Konings 等，2000），这证明这个问题实际上是与长导线有关，而不是尖端上的线圈。同轴扼流圈的加入（Ladd 和 Quick，2000；Atalar，1999）同变压电缆（Weiss 等，2005）一样可以减少电场耦合并阻止过度发热。另一种去除同轴电缆的潜在射频发热危险的方案是基于向器械上安装自共振装置，其可利用光纤驱动的光敏电阻来达到去谐的目的（Wong 等，2000；Weiss 等，2001，2004；Kuehne 等，2003；Fandrey 等，2008），或者去掉所有的传导电缆连接（见 2.4 节）（Quick 等，2005a）。最近，有研究报道了 MR 安全性的电生理学导管的研制，该材质的多种安全特性被用于研制成电生理学导管的光纤和导丝，以便将与射频相关的发热情况限制到最小（Weiss 等，2011）。

当在磁共振环境下使用电传导材质时，比如心电图电极、心脏起搏器及深部脑刺激使用的电极，同样存在与射频发热及安全性相关的问题（American Society for Testing and Materials 2004）。已有许多研究报道了在 MR 检查中或检查后有电极、导线及电缆的射频发热问题

（Kugel 等，2003；Henderson 等，2005；Luechinger 等，2005；Nordbeck 等，2008）（图 3-13）。在这些领域里与安全相关的问题正被系统地研究。具有 MR 兼容性和安全性的电极和起搏系统正在研发之中。

4 展望

MRI 引导的介入术有彻底改变介入治疗方法的潜力，并且是当前的研究热点。除了在无电离辐射的环境下复制 X 线透视所取得的成功外，很多新的应用也会涌现。

在这个背景下，被动式及主动式器械可视化技术毫无疑问地可以共同存在。尽管主动式技术提供了广泛的自身固有优势（例如，高被动式器械对比度、器械伪彩编码、器械覆盖至导航图及镜像平面引导而获得的坐标），但最近由于更复杂的设计及相关的射频安全性问题，其推广应用受限。在这里，被动式器械可视化技术对进行初级但安全的 MRI 引导手术很有价值（Tzifa 等，2010；Eggebrecht 等，2006a，b；Kahlert 等，2010），因此应对该方法有信心，并制定必要的工作流程使其从最近的动物可行性研究进展

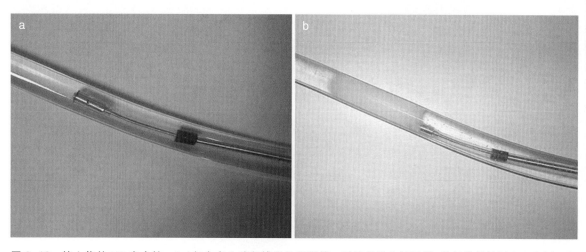

图 3-13 植入物的 MR 安全性。（a）包含有心脏起搏器的塑料管。显示的为电极远端；其经常螺旋埋入心肌层。塑料管内充满鸡蛋清，包绕电极远端。（b）同样的设置在 1min 射频激励的心脏成像序列扫描后的样子。心脏起搏器远端凝固的鸡蛋清证实该部分存在射频发热现象。导电性的植入物如导丝、导管及电极在 MR 环境下有相当明显的发热，这导致了潜在的 MR 安全隐患。（见彩图）

到广泛的临床应用,从而使患者及研究者受益。而这些承诺保证了这一生机勃勃的领域内的长期投资。

(李成利 许玉军 梁风范 译 肖越勇 校)

参考文献

American Society for Testing and Materials (2004) Standard test method for measurement of radio frequency induced heating near passive implants during magnetic resonance imaging (F2182–02a). ASTM International, West Conshohocken

Arnder LL, Shattuck MD, Black RD (1996) Signal-to-noise ratio comparison between surface coils and implanted coils. Magn Reson Med 35:727–733

Atalar E (1999) Safe coaxial cables. In: Proceedings, ISMRM, 7th scientific meeting and exhibition, Philadelphia, p 1006

Bakker CJ, Hoogeveen RM, Hurtak WF, van Vaals JJ, Viergever MA, Mali WP (1997) MR-guided endovascular interventions: susceptibility-based catheter and near-real-time imaging technique. Radiology 202:273–276

Bartels LW, Smits HF, Bakker CJ, Viergever MA (2001) MR imaging of vascular stents: effects of susceptibility, flow, and radiofrequency eddy currents. J Vasc Interv Radiol 12:365–371

Bluemke DA, Stillman AE, Bis KG, Grist TM, Baum RA, D'Agostino R, Malden ES, Pierro JA, Yucel EK (2001) Carotid MR angiography: phase II study of safety and efficacy for MS-325. Radiology 219:114–122

Buecker A, Spuentrup E, Schmitz-Rode T, Kinzel S, Pfeffer J, Hohl C, van Vaals JJ, Günther RW (2004) Use of a nonmetallic guide wire for magnetic resonance-guided coronary artery catheterization. Invest Radiol 39(11):656–660

Burl M, Coutts GA, Young IA (1996) Tuned fiducial markers to identify body locations with minimalperturbation of tissue magnetization. Magn Reson Med 36:491–493

Burl M, Coutts GA, Herlihy DJ, Hill-Cottingham R, Eastham JF, Hajnal JV, Young IR (1999) Twisted-pair RF coil suitable for locating the track of a catheter. Magn Reson Med 41:636–638

Celik H, Atalar E (2011) Reverse polarized inductive coupling to transmit and receive radiofrequency coil arrays. Magn Reson Med. doi:10.1002/mrm.23030

Celik H, Uluturk A, Tali T, Atalar E (2007) A catheter tracking method using reverse polarization for MR-guided interventions. Magn Reson Med 58(6):1224–1231

Dumoulin CL, Souza SP, Darrow RD (1993) Real-time position monitoring of invasive devices using magnetic resonance. Magn Reson Med 29:411–415

Eggebrecht H, Zenge M, Ladd ME, Erbel R, Quick HH (2006a) In vitro evaluation of current thoracic aortic stent-grafts for real-time MR-guided placement. J Endovasc Ther 13(1):62–71

Eggebrecht H, Kühl H, Kaiser GM, Aker S, Zenge MO, Stock F, Breuckmann F, Grabellus F, Ladd ME, Mehta RH, Erbel R, Quick HH (2006b) Feasibility of real-time magnetic resonance-guided stent-graft placement in a swine model of descending aortic dissection. Eur Heart J 27(5):613–620

Elgort DR, Wong EY, Hillenbrand CM, Wacker FK, Lewin JS, Duerk JL (2003) Real-time catheter tracking and adaptive imaging. J Magn Reson Imaging 18:621–626

Fandrey S, Weiss S, Muller J (2008) Development of an active intravascular MR device with an optical transmission system. IEEE Trans Med Imaging 27(12):1723–1727

Farmer TH, Cofer GP, Johnson GA (1990) Maximizing contrast to noise with inductively coupled implanted coils. Invest Radiol 25:552–558

Frayne R, Wehelie A, Yang Z, Hergenrother RW, Unal O, Strother CM, Yu H (1999) MR evaluation of signal-emitting coatings. In: Proceedings ISMRM 7th scientific meeting and exhibition, Philadelphia, p 580

Grist TM, Korosec FR, Peters DC, Witte S, Walovitch RC, Dolan RP, Bridson WE, Yucel EK, Mistretta CA (1998) Steady-state and dynamic MR angiography with MS-325: initial experience in humans. Radiology 207:539–544

Henderson JM, Tkach J, Phillips M, Baker K, Shellock M, Rezai AR (2005) Permanent neurological deficit related to magnetic resonance imaging in a patient with implanted deep brain stimulation electrodes for Parkinson's disease: case report. Neurosurgery 57:1063–1066

Hilfiker PR, Quick HH, Debatin JF (1999) Plain and covered stent-grafts: in vitro evaluation of characteristics at three-dimensional MR angiography. Radiology 211:693–697

Kahlert P, Eggebrecht H, Plicht B, Kraff O, McDougall I, Decker B, Erbel R, Ladd ME, Quick HH (2010) Towards real-time cardiovascular magnetic resonance-guided transarterial aortic valve implantation: in vitro evaluation and modification of existing devices. J Cardiovasc Magn Reson 12:58

Klemm T, Duda S, Machann J, Seekamp-Rahn K, Schnieder L, Claussen CD, Schick FJ (2000) MR imaging in the presence of vascular stents: a systematic assessment of artifacts for various stent orientations, sequence types, and field strengths. Magn Reson Imaging 12:606–615

Kocaturk O, Saikus CE, Guttman MA, Faranesh AZ, Ratnayaka K, Ozturk C, McVeigh ER, Lederman RJ (2009a) Whole shaft visibility and mechanical performance for active MR cathetersusing copper-nitinol braided polymer tubes. J Cardiovasc Magn Reson 11:29

Kocaturk O, Kim AH, Saikus CE, Guttman MA, Faranesh AZ, Ozturk C, Lederman RJ (2009b) Active two-channel 0.035" guidewire for interventional cardiovascular MRI. J Magn Reson Imaging 30(2):461–465

Kochli VD, McKinnon GC, Hofmann E, von Schulthess GK (1994) Vascular interventions guided by ultrafast MR imaging: evaluation of different materials. Magn Reson Med 31:309–314

Konings MK, Bartels LW, Smits HF, Bakker CJ (2000) Heating around intravascular guidewires by resonating RF waves. J Magn Reson Imaging 12:79–85

Kos S, Huegli R, Hofmann E, Quick HH, Kuehl H, Aker S, Kaiser GM, Borm PJ, Jacob AL, Bilecen D (2009a) MR-compatible polyetheretherketone-based guide wire assisting MR-guided stenting of iliac and supraaortic arteries in swine: feasibility study. Minim Invasive Ther Allied Technol 18(3):181–188

Kos S, Huegli R, Hofmann E, Quick HH, Kuehl H, Aker S, Kaiser GM, Borm PJ, Jacob AL, Bilecen D (2009b) Feasibility of real-time magnetic resonance-guided angioplasty and stenting of renal arteries in vitro and in swine, using a new polyetheretherketone-based magnetic resonance-compatible guidewire. Invest Radiol 44(4):234–241

Kos S, Huegli R, Hofmann E, Quick HH, Kuehl H, Aker S, Kaiser GM, Borm PJ, Jacob AL, Bilecen D (2009c) First magnetic resonance imaging-guided aortic stenting and cava filter placement using a polyetheretherketone-based magnetic resonance imaging-compatible guidewire in swine: proof of concept. Cardiovasc Intervent Radiol 32(3):514–521

Krueger S, Schmitz S, Weiss S, Wirtz D, Linssen M, Schade H, Kraemer N, Spuentrup E, Krombach G, Buecker A (2008) An MR guidewire based on micropultruded fiber-reinforced material. Magn Reson Med 60(5):1190–1196

Kuehne T, Fahrig R, Butts K (2003) Pair of resonant fiducial markers for localization of endovascular catheters at all catheter orientations. J Magn Reson Imaging 17:620–624

Kugel H, Bremer C, Püschel M, Fischbach R, Lenzen H, Tombach B, Van Aken H, Heindel W (2003) Hazardous situation in the MR bore: induction in ECG leads causes fire. Eur Radiol 13(4):690–694

Kuhns PL (1988) Inductive coupling and tuning in NMR probes: applications. J Magn Reson 78:69–76

Ladd ME, Quick HH (2000) Reduction of resonant RF heating in intravascular catheters using coaxial chokes. Magn Reson Med 43:615–619

Ladd ME, Erhart P, Debatin JF, Hofmann E, Boesiger P, von Schulthess GK, McKinnon GC (1997) Guidewire antennas for MR fluoroscopy. Magn Reson Med 37:891–897

Ladd ME, Zimmermann GG, McKinnon GC, von Schulthess GK, Dumoulin CL, Darrow RD, Hofmann E, Debatin JF (1998a) Visualization of vascular guidewires using MR tracking. J Magn Reson Imaging 8:251–253

Ladd ME, Zimmermann GG, Quick HH, Debatin JF, Boesiger P, von Schulthess GK, McKinnon GC (1998b) Active MR visualization of a vascular guidewire in vivo. J Magn Reson Imaging 8:220–225

Lederman RJ, Guttman MA, Peters DC, Thompson RB, Sorger JM, Dick AJ, Raman VK (2002) McVeigh ER catheter-based endomyocardial injection with real-time magnetic resonance imaging. Circulation 105:1282–1284

Leung DA, Debatin JF, Wildermuth S, McKinnon GC, Holtz D, Dumoulin CL, Darrow RD, Hofmann E, von Schulthess GK (1995) Intravascular MR tracking catheter: preliminary experimental evaluation. Am J Roentgenol 164:1265–1270

Luechinger R, Zeijlemaker VA, Pedersen EM, Mortensen P, Falk E, Duru F, Candinas R, Boesiger P (2005) In vivo heating of pacemaker leads during magnetic resonance imaging. Eur Heart J 26:376–383

McKinnon GC, Debatin JF, Leung DA, Wildermuth S, Holtz DJ, von Schulthess GK (1996) Towards active guidewire visualization in interventional magnetic resonance imaging. MAGMA 4:13–18

Mekle R, Hofmann E, Scheffler K, Bilecen D (2006) A polymer-based MR-compatible guidewire: a study to explore new prospects for interventional peripheral magnetic resonance angiography (ipMRA). J Magn Reson Imaging 23(2):145–155

Mekle R, Zenge MO, Ladd ME, Quick HH, Hofmann E, Scheffler K, Bilecen D (2009) Initial in vivo studies with a polymer-based MR-compatible guide wire. J Vasc Interv Radiol 20(10):1384–1389

Nanz D, Weishaupt D, Quick HH, Debatin JF (2000) TE-switched double-contrast enhanced visualization of vascular system and instruments for MR-guided interventions. Magn Reson Med 43:645–648

Nitz WR, Oppelt A, Renz W, Manke C, Lenhart M, Link J (2001) On the heating of linear conductive structures as guide wires and catheters in interventional MRI. J Magn Reson Imaging 13:105–114

Nordbeck P, Fidler F, Weiss I, Warmuth M, Friedrich MT, Ehses P, Geistert W, Ritter O, Jakob PM, Ladd ME, Quick HH, Bauer WR (2008) Spatial distribution of RF-induced E-fields and implant heating in MRI. Magn Reson Med 60:312–319

Ocali O, Atalar E (1997) Intravascular magnetic resonance imaging using a loopless catheter antenna. Magn Reson Med 37:112–118

Omary RA, Unal O, Koscielski DS, Frayne R, Korosec FR, Mistretta CA, Strother CM, Grist TM (2000) Real-time MR imaging-guided passive catheter tracking with use of gadolinium-filled catheters. J Vasc Interv Radiol 11(8):1079–1085

Quick HH, Ladd ME, Nanz D, Mikolajczyk KP, Debatin JF (1999) Vascular stents as RF antennas for intravascular MR guidance and imaging. Magn Reson Med 42:738–745

Quick HH, Kuehl H, Kaiser G, Hornscheidt D, Mikolajczyk KP, Aker S, Debatin JF, Ladd ME (2003) Interventional MRA using actively visualized catheters, TrueFISP, and real-time image fusion. Magn Reson Med 49:129–137

Quick HH, Zenge MO, Kuehl H, Kaiser G, Aker S, Masing S, Bosk S, Ladd ME (2005a) Interventional MR angiography with no strings attached: wireless active catheter visualization. Magn Reson Med 53(2):446–455

Quick HH, Zenge MO, Kuehl H, Kaiser GM, Aker S, Eggebrecht H, Massing S, Ladd ME (2005b) Wireless active catheter visualization: passive decoupling methods and their impact on catheter visibility. In: Proceedings of ISMRM, p 2164

Quick HH, Kahlert P, Eggebrecht H, Kaiser GM, Parohl N, Albert J, Schaefer L, McDougall I, Decker B, Erbel R, Ladd ME (2011) Real-time MR-guided transarterial aortic valve implantation (TAVI): in vivo evaluation in swine. In: Proceedings of ISMRM, p 3736

Rubin DL, Ratner AV, Young SW (1990) Magnetic susceptibility effects and their application in the development of new ferromagnetic catheters for magnetic resonance imaging. Invest Radiol 25:1325–1332

Schnall MD, Barlow C, Subramanian VH, Leigh JS (1986) Wireless implanted magnetic resonance probes for in vivo NMR. J Magn Reson 68:161–167

Schurmann K, Vorwerk D, Bucker A, Neuerburg J, Grosskortenhaus S, Haage P, Piroth W, Hunter DW, Gunther RW (1999) Magnetic resonance angiography of nonferromagnetic iliac artery stents and stent-grafts: a comparative study in sheep. Cardiovasc Intervent Radiol 22:394–402

Teitelbaum GP, Bradley WG Jr, Klein BD (1988) MR imaging artifacts, ferromagnetism, and magnetic torque of intravascular filters, stents, and coils. Radiology 166:657–664

Tzifa A, Krombach GA, Krämer N, Krüger S, Schütte A, von Walter M, Schaeffter T, Qureshi S, Krasemann T, Rosenthal E, Schwartz CA, Varma G, Buhl A, Kohlmeier A, Bücker A, Günther RW, Razavi R (2010) Magnetic resonance-guided cardiac interventions using magnetic resonance-compatible devices: a preclinical study and first-in-man congenital interventions. Circ Cardiovasc Interv 3(6):585–592

Unal O, Korosec FR, Frayne R, Strother CM, Mistretta CA (1998) A rapid 2D time-resolved variable-rate k-space sampling MR technique for passive catheter tracking during endovascular procedures. Magn Reson Med 40:356–362

Unal O, Li J, Cheng W, Yu H, Strother CM (2006) MR-visible coatings for endovascular device visualization. J Magn Reson Imaging 23:763–769

Weiss S, Eggers H, Schaeffter T (2001) MR-controlled fast optical switching of a resonant circuit mounted to the tip of a clinical catheter. In: Proceedings of the 9th annual meeting of the ISMRM, Glasgow, p 544

Weiss S, Kuehne T, Brinkert F, Krombach G, Katoh M, Schaeffter T, Guenther RW, Buecker A (2004) In vivo safe catheter visualization and slice tracking using an optically detunable resonant marker. Magn Reson Med 52:860–868

Weiss S, Vernickel P, Schaeffter T, Schulz V, Gleich B (2005) Transmission line for improved RF safety of interventional devices. Magn Reson Med 54:182–189

Weiss S, Wirtz D, David B, Krueger S, Lips O, Caulfield D, Pedersen SF, Bostock J, Razavi R, Schaeffter T (2011) In vivo evaluation and proof of radiofrequency safety of a novel diagnostic MR-electrophysiology catheter. Magn Reson Med 65(3):770–777

Wildermuth S, Debatin JF, Leung DA, Dumoulin CL, Darrow RD, Uhlschmid G, Hofmann E, Thyregod J, von Schulthess GK (1997) MR imaging-guided intravascular procedures: initial demonstration in a pig model. Radiology 202:578–583

Wildermuth S, Dumoulin CL, Pfammatter T, Maier SE, Hofmann E, Debatin JF (1998) MR-guided percutaneous angioplasty: assessment of tracking safety, catheter handling and functionality. Cardiovasc Intervent Radiol 21:404–410

Wirth ED 3rd, Mareci TH, Beck BL, Fitzsimmons JR, Reier PJ (1993) A comparison of an inductively coupled implanted coil with optimized surface coils for in vivo NMR imaging of the spinal cord. Magn Reson Med 30:626–633

Wong EY, Zhang Q, Duerk JL, Lewin JS, Wendt M (2000) An optical system for wireless detuning of parallel resonant circuits. J Magn Reson Imaging 12:632–638

Zhang Q, Wendt M, Aschoff AJ, Lewin JS, Duerk JL (2001) A multielement RF coil for MRI guidance of interventional devices. J Magn Reson Imaging 14:56–62

Zuehlsdorff S, Umathum R, Volz S, Hallscheidt P, Fink C, Semmler W, Bock M (2004) MR coil design for simultaneous tip tracking and curvature delineation of a catheter. Magn Reson Med 52:214–218

第 4 章　MRI 介入导航技术

Harald Busse, Thomas Kahn, Michael Moche

本章目录

1　引言 …………………………………… 46
2　基本概念 ……………………………… 47
3　MRI 导航简史 ………………………… 50
4　实际应用 ……………………………… 52
5　结论 …………………………………… 63
参考文献 ………………………………… 63

摘　要

医用导航是应用于定位和控制体内外医疗器械操作的过程。自从 20 世纪 90 年代提出术中 MRI 概念以来,MRI 介入操作的导航系统对于恰当的轨迹勾画、安全的体内器械调节和精确靶定病变区域非常有帮助。在经皮微创诊疗方面,临床上大多数 MRI 导航系统几乎可应用于人体的所有部分。本章阐述了导航技术的基本原理,基于 MRI 导航的简史,并强调了其早期、目前及新兴的技术和应用。另外,讨论了不同介入导航设备各自的优势和不足。

1　引言

微创介入操作已被确立可作为大部分开放手术的替代疗法,尤其是传统的外科手术。主要目的旨在定位、标记或提供进入特定器官区域的通道,移除病灶或积液,并且通过应用热能、电场、治疗剂或辐射来治疗肿瘤。因为医师无法在直视下控制这一操作过程, 图像和导航的辅助作用对于定位和引导至关重要。随着目前医疗科技、计算机性能及临床经验的发展,介入操作所需的适当的成像技术和介入器械的应用更加广泛,同时对其需求也增加。医疗导航是用于定位和控制患者体内外医疗器械运动的过程。典型的导航系统包括外用硬件和软件, 其需要由培训过的人员完成操作。部分技术不同于传统操作方法和现有的工作流程, 可能需要其他的步骤和更多的时间。

鉴于 MRI 对于组织形态学及功能特点具有诊断能力，这种成像方式自然成为介入引导的选择方法。另一方面，超声是一种可多平面、3D 实时成像的技术，具有应用广泛、灵活性强、价格相对低廉且可自由接近患者的特点。CT 也具有成像速度快、相对经济的特点，近年来该技术不断完善，特别是在探测器覆盖范围和扫描架旋转速度方面均有提高，成为肺部病变介入操作的首选方法。大多数介入操作常由超声、CT 或 X 线技术引导。然而，MRI 能够克服超声及 CT 引导的不足，比如，超声和 CT 的软组织分辨率低、超声引导限制穿刺深度和空气组织界面反射，以及 CT 有电离辐射。此外，MRI 还具有各种功能成像，MR 对比剂可显示更长的延迟强化病灶。

本章将阐述有关医疗导航系统的基本理论，并突出强调早期、目前及新兴的技术和应用。这部分不会全面详尽论述，许多其他研究和商业方案已在文献中有所叙述。本章主要论述经皮治疗及通过所含数字信息或坐标来定位和控制介入设备的导航模式。对心血管手术操作技术和病例的介绍见第 3 章"介入性磁共振成像中的 MR 兼容器械"和第 12 章"MRI 引导血管内介入操作"。

2　基本概念

2.1　坐标位置、位标器及传感器

基于图像的导航系统是在两个不同位置坐标及距离的基础之上，根据患者的空间位置来确定图像位置的基本形式及实际物理位置。在下文中，"物理位置"和"设备位置"将更倾向于"患者位置"，用于表明包括手术器械和潜在辅助设备的位置。位标器通常作为不同坐标位置的参考点，也用于在物理和图像位置中定位及追踪介入设备。

对于物理位置而言，一种常见的光学定位传感器是利用立体定位相机来探测由运动单元

发射或被动反射，以及反光球反射的红外光（Polaris，NDI Waterloo，ON，Canada）。对于后者，是由位于定位传感器上的发光器所发射的红外光。器械的 3D 位置和方向是由至少三个位标器经由三角测量所确定的。另外的光学系统依赖于三个红外发射器和运动单元（FlashPoint 5500，Boulder Innovative Group，Boulder，CO，USA）。发光二极管置入特殊的能够适用于各种器械的手持件中。

有的技术是利用电磁感应来探测探针位置。该系统包括在由场射频发生器控制的低磁场中的动态传感线圈。有别于光学系统，该技术在传感器与发生器之间不需要瞄准线，但却常常无法在标准 MRI 环境中工作。一种商业化的电磁导航系统（MediGuide，St. Jude Medical，St. Paul，MN,.USA）已经被用于人体冠状动脉内介入的导航（Jeron 等，2009）。

射频识别（RFID）是另一种目前被认为是定位追踪的科技。常规步骤是利用无线电波和射频识别天线来简单读取来自电子射频识别标签的数据，并且已经在手术室环境中进行了测试，对手术器械及工作人员进行持续追踪（Kranzfelder 等，2012）。然而，对于位点的测量，至少需要可靠地探测到来自三个射频识别天线的信号，以精确地确定标签位置。除了上述这些常见技术创新，在磁共振环境中的应用同样需要适于磁共振条件的设备（Steffen 等，2010）。

大多数图像空间标记在所得的图像中是可见的。标记位置在显示的图像中可在直视下被显示或通过基于计算机的图像分析显示。对于断层成像技术，如 MRI、CT 等，具有在 3D 坐标下显示图像的优势。CT 标记的使用相对简单，因为 CT 可见性是由物质的 X 线吸收剂量来明确定义的。由于 MR 可视性常依靠源物质的弛豫特性和特殊的脉冲序列，使得 MR 标记的设计更加复杂。此外，MR 会因磁梯度场的非线性而造成图像失真。在大部分扫描仪上可以对相应图像进行修正或者由操作者来实施（Wang 和 Yang，2008）。不同于其他设备形式，MR 标记同样能够被设计为动态传感器，常为微型线圈，可

单独获得正常图像。有关 MR 标记设计和探测的详细叙述将在下一节论述。

在超声空间定位中，采用标准超声扫描仪并不容易取得位置测量值，因为传统的 2D 探针缺少关于扫描平面准确的信息。一种解决方案是通过将上述具有追踪功能的光学或电磁技术的外加参照标记安装在超声探针上。超声导航已实现商业化，可以购买，如 SonoNav (Medtronic, Minneapolis, MN, USA) 系统和 Aegis (Sentinelle Medical, Toronto, ON, USA) 系统。最后，多模式的标记较单模式有较好的可视性，并且更益于 CT 与 MRI 之间的图像交互使用。

2.2　MR 标记物和探测器

MR 标记物常以其探测器的设计和模式分类 (Moche 等, 2008; Garnov 等, 2011)。图 4-1 中简明介绍了部分可选择的设计。被动式标记物没有电子部件而依靠特殊物质的磁性。像钆混合物的顺磁剂通过减少邻近质子的 T1 弛像时间来产生 MR 图像阳性对比。这种标记物有各种样式的商业化产品，还可以针对适当的弛豫特性定制成球形、管型或其他需要的结构样式。逆磁性物质，如商用金制标记物，可引起敏感性伪影并产生 MR 图像的阴性对比。除了感兴趣区和经皮介入术设计的定义外，被动式标记物常用于术中患者登记 (Rachinger 等, 2006; Moche 等, 2008) 和在 MR、X 线、CT 及 PET 等图像之间的登记 (Garnov 等, 2011)。被动式标记物的可视化和定位功能包括相对耗时的 2D 图像重建。

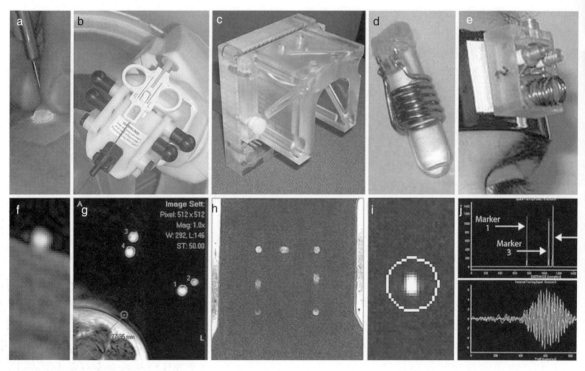

图 4-1　MR 标记器的不同设计 (a~e) 和相应的 MR 探测器 (f~j)。(a) 成品的硝酸甘油酯胶囊及其在 T1 加权图像上的表现 (f)。(b) 机器人操纵器的应用模块 (Moche 等, 2010) 配有四个充满对比溶液的附加球囊；(g) 设备注册过程中的用户界面。(c) 7 个充满对比剂的硬玻璃管放置在 60mm 立方体的三个面上；(h) z 型结构的位置和方向能通过识别 MR 图像中的交叉点来自动量化。(d) 诱导耦合微型射频 (RF) 线圈包裹在试样材料周围，(i) 用于 "无线" 定位的低翻转角投射 MR 图像。(e) 具有调谐和匹配电容的主动式 MR 标记器；(j) 第一个投射读出后在空间和时间中三个主动式标记器的追踪信号。(c, h Courtesy of Nobuhiko Hata, Harvard Medical School, Boston, MA, USA; e, j reprinted from Ooi et al. 2009, with permission from John Wiley and Sons) (见彩图)

主动式 MR 标记物为共振收集射频线圈，其连接在分离的 MR 扫描仪接收通道。该标记物通过使用非选择性射频激发的专用脉冲序列可在 30ms 内完成定位。这种设计的固有缺陷在于需要特殊设计的传输线来避免成像线圈内射频耦合导致的安全危害(Konings 等,2000)。主动式标记物有不同的应用，例如内部或外部设备追踪 (Coutts 等, 1998)、血管内介入操作(Bock 等,2004；Bock 和 Wacker, 2008)，乳腺穿刺活检(Werner 等,2006)，还有无需患者移动的探测(Ooi 等,2009)。

基于诱导耦合射频(ICRF)线圈的半主动式标记物为置于密闭环型线圈中的共振电路。这种针对于扫描仪的无线式设计使这些标记物相对简单且使用安全(Moche 等,2008)。与被动式标记物相似，半主动式标记物可局限在重建的 2D 图像中。被动式标记物由非常小的翻转角成像，与之相比，半主动式标记物的解剖背景对比度有了很大的提高(Busse 等,2007)。这也将对自动定位提供更加灵活和稳健的选择(Flask 等,2001；Busse 等,2007；Rea 等,2009)。基于诱导耦合射频线圈的标记物已在临床被应用于闭孔式磁共振环境下的快速患者注册(Busse 等,2010)。

2.3　图像注册与患者登记

注册登记是一种评价最优转化坐标位置的数学运算，并提供了一个共同的参考框架。医疗注册通常依赖于严格的涉及转化和旋转的转换。有时需要进行非刚性注册，例如，软的弹性组织影像、病理组织学切片，或者将图像数据进行标准化。尽管已有研究报道了大量的复杂算法(Chappelow 等,2011)，弹性注册并未常规应用于临床，其原因是相对较长的计算时间和缺少验证。

图像对图像注册是在图像位置之间的重建对位数据。主要目的在于精确覆盖来自不同部分的互补图像信息。这些数据可以源自 CT、MRI 等不同扫描方式，或者源自相同的扫描方式但出于不同位点和检查，如形态学和功能学

扫描。相比之下,患者对图像注册或图像对患者注册具体为图像引导的手术过程和匹配患者的物理空间与引导方式的图像空间。"图像注册"与"患者注册"的这种简短形式将于下文叙述。

2.4　基于标记注册和无标记注册

基于标记注册常见于 MRI，通常为含有 MR 对比剂的被动式标记。这种标记物的形状通常比较简单，如微米大小的球形。这些标记物的中心能被用于基本点的注册，其依靠于空间内成对匹配的坐标来确定。三个标记物的最小值需要定义为六个自由度、三个位点和三个方向坐标的全几何形状。如果部分自由角度受设计所限，例如，一个设备与 MR 扫描仪轴线适当地校准为同一直线，则两个标记物就足够了。对单一轴线的定义也同样适用。相比之下，三个以上的标记物能被用于改善注册的精确性(Rachinger 等,2006)。严格按管型或环型设计的标记物可以用于规定除 3D 参考点以外的特殊轴线或全部平面。然而，基于图像提取的额外信息比单纯的中心的计算更为复杂。

无标记注册能以解剖标志或特征，以及内部或外部表象来标识。这些标志可用于物理及图像空间定位，并通过基点的方式有代表性地注册。与专用标记物相比，解剖标志难以定位及识别，导致精确性降低(Hardy 等,2006)。注册的质量一般通过使用大量的标志或附加专用标记物来改善。对于以图像类似性为基础的自动图像注册，例如交互信息，而无标记的标志注册常用于提供自动优化的起始数据 (Moche 等,2001)。

基于表面或基于轮廓的注册是另一种靠匹配全表面的无标记方法，可作为一种基于大量点注册方法的延伸。对于图像注册，潜在表面可能是皮肤轮廓、内部的器官边界或组织交界面。医学图像中边界的定义能自动化地使用一种基于计算机的方式，其与以下影像特征共同起作用,例如像素强度、梯度或间距。CT 像素强度需要完全相对应于软组织区域的显著 X 线吸收，与之不同,MRI 像素强度具有较少的组织特异

性并随图像参数而变化，使得内表面的自动化 MR 图像分割更加困难。

基于表面方式的患者注册包括了易于在 MRI 或 CT 空间中分割的外部表面。外部表面的关键挑战在于缺少明显特征和身体许多部分的变异性。对于腹壁，例如，基于表面的注册要次于基于点的方式（Rozen 等，2009）。然而，对于颅脑的许多部分，基于表面的患者注册已经显示了其可行性，并且激光表面扫描仪也已应用于颅颌面外科手术（Hoffmann 等，2005）、耳鼻喉（Ledderose 等，2007）及神经外科手术，在许多病例中使用 CT 数据代替 MRI 数据。已报道的激光表面注册的均方根误差有 2.8mm（Schlaier 等，2002）、1.2mm（Hoffmann 等，2005）、1.1mm（Ledderose 等，2007），但依据解剖部位而发生变化。研究中也发现了基于标记注册的一些小的误差。

3　MRI 导航简史

3.1　手术环境导航

早期立体定向方式发展为现代导航技术，得益于颅脑神经外科手术的应用，并且与当代成像技术如 CT 和 MRI 的引进密切相关。传统的神经导航通过适当地使用注册图像信息来提供手术定位及引导。图像可以显示在监视器上，并根据手持器械的位置进行更新，或者作为一个叠加在外科手术显微镜聚焦平面的图像来显示。神经导航技术也已经在耳、鼻、喉及整形外科手术的治疗过程中开展实施。"功能性神经导航"是将功能性图像数据用于导航系统，避免了损伤重要结构及神经功能缺损。

以下所要介绍的不同于大多数概念，这种器械可在邻近 MR 甚至在 MR 扫描仪中操作，而传统的神经导航与外科导航在标准的手术室内无法做到术中成像。这种传统的导航方式优势在于神经外科医生及外科医生能够使用他们常用的手术器械，如吸引器、钻孔器、刺激器及电凝刀，但却受限于磁共振环境。此外，手术室

中的无菌程度高于 MR 扫描间环境。其不足在于术中患者搬运较为困难，并且同样存在潜在风险（Schulder，2008）。

基于 MR 神经导航的患者注册常依靠专用 MR 标记物，这种标记物附加在 MR 兼容框架上，拧进骨骼中或仅仅粘贴于皮肤。注册准确性一般取决于标记物固定的类型、数量及标记物的 MR 分布，已有报道其平均误差低于 1mm（Rachinger 等，2006）。无法术中实时成像的导航系统不得不依赖于术前 MR 信息，这对于颅骨切开术设计或穿刺活检是可以接受的。然而，对于易受运动影响的靶区、进入困难或位置较深的部位操作，术中的实时成像非常关键。尤其是脑部介入术易受各种来源的脑移位影响，在穿刺硬脑膜过程中脑脊液丢失会导致术前 MR 数据无法可靠地用于手术引导。尽管研究人员正致力于有限元素模型测试以可靠地预测这种脑移位（Hu 等，2007），但这些模型仍未得到广泛应用。

关于肿瘤切除的评估，仅靠目测是相当不准确的（Albert 等，1994），已有研究报道 MR 检测有助于更为完全地切除肿瘤（Wirtz 等，2000；Bohinski 等，2001；Schneider 等，2001；Hall 等，2005；Oh 和 Black，2005；Nimsky 等，2006）。另外，肿瘤切除术本身就可能引起脑漂移并使参考框架失效。术中 MR 概念的提出可让神经外科医生清晰辨识残余肿瘤，及时更新导航数据并确认肿瘤得到彻底切除，使得许多手术室和 MR 室整合为用于神经外科介入的杂交手术室。

3.2　磁共振环境导航

MRI 最初应用于活组织检查和细针抽吸时，受限于在闭孔扫描架内并无专用导航设备（Mueller 等，1986；Lufkin 等，1988）。这种器械在闭孔扫描架外操作并通过 MR 扫描图像来确认其位置。20 世纪 90 年代引入了开放式 MR 扫描仪，销售商们源源不断地提供各种最新的样式。这种扫描仪为 MRI 引导介入提供了极佳的操作平台，分别是水平磁体间隙的 C 型或圆顶型设计，或垂直磁体间隙的双面型或双线圈型设计。然而较早的低场到中场 MR 系统（小于

1.0T)受限于图像质量和功能及实时成像选择方面的不足,现在,新型 MR 足以满足 MRI 引导介入的需要。尽管剩余空间有限,但是开放式磁体间隙提供了更多选择来定位及接近患者,同样可以从患者的一侧或上方操作器械。开放式 MR 扫描仪的引进促进了 iMRI 的匹配射频线圈及脉冲序列的发展,并推动可在磁体附近或磁场内部使用的医疗设备和器械的设计改进。

在整个开放式 MRI 引导的介入操作过程中,患者通常可待在磁体内部,改善了介入手术的工作流程并便于患者注册。对于导航,其更大的优势在于能够迅速将器械与患者的解剖结构图像相互整合,并可通过每秒钟得到的一幅或多幅更新图像来持续控制器械和针尖位置,即 MR 透视。部分技术依靠光学或基于梯度的传感几乎可以实现实时追踪器械,然后使用经测量过的坐标自动化地定义操控扫描的几何平面。这样的交互式导航需要至少一个实时脉冲序列、合适的追踪系统界面以及室内显示设备。尽管在临床领域有许多突破性的创新成果,但用于介入操作的开放式 MR 很大程度上仅限于学术机构和特殊的临床中心使用。

另一方面,闭孔式圆柱形扫描仪较开放式 MR 有许多显著的优势,并可用于各种介入操作环境中。除了有较好的图像扫描质量及先进的成像选择之外,闭孔式扫描仪应用广泛,也可用于诊断成像,并且相关费用较低。介入操作是通过迭代方式在扫描仪的后部或将患者检查床移到前方来完成,这需要简单移动扫描床。许多扫描仪使用定制的平台或特殊的转移机制,允许在圆柱形扫描仪附近甚至 5 高斯线外进行手术操作,在这里大多数常规器械设备可以使用。另一观念是使用置顶式的轨道系统去移动整个磁体来代替患者平台(IMRIS, Winnipeg, MB, Canada)。不同系统之间的更多细节和常规比较见第 1 章"介入性磁共振成像设备"。

有框架或无框架的立体定位方式在神经外科手术病例中十分常见,但像持针板、导向及操纵器等引导设备也已用于身体其他部位手术。这些辅助装置有线性或成角的规模,应用不同

时其自由度可以变化。在引导装置已适当地注册到 MR 图像空间位置后,在扫描仪孔外,利用先前获得的图像数据作为路线图引导器械插入并逐步推进。这种"内和外"的概念需要更多的的时间和工作,受患者和器官移动的影响易于产生误差。因此,立体定位导向主要用于身体相对固定的部位,如前列腺,或能被固定的部位,如乳腺。一般是通过优化,例如自动化患者注册、直观的器械引导及自动化控制扫描的实施特征来有效地改善可用性和内外方式的工作流程。在一定条件下,引导设备能直接调节内部的标准闭孔型扫描仪,例如,通过使用远程控制器。在这些例子中,实时成像有助于校正器官运动或术中图像变形。

2004 年引进的 125cm 长、具有 70cm 加大孔径的 1.5T 圆柱形扫描仪,有时可以作为开放式 MR 扫描仪(Magnetom Espree, Siemens Healthcare, Erlangen, Germany)。这种设计在患者周围留出了多余的空间,允许介入医生进入磁体在扫描架的可见视野内操作器械,就像 CT 引导过程那样。在过去的几年中,1.5T 和 3.0T 场强的其他大孔径机型已经商业化,在较好磁场均匀性和视野范围内磁场强度有很大提高。与紧凑型相比,这种磁体可见视野中的操作能力可能更加受限。在某种程度上,短宽孔径扫描仪结合开放单元的实时引导设备具有标准孔径的圆柱形高场扫描仪的成像性能。就宽孔径扫描仪的导航方案而言,可借鉴开放式扫描仪结合实时扫描成像,或者可由 60cm 孔径的圆柱形扫描仪完成。

除了各种最新的 MR 扫描仪外,目前有两种开放式高场机型,场强分别为 1.0T(Panorama HFO, Philips Health care, Best, The Netherlands)和 1.2T(Oasis, Hitachi Medical system, Tokyo, Japan)。例如,1.0T 磁体的水平间隙宽 160cm、高 45cm。便捷的患者进入通道和高场成像特性的结合,使得这种扫描仪便于实现介入性的用途。许多专用导航配置已经发展成熟,其他的导航配置可借鉴开放式扫描仪先前的方案。图 4-2 为不同 MR 扫描仪的介入

手术环境。

4　实际应用

4.1　手术环境导航

4.1.1　神经外科双房间式介入操作

具有术中成像功能的两套早期神经导航配

置安装于德国的 Heidelberg 和 Erlangen 大学，其特别之处为开放式、阻抗型 0.2T MR 扫描仪的射频屏蔽间紧邻手术室（Tronnier 等，1997；Steinmeier 等，1998）。脑外科手术在手术间完成，MR 扫描分别为初始及更新导航提供术前及术中数据，并用于病变切除的判断。神经导航系统（MKM, Carl Zeiss, Oberkochen, Germany）的术前 MRI 数据注册是由 10~12 个散在分布的皮肤基准标记完成的。Steinmeier 等报道，用手

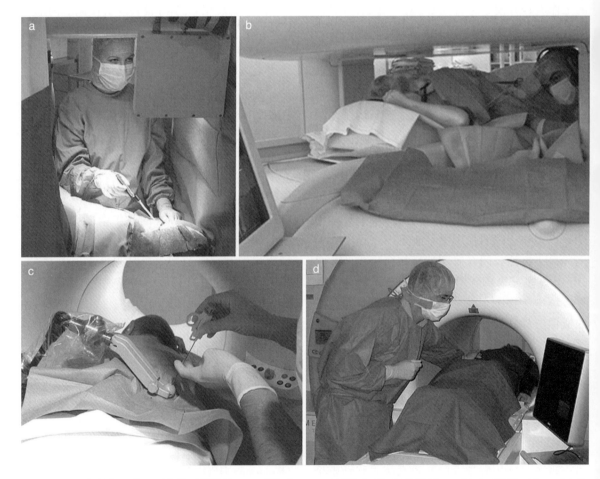

图 4-2　MR 扫描仪和介入环境的不同设计。(a)开放式 0.5T "双环"式 MR 扫描仪(Signa SP/i, GE Healthcare)允许两个人在 58cm 宽的垂直磁体间隙内手术。扫描平面能通过配备有嵌入式发光二极管的特殊手持器件来实时控制，并且通过整合到手术空间上方连接桥的三个孔内红外相机来对其追踪。(b)开放式 1.0T 扫描仪(Panorama HFO, Philips Healthcare)允许介入技师在水平磁体间隙内手术。(c)一台标准闭孔式圆柱形 1.5T 扫描仪，其介入操作是在孔径外完成的。使用的介入设备需要在控制成像期间适合患者和磁体。(d)短宽径 1.5T 扫描仪(Magnetom Espree, Siemens Healthcare)允许 MR 透视过程中放射技师在磁体内部进行治疗。(b Photo courtesy of Philips Healthcare and the Department of Radiology, University of Magdeburg, Germany; d reprinted from Stattaus et al. 2008b, with permission from John Wiley and Sons)(见彩图)

术前即刻所得的 MR 图像数据代替术前 1 天的数据可提高注册精确性，弥补手术进行时由切除空洞或脑牵开器造成的脑移位。Tronnier 等使用 4~5 个基准标记器拧进预切开处的周围颅骨内来实现神经导航数据的更新。早期导航系统的图像质量相对较低，并且据报道 3D MR 图像获得(14~16min)及数据处理(20~40min)的时间均较长。例如，活组织检查、囊肿抽吸及置管等较小介入术可在 MR 快速图像(平均 2s)引导下完成操作。然而，40cm 的有限间隙限制了从患者垂直方向和任意侧位方向进行操作。

4.1.2 神经外科单房间式介入操作

之前介绍的神经外科双房间式介入操作有耗时及不方便术中患者转移的不足。为消除这种劣势，Erlangen 大学的研究小组实现了单间式概念，即将一种特殊的导航显微镜(OPMI Neuro/NC4,Carl Zeiss)放置在 0.2T MR 扫描仪(Magnetom Open Viva,Siemens)的 5 高斯线处。患者继续待在 MR 平台上，并且仅仅需要在成像位置内部和手术操作位置外部之间转移，从磁体中心移出大约 1.5~1.7m 的距离，相当于 30~15 高斯的磁场边缘。在后面的位置，能够使用标准手术设备完成开颅手术和显微外科操作。起始及术中注册在双房间式中分别用皮肤

和骨标记器实现。功能神经导航包括源自 1.5T MR 扫描仪的功能数据和由生物磁性测量仪所记录的脑磁图数据，该测量仪通过 0.2T MR 的适形算法获得 3D 解剖数据。

4.1.3 1.5T MR 先进神经导航

图 4-3 展示了一种周围是标准高场 1.5T MR 扫描仪的先进神经外科 MRI 导航配置。神经导航包括外科显微镜 (OPMI Pentero,Carl Zeiss)和地面或顶置式的追踪系统(VectorVision 2 and VectorVision Sky, Brainlab, Feldkirchen, Germany)。外科手术器械通过使用被动式反光标记物和红外传感来实时定位。对于部分肿瘤切除，导航是利用源自术中功能 MR 成像和扩散张量成像数据的功能信息实现的，该方式进一步增强了复杂病例切除的安全性。这种导航系统同样提供两种用于患者注册的基于表面技术，该患者注册是靠采集皮肤表面的数据点或测量手持激光的反射来实现的。

4.1.4 术中小型低场 MR 神经导航

另一种传统神经外科手术间的成像及导航系统是小型低场扫描仪(PoleStar,Medtronic)，该扫描仪能在患者平台下装置轮子，使其更好地接近患者(Schulder 等,2001)。最新模式操作

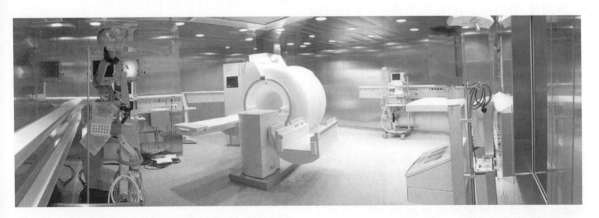

图 4-3　在德国埃朗根市的先进神经外科磁共振套件，内置有一台 1.5T 高场 MR 扫描仪 (Magnetom Sonata, Siemens)。定制的旋转式外科 MR 平台(Trumpf Medical Systems, Saalfeld, Germany)用于术中患者在成像和手术位置之间转移，患者的头部位于 5 高斯线处。(Photo courtesy of Christopher Nimsky, Department of Neurosurgery, University of Marburg, Germany)(见彩图)

是在 0.15T、25cm 垂直间隙、梯度旋转率为 80T/(m·s)的 MR 上,并包括一个完全整合的光学或电磁导航系统用于器械追踪(Medtronic Navigation)。例如,术中成像已用于经蝶窦垂体术中显示残余肿瘤(Schwartz 等,2006)或用于确定脑活检穿刺针正确位于病灶内部(Quinn 等,2011)。在后一项研究中,33 例患者中有 20 例(61%)起始轨迹是在术中扫描的基础之上校正的。尽管最新的模式已经克服了早期扫描的限制,如较小的磁体间隙、视野受限以及多变的图像质量(Schulder 等,2006),但在图像质量和成像选择方面较高场磁体略显逊色(Schulder,2008)。

4.2 开放式 MRI 导航

4.2.1 水平间隙型低场 MRI 引导

水平间隙型 0.2T 开放式 MRI 导航在美国俄亥俄州克利夫兰的大学医院中使用。其包括无框架立体定向系统(Optical Tracking System, Radionics, Burlington, MA, USA)和光学数字转换器,其上有三个红外传感器固定于邻近扫描仪(FlashPoint 3000, Image Guided Technologies, now Boulder Innovation Group, Boulder, CO, USA)。MR 空间位置的传感器注册包括在已知扫描器坐标上的手持探针的简单校准测量。在导航过程中,一个独立工作站连续不断地计算探针的实际方向和针尖位置,并为 MR 系统提供这种信息。扫描平面可被自动化定义为以实际针尖位置为中心的标准视图和以沿着或垂直于实际探针方向来定向的斜视图。MR 图像显示在磁体旁边的 MR 兼容性液晶显示器上。这种设计可用于头颈部的活组织检查和抽吸,骨骼肌肉、腹部、脊柱病变的活检,以及肩关节摄影(Lewin 等,1998)。

4.2.2 垂直间隙型中场开放式 MRI 引导

众所周知,开放式 0.5T 扫描仪有着垂直间隙(Signa SP/i, General Electric Medical Systems, now GE Healthcare, Little Chalfont,

UK),也称为双线圈式,是在 1995 年引进的。这种扫描仪特别设计用于 MRI 引导过程,并包括了合适的导航及实时引导设置。与其他开放式扫描仪相比,这种双线圈式设计不仅在磁体间隙方面提供了较大空间(58cm)(图 4-2a),而且允许两位医师以相当舒适的站立位置接近患者进行操作,并且可灵活地选择摆放成像线圈的位置。导航包括了商业化数字转化器(FlashPoint 5000, Image Guided Technologies, now Boulder Innovation Group)和直接固定于视野上方的传感器。由于传感器安装在一个固定的位置,也就是两个半磁体之间的连接桥上,因此不需要个体化注册。不同类型的手持件有两个或三个发光二极管是可用的,但传感器却仍然需要适当的瞄准线。近乎实时的图像每 3~4s 更新一次,延迟 3~5s,图像显示在磁体间隙的两块液晶显示器上作为标准或斜侧视图,分别称为平面内 0°、平面内 90° 及垂直平面。除了脑部介入外(Blackdeng 等,1999;Alexander 等,1997;Schneider 等,2001),这种中场扫描仪同样用于身体不同部位的经皮活检和治疗,例如,颅底、乳腺和肝脏(Schneider 等,2002;Silverman 等,1995;Schulz 等,2001;Fiedler 等,2001)。与许多最初的开放式扫描仪一样,这种型号的仪器已经停产。

4.2.3 高场开放式 MRI 引导

高场开放式 MR 扫描仪提供了一种在开放性和诊断性成像之间较好的折中选择。例如,在德国柏林、马格德堡及克隆的大学内均有一台 1.0T 开放式 MR(Panorama HFO, Philips Healthcare;图 4-2b)用于各种实验和临床性介入操作,如脊椎注射(Streitparth 等,2010)、肝活检和近距离放疗(Fischbach 等,2011a;Ricke 等,2010)、经皮肾造口术(Fischbach 等,2011b)、骨样骨瘤的热消融及乳腺病变的导丝定位(Gossmann 等,2008)。

这种扫描仪的标准实时界面是由控制间操作的,并允许交互式地调节扫描平面和同时显示来自不同视角的图像。使用重复时间为 11ms

和回波时间为 6ms 的透视 T1 加权梯度回波序列进行肝活检（Fischbach 等，2011a），T2 加权、单发涡轮自旋回波序列具有 1000ms 的重复时间及 100ms 的回波时间来用于肾造口术（Fischbach 等，2011b）。穿刺点通过手指标定技术来确定。第一视角的扫描平面经调整包括穿刺点和靶点，然而第二视角被定义为垂直于第一视角。这种方式具有快速、可靠及安全的特点，但需要技术人员和介入医生之间有很好的沟通配合。为了消除交互扫描平面调节的需要，手持式引导穿刺针已在近期的扫描仪模型中报道（图 4-4，Wonneberger 等，2011）。

4.3　闭孔型 MRI 导航

4.3.1　3.0T MR 配置中的神经外科介入

尽管开放式扫描仪影响了术中 MR 成像，但是神经外科介入并没有受限于这种磁体的构型。早期闭孔式概念之一是在美国明尼苏达州的明尼阿波利斯市的专用环境中，该条件中改进的平台允许患者在磁体和 5 高斯线外的区域之间移动并具有 X 线透视系统（Liu 等，2001；Truwit 和 Hall，2001）。与低场和中场开放式扫描仪相比，高场系统提供了更加先进的成像选择，例如功能磁共振成像、弥散 MR 成像及磁共振波谱。在 2004 年，自 1996 年发展的原 1.5T 扫描仪被 3.0T 扫描仪所取代（Intera，Philips Healthcare）。

4.3.2　脑活检的前瞻性立体定向手术

例如，脑活检已在闭孔型扫描仪中使用商业化的颅骨嵌入轨道引导来完成，该技术称为前瞻性立体定向手术。这种引导可围绕中轴点自由地移动，并且配置了消毒的 MR 可见的对

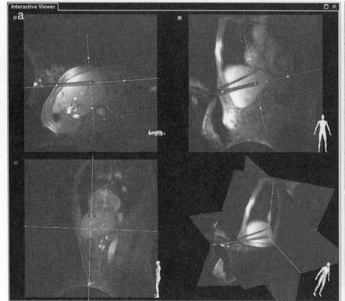
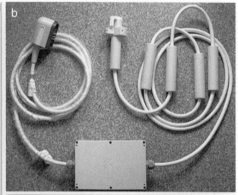
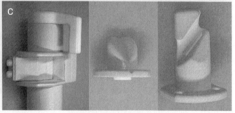

图 4-4　高场开放式扫描仪的导航配置，图像扫描控制环境的截图（iSuite，Philips Healthcare），其过程为徒手肝穿刺近距离治疗（a）。在右上视图中能见到介入技师的手和先前置入的导管。界面是从控制室或 MR 扫描室所操作的，并允许交互式成像平面的调节、扫描参数以及不同视角上图像的同步显示。在扫描仪模型上，一个专用的手持穿刺针引导（b）有着不同的工具适配器（c）同样能被用于自动的层面定位。手持件（c）的特点是四个嵌入的主动式微型线圈，其明确了精确穿刺针几何结构和在两个沿着穿刺针轴线垂直平面的拇指转化开关。3m 长的连接电缆配备有 4 个射频环，其确保了射频操作的安全。（Images courtesy of Philips Healthcare and Department of Radiology，University of Magdeburg，Germany）（见彩图）

比溶液校直标记器。通过动态成像校准一个垂直的扫描平面并以光线通过的中轴点和预订靶点为中心。这些图像具有大约 1mm 的平面内分辨率和大约 10mm 的层厚来提供精确且充足的信号。外科医生在扫描和操纵轨道的过程中进入磁体，直到引导器械末端顶部达透视 MR 图像的中心处，该图像显示在室内液晶显示器上。移除校直标记器后，活检针按照所得两个垂直平面的快速实时图像来逐步进入。这种导航方式明显不同于框架及无框架立体定向术，是因为其使用实时 MR 图像来校直外科手术轨道。这种固定的轨道引导的缺陷在于设备正常角度范围的限制，例如，±18°的导航设备，其可能需要使用 15°成角。

4.3.3　神经介入遥控设备

由 1.5T 闭孔式扫描仪引导的神经介入已经由位于美国圣弗朗西斯科的加利福尼亚大学研究小组及其工业伙伴实施运用（MRI Interventions, formerly Surgivision, Irvine, CA, USA）。所谓的清点（ClearPoint）系统的操作原则见图 4-5。轨迹引导也安装于颅骨但能从 MR 扫描仪孔径开口处手动控制。该系统已经在非人灵长类的大脑中得到了验证，其用于对流增强传送的治疗（the convection-enhanced delivery of therapeutics）（Richardson 等, 2011），并且可以考虑用亚毫米级别的电极刺激深部脑组织（Larson 等, 2012）。MRI 引导下对深部脑组织的电极刺激治疗较传统基于框架的立体定位手术更加简便和精确。

4.3.4　乳腺介入引导

MRI 引导的乳腺介入术中，患者常采用俯卧位处于特殊的支撑架上。乳腺被两个平板压

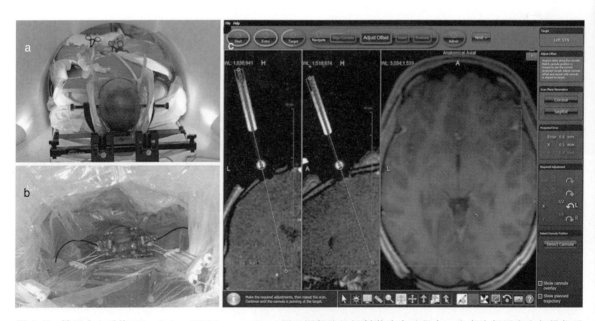

图 4-5　神经介入系统（ClearPoint, MRI Interventions）用于深部脑组织刺激治疗过程中。患者头部固定在扫描仪后部末端的 MR 平台上，神经介入术在该平台上完成。两个侧向放置的直径 20cm 的射频线圈用于磁共振成像（a）。颅骨固定的轨道框架由四个齿轮控制（b），配有远程驱动器（彩色点），允许医师在患者头部处于成像位置时调节框架。该设备注册到磁共振图像空间位置，是通过作为器械引导的整合基准点和磁共振图像可见的、浸润钆对比剂的液体杆实现的。通过使用一个专用软件系统（c），用户可以为针尖位置选择靶点及计划穿刺路径。ClearPoint 系统将指导医师如何手动调节间距和角度，以及如何转换固定轴点周围的框架来使路径满足靶点。校准之后，剥离外鞘内的硬陶瓷轴心被插入到靶点深度。（Images courtesy of Alastair Martin, University of California, San Francisco, CA, USA）（见彩图）

紧、固定,并用专用的乳腺线圈成像。新近的介入性设备允许从侧面和中间穿刺乳腺,在某些病例中,可以从头尾向穿刺乳腺。立体定向的引导主要依靠具有狭窄分隔洞的网格栅板或有连续水平和垂直调节的后装机制,并且有涉及水平面的附加测角装置。这些瞄准设备需要注册到 MR 图像空间位置,该位置是通过相应软件工具所识别的各种被动式 MR 标记物来获得的。在计划图像中选择靶点后,这些工具常用于计算标点坐标并指导介入医生准确定位栅格洞或支柱调节及套管鞘进针深度的位置。乳腺介入的商业化硬件和软件可以从销售商那得到,可应用于几乎所有的扫描仪样式。

此外,定制技术可以除去在设备注册期间对被动式标记物的识别,并可在实时成像中自动地调整扫描平面到穿刺针的轴向。在体模研究中,Werner 等(2006)将一个动态 MR 标记物黏附在支柱后装机械的后方,并用一个特定脉冲序列来自动进行标记物定位。在特殊的设计中,物理框架被严格地定向在矢状平面,便于标记物包括在含穿刺针长轴的横断扫描平面内。两个标记物用于确定穿刺针倾斜方向的偏斜的旁冠状位平面,如果立体定向的瞄准设备随着扫描器轴线的变化而放置,则需要至少三个标记物。

4.3.5　前列腺介入引导

原则上,前列腺介入术能在经直肠、经会阴或经臀肌方式下完成。经直肠活检的商业化立体定向设备是手动准直的穿刺针引导 (图 4-6a)。设备注册包括在 MR 计划图像中 MR 可视引导的半自动识别技术(Beyersdorff 等,2005)。在靶点选择后,专用软件能够自动化地指导操作者如何调节设备的位置和角度。一种类似的瞄准设备应用于一台略加改进的 1.5T 闭孔式扫描仪,其允许患者取仰卧位 (Engelhard 等,2006)。为适应患者的双腿长度,扫描仪在后方配置了特有的专用延长平台。这种设置便于介入专家在实时 MR 平衡稳态自由进动序列扫描控制下完成活检操作。

前列腺介入术所用的定制直肠内设备具有整合成像线圈、被动式标记物注册以及如图 4-6b 所示的可操纵的穿刺针通道 (Krieger 等,2011)。一种之前已经介绍过的类似设备配有主动标记物技术和呈 20° 及 30° 角的固定穿刺针通道(Susil 等,2006)。穿刺针引导的转换和旋转通常由相应的驱动器 (旋钮) 和机械刻度来控制,但也包括位置编码的纤维光学传感器。

经会阴活检和近距离放疗在圆柱形扫描仪中常依靠注册到 MR 图像空间位置的持针板。例如,在注入可溶于水的外科润滑剂后,模板孔可以通过 MR 成像显示(Susil 等,2004)。这一操作是利用 1.5T 闭孔型 MR 完成的,患者采用侧卧位。另一种用于前列腺介入的宽孔径扫描仪已经实现,患者采用仰卧位(图 4-6c)。专用标记物结构(z 型)用于注册穿刺针模板。在 3.0T MR 下经会阴前列腺穿刺计划阶段的导航软件的用户界面截图见图 4-6d。

4.3.6　身体各部分的虚拟导航

除了特殊靶区所定制的系统外,许多导航技术在身体不同部分中允许经皮操作。有种解决方案 (iMRI Navigator, Localite, St. Augustin, Germany)能在标准诊断环境中灵活地添加和移除,该方案是在 1.5T 闭孔式磁体上实施的(图 4-7),基本技术类似于无框架神经导航并依靠虚拟 MR 视图连续显示,该图像是通过介入性器械定义并且由术中所得的 3D 路线图数据来实时重建的。其显著特点在于快速、自动化患者注册,大部分的非限制器械校准及自动化实时扫描的选择(Busse 等,2010)。只要患者和设备适合进入磁体环境下,无框架设计和灵活的参照几乎允许在患者身体任何部位进行介入操作。

4.4　宽孔径 MRI 导航

目前 1.5T 以上宽孔径扫描仪是诊断性 MR 检查的主要平台。1.5T 和 3.0T 扫描仪均可从大多数制造商那购买,新的机型似乎已经克服了许多先前扫描仪性能上的限制。尽管这些设备主要设计为适应肥大患者,提高患者舒适度及减少幽

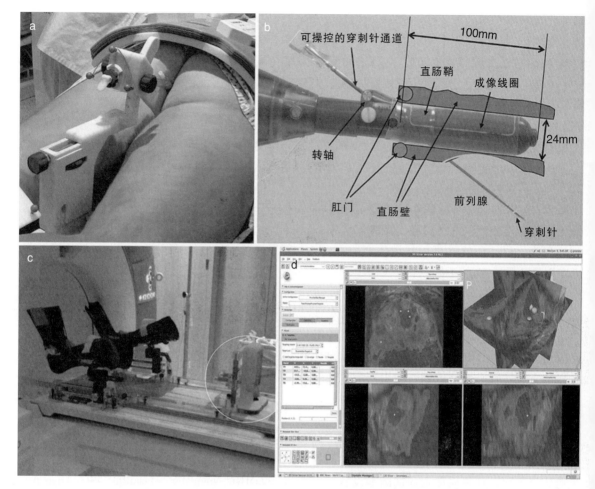

图 4-6 MRI 引导前列腺介入有三种不同概念的选择。(a)用于经直肠前列腺治疗的商业化立体定位设备,患者采用俯卧位,使用手动校准穿刺引导。(b)经直肠设备(APT Ⅱ)具有 6 个自由角度,用于患者任意方向的前列腺介入。初始注册设备的磁共振图像空间位置是通过两个并入主轴线中的加长型被动式标记物来完成的,并且另外两者以同一轴线放置在穿刺针道内。直肠鞘包括一个单环成像线圈及可操控的穿刺针通道。(c)定制的患者平台具有腿部支撑器(箭头所示)和一个穿刺针引导模板(白圈),其可用于在 3.0T 宽孔径 MR 扫描仪中行经会阴前列腺活检。模板的起始注册是由附加的 z 型框架的自动定位来完成的(见图 4-1c)。(d)在计划模式中的相应导航软件(在 3D 剪切器下发展)的截图显示了由动态增强磁共振扫描产生的不同视图的灌注信息并注册到术中 T2 加权图像。黄点显示了作为火箭靶点所选择的位置。(见彩图)

闭恐惧症(Hunt 等,2011),但其也可以有效地用作介入操作平台。宽孔径较好地适应了患者、医疗工具及设备,介入操作中采用较长的穿刺针或工具时也可以实时扫描,透视性 MRI 引导下提供了操作器械的选择。然而,这些选择也将依赖于磁体长度和操作者手臂触及的范围。

许多当前可用的宽孔径系统有 125~150cm 的短磁体,以往磁体的特点为长度不短于

173cm。比如在 3.0T 宽孔径扫描仪上的第一个关于肝脏穿刺活检的研究,穿刺针被推到长为 173cm 磁体孔径之外进行操作 (Kühn 等,2010)。这种进入设计包括了作为 MR 标记物的两粒维生素 A 胶囊的定制栅格。尽管报道认为活检的诊断准确性在那种研究中较好,但介入操作从 1.5~3.0T 的过渡常常受缺少 MR 安全性器械以及较大伪影的影响,特别是穿刺针方向

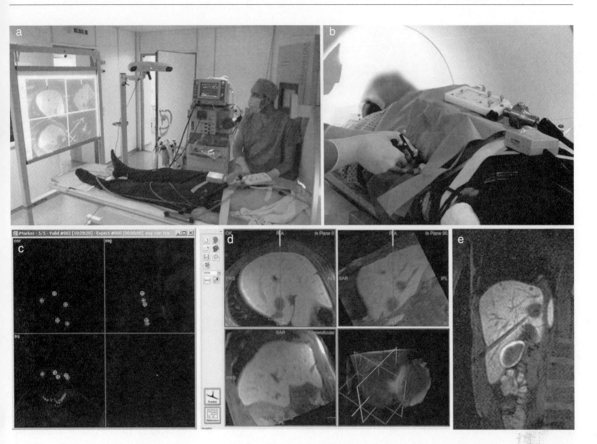

图 4-7　通过对一位 45 岁患者行第八肝段的活检来解释说明用于闭孔式扫描仪的灵活虚拟导航方案 (a)。由装置在一个自由可调节板上的 3 个光学及 5 个 MR 标记物提供的并列参照 (b)。诱导耦合射频线圈标记物 (见图 4-1d) 经一个定制的图像分析工具自动化地被定位于磁共振图像空间位置 (c)。一个附加到关节臂上的专用前端模块 (见图 4-2c) 能被用于外加器械引导和固定。虚拟实时导航在 MR 平台及光学数字转换器的任意位置均是可用的 (a)，因为器械是通过光学参照物被追踪的。用户界面 (d) 显示了垂直的视图，其既可以是居中在针尖位置的标准平面 (轴位、冠状位、矢状位)，也可以是沿着及垂直于器械轴线的斜面。在两个例子中，在各自平面上器械的投射均被显示。穿刺针位置是经一个沿着针轴线的快速双斜位容积补插屏气检查扫描来验证的 (e)。(见彩图)

垂直静态 B_0 磁场。此外，1.5T MR 成像具有另外的优势，例如，较低的相对射频暴露或在腹部无相关介质伪影的问题，并且可以完全满足介入性引导。

长度为 125cm 的 1.5T MR 系统 (Espree, Siemens) 对于透视下引导介入操作同样是适合的平台。例如，在德国蒂宾根大学，肾细胞癌的射频消融是在这样一个设备上完成的，并且扫描平面是经手动调整到射频电极的平面 (Boss 等，2008)。类似地，在德国埃森市中大学的研究小组使用一个简单的指读技术和 MR 成像可见的硝酸甘油酯胶囊来确定肝脏及其他软组织活检的皮肤进入点 (图 4-2d)。导航不涉及任何复杂的技术，技师在控制室内根据介入专业医师的扫描指令进行操作。

2005 年，扫描前端的技术引进使得可以灵活地控制扫描平面方向及图像参数 (Interactive Front End, Siemens Corporate Research, Baltimore, MD, USA) (Lorenz 等，2005)。最初的设计是用于心血管介入，这种软件同样用于肝脏病灶的定位及消融探针的放置 (Terraz 等，2010；Rempp 等，2011)。图 4-8a 显示了一个特定样本的简图截屏，用于设计穿刺针入路。实时成像和导航的图像界面同样用于别的扫描器样

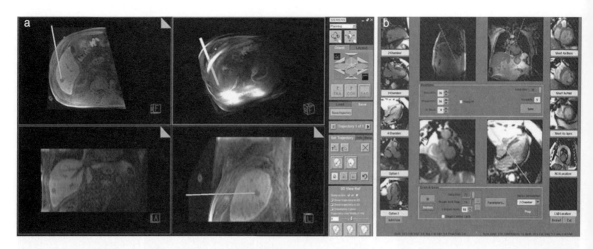

图 4-8　用于磁共振引导下介入的商业化扫描界面实例。(a)西门子交互式前端的截面在所谓计划模式中显示了 52 岁老人第 6 肝段内病灶的双斜位方式。经计划的路径和扫描平面能被转移进入实时导航模式(没有显示这里),该模式连续更新 MR 扫描并重新格式化先前获得的图像视图以此程序化的定位和引导。(b)GE 公司的 Healthcare iDriveProPlus 系统用于交互式扫描的截面。该界面允许实时调整扫描平面的大小和方向以及序列时间和门控数据。定位技术被优化用于心脏成像,脉冲序列同样包括各种快速梯度回声采集。(见彩图)

式,例如,飞利浦医疗保健系列的一体化实时交互式界面 (图 4-4a) 和 GE 医疗保健系列的 iDriveProPlus 界面(图 4-8b)。除了这些供应商特定的应用外,闭孔式扫描仪的独立商业化或研究方案也可以定制用于宽孔径扫描仪。

　　另一种介入性引导是使用微型 MR 追踪传感器来自动化地确定关于器械的扫描平面 (Endoscout, Robin Medical, Baltimore, MD, USA)。这种基础技术没有被限制于一种特殊的扫描类型或制造商,其最初通过开放式扫描仪应用于各种临床操作(Kurumi 等,2007)。在宽孔径扫描仪中导航的实验性操作见图 4-9。主动式追踪传感器由一套三个正交垂直的微型线圈组成。不同于主动式 MR 标记物(见 2.2 节),这些微型线圈的功能是作为 3D MR 传感器用于 MR 扫描仪的梯度磁场。位置和方向能实时地通过测量全部线圈内的电流连同三个梯度控制信号被计算出来。不同大小和形状的线圈能被植入进不同种类的工具中,并且手持探针和栅格的选择均可购买。

4.5　先进的导航技术

　　操作引导和导航系统需要多点采集的数据或有效、安全的成像方式。先进的特点如多模式叠置图层和可视性增强方式更为重要。在 20 世纪 90 年代,需要特殊硬件和研究工作来实现简单的特征,例如多平面重建和 3D 显示,现今可在标准个人计算机上处理获得或商业化获得。其他先进模式的例子,如 MR 与 X 线、超声或腔镜技术的结合,在本章后面章节有所介绍,见第 29 章 "同步磁共振系统及其应用"和第 30 章 "同时超声成像和 MRI 数据采集"。iMRI 中操作器,驱动器及机器人设备的使用在不断增加。着眼于从传统的立体定向术到现今导航系统的演进,机器人技术的出现在介入性引导配置的发展中是一种自然的过渡。

4.5.1　附加导航系统

　　两种早期先进导航的临床实例是在一台 0.5T 开放式扫描环境中相互隔开的工作站上实施完成的。主要目的是克服许多早期开放式扫描仪的限制,例如中等的图像质量、低更新率及缺少多模式的导航。基本的方法依靠实时测量外科器械的位置来连续更新由术中获得的 3D 路线图数据重新格式化的 MR 图像。

　　首个导航系统使用 3D 剪切软件包并为多

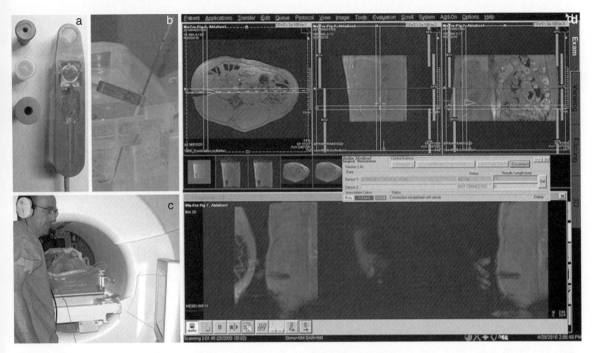

图 4-9　基于梯度的导航用于宽孔径扫描仪。(a)具有正交微型线圈的追踪传感器并入到 1 个手持设备和 3 个不同的穿刺针配接器。(b)位于水模片中的穿刺传感器。(c)放射技师将活体猪放入一台孔径宽约 70cm 的 MR 扫描仪内进行实验性靶向治疗。(d)在接近肾脏聚焦区的过程中室内监视器上的截图。重新格式化路线图影像(顶部 3 幅视图)有着追踪注释功能,被用于发现靶点和计划穿刺针路径。底部 3 幅图显示了有穿刺针伪影的实际 MR 扫描图像。(见彩图)

模式图像融合及 3D 可视化提供了选择(Gering 等,2001;Nabavi 等,2003;Nakajima 等,1997)。另一组定制的软件和引进用于显示 MR 温度及热损伤的装置,其过程是在使用同样扫描模式下进行肝肿瘤的微波消融(Morikawa 等,2003;Abe 等,2005)。在过去的几年中,3D 剪切已转变成一个用于图像分析和交互式可视化的强大开源式平台,例如,在无框架神经导航过程中脑白质神经束的术中查询(Elhaway 等,2011)和在开放式 0.4T 扫描仪中的保留乳腺手术导航(Tomikawa 等,2010)。

一个不同的导航系统(iMRI Navigator, Localite,St. Augustin,Germany)是在德国克雷菲尔德市医院、莱比锡大学及 Zentralklinik 巴德贝尔卡医院中 3 台 0.5T 开放式 MR 上实施的(Kansy 等,1999;Busse 等,2006;Mursch 等,2005)。作为一个商业化产品,iMRI 导航系统没有提供多种处理特点,例如,由更多研究提供的

定位 3D 剪切。然而,在有限的神经外科病例中,术前功能 MR 成像,高场 MR 和 CT 信息均被注册到术中 MR 数据中来改善导航准确性(Moche 等,2001;Busse 等,2006)。附加系统同样用于几个乳腺和肝脏的非神经外科手术案例,操作者主观地认为手眼坐标较好(Moche 等,2004)。

4.5.2　增强现实显示

在导航操作期间,医师既要观察显示设备上的图像也要查看手术器械。鉴于虚拟现实完全取代了实景,增强现实技术(AR)把现实和影像视图结合为一体。外科显微镜中的图像注册叠加是一种光学透视机制,头戴式显示器在视频透视增强现实系统中较为常见。标准导航技术中,对于介入性引导而言典型的增强现实概念包括超声及 CT 而不是 MR(Sato 等,1998;Nicolau 等,2011),并且在基于 CT 的评估中已有研究报道了 2.8mm 的平均增强现实误差

(Pandya等,2005)。尽管增强现实概念的可行性得到证实,但该系统并未进入临床应用。

在用于MRI引导介入操作的一种标准头戴式显示系统中,使用一台头戴式相机来追踪医师的观察方向。这种患者的立体视图能增强注册的MR成像信息。每秒30帧的显示率和0.1s的微小显示延迟可见报道。该系统已在一台标准1.5T MR上实施应用,并在体模和动物的穿刺针引导活检实验中进行评估(Wacker等,2006)。配有光学和MR标记物的定制平台装置式框架为光学定位和患者注册提供了参考。

高场MRI引导经皮介入的增强现实方式和1.5T宽孔径扫描仪的应用一致,包括了一种置于患者上方的光学透视机制(Fischer等,2006;Weiss等,2011)。图像叠加系统依靠MR兼容性监视器投射到半透明式反光镜上的虚拟轴向MR图像叠加(图4-10)。计划和控制软件是在3D剪切器下发展的并在一台独立的笔记本电脑上运行。这种增强现实系统的初始评测是在脊柱模型中进行的(Weiss等,2011),经皮穿刺定位试验的分析表明,经过这个增强现实系统程序化培训的学者较未培训者可更好地完成操作(Yeo等,2011)。

4.5.3　多模式介入套间

最具创新性的介入环境是多模式图像引导套间,其开始于2011年美国波士顿的布里格姆女子医院(Jolesz,2011)。这种多模式的叠加图为各种影像引导治疗及手术提供了最理想的图像信息。该套间由三个毗邻的房间组成:①具有外科手术台的中心操作间,带有术中荧光配置的外科显微镜,置顶式单平面血管造影系统(ArtisZee,Siemens),以及不同的超声系统;②配有能移动至介入操作间(Imris,Winnipeg,MB,Canada)的置顶式3.0T宽孔径扫描仪(Magnetom Verio,Siemens)的MR扫描室;③在对侧房间配置有PET/CT扫描仪(mCT,Siemens)。针对各种专业提供了最先进的可视化及引导,这种手术套间的特点是有许多商业化导航系统,例如,神经导航(Brainlab)、超声导航(Aegis,Sentinelle Medical)、血管内导航(MediGuide,St. Jude Medical)以及基于梯度的MR图像追踪(Endoscout,Robin Medical),该套间对在3D剪切器下发展的内部装置开放

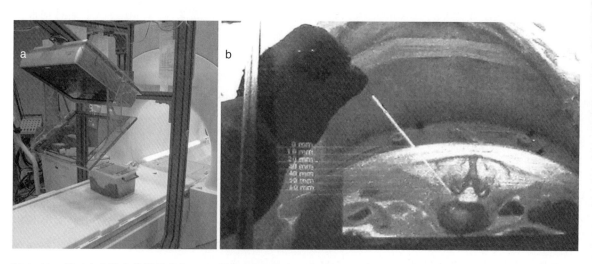

图4-10　用于介入治疗的增强现实MRI引导系统配置在一台圆柱形扫描器内(图像叠加)。(a)定制的MR兼容监视器和半透明反射镜均装在一静态参考框架上,其下方MR平台正在移动。在框架与扫描轴线仔细对齐后,患者注册被减少到仅为一个自由度,MR平台垂直转移。(b)经镜面反射的样板增强现实视图显示向人类尸体的脊髓神经根注射的过程。(Images courtesy of Jan Fritz and Jhon A. Carrio, Russell H. Morgan Department of Radiology and Radiological Science, The Johns Hopkins University School of Medicine, Baltimor, MD, USA)(见彩图)

（Jolesz 和 Tempany，2011）。

5　结论

专用导航技术和设备已成功地使用了 MRI 引导介入的计划，引导及控制方面有超过 15 余年的时间。尽管许多可用的技术与扫描仪形状关系密切，但特殊系统的应用也将取决于介入的复杂性和类型、价格及其他特定场地的因素。除了在研究水平方面有许多创新的发展，也可以获得越来越多的商业化产品方案。对于 iMRI 的导航技术和更多的常规应用程序而言，目前关键挑战在于对扫描环境、易操作性、工作流程、成本高效益及适当的临床验证的系统整合的水平。

（李成利　李彬　译　肖越勇　校）

参考文献

Abe H, Kurumi Y, Naka S et al (2005) Open-configuration MR-guided microwave thermocoagulation therapy for metastatic liver tumors from breast cancer. Breast Cancer 12:26–31

Albert FK, Forsting M, Sartor K et al (1994) Early postoperative magnetic resonance imaging after resection of malignant glioma: objective evaluation of residual tumor and its influence on regrowth and prognosis. Neurosurgery 34:45–60; discussion 60–61

Alexander E 3rd, Moriarty TM, Kikinis R et al (1997) The present and future role of intraoperative MRI in neurosurgical procedures. Stereotact Funct Neurosurg 68:10–17

Beyersdorff D, Winkel A, Hamm B et al (2005) MR imaging-guided prostate biopsy with a closed MR unit at 1.5 T: initial results. Radiology 234:576–581

Black PM, Alexander E 3rd, Martin C et al (1999) Craniotomy for tumor treatment in an intraoperative magnetic resonance imaging unit. Neurosurgery 45:423–431; discussion 431–433

Bock M, Volz S, Zühlsdorff S et al (2004) MR-guided intravascular procedures: real-time parameter control and automated slice positioning with active tracking coils. J Magn Reson Imaging 19:580–589

Bock M, Wacker FK (2008) MR-guided intravascular interventions: techniques and applications. J Magn Reson Imaging 27:326–338

Bohinski RJ, Warnick RE, Gaskill-Shipley MF et al (2001) Intraoperative magnetic resonance imaging to determine the extent of resection of pituitary macroadenomas during transsphenoidal microsurgery. Neurosurgery 49:1133–1143; discussion 1143–1144

Boss A, Rempp H, Martirosian P et al (2008) Wide-bore 1.5 tesla MR imagers for guidance and monitoring of radiofrequency ablation of renal cell carcinoma: initial experience on feasibility. Eur Radiol 18:1449–1455

Busse H, Schmitgen A, Trantakis C et al (2006) Advanced approach for intraoperative MRI guidance and potential benefit for neurosurgical applications. J Magn Reson Imaging 24:140–151

Busse H, Trampel R, Gründer W et al (2007) Method for automatic localization of MR-visible markers using morphological image processing and conventional pulse sequences: feasibility for image-guided procedures. J Magn Reson Imaging 26:1087–1096

Busse H, Garnov N, Thörmer G et al (2010) Flexible add-on solution for MR image-guided interventions in a closed-bore scanner environment. Magn Reson Med 64:922–928

Chappelow J, Bloch BN, Rofsky N et al (2011) Elastic registration of multimodal prostate MRI and histology via multiattribute combined mutual information. Med Phys 38:2005–2018

Coutts GA, Gilderdale DJ, Chui M et al (1998) Integrated and interactive position tracking and imaging of interventional tools and internal devices using small fiducial receiver coils. Magn Reson Med 40:908–913

DiMaio SP, Samset E, Fischer G et al (2007) Dynamic MRI scan plane control for passive tracking of instruments and devices. Med Image Comput Comput Assist Interv 10:50–58

Elhawary H, Liu H, Patel P et al (2011) Intraoperative real-time querying of white matter tracts during frameless stereotactic neuronavigation. Neurosurgery 68:506–516; discussion 516

Engelhard K, Hollenbach HP, Kiefer B et al (2006) Prostate biopsy in the supine position in a standard 1.5-T scanner under real time MR-imaging control using a MR-compatible endorectal biopsy device. Eur Radiol 16:1237–1243

Fiedler VU, Schwarzmaier HJ, Eickmeyer F et al (2001) Laser-induced interstitial thermotherapy of liver metastases in an interventional 0.5 tesla MRI system: technique and first clinical experiences. J Magn Reson Imaging 13:729–737

Fischbach F, Bunke J, Thormann M et al (2011a) MR-guided freehand biopsy of liver lesions with fast continuous imaging using a 1.0-T open MRI scanner: experience in 50 patients. Cardiovasc Intervent Radiol 34:188–192

Fischbach F, Porsch M, Krenzien F et al (2011b) MR imaging guided percutaneous nephrostomy using a 1.0 tesla open MR scanner. Cardiovasc Intervent Radiol 34:857–863

Fischer GS, Deguet A, Schlattman D et al (2006) MRI image overlay: applications to arthrography needle insertion. Stud Health Technol Inform 119:150–155

Flask C, Elgort D, Wong E et al (2001) A method for fast 3D tracking using tuned fiducial markers and a limited projection reconstruction FISP (LPR-FISP) sequence. J Magn Reson Imaging 14:617–627

Garnov N, Thörmer G, Trampel R et al (2011) Suitability of miniature inductively coupled RF coils as MR visible markers for clinical purposes. Med Phys 38:6327–6335

Gering DT, Nabavi A, Kikinis R et al (2001) An integrated visualization system for surgical planning and guidance using image fusion and an open MR. J Magn Reson Imaging 13:967–975

Gossmann A, Bangard C, Warm M et al (2008) Real-time MR-guided wire localization of breast lesions by using an open 1.0-T imager: initial experience. Radiology 247:535–542

Hall WA, Liu H, Martin AJ et al (2000) Safety, efficacy, and functionality of high-field strength interventional magnetic resonance imaging for neurosurgery. Neurosurgery 46:632–641; discussion 641–642

Hall WA, Liu H, Truwit CL (2005) Functional magnetic

resonance imaging-guided resection of low-grade gliomas. Surg Neurol 64:20–27; discussion 27

Hardy SM, Melroy C, White DR et al (2006) A comparison of computer-aided surgery registration methods for endoscopic sinus surgery. Am J Rhinol 20:48–52

Hoffmann J, Westendorff C, Leitner C et al (2005) Validation of 3D-laser surface registration for image-guided cranio-maxillofacial surgery. J Craniomaxillofac Surg 33:13–18

Hu J, Jin X, Lee JB et al (2007) Intraoperative brain shift prediction using a 3D inhomogeneous patient-specific finite element model. J Neurosurg 106:164–169

Hunt CH, Wood CP, Lane JI et al (2011) Wide, short bore magnetic resonance at 1.5 T: reducing the failure rate in claustrophobic patients. Clin Neuroradiol 21:141–144

Jeron A, Fredersdorf S, Debl K et al (2009) First-in-man (FIM) experience with the magnetic medical positioning system (MPS) for intracoronary navigation. EuroIntervention 5:552–557

Jolesz FA (2011) Intraoperative imaging in neurosurgery: where will the future take us? In: Pamir MN, Seifert V, Kiris T (eds) Intraoperative imaging. Springer, Vienna, pp 21–25

Jolesz FA, Tempany CM (2011) Advanced multimodality image guided operating (AMIGO) suite. Friends of AMIGO newsletter, issue 2. http://www.ncigt.org/IGTWeb/images/4/4b/Friends_of_Amigo_NewsletterIssue2.pdf. Accessed 30 Aug 2011

Kansy K, Wisskirchen P, Behrens U et al (1999) LOCALITE—a frameless neuronavigation system for interventional magnetic resonance imaging systems. In: Taylor C, Colchester A (eds) Medical image computing and computer-assisted intervention—MICCAI'99. Springer, Berlin, pp 832–841

Kober H, Grummich P, Vieth J (1995) Fit of the digitized head surface with the surface reconstructed from MRI tomography. In: Baumgartner C, Deecke L, Stroink G, Williamson SJ (eds) Biomagnetism: fundamental research and clinical applications. Elsevier, Amsterdam, pp 309–312

Konings MK, Bartels LW, Smits HF, Bakker CJ (2000) Heating around intravascular guidewires by resonating RF waves. J Magn Reson Imaging 12:79–85

Kranzfelder M, Zywitza D, Jell T et al (2012) Real-time monitoring for detection of retained surgical sponges and team motion in the surgical operation room using radio-frequency-identification (RFID) technology: a preclinical evaluation. J Surg Res 175:191–198

Krieger A, Iordachita II, Guion P et al (2011) An MRI-compatible robotic system with hybrid tracking for MRI-guided prostate intervention. IEEE Trans Biomed Eng 58:3049–3060

Kühn J-P, Langner S, Hegenscheid K et al (2010) Magnetic resonance-guided upper abdominal biopsies in a high-field wide-bore 3-T MRI system: feasibility, handling, and needle artefacts. Eur Radiol 20:2414–2421

Kurumi Y, Tani T, Naka S et al (2007) MR-guided microwave ablation for malignancies. Int J Clin Oncol 12:85–93

Larson PS, Starr PA, Bates G et al (2012) An optimized system for interventional MRI guided stereotactic surgery: preliminary evaluation of targeting accuracy. Neurosurgery 70:ons95–ons103

Ledderose GJ, Stelter K, Leunig A, Hagedorn H (2007) Surface laser registration in ENT-surgery: accuracy in the paranasal sinuses—a cadaveric study. Rhinology 45:281–285

Lewin JS, Petersilge CA, Hatem SF et al (1998) Interactive MR imaging-guided biopsy and aspiration with a modified clinical C-arm system. AJR Am J Roentgenol 170:1593–1601

Liu H, Hall WA, Truwit CL (2001) Neuronavigation in interventional MR imaging. Prospective stereotaxy. Neuroimaging Clin N Am 11:695–704

Lorenz CH, Kirchberg KJ, Zuehlsdorff S et al (2005) Interactive frontend (IFE): a platform for graphical MR scanner control and scan automation. In: Proceedings of the ISMRM 13th scientific meeting, Miami Beach, p 2170

Lufkin R, Teresi L, Chiu L, Hanafee W (1988) A technique for MR-guided needle placement. AJR Am J Roentgenol 151:193–196

Martin AJ, Hall WA, Roark C et al (2008) Minimally invasive precision brain access using prospective stereotaxy and a trajectory guide. J Magn Reson Imaging 27:737–743

Moche M, Busse H, Dannenberg C et al (2001) Fusion of MRI, fMRI and intraoperative MRI data. Methods and clinical significance exemplified by neurosurgical interventions. Radiologe 41:993–1000

Moche M, Schmitgen A, Schneider JP et al (2004) First clinical experience with extended planning and navigation in an interventional MRI unit. Rofo 176:1013–1020

Moche M, Trampel R, Kahn T, Busse H (2008) Navigation concepts for MR image-guided interventions. J Magn Reson Imaging 27:276–291

Moche M, Zajonz D, Kahn T, Busse H (2010) MRI-guided procedures in various regions of the body using a robotic assistance system in a closed-bore scanner: preliminary clinical experience and limitations. J Magn Reson Imaging 31:964–974

Morikawa S, Inubushi T, Kurumi Y et al (2003) Advanced computer assistance for magnetic resonance-guided microwave thermocoagulation of liver tumors. Acad Radiol 10:1442–1449

Mueller PR, Stark DD, Simeone JF et al (1986) MR-guided aspiration biopsy: needle design and clinical trials. Radiology 161:605–609

Mursch K, Gotthardt T, Kröger R et al (2005) Minimally invasive neurosurgery within a 0.5 tesla intraoperative magnetic resonance scanner using an off-line neuronavigation system. Minim Invasive Neurosurg 48:213–217

Nabavi A, Gering DT, Kacher DF et al (2003) Surgical navigation in the open MRI. Acta Neurochir Suppl 85:121–125

Nakajima S, Atsumi H, Bhalerao AH et al (1997) Computer-assisted surgical planning for cerebrovascular neurosurgery. Neurosurgery 41:403–409; discussion 409–410

Nicolau S, Soler L, Mutter D, Marescaux J (2011) Augmented reality in laparoscopic surgical oncology. Surg Oncol 20:189–201

Nimsky C (2011) Intraoperative acquisition of fMRI and DTI. Neurosurg Clin N Am 22:269–277

Nimsky C, Ganslandt O, Kober H et al (1999) Integration of functional magnetic resonance imaging supported by magnetoencephalography in functional neuronavigation. Neurosurgery 44:1249–1255; discussion 1255–1256

Nimsky C, Ganslandt O, Kober H et al (2001) Intraoperative magnetic resonance imaging combined with neuronavigation: a new concept. Neurosurgery 48:1082–1089; discussion 1089–1091

Nimsky C, Fujita A, Ganslandt O et al (2004) Volumetric assessment of glioma removal by intraoperative high-field magnetic resonance imaging. Neurosurgery 55:358–370; discussion 370–371

Nimsky C, Ganslandt O, von Keller B, Fahlbusch R (2006) Intraoperative high-field MRI: anatomical and functional imaging. Acta Neurochir Suppl 98:87–95

Oh DS, Black PM (2005) A low-field intraoperative MRI system for glioma surgery: is it worthwhile? Neurosurg Clin N Am 16:135–141

Ooi MB, Krueger S, Thomas WJ et al (2009) Prospective real-time correction for arbitrary head motion using active markers. Magn Reson Med 62:943–954

Pandya A, Siadat M-R, Auner G (2005) Design, implementation and accuracy of a prototype for medical augmented reality. Comput Aided Surg 10:23–35

Quinn J, Spiro D, Schulder M (2011) Stereotactic brain biopsy with a low-field intraoperative magnetic resonance imager. Neurosurgery 68:217–224; discussion 224

Rachinger J, von Keller B, Ganslandt O et al (2006) Application accuracy of automatic registration in frameless stereotaxy. Stereotact Funct Neurosurg 84:109–117

Rea M, McRobbie D, Elhawary H et al (2009) Sub-pixel localisation of passive micro-coil fiducial markers in interventional MRI. MAGMA 22:71–76

Rempp H, Clasen S, Pereira PL (2011) Image-based monitoring of magnetic resonance-guided thermoablative therapies for liver tumors. Cardiovasc Intervent Radiol. doi: 10.1007/s00270-011-0227-6

Richardson RM, Kells AP, Martin AJ et al (2011) Novel platform for MRI-guided convection-enhanced delivery of therapeutics: preclinical validation in nonhuman primate brain. Stereotact Funct Neurosurg 89:141–151

Ricke J, Thormann M, Ludewig M et al (2010) MR-guided liver tumor ablation employing open high-field 1.0T MRI for image-guided brachytherapy. Eur Radiol 20:1985–1993

Rozen WM, Buckland A, Ashton MW et al (2009) Image-guided, stereotactic perforator flap surgery: a prospective comparison of current techniques and review of the literature. Surg Radiol Anat 31:401–408

Sato Y, Nakamoto M, Tamaki Y et al (1998) Image guidance of breast cancer surgery using 3-D ultrasound images and augmented reality visualization. IEEE Trans Med Imaging 17:681–693

Schenck JF, Jolesz FA, Roemer PB et al (1995) Superconducting open-configuration MR imaging system for image-guided therapy. Radiology 195:805–814

Schlaier J, Warnat J, Brawanski A (2002) Registration accuracy and practicability of laser-directed surface matching. Comput Aided Surg 7:284–290

Schneider JP, Schulz T, Schmidt F et al (2001) Gross-total surgery of supratentorial low-grade gliomas under intraoperative MR guidance. AJNR Am J Neuroradiol 22:89–98

Schneider JP, Schulz T, Horn LC et al (2002) MR-guided percutaneous core biopsy of small breast lesions: first experience with a vertically open 0.5 T scanner. J Magn Reson Imaging 15:374–385

Schulder M (2008) Intracranial surgery with a compact, low-field-strength magnetic resonance imager. Top Magn Reson Imaging 19:179–189

Schulder M, Liang D, Carmel PW (2001) Cranial surgery navigation aided by a compact intraoperative magnetic resonance imager. J Neurosurg 94:936–945

Schulder M, Salas S, Brimacombe M et al (2006) Cranial surgery with an expanded compact intraoperative magnetic resonance imager. Technical note. J Neurosurg 104:611–617

Schulz T, Schneider JP, Bootz F et al (2001) Transnasal and transsphenoidal MRI-guided biopsies of petroclival tumors. J Magn Reson Imaging 13:3–11

Schwartz TH, Stieg PE, Anand VK (2006) Endoscopic transsphenoidal pituitary surgery with intraoperative magnetic resonance imaging. Neurosurgery 58:ONS44–51; discussion ONS44–51

Silverman SG, Collick BD, Figueira MR et al (1995) Interactive MR-guided biopsy in an open-configuration MR imaging system. Radiology 197:175–181

Silverman SG, Jolesz FA, Newman RW et al (1997) Design and implementation of an interventional MR imaging suite. AJR Am J Roentgenol 168:1465–1471

Starr PA, Martin AJ, Ostrem JL et al (2010) Subthalamic nucleus deep brain stimulator placement using high-field interventional magnetic resonance imaging and a skull-mounted aiming device: technique and application accuracy. J Neurosurg 112:479–490

Stattaus J, Maderwald S, Baba HA et al (2008a) MR-guided liver biopsy within a short, wide-bore 1.5 tesla MR system. Eur Radiol 18:2865–2873

Stattaus J, Maderwald S, Forsting M et al (2008b) MR-guided core biopsy with MR fluoroscopy using a short, wide-bore 1.5-tesla scanner: feasibility and initial results. J Magn Reson Imaging 27:1181–1187

Steffen T, Luechinger R, Wildermuth S et al (2010) Safety and reliability of radio frequency identification devices in magnetic resonance imaging and computed tomography. Patient Saf Surg 4:2

Steinmeier R, Fahlbusch R, Ganslandt O et al (1998) Intraoperative magnetic resonance imaging with the magnetom open scanner: concepts, neurosurgical indications, and procedures: a preliminary report. Neurosurgery 43:739–747; discussion 747–748

Streitparth F, Walter T, Wonneberger U et al (2010) Image-guided spinal injection procedures in open high-field MRI with vertical field orientation: feasibility and technical features. Eur Radiol 20:395–403

Susil RC, Camphausen K, Choyke P et al (2004) System for prostate brachytherapy and biopsy in a standard 1.5 T MRI scanner. Magn Reson Med 52:683–687

Susil RC, Ménard C, Krieger A et al (2006) Transrectal prostate biopsy and fiducial marker placement in a standard 1.5T magnetic resonance imaging scanner. J Urol 175:113–120

Terraz S, Cernicanu A, Lepetit-Coiffé M et al (2010) Radio-frequency ablation of small liver malignancies under magnetic resonance guidance: progress in targeting and preliminary observations with temperature monitoring. Eur Radiol 20:886–897

Tomikawa M, Hong J, Shiotani S et al (2010) Real-time 3-dimensional virtual reality navigation system with open MRI for breast-conserving surgery. J Am Coll Surg 210:927–933

Tronnier VM, Wirtz CR, Knauth M et al (1997) Intraoperative diagnostic and interventional magnetic resonance imaging in neurosurgery. Neurosurgery 40:891–900; discussion 900–902

Truwit CL, Hall WA (2001) Intraoperative MR systems. High-field approaches. Neuroimaging Clin N Am 11:645–650

Truwit CL, Hall WA (2006) Intraoperative magnetic resonance imaging-guided neurosurgery at 3-T. Neurosurgery 58:ONS-338–345; discussion ONS-345–346

Truwit CL, Liu H (2001) Prospective stereotaxy: a novel method of trajectory alignment using real-time image guidance. J Magn Reson Imaging 13:452–457

Vogt S, Khamene A, Niemann H, Sauer F (2004) An AR

system with intuitive user interface for manipulation and visualization of 3D medical data. Stud Health Technol Inform 98:397–403

Wacker FK, Vogt S, Khamene A et al (2006) An augmented reality system for MR image-guided needle biopsy: initial results in a swine model. Radiology 238:497–504

Wang D, Yang Z (2008) A detailed study on the use of polynomial functions for modeling geometric distortion in magnetic resonance imaging. Med Phys 35:908–916

Weiss CR, Marker DR, Fischer GS et al (2011) Augmented reality visualization using image-overlay for MR-guided interventions: system description, feasibility, and initial evaluation in a spine phantom. AJR Am J Roentgenol 196:W305–W307

Wendt M, Sauer F, Khamene A et al (2003) A head-mounted display system for augmented reality: initial evaluation for interventional MRI. Rofo 175:418–421

Werner R, Krueger S, Winkel A et al (2006) MR-guided breast biopsy using an active marker: a phantom study. J Magn Reson Imaging 24:235–241

Wirtz CR, Knauth M, Staubert A et al (2000) Clinical evaluation and follow-up results for intraoperative magnetic resonance imaging in neurosurgery. Neurosurgery 46:1112–1120; discussion 1120–1122

Wonneberger U, Krüger S, Wirtz D et al (2011) Clinically usable tool for dynamic scan-plane tracking for real-time MRI-guided needle interventions in a high-field-open MRI system. In: Proceeedings of the ISMRM 19th scientific meeting, Montreal, p 202

Yeo CT, Ungi T, U-Thainual P et al (2011) The effect of augmented reality training on percutaneous needle placement in spinal facet joint injections. IEEE Trans Biomed Eng 58:2031–2037

Yutzy SR, Duerk JL (2008) Pulse sequences and system interfaces for interventional and real-time MRI. J Magn Reson Imaging 27:267–275

第 5 章　介入性磁共振成像安全性因素

Harald Kugel

本章目录

1 引言 ……………………………………… 67

2 MR 扫描仪的风险 …………………… 68

3 风险预防 ……………………………… 74

4 职业暴露 ……………………………… 76

5 结论 …………………………………… 77

参考文献 ………………………………… 77

摘　要

　　作为一种电磁场,只要使用正确,MR 技术对活组织没有短暂性或永久性伤害。特别是介入成像,其无电离辐射的优点不仅对患者有益,更对操作者有利。然而,磁共振成像并不是全然没有危险。如不了解注意事项,也存在潜在的伤害风险。高强度的静磁场、射频场和切换的梯度场均有着不同的物理效应,从而存在不同的伤害风险。在介入操作时,如果将铁磁性物体带进静磁场内,即使在标准成像的情况下,该物体在强大吸引力下也会吸向扫描仪,从而产生伤人事故。正是由于其特定的环境,要求所有参与MRI 引导介入操作的各类人员,必须进行严格的安全防范培训,以免发生危险。

1　引言

　　与传统 X 线或 CT 相比,MR 技术因不存在电离辐射而被认为是对健康无害的。而电离辐射公认是对人体组织有损伤的, 即使是后来应用于肿瘤治疗方面的放疗,也是采用小剂量、低辐射的暴露。iMRI 无电离辐射的优点不仅对患者有利,更对介入操作者有益,因常规 X 线下介入操作往往是直接暴露于射线下的操作。

　　只要不超过一定的限度,用于 MRI(常规成像及波谱技术) 的电磁场对活体生物组织不会产生不可逆性损伤。在一定的限度内,受检者往往仅有一种主观感觉上的瞬间不适。也许,远期的影响还需要进一步的观察研究，但到目前为止还没有发现，可以预料，即使有影响，也比电离辐射的影响小得多。

MR 对健康没有不利影响，还可以被重复使用，对患者及任何长期从事 MR 工作或偶尔接触 MR 的其他医务人员都不会产生有害影响，这些特点使 MRI 在手术中的应用更加引人关注。

MRI 工作时，有三种状态的电磁场用来产生人体的断层图像：强静磁场 B_0、添加于静磁场的迅速变化的磁场（梯度磁场，G）和射频脉冲场 B_1。虽然，只要所用的电磁场不超过规定的限值，如在已出版的国际标准（International Electrotechnical Commission，2010）规定范围内，MR 检查本身不存在健康方面的危害风险，但MRI 并不是完全无事故风险的。它利用一些物理效应成像，其中每个电磁场都有其特定的伤害风险。

在下面的章节中，首先介绍电磁场的应用及各自的风险，再简要论述低温制冷系统。然后，对 MR 在外科手术中的具体应用进行讨论，介绍各种设置及可能减少风险的相关操作。最后，叙述可能存在的职业暴露问题。

2　MR 扫描仪的风险

2.1　静态磁场 B_0 相关风险

用于 MRI 的最重要的（也是大家最熟悉的）磁场是强大的静磁场，称为 B_0。B_0 引起质子（即氢原子核）进动，质子统一以一种方式进行排列对齐，产生一个宏观上可测量的磁矩。这个磁矩和一个角动量耦合，产生磁共振信号。

静磁场由一个大线圈产生，在普通的"闭孔式（closed bore）"系统中，当患者被放置在磁体的孔道内时，在能够成像的孔中心区域，磁场强度是均匀一致的。在所谓的"开放式（open）"系统中，磁极靴（magnet pole shoes）通常位于患者的上方或下方，均匀的成像区域位于磁极之间。虽然磁场的均匀区通常位于磁体中心约 50cm 直径的等中心区域内，但仍存在一个相当大的

杂散场（stray field），在距离磁体周围几米的范围内。0.5mT（旧单位为 5G）的磁场强度是一个重要的界限值，规定为"限制出入区"的边界，必须限制一般人员的进入（International Electrotechnical Commission，2010）。

适合人类的 MRI 安全磁场强度范围一般是 0.5~3.0T（和地球的磁场强度约 0.05mT 相比），更高的场强一般仅用于一些研究工作，更低的场强用在一些特殊领域中，其中 MR 介入是一个方面。0.5T 和更高的场强通常是超导线圈通直流电后产生的，这些超导线圈具有精确到 0Ω 的电阻，故能够产生非常稳定的磁场。常导磁体（"电磁体"）和永久性磁体可用于需要较低的磁场强度的领域。但电磁体需要一个非常稳定的电流来保证磁场强度的稳定，永久磁体需要一个高度稳定的温度才能保证足够稳定的磁场强度。而对于超导磁场来讲，线圈必须冷却到低于导体的临界温度，相当于绝对零度以上几度的温度值。通常情况下，线圈被浸泡在压缩至 4K（−269℃）的液体氦中。只要低温冷却不中断，电流在线圈中循环，从而产生稳定的超导磁场；在其自然寿命内几乎不会自动切断。

虽然，有关 MR 产生可重复的、永久性的健康损害情况尚未见报道（Schenck，2005），但目前认为，用于 MR 成像的静磁场对人体不会产生健康影响，但 MR 扫描仪的静磁场仍然存在巨大的危险。这是因为铁磁性物质会在增加磁场强度的方向被吸引，含铁磁性或镍的金属物体会被吸进磁体孔内，吸引的力量取决于磁场强度和每单位长度场强的增加值，即场强乘以静磁场的空间梯度：

$$F(r) \propto B_0(r) \cdot \partial B_0 / \partial r \qquad (1)$$

其中 $F(r)$ 是磁体在位置 r 时朝向磁体中心的力，$B_0(r)$ 为 r 位点的静磁场强度，r 是任何方向离磁体中心的距离，$\partial B_0 / \partial r$ 是静磁场 B_0 的空间梯度。这个时间非依赖性梯度不应与时间依赖性"梯度"混为一谈，后者需要迅速开启和关闭，将在 2.2 节中讨论。

这就意味着，一个远离磁体的物体（低场和低空间梯度场）将受到一个吸引力。若这种吸引

力低于其自身重量，它将停留在原地不动。然而，一旦磁场吸引力增加，等于物体的重量时，它将移向磁体的特定位置。此时，物体被举起并加速飞向磁体的中心。磁孔的开口前面通常是吸引力最大的区域。粗略估计，作用在一个 1.5T 有效屏蔽磁孔入口处长度为 5cm 的铁磁性物体的吸引力，为其自身重量的 100 倍。如果是一个更长的铁磁性物体，则吸引力更大。很明显，在磁孔内或在磁孔边缘的人如果遭受到这样一个物体打击，可能会引起很疼的撞击伤；如果击中眼睛，可造成严重受伤，尤其是物体较小时（如小钥匙）。如果物体是具有锐利边缘或是刀片之类或具有尖端的物件，受伤的程度将更加严重。如果物体较重，如是一个氧气瓶，可能会是致命性的损伤(Chen，2001)。

另外，扁形的铁磁性物体在磁场中还能够产生转矩(torque)。转矩作用力和物体磁轴成一直线，平行于场线。转矩与磁场强度的平方正相关，即在磁体的中心部位最强：

$$\tau \propto B_0^2 \tag{2}$$

这里的 τ 代表转矩（绝对值），这适用于"软"磁性材料，如软铁。磁饱和的材料(如永久性磁体)和形状复杂的物体，对磁场的强度和空间梯度有轻度不同的依赖性，但它们也会被吸引进磁体。

可自由移动的物体将加速飞向磁体，人体内的铁磁性的植入物也会经受到这种平移或旋转的力量。因意外事故而进入身体内的铁磁性植入物及嵌入的金属物体，如弹片或铁屑等，也同样经受这种力量。当这些物体暴露在一个足够强的磁场下时，会发生移动或转动，造成相当大的伤害，特别是当血管受到累及时(如铁磁性的动脉瘤夹可以撕裂血管而导致出血)(Klucznik 等，1993)或物体位于眼内时(如铁碎片可以穿过玻璃体和袭击血管造成失明)(Kelly 等，1986)。

如果文身用的颜料含有氧化铁类，也可以产生类似的不良后果。这些颜料都是顺磁性的，具有各向异性的磁敏感性；因此，它们在外磁场存在的情况下会沿磁场轴发生一致排列。在皮肤内色素的旋转运动引起皮肤的刺激性损伤。时至今日，具有明显各向异性的顺磁性颜料已很少使用，因文身而出现的 MR 不良后果也变得很罕见了，但不是没有发生的可能 (Tope 和 Shellock，2002)。

在高磁场环境下，即使在较远的距离，磁场可能会干扰机械或电子设备而损害其功能。如果这些设备是至关重要的体内植入物，如心脏起搏器、植入型心律转复除颤器、神经刺激器或药物输注系统等，在进入一个强大的磁场后，可能会有生命危险。当 MR 扫描仪周围的场强达到 0.5mT 时，应划定限制出入区边界。在这个磁场强度下，大多数物体所受磁力较低。假定场强低于 0.5mT，这个界限对较老的生命支持装置来讲，也能够应用。

现代的设备对场强的敏感性更低，因此，正在讨论增加将来的限制出入区边界值为 1mT。

最现代化的设施具有良好的磁屏蔽性能，仅有几米远的较低的边缘场；因此，0.5mT 的界限不需要再置于扫描室外了，限制出入区和扫描室相重叠。另一方面，对 B_0 自动屏蔽的 MR 扫描仪，静场的空间梯度及其吸引力比没有或只有被动屏蔽的老系统要强。扫描室本身就构成了一个"高场区"，铁磁性物体可能被无障碍地吸向磁体。

另一个可能发生的后果虽然没有危险性，但应避免刺激发生。无磁性的金属导电物体不被磁体吸引，但如果它们以某种特定的方式运动，那么在运动过程中，金属导体的磁通量(magnetic flux)会发生改变，产生涡流(eddy currents)，从而产生抵抗运动的力，即"制动"力。结果导致进出扫描孔的较大的金属物体在特定方向上的快速运动受阻(Graf 等，2006)。

对于超导磁体，其磁场无法轻易关闭。只有在高度危险的情况下，如一个人被一个大的铁磁性物体困住或遇到危及生命的紧急情况，应迅速关闭磁场(迅速蒸发液氮而"失超")，这时按下紧急"失超(Quench)"按钮就可以了。如果没有人员受困，考虑到"失超"操作的具体风险（见 2.4 节）、成本、氦损失和之后必要的修复操作等问题,磁场的关闭应使用适当的设备以受控的方式进行,即使这样做将耗费更长的时间。

总之,静磁场是最受关注的风险点:铁磁性物体总是在几米远的距离被加速吸向磁体,使磁体内受检患者和站在扫描仪附近的其他人员受伤。

2.2　快速切换磁场(梯度场)的风险

为了提供成像的空间信息,需要对原有静磁场系统叠加一个空间上不同的共振频率,通过增加一组额外的三个小磁场来实现,这三个小磁场相对于静磁场系统来讲,具有不同磁场强度。一组含有三个线圈的装置能够产生这些不同场强。在等中心点位置有一个零值,在沿扫描仪坐标系统的三个轴上产生与距离呈线性关系的场强增减,于是分别沿 x、y、z 轴产生梯度磁场 Gx、Gy 和 Gz。在空间上依赖于局部场 B_{local}:

$$B_{local}(x,y,z) = B_0 + G_x \cdot x + G_y \cdot y + G_z \cdot z \quad (3)$$

当共振信号的频率取决于在共振的原子核自旋总体的位置的局部磁场时,如果这些额外磁场的组合在图像采集过程中以一种特定方式开关时,其空间的起源就可以通过计算得出。发生开关切换按 100Hz 到数 KHz 频率的顺序进行,即在可听频率(相对于无线电频率来讲属于音频范围)范围内。"梯度"一词通常用于这些切换的梯度场。它们不能与静磁场 B_0 的静态空间梯度 $\partial B_0 / \partial r$ 相混淆。

现代的梯度场有一个达 80mT/m 的坡度,切换速度(转换速率)达 200(mT/m)/ms,即使在一般情况下,最大值不能被同时选择并测量。在成像区域,场强强度的增加与等中心点的距离呈线性关系。梯度场的空间范围略大于最大视野,即典型者通常为等中心点距离周围30cm。最大者达到视野之外几个厘米,这样一来,最大场强会增加到24mT。

有两个效应与安全相关。第一个效应是外周神经刺激效应。与射频脉冲的频率相比,外加磁场强度增加对最终场强的增加可能需要很长时间,如可达 1ms。这一足够长的时间会诱发电流脉冲,被神经元信号所获取。长的周围神经最易受到影响。神经刺激本身可能表现为刺痛或抽搐,甚至会出现随着梯度场切换而发生的肌肉同步收缩。

神经刺激的程度取决于梯度场的陡度和切换的时间。确切的函数依据数学模型的计算可得到(Schaefer,1998),刺激的敏感性在不同的个体之间存在差异(Bourland,1999)。尽管外周神经刺激可能是恼人的,但它本身并不危险。然而,如果是重要的神经,如心脏神经的刺激,必须不惜一切代价避免。因此,如果发生了外周神经刺激,必须立即停止检查。通常情况下,如果扫描参数的设定值可能引起神经刺激时,MR 扫描仪会发出警告。警告之后,必须对患者或志愿者进行严密观察。

此外,梯度场切换在导电材料内会引起涡电流,包括身体的组织。这些涡电流会转换成热能,但热能的释放过程比射频脉冲的能量释放慢;因此,组织加热问题将和射频场一起讨论。

梯度切换只在扫描过程中是主动性的,其没有大的边缘场。然而,当人们直接站在孔入口处时,也会体验到有感应电流存在(Crozier 等,2007)。同样的情况也会发生于患者身上;如果已感觉到刺激了,必须远离扫描仪直到不再感觉到刺激为止,或停止扫描。然而,到目前为止,这种效应却很少被介入放射医生报道。

第二个效应是噪声的产生。这是因为切换发生在可听频率范围内。因梯度线圈中的电流在强大的静磁场下切换,故有明显的力量施加在线圈的导线上,就像安装一个扬声器一样,会产生明显的噪声。噪声水平可达 99dB(A),有时甚至更高,有可能损伤听力(Mcjury 和 Shellock,2000)。因此,在扫描过程中配戴听力保护装置(耳罩或耳塞)是必需的。

总之,仅在扫描期间的梯度场系统切换是主动性的。梯度场的强度取决于成像脉冲序列的选择。最强的场强位于最大视野之外,但它们有一个会产生作用的边缘场,甚至就在孔的外边。如果外周神经刺激发生,必须采取阻止措施。此外,梯度场切换引起的噪声必须限制(耳朵保护)。

2.3　与射频脉冲场 B_1 相关的风险

第三个电磁场是一个由磁性成分 B_1 和电子成分 E_1 组成的射频场。MRI 只用到 B_1,也称为快速旋转的磁场。它是通过施加短脉冲使原子核自旋尖端朝向成像平面,在自旋回波脉冲序列中使其重聚。这些脉冲的频率是 Lamor 质子在静磁场中的频率,即在 1.0T 扫描仪中约为 42MHz、1.5T 扫描仪中约为 64MHz、3.0T 扫描仪中约为 128MHz。精确的频率取决于实际设置的磁场强度,这可能与名义场(nominal field)有一点小的不同。重聚后,原子核的自旋根据其自身 Lamor 频率及发射的射频信号(非常弱)的不同而反应不同。Lamor 频率取决于 B_0 总和及原子所处位置的梯度场,包含了空间位置、频率编码及信号强度等重要信息。

在图像采集过程中,一个强大的 B_1 场只产生自旋激发,只有在激发线圈内部或相邻的位置才具有较强的功率。

这些脉冲频率太高,以致于不能引起任何明显的生理和化学效应。然而,在导电组织内高频涡电流会产生热能。在临床患者的扫描过程中,激发线圈(通常是体线圈;在某些情况下,是一个专用的发射线圈,如一个发射/接收的头部线圈)覆盖范围内身体热能的丧失受硬件和软件的控制。临床应用的上限由国际电工委员会(IEC 2010)制定的"一级控制操作模式"所规定。如果扫描仪在这种模式下工作,最大的特殊吸收率 (SAR)(指转化为身体组织内热量的能量)在体部是 4W/kg 体重,在头部是 3.2W/kg 体重。如果吸收热量使身体核心温度升高 1℃,是在可以接受的范围内。如果患者出现热调节受损、高烧或循环功能障碍,就需要限制 SAR 在一个较低的水平,这一点可以由操作人员控制。对于局部暴露的组织或四肢来讲,较高的 SAR 值是可以的 (International Electrotechnical Commission, 2010)。然而,在高场系统(3.0T 或以上)下,即使不超过扫描仪限额,局部的功率

积累也会产生热点。当增加调节电场用的额外线圈、电缆或其他导体放置在激发线圈内时,局部发热现象更易发生。

当组织的导电性大致均匀时,在正常条件下,体内的散热或多或少是均匀分布的。然而,如果裸露的左右腿或左右手相接触时,就形成了一个闭合回路,产生电流。在这个回路中,最高电阻的位置是皮肤与皮肤接触点。这就意味着所有的电流能量将会在这一点上转化为热量释放。只有几瓦的热能在体内扩散,大量热能将在接触点释放,可能导致严重的接触点烧伤。有报道出现 Ⅱ 度或 Ⅲ 度烧伤的情况 (Knopp 等,1996)。全身的体温升高取决于 SAR,皮肤接触点的烧伤取决于功率的积累,即 SAR 乘以激发线圈(体)内组织的重量。这就意味着,体重较重的人具有更高的皮肤接触点严重烧伤风险。事实上,由 B_1 场引起加热的风险是较低的。

如果在体内有一个金属植入物,其导电性明显高于周围组织,就会导致植入物内有高于周围组织的电流存在。然而,在电流出入植入物的部位,局部组织电流密度可能非常高而导致烧伤。电流密度和热量产生是很难精确估量的,因为其不仅取决于金属植入物本身,而且还取决于其在体内的确切位置以及在射频发射线圈中的位置。适当的软件模拟能评估烧伤发生的风险。

如果植入物长度超过组织内的射频脉冲波长的一半时,会存在额外的风险。在这种情况下,可能产生驻波(standing wave)现象,这时,在植入物两端产热过高,会造成严重的组织烫伤。

射频场由磁场和电场两部分组成。磁场部分由闭环回路结构产生,电场部分由冗长的结构产生的电流而产生,作用类似于 Hertzian 偶极子(类似于一条天线)。回路中的感应取决于 B_1 场的时间导数,B_1 场在激发体积内是均匀一致的,而电场部分 E_1 可能很不均匀。电容能否耦合到组织内金属或其他导电结构,如碳纤维,取决于它们相对于发射线圈的方位。耦合作用通常在线圈横档部位附近是较强的,在一个鸟笼样线圈端环处表现最明显。再者,实际产热只

能在模拟后才能预测。

假定组织拥有水的介电常数,共振长度,即在体内植入物内发生驻波的最小长度,在 1.0T 场强中大约是 40cm、在 1.5T 场强中大约是 26cm、在 3.0T 场强中大约是 13cm。由于共振器因衰减作用而有较大的损失,共振长度不好确定。因此,较长的结构并不显示驻波缺失:作为实际的介电常数可能较低,实际的共振长度要长一些。

如果一个金属结构只有部分插入组织内,如导丝,经组织进入体内,空气就会作为一个反射点。在这种情况下,如果组织内的导丝的长度达到波长的 1/4 时,可能在组织末端和交叉点之间产生驻波。

如果导丝位于组织外,但完全或部分位于激发线圈内,类似的效果也会发生。特别是在连接不良的情况下,可能产生电火花,有时可能点燃易燃物引起火灾(Kugel 等,2003)。这里列举一个病例报道,以说明很小的变化,可能改变设置,产生天壤之别的变化。一位连有心电监护仪的患者,监护仪位于距离 MR 扫描仪较远的安全距离,心电信号通过 MR 兼容型长电缆传导。在做患者骨盆部位扫描时,首次衡量没有任何产热现象。然后,将检查床向外移出约 15cm,拟进行腰椎扫描检查,位于体线圈内的电缆线长度只有很短一部分。随后,重复之前的扫描序列,但在患者胸部连接心电导联的电极片接触部位产生了火花,引燃了患者的衬衫。幸运的是,火焰很快被扑灭,患者被移下检查床。

不仅仅是金属,其他导电材料如碳,也可能存在的类似风险。图 5-1 显示了碳纤维棒(使用在非磁性的外固定装置上)与另一含碳物体接触时产生火花(为了演示,这里用的是铅笔)。

是否产热取决于发射线圈和接收体植入物之间的精确调谐。即使在特定的条件设置下,最初没有感应发生,但小小的改变可能会诱发感应的发生。对于体内有植入物的患者,看似安全的 MR 检查,可能存在安全风险,这就是为什么不能提供任何安全方面的承诺的原因。这同样适用于根据材料试验协会(Association for Testing

Materials,ASTM)标准(ASTM International,2011)而设置的加热试验的风险评估。很难保证实验装置能够代表实际发生的最坏的情况。"典型的"临床设置测试也不能提供依据。如果出现较大的加热效应,有植入物存在者不适合 MR 检查。如果没有加热效应,永远不能确定实际强烈的加热效应只是轻微的参数变化引起的。这就需要深入分析和全面模拟,针对所有可能的几何形状运用正确的线圈数据。制定可靠的仿真程序指南及评估 MR 植入物安全性问题正在讨论中。

总之,有关射频场 B_1 的主要关注点是产热问题,尤其是体内存在高导电结构如金属植入物的情况下。产热的危险性存在被严重低估的情况。美国食品和药物管理局(FDA)收集的不良事件报告 [生产厂家与用户设备器械经验(Manufacturer and User Facility Device Experience,MAUDE2012)]中大多数是烧伤(Hardy 和 Weil,2010)。

2.4　低温系统相关的风险

在氦制冷超导线圈系统中,制冷剂也存在风险。为了保持静磁场线圈的超导性能,在大多数情况下采用将其浸泡在液态氦中的方法,使温度维持在 4K。氦气可慢慢蒸发及发散(或将其收集起来)。氦是无毒的,但如果让其进入扫描室,它可以取代扫描室中氧气,所以必须通过排气管排到室外。

在意外情况下或故意按下"quench"按钮来快速消除磁场(失超)的情况下,超导电性被破坏,电流穿过之前的超导丝到达导电铜基。导电铜基里存在电阻,电流会发生衰减而转化为热能。热能使液态氦立即蒸发,导致氦的体积比原来液态时增加 700 倍。这意味着,$1m^3$ 的液态氦将会在几秒钟内变成 $700m^3$ 气态氦而排放。失超管的设计通常能够缓解这种短时间内大量气体的高压排放。然而,失超管不妥善的维护可能会出现失超管堵塞。有报道显示,除了小尺寸的失超管重复使用易导致堵塞外,还有其他如鸟类的阻塞或更大动物的阻塞或冰块的阻塞。在这种情

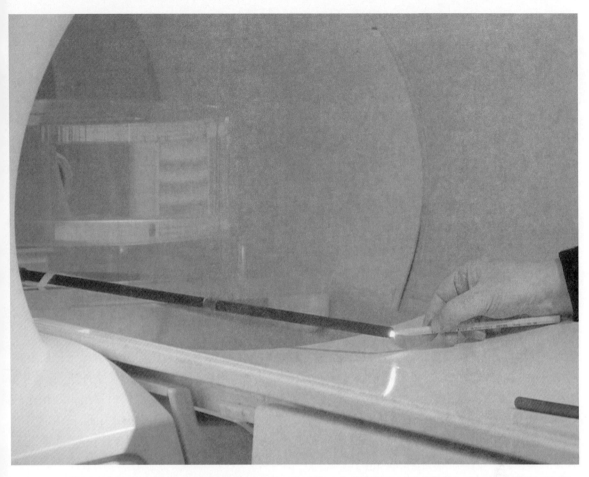

图 5-1　在射频脉冲激发时,3.0T MR 扫描孔外固定器上的碳棒。在碳棒与另一含碳物体（这里用的是含石墨的铅笔）接触点产生了火花。（见彩图）

况下,气体会挥发到扫描室("室内失超")。在大多数情况下,扫描室体积远远小于 $700m^3$,于是产生严重的室内超高压。有报道显示会导致建筑物严重损坏,且已经发生过好几次了。

为了便于快速逃离房间,门必须是向外开的;否则强大的压力将使门不能打开,从而造成严重后果。在一些地方,存在带有辅助减压系统的旧设施,为了便于操作,门是向内开的,但对于术中的房间来讲,向外开门是必不可少的。

总之,除了电磁场,制冷系统是另一个关注点。只有在失超的情况下,会带来风险,但在大多数情况下不会发生危险。然而,仔细维护制冷系统和失超管是必需的,可以防止室内失超危险发生。

2.5　场强的影响

危险发生率通常随磁场强度的增强而增高。一般来说,铁磁性物体所产生的吸力大小随静磁场强度的增加而增大(诚然,吸力大小也取决于静磁场的空间梯度,在特定条件下,低场系统可能产生更大的吸力)。铁磁性物体的转矩也随着场强的增加而增大,梯度引起的噪声也随静磁场强度的增加而增大。同时,射频也随磁场强度的增加而增大,从而,产热效应随磁场强度的平方值的增加而增强。此外,共振效应会在植入物的较小范围内发生。最后,由于较高的能量存储在超导线圈内,甚至可以使失超过程中氦蒸发更快,以致于失超管在较高的静磁场 B_0 下压力也升高。总之,磁场强度增加,相关风险也增加。

3 风险预防

3.1 一般原则

3.1.1 一般成像

目前尚无关于iMRI操作的标准规范,但对MRI有标准的安全操作规范。一个广泛应用的安全操作方案由美国放射学会(American College of Radiology)的一个小组制定(Kanal等,2007);然而,并不是所有的规定都是完全合理的(Shellock和Crues,2002)。介入操作需要额外的设备和操作程序。因此,必须进行额外的风险评估并采取相应的预防措施,以减少这些风险的发生,这是每一个方案必须要做的。

这里只考虑一般性原则,就如何在不同的环境下建立安全操作规范给出几点启示。

一般来说,MRI设备的安全标准措施应符合以下要求:

• 防止体内有金属植入物的人员进入"限制出入区",即在这一个区域,静磁场强度超过0.5mT。

• 防止铁磁性物体被带到高场区域(即扫描室)。所有工作人员和随行人员在进入扫描室之前必须接受安全筛查。假如他们已经进入扫描室,在没扫描之前,必须对他们随身携带的铁磁性物体、体内存在的铁磁性物质、植入物或由于意外伤害而遗留体内的金属碎片等进行检查。同时,他们不能携带有源植入物(active implants)。

• 防止导电物体(即所有的金属!)带进射频场附近。患者(进入扫描仪)和其他站在扫描仪附近的人员,扫描期间要保证绝对没有金属物体存在,绝对没有其他高导电材料存在,即使是非磁性的也不行。如果要对一个有植入体的患者进行检查,必须要搞清在什么条件下检查是安全、合适的,或相对于临床需求来讲,余下

的任何风险是可接受的。特别是携带医用有源植入物的受检者,检查前需要大量的准备、监测和采取相应的安全措施。

• 预防听力损伤。所有进入扫描室的人员在扫描过程中必须配戴听力保护装置。

• 对任何带进扫描室的器械或监控系统必须进行检查,确保其至少是标有"MR兼容型"标识(根据美国材料和试验协会标准F2503)(ASTM International,2008),使用时注意其安全注意事项。

• 如果申请MRI检查的患者有体内植入体或金属结构,必须检查植入体的MR兼容性(由制造商提供)。如果植入体有"MR兼容型"标识,必须保证其使用的必要条件。在任何情况下,必须确认有植入体的患者进行的MRI检查是临床必需的,且存在的风险是合理的。

• 在危重患者救护的紧急情况下,所有的医疗干预措施必须在高场扫描室外进行。这意味着患者必须尽快从扫描仪中移出,并快速转移到扫描室外。扫描室门必须关闭,任何前来参加急救的人员不能随意进入扫描室,除非他们受过专门的训练。

3.1.2 成像与介入

原则上,适用于MRI的注意事项同时也适用于在MR扫描期间或扫描间期内进行介入操作及接近扫描仪的人员。

在MR环境下实施介入操作时必须采取特殊的安全措施。然而,没有包罗所有安全问题的防范措施。防范目的是最大限度地提供安全保障,根据具体情况进行安全操作。可能的情况有以下几种:

1.在闭孔式系统中的介入操作。对患者进行扫描,然后移出到孔外的某一位置,以便进行介入操作,但患者仍然接近检查孔,且位于高场强中。

2.在高场开放式系统下的介入操作。对患者进行扫描,然后保持患者不动进行介入操作,或在患者成像位置附近进行介入操作,患者位于高场强中。

3.在扫描系统附近进行介入操作。对患者进行扫描,然后移出孔外,转移到一个低场强的区域进行介入操作,但仍在扫描室内。

4.在另一个单独的房间内进行介入操作。对患者进行扫描,然后转运到另一个独立的手术室进行介入操作,在必要时再次搬运回来进行扫描。介入操作在没有磁场的环境中进行。

5.使用移动式扫描仪进行介入操作。对患者进行扫描,然后将移动式 MR 扫描仪移走,(如通过轨道系统移动);如有需要,再将扫描仪移回到手术室进行成像检查。介入操作在没有磁场的环境中进行。

在 MRI 扫描时或靠近磁体附近时必须采取上述安全措施。在操作过程中,如果移动扫描仪或者移动患者导致患者和扫描仪之间的距离增加时,其中某些限制措施可以适当放宽,但患者再次扫描时,必须重新采取安全措施。在一般情况下,没有"傻瓜保险"技术能一次性解决所有问题,所以必须严格遵守操作规程。这些操作的具体方式取决于特定的设置。因此,标准的操作程序必须根据个体环境和情况具体制定,并进行正规化和个体化的人员培训,特别是对进行危重紧急情况下救护的训练,包括在一些特殊的情况下,如医护人员在不知道静磁场风险的情况下进入现场参与援助等。在类似情况下(Archibold,2001)发生的致命的事故报道见2.1 节(Chen,2001)。

在起草介入操作标准时,有关术语"MR 安全性""MR 兼容型"和"MR 下不安全",即美国材料与试验协会（ASTM）定义的标准标记(ASTM International,2008),可能不完全符合介入的使用。例如,一个非磁性钛器械可能在介入操作中能够安全使用,但在 ASTM 标准中只是"MR 兼容型",因该材料是属于金属电导体。因此,如果他们有明确的使用限定的话,应该在介入操作中使用其他术语。任何标记的有效性可能仅限于特定的环境下(即特定的操作室)。为了避免误解,所使用的术语应该不同于 ASTM 标准所定义的术语。此外,在所有的情况下,都必须采取措施,确保牢记安全规则,要作为一项

常规来执行。

3.2　不同情况下安全预防措施

3.2.1　情况 1 和 2:高磁场下的介入操作

先对患者进行扫描,然后移出孔外,以便行介入操作,但患者仍然接近检查孔并处于高场强中。或者在具有横向缺口的开放式系统中,患者可能留在孔内,或在极靴之间。

在这种情况下,所有的器械必须是非磁性的,不仅是出于安全方面的考虑,还因磁性器械很难进行操作。显然准备这种类型的介入手术是繁琐的,且代价是昂贵的（手术器械由钛组成）,一旦操作部位准备好后,相关风险并不是很高,在手术室或扫描室内是不应该有磁性材料的物品存在的。

除了对所有进入 MR 介入室的人员进行适当的安全检查外,还要对所有的器械进行适当的安全检查,在带进手术室之前,正确选配所有麻醉和监护设备,主要是检查患者及其周围环境中可能存在的任何导电材料(器械、电缆等),该材料可能是无意或故意被带进了 MR 扫描室。在检查过程中,患者应处于有利于检查的体位。

所有的高场系统,尤其是新的 1.0T 或更高场的超导开放式 MR 系统,有很高的静磁场空间梯度,这可能会对在开放磁体环境下工作的人员造成刺激影响,尤其是在头部快速运动时。人们对这种刺激影响的敏感性可能各不相同,但他们必须心里明白自己的敏感性强弱情况。建议每一位从事 MR 介入的人员检查其本人在开放系统中的敏感度,同时检查封闭式系统在开放状态下的敏感度。此外,也建议工作人员配戴磁性初检眼镜。

3.2.2　情况 3:限制性磁场中的介入操作

可以设置检查床(纵向移动床或旋转移动床),使其离开主磁体到一个低 B_0 磁场强度的区域,实际的介入操作是在距离较远、磁力影响不大的区域内进行的。在这种情况下,介入操作可以使用正常铁磁性的器械,这可能使操

作变得容易（使用起来较熟悉且质量较高，与非磁性器械相比成本较低）。然而，另一方面，这种做法却大大增加了风险，因铁磁性物体向磁体的加速运动可能会造成无法预知的灾难性的后果。

因此，制定严格的安全方案，以确保没有铁磁性器械通过低场条件下的安全线。为此，必须明确职责，指定专人负责所有的手术器械，从术中传递给介入医生到术后带回，要全权控制每一件器械的空间使用位置。当患者移向扫描仪时，每件器械(所有的解剖刀、剪刀、夹子、钳子等，必须进行计数)必须事先从检查床上移走。可以用一个金属探测器来探测被忽略的遗留于患者周围的铁磁性器械。

3.2.3 情况 4：单室环境的介入操作

如果完成扫描成像后，患者被转移到另一个独立的手术室进行介入操作时，就可以使用标准的铁磁性手术器械。然而，如果计划在术中或术后返回 MR 扫描室时，安全方面的主要任务是充分筛查患者周围所有的 MR 不完全兼容型物品（这意味着要除外影响 MR 安全性和图像质量的器械）。在这种情况下，建议最好设立专职安全员，负责在介入过程中追踪可能使用的所有金属物品。

3.2.4 情况 5：移动式 MR 扫描仪下的介入操作

有一些介入系统却有不同之处：使患者保持在一个固定的手术床上不动，而将一个移动式 MR 扫描仪推拉至患者床旁进行成像。这种 MR 扫描仪也可能是一个超导磁体，持续存在磁场(Hushek 等，2008)。虽然这种方法的优点是不需要移动患者，但它也具有特定的风险。只要 MR 磁体被撤离手术室，就可以使用"常规"手术用器械(使用标准的不锈钢器械)，但一定要确保当移动式 MR 扫描仪推进手术室时，所有的铁磁性物体必须从患者身边及 MR 扫描仪经过的路径区域移走。

如果手术床本身不含有铁磁性物体，最好

用手持式磁性检测仪检查患者身体及其周围是否存在铁磁性物品。手持式磁性检测仪方便操作，以免遗漏铁磁性物品。应该建立在推动移动式 MR 扫描仪之前明确铁磁性物体的检查程序。此外，手术床及患者身体上预置激发线圈的区域，必须保证没有任何导电材料的存在，即使是非磁性的也不行。在这里，使用传统的金属探测器是有帮助的。建议配有专门的安全员负责记录并跟踪在介入操作过程中使用过的所有的铁磁性物品。即使术前计划只使用 MR 安全性器械，但在磁体撤离后，偶然带进手术室的铁磁性器械可能被遗忘，直至移动式 MR 扫描仪被推回手术间导致严重后果时才发现。

类似的情况也存在于使用特定的 MR 系统，它由一个小的低场成像系统连接到手术台介入操作的位置，在介入过程中，当不需要成像时，可以将其存放在手术床下 (Hushek 等，2008)。在这种情况下，如果磁场强度足够低，可能会放宽对只有微弱磁性物品的移走要求。所有的物品应事先进行测试，要特别标明在特定磁环境下是兼容还是不兼容。

4 职业暴露

对一般成像而言，主要关注点是确保患者及工作人员的安全。但对介入操作来讲，需要额外关注长期、反复暴露在磁环境下对介入从业人员身体健康的影响。如果存在永久性影响，就必须针对患者和医务人员制定不同暴露程度的限定阈值，如患者单次检查应该接受的暴露剂量和医务人员长期暴露的剂量阈值等。

目前，尚无相关从业人员方面的具体规定。基本观点认为 MR 不存在对健康的永久性影响，因此，相关的暴露剂量测量者们认为 MR 对患者及医务人员是安全的。主观感觉上存在瞬态效应，如在快速移动头部到检查孔时或处于一个较大梯度的静磁场中时，部分患者可能出现头晕、恶心等反应。这些反应也只发生于个别敏感性较高的个体，应对及预防措施也较多，如避免突然或快速移动头部等。目前,尚无有效的相关法律方面的限制规定。针对职业人员的限定,其目的是避免所有可能会对身体造成的暂时的健康影响,然而,这些问题尚处于讨论阶段。国际非电离辐射防护委员会(1998,2010)发表了可能会造成上述影响的最低限度值,该值随暴露于电磁场的时间不同而不同。该限定值与有害作用不相关,因此,与国际电工委员会所提到的 MR 曝露限度并不矛盾。

如果目前在欧洲联盟（European Union）框架内讨论的有关医务人员电磁场职业暴露法规是有效的,那么,就有必要采取额外的预防措施或注意事项。特别是在快速扫描序列中切换梯度场时,对于站在闭孔式系统或开放式系统 MR 扫描仪前面的从业人员,可能会立即达到允许的极限值(Fuentes 等,2008)。法规可能会调整允许医务人员在 MR 扫描仪附近或持续时间的相关条款。

5 结论

目前,关于 MR 介入场所和介入操作过程尚不规范统一,有多种介入操作方法和用于介入操作的硬件配置。对任何一种介入操作方法和硬件配置来说,没有绝对安全的技术解决方案。而技术解决方案可以方便安全检查,严格按操作规程进行操作及对从业人员进行专门培训是确保安全的基础。介入技术的进步必须以彻底的风险评估为前提,必须建立安全清单以保证严格按要求进行操作,并做好详细记录。特别强调在日常操作中要防止人员的警觉性下降问题。此外,长期的监管、对发现的安全问题或违规操作以及可能导致的错误进行公开的讨论,可能有助于提高安全性防范。

(田锦林 译 肖越勇 校)

参考文献

Archibold RC (2001) Hospital details failures leading to M.R.I. fatality. *New York Times*, 22 Aug 2001

ASTM International (2008) F2503-08. Standard practice for marking medical devices and other items for safety in the magnetic resonance environment. In: Annual book of ASTM standards, vol 13.02. Medical and surgical materials and devices (II): F2502-latest. ASTM International, West Conshohocken. doi:10.1520/F2503-08

ASTM International (2011) F2182-11a. Standard test method for measurement of radio frequency induced heating on or near passive implants during magnetic resonance imaging. In: Annual book of ASTM standards, vol 13.01. Medical and surgical materials and devices (I): E667-F2477. ASTM International, West Conshohocken. doi:10.1520/F2182-11A

Bourland JD, Nyenhuis JA, Schaefer DJ (1999) Physiologic effects of intense MR gradient fields. Neuroimaging Clin N Am 9:363–377

Chen DW (2001) Boy, 6, dies of skull injury during MRI. *New York Times*, 31 July 2001

Crozier S, Wang H, Trakic A, Liu F (2007) Exposure of workers to pulsed gradients in MRI. J Magn Reson Imaging 26:1236–1254

Fuentes MA, Trakic A, Wilson SJ, Crozier S (2008) Analysis and measurement of magnetic field exposures for healthcare workers in selected ME environments. IEEE Trans Biomed Eng 55:1355–1364

Graf H, Lauer UA, Schick F (2006) Eddy-current induction in extended metallic parts as a source of considerable torsional moment. J Magn Reson Imaging 23:585–590

Hardy PT, Weil KM (2010) A review of thermal MR injuries. Radiol Technol 81:606–609

Hushek SG, Martin AJ, Steckner M, Bosak E, Debbins J, Kucharzyk W (2008) MR systems for MRI-guided interventions. J Magn Reson Imaging 27:253–266

International Commission on Non-Ionizing Radiation Protection (1998) Guidelines for limiting exposure to time-varying electric, magnetic, and electromagnetic fields (up to 300 GHz). Health Phys 74:494–522

International Commission on Non-Ionizing Radiation Protection (2010) Guidelines for limiting exposure to time-varying electric and magnetic fields (1 Hz to 100 kHz). Health Phys 99:818–836

International Electrotechnical Commission (2010) Medical electrical equipment—part 2-33: particular requirements for the basic safety and essential performance of magnetic resonance equipment for medical diagnosis. International standard IEC 60601-2-33: International Electrotechnical Commission, Geneva

Kanal E, Barkovich AJ, Bell C, Borgstede JP, Bradley WG Jr, Froelich JW, Gilk T, Gimbel JR, Gosbee J, Kuhni-Kaminski EM, Keeler EK, Lester JW Jr, Nyenhuis J, Parag Y, Schaefer DJ, Sebek-Scoumis EA, Weinreb J, Zaremba LA, Wilcox P, Lucey L, Sass N (2007) ACR guidance document for safe MR practices: 2007. AJR Am J Roentgenol 188:1447–1474

Kelly WM, Paglen PG, Pearson JA, San Diego AG, Soloman MA (1986) Ferromagnetism of intraocular foreign body cause unilateral blindness after MR study. AJNR Am J Neuroradiol 7:243–245

Klucznik RP, Carrier DA, Pyka R, Haid RW (1993) Placement of a ferromagnetic intracerebral aneurysm clip in a magnetic field with a fatal outcome. Radiology 187:855–856

Knopp MV, Essig M, Debus J, Zabel HJ, van Kaick G (1996) Unusual burns of the lower extremities caused by a closed conducting loop in a patient at MR imaging. Radiology 200:572–575

Kugel H, Bremer C, Püschel M, Fischbach R, Lenzen H, Tombach B, Van Aken H, Heindel W (2003) Hazardous situation in the MR bore: induction in EEG leads causes fire. Eur Radiol 13:690–694

Manufacturer and User Facility Device Experience (2012). http://www.accessdata.fda.gov/scripts/cdrh/cfdocs/cfMAUDE/TextSearch.cfm. Accessed 21 Feb 2012

McJury M, Shellock F (2000) Auditory noise associated with MR procedures: a review. J Magn Reson Imaging 12:37–45

Schaefer DJ (1998) Safety aspects of switched gradient fields. Magn Reson Imaging Clin N Am 6:731–748

Schenck JF (2005) Physical interactions of static magnetic fields with living tissue. Prog Biophys Mol Biol 87:185–204

Shellock FG, Crues JV III (2002) Commentary: MR safety and the American college of radiology white paper. AJR Am J Roentgenol 178:1349–1352

Tope WD, Shellock FG (2002) Magnetic resonance imaging and permanent cosmetics (tattoos): survey of complications and adverse effects. J Magn Reson Imaging 15:180–184

第 6 章　磁共振环境下麻醉要点

Ramon Martin

本章目录

1　引言 …………………………………… 79

2　人员组成和相关培训 ………………… 80

3　MR 室的后勤保障 …………………… 80

4　患者的选择 …………………………… 81

5　远程监控 ……………………………… 81

6　MRI 设备 ……………………………… 81

7　结论 …………………………………… 82

参考文献 ………………………………… 83

摘　要

MR 用于诊断的同时也越来越多地用于一些治疗操作,与之相关的麻醉应用也相应增加。不同的磁场环境如静磁场、梯度磁场和射频场对麻醉设施的 MR 兼容性提出了挑战。通过培训并知晓不同的磁场环境对麻醉设施的要求和影响,是提供安全的麻醉救护所必需的。尤其是在临床危重紧急情况下,患者需要马上采取救治措施,MR 环境对救治潜在的有害影响必须避免,这一点非常重要。

1　引言

在 MR 环境下实施麻醉不同于一般手术室,原因如下:①静磁场环境下要求所有的监护仪、设备和仪器都是非铁磁性的;②梯度磁场环境能够干扰心电监护仪并产生噪声;③射频场的能量转化为热量,故当较多的热量被吸收后患者通常会感到浑身发热,有时还存在灼伤的危险。

由于 MRI 无电离辐射且能够提供不同组织及层面的更高质量图像,故 MRI 现在不仅用于诊断,也越来越多地应用于一些临床治疗操作中(Jacobs 等,2007)。在三级医院中,患者病情普遍都比较重,往往合并多种疾病,患者在接受检查及治疗时往往不能平躺、保持不动或保持舒适的体位,这就需要有相关的麻醉支持。

本章介绍了一些在 MRI 环境下对患者实施

麻醉所面临的问题,在进行 MRI 环境下救护患者之前,必须要先接受 MR 环境下相关的工作规范及注意事项培训。应对 MR 室仔细检查,以确保在各种"可能"出现的紧急情况下(如气道通气困难、心跳呼吸停止时,需要复苏等)相应的救治设施及药品已经准备到位。由于 MRI 在工作时会产生很强的噪声,在麻醉开始之前,医务人员必须做好远程监控患者的准备。在携带任何物品进入 MR 室时,要时刻保持警惕,因为一些常用的麻醉器械并没有经过 MR 安全测试。

越来越多的介入操作需要在 MRI 引导下进行,这就需要增加相应的 MR 环境下麻醉支持。MRI 室不应该仅仅被看作是一个需要各种麻醉仪器、监护仪、小推车及各种药品都齐备的常规手术室以外的场所,还应该被看作是一个需要时刻让人警惕、任何不当行为或操作可能会对自己和患者造成伤害的场所。

2 人员组成和相关培训

在我们机构,参与 MRI 介入麻醉操作的人员必须参加针对 MRI 安全的讲座和视频学习,也包括参观学习相关设施,并指出实际工作中需要重点关注的区域。对进入操作间的患者及进入 4 区的陪同人员要按照"安检清单"逐项进行安全检查(Weiser 等,2010)。MRI 分区如下:

• 1 区是指对所有公众自由开放的区域,包括 MR 设施的入口,该区域的磁场不存在危险。

• 2 区为 1 区和更严格的限制区 3 区之间的缓冲区。在这里,患者只能受 MR 室内专门人员监管。通常情况下,在磁安全方面是安全的。2 区包括接待区、换药室、会诊室。

• 进入 3 区会存在一些物理屏障的限制。只有 MR 工作人员、接受医学问卷调查和会诊的患者在得到允许后才能进入 3 区。MR 控制室或计算机房位于 3 区。

• 4 区是指严格局限在 MR 扫描仪所在的房间区域,有时被称为磁室。只能通过 3 区进入 MR 扫描室,4 区有时被认为是 3 区的一部分,因为它没有进入的限制性入口。3 区和 4 区有时被统称为 MR 室。

在我们机构,实施 MR 麻醉时,除了 MR 技师外,还需要一个护士在场。这种人员结构搭配适用于 MR 诊断性扫描和介入性操作。MR 诊断性扫描时需要麻醉的患者往往合并有多种疾病,在麻醉期间需要护士协助给药。这种做法源于一个真实病例,有一位巨大腹膜后肉瘤欲行外科手术的患者,在术前 MRI 确定手术计划时因不能平躺而接受了全麻,麻醉后患者心肺功能骤停,随后紧急复苏未能成功,事后分析总结教训认为该患者的治疗本应在大手术室进行。当进行治疗性操作时,介入医生也应参与其中。

3 MR 室的后勤保障

在手术室,手术床被置于房间的中心,而在 MRI 室,体积巨大的磁体位于房间的中心并占据了不少空间。需要关注两个问题:①MR 检查床是固定的还是能够被移入/移出;②患者的紧急运送出口。如果 MR 检查床是固定在 MR 扫描仪内,全麻需要先在一张 MR 兼容型担架上诱导麻醉,之后再移至 MR 检查床上。然后将担架放在 MRI 4 区内,以便出现紧急情况时快速转移患者。对于能够移入/移出的检查床,能够根据需要随意移动床的位置以便进行麻醉诱导或快速从磁体检查孔中移走患者。

MRI 房间的 4 区在作为进入和离开通道时,要检查是否存在影响快速运送的障碍物存在。还应该有足够的空间。在 3 区内应该有足够的空间放置氧气、吸入装置及为可能出现的需要快速复苏的患者提供出口。如果一个 MRI 湾区(MRI bay)不能为进/出口、4 区之外区域、标准麻醉设备出口以及 3 区内实施复苏等提供足够的空间,那么,便不能提供麻醉所需的安全保障,该 MRI 湾区就不能开展麻醉操作。在我们机构,旧的 MRI 湾区不符合标准,但所有新建的 MRI 湾区,设计了麻醉人员参与的空间,为安全实施麻醉提供了保证。

MRI 3 区是一个缓冲区,所有的复苏操作都在此区内进行。由于在多数的紧急情况下（心肺功能停止、气道堵塞、过敏反应等），需要的仪器/设备可能不是 MR 兼容型的，以及各类医务人员并非都会认识到 MR 的安全性，故患者应尽快退出至 3 区内进行抢救。虽然 2 区是更适合的复苏区域，但在紧急情况下，转运距离越短越好，以便争分夺秒地展开复苏抢救。

4 患者的选择

MRI 环境下，连续心电监测的质量会变差，这是监测麻醉患者最严重的缺陷。如果一个患者有心肌缺血或存在近期缺血性发作时造成损伤的风险，那么该患者在进行 MRI 检查时应考虑麻醉。技术的进步最终会克服这一缺陷（Wu等，2011）。心脏 MRI 可以实现整体心脏功能的可视化观察，但这需要频繁的屏气，最近有报道显示，已有技术可以在自由呼吸下行心脏 MRI功能成像（Odille 等，2010；Beer 等，2010）

已知有插管困难或先前有药物或对比剂敏史的患者，在进入 4 区前应进行预防性处理。当遇到意想不到的突发插管困难或对比剂过敏反应时，需要迅速将患者撤出 4 区进行抢救。

5 远程监控

磁场和射频电流的生物效应可能是轻微的，且一直处于研究中（Bradle 等，2007；Franco等，2008；Feychting，2005）。噪声对患者的影响是需要远程监控的，尤其是来自于梯度磁场的噪声。职业性噪声暴露标准规定，允许暴露限值超过 8 小时是 90dBA（Occupational Health and Safety Act，1970）。超过 85dBA 时需要采取听力保护措施。在我们机构，三台 MRI 仪中，等同于 8 小时噪声水平能够常规进行麻醉的噪声值分别为：1.5T 西门子 MR 扫描仪为 87dBA，3.0T西门子 MR 扫描仪为 87.4dBA，3.0T GE MR 扫描仪为 93dBA。虽然对于患者来说，能够提供舒适的听力保护，但对麻醉医生来讲，要能够听到超过 1~2 英尺（30.48~60.96cm）距离脉搏血氧

监控仪发出的声音是比较困难的，虽然可以通过消音传输耳机技术来实现，但这种技术没有被广泛使用，所以需要常规进行远程监控。

远程监控的内容包括：①动态监测生命体征和呼气末潮气量；②通过直接观察或远程摄像机观察麻醉呼吸机工作情况及参数设置；③在监测生命体征的仪器旁边应连接一个摄像机，用来远程观察磁体孔中的患者情况。远程监控一般在麻醉诱导完成后，患者一般状况稳定的情况下进行。如果在扫描期间需要干预，则暂停扫描，处理完后接着扫描。

6 MRI 设备

除了标准的监护设备，合并多种疾病的患者或近期有手术史的患者可能需要其他监护设备，或可能已经使用了没有经过 MR 安全评估的监护设备或器材（Fosling 和 McBrien，2003）。这些设备或器材，往往是在突发情况下使用，没有经过 MR 安全评估，下面的案例很能说明问题。

一位 62 岁男性坠落伤患者，拟行脑和全脊柱 MRI 扫描。因其存在躁动不安的情况，需要麻醉支持，以保证在检查期间能够保持不动。由于不确定口服给药的初始有效剂量，决定行全麻快速诱导。术前气道检查未发现存在插管相关问题。当患者被推进 MRI 室，标准监护后，预吸氧，快速序贯诱导。第一次和第二次尝试插管因看不见声带而失败，放置 Fastrach 喉罩，听诊有呼吸音后，再次气管插管成功。机械通气，生命体征平稳，扫描开始。图 6-1 为 MRI 扫描图像，经 MR 技师讨论后认为导致信号丢失的原因可能是气管内插管。于是停止扫描，更换Fastrach 气管插管为 Sheridan 气管插管。Fastrach 气管内插管包装盒无 MR 安全适应证标识，注意到其管身有一段长度存在强化的线圈结构，用手拿一个移动式磁体靠近该线圈时发现具有吸引力。

这就说明，对常规手术室使用的设备或监护仪进行重新评价是非常必要的，尤其是外包装没有标示 MR 安全性者。

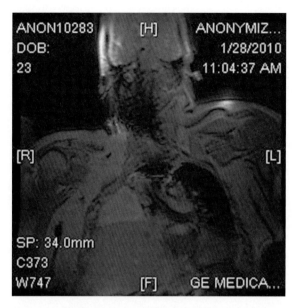

图 6-1 脑部、颈椎及胸椎 MRI 扫描，患者使用了 Fastrach 气管插管。

表 6-1 常用设备的偏移度和力度

设备	α (°)	力度(mg tan α)
Sheridan ETT	5	1.9458
LMA	2	1.7475
Fastrach ETT	90	3.1769
Reinforced ETT	90	4.9923
Laser-Shield ETT	0	0
Laser-Flex ETT	30	2.0866
Arrow central line	0	0
Edwards Swan-Ganz	15	5.2146
Edwards Swan-Ganz CCO	12	7.0912
Braun 硬膜外导管	0	0
Arrow 硬膜外导管	2.5	1.2138
Epimed 硬膜外导管	90	4.5385
Medtronic 房性导丝	90	4.5385
Medtronic 室性堵塞	90	4.5385

注:ETT:气管内插管;LMA:喉罩给氧;CCO:连续性心输出量。

表 6-1 列出了常用设备的梯度磁场的吸引力,其中任何一项都未在 2009 年版的 MR 安全参考手册——植入物和设备(Reference Manual for Magnetic Resonance Safety, Implants and Devices)(Shellock 2009) 中收录。只有 Epimed 硬膜外导管被标记为在 MRI 环境中不安全。令人惊讶的是,那些经常使用和普遍应用的设备具有 MR 吸引力。Sheridan 气管内插管有一个小气囊阀,在面部左侧(图 6-2),在脑部扫描时造成伪影。我们正在测试每一种设备所产生的热量,将用该方法作为标准化的测试系统,来快速评价任何未知 MR 安全性的监控仪及装置(ASTM International, 2006)。

7 结论

当越来越多的前沿治疗技术在 MRI 引导下应用时,操作者所面临的常规手术室没有的磁环境具有独特性和挑战性。因为患者仍需保持舒适的姿势不动,这就需要麻醉,特别是对于

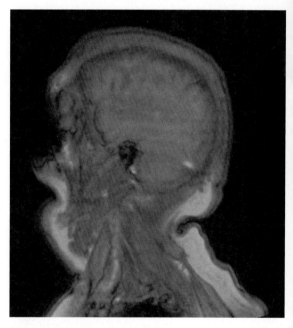

图 6-2 脑部 MRI 图像。患者 Sheridan 气管插管,在右脸颊侧旁有一个小球囊。

合并多种基础疾病的患者。麻醉人员知晓不同场强的区分和能够提供安全的麻醉同样重要。同时，还需要掌握在 MR 环境下紧急情况的救治处理。

(田锦林 张啸波 译 肖越勇 校)

参考文献

ASTM International (2006) F2052-06. Standard test method for measurement of magnetically induced displacement force on medical devices in the magnetic resonance environment. ASTM International, West Conshohocken

Beer M, Stamm H, Machenn W, Weng A, Goltz JP, Breuring F, Weidemann F, Hahn D, Kostler H (2010) Free breathing cardiac real-time cine MR without ECG triggering. Int J Cardiol 145:380–382

Bradley JK, Nyekiova M, Prere DL, Lopez LD, Crawley T (2007) Occupational exposure to static and time-varying gradient magnetic field in MR units. J Mag Res Imaging 26:1204–1209

Feychting M (2005) Health effects of static magnetic fields—a review of epidemiological evidence. Prog Biophys Mol Biol 87:241–246

Fosling PA, McBrien ME, Winder RJ (2003) Magnetic resonance compatible equipment: read the small print! Anesthesia 58:86

Franco G, Perduri R, Murolo A (2008) Health effects of occupational exposure to static magnetic fields used in magnetic resonance imaging: a review. Med Lav 99:16–28

Jacobs MA, Ibrahim TS, Owerkerk R (2007) MR imaging: brief overview and emerging applications. Radiographics 27: 1213–1229

Occupational Health and Safety Act (1970) OSHA hearing conservation program amendment. Fed Reg 1981; 46: No. 162

Odille F, Uribe S, Batchelor PG, Prieto C, Schaeffter T, Atkinson D (2010) Model-based reconstruction for cardiac cine MRI without ECG or breath holding. Mag Reson Med 63:1247–1257

Shellock FG (2009) Reference manual for magnetic resonance safety, implants and devices. Biomedical Research Publishing Group, Los Angeles

Weiser TG, Haynes AB, Lashofer A, Dziekan G, Boorman DJ, Berry WR, Gawande AA (2010) Perspective in quality: designing the WHO surgical safety checklist. Int J Qual Health Care 22:365–370

Wu V, Benbash IM, Ratnayaha K, Saikus CE, Sommey M, Kisturk O, Lderman RJ, Faranesh AZ (2011) Adaptive noise cancellation to suppress electrocardiography artifacts during real-time interventional MRI. J Mag Reson Imaging 33:1184–1193

第 2 部分

各部位临床应用

第 7 章　MRI 引导微创介入在颅内的应用

Chip Truwit, Alastair J. Martin, Walter A. Hall

本章目录

1　引言 ……………………………… 87

2　针和伪影 ……………………………… 88

3　增强的有框及无框立体定向技术 ……… 89

4　前瞻性立体定向术 ………………… 91

5　3.0T MRI 引导微创介入手术 ……… 100

参考文献 ……………………………… 100

摘　要

　　自从术中 MRI 引导的神经外科成立以来，最主要的目的就是提高微创手术技术。一种方法是在 iMRI 引导的神经外科手术中，完成颅骨钻孔后再获得 MR 扫描图像以避免脑组织移位的影响。这种方法得益于在获得用于路径规划和引导图像之前就适应了脑移位。另外，一些研究者已经更直接地应用 MR 扫描仪规划和指导手术路径。两种应用就是三维切片和前瞻性立体定向术。本章深入讨论了由于前瞻性立体定向微创外科技术的进步导致的徒手脑活检到功能神经外科的变迁。

1　引言

　　自从术中 MRI 引导的神经外科成立以来，最主要的目的就是提高微创手术技术，并且已经从多个方面进行了尝试。例如，试图提高有框立体定向的精度，一种方法是获得 MR 图像前对颅骨钻孔，从而使潜在的脑移位发生在规划路径之前。与此类似，钻孔定位后采集 3D 图像会凭借无框立体定向技术提高神经导航的精度。这些方法旨在增强或强化现有的方法。

　　另外，一些研究者已经试图使用实时 MRI 来进行操作。目前，已经有两种主要的方法。其一是研究者开发的神经导航增强功能，如 SLICER，这种软件最初由 David Gering 于 2003 年在马萨诸塞州麻省理工学院做博士研究期间开发(Nabavi 等，2003)。SLICER 具有远超出传统的用于微创手术的神经导航技术的广泛功能，将在本书其他章节做深入讨论。

　　另一个方法是美国明尼苏达大学的研究者们开发的前瞻性立体定向技术，它是在颅骨钻孔后获得影像(Truwit 和 Liu，2001)。在前瞻性立体定向术里，实时成像本身是作为神经导航的工具，允许通过实时 MRI 校准路径。路径确定后，活检针或其他外科器具在直接的 MR 视角下可被引导入脑内(Hall 等，2001)。

　　SLICER 技术可以在图像及患者间切换，这样可以在患者扫描时利用实时影像进行微创神经外科操作。这种技术还可处理多模态成像和建模。另一方面，前瞻性立体定向术有一个非常特定的功能：怎样以简单、直接、共线的方式规划路径，并且，实施起来是难以置信的快速及准确。这种方法的深化可以进行更进一步的操作，如术中 MRI 引导下神经刺激器的放置，特别是对于路径校准设备来说(Martin 等，2005；Starr 等，2010；Larson 等，2011)。此外，这种方法也可以用来对上述操作实施远程控制 (Liu 等，2002)。

　　另一种替代的方法是机器人神经外科。尽管一些研究小组已经专注于这个问题，但是 Calgary 小组已成功应用神经外科手术机器人进行微创神经活检。最后，随着 MR 温度测量和 MRI 引导的高频超声治疗技术的发展，MRI 引导的神经毁损术已经具备了精确的精度。

　　针对 MRI 引导的微创颅内操作的一些方法是本章论述的重点。诸如 SLICER、MRI 引导高频超声治疗和机器人会在本书其他章节讨论，不在本章中详述。

2　针和伪影

　　在 MR 扫描设备内执行神经外科或其他的操作需要一些相当重要的想法，许多必须结合人体工程学，而这正是外科医生和麻醉医生愿意做的或认为是对患者安全的。其他想法更加富有想象力：①通过融合先进的 MR 技术，如

MR 静脉造影术、血管造影术、波谱等或其他方式，如 PET-CT 来提高精度；②通过即刻后处理图像来提高患者安全性。当然，对于神经外科医生来说，外科手术刀和针在 MR 环境中应该不仅仅是安全的，而且应是 MR 兼容的，更不用说其功能性。例如，钛金属在 MR 环境中是安全的，投射的风险很小。但是，大家都知道一些钛金属移植体和仪器可以形成伪影，这使他们完全不适合成像。因而，MR 兼容不仅意味着安全，还意味着在成像范围内有限的伪影。

　　当然，有些伪影可能是有用的，并且调查人员很快就意识到利用这些伪影进行 MR 脉冲序列操纵的潜力。因此，可以得到一个必然的推论，在没有严重伪影的情况下可以进行 MR 操作。材料最终确定了下来并且 MR 兼容的活检针可以用于商用。至于伪影问题，放射学家和神经外科医生对许多病例中脊椎植入物造成的伪影非常熟悉，这种伪影使其附近几乎无法得到可用的图像。虽然活检针被认为不会引起类似程度的伪影，但是许多研究者质疑明尼苏达大学的研究小组，他们是否能在 1.5T 的场强下克服足够的伪影。换句话说，当外科器具不管是接近还是进入视野时，我们都期待在 1.5T 或更高的场强下伪影能够达到利大于弊的程度。

　　当其他中心在研究低场问题时，明尼苏达大学的研究小组则在细节上探讨针的磁敏感伪影问题(Schenck，1996；Ludeke 等，1985；Lewin 等，1995；Ladd 等，1996；Gehl 等，1995；Lenz 和 Dewey，1995；Faber 等，1996；Liu 等，1997，2001；Butts 等，1999)。就像在明尼苏达大学和其他地方确认的那样，虽然磁敏感伪影随磁场强度增加，但可设法控制在一定程度内。他们对多个变量进行了研究，包括脉冲序列的选择、涉及主磁场的针的方向、涉及梯度场的方向和极性的针的方向。

　　明尼苏达大学研究小组发现这些因素的控制都可以获益。第一个因素，脉冲序列的选择，众所周知，梯度回波序列比自旋回波序列会产生更多的伪影。

　　第二，沿主磁场方向的活检针沿针会产生

更少的磁敏感伪影(Liu 等,1997)。相比较,垂直于主磁场方向的活检针沿针会产生最多的磁敏感伪影。偶然情况下,在圆柱形扫描仪内的患者通常与主磁场是对齐的, 则圆柱形扫描仪自然的入路是沿主磁场方向的, 在许多微创手术中使用的手术器具是在相同的方向上应用的 (比如,沿矢状面或冠状面)。

另一个潜在的令人头痛的问题是诸如活检针一样的圆柱形物体的前端的散光现象。在这种情况下,当针平行于主磁场方向时,问题是最大的(Liu 等,2001)。与此相反,垂直于主磁场方向的活检针在针尖似乎没有产生散光现象 (图7-1 和图7-2)。

为了解决这个问题,需要对读出梯度方向和极性进行进一步研究。我们认识到的是,任何成像序列的伪影都可以通过使读出梯度的方向平行于针的路径而降到最小程度,就像已经提到过的,如平行于主磁场的方向,并且较高的读出梯度强度也是有益的(带宽的增加)。

虽然控制这些变量帮助很大,但仍有一个因素需要注意。值得注意的是,美国明尼苏达大学的研究小组发现读出梯度的极性可能是针尖伪影最重要的决定因素。如图 7-1 所示,读出梯度的极性可以增加或抑制针尖局部磁场干扰。在一般情况下, 当读出梯度的极性和针的方向不平行时,可以将针尖伪影的程度降到最低。

因此,解决了潜在的 MR 磁敏感问题后,研究者们将能够在 1.5T 的场强下工作。这是非常有意义的, 因为它打开了使用传统扫描仪的大门,并且使许多神经外科医生可以从事 MRI 引导的神经外科操作,因为他们习惯于 1.5T 的场强环境。若干年后, 随着研究者试图推广介入MR 到 3.0T 时,同样的问题也会出现。以前的针对 MR 兼容的针、电极和其他设备磁敏感伪影的成功经验是有限的,更不要说有什么优势,研究者们研究 3.0T 场强时,这些问题并没有现成的解决方案,这将在本章的最后进行讨论。

3　增强的有框及无框立体定向技术

在术中 MRI 出现之前,脑活检最初是在 CT

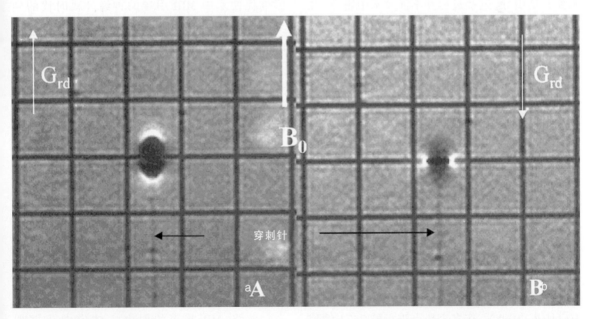

图7-1　针尖伪影。浸在水中的 MR 兼容的金属针向上(左侧)和向下(右侧)垂直于读出梯度极性,完全相同切面位置的两幅冠状位 2D 自旋回波图像 (FOV 20cm, 层厚 3mm,TR 5500ms,TE 18ms, 矩阵大小 256×256, 带宽 80Hz/pixel)。主磁场的方向是垂直的。塑料参考方格(黑色网格线)的尺寸是 15mm×15mm。针尖被放置在其中的一个网格线上。(Reproduced with permission from Liu et al. 2001)(见彩图)

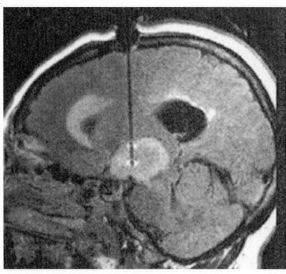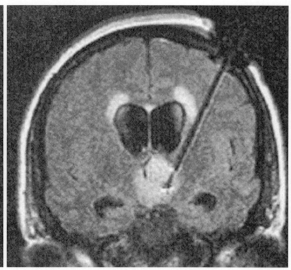

图 7-2 针和针尖伪影。沿着钛金属脑活检针整个长轴的相互垂直的 MR 快速液体衰减反转恢复序列,针尖到达生长有星形细胞瘤的左侧丘脑。在这个病例里,因为针的方向是沿着主磁场的方向并且读出梯度的方向与主磁场不平行,所以针尖的伪影被降到了最小。(Reproduced with permission from Hall and Truwit 2005)

引导下徒手进行的(Wen 等,1993)。这项技术后来被有框立体定向系统如 Brown-Roberts-Wells 系统取代(Wen 等,1993)。这些 CT 引导的活检术是由来自 CT 影像的基准标记计算出来的外科路径所引导。这些过程并不涉及术中影像。在一项 75 例 CT 引导的徒手活检与 66 例有框立体定向活检(34 例 CT 引导,32 例 MRI 引导,都是术前的 CT 和 MRI 图像)的表浅病变患者的直接比较中,这两种技术的发病率和死亡率具有可比性,但各技术进行取样的病变大小差异很大。在立体定向组,25 个病灶直径小于 2cm,而徒手组只有 13 例。两种技术的诊断率徒手组占优势(91% vs. 82%),这种统计学上的明显差异被认为是由于活检样本和目标病变具有较大的尺寸导致的。多个外科医生支持这一结论。

我们机构的一位外科医生完成了一个较大规模的研究,包括了 134 例 CT 或 MRI 引导的立体定向脑活检(术前 CT 和 MRI,在钻孔之前),总的诊断率为 96%,发病率和死亡率小于 1%(Hall,1998)。在多个地点进行的 7471 例脑活检分析中,整体发病率为 3.5%,死亡率小于 1%,诊断率为 91%(Hall,1998)。这些结果证实了当熟悉这项技术的神经外科医生进行操作时,立体定向脑活检的安全性和有效性。

尽管这项技术很安全,但 91% 的诊断率还是促使许多研究者试图进一步改进它。肿瘤内活检针实时影像的缺乏及还未解决的脑移位的影响促使术中 MRI 引导的神经外科时代的到来,1994 年布里格姆妇科医院对此进行了有效的研究,这将在本书其他章节进行描述。

1997 年,美国明尼苏达大学研究小组在颅骨钻孔后,使用术中 MRI 进行徒手脑活检且无并发症。随后的过程确认了这种活检术的可行性和简单性。因为多数脑肿瘤足够大,肿瘤内针的放置可以不用通过外科医生对患者位置的 3D 图像的解读进行引导就可以实现 (Hall 等,1999,2000a)。也就是说,很少需要第二遍活检,但是在病灶小且电极较深,有射频探针或神经刺激器安置的病例中,为了更加精准地命中目标,徒手活检是不够的。在短期内,对一个立体定向头架的修改使其可在 MR 套件中使用,从而可以后钻孔定位。

最终,MR 兼容的射电立体定向头框架(Integra-Radionics,Burlington,MA,USA)包含有一个底座,它可以安放在 MR 台面上,这样圆柱形扫描仪的扫描孔是不受影响的。进行术中

MRI 引导的脑活检、射频丘脑或苍白球切开术或神经刺激器放置的患者大部分不会有并发症，虽然一位进行射频苍白球切开术的患者在术后 MRI 检查中发现了一个较大的额叶血肿（该患者进行的是术中 MRI 引导治疗）。

4　前瞻性立体定向术

虽然明尼苏达大学研究小组在有框立体定向方面取得了成功，但实际上，这并不比以前的非 MRI 引导的操作进步多少。脑移位是客观存在的，但在大多数病例中它并没有重要到使有框立体定向设定的进针路径偏离肿瘤的地步。相反地，问题是时间及便利性：我们不能减少操作时间吗？我们不能通过消除框架的放置来提高患者的舒适性吗？事实上，我们能够做到。

怎样使针的进针点和穿刺目标成一条直线，对这个烦人的问题前瞻性立体定向术是一个非常好的且简单的解决办法。虽然看似简单，但相当长的时间内对于这个问题的答案一直难以捉摸。如前所述，最初是人为地将影像和患者实际的位置进行转换，即徒手活检。随后，研究人员开发出基准系统，即最初的有框立体定向和随后的无框立体定向。这些系统经历了无数次的更迭，后者最终与神经外科显微镜联系起来。尽管如此，这些系统都是基于穿颅术前的数据进行操作。

颅骨被打开和脑脊液从开口流出时，脑组织会发生不同程度的移位（Hill 等，1998；Roberts 等，1998；Maurer 等，1998）。如前所述，在通过螺旋钻开口的脑活检的病例中，脑移位相对目标（即脑肿瘤）的尺寸来说可能很小，移位导致的误差虽然有时较大，但大部分是无足轻重的。在通过带刺的孔洞放置神经刺激器的病例中，脑移位的程度很可能不仅有意义而且是很重要的，以致于钻孔之前的神经刺激器的目标锁定可能被证明是错配的，移位的程度可以导致设备放置不好，可能会导致多次操作或操作失败。在为了切除肿瘤而进行开颅术的病例中，脑移位是如此有限，以致于无框的数据仅被用来确认开颅位点及标定肿瘤，并没有其他的价值。

随着 MRI 引导的无框神经外科的引入，内部解剖影像，即钻孔后部分肿瘤切除后的影像，如果不为了其他目的的话，对于更新无框导航的 3D 数据是有价值的。

虽然在传统的手术室中这些系统具有相当大的的优点，但是对于解决脑活检问题来说还是比较昂贵的。涉及 MRI 引导的神经外科看似不能解决的问题一旦解决，美国明尼苏达大学研究小组假定可以找到一种更加简单的方法，至少对于微创操作来说仅需要对准活检针或其他工具。因此，就设想了前瞻性立体定向术。

第一个要求就是校准工具，路径的设计装置必须使外科医生能够进行操作直到图像显示合适的路径。设计的路径需是安全的，设备要能在直观图像下导入。该装置（图 7-3 和图 7-4）在明尼苏达州开发，Navigus 路径导航（Medtronic-IGN，Melbourne，FL，USA），涉及一个球窝状的器具（Hall 等，2000b）。该导航有三个主要的制造要求：①需要是 MR 兼容的；②需要一个可移动的 MR 可见对准阀杆；③需要一个锁定装置，不仅会保护路径，也将确保实施锁定时校准不会被改变。并且，需要一个诸如前瞻性立体定向术的方法。

大多数导航计划使用多个基准点，即在框架内或颅骨移植物内 CT 或 MR 可见的点。这些基准点把图像空间信息与患者空间信息匹配起来，并计算出进入脑内目标的路径。其需要高级3D 脉冲序列来确保系统精度。另一方面，前瞻性立体定向术不需要如此复杂的成像。几乎任何数据集都可以使用，只要在一个图像上目标点是可见的且枢轴点（由放置在球上的 MR 可见的对准杆的顶端所决定的球窝的中心点）在另一幅图像上是可见的（图 7-5）。这两个点（例如，X，Y，Z 和 X'，Y'，Z'）一旦确定，可以通过计算得出一条线，沿着这条线延伸预定的距离（大约 1cm，不到校准杆的长度）是校准点（X"，Y"，Z"）。所需要的就是一种方法，可以使 MR 可见的阀杆对准计算出来的那条线。

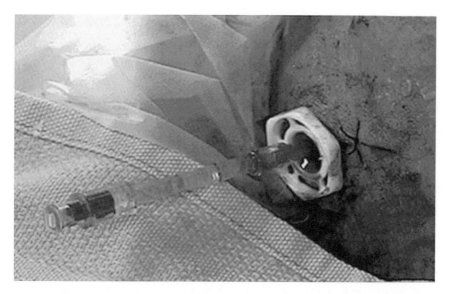

图 7-3　Navigus 路径引导。(Reproduced with permission from Hall et al. 2000)(见彩图)

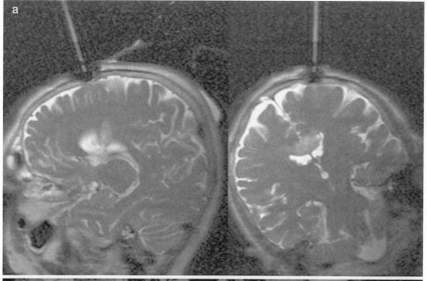

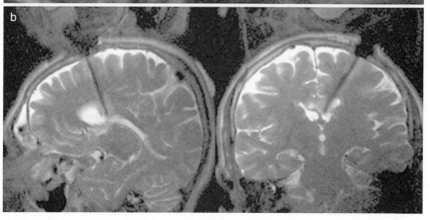

图 7-4　(a)在两个垂直的平面上采用路径导航进行脑活检的 MRI 图像,这种方法采用 MR 可视的校准杆确保脑活检精准的方向。(b)在针的引导下,重复的 MR 扫描图像证实活检针在病变内(已证实的星形细胞瘤)精确的位置。(Reproduced with permission from Hall et al. 2001)

应用实时 MRI，当外科医生操纵校准杆使其横截面移到图像的中心时，可以动态(重复)地获得与 Z″轴正交的图像(即 X″, Y″, Z″)。一旦实现上述操作，则球被锁定到位，沿校准线的在垂直两个平面上的图像就被确认(图 7-5)。这将表明，该路径沿着校准杆，通过支点到达目标。然后移走校准杆，活检针按测量好的距离前进，或依靠经验按着图像指示进入目标(图 7-6)。

实际上，扫描仪完全可以引导前瞻性立体定向术。随着靶点和支点的应用，沿着预期的路径绘制出相互垂直的平面将会成为可能(图 7-7 和图 7-8)。实际上不需要什么数学计算，扫描仪的软件已经够用了。相反，绘制出垂直于这些图像的平面及这个平面中心的交叉点解决了所有问题。通过使用 T2 半傅立叶采集单次激发快速自旋回波序列（如果校准杆只装满盐水）或 T1 加权序列(如果是填充增强盐水)，动态影像将会在横截面上显示校准杆。也许这是该创新

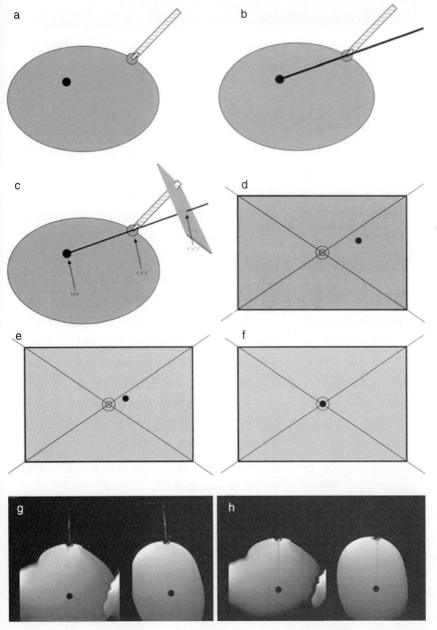

图 7-5　(a)靶点及带轴的校准杆。支点在校准杆的末端且位于枢轴球中心内。(b)连接靶点和支点的实线指示出预期的方向。(c)几乎与实线正交且与 MR 可视的校准杆相交的成像平面。(d)校准杆位置(黑点)及校准杆理想位置（圆环图中点）的截面图。(e)校准杆(黑点)靠近理想位置。(f)校准杆与理想位置重合。(g)互相垂直的 MR 图像证实校准杆位置正确。(h)互相垂直的 MR 图像再次证实插入目标后模拟针位置正确。(Reproduced with permission from Hall et al. 2001)

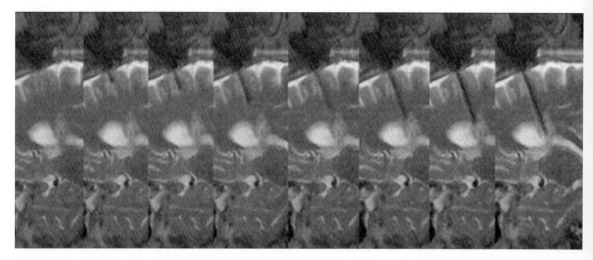

图7-6 一系列斜矢状位 T2 加权半傅立叶采集单次激发快速自旋回波图像（1s 间隔采集），显示活检针向目标步进。(Reproduced with permission from Hall et al. 2000b)

最大的讽刺：最后，脑子里想的不是靶目标而是一片空白！

另一方面，前瞻性立体定向术涉及的图像首先要有阳性对照(生理盐水或钆)，然后有阴性对照(活检针或电极)。在这两种情况下，前瞻性立体定向术使研究者有机会像预期那样操作扫描仪：不是回顾性地应用图像。相反，这些图像真正被用来引导操作。这就是 MRI 引导。

Navigus 不是唯一也不是第一个这种设备。其他的包括 Snapper-Stereo-Guide (Magnetic Vision, Zurich, Switzerland)，一种塑料仪器，主要用在 GE 医疗的 Signa SP 站点的无框立体定向导航；NeuroGate (Daum, Schwerin, Germany)，钛制品，主要用于低场扫描仪 (Bernays 等，2000；Vitzthum 等，2004)。

每一个系统都可以用于无框神经导航。三种系统中，仅 Navigus 具有可移动的指示针。在 Navigus 引进之前，研究者们利用手指或充满盐水的注射器或其他类似的标记来决定进入点。这些需要凭经验来操作，与路径设计没什么关系，除了确定合适的头皮切开点。

矛盾的是，前瞻性立体定向术容易操作，却很难领会。有框及无框立体定向都很复杂，校准活检针仅仅花费几秒钟似乎不符合逻辑。实际

上，一旦领会了前瞻性立体定向术，确实如此。

对于最先利用 Navigus 路径导航和前瞻性立体定向术的 40 例脑活检患者的分析表明诊断率为 100%。操作后，一位患者引发了神经疾病，另一位患者出现了致命的术后心肌梗死 (Hall 等，2001)。脑活检技术的改善导致诊断率逐渐提高，它很可能反射出接近实时引导显示活检针的能力，因为很可能是利用术中 MRI 引导的神经外科技术到达的靶组织。

有框及无框立体定向系统是以已采集到的数据为基础的，顾名思义是向后看。而且，若 MRI 没有反馈，这些系统只能盲目运行。虽然无框系统可以显示出针进入一个肿瘤，但他们实际上显示的是虚拟针进入先前获得的图像。换句话说，如果立即得不到图像反馈，数学计算出来的进针路径将无法得到确认，针尖无法置于想放置的位置。而且，没有图像显示替代虚拟针道的真实进针通道。

另一方面，前瞻性立体定向术可以实现基于在校准及进针过程中采集的图像的实时导航。MRI 引导的前瞻性立体定向术使神经外科医生看到针进入肿瘤、囊肿、脓肿等(图7-7)。想象一下，使用术中 MR 成像光谱定位，有针对性的指导脑活检和最终的药物递送将不会是困难的。

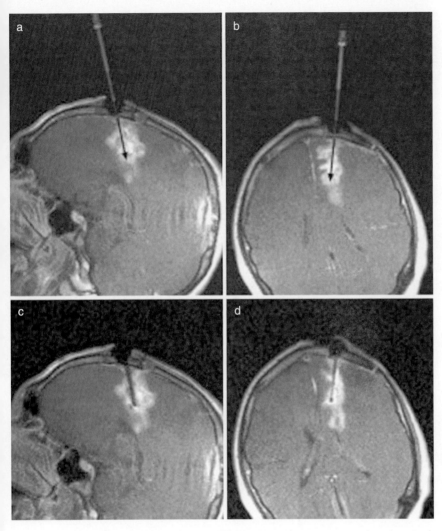

图 7-7　脑活检。采用前瞻性立体定向术对脑部一个增强病变的活检。T1 加权增强图像显示了病变和路径导航校准指示的空间特点(a,b)。这些图像是互相垂直的,预示了活检针合适的穿刺路径(箭头所示)。活检针入位的图像(c,d)确保在合适的位点获取组织 。(Reproduced with permission from Martin et al. 2008)

在术中 MRI 引导的神经外科出现之前,利用无框立体定向(即使用以前的,钻孔之前的图像)确认 MR 成像光谱引导针的放置的能力只是一个理论上的愿望。换句话说,应用 Navigus 和前瞻性立体定向术在术中 MR 光谱成像引导下针对肿瘤内高胆碱浓度区域的活检(图 7-8)立即证实了其可行性,并设置了一个新的预期标准(Hall 等,2002;Hall 和 Truwit,2005)。

当然 ,针对无框立体定向先前的问题有一个解决方案:MR 兼容的无框立体定向。实际上,在一些部位上述解决方案已经得到了发展,它们可以为神经外科医生提供前瞻性立体定向术,并且用外科医师熟悉的系统来进行维护。

无论是 Navigus 系统还是 MR 兼容的无框立体定向系统都是预见性的驱动扫描仪。对于 Navigus 系统,外科医生可以看见校准杆内的盐水。虽然在随后的几年识别软件将被证明是实用的(无关 iMRI),但是在这段时间内,观察者(医师)需要识别探针。为了用 MRI 成像来识别探针及其位置,MR 微线圈被嵌入探针内。随着原型系统的使用, 探针可以不用盐水就被 MR 扫描仪识别。来自这些微线圈的 MR 信号可以被定位, 就像已在脉管系统中使用的带微线圈的导管一样。以这种方式,应用 Navigus 机器人,理论上一个人可以在 MR 操作台上完成整个操作校准。

在布莱根与妇女医院, 与 GE 医疗扫描仪紧密整合后,SLICER 可以驱动扫描仪。遗憾的

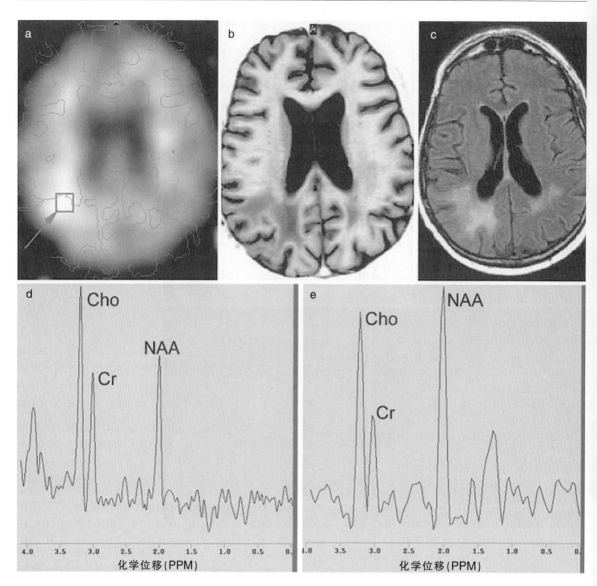

图 7-8　(a)45 岁男性患者,右顶叶病变的胆碱浓度代谢图。(b)在相同空间位置采集的来自反转恢复序列[TR 4870ms,TE 14ms,反转时间(TI) 170ms,回波链长度 9,矩阵 256×256,FOV 210mm,层厚 4.0mm,层间距 0.8mm]的胆碱图像的叠加轮廓。(c)在几乎相同水平的快速液体衰减反转恢复序列(TR 6000ms,TE 100ms,TI 2000ms,回波链长度 27,矩阵 256×256,FOV 210mm,层厚 3.0mm,层间距 0.01mm)轴位图像。(d)单体素波谱图(SVS)和(e)同一患者快速光谱成像(TSI)光谱图,对应于所指定的对象(a,箭头所示)。这些光谱均显示胆碱浓度明显增加。同时显示了与对侧大脑半球比较 N- 乙酰天冬氨酸浓度的降低。并且在 TSI 图中这种降低相对少一些。TSI 图中,在 1.2~1.5ppm 范围内可以看见一个小的脂质信号,SVS 图中没有出现。两个波谱图为活检提供了确定的目标。(待续)

是,在美国明尼苏达大学,无法实现紧密整合。因此,无论是自动扫描引导校准还是更广泛的在校准探针内应用 MR 射频线圈的观念,或是使用扫描仪驱动 Navigus 机器人进行校准都还没有实现。

第二代 Navigus 系统是与加利福尼亚大学旧金山分校(UCSF)合作开发出来的。命名为"NexFrame",该设备比 Navigus 大很多,它只能在一个槽内进行旋转及直线运动。NexFrame 是专为高精度应用而设计的,加州大学旧金山分

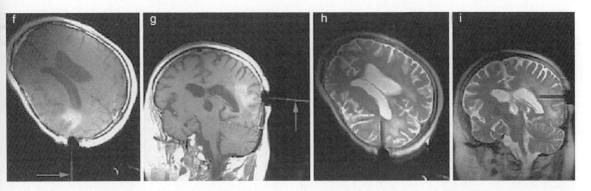

图 7-8 续　(f,g)箭头所示为实时 MRI 引导的路径校准设备,针对病变的方向由两个相互垂直的扫描平面所确定(两个相交的线限定了预期的路径)。这些 T1 加权图像 (TR 428ms,TE 17ms, 回波链长度 5, 矩阵 256×256,FOV 240mm,层厚 5.0mm,层间距 1.0mm)表明合适的校准。(h,i)活检针取代了 MR 可视的校准杆,穿刺在单发射 T2 加权成像的监控下进行(TR 7000ms,TE 84ms,回波链长度 92,矩阵 256×256,FOV 230mm,层厚 4.0mm,层间距 0.4mm)。这些图像表明活检针位于需要进行组织取样的地方。

校率先将其用于安置脑深部电刺激(DBS)设备(Martin 等,2005)。

　　手术时, 首先用 MR 兼容的钻头准备在磁体的后部钻孔 (Anspach, Palm Beach Gardens, FL, USA),NexFrame 设备在两侧准备。然后将患者移至磁体等中心, 患者在这里进行整个植入操作。首先确定刺激的目标, 并采集通过 NexFrame 装置枢转点的高分辨率图像。然后应用前瞻性立体定向术将路径引导线对向所选择的目标。一旦校准完成,MR 可视的校准指示器就被移走,留下一个通道,一个带有可脱离鞘的坚硬的陶瓷制的针芯可被插入其内。一旦术中影像确定好位置,坚硬的针芯被取走,鞘被留下。然后非刚性的 DBS 电极通过鞘插入,最终,鞘被取走仅留下电极在相应位置。事实证明这种方法非常成功,2004~2010 年在 UCSF 超过90 个 DBS 电极进行了植入 (图 7-9 和图 7-10)。重要的是,平均误差只有 1mm(Starr 等,2010),大部分病例电极一次植入成功,手术时间相对较短,并发症少,与传统植入术相比有相似的临床效果。

　　尽管如此,NexFrame 也有局限性,当 IGN 被美敦力公司于 2005 年收购后,其介入 MR 的发展停止了。最值得注意的是,该设备依赖于扫描软件,该软件服务于导航的校准方面及插入

过程。最终,加州大学旧金山分校研究小组与介入 MR 合作 (formerly Surgivision, Irvine,CA, USA)开发出新的系统,称为 ClearPoint。该系统全面解决了 MRI 引导的精准脑穿刺的问题。

　　ClearPoint 包括最新的路径引导、控制软件、一个集成的射频线圈和头部固定系统。2010 年 ClearPoint 获 FDA 批准,现已在加州大学旧金山分校之外的几个中心应用,以植入 DBS 电极(图7-11)。ClearPoint 系统的关键区别在于校准指示器,它与实际上投射到患者体内的线性函数是相匹配的。确定了一个虚拟的错误后,控制软件向路径引导装置发出必要的调整指令。路径引导装置开始围绕枢转点倾斜、转动及精确地平移调整,产生平行的轨迹。所有的控制都是连续的,因此软件可以精确地进行调整,这种调整对路径引导的校准是必需的。相对于 NexFrame 系统来说,初步的经验表明该系统可以提高目标精度和减少手术时间(Larson 等,2011)。

　　正如本书其他章节描述的那样, 有两个值得注意的例外情况:卡尔加里神经外科机器人以及布莱根与妇女医院高强度聚焦超声治疗脑肿瘤和运动障碍——基于布莱根研究和女子医院以及波尔多和多伦多大学的研究 (弗吉尼亚州夏洛茨维尔大学、大学医院和 Kinderspital,苏黎世,瑞士)。

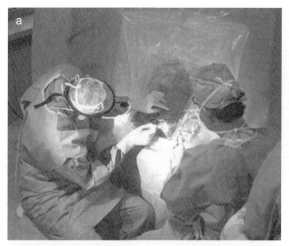

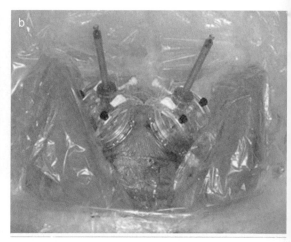

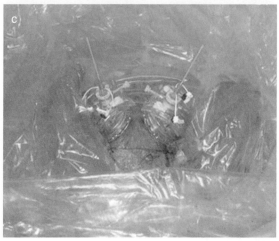

图 7-9 手术单及路径引导的术中照片。(a)患者头部位于 MR 孔径后方并盖有无菌术单。(b)带有校准杆的路径引导。(c)在鞘进入脑组织之前,带有多孔及剥离鞘的路径引导。柔软的射频接收线圈覆盖在无菌蓝色毛巾上。(Reproduced with permission from Starr et al. 2010)(见彩图)

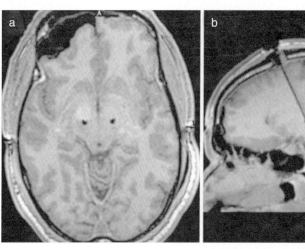
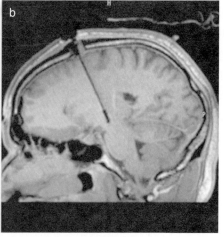

图 7-10 T1 加权容积 MR 图像上最终引导位置的确定。(a)低于前连合 4mm 的轴位图像。(b)沿着引导针方向的斜矢状位重建图像。(MR protocol 8). (Reproduced with permission from Starr et al. 2010)

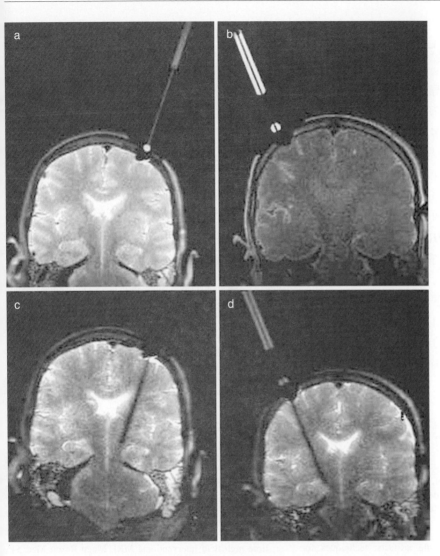

图 7-11　深部脑刺激器植入。在尸体头部采用 NexFrame 系统（左侧）和 ClearPoint 系统（右侧）的植入操作。上图显示的是在校准完成时针芯插入之前整个的 MR 可见的套管影像。下图显示的是随后针芯插入后的图像。可见，采用 NexFrame 系统在插入之前 MR 可见的校准器必须移开，SMARTFrame 系统则不用。钛制品针芯（左侧）比陶瓷针芯（右侧）具有更大的伪影。

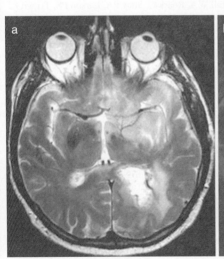
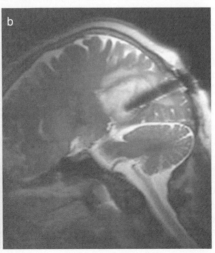

图 7-12　3.0T 场强针的伪影。(a)涉及左侧基底节区、颞叶及枕叶的多中心的病变的轴位 T2 加权图像。(b)斜矢状位 T2 加权 MRI 引导的脑活检图像证实为多形胶质母细胞。尽管有明显的针的伪影（垂直于主磁场方向的针），肿瘤内针的位置可以在两个平面被确认。(Reproduced with permission from Truwit et al. 2006)

5 3.0T MRI 引导微创介入手术

如前所述,MRI 引导的神经外科已获得明显的发展。目前,新老研究中心都在推进 3.0T 场强的研究工作。有很多原因,本书中其他章节会有详述,其中大部分与先进的功能和高信噪比有关,但其中大部分也涉及肿瘤切除术。

3.0T 场强下的微创介入手术已经成功进行(Hall 等,2006;Truwit 和 Hall,2006)。然而,如图 7-12 所示,最佳的 MR 脉冲序列和参数尚未研究出来并很可能难以实现。虽然沿主磁场方向的针的校准有了改进,但是当针的方向垂直于主磁场方向时,校准还是存在很大挑战的。研究者能否迎接挑战,我们拭目以待。另外,场强的继续增长、材料科学的改进可能会给出答案,有可能消除需要的脉冲序列。

(杜鹏 译 张欣 校)

参考文献

Bernays RL, Kollias SS, Khan N, Romanowski B, Yonekawa Y (2000) A new artifact-free device for frameless, magnetic resonance imaging guided-stereotactic procedures. Neurosurgery 46:112–117

Butts K, Pauly JM, Daniel BL, Kee S, Norbash AM (1999) Management of biopsy needle artifacts: techniques for RF-refocused MRI. J Magn Reson Imaging 9:586–595

Faber SC, Stehling MK, Reiser M (1996) Artifacts of MR-compatible biopsy needles: optimization of pulse sequences, dependence on MR- parameters, comparison of different products. In: Proceedings of the SMR 4th annual meeting, p 1741

Gehl HB, Frahm C, Melchert UH, Weiss HD (1995) Suitability of different MR-compatible needle and magnet designs for MR-guided punctures. In: Proceedings of the SMR 3rd annual meeting, Nice, p 1156

Hall WA (1998) The safety and efficacy of stereotactic biopsy for intracranial lesions. Cancer 82:1749–1755

Hall WA, Truwit CL (2005) 1.5 T: spectroscopy-supported brain biopsy. Neurosurg Clin N Am 16(1):165–172

Hall WA, Martin AJ, Liu H et al (1999) Brain biopsy using high field strength interventional magnetic resonance imaging. Neurosurgery 44:807–814

Hall WA, Liu H, Martin AJ, Pozza CH, Maxwell RE, Truwit CL (2000a) Safety, efficacy, and functionality of high field strength interventional magnetic resonance imaging for neurosurgery. Neurosurgery 46:632–641

Hall WA, Liu H, Truwit CL (2000b) Navigus trajectory guide. Neurosurgery 46:502–504

Hall WA, Liu H, Martin AJ, Maxwell RE, Truwit CL (2001) Brain biopsy using prospective stereotaxis and a trajectory guide. J Neurosurg 91:67–71

Hall WA, Liu H, Truwit CL (2002) MR spectroscopy- guided biopsy of intracranial neoplasms. Tech Neurosurg 7:291–298

Hall WA, Galicich W, Bergman T, Truwit CL (2006) 3-Tesla intraoperative MR imaging for neurosurgery. J Neurooncol 77:297–303

Hill DLG, Maurer CR, Maciunas RJ, Barwise JA, Fitzpatrick JM, Wang MY (1998) Measurement of intraoperative brain surface deformation under a craniotomy. Neurosurgery 43:514–526

Ladd ME, Erhart P, Debatin JF, Romanoski BJ, Boesiger P, McKinnon GC (1996) Biopsy needle susceptibility artifacts. Magn Reson Med 36:646–651

Larson PS, Starr PA, Bates G, Tansey L, Richardson RM, Martin AJ (2011) An optimized system for interventional MRI guided stereotactic surgery: preliminary evaluation of targeting accuracy. Neurosurgery 89(3):141–151

Lenz G, Dewey C (1995) Study of new Titanium alloy needles for interventional MRI procedures. In: Proceedings of the SMR 3rd annual meeting, Nice, p 1159

Lewin JS, Duerk JL, Haaga JR (1995) Needle localization in MR-guided therapy: effect of field strength, sequence design, and magnetic field orientation. In: Proceedings of the SMR 3rd annual meeting, Nice, p 1155

Liu H, Martin AJ, Truwit CL (1997) Needle artifacts in high magnetic field. J Magn Reson Imaging 29:411–415

Liu H, Hall WA, Martin AJ, Truwit CL (2001) Biopsy needle tip artifact in MR-guided neurosurgery. J Magn Reson Imaging 13:16–22

Liu H, Hall WA, Truwit CL (2002) Remotely-controlled approach for stereotactic neurobiopsy. Comput Aided Surg 7:237–247

Ludeke KM, Roschmann P, Tischler R (1985) Susceptibility artifacts in NMR imaging. Magn Reson Imaging 3:329–343

Martin AJ, Larson PS, Ostrem JL, Sootsman WK, Talke P, Weber OM, Levesque N, Myers J, Starr PA (2005) Placement of deep brain stimulator electrodes using real-time high field interventional MRI. Magn Reson Med 54:1107–1114

Martin AJ, Hall WA, Roark C, Starr PA, Larson PS, Truwit CL (2008) Minimally invasive precision brain access using prospective stereotaxy and a trajectory guide. JMRI 27(4):737–743

Nabavi A, Gering DT, Kacher DF, Talos IF, Wells WM, Kikinis R, Black PM, Jolesz FA (2003) Surgical navigation in the open MRI. Acta Neurochir Suppl 85:121–125

Roberts DW, Hartov A, Kennedy FE, Miga MI, Paulsen KD (1998) Intraoperative brain shift and deformation: a quantitative analysis of cortical displacement in 28 cases. Neurosurgery 43:749–758

Schenck J (1996) The role magnetic susceptibility in magnetic resonance imaging: MR compatibility of the first and second kinds. Med Phys 23:815–850

Starr PA, Martin AJ, Ostrem JL, Talke P, Levesque N, Larson PS (2010) Subthalamic nucleus deep brain stimulator placement using high-field interventional magnetic resonance imaging and a skull-mounted aiming device: technique and application accuracy. J Neurosurg 112(3):479–490

Truwit CL, Hall WA (2006) Intraoperative magnetic resonance imaging-guided neurosurgery at 3-T. Neurosurgery 58(4):

ONS-338–ONS-346

Truwit CL, Liu H (2001) Prospective stereotaxy: a novel method of trajectory alignment using real-time image guidance. J Magn Reson Imaging 13:452–457

Vitzthum HE, Winkler D, Strauss G, Lindner D, Krupp W, Schneider JP, Schober R (2004) Meixensberger NEURO-GATE: a new MR-compatible device for realizing mini-mally invasive treatment of intracerebral tumors. J Comput Aided Surg 9(1–2):45–50

Wen DY, Hall WA, Miller DA, Seljeskog EL, Maxwell RE (1993) Targeted brain biopsy: comparison of freehand computed tomography-guided and stereotactic techniques. Neurosurgery 32:407–413

第 8 章 MRI 引导颅内肿瘤切除术

Daniela Kuhnt, Miriam H. A. Bauer, Oliver Ganslandt, Christopher Nimsky

本章目录

1 引言 ……………………………… 102

2 术中 MRI ……………………… 103

3 术中 MRI 和导航 ……………… 103

4 多方式导航 …………………… 104

5 展望 …………………………… 108

参考文献 ……………………………… 108

摘 要

为了在保护神经功能的前提下最大程度地切除颅内病变，术中 MRI 对外科手术的情况要能即时反馈，且常被用于质量控制。因为具有对脑移位进行补偿的能力，许多研究表明术中 MRI 有助于进一步切除肿瘤。这对神经上皮病变具有特殊意义，其为最常见的原发性脑肿瘤，且难以同生理脑实质区别。很长一段时间内对于外科手术治疗这些病变的作用进行了讨论，最近文献主张最大程度的切除。导航引导的手术在神经外科手术室是常规使用的，显微镜平视显示器可以显示感兴趣病变的分段轮廓和周围危险的结构。目前，不仅解剖图像数据可以被集成在导航系统，大脑结构功能信息也可以集成。脑磁图和功能磁共振成像显示逼真的皮层区，基于扩散张量成像的纤维束成像可显示相关的皮层下纤维束。脑代谢活跃区域可由单光子发射计算机断层扫描、正电子发射体层摄影术或磁共振波谱成像来显示。这些额外的数据集成在导航系统内，即时下所谓的"多模态导航"，研究表明其可以减少术后并发症。本章不讨论各种术中 MRI 的形式，而专注于在术中 MR 扫描装置中多模态导航的融合。

1 引言

良性颅内肿瘤(如脑膜瘤、神经鞘瘤)与周围脑实质界限清楚，而神经上皮性病变，尤其是星形细胞瘤,往往难同生理性脑实质区别,甚至用显微镜增强眼都很难区别。这就使它们很难切除,尤其是接近于功能性脑区域的病变。

由于其生物学行为,高级别脑胶质瘤不能单靠手术治疗治愈,因此,患者需接受辅助外放疗和化疗。尽管做了最大程度的切除,但中位生存率仅约为 14 个月。很长一段时间以来,对于切除程度(EOR)对这类病变患者生存率的影响尚未达成共识(Keles 等,2006;Kowalczuk 等,1997)。然而,目前的文献支持最大的 EOR 导致最小的术后并发症,不管是高级别或低级别的胶质瘤(Lacroix 等,2001;McGirt 等,2008;Sanai 和 Berger 2008;Sanai 等,2011)。其中,关于这个问题被引用最多的研究是 Lacroix 等的报道(2011)。他们报道了一个较好的结果,接受98% 或更多程度切除的胶质母细胞瘤患者的中位生存率为 13 个月,而低于 98% 的患者的中位生存率只有 8 个月。Sanai 等的最近的一项研究(2011)表明,只有 78% EOR 患者表现出显著的生存优势,甚至 95%~100% EOR 患者的生存率也逐步提高。

为了达到对颅内病变最大 EOR 与神经功能保护,除了通常使用的神经导航系统外,已经建立了术中成像方法来进行即刻的质量控制,以补偿脑转移的影响。在这些术中成像方法中,包括 CT、超声和 5-氨基乙酰丙酸(5-ALA)荧光,MRI 提供了最高的分辨率检测,哪怕是很小的肿瘤残余。

2　术中 MRI

MRI 进入神经外科手术室是在 90 年代中期,需要开放式 MRI 扫描仪、专门设计的手术室,在这种手术室内患者可以移动到磁场里。低场扫描仪被高场 MRI 扫描仪取代,除了明确提高图像质量外,高场 MRI 还有其他改进(Black 等,1997),即先进的可用性序列,如弥散加权成像(DWI)或扩散张量成像(DTI)。

几个主要的回顾性研究已经证明,iMRI 对于在胶质瘤手术和垂体腺瘤手术中高百分比的

EOR 及总的肿瘤切除术(GTR)有较高的可行性。对于胶质瘤手术,Schneider 等(2005)和 Bohinski 等(2001)评估了两组术中低场 MRI 引导的 31 例和 40 例胶质瘤患者,其 GTR 均显著上升。Hatiboglu 等(2009)报道,46 例患者在高场术中 MRI 的帮助下,其 EOR 和 GTR 显著增加。我们小组提供了一项最近的研究总结:关于在 1.5T MRI 引导和多模态导航下的 293 例胶质瘤患者的研究。有 76 例在术中 MRI 检查后,因为发现可切除的残留肿瘤,手术继续进行。经过进一步的肿瘤切除后,EOR 显著提高(第一术中 MRI 的残余肿瘤:33.45%±25.14% vs. 最后的术中 MRI 的残留肿瘤:14.73%±23.26%)。此外,GTR 从 31.74%(93 例)增加到 38.57%(113例)(Kuhnt 等,2011b)。

仅少数研究评估了术中 MRI 对 EOR 的影响,因为患者生存率的显著提高,他们大多支持术中 MRI 及其对 EOR 的影响可显著提高患者生存率(Wirtz 等,2000)。关于术中成像对术后无进展生存期的影响的最大规模的研究是 Stummer 等进行的 5-ALA 的研究(2006)。这个前瞻性随机试验表明,接受 5-ALA 切除术的患者比白光下行手术切除的患者具有显著的生存优势。

最近,Kuhnt 等(2011a)回顾性分析了 135例多形性胶质母细胞瘤患者,他们应用导航和 1.5T MRI 引导进行了手术。由于使用了术中 MRI,EOR 明显减少,98% 或更高的 EOR 与患者总体生存时间的明显提高是相关的[98% 或以上的 EOR 中位生存期为 14 个月(95% 可信区间 11.7~16.2),小于 98% EOR 中位生存期为 9 个月(95% 可信区间 7.4~10.5);P<0.0001]。

据我们所知,在目前文献中尚无前瞻性随机研究分析高场 MRI 对胶质瘤患者预后的影响。

3　术中 MRI 和导航

导航引导的手术在神经外科手术室是常规使用的(Nimsky 等,2004;Steinmeier 等,1998),显微镜平视显示器可以显示感兴趣病变的分段轮廓和周围危险的结构,术中 MRI 和导航的校

正可以对手术结果做出即时的反馈。

一个主要问题是这些系统的准确性，其主要受两个因素影响。第一个因素是应用程序的准确性，包括技术的准确性、图像质量和图像配准。配准过程是繁琐的，尤其在术中，最初的配准最可能出现错误。另一个因素是脑结构的空间移位，现在被称为脑移位。这里，由于脑脊液流出、脑肿瘤减容、使用拉钩或脑肿胀造成的脑移位，导致手术过程中导航精度下降。术中 MRI 及导航的校准可以补偿脑组织移位的影响（Hastreiter 等，2000；Nabavi 等，2001）。

最近的研究已经取得进展，以尽量减少配准错误。

3.1　术前患者定位

术前患者定位可以在患者的头部应用黏性皮肤标记物（所谓的基准点）或解剖标志来画出定位坐标系。相比之下，自动患者定位是独立的：关于反射标记结构的一系列固定的基准点形成定位矩阵，包含在头线圈的上部（Rachinger 等，2006）。随着第一次定位 MRI 检查，这些基准点随患者一起扫描。定位矩阵和参考阵列之间的空间关系在基准点检测后确定，由导航相机通过配对点算法，计算变换矩阵。通过这种方式，参考阵列可直接关联到获得的图像上，确定了图像空间与实际空间之间的关系。另外一个附着在患者的前额皮肤的基准点用来计算目标定位误差。

3.2　术中定位

术中定位的策略和手术前是相同的。初期阶段，骨基准点围绕开颅开口处放置，并随后用于重新定位。缺点是精度低、暴露时间长。随着高场扫描仪和显微镜为基础的导航的建立，可能使用到其他定位和校准，基本上遵循以下两个原则：

1. 用于定位术前图像的相同的标准化的定位矩阵附着到无菌头部线圈的上部。术中 MRI 扫描后，导航系统自动通过检测参考标记（连于头部夹板上）跟踪矩阵。通过这种方式，定位矩阵的空间关系被限定。

2. 另外，导航的校准无需进行术中重新定位，它基于严格的术前定位和术中图像数据。数据采集后，术中 MRI 数据集传送到导航系统的规划计算机内。图像融合校准是依赖于用户的，然后是刚性配准。为了个别验证，需要使用所谓的望远镜功能。验收合格后，术前患者定位恢复。通过这种方式，术前影像导航坐标系统应用到术中图像。用这种方法，脑移位影响的补偿似乎是最有希望的。

4　多方式导航

不仅解剖图像数据可以被集成在导航系统中，脑功能结构的信息也可以（Ganslandt 等，1999；Kober 等，2001）。脑磁图和功能性磁共振成像（fMRI）可以显示清晰的皮层区，基于 DTI 的纤维束成像可以显示相关的皮层下纤维束。脑代谢活跃区域可由单光子发射计算机断层扫描（SPECT）、正电子发射体层摄影术（PET）或磁共振波谱成像（MRSI）来显示。下面章节主要论述最常用的方式：功能性磁共振造影、基于 DTI 的跟踪技术以及 MRSI。

通过术中解剖更新，术前功能数据都将丢失。通过术中解剖数据来定位术前功能数据的非线性定位算法仍然繁琐，且还不够可靠。另外，术中高场强 MRI 还允许执行 fMRI 或 DTI。

4.1　功能磁共振成像

通过对相应皮层区进行特定的操作，fMRI 可以显示脑活跃区域与不活跃区域之间的对比。例如，手指敲击用于检测激活的运动皮层，语言发声用于检测布洛卡区。在大多数情况下，最好的激活对比度由血氧水平依赖（BOLD）-MRI 检查提供，它是依靠血氧饱和度的。图像的对比度是基于氧合和去氧血红蛋白的磁特性。去氧血红蛋白具有顺磁特性，导致局部场强不均匀，使 T2 加权图像中的信号降低。抗磁性的氧合血红蛋白不会干扰外部磁场。在激活过程中,刺激增加了局部脑耗氧量,最初在特定区域中导致氧合血红蛋白的水平降低和去氧血红蛋白水平的升高。随后,局部脑血容量、局部脑血流量以及毛细管和静脉内的氧合血红蛋白水平增加。去氧血红蛋白的减少降低了局部场强的不均匀性,在 T2* 加权磁共振图像上 BOLD 信号增加。通过计算 BOLD 信号时间进程与所选择的刺激方案模式之间的相关性来获得,并确定同时在执行任务的脑区域的血流动力学变化。由于快速的采集时间,单发回波平面成像技术是目前最经常用于测量 BOLD 的。

fMRI 及术中运动诱发电位由 Wu 等于 2005 年进行了前瞻性评估,结果表明 BOLD-fMRI 确实能够发现运动皮层的位置及其与相邻的肿瘤间的空间关系。

4.2 DTI 和纤维束成像

纤维束成像是基于一个所谓的"磁共振扩散张量成像"(DTI)的特殊磁共振成像技术,首先由 Basser 等描述,为一种估计体内白质束走行的非侵入性的方法。其基本原理是 DWI 序列,它依赖水分子扩散性能的测定。水分子的布朗运动是无序的,分子运动没有优先方向。在严格对齐的微观结构领域,例如,细胞膜和髓鞘,分子的运动变得定向。每个弥散加权图像在特定的检测方向上提供扩散特性信息。这些测量至少使用了 6 个非共线扩散梯度,除了非加权图像(B_0 图像)测量的为每个容积元素提供的主要扩散方向上的信息,以估计二阶张量的形式给出。扩散的主导方向代表每个体素的组织的主导方向,相当于主要白质束轴突平均轴向方向。

最常见的是,标量的测量被用来代表扩散的导向,特别是部分的异向性。部分异向性的值描述了属于各向异性扩散的部分幅度,从 0(等向扩散)到 1(最高异向性)。通常,部分异向性值由颜色编码的图表示,其中主导的扩散方向或组织结构分别映射到颜色系统:红色表示左/右,蓝色表示上/下,绿色表示前/后路扩散方向,以及相应混合色显示其他方向。

为了纤维束的可视化开发了各种算法。基本上,这些技术分为确定性和概率性的方法。常用的确定性纤维束成像算法依赖于线传播技术,形成一系列磁力线。概率性方法,如连通性分析是以目标为导向的,并将全张量信息纳入在激活的区域周围。以这种方式,可以提供在开始和终点区域之间的最佳连接。

集成在导航系统内的基于 DTI 的纤维束成像的临床应用已被反复证明可以导致较低的术后并发症发生率(图 8-1)。一项前瞻性的随机对照研究比较了一组具有皮质脊髓束可视化的手术患者与另一组导航内没有集成纤维束成像的手术患者,结果表明"纤维束成像组"在术后并发症发生率和长期卡氏行为状态评分(KPS)方面具有明显的优势(Wu 等,2007)。类似的术后低发病率结果是由 Coenen 等提供的(2001)。除了在锥体束,视辐射束成像能预测视野缺损的效用已被证明(Chen 等,2009)。

4.2.1 临床病例

16 岁女孩第一次惊厥发作。MRI 显示右枕叶病变,进行肿瘤近全切除术。组织病理学表现为胚胎发育不良性神经上皮瘤。常规 MRI 检查显示一个小的呈异常对比强化的复发病变,因此决定再次手术。术前,患者没有任何视野缺损,所以在术前进行基于 DTI 的 3.0T 纤维束成像来确保视束的保护。病变完全切除后眼科检查未发现任何视力下降(图 8-2)。

4.3 磁共振波谱成像

多体素 MRSI 或化学位移成像是基于一个分子中的原子核与周围磁场的相互作用。某些化学基质以及分子间和分子内的相互作用可以通过这种技术识别。采用这种方式,当使用磁场梯度获得能谱后可以显示核自旋的空间分布,并且能够直观显示被检查探头的形状和自旋密度。所得到的光谱显示的是原子核的化学结合活性的特征。

¹H MRSI 用来作为其他基质的参考,其磁共振波谱的中性点被定义为四甲基硅烷。这种

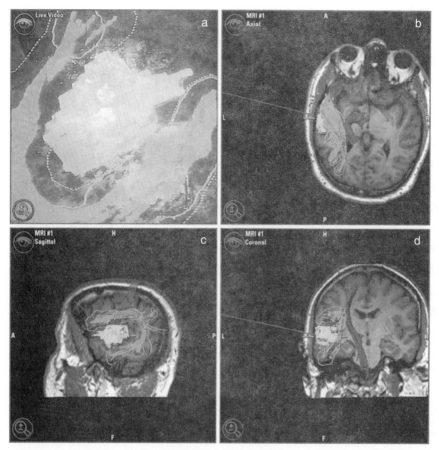

图 8-1　47 岁男性患者,少突星形细胞瘤（WHO Ⅱ）。导航屏幕截图。(a)肿瘤切除前显微镜视角的断层轮廓；(b~d)T1 加权 MRI 图像：轴位、矢状位和冠状位图像。黄色为肿瘤,绿色为语言通路,蓝色为皮质脊髓束,橙色为布洛卡区。(见彩图)

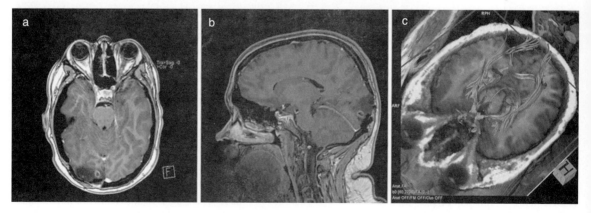

图 8-2　临床病例。(a,b)术前 1.5T T1 加权轴位及矢状位增强(钆)MRI 图像。(c)基于扩散张量成像(DTI)的视束纤维束重建图像。(见彩图)

标准化允许独立评估磁场强度。特定针对某些代谢物的基于共振频率的差异(化学位移)的分析目的是为了它们的检测和测量。最后,该光谱进行后处理并且可以定量地评价。

脑实质生理上产生的频谱含有胆碱(Cho;峰值为 3.2ppm,标记细胞膜的完整性)、肌酸/磷酸肌酸(Cr;峰值为 3.0ppm,标记完好的细胞代谢)和 N- 乙酰天冬氨酸(NAA;峰值为 2.0ppm,标记的神经元的完整性)。这种频谱变化代表了疾病的发生,或是肿瘤性病变或是灌注紊乱。

对于神经上皮性肿瘤下列浓度或浓度比率是有特征性的。低级别胶质瘤表现出 NAA/Cr 比值的下降以及 Cho/Cr 和 Cho/NAA 比值的增加。在高级别胶质瘤,NAA/Cr 比值显著下降,而 Cho/Cr 和 Cho/NAA 比值显著增加。此外,可以发现乳酸峰。

除了常见的 MRI 序列,当鉴别困难时,MRSI 可对病变提供额外的诊断信息。通过这种方法可以对低级别胶质瘤、脑缺血性病变以及某些炎症性病变和脱髓鞘病灶进行鉴别。

此外,代谢图集成到导航系统可以在术中检测肿瘤的最大代谢活性部位,影响到手术策略和活检部位的选择。这种脑活检诊断的改进由 Hall 等进行了论证 (2003)。在 76% 的病例中, 来自术前快速光谱成像的结果与最终的病理检查相符。快速光谱成像与常规 MRI 及术中针定位相结合表现出了 100% 的诊断成功率

(Martin 等,2001)(图 8-3)。

Stadlbauer 等(2007)的研究结果表明了高空间分辨率 ¹H MRSI(体素为 0.45cm³)结合区域增长算法在胶质瘤边界划定方面的优势。不同于仅在 ¹H MRSI 上显示为正常的脑实质,组织学表现显示肿瘤浸润范围为 4%~17%。

导航系统几种成像方式的组合显示被称为多模式导航。功能结构在手术过程中也会有相应的移位, 所以其校准对神经功能的保护来说是必需的(Mamata 等,2001;Nimsky 等,2006)。在术中对这些方式的认识领会 (例如,SPECT、PET)是不太实际的,并且对基于 DTI 的纤维束成像或磁共振成像来说是繁琐的。尽管如此,这些方式已经成功地被应用了:2005 年, 我们研究小组在一组 37 例胶质瘤患者的研究中发现了在胶质瘤切除术中主要脑白质纤维束的明显移位,这些患者通过 1.5T 的术中 MRI 引导及术

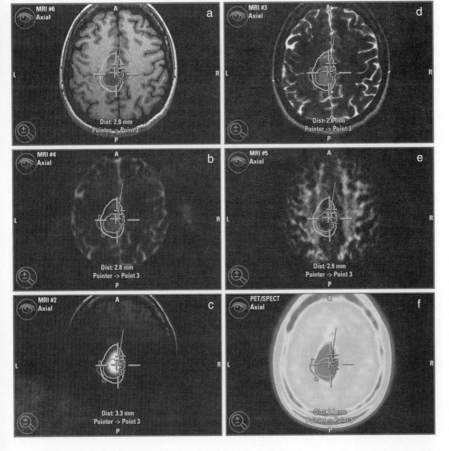

图 8-3　50 岁女性患者,左中央前回间变性星形细胞瘤(WHO Ⅲ级)。导航屏幕截图, 包括 T1、T2 和扩散加权成像的轴向视角,通过 DTI 束成像的图像(a~e) 显示出皮质脊髓束(蓝色)的轮廓,通过 MRSI(深橙色)、T2 加权像(浅橙色)和 PET(f)勾勒出肿瘤的轮廓。(见彩图)

前和术中 DTI 纤维束成像做的手术。最大白质束移位范围为 $-8\sim15\text{mm}\left[(2.7\pm6.0)\text{mm}\right]$（Nimsky 等，2005）。Gasser 等（2005a，b）的研究表明，术中磁共振成像技术上是可行的，尽管有脑移位，但它能够对确定脑区域进行实时识别。术中磁共振成像对大脑皮质语言区的检测需要清醒的手术方式、特殊麻醉和患者的配合。术中 DTI 后的纤维束跟踪比较费时，因而其常规临床应用也是不可行的。

5　展望

5.1　扩散张量成像和功能磁共振成像

基于二阶张量模型 DTI 纤维束成像受限于交叉纤维，扇形纤维和缠绕纤维的分辨率或在纤维束的高倾斜度的区域。这对语言和视神经通路的纤维束成像是特别有益的。目前，欲通过使用诸如高倾斜分辨率扩散成像和 q- 球的成像技术来克服这种局限性。这些先进技术的缺点是采集时间较长，限制了它们在临床上的应用。此外，新算法的实现与 FDA 批准的张量偏转方法相比似乎具有重要优势（Merhof 等，2006）。

在导航系统内的 DTI 和 fMRI 数据集成是神经外科工作流程中耗时的过程。由于固定模式的定位方法，其精准度有限。功能数据的更新问题，也可能通过使用非线性配准技术和来自模式识别的有限元或尖端技术的使用加以克服，可以使包括功能数据的术前数据集与术中 MR 图像进行匹配（Archip 等，2007；Wolf 等，2001）。

5.2　脑移位的补偿

相对于术中 MRI，另一种脑移位补偿技术可能是术中三维超声（Tirakotai 等，2006）。这里，高分辨率的多模态数据被非线性地配准到分辨率较低的术中三维超声数据中（Arbel 等，2004）。

此外，数学模型可以使用，无论是对图像的转换显示脑变形（Archip 等，2007；Wolf 等，

2001）或与稀疏数据结合描述实际的术中三维位置（Roberts 等，1999）。

（杜鹏 译　张欣 校）

参考文献

Arbel T, Morandi X, Comeau RM, Collins DL (2004) Automatic non-linear MRI-ultrasound registration for the correction of intra-operative brain deformations. Comput Aided Surg 9(4):123–136

Archip N, Clatz O, Whalen S et al (2007) Non-rigid alignment of pre-operative MRI, fMRI, and DT-MRI with intra-operative MRI for enhanced visualization and navigation in image-guided neurosurgery. Neuroimage 35(2):609–624

Basser PJ, Mattiello J, LeBihan D (1994) MR diffusion tensor spectroscopy and imaging. Biophys J 66(1):259–267

Black PM, Moriarty T, Alexander E III et al (1997) Development and implementation of intraoperative magnetic resonance imaging and its neurosurgical applications. Neurosurgery 41(4):831–842 (discussion 842–845)

Bohinski RJ, Kokkino AK, Warnick RE et al (2001) Glioma resection in a shared-resource magnetic resonance operating room after optimal image-guided frameless stereotactic resection. Neurosurgery 48(4):731–742 (discussion 742–744)

Chen X, Weigel D, Ganslandt O, Buchfelder M, Nimsky C (2009) Prediction of visual field deficits by diffusion tensor imaging in temporal lobe epilepsy surgery. Neuroimage 45(2):286–297

Coenen VA, Krings T, Mayfrank L et al (2001) Three-dimensional visualization of the pyramidal tract in a neuronavigation system during brain tumor surgery: first experiences and technical note. Neurosurgery 49(1):86–92 (discussion 92–93)

Ganslandt O, Fahlbusch R, Nimsky C et al (1999) Functional neuronavigation with magnetoencephalography: outcome in 50 patients with lesions around the motor cortex. J Neurosurg 91(1):73–79

Gasser T, Sandalcioglu E, Schoch B et al (2005a) Functional magnetic resonance imaging in anesthetized patients: a relevant step toward real-time intraoperative functional neuroimaging. Neurosurgery 57(1):94–99 (discussion 94–99)

Gasser T, Ganslandt O, Sandalcioglu E, Stolke D, Fahlbusch R, Nimsky C (2005b) Intraoperative functional MRI: implementation and preliminary experience. Neuroimage 26(3):685–693

Hall WA, Kowalik K, Liu H, Truwit CL, Kucharezyk J (2003) Costs and benefits of intraoperative MR-guided brain tumor resection. Acta Neurochir Suppl 85:137–142

Hastreiter F, Rezk-Salama C, Nimsky C (2000) Registration techniques for the analysis of the brain shift in neurosurgery. Comput Graph 24(3):385–389

Hatiboglu MA, Weinberg JS, Suki D et al (2009) Impact of intraoperative high-field magnetic resonance imaging guidance on glioma surgery: a prospective volumetric analysis. Neurosurgery 64(6):1073–1081 (discussion 1081)

Keles GE, Chang EF, Lamborn KR et al (2006) Volumetric extent of resection and residual contrast enhancement on initial surgery as predictors of outcome in adult patients with hemispheric anaplastic astrocytoma. J Neurosurg 105(1): 34–40

Kober H, Nimsky C, Moller M, Hastreiter P, Fahlbusch R, Ganslandt O (2001) Correlation of sensorimotor activation with functional magnetic resonance imaging and magneto-encephalography in presurgical functional imaging: a spatial analysis. Neuroimage 14(5):1214–1228

Kowalczuk A, Macdonald RL, Amidei C et al (1997) Quantitative imaging study of extent of surgical resection and prognosis of malignant astrocytomas. Neurosurgery 41(5): 1028–1036 (discussion 1036–1038)

Kuhnt D, Becker A, Ganslandt O, Bauer M, Buchfelder M, Nimsky C (2011a) Correlation of the extent of tumor volume resection and patient survival in surgery of glioblastoma multiforme with high-field intraoperative MRI guidance. Neuro Oncol. [Epub ahead of print]

Kuhnt D, Ganslandt O, Schlaffer SM, Buchfelder M, Nimsky C (2011b) Quantification of glioma removal by intraoperative high-field magnetic resonance imaging—an update. Neurosurgery 69(4):852–863

Lacroix M, Abi-Said D, Fourney DR et al (2001) A multivariate analysis of 416 patients with glioblastoma multiforme: prognosis, extent of resection, and survival. J Neurosurg 95(2):190–198

Mamata Y, Mamata H, Nabavi A et al (2001) Intraoperative diffusion imaging on a 0.5 Tesla interventional scanner. J Magn Reson Imaging 13(1):115–119

Martin AJ, Liu H, Hall WA, Truwit CL (2001) Preliminary assessment of turbo spectroscopic imaging for targeting in brain biopsy. AJNR Am J Neuroradiol 22(5):959–968

McGirt MJ, Chaichana KL, Attenello FJ et al (2008) Extent of surgical resection is independently associated with survival in patients with hemispheric infiltrating low-grade gliomas. Neurosurgery 63(4):700–707 (author reply 707–708)

Merhof D, Richter M, Enders F et al (2006) Fast and accurate connectivity analysis between functional regions based on DT-MRI. Med Image Comput Comput Assist Interv 9(Pt 2): 225–233

Nabavi A, Black PM, Gering DT et al (2001) Serial intraoperative magnetic resonance imaging of brain shift. Neurosurgery 48(4):787–797 (discussion 797–798)

Nimsky C, Ganslandt O, Von Keller B, Romstock J, Fahlbusch R (2004) Intraoperative high-field-strength MR imaging: implementation and experience in 200 patients. Radiology 233(1):67–78

Nimsky C, Ganslandt O, Hastreiter P et al (2005) Preoperative and intraoperative diffusion tensor imaging-based fiber tracking in glioma surgery. Neurosurgery 56(1):130–137 (discussion 138)

Nimsky C, Ganslandt O, Merhof D, Sorensen AG, Fahlbusch R (2006) Intraoperative visualization of the pyramidal tract by diffusion-tensor-imaging-based fiber tracking. Neuroimage 30(4):1219–1229

Rachinger J, von Keller B, Ganslandt O, Fahlbusch R, Nimsky C (2006) Application accuracy of automatic registration in frameless stereotaxy. Stereotact Funct Neurosurg 84(2–3): 109–117

Roberts DW, Miga MI, Hartov A et al (1999) Intra-operatively updated neuroimaging using brain modeling and sparse data. Neurosurgery 45(5):1199–1206 (discussion 1206–1207)

Sanai N, Berger MS (2008) Glioma extent of resection and its impact on patient outcome. Neurosurgery 62(4):753–764 (discussion 264–756)

Sanai N, Polley MY, McDermott MW, Parsa AT, Berger MS (2011) An extent of resection threshold for newly diagnosed glioblastomas. J Neurosurg 115(1):3–8

Schneider JP, Trantakis C, Rubach M et al (2005) Intraoperative MRI to guide the resection of primary supratentorial glioblastoma multiforme—a quantitative radiological analysis. Neuroradiology 47(7):489–500

Stadlbauer A, Nimsky C, Buslei R et al (2007) Diffusion tensor imaging and optimized fiber tracking in glioma patients: histopathologic evaluation of tumor-invaded white matter structures. Neuroimage 34(3):949–956

Steinmeier R, Fahlbusch R, Ganslandt O et al (1998) Intraoperative magnetic resonance imaging with the magnetom open scanner: concepts, neurosurgical indications, and procedures: a preliminary report. Neurosurgery 43(4): 739–747 (discussion 747–748)

Stummer W, Pichlmeier U, Meinel T, Wiestler OD, Zanella F, Reulen HJ (2006) Fluorescence-guided surgery with 5-aminolevulinic acid for resection of malignant glioma: a randomised controlled multicentre phase III trial. Lancet Oncol 7(5):392–401

Tirakotai W, Miller D, Heinze S, Benes L, Bertalanffy H, Sure U (2006) A novel platform for image-guided ultrasound. Neurosurgery 58(4):710–718 (discussion 710–718)

Wirtz CR, Knauth M, Staubert A et al (2000) Clinical evaluation and follow-up results for intraoperative magnetic resonance imaging in neurosurgery. Neurosurgery 46(5):1112–1120 (discussion 1120–1122)

Wolf M, Vogel T, Weierich P (2001) Automatic transfer of preoperative fMRI markers into intraoperative MR-images for updating neuronavigation. IEICE Trans Inf Syst E84-D: 1698–1704

Wu JS, Zhou LF, Chen W et al (2005) Prospective comparison of functional magnetic resonance imaging and intraoperative motor evoked potential monitoring for cortical mapping of primary motor areas. Zhonghua Wai Ke Za Zhi 43(17): 1141–1145

Wu JS, Zhou LF, Tang WJ et al (2007) Clinical evaluation and follow-up outcome of diffusion tensor imaging-based functional neuronavigation: a prospective, controlled study in patients with gliomas involving pyramidal tracts. Neurosurgery 61(5):935–948 (discussion 948–949)

第9章 MRI引导骨骼肌介入操作

Roberto Blanco Sequeiros, Jan Fritz, John A. Carrino

本章目录

1 引言 ··· 110
2 操作程序注意事项 ······················· 111
3 MRI引导的骨骼肌肉活检 ············· 113
4 MRI引导的注射操作 ···················· 116
5 MRI引导的骨肿瘤的处理和治疗 ······ 120
6 囊肿、反应性和创伤后肌肉骨骼病变
  的MRI引导治疗 ························· 124
7 未来发展方向及摘要 ···················· 126
参考文献 ··· 126

摘 要

　　MRI在骨骼肌范畴内作为一个有趣的工具来指导诊断和治疗操作,并且引导患者管理。有研究表明,涉及骨、软组织、关节和椎间盘的MRI引导操作是安全的,选择合适的适应证有助于临床管理。通常这些操作在技术上与骨和软组织病变的其他方式类似。然而,由于数据量大幅增多,对手术者来说操作的感知与其他方式很不同。MRI引导对于不能用其他方式显示的病变是特别有优势的,如选择的靶向性、关节内的位置、囊肿抽吸、毗邻手术硬件的区域。脊椎注射和疼痛控制,如骶髂关节注射,选择性神经阻滞和姑息性消融是MRI引导下常进行的一些操作。本章将详细描述MRI引导骨骼肌肉(MSK)操作技术、诊断和最常见的治疗方法的临床适应证,同时讨论用于MRI引导MSK操作的新兴方法。

1 引言

　　影像引导下的骨骼肌肉(MSK)的介入治疗已经有40多年的历史(Lalli,1970)。如今,成像和设备的动态发展进一步扩大了影像引导的MSK介入治疗的适应证,手术和影像引导操作之间的界限正变得越来越模糊,如果曾有这样的界限的话。MRI引导的操作在这方面的发展位居前列,MSK的操作也不会例外。MRI引导的肌肉骨骼介入技术在过去20年中已经非常成熟,众多的应用已经成功进入临床。很显然,在目前的骨骼肌肉介入应用方面 MRI 的潜能还没完全发挥出来。

使用 MRI 作为 MSK 介入引导方式的动机来自 MRI 在诊断方面的卓越表现。MRI 对感兴趣病变的显示比其他方式在目标定位方面更具优越性。此外,这种评估是可能在骨组织的连贯性或稳定性发生任何不可逆的结构破坏前即可实现。MRI 的特点包括良好的软组织对比度、任意多平面成像方向、缺乏射束硬化伪影, 不像 CT 或 X 线透视那样具有电离辐射 (Fritz 等,2011b;Ojala 等,2002;Schulz 等,2003)。

因此,MRI 引导的有效性为骨骼肌肉疾病的诊断和整体管理提供了光明的前景。MRI 在治疗和诊断方面的应用很可能达到了其他成像方式甚至连手术技术都无法匹配的水平。经皮 MRI 引导操作具有微创性,是开放手术的替代选择,但也可以与手术方法结合使用。如今,高磁场扫描仪(>1.0T)在医疗 MRI 中占主导地位。随后,越来越高的诊断准确性扩展了 MRI 引导的介入治疗的范围, 但是以减少操作员在扫描仪内的工作空间为代价。因此,该操作通常在闭孔扫描仪(即使是在 70cm 孔径的大口径扫描仪)使用一个 in/ out 模式的 CT 模式, 也可用于开放式扫描仪(目前为 1.0T),当考虑到患者直接进入通道时磁极的大小是一个限制因素。然而,新的扫描仪都提供了可以用于 MSK 活检强大的快速成像协议, 也有被动或主动的导航方法可供选择,以实现高效的操作。原则上有三种类型的 MRI 引导 MSK 介入操作:活检、经皮微创治疗和术中使用。在执行这些操作时都有着众多的共同和具体因素需要进行评估。与“一站式”的方法一样,MRI 可用于规划、指导、监视和控制这些操作。

2　操作程序注意事项

2.1　规划

当规划一个影像引导流程时, 操作前的成像是非常重要的。该信息定义了方法、路线和动作。最新的成像数据应该是有意义的,最好应是包括目标的 MRI 数据。此诊断数据是重要的,因为程序设置或方法在介入操作之前应该规划好。在这方面的 MRI 引导的介入操作非常像手术,诊断和程序方面是不同的实体。方法和路径限制了患者定位, 这一点的重要性怎么强调都不过分。患者的正确定位对确保成功操作是必不可少的。仔细定位可以确保安全,但可能导致操作时间变长。衬垫和支持应在必要时使用以使患者的舒适度最大化,防止拉伸或挤压神经结构导致不良事件的发生。当行骨介入操作时备皮是很重要的,并应相应地进行覆盖,建议给予预防性单剂量的抗生素。覆盖范围确保操作者移动自由而使手术简单顺利。

2.2　引导

图像质量决定引导的成败。对 MRI 来说,影响图像质量的一个最重要的因素是线圈质量和选择。线圈的选择是依赖于目标和位置的。当准备进行肌肉骨骼操作时, 应该使用一个很好的环绕式或环状的表面线圈。这些可以提供最佳信噪比,可以很容易地放置。应多加小心以防止线圈结构被体液污染, 因为这可能会导致故障或触电危险。

正确的皮肤切入点对任何经皮手术的成功都是至关重要的,切入点限制了仪器的大小,如果位置错误,常常导致重新进针。有几种方法可以确定与目标相关的适当的皮肤进入点。目前,主要有四种瞄准方式:外部参照 (无框立体定向)、内部参照(基于先前获得的 3D 立体定向或图像数据)、自我参照和 MR 成像跟踪。 外部参照的方法包括光学(图 9-1)和射频引导。在这些方法中,相对于目标,设备的轨迹是在其他特定的应用数据之间叠加在所获取的图像上。利用最近的实时图像, 引导可提供快速的路径修正、深度的评估和仪器的放置。使用的跟踪软件可以是扫描仪制造商为介入系统提供的或由第三方供应商提供。自我参照法是简单地根据解剖标志引导(图 9-2)(例如,操作者的手指)

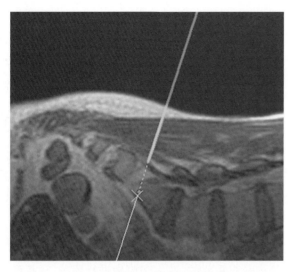

图 9-1　用于立体定向的外部参考光学三角测量方法的例子。针道基准标记进行追踪，并用于交互式成像。矢状位腰椎图像 [T2 加权，三维，稳态，TR 8.4ms，TE 4.2ms，翻转角 45°] 显示跟踪软件生成针的虚拟图形，提供实时的引导来确定 S1 神经根的正确入口水平。描绘针（蓝色实线）在操作过程中叠加在图像上，指示针的当前位置。进针深度信息显示为红色，针延续轨迹显示为黄线（虚线：平面内；延续线：平面外）。针在 X 点穿过图像平面，红点代表一个手术者选择的目标终点。（见彩图）

或基准点（液体或含脂肪囊，网格），并尽量减少失真。MRI 引导是指一个设备或示踪剂指导跟踪，这里该仪器结合或分离示踪剂由扫描序列确定，触发用于在平面内引导的实际成像。作为一项规则，习惯性取得至少两个垂直的图像平面，以便在器械插入之前确定相关目标的解剖结构。

2.3　监控

在 MRI 引导程序中，脉冲序列设置监控的步伐和控制。用作手术用途的序列是不同于诊断序列的。具有挑战性的任务是尽量减少成像时间，同时保持图像分辨率（空间、对比度）的适当水平。通常，梯度回波序列用于此目的，特别是稳态序列（如 FISP）在这方面被证明是有益的。呼吸运动会损害图像质量，因此，必要时可采用屏气或麻醉诱导呼吸暂停以达到足够的图像质量。在 MSK 操作中，受呼吸运动影响较多的解剖区域是胸部和胸椎。仪器可视化是成功的关键步骤。在 MRI 中，仪器被看作是一种工具产生的伪影，由于磁敏感效应而导致图像缺失。

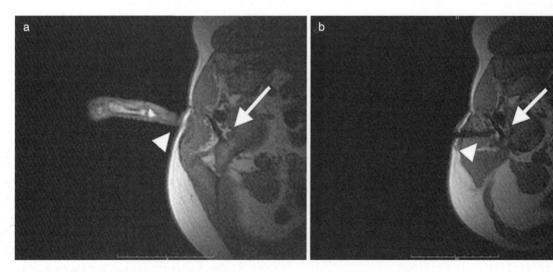

图 9-2　自我参考定位方法。(a) 轴位 T1 加权图像 [梯度回波序列，TR 125ms，TE 9ms，FOV 256×256] 在 S1 水平显示了用于穿刺的 S1 神经根位置（长箭所示）。MRI 可视的标记用于定位相对于目标的进入点。在这种情况下，手术者的手指（箭头所示）被用于参考标记。(b) 轴位 T1 加权图像 [梯度回波序列，TR 125ms，TE 9ms，FOV 256×256] 在 S1 水平显示了用于穿刺的 S1 神经根位置（长箭所示）。与 (a) 相同的患者及位置。针（箭头所示）是使用预先定义的入口点 (a) 穿向目标（长箭所示）。

这个现象取决于使用的磁场强度、相位和频率编码方向、仪器材料和器械插入的角度(图 9-3)。必须要了解的是,这些变量相对于图像的因果关系。MRI 检查中显示的该设备中心线并不总是反映在组织中仪器的实际路径。采用 MRI 专用仪器这种错位不是那么至关重要,但手术者需要意识到这个问题的基本原则。一般情况下,强磁场(B_0)产生较大的设备伪影。设备位置越垂直于 B_0 方向,伪影越明显。仪器材料磁性越强或仪器越粗大,磁敏感伪影越大。此外,梯度回波序列相对于自旋回波序列往往会产生更明显伪影。

2.4　经皮入口点

如上所述,患者定位是非常重要的。同样重要的是,在手术过程中还应尽量减少运动,以减少图像和设备的空间错位。作为目标,MSK 病变是不运动的,但使用皮带或衬垫在必要时帮助患者保持不动是有意义的。影响图像质量的呼吸运动通常可以通过改变相位编码方向对准患者头足轴来进行令人满意的控制。

对于组织进入来说,可以使用 MRI 兼容的工具,同时也有制造商提供这些,但遗憾的是,还不能选择 MSK 介入操作。

软组织病变通常采用同轴技术穿刺,骨组织使用专用活检或穿透套进行。我们已经使用了 3、4 和 6mm 环钻套与皮质穿透针(InVivo,Philips,Germany)(图 9-4)。

3　MRI 引导的骨骼肌肉活检

影像引导下经皮软组织和骨活检是一种安全、有效、准确的诊断肌肉骨骼病变的方法(Jelinek 等,2002;Ng 等,1998;Welker 等,2000)。从肌肉骨骼中取活检组织的主要作用是为区分感染、肿瘤和瘤样病变提供组织学分析。从肿瘤性病变获得的样品有助于确定病变是良性的还是恶性的,为组织学类型进行分类,并确定最适当的处理措施。

经皮骨骼肌肉活检常常优于开放活检,因为开放活检的并发症发生率高达 15.9%,这可能会影响高达 8.2% 患者的治疗计划(Mankin 等,1982)。在所有引导模式中与经皮肌肉骨骼穿刺活检相关的并发症发生率为 0.2%~1.1%(Jelinek 等,2002;Ojala 等,2002;Torriani 等,2002)。MRI 引导的骨骼肌肉活检的安全性较高,并发症发生率明显偏低(Adam 等,1999;Blanco 和 Carrino,2005,2006;Carrino 等,2007;Kaplan 等,1998;Konig 等,2003;Lewin 等,1998;Neuerburg 等,1997,1998;Ojala 等,2002;Parkkola 等,2001;Schulz 等,2005)。

经皮骨骼肌肉活检可在透视下、CT 或 MRI 引导下进行,而超声检查一般限于较表浅软组织病变(Bellaiche 等,1997;Carrino 和 Blanco,2006;Choi 等,2004;Neuerburg 等,1997;Ojala 等,2002;Torriani 等,2002)。在这些选择中,

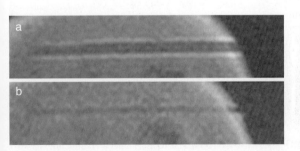

图 9-3　针的方向相对于磁场(B_0)的方向带来的影响。一个 14G 钛合金同轴针(InVivo, Philips,Germany)的伪影。FSE 序列(TR 3000ms,TE 104ms),(a)针垂直于主磁场(B_0)。(b)针平行于主磁场(B_0)方向。

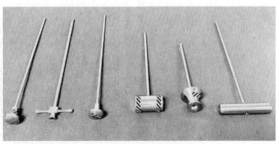

图 9-4　骨骼肌肉活检针和骨穿刺设备。用于穿透皮质的 3mm 内径的环钻组合,工作管,环钻和锤子的图像特征(InVivo, Philips,Germany)。

iMRI 独特地结合了肌肉骨骼病变程度检测和测定的高灵敏度和对目标病变的高精度，以便获得一个足够的标本进行病理分析。虽然许多病变可以安全地在透视和 CT 引导下定位，但 iMRI 对上述方法不确定的病变以及优先考虑使用无电离辐射检查的患者尤其有用，如儿童、青少年和怀孕的患者（图 9-5）（Carrino 等，2007；Fritz 等，2011b；Schulz 等，2005）。

经皮骨骼肌肉活检的一般适应证包括具有非特异性影像学表现的孤立性骨或软组织病变的评价，以建立分级、分期和治疗计划，可疑的感染确认和识别病原体，初步阴性或不确定样本的再次活检，用于疑似残留/复发性病变评价和测定全身性疾病的性质和程度的再次活检。MRI 引导活检对超声、X 线透视和 CT 无法显示的病变尤其有用，如水肿性病变和局灶性骨髓异常（图 9-5）（Adam 等，1999；Blanco 和 Carrino，2005；Carrino 和 Blanco，2006；Carrino 等，2007；Fritz 等，2011b；Konig 等，2003；Ojala 等，2002；Smith 和 Carrino，2008）。通过使用流体敏感的序列，如脂肪抑制 T2 加权和快速反转恢复序列（STIR），MR 图像具有无与伦比的对比度分辨率，对这种病变的检测和可视化具有最高灵敏度。这种病变的可视化允许直接进行 MRI

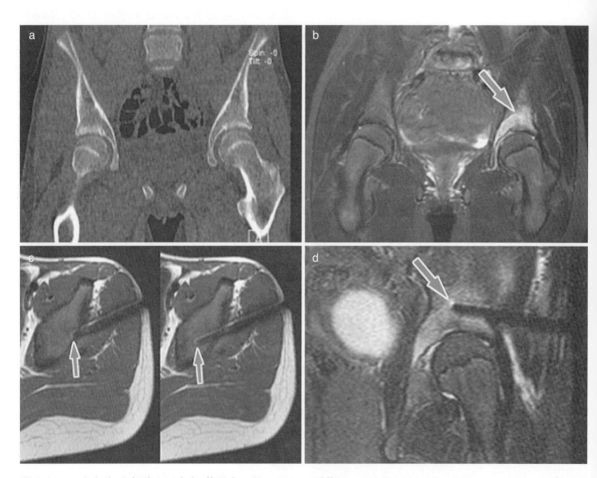

图 9-5　13 岁女孩，左侧髋臼区病变，使用大口径 1.5T MRI 系统（MAGNETOM ESPREE，Siemens Healthcare）行 MRI 引导骨穿刺活检。(a)髋臼水平冠状位 CT 图像显示没有明确的异常。(b)诊断性 1.5T STIR 冠状位 MR 图像显示在左侧髋臼区（箭头所示）一个异常高信号区。(c)介入图像，用于钻孔位置（箭头所示）的间歇性监测和引导的轴位 T1 加权自旋回波 MR 图像。(d)冠状位 STIR 图像显示针尖在该异常信号的中心（箭头所示）。病理检查诊断为慢性复发性多灶性骨髓炎。With kind permission from Springer Science+Business Media：(21)

引导定位,而不需要通过解剖标志来进行估计,这在病灶可视化不足的情况下需要使用(Adam等,1999;Fritz 等,2011b;Kaplan 等,1998;Torriani 等,2002)。MRI 引导骨活检对病灶活检路径上存在神经血管结构需要认真商榷、病变位置需要首选实时引导（表浅病灶或病灶邻近重要结构,如重大的血管神经束）,以及不适于超声或透视引导的病灶（图 9-6）是有益的(Adam 等,1999;Bellaiche 等,1997;Carrino等,2007;Choi 等,2004;Fritz 等,2011b;Kaplan等,1998;Konig 等,2003;Neuerburg 等,1997;Torriani 等,2002)。MRI 引导的活检还有另外的优势,包括病变的特定部分的靶点选择(例如,基于信号强度或对比度增强特性),特别是对于肉瘤复发的情况。MRI 引导的活检也可用于生长板骨桥的治疗性切除(Blanco 等,2008)。

MRI 引导活检绝对和相对禁忌证包括 MR不兼容的植入物、出血倾向(严重凝血或血小板减少)、缺乏安全的活检路径、心肺功能受损或血流动力学不稳定和不合作患者,以及无法定位者。

病变的采样可以用细针活检/抽吸(FNA),粗针活检或两者都行(Schweitzer 等,1996)。除了实性组织成分,血液能提供有价值的诊断信息(Hewes 等,1983)。对于 FNA,市售 MR 兼容的 25-20 号针头可以在同轴技术中使用。FNA最好结合现场细胞学评估,以确定标本对于诊断是否充足,以便引导更多的采样。

对于软组织粗针活检,MR 兼容的活检装置市售有各种尺寸 (InVivo, Gainesville, FL; Somatex, Teltow, Germany)。对于 FNA,一些厂商生产的针头有不同的大小、长度及组成(E-Z-EM, New York, NY; Cook Medical, Bloomington, IN; In vivo, Gainesville, FL; Somatex, Teltow, Germany)。市售也有用于骨性病变穿刺活检的 MR 兼容同轴系统 (In vivo, Gainesville, FL, USA)。一个外套管针,仍然是用于楔进皮质的,它提供一个端口连接到骨病变区域,联合骨内钻针可以多次穿过病变而不需要重新定位(图 9-4)。真空辅助针芯活检针也可以用于软组织病变,尺寸为 18-16 号。

FNA 和空芯针穿刺活检的组合提高了诊断的准确性(Hodge, 1999)。也可能存在只用一种方法诊断的情况 (Hewes 等,1983)。此外,FNA 能比粗针样本的病理评估更早期判定病变是否为恶性,后者通常需要更多的时间。

对于成功的活组织检查,适当的进针路径是基本的,以减少并发症的发生,并可避免对患者产生进一步的负面影响。已经证明,多科室医师合作可以提高经皮穿刺活检的准确性和有效性,包括整形外科、放射科、肿瘤内科医生和骨科病理学家 (Fraser-Hill 和 Renfrew, 1992;

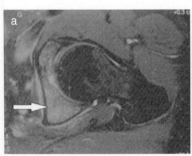
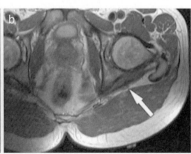
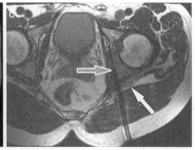

图 9-6　50 岁男性患者,左髋部疼痛,左髋臼信号异常,使用大口径的 1.5T MRI 系统(MAGNETOM ESPREE,西门子医疗集团,德国埃尔兰根)行 MRI 引导下骨穿刺活检。(a)诊断,轴位,增强 T1 加权 MR 脂肪抑制图像显示了左侧髋臼内增强的病变(箭头所示)。(b)术前左侧髋臼中间加权轴位 MR 图像显示坐骨神经位置(箭头所示)接近预定针的路径。(c)术中轴位中间加权 MR 图像显示出了活检针在坐骨神经内侧(白色箭头所示),活检针尖位于松质骨部分信号异常区域(灰色箭头所示)。病理证实为血管瘤。

Fraser-Hill 等,1992;Torriani 等,2002;Ward 和 Kilpatrick, 2000)。

一般情况下,进针路径应避开神经血管束、胸膜、腹膜腔及椎管。通常情况下,进针路径最好沿皮肤进入点和病变生物活性区域之间的最短距离进行。更具有生物活性的区域组织特性有可能是软组织、大型囊性病变的周边、对比度增强或 PET 浓聚的区域,以及侵入软骨性病变的区域(Choi 等,2004;Pezeshk 等,2006)。分隔屏障的保护对于防止肿瘤细胞的迁移及肿瘤细胞沿活检路径的种植是至关重要的 (Choi 等,2004;Robertson 等,1984)。

据报道,技术上的成功和 MRI 引导经皮肌肉骨骼活检手术诊断的准确率平均在 90% 以上(Genant 等,2002;Smith 和 Carrino,2008)。

4 MRI 引导的注射操作

经皮注射过程代表一组影像引导的微创介入操作,用于在预定义的解剖结构或区域行高精度的药物输送(Fritz 等,2007)。为了保证有效的测试结果,并使递送药物的治疗效果最大化,经皮药物递送过程应包括解剖目标的可视化、图像引导的针的放置和注射前针尖准确位置的确定、后续的注入剂分布图像及其与靶结构的关系(Gangi 等,1998;Silbergleit 等,2001)。注射时的实时 MRI 有助于针的动态调整,并在许多情况下增加了精确度(Fritz 等,2010)。

选择性经皮给药用来测试一个有症状患者特定的脊柱结构情况 (梗阻确诊)或疼痛状况(治疗注射)(Bogduk,1997)。准确地将药物递送到适当的解剖学目标是进行有效测试的重要前提。对于诊断性测试,只有很少体积的药物(量取决于目标的结构)被注入,以确保该目标结构测试的专一性,同时避免由于注入药物作用于周围结构引起疼痛而造成的假阳性结果。这是与治疗性脊髓注射的一个根本区别,后者需要更大剂量。

因为一次性测试会造成较高的假阳性率,分两次注射(理想情况下,间隔 1 周)可增加诊断性注射的准确性(Fritz 等,2007):(a)对照注射,一种安慰剂(盐水),一种麻醉剂,或(b)比较注射,短效麻醉剂(如利多卡因)和其他长效麻醉剂(例如,罗哌卡因)。第二次注射应与初始注入的结果进行对比, 无论是得到相同的结果或产生一个预期的变化(例如对照注射,因为使用安慰剂如生理盐水没有疼痛缓解;比较注射,因为使用长效麻药而出现更长时间的疼痛缓解)。进行比较注射时, 最后一次注射可以添加长效类固醇作为治疗成分,来起到潜在的治疗作用。

为了最大限度地提高测试精度和减少并发症, 大部分注射过程最好在影像引导下进行(Fritz 等,2007;Gangi 等,1998;Gilula 和 Lander, 2003; Rosenberg 等,2000;Silbergleit 等,2001)。X 线透视和 CT 已成功地广泛用于上述操作,两种模式都能够提供高技术准确度。此外, 更加表浅的目标可成功地在超声引导下进行。iMRI 对于复杂的和深部目标来说是一个强大的引导方式。几个特性使 MRI 成为一种独特工具,包括多平面成像能力允许双斜针路径;高软组织对比度和空间分辨率可以精确区分小目标结构;高时间分辨率允许实时引导进针(MR 荧光); 可视化的大视野能够完整观察靶区;特定或非特定的组织饱和抑制技术可以进行选择性对比加权;无电离辐射。按照保持暴露于电离辐射下尽可能低的原则,MRI 对于年轻患者、一些诊断和治疗性注射操作的引导具有额外的特别价值。

静磁场、射频脉冲和梯度磁场构成了介入性 MR 环境中的特殊条件。针对患者和其他进入 MR 环境的人员采取一种有效的筛选程序是至关重要的,可以保证 MR 介入手术的安全,避免事故。除了 MR 成像的一般禁忌证,对于安装有心脏起搏器和怀孕的患者需要仔细的考虑。介入放射学传统上使用的, 特别是铁磁性装置或设备,不得带入 MR 环境中,因为它们很容易产生相当大的牵引力,可能强大到足以造成严重伤亡或显著产热, 甚至可能会导致患者和医生烧伤。市售有多种 MR 兼容注射针头。

各种 MRI 引导的经皮药物注射过程已被报

道,并正被用于日常临床实践,包括关节注射、肌肉注射和神经周围注射。这些操作最初是用专门的 iMRI 系统,大多配备了≤0.5T 的低静态磁场强度。今天,绝大多数操作能在日益增加的临床大口径 MRI 系统上来执行,无需专门的设备。

骶髂关节是腰痛的重要来源 (Fortin 等,1999)。腰肌劳损主要发生于老年患者,而炎性腰背痛在儿童和年轻成人中更为普遍。骶髂关节注射要求影像学引导(Rosenberg 等,2000)。X线透视、CT 和 MRI 引导已被成功用于骶髂关节注射 (Blanco 和 Carrino,2005;Dussault 等,2000;Fritz 等,2005,2007,2008b,2011a;Fritz 和 Pereira,2007;Ojala 等,2001;Pereira 等,2000;Streitparth 等,2010)。由于退行性改变导致的腰肌劳损可以成功地被诊断出来,并使用局部麻醉药进行单次或连续骶髂关节注射治疗(Fritz,2008b)。强直性脊柱炎导致的炎性腰痛与活动性骶髂关节炎可以采用长效类固醇成功地治疗,如在儿童和成人中进行曲安奈德关节内注射 (图 9-7 和图 9-8)(Fritz 等,2008b,2011a)。

在椎间孔选择性注射麻醉剂、类固醇或两者同时注射,使其进入神经周围鞘,针对常规治疗来说是用来使有症状的顽固性神经根疼缓解(Riew 等,2006)。iMRI 为详细的术前解剖评估提供了横断面影像,并为脊神经精确的椎间孔穿刺提供了直接可视化 (Fritz 等,2009;Ojala 等,2000;Sequeiros 等,2002;Streitparth 等,2010)。选择性神经根注射的解剖对象是在神经盘界面的前硬膜外腔和背根神经节 (图 9-9)。MRI 引导对于生育期的年轻个体及腰骶或颈部区域是非常有价值的,上述位置附近的一些区域特别容易受电离辐射的影响,如生殖道、唾液腺和甲状腺。在多水平治疗或多期治疗的情况下,iMRI 是一种理想的方式,以避免电离辐射的累积效应影响。

椎间盘造影术是一种直接将造影剂注射到椎间盘髓核的技术(Sequeiros 等,2003b,2006;Streitparth 等,2011)。椎间盘造影术主要是一种在激发试验时诊断椎间盘源性腰痛的功能成像工具(图 9-10)。此外,它可以对椎间盘结构的完整性进行评估。

腰椎小关节(关节突关节)被认为是腰痛的显著原因(Carette 等,1991)。在关节内注射长效局部麻醉剂和(或)类固醇或两者同时注射能够显著缓解疼痛,并且当进行诊断性关节内注射

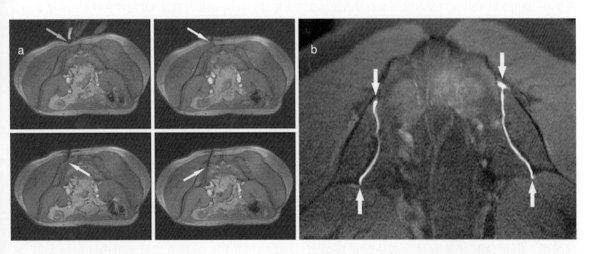

图 9-7 成年患者,使用 1.5T 临床大口径 MRI 系统引导的骶髂关节注射。Reprinted with permission from the American Journal of Roentgenology (Fritz J 等,2008b)。(a)FLASH 2D 序列连续 MRI 引导显示通过充满了钆增强生理盐水(灰色箭头所示)的注射器来定位皮肤切入点,在穿入左骶髂关节(白色箭头所示)过程中针的渐进过程。(b)注射 1mL 的钆喷酸葡胺增强液(1:250)后,采用光谱脂肪饱和的 T1 加权轴位 MR 图像显示注入剂在关节内积聚(白色箭头所示)。

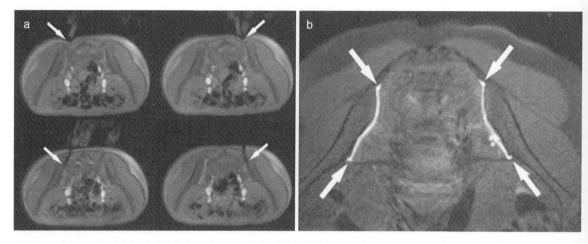

图 9-8 儿童患者,使用 1.5T 临床大口径 MRI 系统引导的骶髂关节注射。**(a)** 近实时 MR 成像引导下采用充满钆增强生理盐水(上排)的注射器确定皮肤切入点和后续两个骶髂关节(下排)的穿刺。**(b)**斜冠状位 MR 抑制 T1 加权图像显示钆增强的关节内注射剂为高信号 (箭头所示)。With kind permission from Springer Science+Business Media (Fritz J 等,2011a, b)

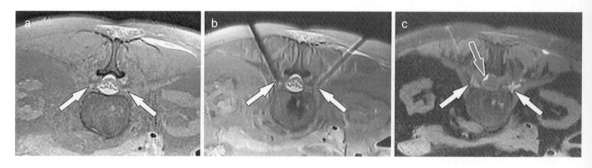

图 9-9 使用 1.5T 临床大口径 MRI 系统引导的腰椎椎间孔注射。**(a)**中间加权轴位 MR 图像在神经孔水平显示穿出的脊神经(箭头所示)。**(b)** 中间加权轴位 MR 图像显示注射器的针尖接近神经孔和脊神经(箭头所示)。**(c)**轴位 MR 脂肪饱和抑制 T1 加权图像显示注射 2mL 的钆喷酸葡胺增强液(1:250)后,注入剂(白色箭头所示)在神经周围、椎管内及硬膜外蔓延(灰色箭头所示)分布。

确定责任小关节时可以同时用于治疗 (图 9-11)。小关节关节内注射要求很高的技术精度,以保证准确的药物投递和有效性,以及尽量减少并发症(Carrera, 1980)。上述操作主要是在 X 线透视检查和 CT 引导下进行的,但是也可以在 iMRI 引导下进行,且后者已被证明有很高的成功率。但是,MR 成像在显示增生性小关节方面不太准确,其可以妨碍针进入关节腔(Fritz 等,2008a)。在难以达到关节突关节的情况下,可以进行关节周围注射来作为替代。MRI 似乎对连续注射治疗或定期反复注射的患者最有帮

助 (Fritz 等,2007,2008a,2009;Fritz 和 Pereira,2007;Streitparth 等,2010)。

颞下颌关节的注射操作是诊断检查的一部分,也是各种颞下颌关节疾病的治疗方法(图 9-12)。颞下颌关节注射直接用于 MR 关节造影及治疗各种颞下颌关节疾病,包括疼痛、功能障碍、变性和炎症。治疗方式有关节内注射抗炎剂、镇痛剂、自体血液和透明质酸钠,以及关节穿刺术。由于其复杂的解剖结构,多平面的断面成像能力和 iMRI 的高软组织对比度有益于颞下颌关节穿刺,其能提供关节内注入剂输送的记录和验

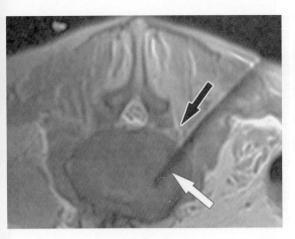

图 9-10　使用 1.5T 临床大口径 MRI 系统引导的椎间盘造影术。中间加权轴位 MR 图像在腰椎间盘的水平显示针尖（白色箭头所示）在髓核内。请注意，脊神经在针的内侧（黑色箭头所示）。

证，并使潜在的并发症最小化，如神经血管损伤、渗透到中颅窝或关节损伤（Fritz 等，2010）。

如果无法手术的话，周围血管疾病终末期无法控制的疼痛是腰交感神经阻滞或毁损的一种常见适应证（图 9-13）。MRI 图像引导能够准确判断针的放置位置，并使并发症最小化（近输尿管、腹主动脉和下腔静附近），使液体分布可视化（Konig 等，2002）。iMRI 图像引导对于治疗儿童和青壮年交感神经反射性营养不良和需要多次治疗的患者尤其有用（Fritz 和 Pereira，2007）。

梨状肌注射可以帮助诊断和治疗梨状肌综合征（Filler 等，2005）。可以向梨状肌局部注射麻醉剂和类固醇，更普遍的是用肉毒杆菌毒素（肉毒杆菌）。MRI 引导肌内注射可进行实时指导，在互动监控调整下使针尖达到近 100% 的肌内注射给药（Filler 等，2008）。可注射少量的无菌盐水来测试肌内针尖位置。随后注射加入了少量稀释钆的药物，使注入剂在 T1 加权图像上可见（图 9-14）。MRI 能够可靠地显示其下面的神经血管束，避免其受损。如果有神经病的证据，坐骨神经周围神经的药物递送可以在相同的情况下进行。

阴部神经阻滞用于诊断和治疗潜在的阴部神经痛（Antolak 等，2002）。药物可以直接注射到阴部管（Alcock 管），它是沿闭孔内肌形成的筋膜鞘（Filler，2009；Hough 等，2003）。在针尖处于令人满意的位置后，神经周围的注入剂的分布可以使用实时 MRI（图 9-15）来评估。利用这种技术，可以可靠地进行感觉阻滞。

直接 MR 关节造影可以对多种肩关节和髋关节内紊乱进行进一步的评估（Graves 等，

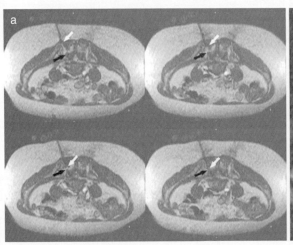
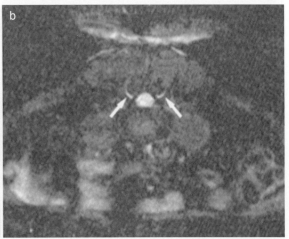

图 9-11　采用 0.2T 开放式 MRI 系统引导的 L5~S1 椎间小关节注射。(a) MR 透视引导下针的放置显示针尖（白色箭头所示）推进到左侧小关节内（黑色箭头所示）。(b) 双侧给药后轴向快速反转恢复 MR 图像显示双侧关节内注射剂的高信号（箭头所示）。With kind permission from Springer Science+Business Media，Fritz J et al. (2008a)

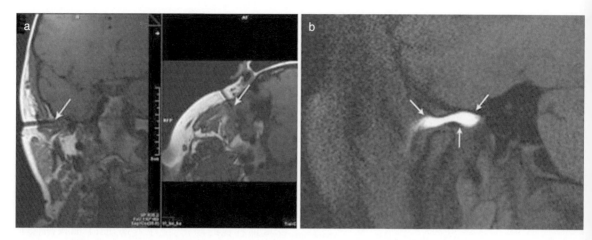

图 9-12　采用 1.5T 临床大口径 MRI 系统引导的颞颌关节注射。(a)针的位置定位在上滑膜隔(箭头所示)的右颞下颌关节下的斜冠状(左图)和斜轴向(右图)T1 加权 MR 图像。(b)矢状位 MR 抑脂 T1 加权图像显示了钆增强注入剂(箭头所示)在关节内积聚。With kind permission from Springer Science+Business Media, Fritz J et al. (2010)

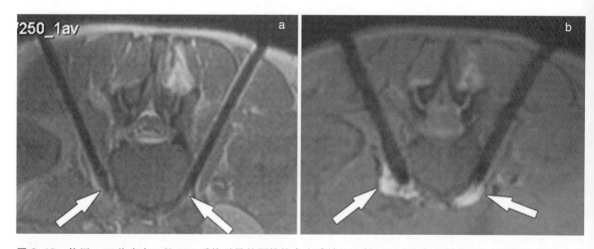

图 9-13　使用 1.5T 临床大口径 MRI 系统引导的腰椎椎旁交感神经注射。(a)中间加权轴位 MR 图像在 L2/L3 水平显示近交感神经的双侧针尖(白色箭头所示)位置。(b)近实时 MRI 引导的注射显示钆增强注入剂(箭头所示)在双侧腰交感神经周围的聚集。

2008；Soh 等,2008)。iMRI 将关节注射和 MRI 结合成一站式的处理程序，避免了先行 X 线透视或 CT 引导下关节注射的需要(图 9-16)。

5　MRI 引导的骨肿瘤的处理和治疗

已经从实验性治疗发展到临床应用的影像引导的肿瘤管理方法迅速呈现一个微创治疗良性和恶性骨肿瘤的机会。在骨骼肌肉活检中，

MRI 检查成为治疗骨肿瘤一个强大的平台。

骨肿瘤的管理既可治标也可治本。

5.1　转移性疾病

转移性病灶最常发生于骨，在最常发生骨转移的肿瘤类型(乳腺、前列腺、肺)中所占的比例高达 85%(Nielsen 等,1991)。这些患者都是因为肿瘤进展或并发症而很少能手术切除，通常预后较差，中位生存期少于 3 年。继发于转移性骨病的并发症包括疼痛、骨折和活动受限，往

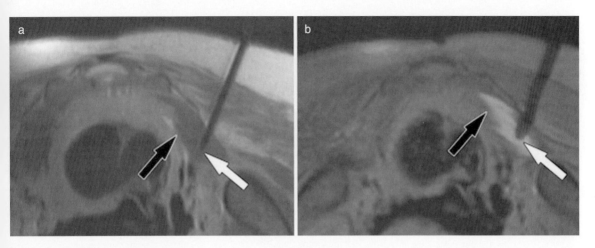

图 9–14　使用 1.5T 临床大口径 MRI 系统引导的右侧梨状肌注射。(a)中间加权轴位 MR 图像显示右侧梨状肌(黑色箭头所示)内的针尖(白色箭头所示)。(b)近实时 MR 成像引导下注射显示了右侧梨状肌(黑色箭头所示)内的钆增强注入剂的聚集(白色箭头所示)。

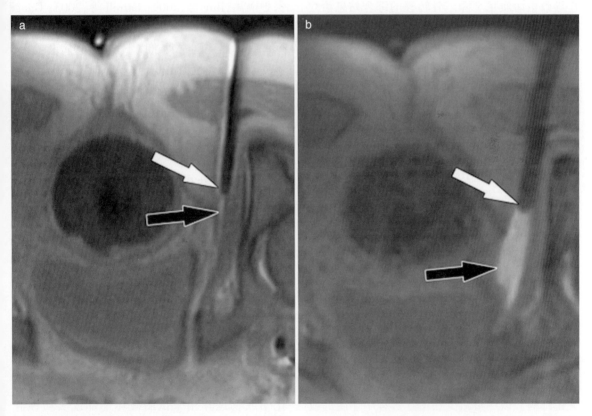

图 9–15　使用 1.5T 临床大口径 MRI 系统引导在阴部管(Alcock 管)行阴部神经注射。(a)中间加权的轴向 MR 图像显示阴部管(黑色箭头所示)内的针尖(白色箭头所示)。(b)近实时 MR 成像引导下注射(白色箭头所示)显示阴部管(黑色箭头所示)里面的钆增强注入剂的聚集(白色箭头所示)。

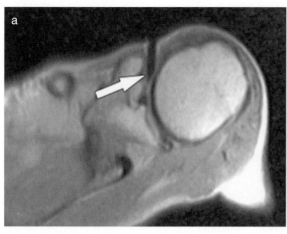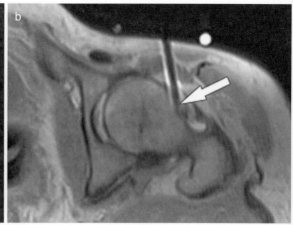

图 9-16 使用 1.5T 临床大口径 MRI 系统引导的肩关节和髋关节穿刺。(a)中间轴位加权 MR 图像显示针尖(箭头所示)在左肩关节腔内。(b)中间轴位加权 MR 图像显示针尖(箭头所示)在左髋关节腔内。

往导致生活质量下降。骨转移的综合姑息治疗是多学科的,需要肿瘤科医生、外科医生和介入放射科医生的合作。

骨转移性疾病的传统治疗方法一直是姑息性的,主要是放射治疗。经皮穿刺技术,骨水泥成形术(Gangi 等,1996),无水乙醇注射 (Gangi 等,1994) 和热烧蚀方法,如激光烧蚀(LITT)(Sequeiros 等,2003a),冷冻疗法(Callstrom 等,2006),射频消融(Toyota 等,2005),聚焦超声(FUS)(Catane 等,2007)和微波治疗(Grieco 等,2007) 是新的一线靶向治疗模式。在这些疗法中, 由于 MRI 能够监测组织温度的变化,MRI 引导用于热消融方法特别好 (Germain 等,2001)。对于 MRI 引导来说,应用水泥成形术和注射无水乙醇是有争议的, 因为使用液体物质时需要即时了解受影响组织的体积,透视是首选的方法,虽然在一些筛选病例中可以考虑结合影像学方法(X 线透视和 MRI)。肌肉骨骼系统转移瘤的经皮消融治疗需要仔细规划并识别关键结构, 以尽量减少在治疗过程中伴随的或可能继发的损坏,包括中枢神经系统、外周运动神经、血管、肠和泌尿系统。在解剖学上,中轴骨骼、四肢和骨盆的内侧面富含上述结构,应极其谨慎对待。如果有必要,特殊技术如通过绝缘气体注入、流体冲洗或液体置换等可用于镜下热

保护隔离(Buy 等,2009; Farrell 等,2003; Gangi 等,2007)。

缓解疼痛通常见于以下情况:当病变较重,不便于局部控制时,需要重点处理疼痛症状。此时最好的方法是针对肿瘤与骨组织交界处进行治疗(Callstrom 等,2002)。对于不常见的情况,目标是控制局部病灶,那么治疗区域必须超出肿瘤边缘,同时避免损伤正常结构。

5.2 原发性骨肿瘤

原发性骨肿瘤的首选治疗方法是手术,但是,良性病变如骨样骨瘤、骨母细胞瘤和症状性单腔骨囊肿可以采用经皮治疗方法进行处理。良性肿瘤一般体积较小、边界清楚,影像学易于诊断。对于 MRI 引导介入治疗,激光和冷冻疗法是较好的方法(图 9-17 和图 9-18)。

5.3 肿瘤消融术

肿瘤消融术是对肿瘤病变直接应用热量、化学或物理作用来试图破坏全部或实质性肿瘤。热消融是一种物理消融方法, 其利用冷(冷冻治疗)或热(如激光、微波、射频或聚焦超声)来破坏肿瘤。成像包括 5 个方面:规划、定位、监测、控制和评估治疗的反应(Jolesz 和 Blumenfeld, 1994)。

　　MRI 引导在热消融中的作用是：①与周围正常组织对比，显示靶组织温度的增加，以限制能量在靶组织的沉积；②识别靶组积内不可逆性坏死的发生（Carrino 和 Blanco，2006）。这个过程被称为 MR 温度测量。

　　消融治疗是局部治疗，患者症状和诊断结果与治疗之间应存在明显的联系。弥漫转移性疼痛最好采用全身治疗手段。在骨病变中，局灶性溶骨性破坏、软组织或混合性溶骨性病变是最适合消融的。成骨性病变可以治疗，但这就

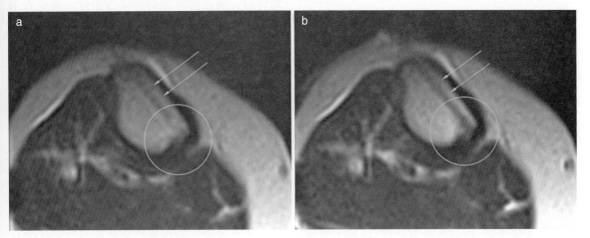

图 9-17　1.5T MRI 引导骨样骨瘤病变消融。一个采用 MRI 兼容针（箭）的胫骨穿刺。(a,b)病变内侧皮质（椭圆形）显著不规则。1.5T T2 HASTE 序列 MRI 引导的骨样骨瘤的消融。采用 MRI 兼容的针（箭头所示）经胫骨穿刺。激光的热效应导致信号显著下降。T2 HASTE 序列。

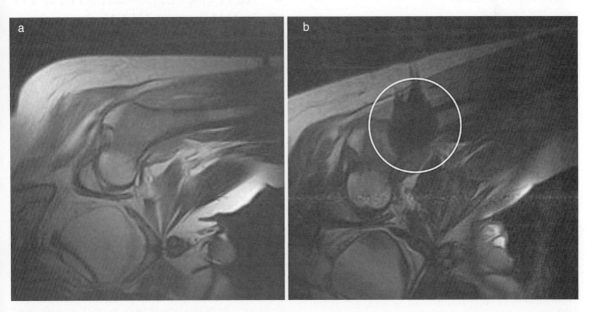

图 9-18　MRI 引导冷冻治疗。(a) 术前 0.23T MRI 检查显示右侧股骨病理损伤 (Image courtesy by Dr. Chengli Li, Shangdong Medical Imaging Research Insitute, Shangdong, China)。(b)冷冻探针（1.47mm）进入到肿瘤。随后形成边界清晰的冰球（椭圆形）。与图 9-6a 为同一患者，同一位置。(Image courtesy by Dr. Chengli Li, Shangdong Medical Imaging Research Insitute, Shangdong, China)

需要引入治疗较硬病变的仪器设备。这可以通过专门的穿刺设备，如活检针或椎体针来实现（见图 9-4）。

最适合用于 MRI 引导的消融方法是 FUS、冷冻和激光消融。

5.4 聚焦超声

FUS 是一种非侵入性技术,它利用体外聚焦超声而不需要在体内引入器具来加热和破坏组织，因此它是真正的非侵入性技术（Jolesz 等, 2002）。其独特之处是,FUS 治疗可完全通过纳入 FUS 设备和用户界面的扫描仪表来规划、实施和监测。而骨是声能的强反射和折射物,其具有较强的声波吸收率,当 FUS 用于骨治疗时导致骨的加热,特别是骨膜区域。FUS 对骨转移性疼痛的治疗效果被认为是通过破坏骨膜神经束而起作用的(Mercadante 和 Fulfaro, 2007)。然而,对于效果最大化来说,需要良好的声窗,这对于骨病变是具有挑战性的。潜在的并发症是与散热相关的热损伤。皮肤和骨的邻近结构也会受到影响。在骨转移性疾病中,使用 FUS 的初步结果令人鼓舞(Gianfelice 等,2008)。

5.5 冷冻消融

冷冻消融是一种经皮治疗技术，将直径 1.47~2.7mm 的冷冻探针引入到肿瘤内,根据焦耳-汤姆逊效应,用氩气将组织快速冷冻,同样采用氦气复温组织(Kurup 和 Callstrom,2010)。通常至少采用 2 个冻融循环以达到更好的局部治疗效果(Gage 和 Baust, 1998)。对于 MRI 图像引导,冷冻治疗的主要优点是出色的冰球能见度且边界清楚,呈现为低信号区域(图 9-18)。冰球深入渗透到骨内,全面覆盖治疗区域，引起的相关疼痛通常比激光或射频消融低。应谨慎治疗体积较大的肿瘤,因为凝血功能障碍会导致出血风险升高(Seifert 和 Morris, 1999)。

5.6 激光消融

激光消融使用光纤经皮穿刺入组织，采用红外线(激光二极管)或近红外线[钕钇铝石榴石(Nd:YAG)激光器)]产热,使组织发生凝固性坏死。激光消融非常适合使用 MRI 引导,光纤是 MRI 兼容的,其长度可达 12m,能够使激光发生器位于扫描仪室外面,以消除任何成像干扰。纤维直径为 400~700μm,可插入到 18 号穿刺针内,裸露的纤维部分用于治疗。对于骨来说,2W 的低功率足以产生直径 1.6cm 的球形消融区。高功率可导致炭化和汽化而不会使消融区有任何显著增加(Gangi 等,1997)。较大的消融体积可以通过使用施加器冷却系统来实现(Ahrar 和 Stafford, 2011；Vogl 等,2001),该系统引入同轴技术(图 9-19),可使消融直径增加到 1.6~3mm。与 FUS 一样,可以对激光诱导的组织内的热损伤制定治疗计划和进行实时监测(Ahrar 和 Stafford, 2011)。对于较小的良性肿瘤,如骨样骨瘤可以进行有效的治疗(见图 9-17),而有关较大的转移性病灶的治疗正在研究中 (Ahrar 和 Stafford, 2011；Gangi 等,2007；Sequeiros 等,2003a)。

6 囊肿、反应性和创伤后肌肉骨骼病变的 MRI 引导治疗

由于破骨细胞和偶尔不成熟成骨细胞的活动, 可能会导致有症状的囊性或密质骨病变(Cahill,1995；Dashefsky,1971；Kumar 等,2010；Peterson, 1984)。这些病变包括肿瘤样病变,如动脉瘤样骨囊肿和单腔骨囊肿,以及更多的反应性病变,如剥脱性骨软骨炎(OCD)、创伤后骨囊肿、疝窝、osseous 神经节和生长板的桥接。

MRI 作为快速诊断这些结构的方法,在选定的病例中,可以采用经皮或术中治疗(Blanco 等,2008；Ojala 等,2011；Seebauer 等,2010)。在 MRI 引导下,这些治疗通常应用活检和(或)环锯设备,还可使用机械刮除的设备,实际上是定制的。如果治疗包括硬化剂或任何液体材料的注射, 最好是使用 MRI 和 X 线透视组合成像,应使用混合系统(图 9-20)。MRI 被用于初始病变定位并在透视下治疗给药。

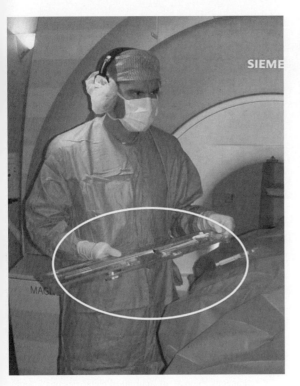

图 9-19　封闭的 1.5T MRI 系统引导的激光消融。冷却装置(椭圆形)置于扫描机架以外。(见彩图)

6.1　创伤后骨囊肿

当出现创伤后骨囊肿时，往往会影响软骨下骨，偶尔可行经皮减压钻孔和骨替代填充治疗。与外伤类似，机械应力和慢性的过度使用可能诱发退行性或反应性骨病变。其中骨内腱鞘囊肿和疝窝（Borody，2005；Cebesoy，2007；Pitt 等,1982；Yajima 等,2008），可采用经皮环锯术进行治疗。由于在透视或 CT 图像上这些病变可视化较差，可以选择 MRI 作为治疗的一个引导方法。

6.2　剥脱性骨软骨炎

剥脱性骨软骨炎是和骨的微小创伤密切相关的软骨下病变(Cahill，1995)。保守疗法是首选，但对于主要影响儿童患者的病变手术治疗往往是必要的。经皮逆行钻进为一种微创的治疗方法,由于 MRI 无电离辐射，通常对于小儿患者其为最佳的引导方法(图 9-21)。

6.3　股骨头坏死

股骨头坏死是一种反应条件下破坏性的病变,往往会导致关节的破坏。股骨头钻孔减压可以缓解症状，并可能阻止病情进展，尤其对Ficat Ⅰ 或 Ⅱ 级病变和较小病变效果更好(Marker 等,2008；Yan 等,2006)。MRI 能够确定骨骼受影响最严重的区域及水肿区域，划定治疗范围。以大转子作为起点，通过股骨颈形成几个小钻孔通道通向坏死病灶。作者使用 3mm 的钻头和柔软的 Kirchner 线。

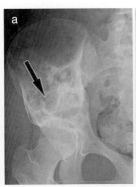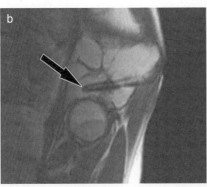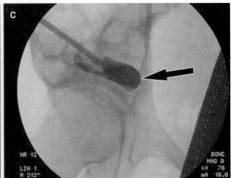

图 9-20　动脉瘤样骨囊肿的组合治疗(ABC)。(a)右半骨盆的较大的 ABC(箭头所示)。(b)MRI引导的髋臼上方 ABC 的穿刺。环钻在 0.23T 扫描仪上显示为图像信号缺失 (箭头所示)。(c)MRI引导穿刺后立即行 X 线透视监控 ABC 硬化治疗(注射对比剂,箭头所示)。

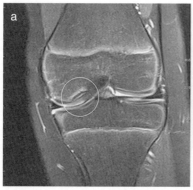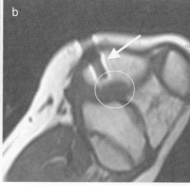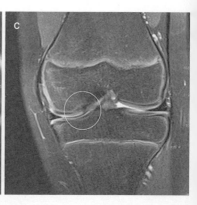

图 9-21　剥脱性骨软骨炎的 MRI 引导治疗。(a)操作前 1.5T 的 PDFS 膝关节冠状图像。股骨内侧髁(椭圆形)症状性剥脱性骨软骨炎,具有完整软骨。(b) 1.5T MRI 引导,T1TSE 序列斜视图剥脱性骨软骨炎钻孔。3mm 的环钻被看作是一个进入病变(椭圆形)的线性信号缺失(箭头所示)。(c) 4 个月后随访膝关节 1.5 TPDFS 冠状图像。剥脱性骨软骨炎病变不太明显(椭圆形)。该患者症状消失。

7　未来发展方向及摘要

目前,MRI 引导手术在临床应用范围非常广泛。在肌肉骨骼领域,MRI 引导手术的治疗模式仍处于起步阶段, 主要是包括诊断活检和姑息性治疗。当涉及肌肉骨骼系统的反应性和退行性改变时,MRI 引导的骨骼肌肉治疗存在巨大潜力,认识到这一点很重要。MRI 可以越来越早地检测到软骨和其他肌肉骨骼组织的破坏,为新颖的针对性治疗提供了可能性, 其中可利用细胞和分子技术提供组织再生。放射科医生、骨科医生和参与肌肉骨骼疾病治疗的其他专业医生之间的多学科合作对于实现这一潜能是必要的。

(杜鹏　译　张欣　校)

参考文献

Adam G, Bucker A, Nolte-Ernsting C, Tacke J, Gunther RW (1999) Interventional MR imaging: percutaneous abdominal and skeletal biopsies and drainages of the abdomen. Eur Radiol 9(8):1471–1478

Ahrar K, Stafford RJ (2011) Magnetic resonance imaging-guided laser ablation of bone tumors. Tech Vasc Interv Radiol 14(3):177–182

Antolak SJ Jr, Hough DM, Pawlina W, Spinner RJ (2002) Anatomical basis of chronic pelvic pain syndrome: the ischial spine and pudendal nerve entrapment. Med Hypotheses 59(3):349–353

Bellaiche L, Hamze B, Parlier-Cuau C, Laredo JD (1997) Percutaneous biopsy of musculoskeletal lesions. Semin Musculoskelet Radiol 1(2):177–188

Blanco SR, Vahasarja V, Ojala R (2008) Magnetic resonance-guided growth plate bone bridge resection at 0.23 T: report of a novel technique. Acta Radiol 49(6):668–672

Blanco SR, Carrino JA (2005) Musculoskeletal interventional MR imaging. Magn ResonImag Clin N Am 13(3): 519–532

Bogduk N (1997) International spinal injection society guidelines for the performance of spinal injection procedures. Part 1: Zygapophysial joint blocks. Clin J Pain 13(4):285–302

Borody C (2005) Symptomatic herniation pit of the femoral neck: a case report. J Manipulative Physiol Ther 28(6):449–451

Buy X, Tok CH, Szwarc D, Bierry G, Gangi A (2009) Thermal protection during percutaneous thermal ablation procedures: interest of carbon dioxide dissection and temperature monitoring. Cardiovasc Intervent Radiol 32(3):529–534

Cahill BR (1995) Osteochondritis dissecans of the knee: treatment of juvenile and adult forms. J Am Acad Orthop Surg 3(4):237–247

Callstrom MR, Atwell TD, Charboneau JW, Farrell MA, Goetz MP, Rubin J, Sloan JA, Novotny PJ, Welch TJ, Maus TP, Wong GY, Brown KJ (2006) Painful metastases involving bone: percutaneous image-guided cryoablation–prospective trial interim analysis. Radiology 241(2):572–580

Callstrom MR, Charboneau JW, Goetz MP, Rubin J, Wong GY, Sloan JA, Novotny PJ, Lewis BD, Welch TJ, Farrell MA, Maus TP, Lee RA, Reading CC, Petersen IA, Pickett DD (2002) Painful metastases involving bone: feasibility of percutaneous CT- and US-guided radio-frequency ablation. Radiology 224(1):87–97

Carette S, Marcoux S, Truchon R, Grondin C, Gagnon J, Allard Y, Latulippe M (1991) A controlled trial of corticosteroid injections into facet joints for chronic low back pain. N Engl J Med 325(14):1002–1007

Carrera GF (1980) Lumbar facet joint injection in low back

pain and sciatica: description of technique. Radiology 137(3):661–664

Carrino JA, Blanco R (2006) Magnetic resonance–guided musculoskeletal interventional radiology. Semin Musculoskelet Radiol 10(2):159–174

Carrino JA, Khurana B, Ready JE, Silverman SG, Winalski CS (2007) Magnetic resonance imaging-guided percutaneous biopsy of musculoskeletal lesions. J Bone Joint Surg Am 89(10):2179–2187

Catane R, Beck A, Inbar Y, Rabin T, Shabshin N, Hengst S, Pfeffer RM, Hanannel A, Dogadkin O, Liberman B, Kopelman D (2007) MR-guided focused ultrasound surgery (MRgFUS) for the palliation of pain in patients with bone metastases–preliminary clinical experience. Ann Oncol 18(1):163–167

Cebesoy O (2007) Intraosseous ganglion of the talus treated with the talonavicular joint approach without exposing the ankle joint. J Am Podiatr Med Assoc 97(5):424–427

Choi JJ, Davis KW, Blankenbaker DG (2004) Percutaneous musculoskeletal biopsy. Semin Roentgenol 39(1):114–128

Dashefsky JH (1971) Post-traumatic subarticular cyst of bone: a case report. J Bone Joint Surg Am 53(1):154–156

Dussault RG, Kaplan PA, Anderson MW (2000) Fluoroscopy-guided sacroiliac joint injections. Radiology 214(1): 273–277

Farrell MA, Charboneau JW, Callstrom MR, Reading CC, Engen DE, Blute ML (2003) Paranephric water instillation: a technique to prevent bowel injury during percutaneous renal radiofrequency ablation. Am J Roentgenol 181(5): 1315–1317

Filler AG (2008) Piriformis and related entrapment syndromes: diagnosis and management. Neurosurg Clin N Am 19(4): 609–622 vii

Filler AG (2009) Diagnosis and treatment of pudendal nerve entrapment syndrome subtypes: imaging, injections, and minimal access surgery. Neurosurg Focus 26(2):E9

Filler AG, Haynes J, Jordan SE, Prager J, Villablanca JP, Farahani K, McBride DQ, Tsuruda JS, Morisoli B, Batzdorf U, Johnson JP (2005) Sciatica of nondisc origin and piriformis syndrome: diagnosis by magnetic resonance neurography and interventional magnetic resonance imaging with outcome study of resulting treatment. J Neurosurg Spine 2(2):99–115

Fortin JD, Washington WJ, Falco FJ (1999) Three pathways between the sacroiliac joint and neural structures. Am J Neuroradiol 20(8):1429–1434

Fraser-Hill MA, Renfrew DL (1992) Percutaneous needle biopsy of musculoskeletal lesions 1, effective accuracy and diagnostic utility. Am J Roentgenol 158(4):809–812

Fraser-Hill MA, Renfrew DL, Hilsenrath PE (1992) Percutaneous needle biopsy of musculoskeletal lesions.2, cost-effectiveness. Am J Roentgenol 158(4):813–818

Fritz J, Clasen S, Boss A, Thomas C, Konig CW, Claussen CD, Pereira PL (2008a) Real-time MR fluoroscopy-navigated lumbar facet joint injections: feasibility and technical properties. Eur Radiol 18(7):1513–1518

Fritz J, Henes JC, Thomas C, Clasen S, Fenchel M, Claussen CD, Lewin JS, Pereira PL (2008b) Diagnostic and interventional MRI of the sacroiliac joints using a 1.5-T open-bore magnet: a one-stop-shopping approach. Am J Roentgenol 191(6):1717–1724

Fritz J, Konig CW, Gunaydin I, Clasen S, Kastler B, Kotter I, Claussen CD, Pereira PL (2005) Magnetic resonance imaging guided corticosteroid-infiltration of the sacroiliac joints: pain therapy of sacroiliitis in patients with ankylosing spondylitis. Rofo 177(4):555–563

Fritz J, Niemeyer T, Clasen S, Wiskirchen J, Tepe G, Kastler B, Nagele T, Konig CW, Claussen CD, Pereira PL (2007) Management of chronic low back pain: rationales, principles, and targets of imaging-guided spinal injections. Radiographics 27(6):1751–1771

Fritz J, Pereira PL (2007) MR-guided pain therapy: principles and clinical applications. Rofo 179(9):914–924

Fritz J, Pereira PL, Lewin JS (2010) Temporomandibular joint injections: interventional MR imaging demonstrates anatomical landmark approach to be inaccurate when compared to direct visualization of the injectant. Pediatr Radiol 40(12):1964–1965

Fritz J, Thomas C, Clasen S, Claussen CD, Lewin JS, Pereira PL (2009) Freehand real-time MRI-guided lumbar spinal injection procedures at 1.5 T: feasibility, accuracy, and safety. Am J Roentgenol 192(4):W161–W167

Fritz J, Tzaribachev N, Thomas C, Carrino JA, Claussen CD, Lewin JS, Pereira PL (2011a) Evaluation of MR imaging guided steroid injection of the sacroiliac joints for the treatment of children with refractory enthesitis-related arthritis. Eur Radiol 21(5):1050–1057

Fritz J, Tzaribachev N, Thomas C, Wehrmann M, Horger MS, Carrino JA, Konig CW, Pereira PL (2011b) Magnetic resonance imaging-guided osseous biopsy in children with chronic recurrent multifocal osteomyelitis. Cardiovasc Intervent Radiol 18 Feb 2011 [Epub ahead of print]

Gage AA, Baust J (1998) Mechanisms of tissue injury in cryosurgery. Cryobiology 37(3):171–186

Gangi A, Alizadeh H, Wong L, Buy X, Dietemann JL, Roy C (2007) Osteoid osteoma: percutaneous laser ablation and follow-up in 114 patients. Radiology 242(1):293–301

Gangi A, Dietemann JL, Mortazavi R, Pfleger D, Kauff C, Roy C (1998) CT-guided interventional procedures for pain management in the lumbosacral spine. Radiographics 18(3): 621–633

Gangi A, Dietemann JL, Schultz A, Mortazavi R, Jeung MY, Roy C (1996) Interventional radiologic procedures with CT guidance in cancer pain management. Radiographics 16(6):1289–1304 (discussion 1304–1286)

Gangi A, Gasser B, De Unamuno S, Fogarrassy E, Fuchs C, Siffert P, Dietemann JL, Roy C (1997) New trends in interstitial laser photocoagulation of bones. Semin Musculoskelet Radiol 1(2):331–338

Gangi A, Kastler B, Klinkert A, Dietemann JL (1994) Injection of alcohol into bone metastases under CT guidance. J Comput Assist Tomogr 18(6):932–935

Genant JW, Vandevenne JE, Bergman AG, Beaulieu CF, Kee ST, Norbash AM, Lang P (2002) Interventional musculoskeletal procedures performed by using MR imaging guidance with a vertically open MR unit: assessment of techniques and applicability. Radiology 223(1):127–136

Germain D, Chevallier P, Laurent A, Saint-Jalmes H (2001) MR monitoring of tumour thermal therapy. Magma 13(1): 47–59

Gianfelice D, Gupta C, Kucharczyk W, Bret P, Havill D, Clemons M (2008) Palliative treatment of painful bone metastases with MR imaging–guided focused ultrasound. Radiology 249(1):355–363

Gilula LA, Lander P (2003) Management of spinal pain with imaging-guided injection. Radiographics 23(1):189–190

Graves MJ, Wakely S, Bearcroft PW, Black RT, van Rooyen E, Soh E, Lomas DJ (2008) MR-guided direct arthrography of the hip. J Magn Reson Imaging 28(2):462–465

Grieco CA, Simon CJ, Mayo-Smith WW, Dipetrillo TA, Ready NE, Dupuy DE (2007) Image-guided percutaneous thermal ablation for the palliative treatment of chest wall masses. Am J Clin Oncol 30(4):361–367

Hewes RC, Vigorita VJ, Freiberger RH (1983) Percutaneous bone biopsy: the importance of aspirated osseous blood. Radiology 148(1):69–72

Hodge JC (1999) Percutaneous biopsy of the musculoskeletal system: a review of 77 cases. Can Assoc Radiol J 50(2): 121–125

Hough DM, Wittenberg KH, Pawlina W, Maus TP, King BF, Vrtiska TJ, Farrell MA, Antolak SJ Jr (2003) Chronic perineal pain caused by pudendal nerve entrapment: anatomy and CT-guided perineural injection technique. Am J Roentgenol 181(2):561–567

Jelinek JS, Murphey MD, Welker JA, Henshaw RM, Kransdorf MJ, Shmookler BM, Malawer MM (2002) Diagnosis of primary bone tumors with image-guided percutaneous biopsy: experience with 110 tumors. Radiology 223(3):731–737

Jolesz FA, Blumenfeld SM (1994) Interventional use of magnetic resonance imaging. Magn Reson Q 10(2):85–96

Jolesz FA, Hynynen K, Pomeroy O, Smith DN, Huber PE, McDannold NJ, Kettenbach J, Baum J, Singer S (2002) Magnetic resonance image-guided focused ultrasound surgery of fibroadenomas in the breast: a feasibility study. Cancer J 8(Suppl 1):S100–112

Kaplan GR, Saifuddin A, Pringle JA, Noordeen MH, Mehta MH (1998) Langerhans' cell histiocytosis of the spine: use of MRI in guiding biopsy. Skeletal Radiol 27(12):673–676

Konig CW, Schott UG, Pereira PL, Trubenbach J, Schneider W, Claussen CD, Duda SH (2002) MR-guided lumbar sympathicolysis. Eur Radiol 12(6):1388–1393

Konig CW, Trubenbach J, Bohm P, Fritz J, Duda SH, Pereira PL (2003) Magnetic resonance-guided transcortical biopsy of bone marrow lesions using a magnetic resonance imaging-compatible piezoelectric power drill: preliminary experience. Invest Radiol 38(3):159–163

Kumar V, Khatri DL, Malhotra R, Nag HL, Sharma L (2010) Large post-traumatic subarticular cystic lesion following avulsion injury of PCL mimicking tumour. Arch Orthop Trauma Surg 130(9):1093–1096

Kurup AN, Callstrom MR (2010) Ablation of skeletal metastases: current status. J Vasc Interv Radiol 21(8 Suppl): S242–250

Lalli AF (1970) Roentgen-guided aspiration biopsies of skeletal lesions. J Can Assoc Radiol 21(2):71–73

Lewin JS, Petersilge CA, Hatem SF, Duerk JL, Lenz G, Clampitt ME, Williams ML, Kaczynski KR, Lanzieri CF, Wise AL, Haaga JR (1998) Interactive MR imaging-guided biopsy and aspiration with a modified clinical C-arm system. Am J Roentgenol 170(6):1593–1601

Mankin HJ, Lange TA, Spanier SS (1982) The hazards of biopsy in patients with malignant primary bone and soft-tissue tumors. J Bone Joint Surg Am 64(8):1121–1127

Marker DR, Seyler TM, Ulrich SD, Srivastava S, Mont MA (2008) Do modern techniques improve core decompression outcomes for hip osteonecrosis? Clin Orthop Relat Res 466(5):1093–1103

Mercadante S, Fulfaro F (2007) Management of painful bone metastases. Curr Opin Oncol 19(4):308–314

Neuerburg JM, Adam G, Buecker A, Zilkens KW, Schmitz-Rode T, Hunter D, van Vaals JJ, Guenther RW (1998) MRI-guided biopsy of bone in a hybrid system. J Magn Reson Imaging 8(1):85–90

Neuerburg JM, Adam G, Hunter D (1997) New trends in musculoskeletal interventional radiology: percutaneous, mr-guided skeletal biopsy. Semin Musculoskelet Radiol 1(2): 339–348

Ng CS, Salisbury JR, Darby AJ, Gishen P (1998) Radiologically guided bone biopsy: results of 502 biopsies. Cardiovasc Intervent Radiol 21(2):122–128

Nielsen OS, Munro AJ, Tannock IF (1991) Bone metastases: pathophysiology and management policy. J Clin Oncol 9(3):509–524

Ojala R, Kerimaa P, Lakovaara M, Hyvonen P, Lehenkari P, Tervonen O, Blanco-Sequeiros R (2011) MRI-guided percutaneous retrograde drilling of osteochondritis dissecans of the knee. Skeletal Radiol 40(6):765–770

Ojala R, Klemola R, Karppinen J, Sequeiros RB, Tervonen O (2001) Sacro-iliac joint arthrography in low back pain: feasibility of MRI guidance. Eur J Radiol 40(3):236–239

Ojala R, Sequeiros RB, Klemola R, Vahala E, Jyrkinen L, Tervonen O (2002) MR-guided bone biopsy: preliminary report of a new guiding method. J Magn Reson Imaging 15(1):82–86

Ojala R, Vahala E, Karppinen J, Klemola R, Blanco-Sequeiros R, Vaara T, Tervonen O (2000) Nerve root infiltration of the first sacral root with MRI guidance. J Magn Reson Imaging 12(4):556–561

Parkkola RK, Mattila KT, Heikkila JT, Ekfors TO, Kallajoki MA, Komu ME, Vaara TJ, Aro HT (2001) Dynamic contrast-enhanced MR imaging and MR-guided bone biopsy on a 0.23 T open imager. Skeletal Radiol 30(11): 620–624

Pereira PL, Gunaydin I, Trubenbach J, Dammann F, Remy CT, Kotter I, Schick F, Koenig CW, Claussen CD (2000) Interventional MR imaging for injection of sacroiliac joints in patients with sacroiliitis. Am J Roentgenol 175(1): 265–266

Peterson HA (1984) Partial growth plate arrest and its treatment. J Pediatr Orthop 4(2):246–258

Pezeshk P, Sadow CA, Winalski CS, Lang PK, Ready JE, Carrino JA (2006) Usefulness of 18F-FDG PET-directed skeletal biopsy for metastatic neoplasm. Acad Radiol 13(8):1011–1015

Pitt MJ, Graham AR, Shipman JH, Birkby W (1982) Herniation pit of the femoral neck. Am J Roentgenol 138(6): 1115–1121

Riew KD, Park JB, Cho YS, Gilula L, Patel A, Lenke LG, Bridwell KH (2006) Nerve root blocks in the treatment of lumbar radicular pain: a minimum five-year follow-up. J Bone Joint Surg Am 88(8):1722–1725

Robertson WW Jr, Janssen HF, Pugh JL (1984) The spread of tumor-cell-sized particles after bone biopsy. J Bone Joint Surg Am 66(8):1243–1247

Rosenberg JM, Quint TJ, de Rosayro AM (2000) Computerized tomographic localization of clinically-guided sacroiliac joint injections. Clin J Pain 16(1):18–21

Schulz T, Bennek J, Schneider JP, Trobs RB, Trantakis C, Bootz F, Scholz R, Tannapfel A, Hirsch W, Schmidt F, Kahn T (2003) MRI-guided pediatric interventions. Rofo 175(12):1673–1681

Schulz T, Trobs RB, Schneider JP, Hirsch W, Schmidt F, Kahn T (2005) MR Imaging-guided percutaneous procedures in children. Acad Radiol 12(9):1128–1134

Schweitzer ME, Gannon FH, Deely DM, O'Hara BJ, Juneja V

(1996) Percutaneous skeletal aspiration and core biopsy: complementary techniques. Am J Roentgenol 166(2): 415–418

Seebauer CJ, Bail HJ, Rump JC, Walter T, Teichgraber UK (2010) Advancements in orthopedic intervention: retrograde drilling and bone grafting of osteochondral lesions of the knee using magnetic resonance imaging guidance. Cardiovasc Intervent Radiol 33(6):1230–1234

Seifert JK, Morris DL (1999) World survey on the complications of hepatic and prostate cryotherapy. World J Surg 23(2):109–113 discussion 113–104

Sequeiros RB, Hyvonen P, Sequeiros AB, Jyrkinen L, Ojala R, Klemola R, Vaara T, Tervonen O (2003a) MR imaging-guided laser ablation of osteoid osteomas with use of optical instrument guidance at 0.23 T. Eur Radiol 13(10): 2309–2314

Sequeiros RB, Klemola R, Ojala R, Jyrkinen L, Vaara T, Tervonen O (2003b) Percutaneous MR-guided discography in a low-field system using optical instrument tracking: a feasibility study. J Magn Reson Imaging 17(2):214–219

Sequeiros RB, Niinimaki J, Ojala R, Haapea M, Vaara T, Klemola R, Tervonen O (2006) Magnetic resonance imaging-guided diskography and diagnostic lumbar 0.23T MRI: an assessment study. Acta Radiol 4 (3):272–280

Sequeiros RB, Ojala RO, Klemola R, Vaara TJ, Jyrkinen L, Tervonen OA (2002) MRI-guided periradicular nerve root infiltration therapy in low-field (0.23-T) MRI system using optical instrument tracking. Eur Radiol 12(6):1331–1337

Silbergleit R, Mehta BA, Sanders WP, Talati SJ (2001) Imaging-guided injection techniques with fluoroscopy and CT for spinal pain management. Radiographics 21(4): 927–939

Smith KA, Carrino J (2008) MRI-guided interventions of the musculoskeletal system. J Magn Reson Imaging 27(2): 339–346

Soh E, Bearcroft PW, Graves MJ, Black R, Lomas DJ (2008) MR-guided direct arthrography of the glenohumeral joint.

Clin Radiol 63(12):1336–1341

Streitparth F, Hartwig T, Schnackenburg B, Strube P, Putzier M, Chopra S, de Bucourt M, Hamm B, Teichgraber U (2011) MR-guided discography using an open 1 T MRI system. Eur Radiol 21(5):1043–1049

Streitparth F, Walter T, Wonneberger U, Chopra S, Wichlas F, Wagner M, Hermann KG, Hamm B, Teichgraber U (2010) Image-guided spinal injection procedures in open high-field MRI with vertical field orientation: feasibility and technical features. Eur Radiol 20(2):395–403

Torriani M, Etchebehere M, Amstalden E (2002) Sonographically guided core needle biopsy of bone and soft tissue tumors. J Ultrasound Med 21(3):275–281

Toyota N, Naito A, Kakizawa H, Hieda M, Hirai N, Tachikake T, Kimura T, Fukuda H, Ito K (2005) Radiofrequency ablation therapy combined with cementoplasty for painful bone metastases: initial experience. Cardiovasc Intervent Radiol 28(5):578–583

Vogl TJ, Eichler K, Straub R, Engelmann K, Zangos S, Woitaschek D, Bottger M, Mack MG (2001) Laser-induced thermotherapy of malignant liver tumors: general principals, equipment(s), procedure(s), side effects, complications and results. Eur J Ultrasound 13(2):117–127

Ward WG, Sr., Kilpatrick S (2000) Fine needle aspiration biopsy of primary bone tumors. Clin Orthop Relat Res (373):80–87

Welker JA, Henshaw RM, Jelinek J, Shmookler BM, Malawer MM (2000) The percutaneous needle biopsy is safe and recommended in the diagnosis of musculoskeletal masses. Cancer 89(12):2677–2686

Yajima H, Murata K, Kawamura K, Kawate K, Takakura Y (2008) Treatment of intraosseous ganglia and bone cysts of the carpal bones with injectable calcium phosphate bone cement. Hand Surg 13(3):167–173

Yan ZQ, Chen YS, Li WJ, Yang Y, Huo JZ, Chen ZR, Shi JH, Ge JB (2006) Treatment of osteonecrosis of the femoral head by percutaneous decompression and autologous bone marrow mononuclear cell infusion. Chin J Traumatol 9(1):3–7

第 10 章　高场开放性 MRI 引导的介入操作

Ulf K.-M. Teichgräber, Florian Streitparth, Felix V. Güttler

本章目录

1　引言 …………………………………… 130

2　导航和控制 ……………………………… 132

3　临床应用 ………………………………… 134

4　肾造口术 ………………………………… 135

5　经皮椎间盘减压 ………………………… 136

6　结论 ……………………………………… 137

参考文献 …………………………………… 138

摘　要

高场开放性 (HFO) MRI 在许多微创介入引导方式中是一个新兴和充满希望的方式，因为其具有高组织对比、无电离辐射和非限制多平面成像的特点。强大的 MRI 技术及设备的不断发展，使其在进行高级别的引导、监督和控制微创介入方面成为可能。此外，开放式 MR 系统能提供更好的患者进出方式，优化了介入工作流程。本章描述了介入性 HFO MRI 的基础和当前状态，并讨论了 HFO MRI 引导介入的基本临床操作和创新的研究成果。

1　引言

iMRI 引导对临床常规的影响越来越大（Carrino 和 Blanco，2006；Gossmann 等，2008；Krombach 等，2005；Clarisse 等，1999；Adam 等，1999；Saborowski 和 Saeed，2007）。相对于主要用于介入放射学的 X 线和 CT 系统，MRI 系统具有优异的组织对比度，并且无电离辐射，这对于患者及介入操作者来说是一个主要优点。

不同的制造商已经开发出了多种开放式 MRI 系统（Mayer，1995；Hailey，2006）。主要的静磁场高于 0.5T 的开放式 MRI 系统见表 10-1。必须克服大量的技术和物理障碍。然而，由扫描仪硬件产生的强磁场射频和准静态磁场需要使用专门的仪器，如非磁性（如钛）手术器械，甚至 MR 兼容的患者监控配件。MRI 检查价格较贵，加入这些设备后进一步增加了 iMRI 的成本。使用特殊的开放或超小孔径磁铁是不可缺少的，可以使操作人员在介入术时能接近患者。这种开放式磁体往往是低场磁体，通常<0.5T，从而降低了其敏感性和时间效率，也降低了较长时间的操作过程中患者可能吸收的射频功率。以往开放的扫描仪是基于永磁体以相对低的磁场强度工作的。在某些情况下，甚至电阻磁铁也在低场环境中使用。截至年末，所谓的开放高场 MRI 系统已可使用。这些扫描仪的优点是，不仅增加了空间和更易接近患者，更重要的是其图像质量不逊于传统的通道系统。高场磁体系统开始用于术中成像单元，可以结合高场强 MRI 与外科手术室，甚至在一系列相互连接的房间里结合 CT 使用。特殊的高场 MR 介入设备和单元，如 VISIUS 手术室 （IMRIS Inc., Manitoba, Canada），实际上能够在手术室中移动高场磁铁至患者位置，允许使用标准的外科手术工具，而磁铁则在隔壁房间。

MRI 凭借其出色的软组织对比度，已经在现代外科医学的发展中起了重要的作用（Watanabe 等，2009；Foroglou 等，2009；Levivier 等，2008；Jolesz 和 McDannold，2008；McVeigh 等，2006；Fennessy 和 Tempany，2005）。实时 MR 图像引导的介入操作需要：

- 医生和医务人员方便接近患者；
- 基于低图像采集率的快速和优质成像；
- MR 兼容的设备

—形成一个不被干扰、永久性的术中图像；

—其功能不受 MR 负面影响。

新的操作和已知的及经过充分验证的治疗方案有无数种可能，需要通过这些设备的兼容性而展开。

1.1 开放式 MRI

第一代开放式 MR 扫描仪是低场系统，通常使用永磁铁，电阻电磁铁不常用。高场开放扫描仪最近变得可用，并且在图像质量方面类似于传统的通道系统。开放式扫描仪提高了患者的舒适度，并且易于医生接触患者，这是进行 MRI 引导操作的先决条件。一个开放的 1.0T 以上的扫描仪能够评估人体内的生化信息、温度和粒子运动的方向。这些过程的成像需要特殊 MR 序列，这在术中监测也可能会起作用。

开放或孔径 MRI 系统基本上是由技术（垂直或水平磁场 B_0）或磁场强度定义的。封闭或具有长孔径的通道系统有别于具有（超）短孔、C 型臂或一侧开放通道的开放系统。常规 MRI 通道系统的一个缺点是它的闭合结构。这样的设计不利于接近患者，因此不适合介入目的。

除了 1.5T 范围内的超短孔磁铁，最近市售的已有所谓的 1.0T 范围内的 HFO MRI 系统（图 10-1）。这些都是基于一个超导电磁铁。两个水平相反的磁极产生一个垂直的主磁场。这种扫描仪的优势在于改善患者舒适性并且易于接近患者，同时提供与传统通道系统同样良好的图像质量。开放的高场强 MRI 快速图像采集具有获得高空间分辨率和良好的软组织对比度的可能性。开放的观念实现了实时 MRI 引导的介入操作。

表 10-1　超导全身扫描仪

MRI(生产商)	场强(梯度场)	等中心孔径尺寸(宽×高)	设计
SignaSP (GE)	0.5T(12mT/m)	60×58cm	双线圈
Panorama (Philips)	0.6T(20mT/m)	开放式×47cm	C 型臂
Signaopenspeed (GE)	0.7T(25mT/m)	85×45cm	开放式
Altaire (Hitachi)	0.7T(22mT/m)	80×47cm	双柱
Magnetomrhapsody (Siemens)	1.0T(20mT/m)	未知	开放式
PanoramaHFO (Philips)	1.0T(20mT/m)	160×45cm	双柱
Oasis (Hitachi)	1.2T(33mT/m)	开放式×45cm	双柱

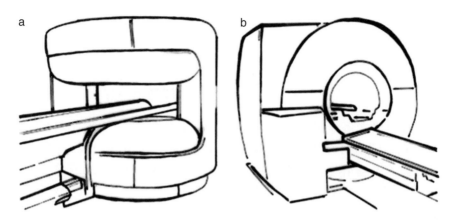

图 10-1　(a)HFO MRI 患者水平进入半径；(b)短孔径系统患者进入通道。

传统的通道系统有一个静磁场(B_0)，相对于患者轴线为水平方向，与其相比，开放的高场 MRI 具有一个垂直的 B_0 方向。MRI 磁体的射频接收器线圈必须与磁场方向正交，以获得最大的信号强度。在圆柱形磁体内，为了扫描人体，就需要使用所谓的"表面线圈"，而在一个开放扫描仪的垂直场，可以应用更高效的电磁体积线圈。线圈技术的这种差异也解释了一个似是而非的说法，即 1.0T 高场开放式 MRI 与 1.5T 的圆柱磁体 MRI 产生类似的信噪比。

出于同样的原因，用于一个垂直场 MRI 引导介入的环形表面线圈不能放置在患者的顶部，必须放置在患者侧面。例如，在脊柱介入操作时，患者取侧卧位，以避免通常俯卧位出现的呼吸伪影的影响。

低、中、高场强 MRI 之间的区别不仅是基于如场强这样的物理标准。这种分类的目的主要是为了适应临床（Bird 等，2007；Bergsneider 等，2005；Paakko 等，2005；Magee 等，2003；Rand 等，1997；Kersting-Sommerhoff 等，1996）。通道系统在医院和私人诊所常用于全身扫描。根据不同的型号和生产厂商，通常使用 1.5T 设备，相当长的通道(孔)可以覆盖整个患者。

在开放式 MRI，主磁场相对于患者轴位的方向在介入过程中是一个优点。电磁线圈(Lee 等，2008)允许成像超出其几何面积的体积特性，进一步方便了操作者对介入位置的选取(图

10-2)。高图像质量、开放式系统设计和放大的成像体积的结合是成功进行微创介入治疗的一个先决条件。

什么场强最适于 iMRI 一直处于不断的讨论中。如前所述，脑外科必须特殊考虑。除了开口(孔)大小的技术限制，更高的场强导致对介入设备有更高且往往无法实现的 MRI 安全要求。

2　导航和控制

在开放式 MRI 的治疗过程中，由术者进行的 MR 术中操作是很有优势的。术者有条件立即适应任何特定情况，可以独立地改变或优化某些序列参数。例如，有可能交互式地修改切面的方向对介入用户是很大的改进。除了直接控制，也希望通过仪器跟踪实现实时导航（Rauschenberg 等，2007；Magnusson 等，2007；Hong 等，2006；Moche 等，2004；Wacker 等，2006；DiMaio 等，2006），使治疗过程对患者而言更加高效和安全。手语与技术助理沟通是不切实际的，并可能最终导致延迟，从而需要特殊的通信设备。未来有望出现的 MR 兼容的内镜、关节镜和腹腔镜检查（Chopra 等，2009a，b）可以协助介入术者。

2.1　实时 MRI 引导

随着快速 TSE 和 GRE 序列的发展，实时

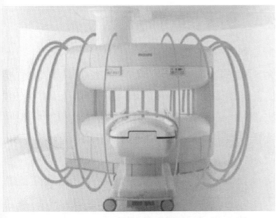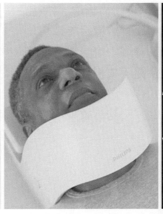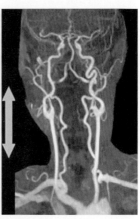

图 10-2　垂直的静磁场(左)的磁力线。电磁线圈(右)的体积成像特性。Courtesy of Philips Healthcare（见彩图）

MRI 导航仪的制造成为可能。在此,术中图像数据可在几秒或更快的时间间隔内获取。足够的室内监视器应在实时 MR 成像中用于操作控制。MR 扫描时设备的引导导致了磁场不均匀,由于磁敏感伪影限制了图像采集。通过使用较少磁化能力的新材料可显著降低磁化率,使成像清晰。

2.2　直接控制

为了在 MR 图像平面内使工具可视化,介入操作最初采用所谓的"手指指向技术",在快速连续成像的指导下指向目标区域,交互式测定皮肤的入口点(Streitparth 等,2010)。图像平面的导航可以由介入术者在室内使用定做鼠标进行(图 10-3)。这使 MR 图像平面和仪器运动同步。此外,室内电缆连接鼠标进行直接介入导航不可行。当考虑使用无线光电鼠标时,首先关注的是通过无线电波的信号交互的可能性变化。一个标准的光学无线鼠标在工业、科学和医疗(ISM)频带的无线电频率是 100kHz,带宽大约为 27MHz。另一方面,其他的设备类别(例如,蓝牙)作用频率在 2.4GHz 周围,使鼠标功能和 MR 系统的相互作用可以在理论上被排除,至少对于高场强 MR 环境(约 42~127MHz)是这样的(Pinkernelle,2010)。

对鼠标磁性影响的关注是显而易见的,出于安全性和操控原因的考虑是不能接受的。这些设备不是设计用于强磁场中的,因为它们含有大量的铁磁材料(螺丝、组件安装件、电触点、电池)。在导航设备上进行修改以达到退磁目的或多或少比较复杂,可能需要技术上的支持。因为鼠标球包含磁性材料,再加上保养和精度的原因,光学系统即成为优选。

此外,必须解决高场磁场中的电磁耦合的

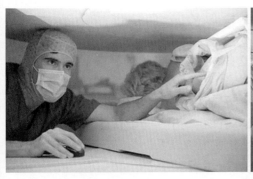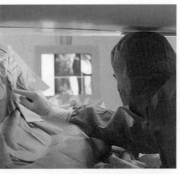

图 10-3　使用光学无线鼠标(左)的术中实时图像引导(右)。（见彩图）

影响。如果传导路径到达一个临界长度,高场电场会引起系统内的交流电压,可能会导致电气元件的破坏。因此,我们选择了一个带小电路和短板连接器的紧凑移动鼠标。我们能够以简单和廉价的措施把一个 USB 导航装置改装成可以用在介入 1.0T 高场 MRI 中,这已被证明在临床是常规可行的(见图 10-2)。

2.3 动态控制

掌握精确定位和介入设备的处理知识在许多计算机辅助医疗程序中具有优势。许多研究项目和课题 (Hong 等 ,2008;Wildermuth 等 ,1998;Jolesz 等 ,2001;Kettenbach 等 ,1999;DiMaio 等 ,2007;de Oliveira 等 ,2008;Bock 等 ,2004,2003)都集中于这一挑战,并评估不同的定位或跟踪方法。光学传感器系统,如 Polaris or Vicra from Northern Digital Inc. (NDI;Ontario, Canada), Micron Tracker from Claron Technology (Ontario, Canada) or Flash Point from Image Guided Technologies (IGT;Boulder, USA)已得到广泛应用,并已证明了它们在 MRI 引导下手术的可用性(Wacker 等 ,2006, 2005)。通过附带在照相机上直接可见的无源或有源的光学标记的帮助,这些系统使用红外摄像机来检测介入仪器。如果红外摄像机的视线和仪器连接的标记中断,跟踪就无法进行。

动态控制是基于预先获取的图像数据。基于这些图像数据,仪器到目标区域的相对位置被计算出来,实现可视化作为视觉辅助。通过工具的定位和设备方位检测到确切平面,将更多的控制权交给介入术者,为可能的介入操作带来相当大的便利(Moche 等 ,2008,2004)。跟踪系统在实施和协助方面表现得相当有前途。MR引导手术受益于快速的多平面成像。自适应地选择与介入术者最相关的平面,通过介入仪器的精确跟踪使操作更有效。在复杂的 MRI 手术中,由于光学定位系统有限的空间和由之导致的错误,这似乎有利于在今后从传统的光学方法中离解。

2.4 图像获取中的交流

对于一个简单的 MRI 引导介入过程,一个无干扰的交流对所有参与者来说是非常重要的。这尤其适用于在实时 MR 控制下的治疗方法(Fischer 等 ,2009)。通信问题导致梯度线圈噪音增大,听觉保护器的使用成为必要。它会破坏与参与者的直接口头沟通。替代的手势和一般交流仅限于先前商定好的信号,可以在交流者之间获得视觉联系。手势缺乏灵活性,可以被忽视,甚至可能引起会危害患者和医生健康的误解。技术通信的支持必须满足 iMRI 应用的高要求(Güttler 等 ,2011)。此外,多个手术者共同参与的复杂介入操作需要多音频传输 (多个话音通道的组合)。

实际上,适于 MR 的商用通信系统数量很少。生产商 Optoacoustics Ltd. (Or Yehuda, Israel)和 Avotec(Stuart, FL, USA)可提供双向通信系统。只允许音乐和语音传输到患者的解决方案不适用于双向通信及介入操作。这些包括 the Wardray-Premise(Surrey, UK), Magnacoustics (Atlantic Beach, NY, USA) 和 Nordic Neuro Lab (Bergen, Norway)。其他的技术解决方案,通常被设计用于诊断检查,不符合介入领域的要求。

3 临床应用

3.1 椎管内注射操作

椎管内注射可作为腰痛患者辅助保守治疗。影像引导通常在 X 线透视或 CT 下进行,使得注射精确(Meleka 等 ,2005;Bogduk, 1997)。还有少数几个 MRI 引导注射疗法的可行性研究。这些都是在开放低场设备下实施的(Fritz 等 ,2008a;Ojala 等 ,2001, 2000;Sequeiros 等 ,2002), 最近在一个大孔高场 MRI 系统(Fritz 等 ,2008b, 2009)下实施。目前,临床 MRI 检查常规用于腰骶神经根、小关节突关节和骶髂关节的椎管注射疗法的引导。经验表明，一个透视 PDW TSE 序列提供了针伪影和图像最佳的对比度，从而在实时 MRI 引导下进行准确的腰骶部注射。

在 HFO MR 扫描仪引导下的脊髓注射达到了如 X 线透视或 CT 引导的精确度和介入时间要求（Chopra 等，2009b）。由于无电离辐射，MRI 尤其适用于年轻患者和多次治疗操作的影像引导，可提供横截面和多平面成像。通过简单的操作及成本效益的实现，脊椎注射特别适合 HFO MRI 的建立。

3.2　MR 血管造影术和血管成形术

目前，对于介入性 MR 血管造影术有不同的观点。其优点是微创以及无电离辐射。通常是在 X 线成像下进行设备的引导。它可以显示狭窄，但不能显示实际的潜在的血管疾病。在 MR 血管成像术中，MR 可见的导管和导丝在动脉内通过 MR 成像被引导。相较于传统的 X 线血管造影术，MR 的基本前提是工具的可视性，代表较高的技术挑战。为了显示导管，对几个主动和被动方法进行了研究。利用磁敏感伪影的工作方法较流行。

4　肾造口术

影像引导下导管的放置常见于 CT 引导。所建立的方法是利用超声、CT（Gupta 等，1997；Baron 等，1981）或 MRI 图像引导（Barbaric 等，1997；Haaga 等，1977；Stables 等，1978；vanSonnenberg 等，1992；Zegel 等，1981）。MRI 大部分用于上尿路诊断（El Nahas 等，2007；Leyendecker 等，2008；Regan 等，1996），有关 MRI 引导下经皮肾造瘘只有非常初步的研究和病例报道（Hagspiel 等，1998；Kariniemi 等，2009；Merkle 等，1999；Nolte-Ernsting 等，1999）。Nolte-Ernsting 等在一个闭孔系统中进行了动物模型的操作（Nolte-Ernsting 等，1999）。1998 年，Hagspiel 等第一次公布了使用 0.2T 低场开放式 MRI 引导对患者行经皮肾造瘘术

（Hagspiel 等，1998；Kariniemi 等，2009）。此时的主要限制是图像质量较低以及图像采集时间较长。这个缺点妨碍了其广泛应用于临床。真正的临床应用是最近 Fischbach 等报道的，他们应用高场开放式 MRI 扫描仪对 35 例患者行经皮肾造瘘术（Fischbach 等，2011）。它们能够结合 MR 成像的优点，包括优异的组织对比度、无辐射及多平面成像。MRI 引导的方法对肥胖患者或泌尿集合系统有限扩张的患者具有特殊价值。在开放式 MRI 扫描仪，对骨盆系统穿刺和肾导管的放置仅需要几分钟的时间。因此，当肾造口术用于儿童及超声引导是不可能的时候，MRI 引导操作可作为替代选择（Yavascan 等，2005）。

4.1　经皮肝脏胆管引流术

对于腹部介入来说，对胆道系统的经皮介入似乎是在 MRI 引导下的最佳方法。相比内镜路径的复杂性，经皮进入到胆管（BD）在技术上相对容易，MRI 的兼容性也易于实现。在临床实践中，经皮经肝胆造影术（PTCD）是在 X 线引导下由放射科医生和胃肠病学专家实施的，有一定的发病率甚至死亡率（Burke 等，2003）。MR 引导使穿刺具有针对性，节省了手术时间，可能还会减少并发症（Papanikolaou 等，2011）。

到目前为止，关于复杂 MRI 引导介入的报道大多集中在动物实验中（Wacker 等，1998；Göhde 等，1971；Spuentrup 等，2002），因为在人体实施这些技术时已经遇到各种障碍。MRI 扫描仪本身一直存在一个难题：直到最近，大多数开放式 MRI 系统，其设计被认为是适合术中及图像引导的介入治疗，但磁场强度却较低、图像质量较差和（或）检查时间很长（Hailey，2006）。因此，最初对于动物或人类胰腺 MRI 引导下的介入尝试没有任何进展。

新开发的高场开放式 MRI 系统具有更高的磁场强度，因此可以提供更好的图像质量（图 10-4）和很少的时间延迟（Zangos 等，2007）。开放式 MRI 系统实时高质量成像已成为一个现实的命题，Papanikolaou 等成功引进了实时 MRI

引导,实现迅速、成功穿刺和插管,作为经典超声和 X 线透视结合的方法的替代选择。

5　经皮椎间盘减压

经皮激光椎间盘减压术(PLDD)可作为保守治疗不成功的慢性腰痛患者的一种微创治疗选择(Choy 等,1987),另外,对一些患者而言,可作为开放脊柱手术的一种替代选择。该操作已经被详细地进行了描述,许多作者报道了 X 线透视或 CT 引导下较高的成功率及较低的并发症发生率 (Choy 2004a,b;Choy 等,2009;Gangi 等,1996;Gevargez 等,2000;Hellinger,2004)。简言之,该手术是基于激光对椎间盘的热作用。在局部麻醉下,0.2mm 的激光裸光纤在图像引导下通过细穿刺针插入到脱出的椎间盘中心。激光产生汽化,随之减少椎间盘压力。此外,激光诱导椎间盘组织收缩过程:即热诱导的纤维环的胶原结构在其外部区域收缩。PLDD 旨在通过烧灼或通过激光能量使髓核部分收缩,以减少脱垂椎间盘的大小。当收缩使脱垂的组织回缩后,脊神经减压,疼痛缓解。退变椎间盘内的痛觉感受器也被消融,从而防止进一步的刺激。在此过程中椎间盘的整体稳定性被强化,而开放脊柱手术降低了椎间盘的稳定性(Brouwer 等,2009)。

MRI 对脊柱解剖结构具有出色的可辩性和识别性,如椎间盘、终板、脊神经和脊髓。Steiner 等及 Ishiwata 等报道了开放式低场 MRI 引导的 PLDD 的有前途的结果 (Steiner 等,1998);

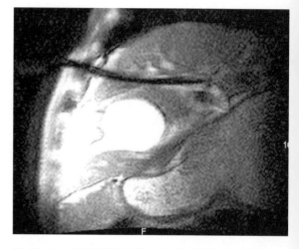

图 10-4　1.0T 飞利浦全景 HFO 实时成像的图像质量。

(Ishiwata 等,2007)。因此,在 1998 年,Steiner 和 Schoenenberger 解决了激光治疗过程中缺乏控制的问题,并在一台开放式 0.5T MRI 及 MR 测温系统的引导下实施了第一个系列 PLDD (Schoenenberger 等,1997;Steiner 等,1998)。

在一项临床可行性研究中,我们能证明在在 1.0T 高场强 MRI 引导下,设备的引导和激光监测[质子共振频率(PRF)测温](图 10-5),以及伴随快速 TSE 和 GRE 序列设计的快速图像能达到更高的准确性(Streitparth 等,2011)。这可以使敏感结构如脊神经和脊髓在激光手术过程中得到保护,这可能使 PLDD 更安全,相比 CT 和 X 线透视导航更可控。

5.1　骨样骨瘤的微创热消融

相对于手术切除骨样骨瘤,MRI 引导的激

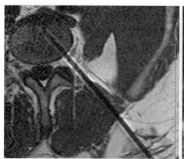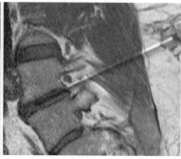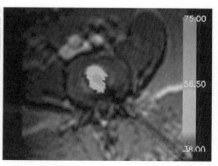

图 10-5　一个 PLDD 在轴位(左)和矢状位(中心)的 MRI 图像及测温控制(右)。(见彩图)

光 消 融 （Streitparth 等 ,2009；Sequeiros 等 , 2003）使肿瘤凝固,只在肿瘤部位经皮穿刺（图 10-6）。具有疼痛症状的骨样骨瘤,可以在 MR 引导下成像, 进行局部、有效和安全的消融 （Wootton-Gorges,2009；Streitparth 等 ,2009； Sequeiros 等 ,2003；Davies 等 ,2002；Yeager 等 , 1987；Glass 等 ,1986）。穿刺过程和最终定位针 可以在互动的、近实时成像序列下进行精确监 控（Chopra 等 ,2009b；de Bucourt 等 ,2012）。多 平面成像允许介入术者在整个手术过程中从多 角度监控解剖、病理和热消融。90℃热凝仅需几 分钟的时间。

无电离辐射的开放式 MRI 系统特别适合 于年轻患者（Wootton-Gorges, 2009）。此外,高场 开放式 MRI 可以很好地接触患者,也有现代物 理化学的成像方式,如温度图（MR 测温）。利用 这些技术, 激光手术过程中的热分布可以连续 监测和可视化（图 10-5）,可以防止周围组织过 度的热沉积。患者可以从操作的增强效果和较 高安全性中获益。

手术后的住院时间一般为 24~48 小时。大 多数患者在手术后痛苦会即刻减轻。患者激光 术后适应疼痛 1~2 天后即可以使用患肢,且无 太多注意事项。根据不同的位置,应避免下肢过 度负重,直至 6~12 周后（Streitparth 等 ,2009）。

采用影像引导的热消融治疗骨样骨瘤是一 种安全有效的微创治疗方法。近年来,骨样骨瘤 的治疗已经从开放的"整块切除"进展到创伤 小、越来越先进的治疗方法,如经皮钻切除、化 学破坏或热消融（Streitparth 等 ,2009）。与开放 式手术相比,由于其具有微创特点,这些方法极 大降低了发病率和再恢复期。与 CT 引导下 RFA 相比,MRI 引导的激光消融显示出相似的 结果,且具有一定的技术优势,例如,MR 测温以 及无电离辐射。仅在某些情况下,肿瘤位置特殊 时,仍需采用手术方法。考虑到相关的并发症, 长期口服硅酸盐或非甾体类抗炎药 （NSAR）的 治疗似乎不再合理。

6　结论

相比短孔 MRI 扫描仪,在高场开放式 MRI 系统下实施介入操作使工作流程更为便捷。在 一个闭孔系统中进行介入操作通常需要在磁铁 内重复移进移出患者来定位针或其他的仪器。 这种方法阻碍了 iMRI 成为临床常规应用。开放 式 MRI 系统可相对不受限制地接近患者,从而 改进了介入工作流程。近期高场 MRI 扫描仪如 飞利浦 1.0T 全景 HFO 提供的成像速度和信噪 比可与闭孔 1.5T MR 扫描仪媲美,现在可以在

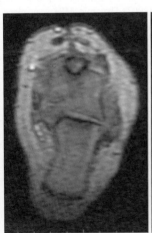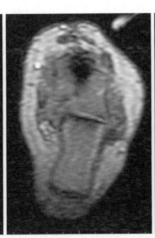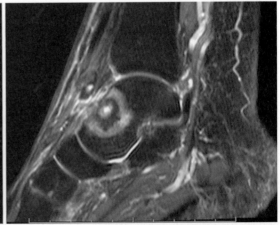

图 10-6　距骨的腹侧的骨样骨瘤（左）消融后（中间）（交互式 T1 加权-TSE 序列）和随访 3 个月后图像（右）（CE T1 加权脂肪饱和 TSE 序列）。

实时 MR 图像引导下进行介入操作。已经在专门的场所确立了一些有前途的 MR 介入引导，并在临床上越来越多地代替 CT 介入引导。

（杜鹏 译 张欣 校）

参考文献

Adam G, Bucker A, Nolte-Ernsting C, Tacke J, Gunther RW (1999) Interventional MR imaging: percutaneous abdominal and skeletal biopsies and drainages of the abdomen. Eur Radiol 9(8):1471–1478

Barbaric Z, Hall T, Cochran S, Heitz D, Schwartz R, Krasny R, Deseran M (1997) Percutaneous nephrostomy: placement under CT and fluoroscopy guidance. Am J Roentgenol 169(1):151

Baron RL, Lee JK, McClennan BL, Melson GL (1981) Percutaneous nephrostomy using real-time sonographic guidance. AJR Am J Roentgenol 136(5):1018–1019

Bergsneider M, Sehati N, Villablanca P, McArthur DL, Becker DP, Liau LM (2005) Mahaley Clinical Research Award: extent of glioma resection using low-field (0.2 T) versus high-field (1.5 T) intraoperative MRI and image-guided frameless neuro navigation. Clin Neurosurg 52:389–399

Bird P, Ejbjerg B, Lassere M, Ostergaard M, McQueen F, Peterfy C, Haavardsholm E, O'Connor P, Genant H, Edmonds J, Emery P, Conaghan PG (2007) A multireader reliability study comparing conventional high-field magnetic resonance imaging with extremity low-field MRI in rheumatoid arthritis. J Rheumatol 34(4):854–856

Bock M, Volz S, Zuhlsdorff S, Umathum R, Fink C, Hallscheidt P, Semmler W (2003) Automatic slice tracking in interventional magnetic resonance imaging. Z Med Phys 13(3):177–182

Bock M, Volz S, Zuhlsdorff S, Umathum R, Fink C, Hallscheidt P, Semmler W (2004) MR-guided intravascular procedures: real-time parameter control and automated slice positioning with active tracking coils. J Magn Reson Imaging 19(5):580–589

Bogduk N (1997) International Spinal Injection Society guidelines for the performance of spinal injection procedures. Part 1: Zygapophysial joint blocks. Clin J Pain 13(4):285–302

Brouwer PA, Peul WC, Brand R, Arts MP, Koes BW, van den Berg AA, van Buchem MA (2009) Effectiveness of percutaneous LASER disc decompression versus conventional open discectomy in the treatment of lumbar disc herniation; design of a prospective randomized controlled trial. BMC Musculoskelet Disord 10:49

Burke DR, Lewis CA, Cardella JF, Citron SJ, Drooz AT, Haskal ZJ, Husted JW, McCowan TC, Van Moore A, Oglevie SB (2003) Quality improvement guidelines for percutaneous trans hepatic cholangiography and biliary drainage. Journal of vascular and interventional radiology: JVIR 14(9 Pt 2):S243

Carrino JA, Blanco R (2006) Magnetic resonance–guided musculoskeletal interventional radiology. Semin Musculoskelet Radiol 10(2):159–174

Chopra SS, Rump J, Schmidt SC, Streitparth F, Seebauer C, Schumacher G, Van der Voort I, Teichgraber U (2009a) Imaging sequences for intraoperative MR-guided laparoscopic liver resection in 1.0-T high field open MRI. Eur Radiol 19:2191–2196

Chopra SS, Wiltberger G, Teichgraber U, Papanikolaou I, Schwabe M, Schmidt S, Fikatas P, Streitparth F, Philipp C, Wichlas F, Seebauer C, Schumacher G (2009b) Evaluation of laparoscopic liver resection with two different Nd: YAG lasers for future use in a high-field open MRI. Photomed Surg 27(2):281–286

Choy DS (2004a) Percutaneous laser disc decompression: a 17-year experience. Photomed Laser Surg 22(5):407–410

Choy DS (2004b) Percutaneous laser disc decompression: an update. Photomed Laser Surg 22(5):393–406

Choy DS, Case RB, Fielding W, Hughes J, Liebler W, Ascher P (1987) Percutaneous laser nucleolysis of lumbar disks. The New England journal of medicine 317(12):771–772

Choy DS, Hellinger J, Hellinger S, Tassi GP, Lee SH (2009) 23rd Anniversary of percutaneous laser disc decompression (PLDD). Photomed Laser Surg 27:535–538

Clarisse J, Rousseau J, Sergent G, Delomez J, Daanen V, Godard F (1999) Interventional MRI. Analysis of data and prospects. J Radiol 80(11):1527–1530

Davies M, Cassar-Pullicino VN, Davies AM, McCall IW, Tyrrell PN (2002) The diagnostic accuracy of MR imaging in osteoid osteoma. Skeletal Radiol 31(10):559–569

de Bucourt M, Streitparth F, Collettini F, Güttler F, Rathke H, Lorenz B, Rump J, Hamm B, Teichgräber UK (2012) Minimally invasive magnetic resonance imaging-guided free-hand aspiration of symptomatic nerve route compressing lumbosacral cysts using a 1.0-Tesla open magnetic resonance imaging system. Cardiovasc and Interv Radio 35(1):154–160

de Oliveira A, Rauschenberg J, Beyersdorff D, Semmler W, Bock M (2008) Automatic passive tracking of an endorectal prostate biopsy device using phase-only cross-correlation. Magn Reson Med 59(5):1043–1050

DiMaio SP, Pieper S, Chinzei K, Hata N, Balogh E, Fichtinger G, Tempany CM, Kikinis R (2006) Robot-assisted needle placement in open-MRI: system architecture, integration and validation. Studies in Health Technology and Informatics 119:126–131

DiMaio SP, Samset E, Fischer G, Iordachita I, Fichtinger G, Jolesz F, Tempany CM (2007) Dynamic MRI scan plane control for passive tracking of instruments and devices. Med Image Comput Comput Assist Interv Int Conf Med Image Comput Comput Assist Interv 10(Pt 2):50–58

El Nahas AR, Abou EG, Mohamed E, Refae HF, Gad HM, El Diasty TA (2007) Magnetic resonance imaging in the evaluation of pelvi ureteric junction obstruction: an all in one approach. BJU international 99(3):641–645

Fennessy FM, Tempany CM (2005) MRI-guided focused ultrasound surgery of uterine leiomyomas. Acad Radiol 12(9):1158–1166

Fischbach F, Porsch M, Krenzien F, Pech M, Dudeck O, Bunke J, Liehr UB, Ricke J (2011) MR imaging guided percutaneous nephrostomy using a 1.0 Tesla Open MR scanner. Cardiovasc Intervent Radiol 34:857–863

Fischer U, Schwethelm L, Baum FT, Luftner-Nagel S, Teubner J (2009) Effort, accuracy and histology of MR-guided vacuum biopsy of suspicious breast lesions–retrospective evaluation after 389 interventions. Fortschritte auf dem Gebiete der Rontgenstrahlen und der Nuklearmedizin 181(8):774–781

Foroglou N, Zamani A, Black P (2009) Intra-operative MRI

(iop-MR) for brain tumour surgery. Br J Neurosurg 23(1):14–22

Fritz J, Clasen S, Boss A, Thomas C, Konig CW, Claussen CD, Pereira PL (2008a) Real-time MR fluoroscopy-navigated lumbar facet joint injections: feasibility and technical properties. Eur Radiol 18(7):1513–1518

Fritz J, Henes JC, Thomas C, Clasen S, Fenchel M, Claussen CD, Lewin JS, Pereira PL (2008b) Diagnostic and interventional MRI of the sacroiliac joints using a 1.5-T open-bore magnet: a one-stop-shopping approach. Am J Roentgenol 191(6):1717–1724

Fritz J, Thomas C, Clasen S, Claussen CD, Lewin JS, Pereira PL (2009) Freehand real-time MRI-guided lumbar spinal injection procedures at 1.5 T: feasibility, accuracy, and safety. Am J Roentgenol 192(4):W161–W167

Gangi A, Dietemann JL, Ide C, Brunner P, Klinkert A, Warter JM (1996) Percutaneous laser disk decompression under CT and fluoroscopic guidance: indications, technique, and clinical experience. Radiographics 16(1):89–96

Gevargez A, Groenemeyer DW, Czerwinski F (2000) CT-guided percutaneous laser disc decompression with Ceralas D, a diode laser with 980-nm wavelength and 200-microm fiber optics. Eur Radiol 10(8):1239–1241

Glass RB, Poznanski AK, Fisher MR, Shkolnik A, Dias L (1986) MR imaging of osteoid osteoma. J Comput Assist Tomogr 10(6):1065–1067

Göhde SC, Pfammatter T, Steiner P, Erhart P, Romanowski BJ, Debatin JF (1997) MR-guided cholecystostomy: assessment of biplanar, real-time needle tracking in three pigs. Cardiovasc Intervent Radiol 20(4):295–299

Gossmann A, Bangard C, Warm M, Schmutzler RK, Mallmann P, Lackner KJ (2008) Real-time MR-guided wire localization of breast lesions by using an open 1.0-T imager: initial experience. Radiology 247(2):535–542

Gupta S, Gulati M, Uday Shankar K, Rungta U, Suri S (1997) Percutaneous nephrostomy with real-time sonographic guidance. Acta Radiol 38(3):454–457

Güttler FV, Rump J, Seebauer C, Teichgräber U (2011) A wireless communication system for interventional MRI. Fortschr Rontgenstr 183(1):68–70

Haaga JR, Zelch MG, Alfidi RJ, Stewart B, Daugherty J (1977) CT-guided antegrade pyelography and percutaneous nephrostomy. Am J Roentgenol 128(4):621

Hagspiel KD, Kandarpa K, Silverman SG (1998) Interactive MR guided percutaneous nephrostomy. J Magn Reson Imaging 8(6):1319–1322

Hailey D (2006) Open magnetic resonance imaging (MRI) scanners. Issues Emerg Health Technol 92:1–4

Hellinger J (2004) Complications of non-endoscopic percutaneous laser disc decompression and nucleotomy with the neodymium: YAG laser 1064 nm. Photomed Laser Surg 22(5):418–422

Hong J, Hata N, Konishi K, Hashizume M (2008) Real-time magnetic resonance imaging driven by electromagnetic locator for interventional procedure and endoscopic therapy. Surg Endosc 22(2):552–556

Hong J, Nakashima H, Konishi K, Ieiri S, Tanoue K, Nakamuta M, Hashizume M (2006) Interventional navigation for abdominal therapy based on simultaneous use of MRI and ultrasound. Med Biol Eng Comput 44(12):1127–1134

Ishiwata Y, Takada H, Gondo G, Osano S, Hashimoto T, Yamamoto I (2007) Magnetic resonance-guided percutaneous laser disk decompression for lumbar disk herniation–relationship between clinical results and location of needle tip. Surg Neurol 68(2):159–163

Jolesz FA, McDannold N (2008) Current status and future potential of MRI-guided focused ultrasound surgery. J Magn Reson Imaging 27(2):391–399

Jolesz FA, Nabavi A, Kikinis R (2001) Integration of interventional MRI with computer-assisted surgery. J Magn Reson Imaging 13(1):69–77

Kariniemi J, Sequeiros RB, Ojala R, Tervonen O (2009) MRI-guided percutaneous nephrostomy: a feasibility study. Eur Radiol 19(5):1296–1301

Kersting-Sommerhoff B, Hof N, Lenz M, Gerhardt P (1996) MRI of peripheral joints with a low-field dedicated system: a reliable and cost-effective alternative to high-field units? Eur Radiol 6(4):561–565

Kettenbach J, Wong T, Kacher D, Hata N, Schwartz RB, Black PM, Kikinis R, Jolesz FA (1999) Computer-based imaging and interventional MRI: applications for neurosurgery. Comput Med Imaging Graph 23(5):245–258

Krombach GA, Pfeffer JG, Kinzel S, Katoh M, Gunther RW, Buecker A (2005) MR-guided percutaneous intramyocardial injection with an MR-compatible catheter: feasibility and changes in T1 values after injection of extracellular contrast medium in pigs. Radiology 235(2):487–494

Lee HS, Woo DC, Min KH, Kim YK, Lee HK, Choe BY (2008) Development of a solenoid RF coil for animal imaging in 3 T high-magnetic-field MRI. Scanning 30(5):419–425

Levivier M, Wikler D, Massager N, Legros B, Van Bogaert P, Brotchi J (2008) Intraoperative MRI and epilepsy surgery. Neurochirurgie 54(3):448–452

Leyendecker JR, Barnes CE, Zagoria RJ (2008) MR Urography: Techniques and Clinical Applications1. Radiographics 28(1):23

Magee T, Shapiro M, Williams D (2003) Comparison of high-field-strength versus low-field-strength MRI of the shoulder. Am J Roentgenol 181(5):1211–1215

Magnusson P, Johansson E, Mansson S, Petersson JS, Chai CM, Hansson G, Axelsson O, Golman K (2007) Passive catheter tracking during interventional MRI using hyperpolarized 13C. Magn Reson Med 57(6):1140–1147

Mayer DP (1995) Open MRI complements high-field systems. Diagn Imaging (San Franc) Suppl:MR2-3, MR5-6

McVeigh ER, Guttman MA, Lederman RJ, Li M, Kocaturk O, Hunt T, Kozlov S, Horvath KA (2006) Real-time interactive MRI-guided cardiac surgery: aortic valve replacement using a direct apical approach. Magn Reson Med 56(5):958–964

Meleka S, Patra A, Minkoff E, Murphy K (2005) Value of CT fluoroscopy for lumbar facet blocks. American journal of neuroradiology 26(5):1001–1003

Merkle E, Hashim M, Wendt M, Lewin J (1999) MR-guided percutaneous nephrostomy of the nondilated upper urinary tract in a porcine model. Am J Roentgenol 172(5):1221

Moche M, Schmitgen A, Schneider JP, Bublat M, Schulz T, Voerkel C, Trantakis C, Bennek J, Kahn T, Busse H (2004) First clinical experience with extended planning and navigation in an interventional MRI unit. Fortschritte auf dem Gebiete der Rontgenstrahlen und der Nuklearmedizin 176(7):1013–1020

Moche M, Trampel R, Kahn T, Busse H (2008) Navigation concepts for MR image-guided interventions. J Magn Reson Imaging 27(2):276–291

Nolte-Ernsting CCA, Bücker A, Neuerburg JM, Glowinski A, Adam GB, Gunther RW (1999) MR imaging-guided percutaneous nephrostomy and use of MR-compatible catheters in the nondilated porcine urinary tract. J Vasc Interv Radiol 10(10):1305–1314

Ojala R, Klemola R, Karppinen J, Sequeiros RB, Tervonen O (2001) Sacro-iliac joint arthrography in low back pain: feasibility of MRI guidance. Eur J Radiol 40(3):236–239

Ojala R, Vahala E, Karppinen J, Klemola R, Blanco-Sequeiros R, Vaara T, Tervonen O (2000) Nerve root infiltration of the first sacral root with MRI guidance. J Magn Reson Imaging 12(4):556–561

Paakko E, Reinikainen H, Lindholm EL, Rissanen T (2005) Low-field versus high-field MRI in diagnosing breast disorders. Eur Radiol 15(7):1361–1368

Papanikolaou IS, van der Voort IR, Rump J, Seebauer CJ, Chopra SS, Wichlas F, Schilling R, Walter T, Papas MG, Wiedenmann B (2011) Percutaneous transhepatic cholangiodrainage under real-time MRI guidance: Initial experience in an animal model. Digestive and liver disease 43:642–646

Pinkernelle JG, Streitparth F, Rump J, Teichgräber U. (2010) Adaptation of a wireless PC mouse for modification of GUI during intervention in an open highfield MRI at 1.0T Fortschr Rontgenstr;182:348–352

Rand T, Imhof H, Breitenseher M, Happel B, Turetschek K, Schneider B, Trattnig S (1997) Comparison of diagnostic sensitivity in meniscus diagnosis of MRI examinations with a 0.2 T low-field and a 1.5 T high field system. Radiologe 37:802–806

Rauschenberg J, de Oliveira A, Muller S, Semmler W, Bock M (2007) An algorithm for passive marker localization in interventional MRI. Z Med Phys 17(3):180–189

Regan F, Bohlman M, Khazan R, Rodriguez R, Schultze-Haakh H (1996) MR urography using HASTE imaging in the assessment of ureteric obstruction. Am J Roentgenol 167(5):1115

Saborowski O, Saeed M (2007) An overview on the advances in cardiovascular interventional MR imaging. MAGMA 20(3):117–127

Schoenenberger AW, Steiner P, Debatin JF, Zweifel K, Erhart P, von Schulthess GK, Hodler J (1997) Real-time monitoring of laser diskectomies with a superconducting, open-configuration MR system. Am J Roentgenol 169(3):863–867

Sequeiros RB, Hyvonen P, Sequeiros AB, Jyrkinen L, Ojala R, Klemola R, Vaara T, Tervonen O (2003) MR imaging-guided laser ablation of osteoid osteomas with use of optical instrument guidance at 0.23 T. Eur Radiol 13(10):2309–2314

Sequeiros RB, Ojala RO, Klemola R, Vaara TJ, Jyrkinen L, Tervonen OA (2002) MRI-guided peri radicular nerve root infiltration therapy in low-field (0.23-T) MRI system using optical instrument tracking. Eur Radiol 12(6):1331–1337

Spuentrup E, Ruebben A, Schaeffter T, Manning WJ, Günther RW, Buecker A (2002) Magnetic resonance-guided coronary artery stent placement in a swine model. Circulation 105(7):874–879

Stables DP, Ginsberg NJ, Johnson ML (1978) Percutaneous nephrostomy: a series and review of the literature. Am J Roentgenol 130(1):75

Steiner P, Zweifel K, Botnar R, Schoenenberger AW, Debatin JF, von Schulthess GK, Hodler J (1998) MR guidance of laser disc decompression: preliminary in vivo experience. Eur Radiol 8(4):592–597

Streitparth F, Gebauer B, Melcher I, Schaser K, Philipp C, Rump J, Hamm B, Teichgraeber U (2009) MR-guided laser ablation of osteoid osteoma in an open high-field system (1.0 T). Cardiovasc Intervent Radiol 32(2):320–325

Streitparth F, Walter T, Wonneberger U, Chopra S, Wichlas F, Wagner M, Hermann K, Hamm B, Teichgraeber U (2010) Image-guided spinal injection procedures in open high-field MRI with vertical field orientation: feasibility and technical features. Eur Radiol 20(2):395–403

Streitparth F, Hartwig T, Schnackenburg B, Strube P, Putzier M, Chopra S, De Bucourt M, Hamm B, Teichgräber U (2011) MR-guided discography using an open 1 Tesla MRI system. Eur Radio 21(5):1043–1049

vanSonnenberg E, Casola G, Talner L, Wittich GR, Varney RR, D'Agostino HB (1992) Symptomatic renal obstruction or urosepsis during pregnancy: treatment by sonographically guided percutaneous nephrostomy. Am J Roentgenol 158(1):91

Wacker F, Branding G, Wagner A, Ewert A, Faiss S, Wendt M, Wolf K (1998) MRI-assisted bile duct drainage: evaluation of passive catheter imaging in an animal model. Fortschritte auf dem Gebiete der Rontgenstrahlen und der Nuklearmedizin 169(6):649

Wacker FK, Hillenbrand CM, Duerk JL, Lewin JS (2005) MR-guided endovascular interventions: device visualization, tracking, navigation, clinical applications, and safety aspects. Magn Reson Imaging Clin N Am 13(3):431–439

Wacker FK, Vogt S, Khamene A, Jesberger JA, Nour SG, Elgort DR, Sauer F, Duerk JL, Lewin JS (2006) An augmented reality system for MR image-guided needle biopsy: initial results in a swine model. Radiology 238(2):497–504

Watanabe T, Saito K, Fujii M (2009) Skull base surgery using intraoperative MRI. No Shinkei Geka 37(5):429–440

Wildermuth S, Erhart P, Leung DA, Gohde S, Schoenenberger A, Debatin JF (1998) Active instrumental guidance in interventional MR tomography: introduction to a new concept. Fortschritte auf dem Gebiete der Rontgenstrahlen und der Nuklearmedizin 169(1):77–84

Wootton-Gorges SL (2009) MR imaging of primary bone tumors and tumor-like conditions in children. Magn Reson Imaging Clin N Am 17(3):469–487

Wacker FK, Hillenbrand CM, Duerk JL, Lewin JS (2005) MR-guided endovascular interventions: device visualization, tracking, navigation, clinical applications, and safety aspects. Magn Reson Imaging Clin N Am 13(3):431–439

Wacker FK, Vogt S, Khamene A, Jesberger JA, Nour SG, Elgort DR, Sauer F, Duerk JL, Lewin JS (2006) An augmented reality system for MR image-guided needle biopsy: initial results in a swine model. Radiology 238(2):497–504

Watanabe T, Saito K, Fujii M (2009) Skull base surgery using intraoperative MRI. No Shinkei Geka 37(5):429–440

Wildermuth S, Erhart P, Leung DA, Gohde S, Schoenenberger A, Debatin JF (1998) Active instrumental guidance in interventional MR tomography: introduction to a new concept. Fortschritte auf dem Gebiete der Rontgenstrahlen und der Nuklearmedizin 169(1):77–84

Wootton-Gorges SL (2009) MR imaging of primary bone tumors and tumor-like conditions in children. Magn Reson Imaging Clin N Am 17(3):469–487

第 11 章　MRI 引导乳腺介入操作

Karin Hellerhoff, Clemens Cyran

本章目录

1　影像和设备 ……………………………… 141

2　操作 ……………………………………… 146

3　MRI 引导乳腺肿瘤消融术 ………… 150

参考文献 …………………………………… 152

摘　要

　　随着 MRI 技术在乳腺诊断中的应用,钼靶 X 线检查和超声检查中不能明确的病变越来越多地需要 MRI 引导的微创介入来获得组织学依据。由于 MRI 引导介入操作耗时、昂贵,因此有必要严格把握相关科室进行 MR 活检的指征。如能准确地筛选患者,即使对于较小的强化乳腺病变,MRI 引导的真空辅助活检也是安全、有效的。迄今为止,由于缺少磁兼容的活检针还不能进行活检过程中的 MR 成像,因此需要仔细地观察图像和病理结果。新开发的几个磁兼容设备能够更精确地穿刺和显示活检针,操作时间将会缩短。对于准备手术的乳腺癌患者,如发现其他局部强化的病变,术前导丝定位是一种安全、简便的方法。相对于经皮穿刺活检,微创介入治疗目前还处于临床前期发展阶段。MRI 引导聚焦超声治疗是完全无创的,看起来是最有前景的技术,或许会成为乳腺肿瘤局部治疗的替代疗法。然而,这只是初步的数据,进一步的研究需大量长期的临床试验。

1　影像和设备

1.1　乳腺 MR 成像

　　MRI 增强扫描增加了乳腺检查的方法,弥补了乳腺 X 线检查和超声检查的不足。MRI 的敏感性和软组织对比度较高,能检测到钼靶 X

线和超声检查发现不了的病变，并能提供精确的病变局部分期。本章主要介绍目前乳腺的活检技术和术前导丝或标记位置技术，包括诊断的准确性、敏感性、特异性和 MRI 引导的乳腺癌微创治疗的新方法。

目前乳腺 MRI 检查的指证包括：①多灶性和多中心乳腺癌的术前分期，②乳腺癌患者怀疑对侧有肿瘤，③瘢痕组织的变异与复发，④来源不明的腋窝转移淋巴结的肿瘤分期，⑤新的辅助化疗方案治疗后复查（Braun 等，2007；Heinig 等，1997，2007；Lehman 等，2007；Orel 等，1999；Viehweg 等，1998）。其他不常见的乳腺 MRI 检查包括进一步明确乳腺 X 线上单一层面的病变、不明原因的乳头内陷和血性乳腺排出物。与增强 MRI 检查筛选乳腺癌一样，目前乳腺 MRI 用来评估患乳腺癌的高风险人群（如乳腺癌家族史、乳腺癌易感基因 BRCA-1 和 BRCA-2）（Kuhl 等，2000，2005；Lehman 等，2007）。与乳腺 X 线检查相比，尽管有很多制定 MR 标准的草案和报道，但乳腺 MRI 的特异性仍旧很低（American College of Radiology，2003）。虽然 3.0T MR 乳腺成像的敏感性比 1.5T 要高，但特异性仍然欠佳（Meeuwis 等，2011）。随着乳腺 MRI 诊断应用的增加，对于 MRI 显示的可疑病变，进一步组织活检将起到越来越重要的作用。

通常有两种方法是可行的。术前 MR 导丝定位和随后术中的活检是一种广泛采用并且在技术上可行的方法，这种方法主要用于术前乳腺癌患者的同侧和对侧继发病变的定位（Morris 等，2002）。这种技术的局限性包括可能活检取到良性病变，只有通过活检确认对侧乳腺恶性病变才能进行术前 MR 定位及清扫对侧前哨淋巴结。与乳腺 X 线定位乳腺病变相比，如果使用 MRI 定位病变，那么就不需要再在术中对样本进行 X 线检查来确认肿瘤是否完全切除。对于没有乳腺手术指征但可疑的乳腺病变患者，MRI 引导的微创介入治疗是一种可供选择的方法。如果最后病理学检查显示是良性病变，那么就可以避免外科手术。

1.2　乳腺 MRI 引导介入指征

对于局灶性的乳腺病变，在 MRI 引导的穿刺活检前，有必要进行乳腺 MRI 诊断，并排除激素可能诱发对比剂在乳腺实质内非特异性吸收。绝经期前的妇女，需特别注意依据月经周期（10~17 天）安排乳腺 MRI 检查。绝经后的妇女，应至少提前 4~6 周停止激素替代疗法后才能行乳腺 MRI 检查（Kuhl 等，1997）。乳腺内对比剂非特异性的弥散和局灶性的吸收也常见于子宫内植入孕激素装置的患者。乳腺 MRI 诊断是乳腺多种影像检查的一部分，并且其结果应结合乳腺 X 线和超声检查。如果在 MRI 上发现可疑的乳腺病变，可以通过乳腺 X 线和超声观察病变的组成成分。La Trenta 等（2003）发现随访 MRI 定位像，23%的病变可在超声下观察到，可以在超声引导下活检，这样成本效益会更高，耗时更少。如果有 MRI 引导的乳腺活检的指征，但存在以下几种因素时不应再进行活检：

1. 患者相关因素

病变不再容易辨别。最常见的原因是曾强化的病变由于激素的刺激作用活检时不能再显示对比剂的吸收。在欧洲多中心试验中，Perlet 等（2006）发现这是取消 MRI 引导下真空辅助活检（MRVB）最常见的原因（71/578，12%）。根据先前的报道，活检当天观察不到病变的概率是 12%（Hefler 等，2003；Liberman 等，2005；Perlet 等，2006）。Brennan 等（2011）报道采用 T1 加权强化的脂肪抑制序列，其取消比例是 8%。与欧洲的研究相比，绝经期或激素替代疗法在活检取消比例上起着重要的作用。这个比例显著高于明显或中等强度强化及高密度的患者。取消活检的肿瘤检出率降低了，置信区间为 95%（1/61，2%）。

2. 技术原因

• 过度挤压乳腺可降低病灶的增强甚至可能导致完全消失。使用活检针时压力应适当，避免推压乳腺（Kuhl 等，1997）。在一个随访研究中，29 例患者中有 4 例因挤压病灶导致病灶不能增强显示而取消了 MRI 引导下活检。这 4 例患者中有 3 例最终确认为恶性肿瘤（Hefler 等，

2003)。对于因过度挤压导致病灶不可见的病例，建议活检结束或 1 天后立即行没有乳腺压迫的 MRI 随访检查。

- 位于胸前或远离乳腺中间的病变有时采用真空活检针不能安全地靠近病灶。这些病变可以选择术前定位针来穿刺病灶。

- 头先进俯卧位的活检线圈中，机架可能不适合一些肥胖的患者。因此建议安排穿刺前应做一次体位测试。

- 乳腺较大或者是靠近乳头的病例，必须确保病变在线圈中的位置不是太深并且可以使用穿刺针。

- 适当的压迫，乳腺的厚度应至少为 3cm。压迫乳腺的厚度超过 3cm 有增加贯穿至对侧的风险。乳腺较小、压迫深度浅的患者临床上可用专用的活检针（ATEC® MRI Access，Suros Surgical Systems，Indianapolis，IN，USA）。

上述技术原因所致的 569 例患者中有 21 例未能成功进行活检，其中组织学检查提示 8 例是恶性病变，13 例是良性病变（Perlet 等，2006）。因取消了病变的活检，研究报道中肿瘤的检出率较低，只有 2%~4%。

1.3　患者准备

应根据患者的月经周期安排活检。应适当停一段激素替代治疗时间。活检时应有当前的凝血时间测定及肌酸酐值。幽闭症患者应预先服用镇静剂。其次，MRVB 最相关的并发症应告知患者：

- 出血。活检后应用环形绷带加压数小时，不要过度使用同侧肢体。538 例患者中有 19 例患者的血肿超过 3cm（Perlet 等，2006），有 2 例需要外科手术引流血肿。

- 538 例患者中有 6 例患者出现血管迷走神经反射（1%）。

- 局部麻醉出现过敏。

- 罕见并发症，包括术后感染、气胸。

由于术中采用俯卧位，活检后最常见的副作用是颈部疼痛。因此，采用活检线圈定位的患者需要给予特殊护理，并且尽可能考虑个体化需要。

1.4　MRI 扫描和脉冲序列

MRI 引导的乳腺介入手术多采用 1.5T 扫描仪。因为高场强下活检针不具备磁兼容，磁兼容的同轴针或固定针的成像和定位是在扫描机架内实现的，而活检针的定位和活检是在扫描机架外进行的。因此活检过程中活检针的定位和实时成像是不可能的。使用开放式 MRI，放射科医师在整个过程中可以直接接触患者。这样可以不断修正活检针的位置。在 MR 介入设备上（如活检针末端）安装一个光学相机可以在 3D 空间中辨别特定的标记。计算活检针位置数据并以虚拟图像显示。为了减少磁化伪影，这些系统应平行于磁场。在开放式 MRI 系统中，可以实时监测细针和针芯活检（Daniel 等，2001；Schneider 等，2002；Sittek 等，2000）。磁兼容的真空活检针目前正处于临床前研究阶段，尚未应用于临床（Daniel 等，2005）。活检术前病变的定位和应用的 MR 程序与乳腺 MRI 诊断的相同。MR 序列通常是在增强前后应用至少两种差集算法的二维和三维梯度回波序列。静脉内对比剂按每千克体重 0.1~0.2mmol。定位序列获取结束后，可在监视器上确认病灶的存在。特有的软件可以精确地定位并可与粘贴在定位装置上的参考标记相比较。可以计算针的前、后、上、下方向和针的深度（图 11-1）。

1.5　活检单元

MRI 引导的活检单元包括三个主要的部件：加压装置、MR 表面线圈和活检针引导设备。最初的加压装置由 Heywang-Köbrunner 于 1992 年获得专利（Heywang-Köbrunner 等，1994），包括两个多孔板在正中侧方向压迫乳腺。众多的水平孔可使活检的病灶位于一个水平方向。计算空间的定位依据安装在多孔板上的标记。将无菌的金属通道插入计算好的孔，保持活检针无菌。这种介入的方法同样适用于从侧方和中间进针。一种只允许从侧面进针的类似孔板，是由 Kuhl 等（1997）和飞利浦医疗系统合作开发的。这两个系统都要求患者采取俯卧位或半俯

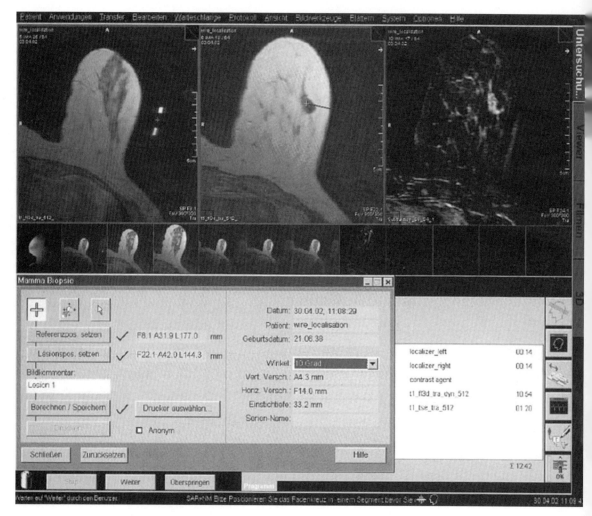

图 11-1　使用专用的计算机软件获得目标病灶和引导针的位置坐标：轮廓清晰的参考标记（左图）的位置可与目标病灶相比较，病灶可在 T1 加权像（中间图）和压脂图像（右图）上显示。针对针角度的不同（0°，-5°，-10°，-15°，-30°），自动计算针在前后的位置和从头到脚的方向以及针的深度。（Copyright 2011，Siemens Healthcare）（见彩图）

卧位。Heywang-Köbrunner 等进一步研发了一种可在中间和侧方弯曲的薄板加压系统（Siemens and Epoxonic，Munich，Germany），这种系统比孔板更加灵活。由于水平方向灵活的薄板和加固装置，可以更好贴近乳腺。计算所得的活检参考点是十字形的，可以自由移动，并填充有造影剂。这个位置可由针角度的不同计算所得（腹侧角度为 0°~-30°）。表面线圈放在第一个薄板线圈架水平的底部。活检针依靠针引导装置定位，这个引导装置被安装在检查床上，它可在三维空间中移动（图 11-2）。一种新的更复杂的活检方法（Noras，Würzburg）也是类似的系统，但可将它整个放在线圈架中。这两种不同形状的装置都是可用的：标杆和支柱通过中间和侧方灵活的加压框架可以压迫乳腺，这是一种可以通过不同角度活检的方法；网格系统利用针孔提供了一种可以从侧方进行快速活检的方法，但它不能呈一定角度活检（图 11-3）。

1.6　活检针

可用的磁兼容活检针不如传统的钢制的活检针锐利和耐用。由于活检针的材质及针在磁

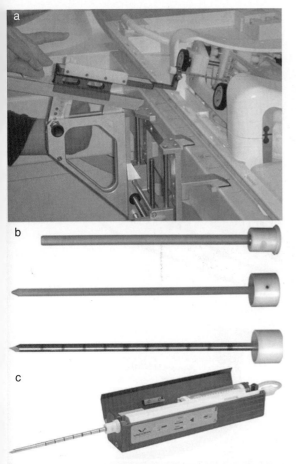

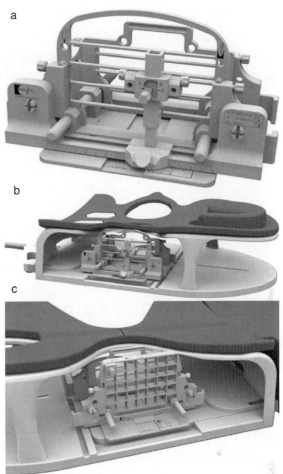

图 11-2　(a) 由 Heywang-Koebrunner 等开发的立体定向装置,在轨道上有一锋利的探针。(b) 磁兼容的同轴针和 Vacora 公司乳腺活检系统的引导装置。(c) 电池供电的手持式真空辅助活检(VAB)设备,省去了连接管或电线。(见彩图)

图 11-3　(a) 可整合到乳腺线圈的立体定向装置(MR-BI 160 PA; Noras, Würzburg, Germany)。由两个挤压框架将乳腺挤压住。针模块可以安装在一个一定比例的导向棒上(桩柱系统)。框标作为一个计算病变坐标的参考。(b) 用于诊断乳腺成像的开放性相控阵乳腺线圈用在了活检装置中。(c) 网格定位系统通过使用穿孔针模块提供了一种快速外侧入路的方法,但是不能呈一定角度入路。(见彩图)

场中的排列, 明显的图像伪影可能比针尖尺寸大的多。因此,邻近针尖的较小的病变可能因伪影而被遮盖。由于磁场的变形特性,伪影本身可因针尖尺寸的不同在图像上发生变化。因此,用于定位的磁兼容同轴针应是钛或陶瓷材质的,并且真空活检针可以放入其中。或者定位的持针装置应由钛制成,定位后可完全移除,由活检针替代。除了介入时间较长外,此过程的主要缺陷在于不能证实病变和针尖位置是否完全匹配。活检针的穿刺和血肿可能导致乳腺内病变位置发生移动。随着检查时间的延长,由于病变内的对比剂代谢使辨别局部病变的能力减弱。目前,

磁兼容真空活检系统能够在针尖和病变之间形成一个较好的匹配关系,例如,11G 磁兼容双腔塑料针设备, 它的针尖是钛材质的(Ethicon Endo-Surgery, Cincinnati, OH, USA)。这个系统中活检针可从真空活检装置的外套中分离开, 然后活检针通过针引导装置穿刺乳腺。随后,针的位置由 MRI 引导控制。如果活检针在正确的位置, 那么将活检针连接到真空活检系

统实施活检(Lehman 和 Aikawa, 2004)。

真空辅助活检针与一个可以主动将组织吸取到活检窗中的真空单元相连接。一个旋转的刀具可以旋切中间的组织并可取回组织（图11-4）。活检窗沿它的轴顺时针方向旋转,可获得多条较大的组织样本。因为目前真空辅助活检装置并不是完全磁兼容的, 因此应在磁铁外操作活检。临床上应用 MRVB 系统的病例见表11-1。

2　操作

2.1　MRI 引导的针芯活检

采用 MRI 引导的针芯活检时,首先行增强MRI 扫描定位病变,明确与安装在加压装置的参考标记的位置关系。接着局麻,一个同轴针在立体定向引导下穿刺至计算好的位置, 然后核实针尖的实际位置和最佳修正位置。随后,将患者移出磁体,活检针放入同轴针中,通常需要 5条组织样本进行病理检查。

Kuhl 等(2001)采用 14G 的活检针获取乳腺病变组织,探讨 MRI 引导的针芯活检的敏感性和特异性。虽然组织诊断的成功率达 99%(77/78),但 Kuhl 等提出了几个技术缺点。由于磁兼容的活检针不如传统的钢材质的活检针锋利,导致 12 个样本需重新穿刺获取。在一些患者中,为了证实针尖是在病变内,需要额外注射对比剂,增加了对比剂的洗脱时间。

针尖的磁敏感伪影偶尔可掩盖针尖邻近小的病变。由于磁敏感伪影随着磁场的强度增加而增加, 这种效应尤其多见于 3.0T 乳腺成像的非典型活检检查中(Meeuwis 等,2011)。活检的样本量因活检针针芯及真空辅助活检装置不同而不同。通常,14G 活检针可获取 20mg组织, 而真空辅助活检装置获取的组织量为100~200mg。由于这些原因,MRI 引导的针芯活检逐渐被 MRVB 取代,这有利于增加 MRI上乳腺可疑病变的组织之间的相关性(Heywang-Köbrunner 等,2000)。

2.2　MRI 引导的真空辅助活检

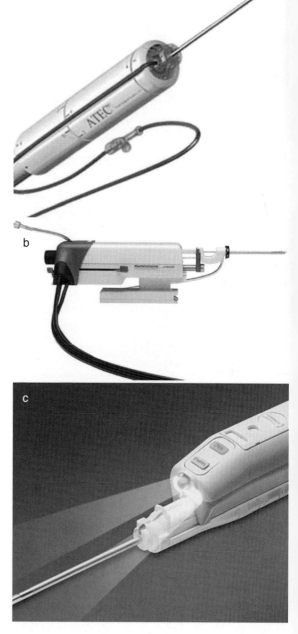

图 11-4　MRI 引导的真空辅助活检(VAB)针装置。(a)9G VAB 针, 圆皮套可完全在一个轨道上顺时针转动(ATEC, Suros Surgical Systems, Indianapolis, IN, USA)。(b)11G VAB 针, 由小转动轮带动针的位置移动(Mammotome, Ethicon Endo-Surgery, Cincinnati, OH, USA)。(c)10G VAB 针, 针的位置可自动调整(SenoRx EnCor, Bard biopsy system)。(见彩图)

表 11–1　MRI 引导的乳腺病变针芯活检和真空辅助活检的磁兼容设备

制造商	产品	技术
SOMATEX 医疗技术公司(泰尔托,德国)	SOMATEX® Biopsie-Handy	CNB, 14G~18G
Invivo (维尔茨堡,德国)	Invivo double-shoot BiopsyGun™	CNB, 14G~18G
Ethicon Endo-Surgery (辛辛那提,OH,USA)	Mammotome® MR	VAB, 8G, 11G
C.R. Bard (默里山,NJ,USA)	Vacora®	VAB, 10G, 14G
SenoRx (坦普,AZ,USA)	EnCor®	VAB, 10G
Suros 外科系统公司(印第安纳波利斯,IN,USA)	ATEC® MRI standard	VAB, 9G, 12G

与 MRI 引导的针芯活检相比,MRVB 有明显的优势:①有效地将组织吸取到活检针腔内,吸取的组织比较大,尤其是对于小的病灶减少了获取错误样本的可能;②在 MRVB 过程中,可持续抽吸血液,降低了因血肿导致的病变移位的风险;③同等大的活检腔更有利于介入术后随访确认病灶是否移除,如果磁兼容的夹子能够显示,那么它可以插入到活检腔中。与 MRI 引导的针芯活检一样,在 MRVB 中病变的位置是由参考位置计算得到的,并且使用引导装置调整针的位置。正确的针尖位置是通过以下几种装置在磁体之间的影像证实的:磁兼容的同轴针、持针装置或者 MRI 下可见的无菌塑料材质的同轴鞘(图 11–5)。针尖准确的位置得到证实后,再一次将患者从磁体之间移出。局部麻醉后将真空活检针穿刺入其中。针尖穿刺至病变内计算好的位置,并且可自动将针向前穿刺 2cm。其他装置提供一锐利的探针用于给活检针提供一个穿刺通道。病变最好位于活检针窗的中心位置。随后将针顺时针旋转 2 周并持续抽吸,可获得 24 条组织样本。操作过程中,当自动切吸组织样本时应将真空活检针固定在一个位置。活检结束后,通过同轴鞘放入一个 MRI 安全标记(图 11–6)。取出活检针后,应再次扫描确认已成功取出病变组织及残余的造影剂已被洗脱完。可用的商业 MRVB 系统列表见表 11–1。对比研究中,尽管获取的样本重量明显不同,但所有的系统都能成功获取(Floery 等,2006)。Perlet 等(2006)在欧洲进行了一项规模最大的多中心研究探讨了 MRVB 的性能及可靠性。不

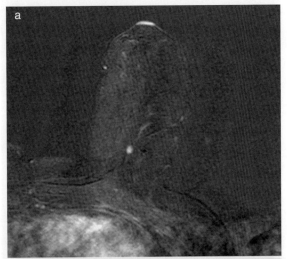

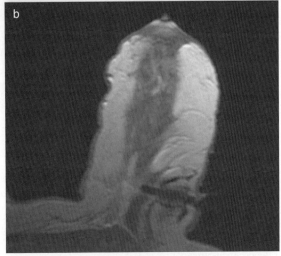

图 11–5　(a)49 岁女性患者的增强后压脂图像,在前胸乳头后可见一可疑的强化病灶。(b)对照图像上显示一个小的塑料位置固定器,其尖端在病变内。确认位置固定器在正确位置后,将患者移出 MR 扫描仪,将活检针代替位置固定器。组织学显示的是一个小的导管内癌。

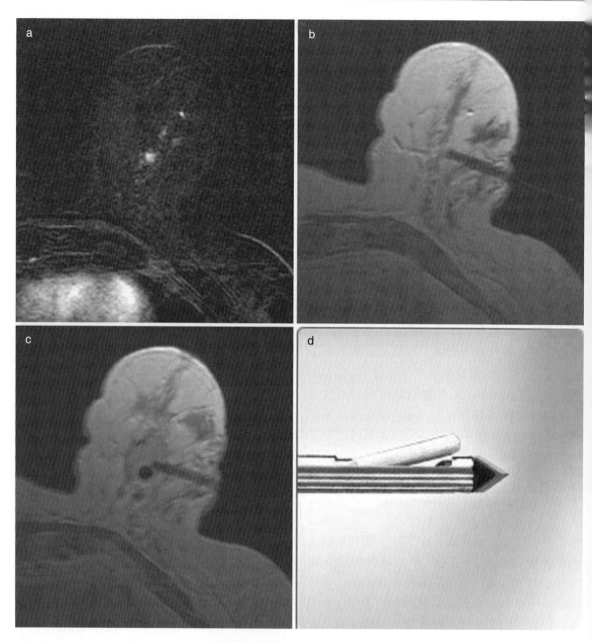

图 11-6 (a)54 岁女性患者,既往有对侧乳腺切除病史,增强后的压脂图像显示一个强化的可疑病变,周围有一非特异的非包块性强化。(b)塑料位置固定器的尖端位于病变中。(c)活检后位置固定器针尖的样本中有少量的血肿。完成活检后通过活检针放入一个安全的 MR 位置标记。在 T1 加权图像上可见标记物显示磁敏感性伪影。组织学表明是硬化性腺病、乳腺病和普通导管内增生。(d)活检窗中磁兼容位置标记物(Mammotome Micro-MARK® II , Ethicon Endo-Surgery)。(见彩图)

考虑病变的大小,538 例使用 11G Mammotome 的 MRVB 系统中有 517 例成功地实施了活检。21 例未能成功实施 MRVB,通过反复多次实施 MRVB 或活检,切下来的组织最终得到诊断。没

有因假阴性拖延的报告,27%的病变为恶性,3%的病变为非典型性导管增生,70%的病变是良性。经计算阴性预测值为 99%。Liberman 等(2005)研究表明,使用 9G ATEC 系统活检成功

率为 97%,其中 25% 为恶性病变,11% 为高风险病变(非典型性导管增生、小叶内新生物、放射状瘢痕),55% 为良性病变。但是,这项研究中活检的时间 (33min) 明显短于 Perlet 等的研究 (70min)。Fischer 等(2009)回顾性分析了 MRVB 后的 389 例病变。组织学表明 60% 为良性病变,27% 为恶性病变,13% 介于良恶性之间。放射状瘢痕、乳头状瘤、小叶内肿瘤、非典型性导管增生,这些所谓的 BIRADS 分级为 3 级(B3)的病变,需要仔细结合影像学表现,与外科手术后病理结果相比,影像学检出率要低 10%~20%。更多研究的重要结果见表 11-2。

2.3 监测结果和组织病理相关性

为避免假阴性结果,有必要采取多个步骤确认活检获得典型的组织。活检后应立即行 MRI 扫描,观察是否为典型的组织样本,如果怀疑不是,可以立即再次定位和再次活检。如果病灶内的造影剂很快被洗脱,建议再次活检前注射造影剂。在探讨 538 例病变的多中心研究中,Perlet 等在活检后立即行 MRI 扫描,观察到有 7 例是非典型活检,通过再次活检或组织切片避免了所有的假阴性。一旦得到病理报告,应确认病变的形态学、对比剂的动力学及组织学表现的关系是合理的匹配,这些应记录在患者的最后报告中。对于组织学结果和影像学结果都提示为良性的病变,应在 6 个月后随访影像学检查(Heywang-Köbrunner 等,1999)。这是因为在这段时间内病变可能增大。如果组织学结果和影像学结果不相符,建议导丝定位后再次活检病变。Liberman 等(2005)对 98 例病变行 MRVB 检查,其中组织学结果与影像学结果不符的 9 例病变再次活检发现有 4 例是恶性病变。在这 9 例不相符的病变中,8 例是由经验不足的检查者操作的(6 次或更少次数使用 MRVB)。对于每个被诊断为侵袭性和非侵袭性的恶性病变患者必须手术切除。另外,应手术切除高风险病变及生物学行为不可预知的病变,包括非典型性导管增生(ADH),组织病理学为 B3 的病变包括乳头状瘤和放射状瘢痕。Perlet 等(2006)的研究中 17 例非典型性导管增生中有 5 例(29%)、64 例导管原位癌(DCIS)中有 3 例(5%)都发生了组织学上的进展。Liberman 等(2007)也报道了类似的结果,15 例 ADH 中有 5 例进展为 DCIS。然而 Lee 等 (2007) 报道有 17% 的病例进展为 DCIS。非侵袭性病变的发生概率肯定与病变的尺寸有关,病变中有 60% 直径 >6cm。

2.4 MRI 引导夹子的位置

在结束 MRVB 时,如果随后需要手术切除病变,那么为便于空间定位需将钛夹植入活检的腔中(图 11-6)。可用的磁兼容夹有如下多个供应商:MicroMARK ® and MammoMARK ® (Ethicon Endo-Surgery),ATEC TriMark® (Suros Surgical Systems) 和 BiomarC tissue marker (Carbon Medical Technologies)。金属标记通常放在活检针针尖。特别是在发生血肿时,金属夹可能不在病变中央而是在活检腔的内侧缘

表 11-2 MRI 引导经皮乳腺活检:文献回顾

研究	病变数	技术成功例数	MRI 扫描仪	活检技术	病变平均大小(mm)	良性病变	恶性病变	高风险病变
Kuhl 等(2001)	59	58	1.5T	CNB,14G	14.6	36	22	–
Schneider 等(2002)	21	20	0.5T,开放式	CNB,16G	9.9	11	8	1
Heywang-Köbrunner (1999)	55	54	1.0T	VAB,11G	8.4	40	14	–
Liberman 等(2005)	98	95	1.5T	VAB, 9G	10	52	24	10
Orel 等(2005)	85	85	1.5T	VAB, 9G	17	15	52	18
Perlet 等(2006)	538	517	1.0T/1.5T	VAB,11G	–	362	138	17
Fischer 等(2009)	411	389	1.5T	VAB,9G/10G	–	231	106	50

(Perlet 等，2005)。据报道可有数厘米的移位。为减少移位，最近生产的钛夹是多孔结构或含有胶原或热解煤的涂层(Rosen 等，2003)。磁兼容钛夹可有 6~8mm 的伪影，这可能部分或全部掩盖强化的病变。

2.5　MRI 引导的导丝定位

　　术前 MRI 引导的导丝定位乳腺病变是一个常规步骤，并且简单易用。Fischer 等(1998)和 Kuhl(2002)都成功地进行了此操作。在随后的组织切片检查中，这两项研究发现良性病变和恶性病变各占 50%(Fischer 等，1998；Kuhl，2002)。技术上，术前的导丝定位乳腺病变依赖的设备和 MRI 引导的活检是一样的。引导装置将针引导到计算好的位置。确认针的位置正确后，就可以将导丝释放到组织中，导丝的头端是分叉的，可以防止导丝移位。最佳位置是，导丝完全穿过病变，确保手术时完全将病灶移除，或者导丝分叉的头端恰好邻近病灶(直径<1cm)。导丝定位结束后，分叉头端的位置可以通过介入术后乳腺 X 线检查观察到。切除方向和尺寸标记在乳腺 X 线片上，这依赖于 MRI 检查，并且需要和外科医生沟通。导丝定位后较大块的手术样本降低了样本错误的概率，一定程度上补偿了活检针位置的偏差。Morris 等(2002)报道 53% 的病例中针尖和靶点的距离在 10mm 以内，46% 在 11~20mm 之间的病例都完全将病灶切除。然而，对于良性病变没有必要进行外科切片活检，并且与微创相比，创伤更大、花费更高。但是，组织学证明为乳腺癌的女性患者，对侧或同侧其他病变术前放置导丝对于精确地进行外科切除是一种简单而有效的方法。

3　MRI 引导乳腺肿瘤消融术

3.1　基本要求

　　乳腺保守性外科手术辅助放疗已经成为局限性乳腺肿瘤的治疗方法。与只进行外科手术治疗相比，辅助放疗可降低 3 倍的复发风险。最可能的解释是，外科手术通常不能根除所有的肿瘤细胞，只有辅助放疗才能根除微观上残余的病变。近年来，新技术的发展产生了新的方法——乳腺肿瘤微创消融治疗。

　　定位乳腺可疑病变最敏感的方法是增强 MRI。另外，特定的 MRI 序列对组织温度的改变是很敏感的，并且这些序列可应用于热消融技术。温度升高可缩短 T1 弛豫时间和改变质子的频率。因此，MR 温度测量技术在监测温度改变方面具有很高的敏感性。然而，质子加权序列对运动特别敏感，并且不适用于脂肪组织，应用该序列后可能导致在消融过程中温度测量不精确(Gombos 等，2006)。然而，引导肿瘤消融和监测治疗效应，MRI 似乎是目前最恰当和敏感的方法。

3.2　步骤

　　多个研究已经评估了 MRI 引导消融肿瘤的可行性：
* 射频消融
* 激光热消融(LITT)
* 冷冻消融
* MRI 引导的高强度聚焦超声手术 (MRgFUS)

3.2.1　射频消融术

　　第一个评估 MRI 引导乳腺肿瘤消融研究的是 Bosch 等 (2008)，他们在 2008 年用 0.5T MR 在 3 例乳腺肿瘤患者中证实了该方法的可行性。样本活检提示：1 例患者的肿瘤得到完全消融，其他 2 例患者的消融比例分别是 33% 和 50%。

3.2.2　激光热消融

　　在乳腺激光热消融术中，激光消融是通过经皮穿刺光纤维直接消融肿瘤。激光在针尖处产生的温度达 60℃以上，因此诱导周围组织发生凝固性坏死和出血。通过水冷却纤维头端，光能转换成热能，可在组织中延伸数毫米，因此可扩大光纤维所在位置的消融体积。但是，初步的研究表明,LITT 消融乳腺肿瘤的疗效不如外科手术(Postma 等,2011)。

3.2.3　冷冻消融

在冷冻消融肿瘤的过程中,冷冻探针穿刺到乳腺病变,其温度低于−150℃。通过 MRI 监测到 T2 时间缩短和冷冻组织的信号丢失可观察坏死的范围。Morin 等(2004)在一项研究中探讨了冷冻消融术,25 例患者冷冻术后行外科手术切除,结果表明:只有 13 例肿瘤完全消融(52%)。最常见的原因是未能辨别出超出原位肿瘤边缘外的肿瘤。

3.2.4　MRI 引导的高强度聚焦超声手术

在本章讨论的所有方法中,MRgFUS 是唯一一种非侵入性的治疗方法。超声波可透过完整的皮肤 20cm。在 MRgFUS 过程中,超声波从不同的角度到达病变中央。它产生的温度高达 65℃~100℃,可导致组织发生凝固性坏死,并且空间精确度较高（接近 1mm）。温度的改变由 MRI 系统自动记录,并通过一个闭合回路的反馈控制器将其传送至超声换能器。MRgFUS 更适合于高场强 MR,因为低场强的 MRI 扫描空间分辨率有限,破坏了局部温度的量化。使用脉冲式的超声波和间歇性冷却,治疗的时间也依赖于肿瘤的体积。目前,患者在 MR 扫描仪中采取俯卧位时,MRgFUS 的治疗时间为 30~150min,这期间患者可能有明显的不舒服。因此,一些治疗中心建议在 MRgFUS 术前给予抗焦虑和止痛的药物。

早在 2001 年 Huber 等(2001)和 Hynynen 等(2001)就首先报道了应用 MRgFUS 成功实施了乳腺肿瘤消融。2003 年,Gianfelice 等(2003)报道了 24 例患者,他们拒绝外科手术或外科手术风险较高。24 例患者中有 19 例肿瘤活检表明是阴性的,其中 2 例有皮肤灼伤。Zippel 等报道了 10 例行 MRgFUS 的乳腺癌患者,随后手术切除和病理检查证实只有 2 例消融术后肿瘤得到完全消融。

随后的研究中,外科切除肿瘤确定了局部肿瘤破坏的程度,这证实了乳腺肿瘤的 MRgFUS 是成功的。入选患者的标准是单发肿瘤,直径<3.5cm,并且皮肤与胸壁间的距离至少为 1cm。在这些选定的患者中,完全消融的比例为 20%~50%(Eby 和 Lehman,2008;Postma 等,2011)。不完全消融的最常见原因包括在应用声能时组织的不均一和患者的运动。在某些情况下,由于使用了大量的局麻药导致肿瘤的移位。其他可能导致局部温度下降的原因包括邻近消融部位有大血管,以及局麻时将空气带入到组织中致使能量传递不充分。最需要注意的副反应是治疗后的乳腺及邻近的胸大肌持续大约 1 周的水肿。因此,至少在消融术 1 周内应安排随访 MRI 检查。Furusawa(2010)报道了一项规模最大、关于 MRgFUS 的最新研究,研究纳入了 57 例患者;在这组患者中没有副反应的报道。然而,目前探讨 MRgFUS 消融乳腺肿瘤价值的研究不是随机的,并且报道中没有长期的随访结果。因此,乳腺肿瘤的消融结果千差万别,并且消融的比例为 20%~100%,这个结果显然不能令人满意。

3.3　目前的局限性

以下是乳腺肿瘤微创消融仍然不能明确的几个方面:

1. 仍未定义完全消融肿瘤边缘的要求。不再实行完全切除肿瘤后确认病理。

2. 增强 MRI 已被建议用于确认消融术后肿瘤的完全切除。但是,MRI 诊断潜在残余病变的安全性还没有得到评估。假阳性的结果也可能由于术后伴有周围组织的强化的炎性反应。

3. MRI 描述乳腺肿瘤导管内肿瘤成分的可靠性是存在争议的。因此,可能被低估了依赖强化的 MRI 图像确定肿瘤的整个范围。

4. 导管内的肿瘤成分通常是沿着乳腺导管间断生长的。因此,已确立的同轴诱导坏死技术可能不适用于不同生长模式的侵袭性和非侵袭性的肿瘤成分。

5. 对于前哨淋巴结活检或腋窝淋巴结清扫,仍然需要一个标准的外科手术。然而,介入术后不应标记前哨淋巴结，因为消融可能影响淋巴结的微循环。

6. 当前消融技术仅推荐用于较小的单发乳腺肿瘤，即使采用开放式手术切除，也可获得优良的美容效果。

乳腺肿瘤微创消融技术的潜在适应证：

（1）单灶直径<2cm，导管内没有肿瘤成分，皮肤与胸壁之间的距离大于 1cm。边界或范围不规则的肿瘤以及邻近乳头的肿瘤都不适宜用 MRgFUS 治疗。

（2）外科手术禁忌的患者。

（3）明确诊断为纤维腺瘤且要求瘢痕长度最小的患者。

MRgFUS 治疗的禁忌证包括：凝血机制受损的患者、孕妇、哺乳期妇女及 MRI 检查禁忌的所有患者。

使用这种临床方法之前，必须从随机对照研究中收集足够的数据，特别是要与那些金标准的手术疗法进行长期的效果和局部复发率的比较。

（何晓锋 译　张欣 校）

参考文献

American College of Radiology (2003) Breast imaging reporting, data system atlas (BI-RADS atlas), 4th edn. American College of Radiology, Reston

Braun M, Pölcher M, Schrading S et al (2007) Influence of preoperative MRI on the surgical management of patients with operable breast cancer. Breast Cancer Res Treat 29:179–87

Brennan SB, Sung JS, Dershaw DD, Liberman L, Morris EA (2011) Cancellation of MR-imaging guided breast biopsy due to lesion nonvisualization: frequency and follow-up. Radiology 261:92–99

Daniel BL, Birdwell RL, Butts K et al (2001) Freehand iMRI guided large-gauge core needle biopsy: a new minimally invasive technique for diagnosis of enhancing breast lesions. J Magn Reson Imaging 13:896–902

Daniel BL, Freeman LJ, Pyzoha JM et al (2005) An MRI-compatible semiautomated vacuum-assisted breast biopsy system: initial feasibility study. J Magn Reson Imaging 21:637–644

Eby PR, Lehman CD (2008) Magnetic resonance imaging-guided breast interventions. Top Magn Reson Imaging 19:151–162

Fischer U, Kopka L, Grabbe E (1998) Magnetic resonance guided localizaion and biopsy of suspicious breast lesions. Top Magn Reson Imaging 9:44–59

Fischer U, Schwethelm L, Baum FT, Luftner-Nagel S, Teubner J (2009) Effort, accuracy and histology of MR-guided vacuum biopsy of suspicious breast lesions–retrospective evaluation after 389 interventions. Fortschr Rontgenstr 181:774–781

Floery D, Duenkelmeyer M, Jaromi S et al (2006) Evaluation of vacuum-assisted biopsy devices for MR-guided breast interventions. Fortschr Rontgenstr 178

Furusawa H (2010) MRgFUS of early breast cancer: efficacy and safety in excisionless study. In: 2nd international symposium MR-guided focused ultrasound

Gianfelice D, Khiat A, Amara M et al (2003) MR imaging-guided focused ultrasound surgery of breast cancer: correlation of contrast-enhanced breast MRI with histopathologic findings. Breast Cancer Res Treat 82:93–101

Gombos EC, Kacher DF, Furusawa H, Namba K (2006) Breast focused ultrasound surgery with magnetic resonance guidance. Top Mag Reson Imaging 17:181–188

Hefler L, Casselman J, Amaya B et al (2003) Follow-up of breast lesions detected by MRI not biopsied due to absent enhancement of contrast medium. Eur Radiol 13:346–433

Heinig A, Heywang-Köbrunner SH, Viehweg P et al (1997) Value of contrast medium magnetic resonance tomography of the breast in breast reconstruction with implant. Radiologe 37:710–717

Hellerhoff K, Schlossbauer T, Herzog P, Reiser M (2008) Interventional MRI of the breast Indications, technique, results and perspectives. Radiologe 4:367–374

Heywang-Köbrunner SH, Heinig A, Pickuth D et al (2000) Interventional MRI of the breast: lesion localisation and biopsy. Eur Radiol 10:36–45

Heywang-Köbrunner SH, Heinig A, Schaumlöffel U et al (1999) MR-guided percutaneous excisional and incisional biopsy of breast lesions. Eur Radiol 9:1656–1665

Heywang-Köbrunner SH, Huynh AT, Viehweg P, Hanke W, Requardt H, Paprosch I (1994) Prototype breast coil for MR-guided needle localisation. J Comput Assist Tomogr 18:876–881

Huber PE, Jenne JW, Rastert R et al (2001) A new noninvasive approach in breast cancer therapy using magnetic-resonance imaging-guided focused ultrasound surgery. Cancer Res 61:8441–8447

Kuhl CK (2002) Interventional breast MRI: needle localisation and core biopsies. Exp Clin Cancer Res 21:65–67

Hynynen K, Pomeroy O, Smith DN et al (2001) MR imaging-guided focused ultrasound surgery of fibroadenomas in the breast: a feasibility study. Radiology 219:176–185

Kuhl C, Elevelt A, Leutner C, Gieseke J, Pakos E, Schild H (1997a) Interventional breast MR imaging: clinical use of a stereotactic localisation and biopsy device. Radiology 204:667–675

Kuhl CK, Bieling HB, Gieseke J et al (1997b) Healthy premenopausal breast parenchyma in dynamic contrast-enhanced MR imaging of the breast: normal contrast medium enhancement and cyclical-phase dependency. Radiology 203:137–144

Kuhl CK, Kuhn W, Braun M et al (2007) Pre-operative staging of breast cancer with breast MRI: one step forward, two steps back? Breast 6(Suppl 2):34–44

Kuhl CK, Morakkabati N, Leutner CC et al (2001) MR imaging-guided large-core (14-Gauge) needle biopsy of small lesions visible at breast MR imaging alone. Radiology 220:31–39

Kuhl CK, Schmutzler RK, Leutner CC et al (2000) Breast MR imaging screening in 192 women proved or suspected to be carriers of a breast cancer susceptibility gene: preliminary results. Radiology 215:267–279

Kuhl CK, Schrading S, Weigel S et al (2005) The "EVA" trial: evaluation of the efficacy of diagnostic methods (mammography, ultrasound, MRI) in the secondary and tertiary prevention of familial breast cancer preliminary results after the first half of the study period. Fortschr Rontgenstr 177(6): 818–827

LaTrenta LR, Menell JH, Morris EA et al (2003) Breast lesions detected with MR imaging: utility and histopathologic importance of identification with US. Radiology 227:856–861

Lee J, Kaplan J, Murray M et al (2007) Underestimation of DCIS at MRI-guided vacuum-assisted breast biopsy. AJR Am J Roentgenol 189:468–474

Lehman CD, Aikawa T (2004) MR-guided vacuum-assisted breast biopsy: accuracy of targeting and success in sampling in a phantom model. Radiology 232:911–914

Lehman CD, Gatsonis C, Kuhl CK et al (2007a) MRI Evaluation of the contralateral breast in women with recently diagnosed breast cancer. N Engl J Med 356:1295–1303

Lehman CD, Isaacs C, Schnall MD (2007b) Cancer yield of mammography, MR, and US in high-risk women: prospective multi-institution breast cancer screening study. Radiology 244(2):381–388

Liberman L, Bracero N, Morris E et al (2005) MRI guided 9-gauge vacuum-assisted breast biopsy: initial clinical experience. AJR Am J Roentgenol185:183–193

Liberman L, Holland AE, Marjan D et al (2007) Underestimation of atypical ductal hyperplasia at MRI-guided 9-gauge vacuum-assisted breast biopsy. AJR Am J Roentgenol 188: 684–690

Meeuwis C, Veltman J, van Hall HN et al (2011) MR-guided breast biopsy at 3 T: diagnostic yield of large core needle biopsy compared with vacuum-assisted biopsy. Eur Radiol (in press)

Morin J, Traore A, Dionne G et al (2004) Magnetic resonance-guided percutaneous cryosurgery of breast carcinoma: technique and early clinical results. Can J Surg 47:347–351

Morris EA, Liberman L, Dershaw DD et al (2002) Preoperative MR imaging-guided needle localization of breast lesions.

AJR Am J Roentgenol 178:1211–1220

Orel S, Rosen M, Mies C et al (2005) MR-Imaging-guided 9-gauge vacuum-assisted core-needle breast biopsy: initial experience. Radiology 238:54–61

Orel SG, Weinstein SP, Schnall MD (1999) Breast MR Imaging in patients with axillary lymph node metastases and unknown primary malignancy. Radiology 212(5):543–549

Perlet C, Heywang-Köbrunner SH, Heinig A et al (2006) Magnetic Resonance-guided, vacuum-assisted breast biopsy. Results from a European multicenter study of 538 lesions. Cancer 106:982–990

Perlet C, Sittek H, Reiser M et al (2005) Clip marker placement following MR-guided vacuum biopsy of the breast. Radiologe 45:230–236

Postma EL, van Hillegersberg R, Daniel BL et al (2011) MRI-guided ablation of breast cancer: where do we stand today? J Magn Reson Imaging 34:254–261

Prat X, Sittek H, Heinig A (2002) European quadricentric evaluation of a breast MR biopsy and localisation device: technical improvements based on phase I evaluation. Eur Radiol 12:1720–1727

Rosen E, Baker J, Soo M (2003) Accuracy of a collagen-plug biopsy site marking device deployed after stereotactic core needle breast biopsy. AJR Am J Roentgenol181:1295–1299

Schneider JP, Schulz T, Horn LC et al (2002) MR-guided percutaneous core biopsy of small breast lesions: first experience with a vertically open 0.5T scanner. J Magn Reson Imaging 15:374–385

Sittek H, Linsmeier E, Perlet C et al (2000) Preoperative marking and biopsy of nonpalpable breast lesions with a guidance system for the open magnetom. Radiologe 40: 1098–1105

van den Bosch M, Daniel B, Rieke V et al (2008) MRI-guided radiofreqency ablation of breast cancer: preliminary clinical experience. J Magn Reson Imaging 27:204–208

Viehweg P, Heinig A, Lampe D et al (1998) Retrospective analysis for evaluation of the value of contrast-enhanced MRI in patients with breast conversative therapy. MAGMA 7:141–152

Zippel DB, Papa MZ (2005) The use of MR imaging guided focused ultrasound in breast cancer patients: a preliminary phase one study and review. Breast Cancer 12:32–38

第12章　MRI引导血管内介入操作

Gabriele A. Krombach

本章目录

1　MRI 引导血管内介入操作的原理 ⋯⋯ 154

2　技术要求 ⋯⋯⋯⋯⋯⋯⋯⋯⋯⋯⋯ 155

3　材料 ⋯⋯⋯⋯⋯⋯⋯⋯⋯⋯⋯⋯⋯ 156

4　方法和显影 ⋯⋯⋯⋯⋯⋯⋯⋯⋯⋯ 157

5　序列 ⋯⋯⋯⋯⋯⋯⋯⋯⋯⋯⋯⋯⋯ 159

6　应用 ⋯⋯⋯⋯⋯⋯⋯⋯⋯⋯⋯⋯⋯ 160

7　结论 ⋯⋯⋯⋯⋯⋯⋯⋯⋯⋯⋯⋯⋯ 163

参考文献 ⋯⋯⋯⋯⋯⋯⋯⋯⋯⋯⋯⋯⋯ 163

摘　要

由于 MRI 具有较高的软组织分辨率,MRI 引导的血管内介入受到关注，它可以在有或无对比剂的情况下行发光绘图法血管造影，有可能用于评估生理功能，如血流、组织灌注和弥散,还可以通过光谱学辨认组织。与 X 线引导的介入相比,MRI 引导的血管内介入还具有诊断价值，因为在行介入手术之前，可以对靶组织进行评估，也可以在介入手术中或手术后监测其形态学、功能和代谢。血管内介入的技术要求有专用系统、患者检测系统、可以描绘血管的实时成像、介入器械、靶区和全面的介入方案。目前,MRI 引导介入的技术成熟度以及 MRI 在其他领域中的发展，即 MR 安全操作和分子影像的发展，都为 MRI 引导介入开辟了新路径,而这在其他影像环境中是不能进行介入手术。很快,MRI 引导的血管内介入将给血管内介入领域带来彻底的改革。

1　MRI引导血管内介入操作的原理

血管内介入临床上常规是在 X 线透视引导下进行操作，这种方法主要的缺点是 X 线的软组织分辨率较低,在手术过程中,介入专家根据经典的血管内介入的过程，用多骨界标和弯曲的导丝、导管在血管内定位。用透视法不能直接获得更多的信息，且用这种方法很难评估紊乱的解剖结构，而正常解剖结构的紊乱通常会导致介入手术时间的延长。在注射对比剂之后,血管管腔可在一段很短的时间内显影,可以发现狭窄的部位,但是重构的血管壁不能直接显影,并且如果一段较长的血管受累,这段管腔中各个节段的直径将不会有变化,这种改变只有在其他的血管内技术如血管内超声或光学相干断层成像中才能发现。

另一方面,MRI 提供了真正高的软组织分辨率。脂肪、钙化和结缔组织都有其特殊的信号强度,甚至在平扫的 T1WI、T2WI 上都可以区分。血管壁影像和斑块的特点已经提供了一个关于斑块成分和血管重构的详细信息(Boussel 等,2009)。MRI 高的软组织分辨率很好地显示出血管周围结构和经动脉注入化疗药物的靶组织,可以避免患者和工作人员在 X 线下暴露及引起潜在的后果,这对年轻患者和需要反复行介入治疗的慢性患者尤为重要。

MRI 可以评估一些生理参数,如血流、灌注和弥散,并且可以通过光谱学揭示组织成分。应用这些参数评估疾病程度和成功进行介入操作应遵循个体化治疗的概念。在 MRI 应用于临床后,很快这些想法就促进了 MRI 引导的血管内介入的早期设计。

目前有两项研究为这一概念提供了例子。Vogl 等证实,对于经导管动脉内化疗栓塞(TACE),如果采用 MRI 引导,导管可以更成功地定位在肝脏肿瘤患者的肿瘤供血动脉节段。Park 等进行的动物实验对肾功能进行了评估,如肾小球率过滤、血管成形术后的血流量和肾动脉狭窄患者的支架。

2　技术要求

有学者建议给专为经皮穿刺介入和手术的 MRI 扫描仪进行特殊设计。这一系统需要保证便于接近患者进行手术操作,同时又要保证图像的质量。这些有建设性的设计包括双电子回旋加速器、开放性和大孔径的设计。这些系统的部分操作是在低场强下进行的,并且中和了梯度磁场,所以最后的图像质量会下降,这是其主要的缺点,而先前提到了 MRI 引导介入的优点,即能较好地显示出小的软组织结构。与标准的扫描仪相比,开放式 MRI 系统是在低场强下操作,目前市场上的 C 形开放式 MRI 扫描仪场强可达到 1.0T,转换速率为 50T/(m·s),梯度场强 25mT/m,而标准扫描仪场强为 1.5T,转换速率为 100T/(m·s),梯度场强为 30mT/m。Wacker 等直接将一台 1.0T 的封闭式扫描仪与 0.2T 的开放式扫描仪做比较,他们发现用封闭式系统引导介入的时间是开放式系统的 2 倍,另一方面,Rhee 等建议用 3.0T 系统引导血管内介入,因为其较高的信噪比可以应用于介入外的成像(2006)。

血管内介入方法依赖于穿刺的部位,如果从股动脉、股静脉进入,感兴趣区可以很容易定位在标准扫描仪的等量点上。如果从颈静脉或肱动脉、肱静脉进入,在封闭式扫描仪上操作可能会比较困难,而开放式的会比较好。

每个病例都应在手术中监测生命机能,如心率和氧分压。而 MR 安全监测器械可以从厂商那里获得。

此外,介入操作过程中如果出现并发症或需要紧急行血管内介入,需要立刻转换为标准的 X 线引导的介入。因此,仪器必须有相应的设置允许即刻转换为 X 线引导下的介入。有一些可能的解决方法:MRI 与 X 线结合是最方便的解决方法,在双电子回旋加速器中,一个 X 线系统直接安装在扫描仪上,工作台可以留在原地,只是转换了模式(Fahrig 等,2001)。这些系统可以进行混合介入操作,如经颈静脉-肝内门体分流术。肝静脉导管插入术可以用 X 线指导操作,在 MR 透视下进行经肝门静脉穿刺,并且在 X 线引导下扩张闭合的支架(Kee 等,2005)。在这种方式下,患者不动,介入专家可以在两种模式中转换,透 X 线的 MR 线圈可以放在原位,有助于减少两种模式的转换时间(Ganguly 等,2005)。

在其他混合系统中,MRI 扫描仪和常规的透视部件并列在一排上(Vogl 等,2002)。工作台在 MR 扫描仪和 X 线透视部件之间移动(图

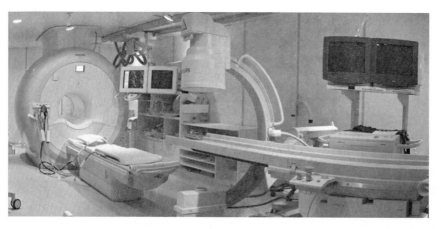

图 12-1　混合系统，单操作室。患者操作床可以在轨道上从 MRI 扫描仪移向 X 线透视系统。（见彩图）

12-1）。常规的 X 线透视可能是一个简单的 C 形臂，在波谱的另一端，MRI 扫描仪结合了血管造影术套件，并且两者可以同时分别使用。在这种情况下，有一个滑动的门将各自的空间分开。当门打开时，一个可移动的工作台可以用轨道在两个系统间移动。由于目前的 MRI 引导血管内介入不能够在 MRI 扫描的同时进行介入手术，这个解决方法提供了很大的自由度。

　　成本最低的解决方法是构建一个工作台和移动装置，能同时适应血管造影系统和 MRI 扫描仪。

　　无论是哪种情况，介入医师必须意识到两种模式转换所需的时间。

3　材料

　　把导丝、导管导入血管树内依赖于介入器械的可扭转性和硬度，为了增加导管的稳定性和硬度，大部分可塑性的导管都用金属网编织，另一方面，这种导管会在 MR 图像上导致巨大的磁化伪影，影响血管和周围解剖结构的显示，并且可在扫描中产生热量，而不用金属编织的标准的导管（如球囊导管）则可以安全地应用在 MRI 环境中，但是这种导管缺乏可操控性。

　　类似的问题也存在于导丝中，磁性材料会在磁场中移动，明显不能应用，我们应该关注的不仅是磁性导丝，还有金属性导丝，这些通常是导电的，因此可以作为磁场中的天线。进行一个

序列的扫描，导丝就会吸收射频能量，转化为热量，从而使组织灼伤（Tong 等，2010）。镍钛合金做成的导丝不是强磁性的，并且产生伪影的多少依赖于其在主磁场中的旋进（图 12-2），但是可以产生潜在的热量，这是由于其具有导电性。在实时 MRI 序列中，镍钛合金导丝的亮度是由于常规照明模式，是器械充电的标志。导电材料在扫描仪内的产热取决于装置的长度，但这是不可预料的，决定于其在主磁场中的旋进与序列的选择。

　　因此，大部分金属编织的导丝、导管不能在 MRI 环境中应用。对于 MRI 引导的血管内介入来讲，需要设计和制造专门的导丝、导管。尽管早已开始实施 MRI 引导的介入，目前仍没有专门的导丝、导管可以应用。

　　设计这种装置的挑战是在不用长金属部件的情况下获得与标准器械相似的机械性能。进行动物实验时可以采用自制的装置或由工业合作方专门制造的原型机，但是这些不能在市面上购买，而且不能用于人体介入。研究者和工业合作人的目标是设计并且把 MR 安全装置引入市场，这些工作促进了 CE 认证的进程（Krueger 等，2008；Kos 等，2009；Tzifa 等，2010；Mekle 等，2009）。

　　现在，一个以公司和大学为基础的研究群体协会设计出了一个微磁脉动纤维玻璃加固的导丝（Krueger 等，2008）。

　　为了获得 CE 认证，用于 MRI 引导的装置

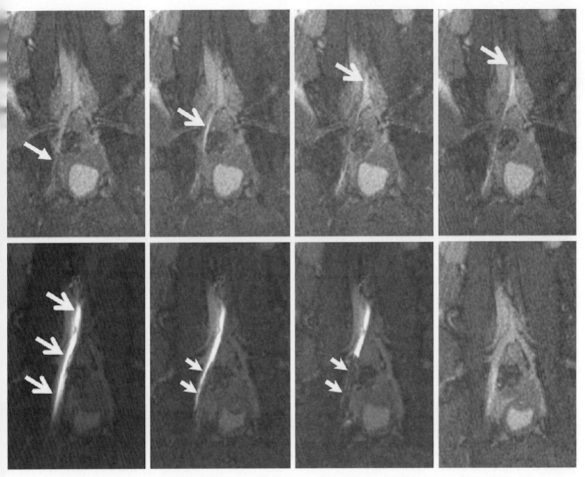

图 12-2　实验猪髂动脉狭窄,行球囊血管成形术,采用 1.5T MR 成像:镍导丝(开口箭头)经由右股动脉穿过狭窄处进入主动脉(左图,上面一排,箭头)。定位完成,主动脉变亮(左图,下面一排)。这种现象称为模型照明,是导丝通电的标志。球囊导管内充盈钆喷酸葡胺溶液,用于扩张狭窄处血管(下面一排,短箭头)。狭窄在下面一排右图里显示。

必须在 X 线透视下是可见的。不透射线性允许在 X 线下进行急救介入手术,并且手术中如果部分导丝、导管断裂或断开时,可以被拉回。

4　方法和显影

　　一般来讲,对于 MRI 显影器械可能有两种策略:阴性和阳性示踪(图 12-3)。阴性显影依赖于器械固有的成像特点。由于塑料和高分子聚合物不含水或自由质子,这些材料在 MRI 上表现出类似皮质骨的特性,并且一直没有信号。如果应用一个亮血序列,就可以看见高对比度的流空信号的导管(图 12-4)。小的标记物成分

包括一些微量铁微粒、镍或镝元素,这些可以增加其显影程度(图 12-4)。这些标记物一定要有更高的显影程度,并且不能在周围解剖结构上产生大的重叠伪影。这种方法的优势在于可以即刻应用:不需要改变扫描仪的软件和硬件。如果器械中较长的部分是非导电材料,那么该器械就是 MR 安全器械。相互作用的导管示踪可能存在的一个主要的缺点是阴性显影。阴性器械的端口一定要手动调试层位。如果导管端口不能很好地显示,则其不能在断层图像上显影,可能会与导管轴混淆。实时序列的层厚通常是 0.8~1.0cm。在某些解剖区域内,层面可以与血管走行平行,例如,腹主动脉和远端肾动脉。在

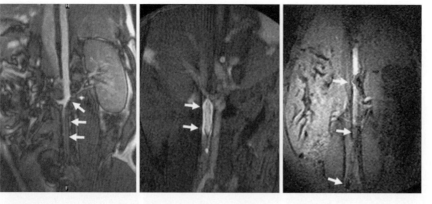

图 12-3　阴性(左,左肾动脉探针,箭头)、半阳性(中,腔静脉滤器,箭头)和阳性(右,导丝上的 3 个线圈)示踪的例子。

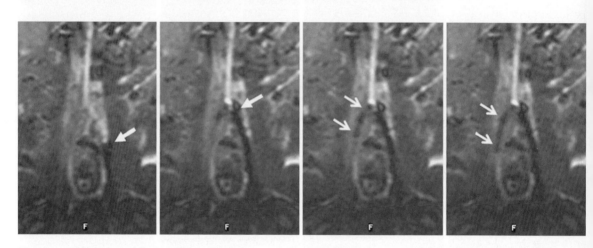

图 12-4　导管从左股动脉进入到分叉处(箭头)。一个 MR 安全导丝被引入右髂动脉(箭头示导丝上的铁成分,由于其信号流空可显影)。

近端肾血管,用一个层面显示血管树的一个主要部分是不可能的,并且在器械移动过程中必须来回转换层位,这在其他血管如腹腔干和肺动脉同样如此。此外,在不停止扫描的情况下改变层位一定要通过前端,这是介入医师在扫描室可以做到的。这通常需要一个挨着扫描床的迷你操作台,可以在手术期间转换层位。有一个先进的方法是把脚踏板连到扫描仪上,这样介入医师就可以在控制层位的同时操作器械。

随着计算机技术的不断发展,快速实时重建成像已达到每秒 20 次,这在大部分扫描仪中已成为可能(Yutzy 和 Duerk,2008)。

阳性显影需要安装在器械里的小的射频线圈。线圈在射频脉冲激励时接收一个信号并且产生一个包含 3D 空间位置信息的回波。这个回波通过连接的导线传给扫描仪。如果所有 3D 信息被读出,导丝终端的迷你线圈的确切位置可以在 3 次重复时间内在 1mm 层厚中被分辨出来。如果在一根导丝上安装多个微线圈,整个导丝轴都可以被记录下来,但是会增加定位的时间。如果扫描软件允许,可以对线圈进行自动追踪和定位,所以可以在解剖层面上调整层位以适应器械。由于成像和阳性示踪不能同时进行,器械的位置通常重叠在之前的图像层面上。某些序列可以在成像系统和阳性示踪之间转换。使用这种方法,每秒可获得的帧数稍微减少。把导丝连接到扫描仪上需要改变软件,因为它们是导电的,导丝可以在扫描期间产热(Bock 等,2004)。为了避免这种危险,有人建议通过转换器连接短导丝(Weiss 等,2005),然而转换器会增加导线的直径。

另外一个缺点是阳性示踪非常昂贵并且是一次性的，然而这种线圈巨大的优势在于可以缩小到极限。此外，它还可以用于信号接收和血管内成像。在标准图像和血管内图像之间转换可以有利于治疗动脉粥样硬化的血管，并且方便再通完全闭塞的血管(Raval 等，2006)。

半阳性示踪结合了以上两种技术：一个可调节的线圈包埋在导管上，而不是导丝和扫描仪相连(图 12-3)。来自于线圈的信号可以通过改变翻转角度来调整。不需要调整硬件，线圈可以通过解剖来定位，层位也可以相应地来定位。然而，只有半阳性部分的导管可以用这种方法。导管轴必须可见。这种技术另一个局限性是线圈必须相对大一点，以便获得足够的信号强度。因此，半阳性示踪仅可以用于相对大的器械中，如腔静脉滤器(Kraemer 等，2011)、瓣膜支架或阳性脉支架。

5　序列

血管内介入需要实时成像，要求具有接近于常规血管造影的时间分辨率，以监控操作仪器仪表，引导导丝和导管到达靶组织，并评估潜在的并发症。为了像常规 X 线那样安全地引导导管，需要帧速达到每秒 6 幅图。实时 MRI 成像常通过结合快速成像策略而获得，例如，对运动不敏感的放射或螺旋技术，并使用增加帧速的快速重建来有效填充 k 空间。滑窗技术是处理这个挑战的很多可能方法之一(图 12-5)。在连续径向数据采集的时间序列中，k 空间线是在帧之间共用的。为此，最原始的 k 空间线由新输入的 k 空间线所取代(图 12-5)。

对于血管内介入来讲，如果应用阴性示踪，选择亮血技术比较好，因为它提供了血液与介入器械间较高的对比度。而且，T1 加权像比 T2 或质子密度加权像更快，在 true-FISP 前应用 FLASH 序列已成为常规的成像方法。FLASH 序列提供了血流的较高的信号强度，在 true-FISP 成像中，来自血液的高信号强度依赖于 T2/T1

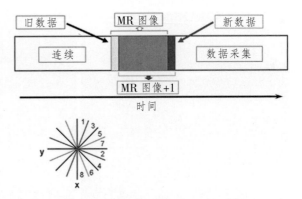

图 12-5　半径的获得和实时成像的滑动窗技术：连续获得 MR 数据。原有的 k 空间线连续被新的 k 空间线取代，k 空间线百分比重新确定后，一个新图像被重新构建。应用一个半径轨道，k 空间线被交叉替代。

的关系，并且相对来说不依赖血流。在序列达到稳态后，磁化更有效率，所以 true-FISP 序列提供了一个较高的信噪比，其优势是可以获得较高的时间和空间分辨率。True-FISP 序列容易产生伪影，解剖结构中不同的磁化率产生不均匀的磁场会带来黑色条带状的伪影。如果采用 3.0T MRI 引导血管内介入，最好用 FLASH 序列，因为其不易产生伪影(图 12-6)。

用 X 线透视引导血管内介入由于其投影技术可以可靠、连续地显示器械，为了显示器械在扭曲的血管树内的行程，或除去导管环，有人建议用 MRI 显示出大血管腔。这个目的的优势在于这些序列可以显示孤立的器械，并显示低信号的解剖结构。目前引进的 IRON 技术是用质子转换时像根据解剖结构的磁化率不同来显示解剖结构，该技术可满足这一需要(Kramer 等，2010)。类似的技术已经应用于 MRI 引导的血管内介入成像(Dharmakumar 等，2008)。

很多研究者建议静脉注射对比剂来使血管强化并减少伪影 (Wacker 等，2003)。如果用 true-FISP 进行实时成像，静脉注入对比剂后很快达到稳态，可以增强血管与器械间的对比(Martin 等，2003)。一个广泛应用的可替换的概念是：MR 血管造影术中反复动脉内注射少量对比剂，或评估靶区灌注，如经导管动脉内化疗栓塞(Virmani 等，2007)。自旋标记即用特殊的脉

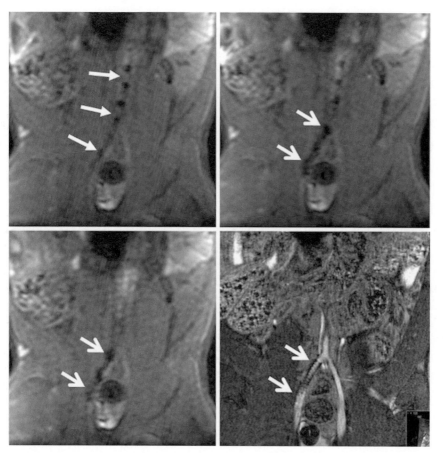

图 12-6 3.0T FLASH 序列图像显示髂动脉支架置入。MR 安全导丝用铁颗粒标记(左上图,箭头)。一个镍支架(箭头)被定位(左下图),并且展开(右上图)。True-FISP 冠状位快速成像显示了支架(右下图,箭头)。

冲激励方式来激励一小段血管,并跟踪其旋进分布,这个观点由 Lederman 小组提出,并且被称为"虚拟染色(virtual dye)"血管造影术。使用该技术,可以不用注射造影剂。

6 应用

与 MRI 引导的实质组织的介入相比,如肿瘤的活检和消融,MRI 引导的血管内介入相对来说走在发展的前沿。大部分血管内介入已经建立其可行性:血管成形术(Godart 等,2000;Bakker 等,1998)、髂动脉和肾动脉支架(Frericks 等,2009),还有颈动脉导管插入术(Feng 等,2005),肾动脉栓塞(Fink 等,2004),选择性肝动脉化疗栓塞导管插入术(Seppenwoolde 等,2006)和腔静脉滤器替代(Bartels 等,2000),很多研究小组都在进行相关

的动物试验。在经颈静脉肝内门-体循环分流术中,MRI 展示出了其在从肝静脉穿刺进入门静脉中优于 X 线引导的特点(Arepally 等,2006)。

Bakker 等发表了第一篇关于人体 MRI 引导介入手术的报道,这个研究小组在一个志愿者身上用一个 3F 非编织导管进入重要静脉中,并且证实了导管阴性示踪的可行性,这个研究没有用到导丝(Bakker 等,1997)。

Manke 等在 13 例患者的髂动脉狭窄处撑开了支架,他们使用的是标准器械,包括镍钛导丝和自膨胀镍支架,并且监测介入过程和支架嵌入内膜等并发症,这 13 例患者是在 X 线引导下进行的介入手术。2001 年,他们得出了结论,在 MRI 引导的支架置入术应用于临床之前,应该考虑到关于支架伪影和所需 MR 序列的技术改良。2005 年,也是这个研究小组在 15 例患者中进行了股动脉和腘动脉的球囊血管成形术,

研究中再次应用了商业上可利用的材料，即镍导丝(Paetzel 等，2005)。

由于冠状动脉管腔较小、血管走行扭曲，而且很难通过实时 MRI 来显示，冠状动脉导管插入术和支架置入术被认为是 MRI 引导的介入手术的"禁地"，即永远实现不了。2002 年，Spuentrup 等在健康的小猪血管内进行支架扩张，研究表明，可以在 X 线引导下进行的导管插入术也可以用 MRI 引导。对于阴性导管示踪，选择最适合的层位并且显示出器械是介入手术成功的关键。

早期的研究证明了血管内介入的可行性，为了实现所需要的技术，物理学家、其他领域的科学家和临床医生在技术上合作，为血管内介入的革新制订计划。MRI 术前成像可以显示疾病的程度和范围，并可用合适的序列评估手术是否成功，这些都为介入提供了额外的诊断信息。这种方案不同于以诊断为目的的设计，因为这必须关注指示治疗成功与否的生物标记物。

在一个比较研究中，Poschenrieder 等证实，动脉内注入少量对比剂不能像静脉注入对比剂那样准确地在 T1WI 血管造影术中发现患者的腹股沟下动脉的狭窄。用这种方法，在 MRI 引导的介入中显示血管是可能的，但是对比剂累积剂量超过了静脉注射对比剂 MR 血管造影术的剂量。

Huegli 等对在 X 线引导下球囊置入术后的患者的流空血管中进行了 MRI 引导的血管造影术，动脉注入钆喷酸葡胺来检验血管成形术是否成功。有 5 例发生血管壁剥离，并且 3 例仅在高分辨 T1WI 上可见，而不是在常规 MR 造影术最大密度投影中显示。这项研究表明，评估血管内介入结果的成像方案必须适应介入操作。同样的考虑也使用在肝肿瘤的 TACE 中，Vogl 等研究表明，在 30 例患者中，相对于 X 线引导的介入，MRI 引导的 TACE 能更好得控制导管的位置。结果，提高了肿瘤栓塞术的成功率。

Kuehne 等对肺动脉高压的患者进行肺动脉导管插入术，通过导管直接测量其压力，根据血流测量其阻力，血流用电影序列在肺动脉中

测量得到。Kuehne 小组也用 MR 兼容器材，如一个导丝模型，扩张了狭窄的主动脉(Krueger 等，2006)。这样，MRI 的特征有助于避免在射线中暴露，而且提供了解剖结构的动态显影，此外，血流的测量提供了关于介入效果的信息。

对于人体来讲，混合系统的另一优势是可以立即评估 X 线引导下介入是否成功。Vin 等用混合系统定量测量了子宫腺肌症栓塞术后的灌注，这个小组后来通过将导管置入肝动脉经动脉注入 MR 对比剂进行 TACE (Wang 等，2010，2011)。这些研究结果与后期的研究结果有一定的相关性。目前尚无关于灌注减少程度的理想数据，所以手术本身还没有改革。肿瘤坏死的评估：灌注减少 85%，并且导致肿瘤坏死的灌注阈值还不可知(Larson 等，2008)。术中动脉注入对比剂，评估灌注以指导进一步手术和确定是否需要进一步的栓塞，重要的步骤是评估灌注减少的程度。

建立这样的方案将进一步达到个体化医疗的目的，并可以增加 MRI 引导的血管内介入操作的合理性，使临床广泛应用这项技术，公司也提供了一个 MR 安全设置。目前，分子影像学的发展也在个体化治疗中引领了 MRI 引导的血管内介入。这个概念已在一些研究中被应用于局部药物、基因或细胞的输注。

临床已确立的输送物质的指标是在周围血管成形术中被覆球囊的血管壁药物的应用。现在，一个为期 24 个月的纵向研究表明，血管成形术后再狭窄率可以有效降低(Tepe 等，2008)。在一项动物实验中，扩张狭窄的周围血管，并使用微孔球囊导管将对比剂掺杂溶液注射到血管壁上 (Krombach 等，2008)。对比剂在血管壁上的分布在 MR 上可见(图 12-7)，与组织类似，有利于对输注的部位进行评估。在动物实验中，利用带有钆喷酸葡胺的球囊导管扩张血管 60 分钟后，就可以在 3.0T 系统上看到对比剂在血管壁上的涂布(图 12-8)。下一步的 MRI 手术可能包括血管壁成像，其最终目的是显示斑块的特点，再就是药物的选择和局部输注，并且在介入中监测其在血管壁上有意义的分布。这一观

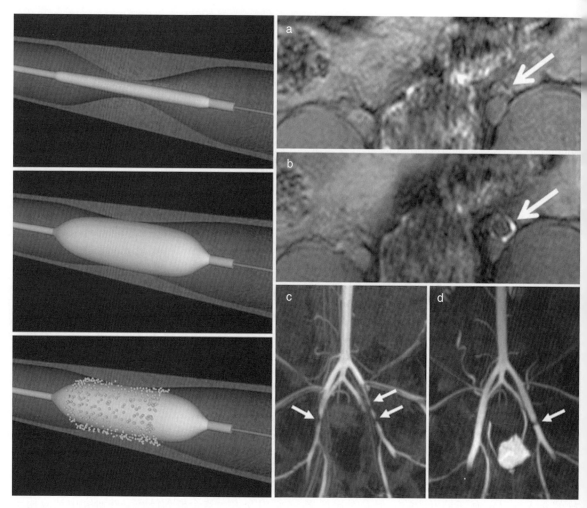

图 12-7 （左图）混合液体传导到血管壁的基本原则。（右图）手术诱导猪的髂动脉狭窄，用充满液体的球囊进行扩张（a，T1WI 梯度回波，箭头示狭窄动脉）。注射一定剂量的对比剂。介入术后，血管壁充满对比剂（b，箭头）。扩张前 MR 血管造影术显示了狭窄处（c，箭头），介入术后狭窄几乎完全再通（d，箭头示一处小的遗留狭窄）。（见彩图）

点不能在 X 线引导的介入中得到应用，因为它不能显示血管壁。目前的 MR 研究能够鼓舞人心。使用血管内线圈，兔子和血管样本中的动脉粥样硬化斑块可以在 3.0T MR 上显示出来（Sathyanarayana 等，2010）。由于血管内线圈是有创的，其应用应该与血管内介入相结合。Lederman 认为血管内线圈能直接增强血管内介入。他们设计了一种微线圈，可以在小视野，即一段闭塞血管的走行的成像中显示（Anderson 等，2008）。由于闭塞的血管可以直接显影，与常规的血管造影术比较，用这种线圈更方便再通完全闭塞的血管（Raval 等，2006）。这个概念应

用的一个例子是：将 MRI 高软组织分辨率与 MRI 引导的血管内介入相结合。另一个例子是辨认内膜剥离和主动脉夹层真、假腔，这不能在常规 X 线下辨认。Eggebrecht 等（2006）成功地在 MRI 引导下对一个主动脉夹层的小猪模型进行了支架置入。

在最近的一个研究中，MRI 引导的血管内介入和手术后成像联系到了一起：将标有 Feridex 的磁化胶囊免疫隔离的胰岛细胞在 MRI 引导下注入门静脉，并且检测其分布（Barnett 等，2007）。注入肝内的磁化胶囊中移植物的长度会随着时间被测量。中期随访中未发

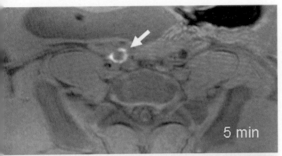
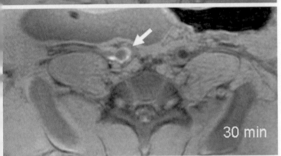
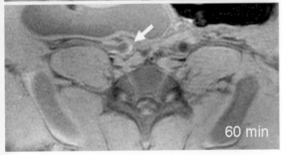

图 12-8　髂动脉由一个充满对比剂的球囊导管扩张。对比剂在介入手术 60min 后显影，但廓清缓慢（箭头）。

现不良反应（Link 等，2011）。这种方法有助于治疗 1 型糖尿病。这一观点表明了 MRI 引导的血管内介入的诊断价值。

局部输注治疗的各种策略目前正在发展中，并且也许只有 MRI 引导的介入的应用才能实现这一观点。这种方法一定能从高场强 MRI 中获益。

7　结论

由于 MRI 能提供高的软组织分辨率，可以用或不用对比剂来行血管造影术，以及有评估生理功能和进行分子影像的可能性，MRI 引导的血管内介入很有吸引力。血管内介入可以适

应这些特点的程度，加上可以实现个体化医疗的概念，这些将对从实验性的概念进入到临床的关键步骤起着决定性的作用。

像血管内介入所需的实时成像和专用序列这样的技术需求已经实现了。

常规 MR 安全设备目前正在发展，并且开始在市面销售。

导管和其他的常规设备可以用阴性、阳性或半阳性示踪的方法显示，这些技术各有其优点和缺点，且特定地应用于介入手术中。

目前，各个研究小组集合了 MRI 引导的血管内介入所必需的元素，并且形成了专用的方案和手术，这些都使 MRI 引导的介入加入诊断价值成为可能，希望这项技术很快进入临床。

（金花兰　译　杜鹏　校）

参考文献

Anderson KJ, Leung G, Dick AJ, Wright GA (2008) Forward-looking intravascular orthogonal-solenoid coil for imaging and guidance in occlusive arterial disease. Magn Reson Med 60:489–495

Arepally A, Karmarkar PV, Weiss C, Atalar E (2006) Percutaneous MR imaging-guided transvascular access of mesenteric venous system: study in swine model. Radiology 238:113–118

Bakker CJ, Hoogeveen RM, Hurtak WF, Van Vaals JJ, Viergever MA, Mali WP (1997) MR-guided endovascular interventions: susceptibility-based catheter and near-real-time imaging technique. Radiology 202:273–276

Bakker CJ, Smits HF, Bos C, van Der WR, Zuiderveld KJ, van Vaals JJ, Hurtak WF, Viergever MA, Mali WP (1998) MR-guided balloon angioplasty: in vitro demonstration of the potential of MRI for guiding, monitoring, and evaluating endovascular interventions. J Magn Reson Imaging 8:245–250

Barnett BP, Arepally A, Karmarkar PV, Qian D, Gilson WD, Walczak P, Howland V, Lawler L, Lauzon C, Stuber M, Kraitchman DL, Bulte JW (2007) Magnetic resonance-guided, real-time targeted delivery and imaging of magnetocapsules immunoprotecting pancreatic islet cells. Nat Med 13:986–991

Bartels LW, Bos C, van Der WR, Smits HF, Bakker CJ, Viergever MA (2000) Placement of an inferior vena cava filter in a pig guided by high-resolution MR fluoroscopy at 1.5 T. J Magn Reson Imaging 12:599–605

Bock M, Volz S, Zuhlsdorff S, Umathum R, Fink C, Hallscheidt P, Semmler W (2004) MR-guided intravascular procedures: real-time parameter control and automated slice positioning with active tracking coils. J Magn Reson Imaging 19:580–589

Boussel L, Arora S, Rapp J, Rutt B, Huston J, Parker D, Yuan C, Bassiouny H, Saloner D (2009) Atherosclerotic plaque progression in carotid arteries: monitoring with high-spatial-resolution MR imaging—multicenter trial. Radiology 252:789–796

Dharmakumar R, Koktzoglou I, Tang R, Harris KR, Beohar N, Li D (2008) Off-resonance positive contrast imaging of a passive endomyocardial catheter in swine. Phys Med Biol 53:249–257

Eggebrecht H, Kuhl H, Kaiser GM, Aker S, Zenge MO, Stock F, Breuckmann F, Grabellus F, Ladd ME, Mehta RH, Erbel R, Quick HH (2006) Feasibility of real-time magnetic resonance-guided stent-graft placement in a swine model of descending aortic dissection. Eur Heart J 27:613–620

Fahrig R, Butts K, Wen Z, Saunders R, Kee ST, Sze DY, Daniel BL, Laerum F, Pelc NJ (2001) Truly hybrid interventional MR/X-ray system: investigation of in vivo applications. Acad Radiol 8:1200–1207

Feng L, Dumoulin CL, Dashnaw S, Darrow RD, Guhde R, Delapaz RL, Bishop PL, Pile-Spellman J (2005) Transfemoral catheterization of carotid arteries with real-time MR imaging guidance in pigs. Radiology 234:551–557

Fink C, Bock M, Umathum R, Volz S, Zuehlsdorff S, Grobholz R, Kauczor HU, Hallscheidt P (2004) Renal embolization: feasibility of magnetic resonance-guidance using active catheter tracking and intraarterial magnetic resonance angiography. Invest Radiol 39:111–119

Frericks BB, Elgort DR, Hillenbrand C, Duerk JL, Lewin JS, Wacker FK (2009) Magnetic resonance imaging-guided renal artery stent placement in a Swine model: comparison of two tracking techniques. Acta Radiol 50:21–27

Ganguly A, Wen Z, Daniel BL, Butts K, Kee ST, Rieke V, Do HM, Pelc NJ, Fahrig R (2005) Truly hybrid X-ray/MR imaging: toward a streamlined clinical system. Acad Radiol 12:1167–1177

George AK, Faranesh AZ, Ratnayaka K, Derbyshire JA, Lederman RJ, Hansen MS (2011) Virtual dye angiography: Flow visualization for MRI-guided interventions. Magn Reson Med. doi:10.1002/mrm.23078

Godart F, Beregi JP, Nicol L, Occelli B, Vincentelli A, Daanen V, Rey C, Rousseau J (2000) MR-guided balloon angioplasty of stenosed aorta: in vivo evaluation using near-standard instruments and a passive tracking technique. J Magn Reson Imaging 12:639–644

Huegli RW, Aschwanden M, Kos S, Rasmus M, Jaeger K, Jacob AL, Bilecen D (2008) Diagnostic pitfalls in postinterventional intraarterial magnetic resonance angiography after recanalization of femoropopliteal arterial occlusions. Acta Radiol 49:1129–1136

Kee ST, Ganguly A, Daniel BL, Wen Z, Butts K, Shimikawa A, Pelc NJ, Fahrig R, Dake MD (2005) MR-guided transjugular intrahepatic portosystemic shunt creation with use of a hybrid radiography/MR system. J Vasc Interv Radiol 16:227–234

Kos S, Huegli R, Hofmann E, Quick HH, Kuehl H, Aker S, Kaiser GM, Borm PJ, Jacob AL, Bilecen D (2009) Feasibility of real-time magnetic resonance-guided angioplasty and stenting of renal arteries in vitro and in Swine, using a new polyetheretherketone-based magnetic resonance-compatible guidewire. Invest Radiol 44:234–241

Kramer NA, Donker HC, Otto J, Hodenius M, Senegas J, Slabu I, Klinge U, Baumann M, Mullen A, Obolenski B, Gunther RW, Krombach GA (2010) A concept for magnetic resonance visualization of surgical textile implants. Invest Radiol 45:477–483

Kraemer NA, Immel E, Donker HC, Melzer A, Ocklenburg C, Guenther RW, Buecker A, Krombach GA, Spuentrup E (2011) Evaluation of an active vena cava filter for MR imaging in a swine model. Radiology 258:446–454

Krombach GA, Wehner M, Perez-Bouza A, Kaimann L, Kinzel S, Plum T, Schibur D, Friebe M, Gunther RW, Hohl C (2008) Magnetic resonance-guided angioplasty with delivery of contrast-media doped solutions to the vessel wall: an experimental study in swine. Invest Radiol 43:530–537

Krueger JJ, Ewert P, Yilmaz S, Gelernter D, Peters B, Pietzner K, Bornstedt A, Schnackenburg B, Abdul-Khaliq H, Fleck E, Nagel E, Berger F, Kuehne T (2006) Magnetic resonance imaging-guided balloon angioplasty of coarctation of the aorta: a pilot study. Circulation 113:1093–1100

Krueger S, Schmitz S, Weiss S, Wirtz D, Linssen M, Schade H, Kraemer N, Spuentrup E, Krombach G, Buecker A (2008) An MR guidewire based on micropultruded fiber-reinforced material. Magn Reson Med 60:1190–1196

Kuehne T, Yilmaz S, Schulze-Neick I, Wellnhofer E, Ewert P, Nagel E, Lange P (2005) Magnetic resonance imaging guided catheterization for assessment of pulmonary vascular resistance: in vivo validation and clinical application in patients with pulmonary hypertension. Heart 91:1064–1069

Larson AC, Wang D, Atassi B, Sato KT, Ryu RK, Lewandowski RJ, Nemcek AA, Jr., Mulcahy MF, Kulik LM, Miller FH, Salem R, Omary RA (2008) Transcatheter intraarterial perfusion: MR monitoring of chemoembolization for hepatocellular carcinoma–feasibility of initial clinical translation. Radiology 246:964–971

Link TW, Woodrum D, Gilson WD, Pan L, Qian D, Kraitchman DL, Bulte JW, Arepally A, Weiss CR (2011) MR-guided portal vein delivery and monitoring of magnetocapsules: assessment of physiologic effects on the liver. J Vasc Interv Radiol 22:1335–1340

Manke C, Nitz WR, Djavidani B, Strotzer M, Lenhart M, Volk M, Feuerbach S, Link J (2001) MR imaging-guided stent placement in iliac arterial stenoses: a feasibility study. Radiology 219:527–534

Martin AJ, Weber OM, Saeed M, Roberts TP (2003) Steady-state imaging for visualization of endovascular interventions. Magn Reson Med 50:434–438

Mekle R, Zenge MO, Ladd ME, Quick HH, Hofmann E, Scheffler K, Bilecen D (2009) Initial in vivo studies with a polymer-based MR-compatible guide wire. J Vasc Interv Radiol 20:1384–1389

Paetzel C, Zorger N, Bachthaler M, Hamer OW, Stehr A, Feuerbach S, Lenhart M, Volk M, Herold T, Kasprzak P, Nitz WR (2005) Magnetic resonance-guided percutaneous angioplasty of femoral and popliteal artery stenoses using real-time imaging and intra-arterial contrast-enhanced magnetic resonance angiography. Invest Radiol 40:257–262

Park JK, Rhee TK, Cashen TA, Shin W, Resnick SA, Gehl JA, Schirf BE, Wang D, Larson AC, Carroll TJ, Omary RA (2007a) MR imaging assessment of changes in renal function with renal artery stent placement in swine. J Vasc Interv Radiol 18:1409–1416

Park JK, Rhee TK, Cashen TA, Shin W, Schirf BE, Gehl JA, Larson AC, Prasad PV, Li D, Carroll TJ, Omary RA (2007b) Renal artery stenosis in swine: feasibility of MR assessment of renal function during percutaneous transluminal angioplasty. Radiology 244:144–150

Poschenrieder F, Hamer OW, Herold T, Schleicher T, Borisch I,

Feuerbach S, Zorger N (2009) Magnostic accuracy of intraarterial and i.v. MR angiography for the detection of stenoses of the infrainguinal arteries. AJR Am J Roentgenol 192:117–121

Raval AN, Karmarkar PV, Guttman MA, Ozturk C, Sampath S, DeSilva R, Aviles RJ, Xu M, Wright VJ, Schenke WH, Kocaturk O, Dick AJ, Raman VK, Atalar E, McVeigh ER, Lederman RJ (2006) Real-time magnetic resonance imaging-guided endovascular recanalization of chronic total arterial occlusion in a swine model. Circulation 113:1101–1107

Rhee TK, Park JK, Cashen TA, Shin W, Schirf BE, Gehl JA, Larson AC, Carr JC, Li D, Carroll TJ, Omary RA (2006) Comparison of intraarterial MR angiography at 3.0 T with X-ray digital subtraction angiography for detection of renal artery stenosis in swine. J Vasc Interv Radiol 17:1131–1137

Sathyanarayana S, Schar M, Kraitchman DL, Bottomley PA (2010) Towards real-time intravascular endoscopic magnetic resonance imaging. JACC Cardiovasc Imaging 3:1158–1165

Seppenwoolde JH, Bartels LW, van Der WR, Nijsen JF, het Schip AD, Bakker CJ (2006) Fully MR-guided hepatic artery catheterization for selective drug delivery: a feasibility study in pigs. J Magn Reson Imaging 23:123–129

Spuentrup E, Ruebben A, Schaeffter T, Manning WJ, Gunther RW, Buecker A (2002) Magnetic resonance-guided coronary artery stent placement in a swine model. Circulation 105:874–879

Tepe G, Zeller T, Albrecht T, Heller S, Schwarzwalder U, Beregi JP, Claussen CD, Oldenburg A, Scheller B, Speck U (2008) Local delivery of paclitaxel to inhibit restenosis during angioplasty of the leg. N Engl J Med 358:689–699

Tong N, Shmatukha A, Asmah P, Stainsby J (2010) Practical aspects of MR imaging in the presence of conductive guide wires. Phys Med Biol 55:13–22

Tzifa A, Krombach GA, Kramer N, Kruger S, Schutte A, von Walter M, Schaeffter T, Qureshi S, Krasemann T, Rosenthal E, Schwartz CA, Varma G, Buhl A, Kohlmeier A, Bucker A, Gunther RW, Razavi R (2010) Magnetic resonance-guided cardiac interventions using magnetic resonance-compatible devices: a preclinical study and first-in-man congenital interventions. Circ Cardiovasc Interv 3:585–592

Vin AP, Rhee TK, Ryu RK, Larson AC, Nikolaidis P, Chrisman HB, Vogelzang RL, Omary RA (2007) Use of a combined MR imaging and interventional radiology suite for intraprocedural monitoring of uterine artery embolization. J Vasc Interv Radiol 18:1362–1367

Virmani S, Wang D, Harris KR, Ryu RK, Sato KT, Lewandowski RJ, Nemcek Jr AA, Szolc-Kowalska B, Woloschak G, Salem R, Larson AC, Omary RA (2007) Comparison of transcatheter intraarterial perfusion MR imaging and fluorescent microsphere perfusion measurements during transcatheter arterial embolization of rabbit liver tumors. J Vasc Interv Radiol 18:1280–1286

Vogl TJ, Balzer JO, Mack MG, Bett G, Oppelt A (2002) Hybrid MR interventional imaging system: combined MR and angiography suites with single interactive table. Feasibility study in vascular liver tumor procedures. Eur Radiol 12:1394–1400

Wacker FK, Reither K, Ebert W, Wendt M, Lewin JS, Wolf KJ (2003) MR image-guided endovascular procedures with the ultrasmall superparamagnetic iron oxide SH U 555 C as an intravascular contrast agent: study in pigs. Radiology 226:459–464

Wacker FK, Hillenbrand C, Elgort DR, Zhang S, Duerk JL, Lewin JS (2005) MR imaging-guided percutaneous angioplasty and stent placement in a swine model comparison of open- and closed-bore scanners. Acad Radiol 12:1085–1088

Wang D, Jin B, Lewandowski RJ, Ryu RK, Sato KT, Mulcahy MF, Kulik LM, Miller FH, Salem R, Li D, Omary RA, Larson AC (2010) Quantitative 4D transcatheter intraarterial perfusion MRI for monitoring chemoembolization of hepatocellular carcinoma. J Magn Reson Imaging 31:1106–1116

Wang D, Gaba RC, Jin B, Riaz A, Lewandowski RJ, Ryu RK, Sato KT, Ragin AB, Kulik LM, Mulcahy MF, Salem R, Larson AC, Omary RA (2011) Intraprocedural transcatheter intra-arterial perfusion MRI as a predictor of tumor response to chemoembolization for hepatocellular carcinoma. Acad Radiol 18:828–836

Weiss S, Vernickel P, Schaeffter T, Schulz V, Gleich B (2005) Transmission line for improved RF safety of interventional devices. Magn Reson Med 54:182–189

Yutzy SR, Duerk JL (2008) Pulse sequences and system interfaces for interventional and real-time MRI. J Magn Reson Imaging 27:267–275

第13章 MRI引导低流量血管畸形栓塞治疗

Sumera Ali, Clifford R. Weiss, Daniel P. Hsu, Jonathan S. Lewin

本章目录

1 血管畸形 …………………………………… 166

2 低流量血管畸形的影像学检查 ……… 168

3 治疗前评估 ………………………………… 170

4 治疗方法 …………………………………… 170

5 治疗后观察 ………………………………… 173

6 MRI引导经皮硬化治疗低流量

血管畸形 ……………………………… 173

7 MRI介入治疗低流量血管畸形的

挑战 ……………………………………… 174

8 当前MRI引导使用硬化剂的经验 …… 174

9 MRI引导硬化技术 …………………… 177

10 结论 ………………………………………… 181

参考文献 ………………………………………… 181

摘 要

低流量血管畸形是发生在儿童和成人的一种先天的良性疾病。其发生机制是在血管的胚胎发育过程中出现错误而导致的，并可以在患者一生中任何时期内发生疼痛、毁容、功能障碍和出血。目前，这种疾病的主要治疗方法是硬化剂治疗。硬化剂治疗是由介入放射科医师利用超声波和X线血管造影进行指导治疗。这种治疗方法虽然很有效，但是它具有一定的局限性，如较深的瘢痕病变(因多次治疗产生)就很难利用超声波进行指导治疗。此外，由于这些病灶通常需要多次治疗，血管畸形的患者(其中许多是儿童)反复暴露于电离辐射也是其一大弊端。利用MRI引导硬化治疗是一种相对较新的技术，而且在几个试点研究中已经被证明是安全和有效的。MRI T2加权像及压脂序列很容易识别病变部位，而且不受病变的深度和覆盖瘢痕组织的影响。此外，MR的多平面功能成像能够准确、实时定位，同时观察病灶周围重要结构，而且无电离辐射。本章对目前的文献进行总结并分享了我们采用MRI指导治疗低流量血管畸形的经验。

1 血管畸形

1982年，Mulliken 和 Glowacki 首次提出了血管异常的生物学分类。这种分类后来被国际脉管性疾病研究学会(ISSVA)采纳，成为高度专业化的血管异常的跨学科团队中的标准术语。根据分类，血管异常大致分为血管瘤和血管畸形(表 13-1)。

婴儿血管瘤是血管瘤中最常见的一种病理类型，其由于细胞增殖而快速增长，在某些情况下，是由于退化。与此相反，血管畸形则增生缓慢。它们被认为是胚胎发育过程中局部血管形态的缺陷造成的。血管畸形在儿童时期随着年龄增长而增长，而且可能在儿童时期的任何时间出现临床症状。另外，一些病灶可能很多年都没有症状，只有在创伤或荷尔蒙改变(如青春期或怀孕时)的情况下加重。区分这两种血管异常是必要的，不仅其病理学、影像学和自然发展存在不同，其临床治疗也有较大差异。

根据血流动力学特性，血管畸形分为低流量和高流量，并根据所累及的主要的血管通道，如动脉、静脉、淋巴管和(或)毛细管进一步细分(表 13-1)。如果病变有动脉成分，则被认为是高流量病变，包括动脉畸形、动静脉畸形和动静脉瘘。低

流量血管畸形没有动脉成分，包括静脉畸形、淋巴管畸形、毛细血管畸形、球形细胞静脉畸形，以及上述的组合。由于基于病变种类的治疗方法不同，因此准确诊断是很必要的。低流量血管畸形最常见的治疗是采用影像指导，尤其是 MRI 引导治疗，这也是我们讨论的焦点。

1.1　静脉畸形

据估计，静脉畸形的发生率约为 0.01% (Brouillard 和 Vikkula，2007)。大约 98%的静脉畸形是偶发的(Brouillard 和 Vikkula，2007)，其中 40%发生在头颈部，40%发生在躯干，20%发生在四肢。病灶分布特点可以为局灶性、多灶性或弥漫性。静脉畸形可以表现为可触及的皮肤蓝色病灶，其特点是瓦氏动作时可增大或缩小。对于高流量血管畸形，如动静脉畸形或动静脉瘘，不存在相关刺激或皮肤温度的增加。静脉畸形可发生周期性的自发性血栓形成和血栓溶解，这种现象被称为局部血管内凝血(LIC)。

表 13-1　血管畸形及血管类肿瘤的类型

血管畸形	血管类肿瘤
低流量血管畸形	婴儿血管瘤
静脉畸形(VM)	迅速消退的先天性血管瘤(RICH)
常见散发的 VM	不会消退的先天性血管瘤(NICH)
与综合征并发的 VM	簇状血管瘤
淋巴管畸形(LM)	Kaposiform 血管内皮瘤
常见散发的 LM	梭形细胞血管内皮瘤
与综合征并发的 LM	
毛细血管畸形(CM)	
葡萄酒色痣	
毛细血管扩张	
血管扩张性疣	
Glomovenous 畸形(GVM)	
高流量血管畸形	
动静脉畸形(AVM)	
动静脉瘘(AVF)	
动脉畸形(AM)	
复杂性血管畸形	
CVM，CLM，LVM，CLVM，AVM-LM，CM-AVM	

注：C，毛细血管；V，静脉；L，淋巴管；A，动脉；M，畸形。Adapted from: Cho and Mitchell (2009), Enjolras et al. (2007)

42%伴 VM 的 LIC 患者会出现 D- 二聚体水平的升高。血栓持续存在静脉畸形中,可能会钙化并形成触诊时可触及到或影像下可见的静脉石。LIC 的稳定性良好,但严重的 LIC(与低纤维蛋白原水平相关)可能发展为围术期的弥漫性血管内凝血(DIC)(Dompmartin 等,2008)。

在组织学上,静脉畸形显示为异常扩张的静脉通道,其正常的单层内皮外周包绕薄的、不对称、不连续的平滑肌。局灶性静脉畸形病变缓慢流入和缓慢流出的特点容易形成血栓。然而,可见流出稍快,尤其是在弥漫性静脉畸形中,出口通过弥漫的流出血管网引流静脉。在硬化治疗期间,这些"迅速"引流静脉可导致硬化剂不可避免地流入全身(Burrows 和 Mason,2004)。

1.2 淋巴管畸形

淋巴管畸形是一种先天性的在淋巴管发育过程中出现的局限性异常。该病过去被称为囊状水瘤和淋巴管瘤,但这个术语容易混淆,应该避免使用(Smith,2004)。据报道,淋巴管畸形的发病率为 0.02%~0.05%,即约占入院患者的 3/100 000(Smith,2004;Perkins 等,2010)。超过 50% 的 LM 发生在出生时,80%~90%在 2 岁前出现临床症状(de Serres 等,1995)。大约 75%发生在头颈部(Perkins 等,2010),虽然它可以发生在纵隔、腋窝、四肢、腹膜后或盆腔。淋巴管畸形自然消退很少发生,据报道占 3%~4%

(Smith,2004;Smith 等,2009)。出现临床症状通常是由于局部肿块或组织的过度生长。与其他血管畸形一样,病变不增殖,但随着儿童成长而生长。然而,LM 可以在感染(通常与病毒性上呼吸道疾病有关)或者病灶内出血的情况下表现为病灶体积的突然增大。

淋巴管畸形由多个扩张的淋巴管囊肿或囊腔构成,这些囊肿壁由单层内皮细胞构成,其内含有稀薄的棕褐色蛋白液(Mulliken 和 Glowacki,1982)。这些扩张的淋巴管由杂乱无章的平滑肌细胞和弹性蛋白纤维(Chen 等,2009)所包绕。根据影像学检查,LM 可以被归类为大囊(囊肿 ≥2cm³)、微囊(囊肿<2cm³))或混合型,这对于治疗具有重要的指导意义。然而,应该注意单纯的影像学分类还没有被普遍接受。

由于 LM 症状通常是由肿块对局部邻近组织的压迫引起的,所以当出现继发性出血或感染时症状会显著恶化(图 13-1)。舌上 LM 累及黏膜病例出现感染是很常见的(Perkins 等,2010)。气道受累可引起喘鸣和呼吸暂停。由于病灶压迫气道,5%的患者需要在出生时行气管切开术(de Serres 等,1995)。

2 低流量血管畸形的影像学检查

治疗前 MR 或超声检查用于确定病变的特征、病变范围及其与表面和周围组织的解

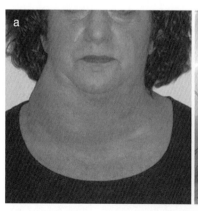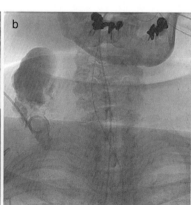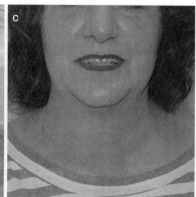

图 13-1 (a)中年女性患者,患巨大淋巴管畸形,治疗前照片。(b)采用 6F 猪尾导管于淋巴管畸形内进行多西环素硬化治疗。可以看出造影剂填充淋巴畸形囊肿。(c) 6 周后随访发现病灶显著缩小。

剖关系（Donnelly，2000）。在过去，多普勒超声常用于确定病变的血流动力学和软组织的特性。近年来，超声已经在很大程度上被 MR 与动态对比增强（DCE）MRA/MRV（TWIST）取代。MR 能够显示良好的软组织对比和解剖细节，如深部软组织病变的范围，以及与邻近主要的神经和血管束的距离。DCE-MRA/MRV 具有很高的时间分辨率和良好的空间分辨率，其与经皮静脉造影都可以清晰地显示引流静脉（Tekes 等，2012）（图 13-2）。在我们的机构，在某些情况下 DCE-MRA/MRV 与常规 MRI 相结合，其包括脂肪饱和三维 T2 加权成像、增强前轴位 T1 加权成像和增强后脂肪抑制 T1WI 成像。我们应用的是可逆地与血清白蛋白结合的具有高亲和力的血池

MR 对比剂（Ablavar，Lantheus）。这一方法使软组织强化得到了限制，并且使血管结构强化更加明显。

静脉畸形在超声图像上表现为一种异质性、可压缩的软组织肿块。静脉石在超声上表现为后方声影。多普勒评价通常显示没有血流或者单相低血流，通过加压探头不能使肿块增大，或许需通过瓦式动作来显示血流。静脉畸形在 MR T1WI 序列中通常表现为低到等信号，但是当血栓形成或出血时出现改变。这些病变在 T2WI 序列表现为高信号，内部可见低信号区的静脉石、间隔或血栓。动态高时间分辨率的对比增强 T1WI 图象可以确定病变灌注和评估引流静脉的解剖结构。延迟增强 T1WI 序列显示静脉畸形的不均匀强化。

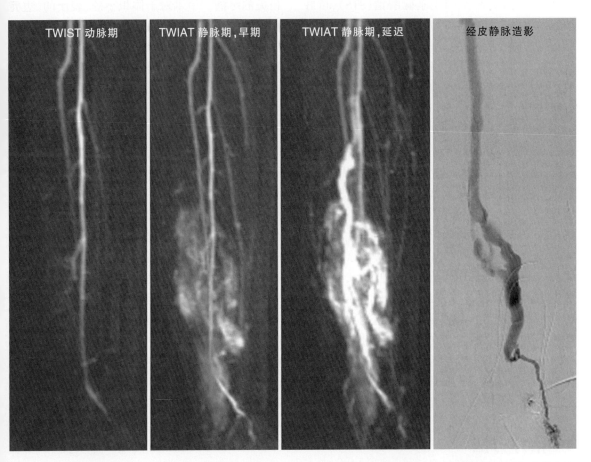

图 13-2　22 岁女性患者，有右上肢静脉畸形病史，动态增强 MRI 血管造影（TWIST）显示静脉畸形内强化，发育不良的引流静脉引流至深静脉系统。静脉畸形的典型表现为 TWIST 序列上静脉期渐进性强化，动脉期无强化。在介入治疗时经皮静脉造影显示发育不良的引流静脉。

巨大淋巴管畸形在超声上表现为多个低回声囊腔,其内见间隔,在多普勒超声成像中发现间隔中可能含有血流信号。微囊性淋巴管畸形在超声中表现为边界不清的高回声团块。在磁共振成像中,巨大淋巴管畸形表现为单房或多房的高信号肿块,多房病灶内见分隔,T1WI 呈低信号,T2WI 呈高信号。通常 T1WI 图像上高信号表明肿瘤内部出血。钆增强 T1WI 图像显示大多数外周增强(囊肿壁内)。淋巴管畸形不存在强化的软组织成分。

3　治疗前评估

低流量血管畸形主要的治疗方法是多阶段的经皮穿刺硬化治疗(PS)。最常用于血管畸形的硬化剂是乙醇、十四烷基硫酸钠(STS)、鱼肝油酸钠、博来霉素和乙醇胺油酸酯,而多西环素最常用于淋巴管畸形。由于注入硬化剂较痛苦,所以对大多数儿童患者的治疗通常在全身麻醉下进行。浅表病变的成年患者可在局部麻醉和镇静情况下进行硬化治疗。治疗前糖皮质激素、抗生素以及导管位置随病变位置和介入治疗的长度而改变。如果病变累及重要结构,如气道和眼眶,为避免出现紧急的气道及眼眶受压,必要的设施齐全非常关键。如果呼吸道压迫的可能性很高,必须在治疗前行气道插管(Su 等,2010)。气道病变可能延长拔管的时间,正常平均为 3 天(Perkins 等,2010)。如果静脉畸形病灶与一个重要的神经邻近,如面神经,我院采用术中电诱发电位进行神经监测(Gutierrez 等,2011)。肺动脉导管检查是常见的检测血流动力学的手段,现在在我们的机构已经很少应用。乙醇治疗(稍后讨论)的给药模式已经消除了对血流动力学的影响,目前只对之前的治疗过程中已经出现呼吸抑制的患者应用。

4　治疗方法

血管畸形患者可能会从多学科综合治疗中获益,包括皮肤科、介入科、血液科、整形和(或)血管外科,以及矫形外科。具体而言,与患者进行良好的沟通很重要,需要明确告知患者治疗过程、可能出现的并发症、残留病灶存在的可能性、疾病复发及其积极预后。

静脉畸形可以初步用简单的紧身衣减轻疼痛和防止血栓形成。低剂量阿司匹林可以进一步控制疼痛,虽然其作用值得怀疑,因为静脉畸形通常不消耗血小板(Dompmartin 等,2008)。基线凝血面板用于评估 LIC 和一般出血风险。有些机构已经成功地对伴 D- 二聚体升高和疼痛的静脉畸形患者应用低分子肝素(LMWH)以缓解症状。

经皮穿刺硬化治疗是一种明确的治疗方法,而且目前是治疗的金标准(图 13-3)。它可以减小畸形肿块的体积,同时也可以治疗病变相关的疼痛。手术对于体积小的、表浅的、边界清晰、未累及许多组织的病变是一种选择。对于广泛的病变,局部切除存在复发的风险及显著的手术并发症。其他治疗静脉畸形不常见的方法包括激光凝固(Burrows 和 Mason,2004)、烧灼法或经皮消融术。

淋巴管畸形最易发生感染,许多患者需要通过口服或注射抗生素反复治疗感染,有时需要结合类固醇治疗。淋巴管畸形病灶延伸到口腔中可引起牙齿咬合不良导致感染。这些患者经常保持口腔卫生可能有助于降低复发率。淋巴管畸形治疗方法的选择取决于舌骨水平、单侧还是双侧、大小、范围和解剖位置。巨大淋巴管囊肿病变常应用硬化剂治疗(图 13-1)。多种硬化剂可供选择,包括高渗葡萄糖液、多西环素、博来霉素、OK-432、乙醇、奎宁和鱼肝油酸钠(Zhou 等,2011)。我们在实践中主要用多西环素进行治疗。对于无症状的微囊淋巴管畸形来说,手术治疗也是一个可选择的治疗方法。激光疗法已被用于治疗浅表淋巴管畸形,特别是针对有局部感染的患者。大多数情况下,一个多学科的综合治疗方法会达到最好的效果。

4.1　手术切除

手术切除静脉畸形可用于术前评估可完全切

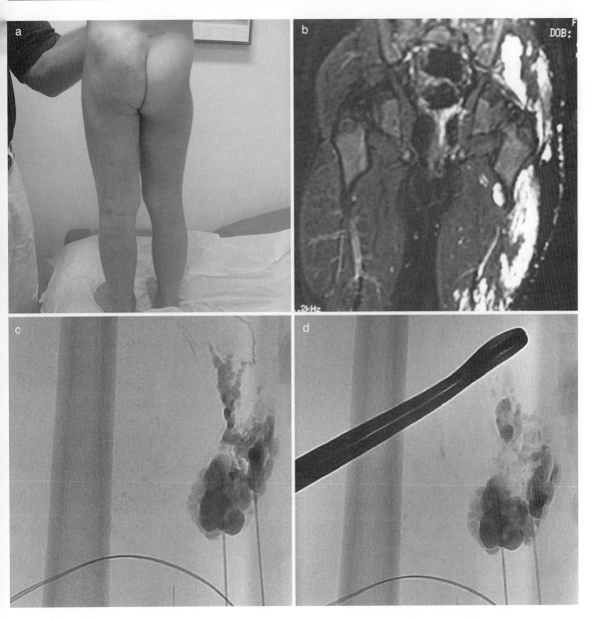

图 13-3　(a)左下肢广泛静脉畸形的儿童。(b) T2WI 压脂序列显示在大腿肌肉组织内静脉畸形及皮下静脉畸形。(c)经皮静脉造影显示在超声引导下探针进入静脉畸形病灶内,注入造影剂后显示囊性、固定的静脉畸形伴小的引流静脉与深静脉系统相通。(d)应用钳夹压迫连接深静脉系统的引流静脉,注入乙醇治疗局部病灶,需要持续在注入乙醇后压迫引流静脉 2~5 分钟。(见彩图)

除且术后没有任何功能性或解剖缺陷并发症的患者。手术治疗也通常用于硬化治疗后出现后期纤维化的病变。然而,由于静脉畸形的许多侵袭特性,完全切除病灶往往是不可能的。此外,手术切除静脉畸形可能伴发大出血、损伤神经血管束、术后瘢痕、毁容和复发等不良反应(Su 等,2010)。

由于疾病的特性、头颈部复杂且重要的解剖结构,手术疗法对于淋巴管畸形的治疗也是一个复杂的问题。较复杂且广泛的淋巴管畸形出现术前并发症及术后并发症的可能性很大。de Serres 提出的淋巴管畸形的分期系统主要基于单双侧和病变与舌骨的关系 (de Serres 等,

1995）。复发和术后并发症，如感染、颅神经麻痹（临时和固定的）和术后血清肿的发生率为0%（舌骨下/单侧）~100%（双侧，舌骨上/舌骨下）。值得注意的是，本研究分析了晚期并发症，包括残留病灶引起的并发症。这些并发症包括喂养困难、呼吸道梗阻、感染、咬合不正。这些并发症很可能与手术无关。

4.2 影像引导经皮低流量血管畸形硬化治疗

静脉畸形和淋巴管畸形的一线治疗方法是经皮硬化治疗。该治疗可在超声、X线荧光检查或MRI引导下进行。治疗的主要目标是减少畸形病灶的体积和减轻临床症状。硬化剂通过损坏内皮细胞及随后伴随的炎症和纤维化来去除通道，从而缩小肿瘤体积。多阶段治疗通常是必需的，其治疗次数取决于病变的大小和部位。

4.2.1 静脉畸形

各种硬化剂已被用来治疗静脉畸形，包括无水乙醇、STS、鱼肝油酸钠、聚多卡醇、玉米醇溶蛋白的乙醇溶液、博来霉素和乙醇胺油酸（Baum，2006；Greene 和 Alomari，2011）。在我们的机构，无水乙醇是静脉畸形的治疗首选，因为它非常有效且复发率低（Berenguer 等，1999；Marler 和 Mulliken，2005）。当应用无水乙醇时，需要非常注意剂量和给药速度。如果不这样做可能会导致严重的并发症，如心肺衰竭、心律失常及溶血性肾衰竭。在我们的机构中，给药方案如下：无水乙醇的最大总剂量不应超过1mL/kg，每5分钟不超过0.1mL/kg（Greene 和 Alomari，2011）。谨慎的乙醇用量降低了肺导管血液动力学监测的需要。在乙醇治疗的术前、术中和术后，特别是乙醇硬化治疗后，患者应补充足够的水分，以防溶血造成血红蛋白尿而引起肾脏损害。术前置入 Foley 导尿管能监测尿量。可以检测血红蛋白尿，一般在术后6小时进行（Burrows 和 Mason，2004）。乙醇用量控制、水化、监测尿血红蛋白可以减轻对肺导管血流动力学监测的需要。术后可以立即测量血清乙醇含量

以评估全身酒精负荷。

在超声引导下，使用21G或22G针头治疗静脉畸形。确认静脉血液回流后，应用数字减影血管造影（DSA）评估静脉畸形，以确定硬化剂的用量以及评估相关的引流静脉（Baum 等，2006；Greene 和 Alomari，2011）。如果探针不在静脉畸形内，且 DSA 显示对比剂外渗，就必须重新定位探针，以防止硬化剂损坏周围组织。评估引流静脉的大小、流量（低或高）和形态（正常的、发育异常的或扩张的）。较小的、走形迂曲的、低流量、形态正常的静脉曲张可通过压迫进行暂时闭塞。临时阻断方法包括手动压迫、气动袖口和止血带。我们强烈建议用钳子钳夹引流静脉，避免应用气动袖口或止血带致使所有静脉广泛闭塞。广泛闭塞可导致并发症，如深静脉血栓形成，甚至当止血带松开时发生肺栓塞。"双针技术"也可用于硬化治疗时减少由于过度压迫造成的硬化剂溢出风险。利用这种技术将两个探针置于静脉畸形内，一个探针注入硬化剂，另外一个探针用于解压/引流（Baum 等，2006；Choi 等，2009；Puig 等，2005）。

注入硬化剂后，通常硬化剂会在静脉畸形病灶内停留20分钟。在此期间，静脉畸形的其他部分可以在超声引导下靶向应用21G或22G针头重复先前的步骤。应认真记录静脉畸形每个部分硬化剂的总量。在硬化剂充分停留后，将每个注射点注射器的针头拔出，仔细观察是否有静脉回流。如果有静脉回流，应重新进行 DSA 检查，并在透视引导下补充硬化剂的剂量，硬化剂停留10~20分钟。在这个过程中，应注意是否有新的静脉引流，由于持续的血栓形成及静脉畸形治疗过程中的血流改变。没有静脉回流提示已经成功地破坏静脉畸形的内皮/畸形内血栓形成。如果没有静脉回流或者在必要时给予2个剂量的硬化剂后，可以移除探针，清洁皮肤并包扎伤口。

4.2.2 淋巴管畸形

经皮硬化治疗淋巴管畸形的程序和技术与静脉畸形的治疗是相似的。在超声引导下，可以

应用 21G 或 22G 针头治疗淋巴管畸形。从探针内吸出的液体需要验证是否为淋巴液，以确定探针进入淋巴管畸形，而不是静脉畸形。液体应为浅色、低黏度的乳糜性液体。但是，液体的颜色和稠度可发生显著的变化，尤其当病灶内出血或出现了近期感染时（Perkins 等，2010）。为了使硬化剂最大限度地发挥作用，淋巴管畸形内的淋巴液需要完全吸出，尽量在注入硬化剂前；残余淋巴液会稀释硬化剂，影响治疗效果（Perkins 等，2010）。在过去，各种硬化剂已被用于治疗淋巴管畸形，包括无水乙醇、盘尼西林、OK-432、十四烷基硫酸钠、博来霉素、多西环素（Perkins 等，2010；Marler 和 Mulliken，2005；Mulliken，2000）。

目前，多西环素是淋巴管畸形硬化治疗最常用的试剂。在每个囊肿内注入多西环素，浓度 5~20mg/mL，总剂量 200mg（Renton 和 Smith，2011；Nehra 等，2008）。关于硬化剂停留时间及整体的剂量现在还没有达成共识，尽管 300mg 被普遍认为是儿童应用的最大剂量，600mg 为成人应用的最大剂量。在我们的机构中，当囊肿直径<3cm 时，通常应用探针来注入多西环素，观察 15 分钟后移除探针。当囊肿直径>3cm 时，儿科引流导管放置在囊内引流，并将多西环素在几天内定期注入（Perkins 等，2010）。有些机构推荐在拔管之前的 3 天，每天引流后观察 6 小时（Perkins 等，2010）。在我们的机构，多西环素最初使用的剂量是排出的淋巴液的 70%~100%，取决于病变的大小和最大剂量。如果未达到最高剂量限制，我们通常注入病灶排出的体积的 50%~75%。多西环素在病灶引流 4~8 小时后，多西环素停留约 6 小时。再次注入多西环素，剂量为引流体积的 50%~75%。通常，我们在 3~7 天内重复 2 次这个过程，直到引流量达到最小或没有引流，此时取出引流管且输注停止。

5　治疗后观察

一般情况下，患者入院接受整夜观察及疼痛治疗。当日出院的患者一般是病灶较小且与重要结构（如气道或眼眶）无关的成人和年龄较大的儿童。治疗肢体血管畸形时，术后通过超声检查观察深静脉是否通畅很有帮助，特别是在硬化剂注入前可观察到大的引流静脉。一般情况下，术后水肿高峰期大约为 24 小时，并可能持续长达 2 周，因此术后随访评估患者仍可能感觉疼痛。评估治疗区域、应用冰袋和类固醇可用于减轻肿胀。吗啡、曲马多或酮咯酸可在住院期间用于术后镇痛。

出院时，若有必要，通常给患者开镇痛剂和皮质类固醇处方。我们安排了术后随访，6 个星期复查，以后每年 1 次，应用 MRI 来评估疗效，并找出需要进一步治疗的区域。如果需要多次治疗，可以每隔 6~12 周进行疗效评估（Burrows 和 Mason，2004；Choi 等，2009）。治疗的终点可以是基于成像（MRI）的病灶消失以及临床症状的消失。

6　MRI 引导经皮硬化治疗低流量血管畸形

自 10 年前首次引入 MRI 引导介入治疗，MRI 已经越来越多地应用于低流量血管畸形的治疗（Lewin 等，1999）。然而，只有极少数的机构应用 MRI 引导经皮硬化治疗低流量血管畸形，而且仅少量的试点研究和病例治疗应用此方法（表 13-2）。

6.1　为什么应用 MRI?

MRI 可以多平面成像，视图的任何组合都能够精确、实时地将探针定位到病灶。MRI 也能清晰地显示周围重要结构（如血管束和神经），从而降低了在放置探针的过程中损害这些结构的风险。

MRI 有着极好的软组织对比度，能够区分治疗的病灶和隐藏在下方的瘢痕组织。在超声成像中，瘢痕往往掩盖残余畸形病灶，从而难以进一步处理。而 MRI 检查就不存在这一问题。

同时,MRI 引导也可用于观察和治疗位置较深的病变,如腹部或盆腔,这些部位的超声显示较差。MRI 也适用于肥胖患者的血管畸形,脂肪会掩盖深部结构。对于所有较深的且难以发现的病灶,MRI 可用于发现任何深在部位的血管畸形,不存在超声组织渗透问题。

此外,血管畸形的患者通常需要多次治疗,根据病变的大小及临床症状或毁容程度, 治疗的次数可能会显著增加。用超声引导和 X 线血管造影治疗, 这意味着大多数的儿童及育龄期妇女射线暴露量增高。应用 MRI 引导,就可以消除 X 线的电离辐射。

MRI 对评估病灶术后改变也存在优势。在荧光透视下没有血液回流被认为是治疗成功的标志,这表明病变栓塞成功。相反,MRI 能在治疗期间和治疗后立即显现血栓形成、治疗后信号强度的变化和注射后的对比噪声比的改变。

7 MRI 介入治疗低流量血管畸形的挑战

7.1 应用 100% 无水乙醇作为硬化剂

静脉畸形需要使用有效的硬化剂使病灶成功地闭塞。使用温和的硬化剂导致治疗效果较差,并且需要更多的重复治疗。为了获得最大的效果,我们使用 100%(无水)乙醇硬化静脉畸形。然而,乙醇泄漏或外渗可损坏周围的正常组织,因此,注入乙醇需要实时进行监测并谨慎进行。操作者不仅需要确认探针注入病灶内,以防止乙醇外渗,还要评估畸形静脉引流,以防止造成正常深静脉硬化。常规 MRI 检查很难发现引流静脉,因此注射乙醇时需要非常小心。然而,新的正在研究的 MRI 序列在将来应该可以用于单独 MRI 引导使用 100% 乙醇治疗静脉畸形。目前使用乙醇时,我们使用一种 MRI/ X 线血管造影装置, 其中探针是利用实时 MRI 放置, 然后将患者转移到透视引导下注射无水乙醇。其他更温和的硬化剂,如十四烷基硫酸钠或多西环素在 MR 单独监测下注入。

7.2 术中神经监测

经皮硬化治疗应该尽量远离神经血管束,以避免神经损伤的风险。但是,如果距病灶 2~3cm 存在神经病变,应术中监测神经。在 MRI 引导下治疗时,还没有神经生理监测的文献报道。

7.3 患者选择

目前,关于应用 MRI 引导或超声引导治疗的患者选择还没有统一的标准。大多数情况下,当具备 MRI 引导设施时,对患者直接应用 MRI 介入治疗。在我们的机构中,当超声无法发现病灶或者可能不能发现病灶的情况下, 则应用 MRI 引导硬化治疗。

8 当前 MRI 引导使用硬化剂的经验

10 多年来,MRI 引导一直用于静脉畸形的治疗(Lewin 等,1999)(表 13-2)。最近,我们分享了我们 1 年来应用 MRI 引导兼治静脉畸形或淋巴管畸形(DiCamilo 等,2012)的经验。共有 14 例患者使用超声无法找到或预测无法找到病灶, 被转介进行为期 1 年的 MRI 引导治疗。治疗 16 例次,13 例次取得了技术上的成功。总操作时间平均(153±69)分钟,干预时间("皮肤对皮肤")平均(88±57)分钟。14 例患者中的 9 例疼痛改善。

其他一些研究也表明这种方法的安全性和可行性(Lewin 等,1999;Andreisek 等,2009;Boll 等,2004,2005;Hayashi 等,2003)。Lewin 等最初报道 3 例头颈部低流量血管畸形患者在 MRI 引导下进行经皮硬化治疗(Lewin 等,1999)。共操作 14 次且无伴发并发症, 手术时间平均为 29 分钟。3 例患者的随访磁共振成像显示血管畸形减少,临床检查显示患者症状改善。

Boll 等进行的一项前瞻性研究工作, 对 15 例血管畸形患者进行 76 次操作(Boll 等,2004)。MRI 引导经皮硬化 12 周后 67.2% 的畸形的体积缩小,所有患者的外观改善。没有轻微或严重并

表 13-2

研究者	患者/程序序	MR成像系统	穿刺针定位	组织硬化剂	麻醉	组织硬化剂注射	MR成像系统的总时间(min)*	技术成功率	并发症
Lewin等(1999)	3/14	0.2T C型臂	MRI引导的MR兼容针：采用快速连续梯度回波序列通过覆盖在病变皮肤上的无菌水的注射器定位穿刺点。VM在直视下采用FISP序列穿刺(18/7,一个信号采集,翻转角90°,矩阵128×256,视野20~25cm,3/4矩形至完整的视野,三段的6~9s的成像时间)	乙醇胺油酸酯或十四烷基硫酸钠(十二烷基硫酸钠注射影剂3%)与造影剂呱酸葡胺	局部	连续梯度回波MR成像	96±X 范围65~124	100%	无
Hayashi等(2003)	13/14	0.2T开放式MR	没有细节数据	乙醇胺油酸酯混合造影剂呱酸葡胺	静脉注射或静脉镇静	稳态进动序列(FISP)快速成像(21/10;翻转角90°;矩阵大小64×128;视野200~300mm;层厚度7~10mm)以使测试注射显像和翻转FISP射显像(PSIF)(22/10;翻转角90°;矩阵大小64×128;视野200~300mm;层厚度7~10mm)以使硬化剂显像	未涉及	100%	血尿7例。无远期并发发症

（待续）

表 13-2（续）

研究者	患者/程序数	MR 成像系统	穿刺针定位	组织硬化剂	麻醉	组织硬化剂注射	MR 成像系统的总时间（min）*	技术成功率	并发症
Boll 等（2004）	15/76	0.2T C 型臂	采用沿着针轴方向的快速成像稳态进程序列或 FISP，梯度回波序列；翻转角 90°；采集时间 9s 的 MR 兼容的穿刺针	乙醇胺油酸混合乙碘喷酸葡胺造影剂	局部	慢慢注入 2~6mL 标记的硬化剂，采用快速成像稳态进程序列的 MR 快速连续成像	77±20 范围 38~124	100%	无
Andreisek 等（2009）	10/10	带有标准视频投影附件的 1.5T MR	使用 3D 梯度回波（GRE）序列（5/1.5）和（或）T2 加权脂肪抑制 FSE 序列的磁共振成像兼容网	乙醇（94%）与甲基葡胺乳酸喷酸	局部，区域，全身	使用三维快速 GRE 序列（3.7~5.2/1.1~1.6，翻转角 35°）MR 成像。采集时间每幅图图像 0.12s（大约 9 幅图像/秒）	69±28 范围 31~117	100%	患者引流静脉的硬化，硬化剂进入硬膜导致脊髓前角综合征，进而需要手术治疗
DiCamillo 等（2012）	14/16	小孔径 1.5T MRI/X 线 "Miyabi" 套件	MRI 引导的 MR 兼容针：交互式实时 TrueFISP 成像（4mm BEAT IRTTT，每层 465ms）或半傅立叶单触发 Turbo SE（4mm HASTE，每层 750ms）	100% 的乙醇，掺乳的 5% 油酸乙醇胺（EO），掺乳的 3% 的钠的四烷基硫酸钠（STS），多西环素（10mg/mL）	全身	注射乙醇时在室内阿蒂斯透视引导下进行注射	153±69（含 X 线透视时间）	81%	无

注：* 该时间包括介入前、介入中及介入后成像时间。

发症的报道,手术平均时间为 32 分钟。

Andresick 等进行了另一项研究,他们采用 MRI 引导经皮穿刺硬化治疗 10 例四肢静脉畸形患者(Andreisek 等,2009)。治疗 12 周后,损伤体积减少 53%,9 例(90%)患者症状改善。1 例患者出现骨筋膜室综合征,需要硬化剂排入区域静脉后手术,造成严重的局部红肿,但无其他并发症发生。

类似的,Hayashi 等探讨 MRI 引导治疗 13 例面部和四肢血管瘤硬化治疗的可行性(Hayashi 等,2003)。作者不正当使用“血管瘤”作为包括所有低流量血管畸形的总称。大多数患者病灶体积减小,且一些患者的症状和疼痛已得到改善。无严重并发症发生,虽然 4 例患者发生轻微的皮肤破裂。作者未指出,治疗的持续时间明显长于传统的透视引导;注射一次需要 5 分钟,而传统的透视引导下注射往往<1 分钟。

9　MRI 引导硬化技术

MRI 引导治疗低流量血管畸形正在迅速演变。我们将讨论如何在我们的机构进行硬化治疗,通过学习其他作者的经验完善我们的技术。我们小组第一代和第二代介入脉冲序列成像参数见表 13-3。

在我们的机构,所有 MRI 引导的介入治疗应用混合 1.5T 的短闭孔 MRI (MAGNETOM Espree,Simens)/X 线血管造影(Axion Artis dfa,

Simens)“Mirabi”装置(图 13-4)进行。此前报道了 MRI 引导干预血管畸形使用 0.2T 的低场强开放式 C 型臂 MR 装置。专业的开孔系统并未在大多数机构中应用。 Andreisek 等应用相同的技术,使用临床 1.5T MRI 装置配有视频投影仪用于 MRI 引导血管畸形硬化治疗前瞻性试验研究。

在我们的机构,所有的硬化治疗过程在全身麻醉下进行。然而,这些操作可以在局部或区域麻醉联合静脉镇静的情况下进行 (Lewin 等,1999;Andreisek 等,2009;Boll 等,2004,2005;Hayashi 等,2003)。患者的体位(仰卧、俯卧、头部或脚先)取决于病变的部位,这将是相对于磁铁环境最合适的接近病灶的路径 (图 13-5a)。不同患者线圈的选择也略有不同。一个简单的直径 19cm 线性偏振的圆形线圈 (环形线圈)是最常用的(图 13-5b)。传统的前体阵列组件提供了更好的信噪比,但进入病灶将变得更加困难。患者被放置在脊柱矩阵顶部,它由 24 个可自由选择的元素组成。典型的组合以及所得的通道数为脊柱矩阵的 6 个要素加上在患者顶部的一个要素总共 7 个 RF 通道。

9.1　MR 计划和针的位置

使用 T2 TSE SPAIRd 3mm 厚的 3 个平面进行 MR 计划。通过沿着皮肤表面移动注满水的注射器使皮肤进入位点,同时连续使用实时梯度局部回波 MR 对其进行监测 ,直到注射器

表 13-3　我们组使用的第一、二代介入脉冲序列的成像参数。层厚度为 5mm,视野可调整(最大 300mm×300mm)

脉冲序列		TR/TE/α(ms/ms/°)	基础分辨率	平均值	带宽(Hz/pixel)	时间/帧
第一代 True-FISP		5.5/2.6/60	192×192	3	555	4s
第二代 True-FISP	慢	3.7/1.9/55	224×224	1	1015	1s
	中等	3.5/1.7/50	192×192	1	1184	500ms
	快	3.8/1.9/50	128×128	1	558	250ms
第一代 FLASH		11.5/5.3/25	192×192	3	130	8s
第二代 FLASH	慢	9.0/4.8/15	240×240	1	250	2s
	中等	8.4/4.4/15	192×192	1	250	1s
	快	7.8/4.2/15	128×128	1	250	500ms

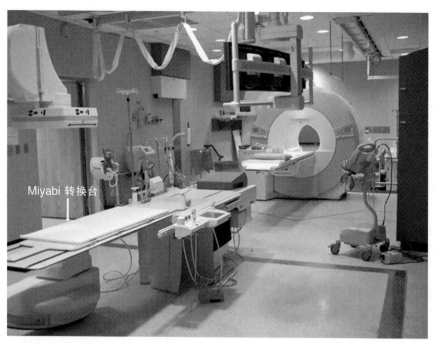

图 13-4 "Miyabi" 装置包括 MAGNETOM Espree 1.5T MRI 扫描仪（Siemens Healthcare, Erlangen, Germany）和 AXIOM Artis dFA (Siemens Healthcare, Forchheim, Germany)（见彩图）

尖端的位置在图像上与穿刺部位相对应（图 13-6）。一旦确定皮肤进入位点和相邻的线圈后进行标记，消毒铺巾通常应用于无菌技术中。在皮肤表面进行穿刺，然后将患者定位在磁孔内。之后，将针置于病灶内，使用交互式实时 TrueFISP 成像磁体的孔内（4mm BEAT IRTTT，每片 465ms）或半傅立叶单次激发快速 SE（4mm HASTE，每片 750ms）连续监测，直到针尖在靶组织内。使用 20~22G MRI 兼容针（Cook, InVivo, MReye），长度为 5~20cm。通过淋巴液或血液回流证实穿刺针进入目标病灶，取决于病变的性质。

Andreisek 等使用市售 MRI 成像兼容网格以便插入针。网格被放置在目标区域的皮肤上，使用 3D 梯度回波（GRE）序列成像或 T2W 脂肪抑制 FSE 序列成像。网格在孔外是可收缩的，在网格引导下 MR 兼容针置入到病变内。并末应用实时技术而是基于"针和图像"循环直到针被放入目标。Andreisek 等报道针的位置更正平均为 2.5±1.85（范围为 1~6）。使用网格系统的优点是，容易操作并且几乎不需要专门的设备或脉冲序列。

9.2 硬化剂及其注射液

通过液体回流证实穿刺针进入病灶，淋巴管畸形的患者（图 13-7）通过在 MR 扫描下插入针注射多西环素（10mg/mL）进行治疗。如果病变是静脉畸形（图 13-8），患者首先通过插入针注射稀释的钆造影剂（Bayer），剂量为 0.002mmol/mL，使用动态"厚板"快速小角度激发（FLASH 带减法，＜2 帧/秒），评估静脉畸形内流量，以确定引流静脉，并进一步确定针尖在病灶内，并没有被移位。静脉畸形的硬化剂选择包括无水（100%）乙醇（优选）、钆掺杂的 5% 乙醇胺油酸酯，或钆掺杂的 3% 十四烷基硫酸钠。由于乙醇的高毒性，患者被转移到室内 X 线血管造影系统，手动注射碘昔兰 350（Guerbet）以确认 MRI 发现。然后通过实时 X 线荧光成像对患者注入乙醇。

Lewin 等和 Boll 等使用乙醇胺油酸酯或十四烷基硫酸钠作为硬化剂。该硬化剂是预混合的造影剂（钆造影剂），使用连续梯度回波 MRI 对其注射进行监测。乙醇胺油酸酯和十二烷基硫酸钠是比无水乙醇温和的硬化

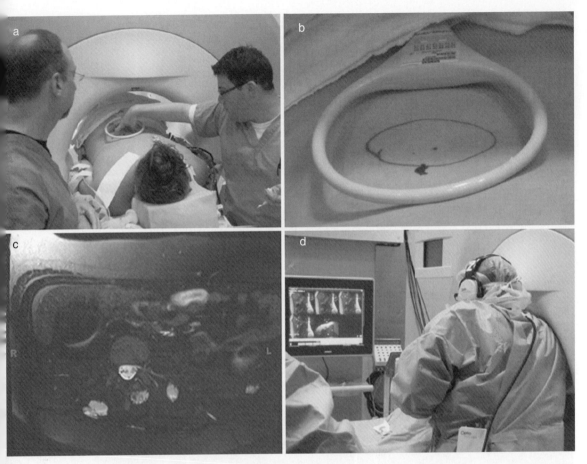

图 13-5　在闭孔 1.5T MRI（MAGNETOM ESPREE，Siemens Corporation，Erlangen Germany）进行的静脉畸形栓塞手术。患者，女，20 岁，患有蓝色橡皮疱痣综合征和多静脉畸形。(a)规划阶段，患者俯卧，脚先进，采用 1.5T Espree。(b) 19cm 环路线圈被放置在患者环形的"最大的痛苦的区域"。(c)MR 计划，轴位 T2 SPAIR 脂肪饱和。(d)进行实时针的定位。

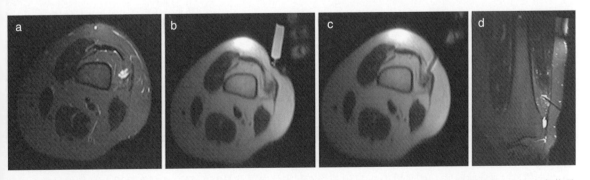

图 13-6　患者，男，21 岁，患有左大腿静脉畸形。(a)在手术之前获得轴位 T2 加权快速 SE 定位图像。肌肉内高信号强度的区域代表低流量的血管畸形。(b)采用 HASTE 轴位单截屏(非脂肪 SAT)，含盐水注射器被用来定位穿刺点。(c)通过使用 HASTE 序列连续采集的图像引导一个 20G 针进入病灶。(d)冠状位 T2 加权脂肪饱和快速 SE 图像显示穿刺针位于病灶内。

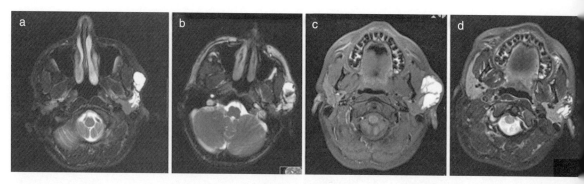

图 13-7 患者,男,19 岁,淋巴管畸形和基底部面部畸形内出血反复发作。(a)轴位 T2 图像显示治疗之前的淋巴管畸形。(b)True FISP 图像显示病变内的针。患者用 8mL 多西环素治疗(10mg/mL)。(c)手术后 T1 加权轴位图像显示淋巴管畸形内掺钆的硬化剂。(d)6 周后的随访 T2 加权轴位扫描图像显示少量残留病灶及轮廓异常。

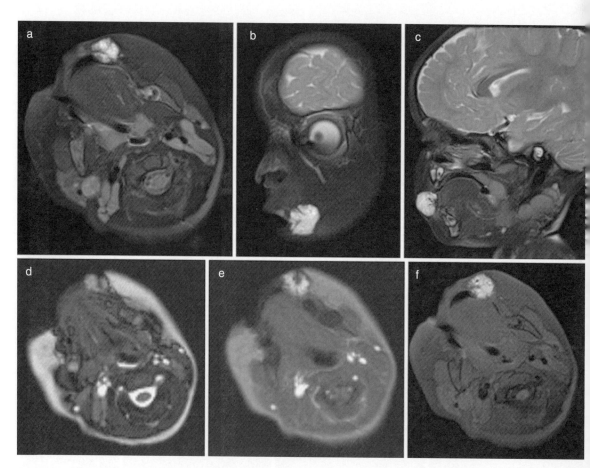

图 13-8 患儿,22 个月,静脉畸形引起疼痛、面部不对称和口腔出血。(a~c)T2 加权脂肪饱和序列轴位(a)和矢状位(b,c)图像显示唇静脉畸形。(d)采用 True FISP 成像在靶病灶内可见 MR 兼容针。(e)单幅 FLASH 图像显示乙醇胺油酸注入。(f)轴位脂肪饱和和 T1 图像显示掺钆的硬化剂(乙醇胺油酸酯)在病灶内。患者被成功治愈,所有的症状在治疗 6 周内消失。

剂,并且可以单独在 MRI 引导下注入。这些药物并不需要 X 线透视严格监控外渗或渗漏,即使出现小的外渗,也不像使用无水乙醇那样令人担忧。温和的硬化剂的一个重要的缺点是,它们与血管再通的发生率较高有关(Barrows 和 Mason,2004)。

Andreisek 等用 94% 的无水乙醇与内部生成的钆特酸葡中胺溶液作为硬化剂。他们在 MRI 引导下注入硬化剂。然而,硬化剂的剂量限制为 VM 的预介入体积的 2/3。他们应用 3D 快速干扰 GRE 序列监测硬化剂注射,并能达到每幅图像采集时间 0.12s,相当于大约每秒采集 9 幅图像。

9.3　后程序成像

治疗后,应用 MR 评估患者病变的信号强度变化。我们做验证成像宽度为 3mm T2 TSE SPAIR 或 3mm 3D VIBE。注射钆掺杂硬化剂后,我们在 T1W VIBE 图像中看到了一个高信号强度区域代表的畸形中注射硬化剂的目标成分。在 T2W 图像中,由于浓聚造影剂的敏感性,病灶表现为低信号强度,或使用 100% 乙醇时,由于直接皮损血栓形成。

10　结论

MRI 引导低流量血管畸形硬化治疗是一种很有前途的技术,初步研究已被证明是成功的。目前,考虑到由于无法通过超声找到并接近病变,其应用只适于 MR 介入的特定病例。随着改进的实时序列的出现,且 MR 作为介入方式获得越来越多的认可,MR 将可能被用于治疗更多的血管畸形患者,其具有多平面成像能力、优异的软组织对比度及提供实时的针刺靶向与周围重要结构同步可视化,且无电离辐射。MR 介入目前仅限于低流量血管畸形的治疗,但改进的技术有可能使 MRI 引导在应用广泛硬化剂治疗血管畸形和栓塞中成为可能。

（金花兰　译　杜鹏　校）

参考文献

Andreisek G, Nanz D, Weishaupt D, Pfammatter T (2009) MR imaging-guided percutaneous sclerotherapy of peripheral venous malformations with a clinical 1.5-T unit: a pilot study. J Vasc Interv Radiol 20:879–887

Baum S, Pentecost MJ (eds) (2006) Abrams' angiography: interventional radiology, 2nd edn. Lippincott Williams and Wilkins, Philadelphia

Berenguer B, Burrows PE, Zurakowski D, Mulliken JB (1999) Sclerotherapy of craniofacial venous malformations: complications and results. Plast Reconstr Surg 104:1–11; discussion 2–5

Boll DT, Merkle EM, Lewin JS (2004) Low-flow vascular malformations: MR-guided percutaneous sclerotherapy in qualitative and quantitative assessment of therapy and outcome. Radiology 233:376–384

Boll DT, Merkle EM, Lewin JS (2005) MR-guided percutaneous sclerotherapy of low-flow vascular malformations in the head and neck. Magn Reson Imaging Clin N Am 13:595–600

Brouillard P, Vikkula M (2007) Genetic causes of vascular malformations. Hum Mol Genet 16 Spec No. 2:R140–R149

Burrows PE, Mason KP (2004) Percutaneous treatment of low flow vascular malformations. J Vasc Interv Radiol 15:431–445

Chen EY, Hostikka SL, Oliaei S, Duke W, Schwartz SM, Perkins JA (2009) Similar histologic features and immunohistochemical staining in microcystic and macrocystic lymphatic malformations. Lymphat Res Biol 7:75–80

Cho K and Mitchell SE (2009) Congenital vascular anomalies: classification and terminology, 561–571

Choi DJ, Alomari AI, Chaudry G, Orbach DB (2009) Neurointerventional management of low-flow vascular malformations of the head and neck. Neuroimaging Clin N Am 19:199–218

de Serres LM, Sie KC, Richardson MA (1995) Lymphatic malformations of the head and neck. A proposal for staging. Arch Otolaryngol Head Neck Surg 121:577–582

DiCamillo P, Gilson W, Flammang A, Pan L, Lewin JS, Weiss C (2012) MR-guided sclerotherapy of vascular and lymphatic malformations: our first year experiences. In: International society for magnetic resonance in medicine, Melbourne, Australia

Dompmartin A, Acher A, Thibon P et al (2008) Association of localized intravascular coagulopathy with venous malformations. Arch Dermatol 144:873–877

Donnelly LF, Adams DM, Bisset GS 3rd (2000) Vascular malformations and hemangiomas: a practical approach in a multidisciplinary clinic. AJR Am J Roentgenol 174:597–608

Enjolras O, Wassef M, Chapot R (2007) Introduction: ISSVA classification, Color atlas of vascular tumors and vascular malformations, illustrated edn. Cambridge University Press, Cambridge

Greene AK, Alomari AI (2011) Management of venous malformations. Clin Plast Surg 38:83–93

Gutierrez S, Mitchell S, Chen X, Becker D, Sepkuty J, Ritzl E (2011) Intraoperative neurophysiologic monitoring to prevent injuries to peripheral nervous structures during embolization procedures. In: International society for the study of vascular anomalies, Brussels

Hayashi N, Masumoto T, Okubo T et al (2003) Hemangiomas in the face and extremities: MR-guided sclerotherapy—optimization with monitoring of signal intensity changes in vivo. Radiology 226:567–572

Lewin JS, Merkle EM, Duerk JL, Tarr RW (1999) Low-flow vascular malformations in the head and neck: safety and feasibility of MR imaging-guided percutaneous sclerotherapy—preliminary experience with 14 procedures in three patients. Radiology 211:566–570

Marler JJ, Mulliken JB (2005) Current management of hemangiomas and vascular malformations. Clin Plast Surg 32:99–116, ix

Mulliken JB, Glowacki J (1982) Hemangiomas and vascular malformations in infants and children: a classification based on endothelial characteristics. Plast Reconstr Surg 69:412–422

Mulliken JB, Fishman SJ, Burrows PE (2000) Vascular anomalies. Curr Probl Surg 37:517–584

Nehra D, Jacobson L, Barnes P, Mallory B, Albanese CT, Sylvester KG (2008) Doxycycline sclerotherapy as primary treatment of head and neck lymphatic malformations in children. J Pediatr Surg 43:451–460

Perkins JA, Manning SC, Tempero RM et al (2010) Lymphatic malformations: review of current treatment. Otolaryngol Head Neck Surg 142:795–803

Puig S, Casati B, Staudenherz A, Paya K (2005) Vascular low-flow malformations in children: current concepts for classification, diagnosis and therapy. Eur J Radiol 53:35–45

Renton JP, Smith RJ (2011) Current treatment paradigms in the management of lymphatic malformations. Laryngoscope 121:56–59

Smith RJ (2004) Lymphatic malformations. Lymphat Res Biol 2:25–31

Smith MC, Zimmerman MB, Burke DK, Bauman NM, Sato Y, Smith RJ (2009) Efficacy and safety of OK-432 immunotherapy of lymphatic malformations. Laryngoscope 119:107–115

Su L, Fan X, Zheng L, Zheng J (2010) Absolute ethanol sclerotherapy for venous malformations in the face and neck. J Oral Maxillofac Surg 68:1622–1627

Tekes A, Ali S, Sinha A, et al (2012) Comparison of MRI and dynamic contrast enhanced MRA/MRV, and percutaneous venogram in subclassification of venous malformations. In: SIR, San Francisco

Zhou Q, Zheng JW, Mai HM et al (2011) Treatment guidelines of lymphatic malformations of the head and neck. Oral Oncol 47:1105–1109

第 14 章 MRI 引导心脏介入操作

Tarique Hussain, Israel Valverde, Reza Razavi, Tobias Schaeffter

本章目录

1 引言 ·· 183

2 心脏应用的特殊方案 ···················· 183

3 诊断性 MRI 和心脏导管插入术 ········· 184

4 MRI 引导心脏导管介入 ················· 187

5 电生理学和器材 ·························· 189

6 个体化生物物理学模型及其临床
　　应用 ····································· 193

参考文献 ······································ 198

摘　要

　　目前,MRI 引导和心血管介入复杂地结合在一起。详细地说就是确切的生理学信息的应用结合有创检查和 MRI 数据成为临床的金标准。图像融合技术提高了介入技术。MRI 介入后即刻的生理反馈已经可行。目前的进展是仅在 MRI 引导下经皮导管介入术的成功。MRI 也在特殊患者生物物理学模型的多模式数据的获得中起着重要的作用。这个优势尤其可能对于针对患者进行定向的心血管治疗和介入至关重要。本章旨在描述心血管 MRI 的原理,解释其所涉及的过程,理解目前的局限性。

1 引言

　　在过去十年中,MRI 越来越多地应用于心血管介入领域, 在这期间已经评估了介入计划、图像融合、结合有创或无创的生理数据、心血管生理功能建模和完整的 MRI 引导血管内介入。本章旨在描述心血管 MRI 的原理,解释其所涉及的过程,理解目前的局限性。本章的重点在于临床应用、经验和试验,也讨论重要的动物实验。

2 心脏应用的特殊方案

　　X 线引导的心脏导管插入术有着固有的较差的软组织分辨率,如心脏和大血管。在手术早期，为了放置一个导丝、导管、球囊或器械，操作要依赖于对解剖结构的熟知或从血管造影术中获得的信息。MRI 的优势在于提供更多的心脏和周围血管的 2D 和 3D 的解剖结构的显影。这些发展使 MRI 成为一个具有吸引力的成像模式，以完成引导心脏介入手术和 3D MR 成像实时融合来辅助 X 线透视引导的介入手术。

完整的 MRI 引导心血管介入的方案目前需要快速透视的备份，由于目前仅有极少的安全的 MR 相容的导管和专门的导丝可以利用。为了实现 MR 的安全性，需要考虑两个主要的性能，即磁性和导电性。磁性材料由于在主磁场中变化产生一个较强的力，而且一个特定长度的导电材料产生潜在的射频热量（Konings 等，2000）。由于大部分的器材都有长的导电的导丝或编织导丝，可能导致潜在的安全问题。因此，在现阶段，XMR 系统需要在同一间操作室结合 X 线和 MRI 两种模式，设计一个可以使患者在 1min 内转换为另一模式的工作台（图 14-1）。这个方案使临床认可的器械进行 MRI 引导介入手术的评估成为可能。在这个方案中，X 线可以用于手术中非 MR 安全器械的部分，此外，这样

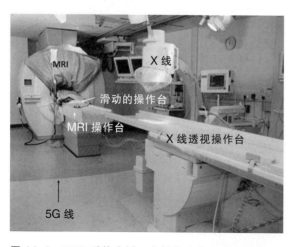

图 14-1　XMR 系统在同一个操作室将 X 线和 MRI 结合起来。图中显示受试对象位于消毒巾覆盖的 MRI 扫描孔里。滑动的操作台使患者短时间内从 MRI 滑向对侧的 X 线透视操作台。工作台在系统内，将 MRI 和 X 线图像进行融合，这个系统也可以在扫描室 5G 线外安全地应用电子器械，如超声心动仪和计算机系统。（见彩图）

的 XMR 系统也使 MRI 快速评估 X 线引导心脏导管介入的结果成为可能。

XMR 系统的设计是使操作室的一半空间在磁场的 5G 线以外，这又使扫描室内 5G 线以外的一些导电器械，如超声心动仪、电生理设备和血流动力检测仪可以安全地使用。

此外，对于心血管介入，成对的 MRI 扫描仪和一个扫描仪旁的控制器，在显示心电图和有创压力信息的屏幕旁也同样重要。这个方案使实时改变各种扫描序列以及跟踪心脏和大血管内的导管的操作成为可能。

3　诊断性 MRI 和心脏导管插入术

3.1　肺血管阻力

传统的心脏导管插入术需要有创压力、血红蛋白浓度、血气和氧消耗量，运用 Fick 原理来计算体循环和肺循环的血流和阻力。这依赖于多个数据的精确测量。此外，在较大的心脏分流或非血流高压的患者中，其准确率大大降低。然而，Razavi 等（2003）表明肺血管阻力（PVR）可以通过 MRI 引导下有创的右心导管压力测定，且用快速编码的 MRI 增强时相来测定肺血流。多体模型实验证实了快速编码的 MRI 增强时相计算血流的准确性。此外，Kuehne 等（2005）表明用这种方法评估 PVR 比热稀释方法得出的结果的重复性更好。这项技术的另一优势是更全面地采集 PVR（包括所有肺血管或某个特定分支的阻力）。

这种介入手术已经成为测量 PVR 的金标准，且已经常规应用。在 XMR 实验室的 MR 安全区域穿刺进入合适的动脉和（或）中央静脉，然后在 MR 扫描仪上进行心导管插入术。MR 兼容性检测仪和麻醉设备已连接上。目前，我们用专用的介入灵活的相位阵列线圈，它是相对透光的，所以不需要在 MRI 和 X 线成像系统间来回移动。当手术室 MR 安全区中所有金属物体都检测完毕时，将患者放在 MRI 扫描仪上，运用交互序列来规划导管操作所需的几何图形，

从而成像。在操作导管时应用实时成像序列(平衡的稳态自由进动序列,回波时间 1.05ms,重复时间 2.1ms,矩阵 128×128)和交互模式序列(平衡的稳态自由进动序列,回波时间 1.45ms,重复时间 2.9ms,矩阵 128×128)。时间分辨率接近每秒 10~14 帧,并且交互模式也使扫描期间薄层跟踪导管成为可能。通常,许多不同的扫描层面(如降主动脉、主动脉弓、左室流出道)被规划,在介入手术中使用触发模式。在导管引导下,使用一个非编织 MR 兼容球囊血管造影术导管,当球囊被 1mL 二氧化碳扩张时阴性显影。可以跟踪到合适的位置进行有创压力测量,同时在快

速编码电影 MRI 中获得血流数据(图 14-2)。如果导管进入到特定的心腔或血管,单独使用 MRI 引导是困难的,这就需要将患者转移到操作室另一端的 X 线区,在那可以使用标准的导丝、编织导管和 X 线透视。一旦 MR 兼容球囊血管造影导管定位满意,患者可以被移回 MR 扫描仪一端以进行进一步的 MR 测量。如果在更多复杂的病例中一开始仅使用 MRI 引导很困难,转换模式前在原位操作球囊血管造影术导管可以单独在 X 线透视下进行。

我们研究机构的 1 例 4 岁缓解期先天性心脏病患儿的一组资料在表 14-1 中列出。表中示

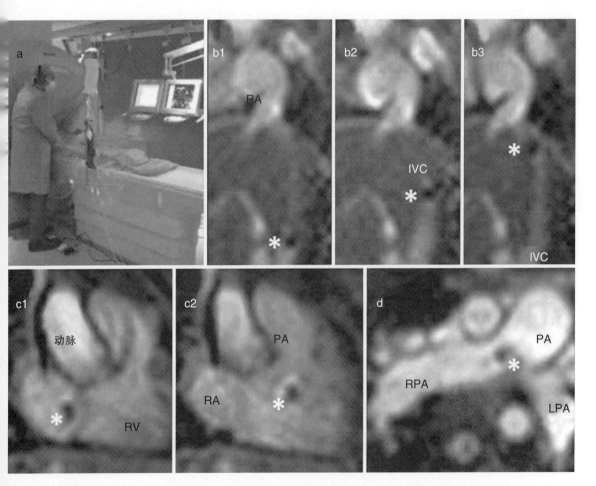

图 14-2 MRI 引导的诊断性心脏导管插入术。手术(a)通过操作脚蹬来在三个预设定的图像层面(b1)~(b3),(c1),(c2)和(d)间转换。实时的导管终端(星号)阴性显影,是球囊导管中 CO_2 的流空信号。星号标记了球囊的位置。(b1)~(b3)(矢状位双腔图像)展示了导管进入下腔静脉(IVC)。(c1)~(c2)图像层面(右室流入–流出图像)展示了右房(RA)(c1)和右室(RV)(c2)中的导管。可见导管从肺动脉(PA)进入右肺动脉(RPA)(d;肺动脉分支图像)。LPA,左肺动脉。

表 14-1   患有姑息性先天性心脏病的 4 岁患者的样本数据

阻力评价		动脉压力			肺动脉段	右心房	平均压力差	流量	索引肺动脉流量	阻力
		收缩	舒张	平均	(mmHg)	(mmHg)	(mmHg)	(L/min)	[L/(min·m²)]	(WU m²)
条件 1:	RPA	31.0	14.0	21.0	15.0	/	6.0	1.04	1.89	3.18
30%O₂	LPA	31	16	21	15.0	/	6.0	1.16	2.11	2.85
	MPA	31.0	14.0	21.0	15.0	/	6.0	2.10	3.81	1.57
	系统	87.0	47.0	59.0	/	10.0	49.0	0.79	1.43	34.17
									Qp/Qs	2.78
									总	1.50
									PVR	

注:RPA,右肺动脉;LPA,左肺动脉;MPA,主肺动脉;PVR,肺血管阻力;Qp,肺循环流量;Qs,体循环流量。

出,阻力=血流/平均压力差。PVR 常规用总 PVR 表示 [1/总 PVR=(1/右肺动脉 PVR)+(1/左肺动脉 PVR)]。

在先天性心脏病中,有许多左肺动脉和右肺动脉压和阻力不同的例子(如肺动脉分支狭窄或某分支有主动脉供血等)。在这种循环模式中,分开考虑双肺阻力并将其作为一个总值有诊断性的帮助(参考上述公式)。这个重要的信息可以指导后续处理,但不能从传统技术中获得。表 14-2 中所示病例,是 1 例 18 岁缓解期

复杂先天性心脏病患者。她进行了 Glenn 手术,将肺动脉分流到左肺动脉和右肺动脉。可见左肺动脉高压,这是血管扩张药物治疗后的特殊反应。这一信息不能从传统方法中获得,但对该患者是有意义的治疗。

这种评估 PVR 的方法可在 26 例连续心内分流患者中应用(Bell 等,2009)。这项研究已被证实对临床决策极具价值。它表明肺/体循环血流比(Qp/Qs)大于 2.5:1,预示一个小于 3.5WU m² 可接受的 PVR,阴性预测值是 100%(95% 可信

表 14-2   患有姑息性复杂先天性心脏病的 18 岁患者样本数据。显示了证实分支肺动脉特定阻力的能力

阻力评价		动脉压力			肺动脉段	右心房	平均压力差	流量	肺动脉流量	阻力
		收缩	舒张	平均	(mmHg)	(mmHg)	(mmHg)	(L/min)	[L/(min·m²)]	(WU m²)
条件 1:	RPA	21.0	20.0	21.0	16.0	16.0	5.0	2.12	1.23	4.06
30%O₂	LPA	21	20	21	16.0	16.0	5.0	1.00	0.58	8.61
	系统	83.0	51.0	63.0	16.0	16.0	47.0	8.25	4.79	9.81
									Qp/Qs	0.38
									总	2.76
									PVR	
条件 2:	RPA	26.0	19.0	21.0	16.0	16.0	5.0	2.00	1.16	4.30
80%O₂	LPA	22.0	18.0	21.0	16.0	16.0	5.0	1.29	0.75	6.67
和 20ppm	系统	91.0	48.0	63.0	16.0	16.0	47.0	7.91	4.59	10.23
NO									Qp/Qs	0.42
									总	2.62
									PVR	

注:RPA,右肺动脉;LPA,左肺动脉;MPA,主肺动脉;PVR,肺血管阻力;Qp,肺循环流量;Qs,体循环流量。

区间为 76%~100%）。因此，这项研究表明可以避免高 Qp/Qs（高于 2.5:1）病例的有创检查，可以由无创相位对比 MRI 评估。这项研究的所有手术都采用全身麻醉和 30% 氧气通气。

3.2　压力测量和有创生理学

MRI 目前是无创心室容积分析的金标准（Pattynama 等，1994）。有创的导管分析可以获得同样的生理数据，但是危险、麻烦、昂贵且费时。无创的腔室功能分析是有局限性的，因为标准的测量如射血分数（来自超声心动图或 MRI）根据前后负荷而改变。因此，有利的负荷情况可以遮蔽减少的心腔收缩力（Ross，1983）。目前，通过 MRI 和超声心动图的心肌运动负荷依赖测量已经可以进行无创心肌张力、应变率和心肌速率分析。然而，这个测量需要更多关于诠释和应用的调查。左室压力-容积关系可以对心肌功能进行精确的生理评估（Ross，1983）。在临床实践中，导管平均导电性的不同意味着评估压力-容积关系不常见。

然而，可以通过同时计算有创左室压力分析和 MRI 容积来评估压力-容积关系。Pattynama 等（1995）表明在不同负荷标准和影响心肌收缩力水平下运用 MRI 评估心肌运动，且综合应用多巴酚丁胺和硝普钠。这个全面的评估表明，MRI 可以精确地定量化给出收缩末期压力-容积相关参数和前负荷补充搏功。前负荷补充搏功表明与影响心肌收缩力的状态有线性关系，且收缩末期压力-容积关系的临床重要性已经广为人知（Little 等，1989；Kass 和 Maughan，1988）。此外，肱动脉脉搏波形（包括有创和无创）可能适合左室收缩末压力的左室球囊导管来计算收缩末期压力-容积关系。因此，可以很容易地通过使用 MRI 获得详细且精确的心肌运动表现。尽管如此，这些参数的常规临床应用大都被忽略（Burkhoff，2009）。

Kuehne 等（2004a）将这种方法用于右室，表明在慢性肺高压的患者中，虽然心肌收缩指标上升了，但总的泵血功能指标下降了。然而，这个下降缺乏临床有用的诊断性参数，Razavi 等（2001）研究了 Alagille 综合征的患者，运用如前所述的诊断性导管和 MRI 设备。他们认为这些患者移植术后的危险是右室压力超过体循环压力的 50%，或这些患者的心输出量未能通过使用低剂量多巴酚丁胺提高 40% 以上，这些都通过主动脉快速编码电影 MRI 测得。这些建议目前都被应用于我院的临床实践中。

最近，在测量患者肺循环时，Tzifa 等再次证明利用 XMR 方案能够快速获得生理信息，传统的心输出量的测量方法和开窗术闭塞的应对被压力（有创）和血流的快速评估所替代（心输出量由降主动脉流快编码 MRI 电影获得）（Tzifa 和 Razavi，2011）。

4　MRI 引导心脏导管介入

4.1　XMRI 引导介入规划和结果评估

Razavi 等（2003）很早就应用这种方案详细描述了诊断性心脏导管插入术，提及了利用 XMR 系统可以实现快速一期诊断性 MRI 规划、透视下经皮胆管介入术和 MRI 无创性手术结果的评估。Lurz 等（2009）提供了一个很精彩的论证：利用这项技术进行先天性心脏病患者右室流出道经皮导管介入。在这项研究中，应用了一个相似的 XMR 方案。右室流出道梗阻的儿童首先行 MRI 检查，并且利用有创心脏导管插入术在流出道处放置普通金属支架，在诊断后立即进行手术。在放置支架后再次应用有创压力和 MRI 立即进行血流动力学的评估。普通金属支架被证实显著改善右室压力，但在所有病例中也存在有意义的肺血反流。因此，在二次诊断性导管和 MRI 评估后，立即在第三次诊断性 XMR 血流动力学评估后进行经皮肺动脉瓣插入。能够阻止肺血反流，同时也展现了与普通金属支架相比更快速、有意义的血流动力学结果。该患儿的左室容积有所提高（同时对右室容积提高也有效），并且心率有所降低。

4.2 应用 MR 兼容设备进行 MRI 引导心脏介入

在最近的研究中,Tzifa 等(2010)描述了仅用 MRI 引导和完全兼容的设备进行的第一例心脏介入手术。他在 1 例儿童和 1 例成年患者的肺动脉瓣狭窄处成功地进行了球囊肺动脉瓣成形术(图 14-3)。XMR 与早期诊断性 XMR 的例子很相似。该设备一个必要的部分是脚蹬。脚蹬被设计成交互扫描的开关,且方便调节图像层面和层位使介入器械可见。对于这两个手术来讲,一个由玻璃纤维成分制成的 MR 安全导丝通过微挤压成形来弯曲,并提高折曲能力的扭转劲度(Krueger 等,2008)。一个 10cm 长的圆锥形镍端口的导丝为其端口形状提供了弹性和高灵活度。这种合成材料掺入了少量铁,以使其

全长可在 MR 下显影。为了精确定位其端口,另将少量的铁薄板附在 10cm 远处。一个生物相容的吸水的覆盖物可以减少凝血,并且保证导管和血管之间的润滑度。这种导丝只在临床试验中应用,但仍需考虑到有难度的病例中导丝的坚韧性。因此,我院不再应用这种导丝,但我们已经找到提高 MR 相容性导丝的设计的方法。

然而,导管瓣膜成形术在商业上是可行的,并且是 MR 兼容的 (Tyshak Ⅱ, NuMED, Hopkington, NY, USA)。用 5% 的 Endorem(一种提供阴性对比的超顺磁对比剂,包括右旋糖酐氧化颗粒,应用于成人)或稀释的 1:10 的钆对比剂(提供阳性对比,应用于儿科患者)注入到球囊腔内可以使球囊显影。上述经皮肺瓣膜插入可以即刻用有创压力和 MRI 评估血流动学力反馈。在同样的文章中,Tzifa 等(2010)也描述了他

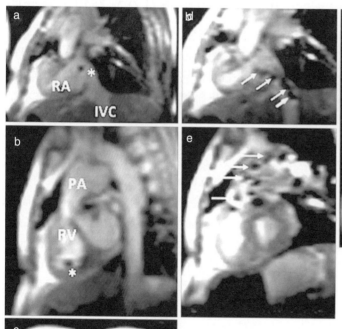

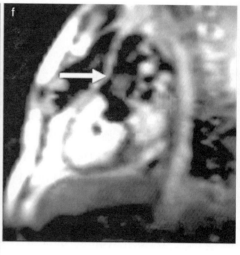

图 14-3 MRI 引导肺动脉瓣球囊血管成形术。(a~c) 球囊血管成形术导管应用 CO_2 扩张球囊(*)来进行阴性显影。插入导管时通过三个预设定的图像层面显示:(a) 在矢状位双腔图像中可见右房(RA)内的球囊;(b)在矢状位右室流出道图像中可见右室(RV)内的球囊;(c)在肺动脉分支图像中可见主肺动脉内的导管,伸入右肺动脉(RPA)。一旦球囊导管被定位,(d)(同层双腔图像)和(e)(同层右室流出道图像)会显示其如何引导 MR 兼容导丝(箭示由氧化铁对比剂引起的磁化伪影)。最后,血管成形术球囊通过导丝插进去,并且扩张(f)(右室流出图像)。使用 5% Endoren,球囊阴性显影(箭)。IVC,下腔静脉。

们的动物试验,展示了 MRI 引导主动脉、肺动脉分支狭窄和缩窄的介入手术的先进技术。

其他的动物研究也提到了心血管介入显著的发展前景,Kuehne 等(2004b)在猪模型中进行了 MRI 引导经导管主动脉瓣膜置换术,他们使用镍制器材。这些器材由于镍的磁敏感性产生明显的流空信号。MRI 引导在应用中特别有帮助,因为它可以准确地将支架瓣膜引导向冠状动脉和主动脉根部。

另一个应用需要特别精确地定位在心肌梗死区域内输注干细胞。Dick 等(2003)证明了用钆对比剂延迟增强(LGE)和精确运用阳性示踪来引导导管和针很好地显示梗死区。调节导管系统实现阳性示踪并且附有与表面线圈平行的 MRI 接收线圈的注射针。MRI 接收线圈和传输线被整合到导丝中,并且在针的尖端有一个额外的接收线圈。这种设计使沿其整个长度的引导导管与沿一个单独接收通道舱来源于针尖的高信号清晰可见。这个方案也使多层面快速序列成像和 3D 格式的替换成为可能。类似的阳性示踪方法已经应用于动物实验中,该实验成功地进行了动脉中隔穿刺和动脉球囊间隔造口术 (Arepally 等,2005;Raval 等,2006)。这些模型很重要,因为它们证实了精确的 MRI 引导心脏介入是可行的。镍制中隔闭合器的阴性显影可以避免动物模型中动脉中隔的缺点 (Buecker 等,2002;Rickers 等,2003;Schalla 等,2005)。

5　电生理学和器材

5.1　动脉纤颤的结果和消融治疗

5.1.1　影像引导介入

用射频消融治疗肺静脉隔离的目的是用电学隔离起源异位的肺静脉,以阻止他们流入左心房,因此阻止动脉纤颤的触发点。这可以用于阵发性或持久慢性动脉纤颤的患者(Calkins 等,2007)。同样也对中度或重度左室收缩功能

受损的动脉纤颤患者起着重要的作用(Hsuet 等,2004)。在不同的中心,手术失败率有显著不同(Wright 等,2008)。

这个手术涉及的动脉瘢痕或纤维化导致的动脉纤颤还不可知。此外,由于长期的停滞,动脉纤颤自身得以进展,从而导致更大的瘢痕负荷。延迟期 MRI 可以描述左房的瘢痕。应用这一技术,Oakes 等(2009)表明在消融后,消融前就存在的瘢痕有较高的复发率。因此,手术前瘢痕负荷的结果可以为患者的选择、手术前的决策和自身条件的许可提供信息。

进一步说,对于重复进行消融手术的患者,也许了解瘢痕的模式更重要,尤其是当周围的或线性的消融瘢痕中显影不连续的地方就是反复手术的最初靶区时(Badger 等,2010)。

除了提供瘢痕信息外,术前影像可以用于显示肺静脉的解剖结构,因为正常解剖中有许多变异。例如,某些患者只有一条左主静脉流入左房,其他患者可能有额外的右肺静脉。

目前,已有两种不同的方法被研究出来。第一,之前获得的 MR 影像可以用于 X 线引导的电生理手术。第二,完全 MRI 引导的电生理手术可以利用 MRI 和导管示踪 (Dukkipati 等,2008;Nazarian 等,2008;Nordbeck 等,2009)。

在第一种方法中,可以通过记录实时成像中的两个数据,用高质量的 MRI 数据来改善 X 线引导的电生理手术 (图 14-4)(Rhode 等,2005)。该方法也可以用于显示电解剖引导的导管或射频消融导管的终端。该方法的一个问题是解剖数据通常需要呼吸门控才能获得,然而 X 线透视成像不需要呼吸门控,这会导致两个数据的失真。King 等发明了一个可以补偿呼吸运动效应的系统。该技术运用了受试者特定的仿射的运动模式,需要额外的 MRI 扫描。这种运动模式在 X 线引导手术中的应用是通过示踪膈肌在 X 线透视下的运动来实现的,可以控制运动模式(图 14-5)。

在 MRI 引导下进行电生理手术,MR 安全导管设备必须能够接收并传导电信号,同时测量导管终端的位置。Weiss 等(2011)展示了一个

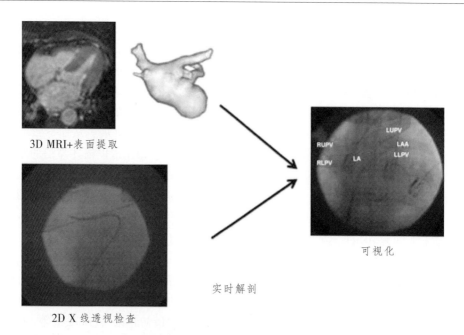

3D MRI+表面提取

2D X 线透视检查

实时解剖

可视化

图 14-4 预先获得的 MR 和 X 线实时解剖数据。这个方法使导管器械可在高质量 3D 影像数据中显影。(见彩图)

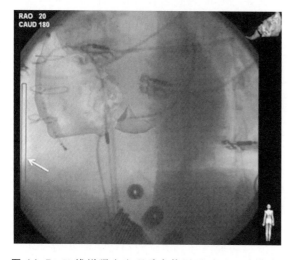

图 14-5 X 线增强电生理手术使用了呼吸运动模式。动态 MRI 和 3D 高分辨 MR 数据的结合形成了心房和冠脉窦放射的运动模式。解剖特点的位置和形态随膈肌的位置改变,从 X 线实时成像中获得。(见彩图)

新颖的 MR 安全设备,应用安全传输线进行导管的示踪,并且应用高阻力导丝来传输心内电生理。这种设备使通过导管终端示踪得出的 MR 安全电解剖图可行,并且可以进行电生理信号的测量。该方法的一个优势在于图像数据和导管终端在同一个合作系统中测量(图 14-6)。

5.1.2 消融病灶的 MRI

消融会引起急性组织损伤,可以导致在瘢痕处产生炎症和溶解。长时间的动脉纤颤的溶解需要通过瘢痕对肺静脉进行电隔离。因此我们可以预期这些患者有更彻底的周围瘢痕消融,从而避免复发。LGE-MRI 可以用来研究瘢痕的结构 (Lardo 等,2000;Dickfeld 等,2006;Peters 等,2007;McGann 等,2008)。此外,Peters(2009)等证明了消融后 MRI 可以辅助预测复发。这使一些作者建议一种重复手术的针对性方法,目的是完成在 LGE-MRI 上不能显示的消融线(Badger 等,2010)。然而,消融后的患者显示出一个不均匀的消融区,与急性心肌梗死患者的心脏 MRI 表现相似。尤其一些区域明显强化,而一些区域轻微强化 (非回流现象)。Kholmovski 等(2011)测试了注射对比剂后 LGE 成像中动脉病灶的发展过程(图 14-7)。一系列的 LGE-MRI 在动脉壁射频区域发现了两个明显的增强方式。在射频消融的核心中,早期 LGE 中可见一个无反流区域,并且之后有缓慢的动

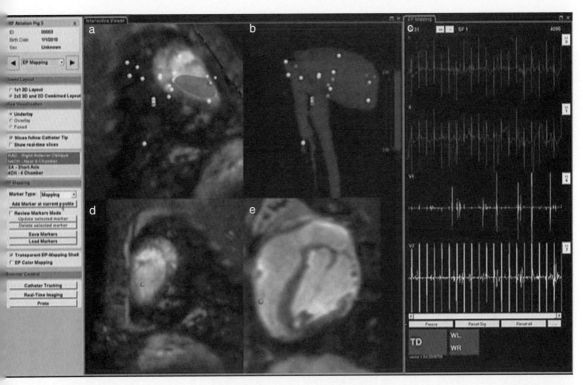

图 14-6 电生理手术的可视化平台。MR 安全导管的定位通过 MR 导管示踪序列实现。3D 解剖图来自于先前的 MR 数据,可见于(a)和(b)。(a)显示了实时图像层面。(b)显示了右房和下腔静脉节段。(c)显示了同时间的导管终端的电学记录。(d)和(e)显示了先前获得的 3D 数据的重构图像。(Courtesy of S. Krueger, Philips Research, Hamburg) (见彩图)

态增强。在病灶核心的周围(水肿)有相对快的动态增强。此外,LGE-MRI 和组织学表现有较强的关联性,指出无反流区域可能预示永久瘢痕。

MRI 也可以显示射频消融的水肿的形成。急性水肿在 T2WI 强化与低管电压区域相关联,但与在 LGE-MRI 上呈高信号的长期坏死的形成不一定相关(Arujuna 等,2011)。因此,同时显示出两个信息(水肿和 LGE)有利于研究消融过程的效果(图 14-8)(Knowles 等,2010)。这些产生于 MRI 射频后的新发现证实了早期的假设,并指导进一步研究手术技术的改革。尤其,LGE-MRI 数据和 X 线透视的多模式融合现在成为了可能 (图 14-9)(Duckett 等,2011a;Knecht 等,2008;Rhode 等,2003;Sra 等,2007)。这一方法结合电学图,需要全面地评估并且可以应用在有难度的或重复肺静脉隔离手术的患者中。

5.2 心脏再同步化治疗

心脏再同步化治疗(CRT)指尽管用最佳的药物治疗仍然伴有症状的心力衰竭的患者,严重影响左室收缩功能,伴有宽大复杂的 QRS 波(120ms 以上)。在这种情况下,收缩不协调会浪费心肌所做的功(Prinzen 等,1990)。因此,同步收缩的恢复可提高输出量和效率并导致积极的左室重塑。

然而,找出可能对 CRT 有效的有临床意义的收缩不协调的患者很困难。尤其,目前的收缩不协调的超声心动图的测量已被证明不能提高目前临床准则外的患者的可选择性(Chung 等,2008)。然而,应用 MRI 可以标记心肌区域,因此可以通过心脏周期更精确的示踪来评估心肌张力和应变率(心肌标记)。Bilchickd 等(2008)应用磁化空间调制的 ECG 触发梯度回波脉冲

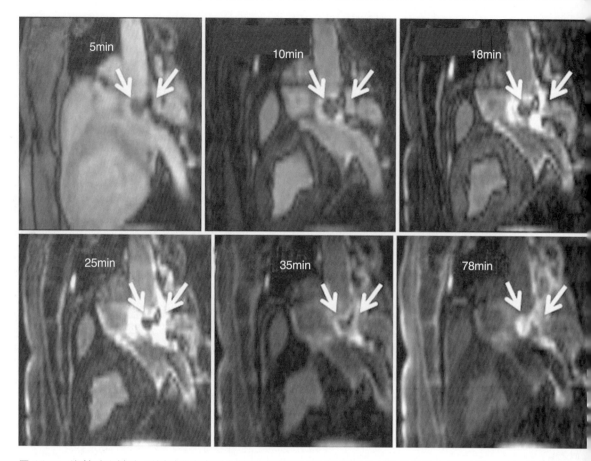

图 14-7　注射对比剂后，不同时段右房两个射频消融病灶(双箭)晚期钆对比剂增强(LGE)成像。已经研究应用 3D 反转 MR 序列，在 X 线和动态晚期钆对比剂增强下对小猪进行射频消融。无反流区域在注射对比剂后的前 30min 内清楚可见，在交界区有对比剂的快速摄取。30min 后，消融区的核心可见晚期强化。(Courtesy of Eugene G. Kholmovski, University of Utah)

序列来评估收缩不协调患者涉及 CRT 的心衰。心肌收缩的不协调应用周围均匀度估计(CURE)。这个估算来自于整个心脏收缩和部分舒张期张力的时间描绘。然后，用傅里叶变换总结数据，并产生从 0(单纯的不协调)到 1(完全同步)的 CURE。以 0.75 为节点 CURE 预测 CRT 后功能改善的准确度为 90%(阳性预测值为 87%，阴性预测值为 100%)。Duckett 等(2011d)提出了相似的方法，用 MRI 电影成像来显示心肌收缩的不协调，这个方法用标准的左室电影成像来构建一个 16 节段的左室的 3D 模型。用一个之前建立的心脏收缩的不协调指标(每个节段的最小收缩容积的时间的标准差，进一步索引到心率)

来定量测量其收缩不协调性。该研究中的 24 例患者，心脏收缩不协调指标可以为选择 CRT 后可能有改善的患者提供一个很好的预示。

然而，使用 MRI 进行 CRT 不能止于患者的选择。熟悉冠状静脉解剖对这个计划很有意义。CRT 需要同步两个心室的运动，并且左室导联通常通过冠脉窦植入外侧或后外侧冠状静脉。手术失败经常发生，并且通常由于静脉的解剖变异或当导联植入心肌瘢痕的区域不可接受的左室同步参数。最近由同一小组发表的一篇文章描述了术前心脏 MRI 方案，这个方案能够决定选择心脏不协调收缩指标，也可描述冠状脉解剖和瘢痕，来引导左室导联的植入。避免起

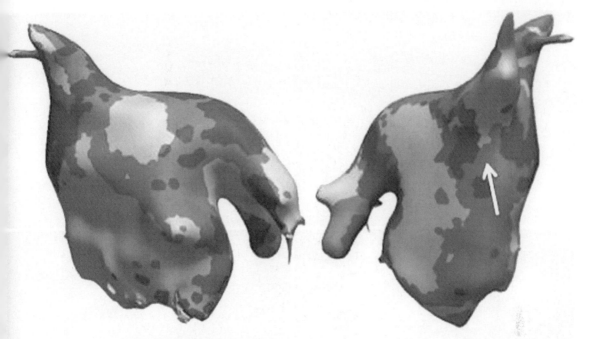

图 14-8　同时期的 LGE-MRI(红色)显影和 MRI T2WI(蓝色)信号可以在两个不同的定位系统下研究射频消融组织。LGE 图中肺静脉周围的裂隙填充有 MR T2WI 信号(箭)。这些可能由水肿消退后暂时的电绝缘引起。(见彩图)

搏瘢痕导致 CRT 的高反应率(图 14-10)。

进一步引导 CRT 置入术的术前 MRI 的完美整合,已经通过 3D 冠状静脉和心肌瘢痕实时透视下成像来描述(Duckett 等,2011a)。MRI 数据通过右房标准四电极闭合环路的双平面成像来获得。分节的 3D MRI 冠状静脉和瘢痕的解剖可以被融合,将导管的定位作为右房的标志。将气管分叉作为校正融合的标志。在记录和融合完成后,覆盖物被用来引导手术。X 线操作台和 C 形臂可以像平常那样移动,因为注册是通过重叠软件内部跟踪自动维持的。这个方法也许对于异常或困难静脉解剖患者尤其有用。

6　个体化生物物理学模型及其临床应用

高性能计算和数值方法快速发展,目前用于计算生理模型,其通过生理功能与分子、亚细胞和整个器官的细胞功能相关。这些模型提供了一个连续的、以生物物理学为基础的、定量的

框架来整合图像和生理学的测量。心脏和心血管系统是这个方法现阶段最先进的样本,并且目前运用大样本测试了这个计划,并对介入手术进行了预测。

6.1　电生理学

心律失常引发的计算模型及其维持不仅几乎达到生理学的复杂程度,而且也有利于我们理解心律失常(Cherry 和 Fenton,2004;Jalife 和 Gray,1996;Panfilov 和 Keener,1995)。然而,尽管准确度和细节受到关注,建模的更新仍然是临床应用转化的关键。未来可能着眼于在通用模型内应用患者特定仪数据的个性化模型,由此可以预测预后和介入反应(Sermesant 等,2008)。

建立一个电生理模型,第一步是建立一个解剖节段。这个节段已经通过 3D ECG 触发和呼吸导航同向全心稳态自由进动序列实现(Zhuang 等,2010a, b)。这提供了好的心房和大血管的解剖细节,但 CT 数据仍然对瓣膜节段有用(Waechter 等,2010)。分割成节段是用来产生

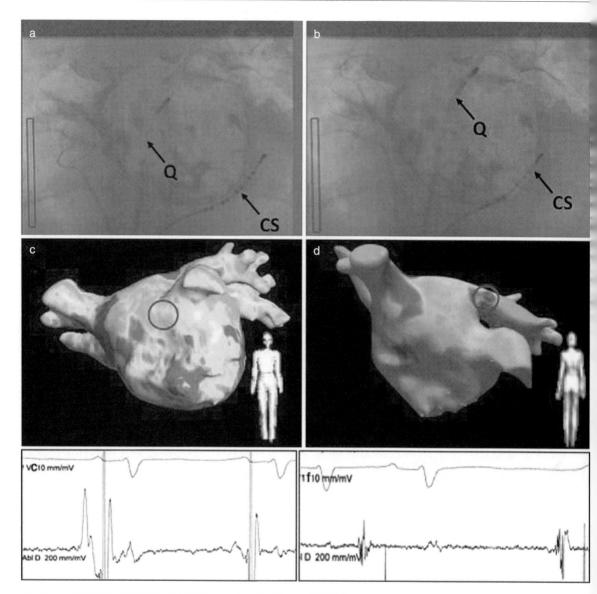

图 14-9 X 线透视成像融合 MR 图像。(a,d)(前后位)标准冠脉窦(CS)和标准四极记录导管(Q)的覆盖图像。(b) MR 对比增强血管造影术 3D 空腔成像。(b)图中彩色标志代表来自 LGE 图像的动脉瘢痕图像(红色代表有瘢痕,绿色代表无瘢痕)。蓝色线圈显示无瘢痕区域,标志一个相关的四极导管终端区域,在融合图像(a)中可见。对应于四极导管终端位置的左上肺静脉相对应的瘢痕后方区域(d,e)。(c) 来自(a)和(b)的电学记录显示了一个合适的电压,证实没有瘢痕存在。(f)来自(d)和(e)的电学记录显示低电压(0.1mV,80ms),证实瘢痕的存在。(见彩图)

一个相关结构的计算网。关注网格的细节特点决定了模拟模型的准确度。这个电生理网格最重要的特点是纤维方向的合并。这种信息可以从病理标本中获得,但现在的 MRI 在扩散张量成像中的发展促进了特定患者纤维定向模型的发展(Toussaint 等,2010)。

特定患者的临床数据,如心内膜标测数据可以重叠在这种网格中。一个好的机电模型样本可以预测患者中可诱导心动过速,也可以预测 CRT 反应 (图 14-11)(Relanet 等,2010;Sermesant 等,2009)。因此,影像学和生理计算模型的进步可以被评估,预示特定患者的受益。

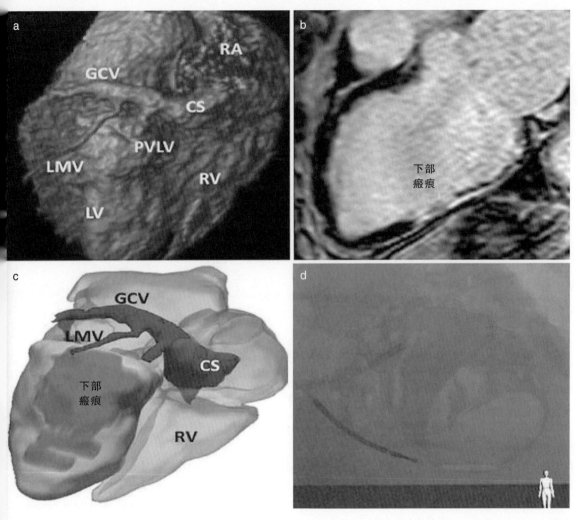

图 14-10　用 MRI 瘢痕描述图像和静脉-实时 X 线融合。可以应用这项技术避免导入左室瘢痕区。(a)动态增强冠状静脉 MR 血管成形术的容积成像。(b)左室下部瘢痕的 LEG。(c)节段(a)和 LGE(b)融合。(d)(c)图的 X 线图像。CS,冠状窦；GCV,左冠状静脉；LMV,左边缘静脉；LV,左心室；PVLV,左心室后静脉；RA,右心房；RV,右心室。(见彩图)

6.2　先天性心脏病

先天性心脏病在介入手术中有其独特的难度。小样本、自然病史数据的缺乏和介入结果的快速改善经常阻碍循证医学的发展。在这方面,特定患者模型预测介入结果对于临床非常宝贵。例如,主动脉弓狭窄或修复后的狭窄用超声心动图评估很困难,因为超声心动图用于大龄儿童和成人。MRI 的无创评估可以给出解剖细节,并且通过测量血流值,可以在无创情况下预测主动脉弓的压力下降值。然而,对于高血压患者,可能需要更多有意义的评估,并且目前唯一监测的方法是在静息状态下有创的导管插入术。虽然这个评估偶尔不那么合适,因为它不能模仿每天的活动,且药物负荷下的有创评估被指出。最近,Valverde 等(2011)制作了一个有坚韧的壁的主动脉弓血流动态计算模型,这个模型运用特定患者的几何数据,数据来自 3D 增强血管造影,血流动态来自快速编码 MRI 电影序列(图 14-12),虽然目前的模型很基础,但它能

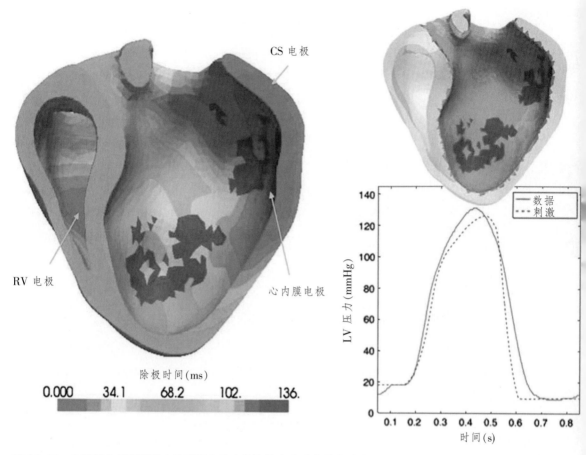

图 14-11　心脏机电模型预测心脏再同步治疗的急性血流动力学的改变。(a)心脏再同步治疗的去极化模型预测。彩色标度代表每个心肌节段达到去极化的时间。(b)与(a)非常相似,显示在模型上起搏点的实际反应。(c)同样惊人地相似,血流动力学的反应(压力:时间)与模型预测和实际反应(红线)同步。(Courtesy of Maxime Sermesant, Sophia Antipolis, France)(见彩图)

够指出狭窄处静息和紧张时的压力梯度。

Vecchi 等(2011)认为目前更大的挑战是系统性右室的计算模型的设置。系统性右室设置在左心发育不全缓解手术或大动脉转位的动脉转换修复手术中。在最近的研究中,de Vecchi 等为正常系统性左室和手术后系统性右室建立了一个计算模型,通过来自 3D ECG 触发和呼吸导航同向全心稳态自由进动序列实现。模型的双时相数据的好处是可以在单一的自由呼吸序列中获得(Uribe 等,2008)。这个模型整合了心肌组织速率的回波导出参数、心肌张力和多普勒瓣膜流入模式。它展示了正常舒张期的流入,由于双涡流入心尖区域,产生压力波和流入

漩涡有利于心肌排血,然而,由于单涡流系统右室显示了高黏性能量的损失率,并且产生了一系列继发的涡流结构(图 14-13)。这个信息提供了重要的检测生理功能的方法,并且提高了计划行手术或经导管介入的患者的心肌功率。

经皮肺动脉瓣插入术是最近发展的一项技术。在该技术的发展中,进行了台架测试和动物实验。两个试验都未显示支架的折断。此外,对支架有限的成分分析表明,即使它膨胀至较大的直径,支架也不会达到材料的最大拉力,且在疲劳测试中有较相对高的安全因素(Schievano 等,2007)。然而,临床试验表示支架折断发生率达 20%(Nordmeyer 等,2007)。试验

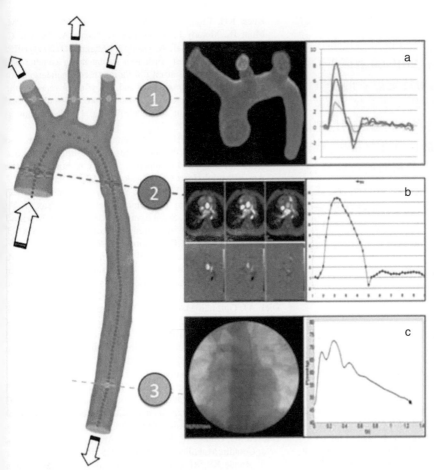

图 14-12　药物负荷下主动脉弓的快速计算血流动态模型能够预测主动脉弓梯度。主动脉弓的几何形状由 MR 对比增强血管造影术构建(蓝色)。(a) 显示了来自三个主动脉弓血管快速编码电影数据,用来设定模型的边界情况。(b) 显示了降主动脉的快速编码 MRI 电影数据。同样的 2D 数据也编码了降主动脉速率。(c) 显示了模型最后的边界情况,目前需要有创的来自膈肌水平的胸主动脉的压力-时间数据。(见彩图)

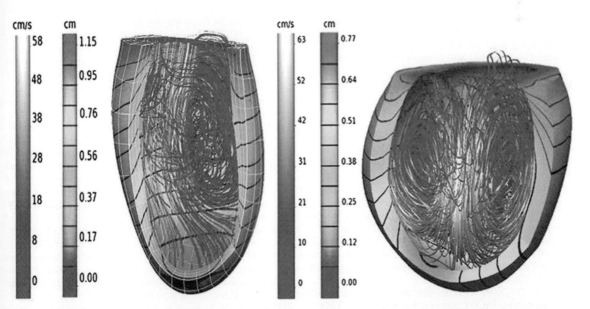

图 14-13　一个正常系统的左室计算模型(a)和一个系统性右室(b)。用彩色标度(cm)表示最大心肌舒张置换。用蓝-白标度表示最大流入速度。正常的左室(a)可以显示由两个分开的流入漩涡导致心肌移位,然而系统性右室(b)由一个单独的流入漩涡导致一系列激发的漩涡结构。(见彩图)

和临床经验之间差异的原因可能是未能实施特定患者模型，以允许特定的移植部位和设备的相互作用。Schievano 等（2010）最近证实了在支架在流出道展开时应用特定患者的右室流出道的构建模型预测最后的支架形状。该模型应用 3D 增强 MR 血管造影术构建，对模型的有限成分分析表明，与原始的模型相比，特定患者模型的支架有着更高的折断的危险性，原始模型更安全。事实上，支架确实有折断，这表明特定患者模型的优劣是可以预测结果并且利用 MRI 来实现。

（金花兰 译 杜鹏 校）

参考文献

Arepally A, Karmarkar PV, Weiss C, Rodriguez ER, Lederman RJ, Atalar E (2005) Magnetic resonance image-guided trans-septal puncture in a swine heart. J Magn Reson Imaging 21:463–467

Arujuna A, Caulfield D, Karim R, Knowles BR, Rinaldi A, Cooklin M, O'Neill MD, Rhode K, Gill JS, Razavi R (2011) Acute pulmonary vein isolation lesions consist of interstitial oedema and tissue necrosis: possible mechanism of pulmonary vein reconnection. J Cardiovasc Magn Reson 13:M8

Badger TJ, Daccarett M, Akoum NW, Adjei-Poku YA, Burgon NS, Haslam TS, Kalvaitis S, Kuppahally S, Vergara G, McMullen L, Anderson PA, Kholmovski E, MacLeod RS, Marrouche NF (2010) Evaluation of left atrial lesions after initial and repeat atrial fibrillation ablation: lessons learned from delayed-enhancement MRI in repeat ablation procedures. Circ Arrhythm Electrophysiol 3:249–259

Bell A, Beerbaum P, Greil G, Hegde S, Toschke AM, Schaeffter T, Razavi R (2009) Noninvasive assessment of pulmonary artery flow and resistance by cardiac magnetic resonance in congenital heart diseases with unrestricted left-to-right shunt. JACC Cardiovasc Imaging 2:1285–1291

Bilchick KC, Dimaano V, Wu KC, Helm RH, Weiss RG, Lima JA, Berger RD, Tomaselli GF, Bluemke DA, Halperin HR, Abraham T, Kass DA, Lardo AC (2008) Cardiac magnetic resonance assessment of dyssynchrony and myocardial scar predicts function class improvement following cardiac resynchronization therapy. JACC Cardiovasc Imaging 1:561–568

Buecker A, Spuentrup E, Grabitz R, Freudenthal F, Muehler EG, Schaeffter T, van Vaals JJ, Gunther RW (2002) Magnetic resonance-guided placement of atrial septal closure device in animal model of patent foramen ovale. Circulation 106:511–515

Burkhoff D (2009) Chasing the elusive pressure–volume relationships. JACC Cardiovasc Imaging 2:1282–1284

Calkins H, Brugada J, Packer DL, Cappato R, Chen SA, Crijns HJ, Damiano RJ Jr, Davies DW, Haines DE, Haissaguerre M, Iesaka Y, Jackman W, Jais P, Kottkamp H, Kuck KH, Lindsay BD, Marchlinski FE, McCarthy PM, Mont JL, Morady F, Nademanee K, Natale A, Pappone C, Prystowsky E, Raviele A, Ruskin JN, Shemin RJ (2007) HRS/EHRA/ECAS expert consensus statement on catheter and surgical ablation of atrial fibrillation: recommendations for personnel, policy, procedures and follow-up. A report of the Heart Rhythm Society (HRS) task force on catheter and surgical ablation of atrial fibrillation. Heart Rhythm 4: 816–861

Cherry EM, Fenton FH (2004) Suppression of alternans and conduction blocks despite steep APD restitution: electrotonic, memory, and conduction velocity restitution effects. Am J Physiol Heart Circ Physiol 286:H2332–H2341

Chung ES, Leon AR, Tavazzi L, Sun JP, Nihoyannopoulos P, Merlino J, Abraham WT, Ghio S, Leclercq C, Bax JJ, Yu CM, Gorcsan J 3rd, St John Sutton M, De Sutter J, Murillo J (2008) Results of the predictors of response to CRT (PROSPECT) trial. Circulation 117:2608–2616

de Vecchi A, Bellsham-Revell H, Smith N, Simpson JM, Razavi R, Greil GF (2011) Ventricular flow dynamics in hypoplastic left heart: useful insights from patient specific computer modelling. Cardiol Young 21:PW2–PW7

Dick AJ, Guttman MA, Raman VK, Peters DC, Pessanha BS, Hill JM, Smith S, Scott G, McVeigh ER, Lederman RJ (2003) Magnetic resonance fluoroscopy allows targeted delivery of mesenchymal stem cells to infarct borders in swine. Circulation 108:2899–2904

Dickfeld T, Kato R, Zviman M, Lai S, Meininger G, Lardo AC, Roguin A, Blumke D, Berger R, Calkins H, Halperin H (2006) Characterization of radiofrequency ablation lesions with gadolinium-enhanced cardiovascular magnetic resonance imaging. J Am Coll Cardiol 47:370–378

Duckett SG, Ginks MR, Knowles BR, Ma Y, Shetty A, Bostock J, Cooklin M, Gill JS, Carr-White GS, Razavi R, Schaeffter T, Rhode KS, Rinaldi CA (2011a) Advanced image fusion to overlay coronary sinus anatomy with real-time fluoroscopy to facilitate left ventricular lead implantation in CRT. Pacing Clin Electrophysiol 34:226–234

Duckett SG, Chiribiri A, Ginks MR, Sinclair S, Knowles BR, Botnar R, Carr-White GS, Rinaldi CA, Nagel E, Razavi R, Schaeffter T (2011b) Cardiac MRI to investigate myocardial scar and coronary venous anatomy using a slow infusion of dimeglumine gadobenate in patients undergoing assessment for cardiac resynchronization therapy. J Magn Reson Imaging 33:87–95

Duckett SG, Ginks M, Shetty AK, Knowles BR, Totman JJ, Chiribiri A, Ma YL, Razavi R, Schaeffter T, Carr-White G, Rhode K, Rinaldi CA (2011c) Realtime fusion of cardiac magnetic resonance imaging and computed tomography venography with X-ray fluoroscopy to aid cardiac resynchronisation therapy implantation in patients with persistent left superior vena cava. Europace 13: 285–286

Duckett SG, Ginks MR, Shetty AK, Paul M, Kapetanakis S, Sinclair S, Schaeffter T, Rinaldi CA, Carr-White G, Razavi R (2011d) Systolic dyssynchrony index derived from cardiac magnetic resonance imaging predicts left ventricular remodeling in heart failure patients undergoing CRT. J Cardiovasc Magn Reson 13(Suppl 1):P175

Dukkipati SR, Mallozzi R, Schmidt EJ, Holmvang G, d'Avila A, Guhde R, Darrow RD, Slavin G, Fung M, Malchano Z, Kampa G, Dando JD, McPherson C, Foo TK, Ruskin JN, Dumoulin CL, Reddy VY (2008) Electroanatomic mapping of the left ventricle in a porcine model of chronic myocardial infarction with magnetic resonance-based catheter tracking. Circulation 118:853–862

Hsu LF, Jais P, Sanders P, Garrigue S, Hocini M, Sacher F, Takahashi Y, Rotter M, Pasquie JL, Scavee C, Bordachar P, Clementy J, Haissaguerre M (2004) Catheter ablation for atrial fibrillation in congestive heart failure. N Engl J Med 351:2373–2383

Jalife J, Gray R (1996) Drifting vortices of electrical waves underlie ventricular fibrillation in the rabbit heart. Acta Physiol Scand 157:123–131

Kass DA, Maughan WL (1988) From 'emax' to pressure–volume relations: a broader view. Circulation 77:1203–1212

Kholmovski EG, Vijayakumar S, McGann CJ, Blauer J, Ranjan R, Vergara G, Payne G, Volland N, MacLeod R, Marrouche NF (2011) Characterization of acute atrial lesions by late gadolinium enhancement MRI. In: Proceedings of the 19th annual meeting of the ISMRM, 2011, p 3732

Knecht S, Skali H, O'Neill MD, Wright M, Matsuo S, Chaudhry GM, Haffajee CI, Nault I, Gijsbers GH, Sacher F, Laurent F, Montaudon M, Corneloup O, Hocini M, Haissaguerre M, Orlov MV, Jais P (2008) Computed tomography-fluoroscopy overlay evaluation during catheter ablation of left atrial arrhythmia. Europace 10:931–938

Knowles BR, Caulfield D, Cooklin M, Rinaldi CA, Gill J, Bostock J, Razavi R, Schaeffter T, Rhode KS (2010) 3-D visualization of acute RF ablation lesions using MRI for the simultaneous determination of the patterns of necrosis and edema. IEEE Trans Biomed Eng 57:1467–1475

Konings MK, Bartels LW, Smits HF, Bakker CJ (2000) Heating around intravascular guidewires by resonating RF waves. J Magn Reson Imaging 12:79–85

Krueger S, Schmitz S, Weiss S, Wirtz D, Linssen M, Schade H, Kraemer N, Spuentrup E, Krombach G, Buecker A (2008) An MR guidewire based on micropultruded fiber-reinforced material. Magn Reson Med 60:1190–1196

Kuehne T, Yilmaz S, Steendijk P, Moore P, Groenink M, Saaed M, Weber O, Higgins CB, Ewert P, Fleck E, Nagel E, Schulze-Neick I, Lange P (2004a) Magnetic resonance imaging analysis of right ventricular pressure–volume loops: in vivo validation and clinical application in patients with pulmonary hypertension. Circulation 110:2010–2016

Kuehne T, Yilmaz S, Meinus C, Moore P, Saeed M, Weber O, Higgins CB, Blank T, Elsaesser E, Schnackenburg B, Ewert P, Lange PE, Nagel E (2004b) Magnetic resonance imaging-guided transcatheter implantation of a prosthetic valve in aortic valve position: feasibility study in swine. J Am Coll Cardiol 44:2247–2249

Kuehne T, Yilmaz S, Schulze-Neick I, Wellnhofer E, Ewert P, Nagel E, Lange P (2005) Magnetic resonance imaging guided catheterisation for assessment of pulmonary vascular resistance: in vivo validation and clinical application in patients with pulmonary hypertension. Heart 91:1064–1069

Lardo AC, McVeigh ER, Jumrussirikul P, Berger RD, Calkins H, Lima J, Halperin HR (2000) Visualization and temporal/spatial characterization of cardiac radiofrequency ablation lesions using magnetic resonance imaging. Circulation 102:698–705

Little WC, Cheng CP, Mumma M, Igarashi Y, Vinten-Johansen J, Johnston WE (1989) Comparison of measures of left ventricular contractile performance derived from pressure–volume loops in conscious dogs. Circulation 80:1378–1387

Lurz P, Nordmeyer J, Muthurangu V, Khambadkone S, Derrick G, Yates R, Sury M, Bonhoeffer P, Taylor AM (2009) Comparison of bare metal stenting and percutaneous pulmonary valve implantation for treatment of right ventricular outflow tract obstruction: use of an X-ray/magnetic resonance hybrid laboratory for acute physiological assessment. Circulation 119:2995–3001

McGann CJ, Kholmovski EG, Oakes RS, Blauer JJ, Daccarett M, Segerson N, Airey KJ, Akoum N, Fish E, Badger TJ, DiBella EV, Parker D, MacLeod RS, Marrouche NF (2008) New magnetic resonance imaging-based method for defining the extent of left atrial wall injury after the ablation of atrial fibrillation. J Am Coll Cardiol 52:1263–1271

Nazarian S, Kolandaivelu A, Zviman MM, Meininger GR, Kato R, Susil RC, Roguin A, Dickfeld TL, Ashikaga H, Calkins H, Berger RD, Bluemke DA, Lardo AC, Halperin HR (2008) Feasibility of real-time magnetic resonance imaging for catheter guidance in electrophysiology studies. Circulation 118:223–229

Nordbeck P, Bauer WR, Fidler F, Warmuth M, Hiller KH, Nahrendorf M, Maxfield M, Wurtz S, Geistert W, Broscheit J, Jakob PM, Ritter O (2009) Feasibility of real-time MRI with a novel carbon catheter for interventional electrophysiology. Circ Arrhythm Electrophysiol 2:258–267

Nordmeyer J, Khambadkone S, Coats L, Schievano S, Lurz P, Parenzan G, Taylor AM, Lock JE, Bonhoeffer P (2007) Risk stratification, systematic classification, and anticipatory management strategies for stent fracture after percutaneous pulmonary valve implantation. Circulation 115:1392–1397

Oakes RS, Badger TJ, Kholmovski EG, Akoum N, Burgon NS, Fish EN, Blauer JJ, Rao SN, DiBella EV, Segerson NM, Daccarett M, Windfelder J, McGann CJ, Parker D, MacLeod RS, Marrouche NF (2009) Detection and quantification of left atrial structural remodeling with delayed-enhancement magnetic resonance imaging in patients with atrial fibrillation. Circulation 119:1758–1767

Panfilov A, Keener J (1995) Re-entry in an anatomical model of the heart. Chaos Solitons Fractals 5:681–689

Pattynama PM, De Roos A, Van der Wall EE, Van Voorthuisen AE (1994) Evaluation of cardiac function with magnetic resonance imaging. Am Heart J 128:595–607

Pattynama PM, de Roos A, Van der Velde ET, Lamb HJ, Steendijk P, Hermans J, Baan J (1995) Magnetic resonance imaging analysis of left ventricular pressure–volume relations: validation with the conductance method at rest and during dobutamine stress. Magn Reson Med 34:728–737

Peters DC, Wylie JV, Hauser TH, Kissinger KV, Botnar RM, Essebag V, Josephson ME, Manning WJ (2007) Detection of pulmonary vein and left atrial scar after catheter ablation with three-dimensional navigator-gated delayed enhancement MR imaging: initial experience. Radiology 243:690–695

Peters DC, Wylie JV, Hauser TH, Nezafat R, Han Y, Woo JJ, Taclas J, Kissinger KV, Goddu B, Josephson ME, Manning WJ (2009) Recurrence of atrial fibrillation correlates with the extent of post-procedural late gadolinium enhancement: a pilot study. JACC Cardiovasc Imaging 2:308–316

Prinzen FW, Augustijn CH, Arts T, Allessie MA, Reneman RS (1990) Redistribution of myocardial fiber strain and blood flow by asynchronous activation. Am J Physiol 259: H300–H308

Raval AN, Karmarkar PV, Guttman MA, Ozturk C, Desilva R, Aviles RJ, Wright VJ, Schenke WH, Atalar E, McVeigh ER, Lederman RJ (2006) Real-time MRI guided atrial septal puncture and balloon septostomy in swine. Catheter Cardiovasc Interv 67:637–643

Razavi RS, Baker A, Qureshi SA, Rosenthal E, Marsh MJ, Leech SC, Rela M, Mieli-Vergani G (2001) Hemodynamic response to continuous infusion of dobutamine in Alagille's syndrome. Transplantation 72:823–828

Razavi R, Hill DL, Keevil SF, Miquel ME, Muthurangu V, Hegde S, Rhode K, Barnett M, van Vaals J, Hawkes DJ, Baker E (2003) Cardiac catheterisation guided by MRI in children and adults with congenital heart disease. Lancet 362:1877–1882

Relan J, Chinchapatnam P, Sermesant M, Rhode K, Delingette H, Razavi R, Ayache N (2010) Coupled personalisation of electrophysiology models for simulation of induced ischemic ventricular tachycardia. Med Image Comput Comput Assist Interv 13:420–428

Rhode KS, Hill DL, Edwards PJ, Hipwell J, Rueckert D, Sanchez-Ortiz G, Hegde S, Rahunathan V, Razavi R (2003) Registration and tracking to integrate X-ray and MR images in an XMR facility. IEEE Trans Med Imaging 22: 1369–1378

Rhode KS, Sermesant M, Brogan D, Hegde S, Hipwell J, Lambiase P, Rosenthal E, Bucknall C, Qureshi SA, Gill JS, Razavi R, Hill DL (2005) A system for real-time XMR guided cardiovascular intervention. IEEE Trans Med Imaging 24:1428–1440

Rickers C, Jerosch-Herold M, Hu X, Murthy N, Wang X, Kong H, Seethamraju RT, Weil J, Wilke NM (2003) Magnetic resonance image-guided transcatheter closure of atrial septal defects. Circulation 107:132–138

Ross J Jr (1983) Cardiac function and myocardial contractility: a perspective. J Am Coll Cardiol 1:52–62

Schalla S, Saeed M, Higgins CB, Weber O, Martin A, Moore P (2005) Balloon sizing and transcatheter closure of acute atrial septal defects guided by magnetic resonance fluoroscopy: assessment and validation in a large animal model. J Magn Reson Imaging 21:204–211

Schievano S, Petrini L, Migliavacca F, Coats L, Nordmeyer J, Lurz P, Khambadkone S, Taylor AM, Dubini G, Bonhoeffer P (2007) Finite element analysis of stent deployment: understanding stent fracture in percutaneous pulmonary valve implantation. J Interv Cardiol 20:546–554

Schievano S, Taylor AM, Capelli C, Lurz P, Nordmeyer J, Migliavacca F, Bonhoeffer P (2010) Patient specific finite element analysis results in more accurate prediction of stent fractures: application to percutaneous pulmonary valve implantation. J Biomech 43:687–693

Sermesant M, Peyrat JM, Chinchapatnam P, Billet F, Mansi T, Rhode K, Delingette H, Razavi R, Ayache N (2008) Toward patient-specific myocardial models of the heart. Heart Fail Clin 4:289–301

Sermesant M, Billet F, Chabiniok R, Mansi T, Chinchapatnam P, Moireau P, Peyrat J-M, Rhode K, Ginks M, Lambiase P, Arridge S, Delingette H, Sorine M, Rinaldi A, Chapelle D, Razavi R, Ayache N (2009) Personalised electromechanical

model of the heart for the prediction of the acute effects of cardiac resynchronisation therapy. In: Proceedings of functional imaging and modeling of the heart 2009, pp 239–248

Sra J, Narayan G, Krum D, Malloy A, Cooley R, Bhatia A, Dhala A, Blanck Z, Nangia V, Akhtar M (2007) Computed tomography-fluoroscopy image integration-guided catheter ablation of atrial fibrillation. J Cardiovasc Electrophysiol 18:409–414

Toussaint N, Sermesant M, Stoeck CT, Kozerke S, Batchelor PG (2010) In vivo human 3D cardiac fibre architecture: reconstruction using curvilinear interpolation of diffusion tensor images. Med Image Comput Comput Assist Interv 13:418–425

Tzifa A, Razavi R (2011) Test occlusion of Fontan fenestration: unique contribution of interventional MRI. Heart 97:89

Tzifa A, Krombach GA, Kramer N, Kruger S, Schutte A, von Walter M, Schaeffter T, Qureshi S, Krasemann T, Rosenthal E, Schwartz CA, Varma G, Buhl A, Kohlmeier A, Bucker A, Gunther RW, Razavi R (2010) Magnetic resonance-guided cardiac interventions using magnetic resonance-compatible devices: a preclinical study and first-in-man congenital interventions. Circ Cardiovasc Interv 3:585–592

Uribe S, Tangchaoren T, Parish V, Wolf I, Razavi R, Greil G, Schaeffter T (2008) Volumetric cardiac quantification by using 3D dual-phase whole-heart MR imaging. Radiology 248:606–614

Valverde I, Staicu C, Grotenhuis H, Marzo A, Rhode K, Shi Y, Brown AG, Tzifa A, Hussain T, Greil G, Lawford P, Razavi R, Hose R, Beerbaum P (2011) Predicting hemodynamics in native and residual coarctation: preliminary results of a rigid-wall computational-fluid-dynamics model (RW-CFD) validated against clinically invasive pressure measures at rest and during pharmacological stress. J Cardiovasc Magn Reson 13:144

Waechter I, Kneser R, Korosoglou G, Peters J, Bakker NH, van der Boomen R, Weese J (2010) Patient specific models for planning and guidance of minimally invasive aortic valve implantation. Med Image Comput Comput Assist Interv 13:526–533

Weiss S, Wirtz D, David B, Krueger S, Lips O, Caulfield D, Pedersen SF, Bostock J, Razavi R, Schaeffter T (2011) In vivo evaluation and proof of radiofrequency safety of a novel diagnostic MR-electrophysiology catheter. Magn Reson Med 65:770–777

Wright M, Haissaguerre M, Knecht S, Matsuo S, O'Neill MD, Nault I, Lellouche N, Hocini M, Sacher F, Jais P (2008) State of the art: catheter ablation of atrial fibrillation. J Cardiovasc Electrophysiol 19:583–592

Zhuang X, Leung K, Rhode K, Razavi R, Hawkes D, Ourselin S (2010a) Whole heart segmentation of cardiac MRI using multiple path propagation strategy. Med Image Comput Comput Assist Interv 13:435–443

Zhuang X, Rhode KS, Razavi RS, Hawkes DJ, Ourselin S (2010b) A registration-based propagation framework for automatic whole heart segmentation of cardiac MRI. IEEE Trans Med Imaging 29:1612–1625

第15章 MRI 引导前列腺穿刺活检

Derya Yakar, Jurgen J. Fütterer

本章目录

1 引言 …………………………………… 202

2 穿刺前计划制定 ………………………… 202

3 患者准备 ……………………………… 204

4 如何实施 MRI 引导前列腺穿刺 …… 204

5 机器人 ………………………………… 205

6 讨论 …………………………………… 207

参考文献 ………………………………… 207

摘 要

对于前列腺特异性抗原升高和(或)直肠指诊发现前列腺异常的患者,前列腺穿刺是诊断前列腺癌(PCa)的金标准。随机的经直肠超声引导前列腺活检(TRUSGB)是诊断前列腺癌的一种有效的方法,并广泛应用于临床。第一次及第二次随机 TRUSGB 对前列腺癌的最高检出率分别为 44% 和 22%(Djavan 等,Eur Urol 42:93-103, 2002;Presti 等,J Urol 169:125-129, 2003)。因此,需要探索其他穿刺方法。其中一种方法即 MRI 引导前列腺穿刺(MRGB),它对于超声引导穿刺阴性的患者,尚有 38%~59% 的检出率 [Anastasiadis 等,Eur Urol 50:738-748; Beyersdorff 等,Radiology 234:576-658; Engelhard 等,Eur Radiol 16:1237-1243; Franiel 等,Radiology 259:162-172; Hambrock 等,Invest Radiol 43:686-694; Roethke 等,World J Urol (in press)]。它的检出率高于多次超声引导穿刺。MRGB 分为两个步骤:第一步,MR 对前列腺多参数成像,从而确定可疑区域;第二步,以可疑区域为靶区行 MRGB。总而言之,MRGB 对于超声引导穿刺阴性的前列腺癌患者具有较高检出率,正因如此,MRGB 在日常工作中越来越实用。但一个重要问题是,MR 扫描前列腺缺少统一标准。为了更好地穿刺,我们仍需更多的研究。机器人技术可以优化 MRGB 的准确度,缩短穿刺时间。

1 引言

对于前列腺特异性抗原升高和(或)直肠指诊发现前列腺异常的患者,前列腺穿刺是诊断前列腺癌(PCa)的金标准。随机的经直肠超声引导前列腺活检(TRUSGB)是诊断前列腺癌的一种有效的方法,并广泛应用于临床。根据欧洲协会泌尿外科前列腺癌指南,应依据前列腺大小提取 8~12 条组织(Heidenreich 等,2011)。第一次及第二次随机 TRUSGB 对前列腺癌的最高检出率分别为 44% 和 22% (Djavan 等,2002;Presti 等,2003)。 这种"盲目"的采样常常会导致前列腺前部及尖端组织不能被采集,这种方法的阴性预测值约为 36% (Sciarra 等,2010),导致许多人错误地认为自己并未患此肿瘤。因此,我们需探索其他的穿刺方法。对于多次 TRUSGB 获得阴性结果的患者,建议行前列腺饱和活检(不论是经会阴或经直肠)。所谓饱和穿刺,是指至少有 20 个穿刺中心的穿刺方案。即使是如此激进的穿刺方案,对于首次超声穿刺结果阴性的患者来说,其阳性率最高约为 34% (Stewart 等,2001)。而且,这种穿刺方案有可能会加重患者的病情,如发生尿潴留及血尿等(Ashley 等,2008)。此外,人们一直在争论,用饱和穿刺探查不明显的肿瘤是否风险大过收益 (Delongchamps 等,2009)。然而导致 TRUSGB 不精确的原因不是因为穿刺组织的数量,更可能的原因是没有敏感的成像技术做引导而盲目提取前列腺组织。因此急需一种适当的成像方法,在无创的情况下对肿瘤进行理想的定位、确定肿瘤的侵袭性及估计肿瘤大小。之后,这些信息可以用于定位穿刺以及聚焦治疗。前列腺的 MRI 检查,尤其是其多参数途径,是显示和定位前列腺肿瘤的最佳方法(Chen 等, 2008;Futterer 等,2006;Tanimoto 等,2007)。T2 加权序列、动态增强序列及波普序列相结合,可以显示出前列腺癌的区域(Futterer 等,2006)。 此外,再加上 DWI 与表观弥散系数呈负相关的关系 (deSouza 等,2008;Hambrock

等,2011a;Mazaheri 等,2008),这意味着可以在穿刺中定位侵袭性最强的区域。尽管这方面研究的数量还比较少,但越来越多的证据表明多参数 MRI 在测量肿瘤体积方面也很敏感(Coakley 等,2002;Mazaheri 等,2009;Villers 等,2006)。

2010 年,Hambrock 等(2011b)公布了一项关于经直肠 MRGB 前列腺癌检出率方面的研究, 所选择的患者在入组前至少经两次 TRUSGB 检查,结果均显示阴性。它的定向穿刺路径基于术前进行的 3T 磁共振多序列检查,平均每例患者约取 4 个穿刺中心,结果显示检出率约为 59%。其中 68% 的前列腺癌位于前列腺的前部,此部位在 TRUSGB 的随机标准抽样中很难提取到。MRGB 检出的肿瘤中 93% 在临床上具有重大意义。另外还有其他作者也证实 TRUSGB 显示阴性的患者有可能 MRGB 显示阳性结果 (Anastasiadis 等,2006;Beyersdorff 等,2005;Engelhard 等,2006;Franiel 等,2011;Hambrock 等,2008;Roethke 等,2011)(表 15-1)。 MRGB 还可以用来监测放疗后局部是否复发(Yakar 等,2010)。前列腺的 MRGB 得到越来越广泛的应用。然而对于最佳的检查方法并没有一致的结论。最近又有关于机器人在前列腺穿刺方面作用的研究进展公布(Fischer 等,2008;Muntener 等,2008;van den Bosch 等,2010)。

本章将概述有关 MRGB 的内容,阐述了为了穿刺至前列腺可疑区域(CSR)而制定的穿刺计划、穿刺步骤、如何实施穿刺,以及机器人在MRGB 方面所发挥的作用。

2 穿刺前计划制定

MRGB 通常包含两步。第一步需要诊断前列腺的多参数 MR 图像,尽管最佳的显像序列的拟定仍在讨论中,但是至少应包括 T2WI、DWI、DCE-MRI 和(或)光谱成像(Hambrock 等,2008)。另外,MR 图像上的肿瘤可疑区域(CSR)的判定需要系列的报道。系列报道对于将 CSR

表 15-1　MRGB 的文献概述

作者	患者群	场强(T)	诊断图像序列	检出率(%)
Beyersdorff 等 (2005)	曾行 TRUSGB 患者	1.5	T2W	45
Engelhard 等 (2006)	曾行 TRUSGB 患者	1.5	T2W	39
Anastasiadis 等 (2006)	曾行 TRUSGB 患者	1.5	T2W	55
Hambrock 等 (2008)	曾行 TRUSGB 患者	3	T2W, DWI, DCE-MRI	38
Hambrock 等 (2010)	曾行 TRUSGB 患者	3	T2W, DWI, DCE-MRI	59
Yakar 等 (2010)	放疗后可疑复发患者	3	T2W, DCE-MRI	75
Roethke 等 (2011)	曾行 TRUSGB 患者	1.5	局部 T2W,局部 T2W,DWI,DCE-MRI,MRSI	52
Franiel 等 (2011)	曾行 TRUSGB 患者	1.5	T2W, DWI, DCE-MRI, MRSI	39

注:MRGB,MRI 引导前列腺活检;TRUSGB,经直肠超声引导前列腺活检;DWI,弥散加权成像;DCE-MRI,动态对比增强 MRI;MRSI,MR 波谱成像

成功转换为 MRGB 靶区至关重要。在 MRGB 过程中，至少有两个最可疑的肿瘤怀疑区域应被穿中。图 15-1 展示了一个多参数的 MR 诊断图像结构化报道的例子。最实用的方法是在每个序列上根据肿瘤出现可能性的高低为每个 CSR 打分。这个标准分为 1~5 分,1 分提示无肿瘤出

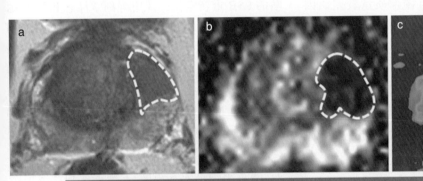
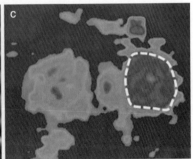

总结(NA=不可评估,1=无肿瘤,5=极有可能有肿瘤)					
	T2	DWI	DCE	总数	腺体外蔓延
评分标志 1	5/5	5/5	5/5	15/15	

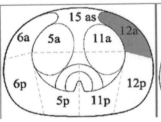
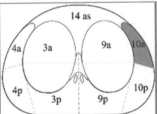
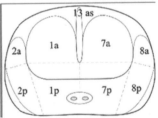
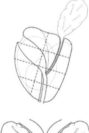
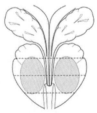

评分区域(底部—中部—上部)

冠状-矢状

图 15-1　多参数 MR 图像,结合 T2 加权(a)、弥散加权计算出表观弥散系数图像(b)和动态增强图像(Ktrans)(c),75 岁患者, PSA 约为 15ng/mL,曾行 2 次 TRUSGB,结果均为阴性。图中白色虚线围成的区域为可疑恶性的区域,其在各个序列中的表现将在结构化报道中体现。首先,CSA 根据肿瘤发生的可能性被评为 1~5 分(d)。然后,三维位置定位 (e) MRGB 过程中的靶区。(见彩图)

现,5 分提示肿瘤极有可能出现。每个序列肿瘤出现的分值标准如下:T2 序列低信号区域集中、动态对比增强序列中局限性强化或廓清区域，以及 DWI 图像中局限性低信号区域、高 b 值(如 800 s/mm²)表观扩散系数局限性呈高信号区域。

3　患者准备

可以预防性的口服或静脉滴注奎诺酮类药物;对于有心内膜炎预防指征或服用抗凝药物的患者需要提前告知,若有需要,应根据医院要求进一步干预。其他准备,如特殊膳食、灌肠等,则无需进行。应告知患者在手术期间不可移动。第一台 MRGB 手术是在开放式的 MR 设备下完成的。开放式的 MR 设备的信噪比比较低(由于场强较低),而且图像质量较差。因此，理想的 MRGB 应在闭合孔径的系统下完成(如 1.5T 或更高场强)。然而,这样做的缺点在于闭合孔径 MR 的有限空间都用来安置患者,执行操作和放置仪器势必会受到干扰。这些问题将随着技术的进步迎刃而解,将来会出现新型的 MR 设备,它的孔径会更大、孔道会更短,而且机器人的出现也会帮助我们克服上述问题。

至于穿刺路径,经直肠穿刺应是最适合的路径,尽管曾提出经臀肌和经会阴的穿刺方法有报道看似可行，但经直肠穿刺是唯一一种无需麻醉的穿刺方法 (Hara 等,2008;Ingber 等,2010)。

在一项安慰剂双盲控制的研究中,结果显示 TRUSGB 前列腺中产生的疼痛是可以接受的,无需麻醉(Ingber 等,2010)。另外,经直肠是到达前列腺最短的路径,而且从技术上来说是最简单的路径,术中的痛苦(如来自调针等)最小。关于并发症的发生率,经直肠穿刺及经会阴穿刺同样安全 (Hara 等,2008；Miller 等,2005)。目前没有关于三种穿刺路径并发症发生率比较的文献。

4　如何实施 MRI 引导前列腺穿刺

Beyersdorff 等 (2005) 率先描述了在闭孔 MR 设备下用 T2 加权做穿刺计划的经直肠 MRGB。而现在,Hambrock 等(2011)和 Franiel 等描述了在闭孔 MR 设备下用多种序列参数做穿刺计划的经直肠 MRGB。

这是两种当前市售的 MRGB 设备(图 15-2 和图 15-3),图 15-2 中所示的设备可向 5 个方向自由移动(旋转/前后移动/高度改变),患者以仰卧位或俯卧位被安置在 MR 扫描床上，用利多卡因油充分润滑后，将一个含有轧造影剂的导线针插入直肠，将体线圈放置在患者身上 (图 15-4)。当患者躺上 MR 扫描床后,应对事先诊断的 CSR 重新定位,并用解剖学标志和相关三维位置评估将 CSR 转化为穿刺序列中的 T2 图像的靶区 (图 15-1e)(Hambrock 等,2008)。在穿刺前行 DWI 序列成像有助于确定侵袭性最强的部分为靶区 (deSouza 等,2008;Hambrock 等,2011;Mazaheri 等,2008)。对 CSR 区域重新定位以后,调整引导针指向靶区,用一种快速恒稳定 T2 序列扫描,这种序列可以在至少两个位面(通常是轴位和矢状位)上确定穿刺针与靶区的相对位置。常用的设备都配有校正穿刺针和靶区相对位置的软件,一旦达到满意的位置,即进行穿刺,并采集穿刺针留在靶区的图像以供核实 (图 15-5)。所采用的穿刺针为 18G 全自动、MR 兼容、带有针芯的双发射穿刺枪,它的长度约为 150mm 或 175mm,取样组织槽长度约为 17mm。如果对穿刺部位和靶区位置的相符程度有质疑,还可以继续穿刺。术者在经过 30~40 例患者的学习后,完成这个程序的时间约为 35min (Hambrock 等,2011;Roethke 等,2011)。

MRGB 术后预期的并发症与 TRUSGB 随机穿刺相仿,包括血精(术后 4 周以内)、血尿(术后 1 周以内)及肛门流血(术后 1~2 天)。偶尔可见败血病发生(小于 1%)。因为每例 MRGB 患

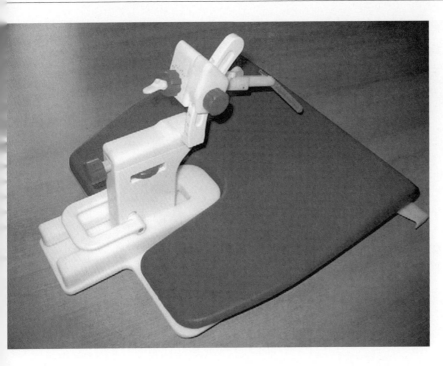

图 15-2　患者体位摆放装置（Invivo, Schwerin, Germany）（见彩图）

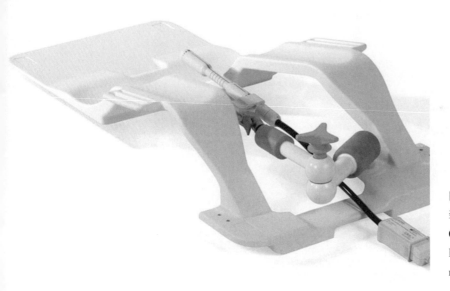

图 15-3　患者体位摆放装置（Hologic, Toronto, Canada）。Photo courtesy of Hologic, Inc. © 2011. All rights reserved.

者所取组织较少，由此可推断出其并发症也应较少，但没有关于 MRGB 和 TRUSGB 并发症方面的研究。

5　机器人

　　前文描述的 MRGB 是人工操作过程，导针的调整运动是由手工完成的。自从使用了闭孔 MR 扫描，仪器的空间限制了手工操作，每次调整需要将患者移出后再移入扫描仪，结果导致在器械的调整上浪费了大量的时间。在这种情况下，机器人非常实用。然而，设计这样一台 MR 兼容的、可在 MR 扫描情况下使用的或在有限空间里使用的机器人是一项很有挑战性的工作，必须考虑很多问题，如选择 MR 兼容的材料、建立 MR 兼容的执行器和位置传感器、建立

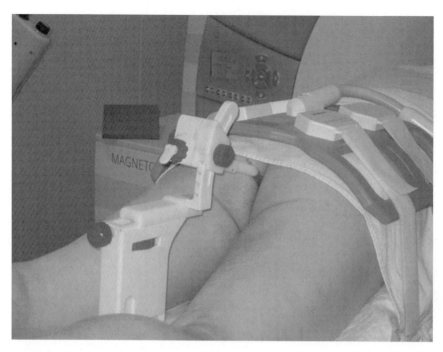

图 15-4 患者俯卧于穿刺装置上，引导针插入直肠。（见彩图）

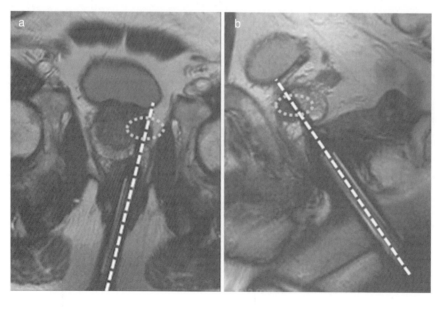

图 15-5 在第二步穿刺过程中，MRI 引导穿刺图 15-1 中的可疑区域。引导针在轴位(a)、矢状位(b)指向 CSR 区域，然后活检。留下穿刺针在病变组织内的图像以供证实。病理学显示为前列腺癌，Gleason 评分为 4+4。

一个图像配准系统，以根据 MR 反馈的图像进行引导(Fütterer 等,2010)。

迄今为止，只有 3 个机构研制出了 MR 兼容的用于闭孔 MR 的前列腺穿刺机器人，大多数研究集中在经会阴穿刺针或放射性粒子植入方面(Fischer 等,2008；Muntener 等,2008；van den Bosch 等,2010)。有 2 项研究报道了机器人协助下 MRGB 的可行性 (Yakar 等,2011；Zangos 等,2011)。一项研究关于经臀肌途径穿刺前列腺可疑病变 (Zangos 等,2011)。另一项研究在麻醉下采取经直肠路径，从一个肿瘤可疑区域调整到另一可疑区域用时大约 2.5min (Yakar 等,2011)。这些初步的结果证明在 MRGB 过程中用机器人是有前景的，可以缩短穿刺时间,提高穿刺精准度。然而,关于这个课题只有 4 项研究,为了证明机器人在 MRGB 过程中的实用性,我们还需更多的研究。

6　讨论

对于 TRUSGB 结果阴性的患者,MRGB 的检出率为 38%~59% ,(Anastasiadis 等,2006;Beyersdorff 等,2005;Engelhard 等,2006;Franiel 等,2011;Hambrock 等,2008;Roethke 等,2011)(表 15-1)。这个比例远远高于再次行 TRUSGB 检查的比例,后者数值约为 22% (Djavan 等,2002;Presti 等,2003)。表 15-1 中同样值得注意的是:多参数 MRGB 的检出率高于单独 T2WI 的MRGB。

MRGB 的优势是靶向穿刺,可在之前 MR 诊断图像的指导基础上进行定位,而且在穿刺过程中它所表现出的较好的软组织分辨率也是一大优势。应用多参数 MRI 诊断前列腺癌使很多患者免受不必要的有创检查,避免了治疗的延误。虽然在前列腺穿刺中缺少标准的 MRI 序列是一个很重要的问题,但 MR 在前列腺癌的定位和确定肿瘤侵袭性及测量肿瘤体积方面仍是最有效的成像方法。多参数 MRI 成像的另一个优势在于它对于低级别、小体积的肿瘤敏感性较低,所以只能检测出临床上有重大意义的疾病。随着更多关于多参数 MRI 的研究,标准序列的开发只是个时间问题。另一个关于MRGB 负面的争论是它过高的费用:相对于标准的 TRUSGB 来说,每例患者的费用约多出5000 美元(Ashley 等,2008)。

TRUSGB 在世界范围内的应用较 MRGB 更广泛。MR 诊断图像中所包含的信息也可用来指导 TRUSGB。这些信息可以形象地转化为经直肠超声图像,但是很有可能会出现很多空间匹配错误,为了减少这些错误匹配,融合算法正在不断发展。如今,市场上已有可在运行过程中将 MR 定位信息与经直肠超声图像融合的软件包(Singh 等,2008)。关于靶区的精确性,可以想象出 MRGB 因为定位和穿刺时应用的是相同

的技术,所以空间匹配错误将会最少。然而,并没有关于 TRUSGB-MRI 融合技术及 MRGB 靶区精确性方面的研究。

此外,机器人将在 MRI 引导穿刺和介入中起到重要作用。然而,要定义哪项技术最佳,还需要更多的研究。未来的研究将集中在哪项技术更准确、更快速、更物有所值。

总之,对于既往行 TRUSGB 结果阴性的患者来说,MRGB 对前列腺癌的检出率较高,为此MRGB 和(或)TRUSGB-MRI 将在日常工作中更加实用。但要定义哪项技术最佳,还需要更多的研究。机器人的出现有助于提高 MRGB 的准确性,并节省时间。

(马旭阳　译　张啸波　校)

参考文献

Anastasiadis AG, Lichy MP, Nagele U et al (2006) MRI-guided biopsy of the prostate increases diagnostic performance in men with elevated or increasing PSA levels after previous negative TRUS biopsies. Eur Urol 50:738–748

Ashley RA, Inman BA, Routh JC et al (2008) Reassessing the diagnostic yield of saturation biopsy of the prostate. Eur Urol 53:976–981

Beyersdorff D, Winkel A, Hamm B, Lenk S, Loening SA, Taupitz M (2005) MR imaging-guided prostate biopsy with a closed MR unit at 1.5 T: initial results. Radiology 234:576–581

Chen M, Dang HD, Wang JY et al (2008) Prostate cancer detection: comparison of T2-weighted imaging, diffusion-weighted imaging, proton magnetic resonance spectroscopic imaging, and the three techniques combined. Acta Radiol 49:602–610

Coakley FV, Kurhanewicz J, Lu Y et al (2002) Prostate cancer tumor volume: measurement with endorectal MR and MR spectroscopic imaging. Radiology 223:91–97

Delongchamps NB, de la Roza G, Jones R, Jumbelic M, Haas GP (2009) Saturation biopsies on autopsied prostates for detecting and characterizing prostate cancer. BJU Int 103:49–54

deSouza NM, Riches SF, Vanas NJ et al (2008) Diffusion-weighted magnetic resonance imaging: a potential non-invasive marker of tumour aggressiveness in localized prostate cancer. Clin Radiol 63:774–782

Djavan B, Remzi M, Schulman CC, Marberger M, Zlotta AR (2002) Repeat prostate biopsy: who, how and when? A review. Eur Urol 42:93–103

Engelhard K, Hollenbach HP, Kiefer B et al (2006) Prostate biopsy in the supine position in a standard 1.5-T scanner under real time MR-imaging control using a MR-compatible endorectal biopsy device. Eur Radiol 16:1237–1243

Fischer GS, Iordachita I, Csoma C et al (2008) MRI-compatible pneumatic robot for transperineal prostate needle placement. IEEE/ASME Trans on Mechatron 13:295–305

Franiel T, Stephan C, Erbersdobler A, Dietz E et al (2011) Areas suspicious for prostate cancer: MR-guided biopsy in patients with at least one transrectal US-guided biopsy with a negative finding–multiparametric MR imaging for detection and biopsy planning. Radiology 259:162–172

Futterer JJ, Heijmink SWTPJ, Scheenen TWJ et al (2006) Prostate cancer localization with Dynamic contrast-enhanced MR imaging and Proton MR spectroscopic imaging. Radiology 241:449–458

Fütterer JJ, Misra S, Macura KJ (2010) MRI of the prostate: potential role of robots. Imaging Med 2:583–592

Hambrock T, Futterer JJ, Huisman HJ et al (2008) Thirty-two-channel coil 3T magnetic resonance-guided biopsies of prostate tumor suspicious regions identified on multimodality 3T magnetic resonance imaging: technique and feasibility. Invest Radiol 43:686–694

Hambrock T, Somford DM, Huisman HJ et al (2011a) Relationship between apparent diffusion coefficients at 3.0-T MR imaging and gleason grade in peripheral zone prostate cancer. Radiology 259:453–461

Hambrock T, Somford DM, Hoeks C et al (2011b) Magnetic resonance imaging guided prostate biopsy in men with repeat negative biopsies and increased prostate specific antigen. J Urol 183:520–527

Hara R, Jo Y, Fujii T et al (2008) Optimal approach for prostate cancer detection as initial biopsy: prospective randomized study comparing transperineal versus transrectal systematic 12-core biopsy. Urology 71:191–195

Heidenreich A, Bellmunt J, Bolla M et al (2011) EAU guidelines on prostate cancer. Part 1: screening, diagnosis, and treatment of clinically localised disease. Eur Urol 59:61–71

Ingber MS, Ibrahim I, Turzewski C, Hollander JB, Diokno AC (2010) Does periprostatic block reduce pain during transrectal prostate biopsy? A randomized, placebo-controlled, double-blinded study. Int Urol Nephrol 42:23–27

Mazaheri Y, Shukla-Dave A, Hricak H et al (2008) Prostate cancer: identification with combined diffusion-weighted MR imaging and 3D 1H MR spectroscopic imaging—correlation with pathologic findings. Radiology 246:480–488

Mazaheri Y, Hricak H, Fine SW et al (2009) Prostate tumor volume measurement with combined T2-weighted imaging and diffusion-weighted MR: Correlation with pathologic tumor volume. Radiology 252:449–457

Miller J, Perumalla C, Heap G (2005) Complications of transrectal versus transperineal prostate biopsy. ANZ J Surg 75:48–50

Muntener M, Patriciu A, Petrisor D, et al (2008) Transperineal prostate intervention: robot for fully automated MR imaging—system description and proof of principle in a canine model. Radiology;247:543–549

Presti JC Jr, O'Dowd GJ, Miller MC, Mattu R, Veltri RW (2003) Extended peripheral zone biopsy schemes increase cancer detection rates and minimize variance in prostate specific antigen and age related cancer rates: results of a community multi-practice study. J Urol 169:125–9

Roethke M, Anastasiadis AG, Lichy M, et al (2011) MRI-guided prostate biopsy detects clinically significant cancer: analysis of a cohort of 100 patients after previous negative TRUS biopsy. World J Urol (in press)

Sciarra A, Panebianco V, Ciccariello M et al (2010) Value of magnetic resonance spectroscopy imaging and dynamic contrast-enhanced imaging for detecting prostate cancer foci in men with prior negative biopsy. Clin Cancer Res 16:1875–1883

Singh AK, Kruecker J, Xu S et al (2008) Initial clinical experience with real-time transrectal ultrasonography-magnetic resonance imaging fusion-guided prostate biopsy. BJU Int 101:841–845

Stewart CS, Leibovich BC, Weaver AL, Lieber MM (2001) Prostate cancer diagnosis using a saturation needle biopsy technique after previous negative sextant biopsies. J Urol 166:86–92

Tanimoto A, Nakashima J, Kohno H, Shinmoto H, Kuribayashi S (2007) Prostate cancer screening: the clinical value of diffusion-weighted imaging and dynamic MR imaging in combination with T2-weighted imaging. J Magn Reson Imaging 25:146–152

van den Bosch MR, Moman MR, van Vulpen M et al (2010) MRI-guided robotic system for transperineal prostate interventions: proof of principle. Phys Med Biol 55: N133–N140

Villers A, Puech P, Mouton D, Leroy X, Ballereau C, Lemaitre L (2006) Dynamic contrast enhanced, pelvic phased array magnetic resonance imaging of localized prostate cancer for predicting tumor volume: correlation with radical prostatectomy findings. J Urol 176:2432–2437

Yakar D, Hambrock T, Huisman H et al (2010) Feasibility of 3T Dynamic Contrast-Enhanced Magnetic Resonance-Guided Biopsy in Localizing Local Recurrence of Prostate Cancer After External Beam Radiation Therapy. Invest Radiol 45:121–125

Yakar D, Schouten MG, Bosboom DG, Barentsz JO, Scheenen TW, Fütterer JJ (2011) Feasibility of a pneumatically actuated MR-compatible Robot for Transrectal prostate Biopsy Guidance. Radiology (in press)

Zangos S, Melzer A, Eichler K (2011) MR-compatible assistance system for biopsy in a high-field-strength system: initial results in patients with suspicious prostate lesions. Radiology 259:903–10

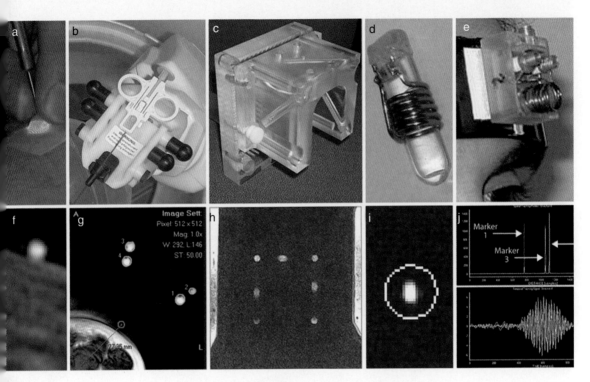

图 4-1

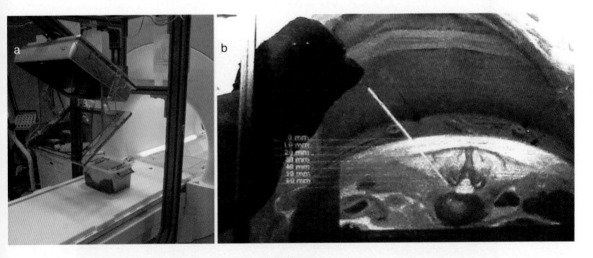

图 4-10

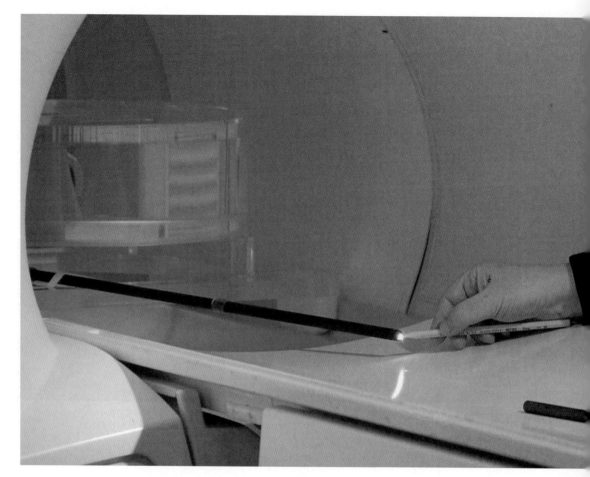

图 5-1

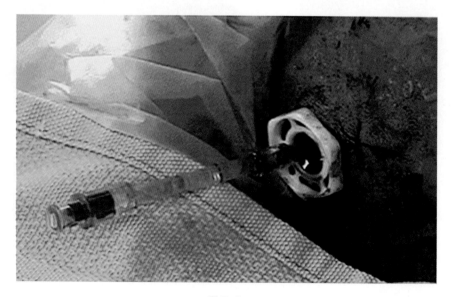

图 7-3

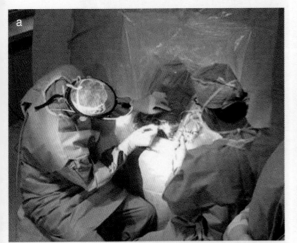

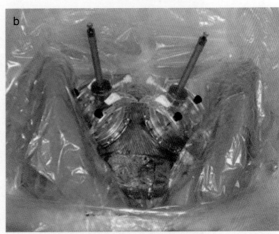

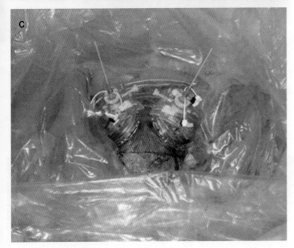

图 7-9

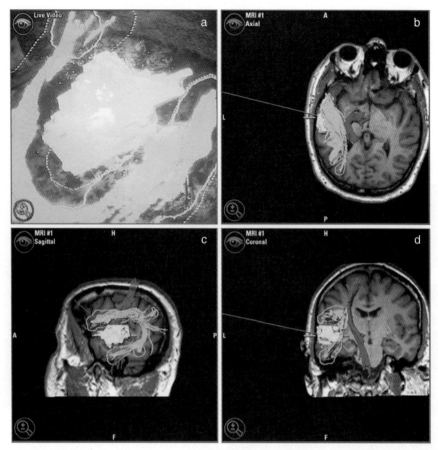

图 8-1

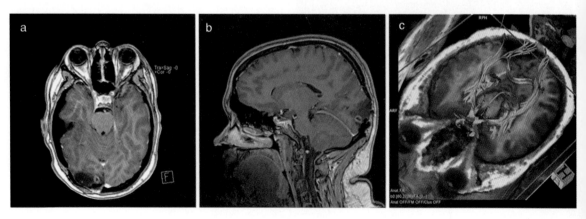

图 8-2

4

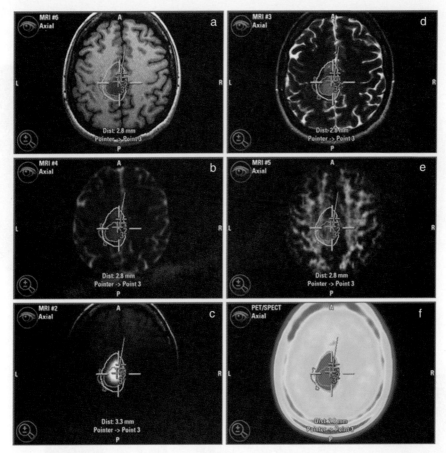

图 8-3

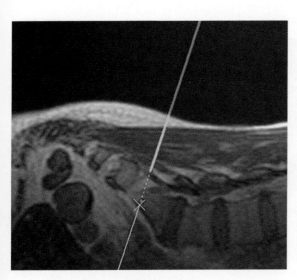

图 9-1

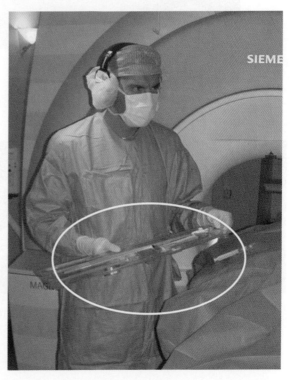

图 9-19

5

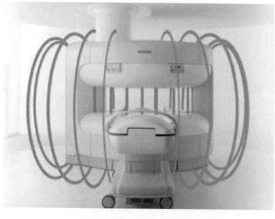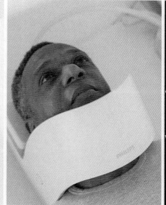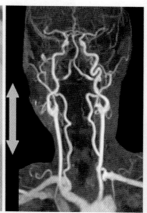

图 10-2

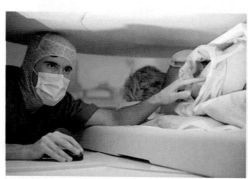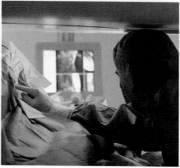

图 10-3

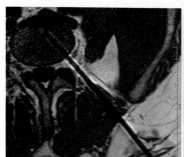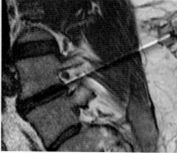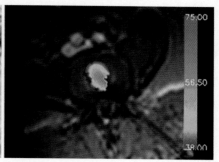

图 10-5

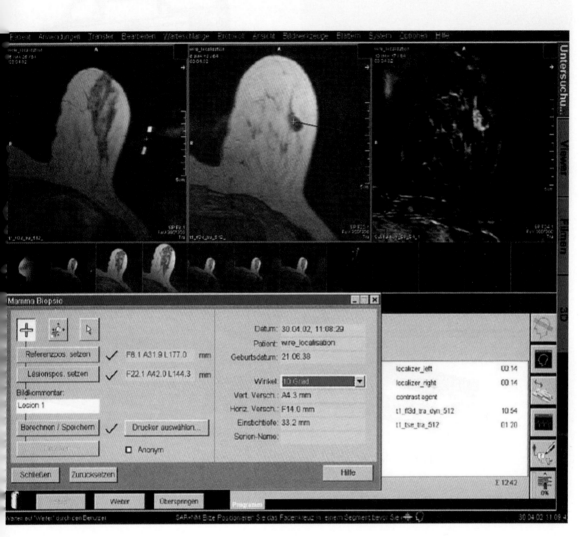

图 11-1

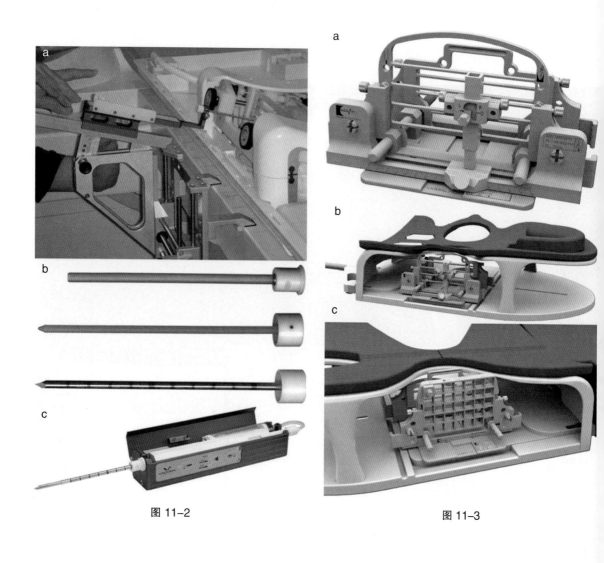

图 11-2

图 11-3

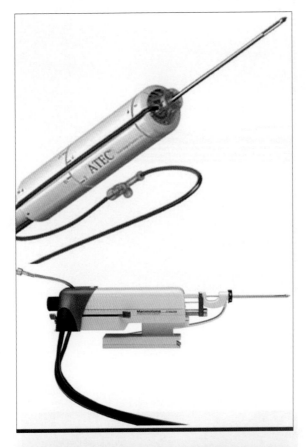

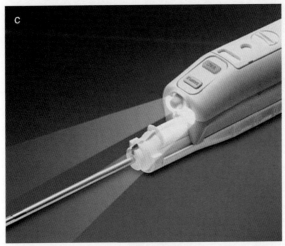

图 11-4

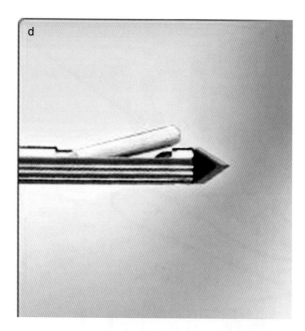

图 11-6

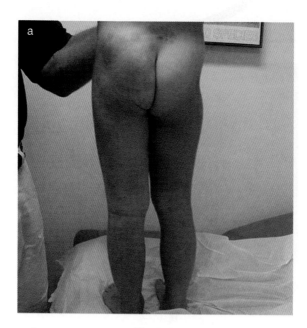

图 13-3

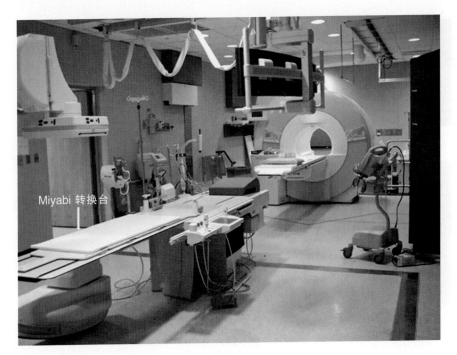

Miyabi 转换台

图 13-4

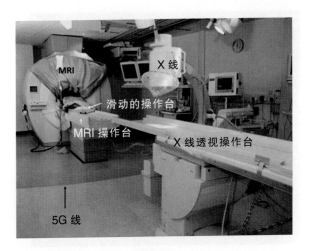

MRI

X 线

滑动的操作台

MRI 操作台

X 线透视操作台

5G 线

图 14-1

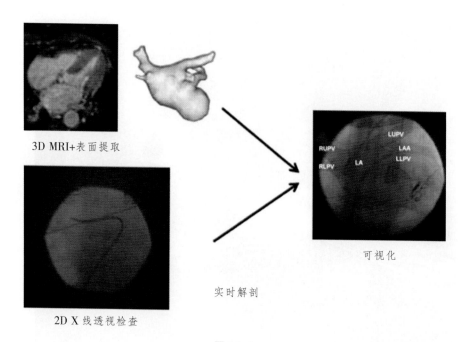

3D MRI+表面提取

2D X 线透视检查

实时解剖

可视化

图 14-4

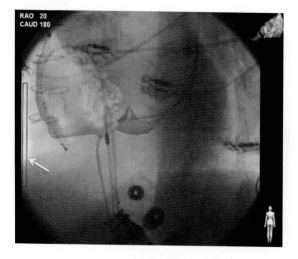

图 14-5

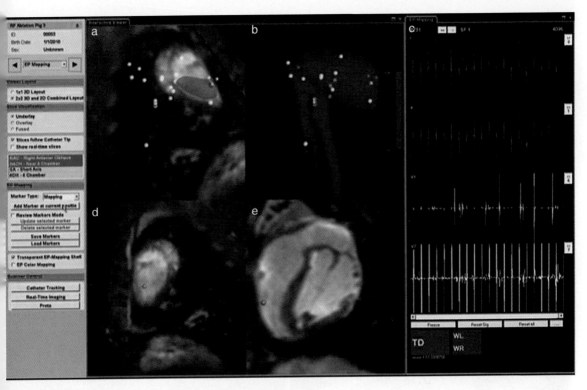

图 14-6

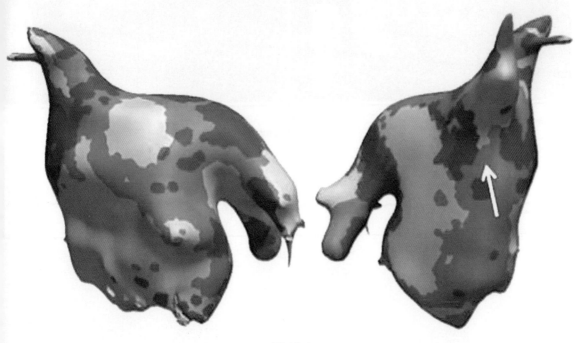

图 14-8

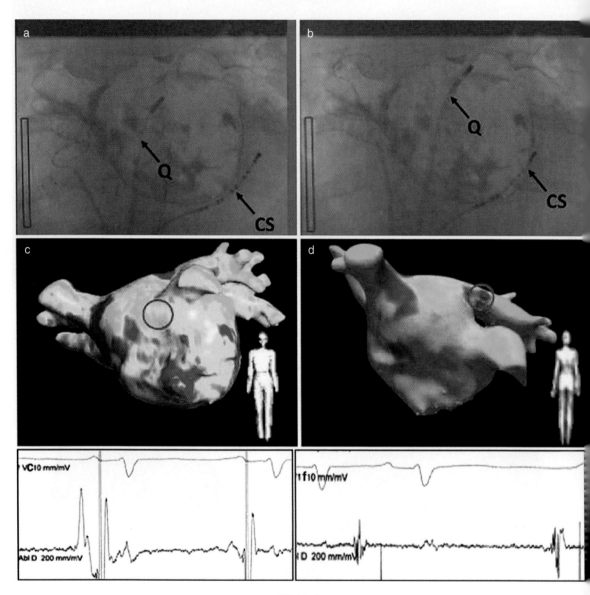

图 14-9

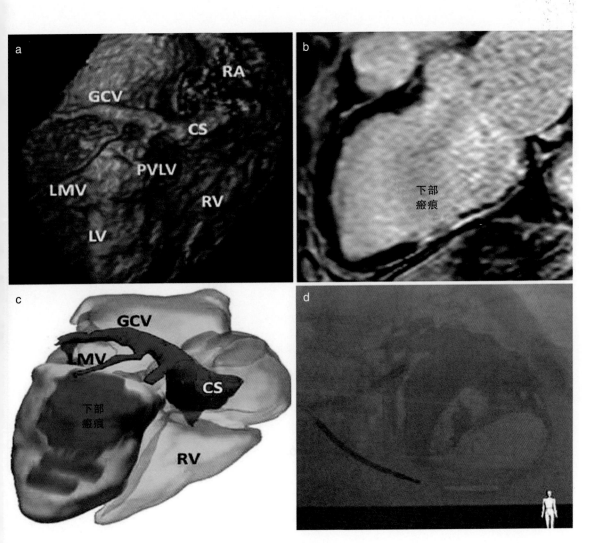

图 14-10

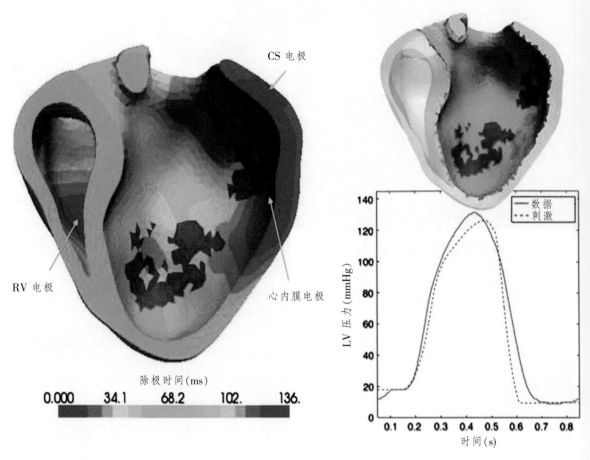

图 14–11

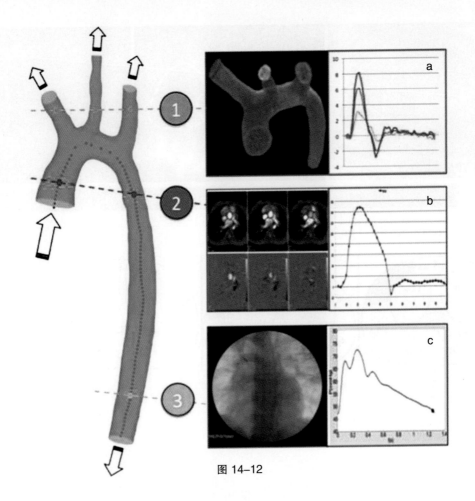

图 14-12

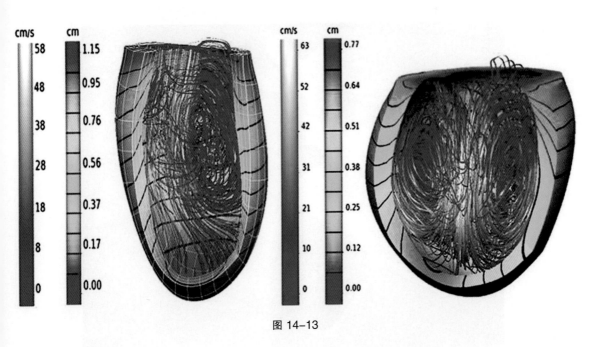

图 14-13

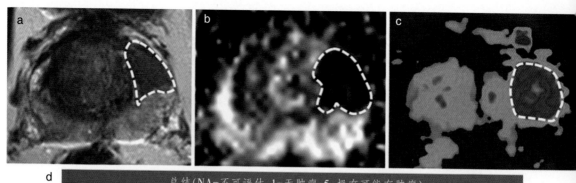

总结(NA=不可评估,1=无肿瘤,5=极有可能有肿瘤)					
	T2	DWI	DCE	总数	腺体外蔓延
评分标志1	5/5	5/5	5/5	15/15	

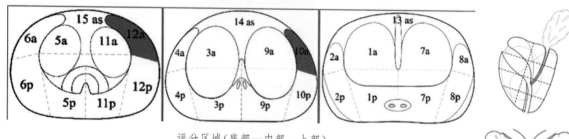

评分区域(底部—中部—上部)

图 15-1

冠状—矢状

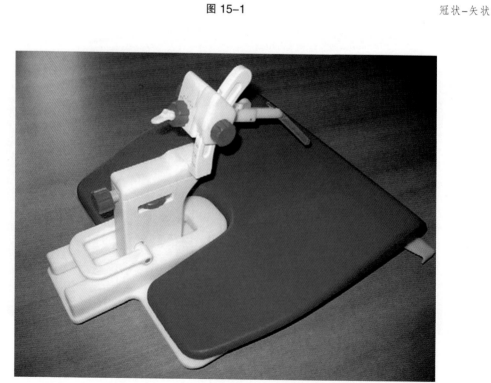

图 15-2

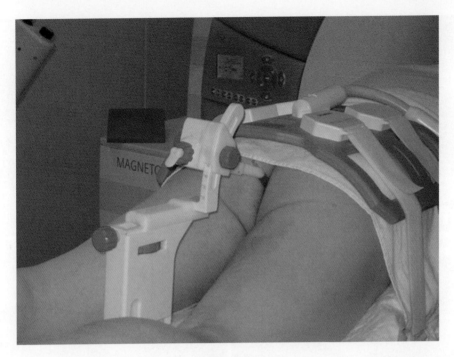

图 15-4

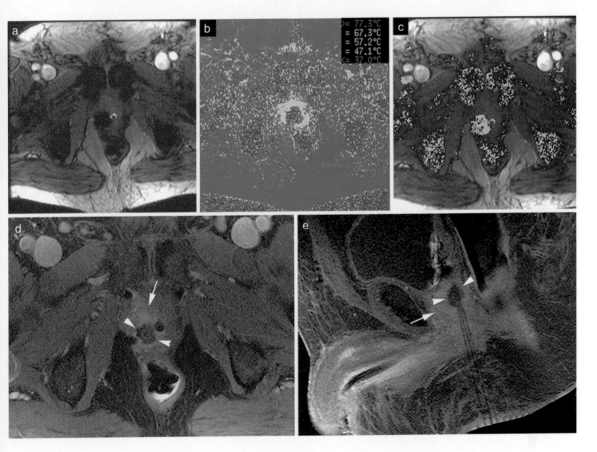

图 16-4

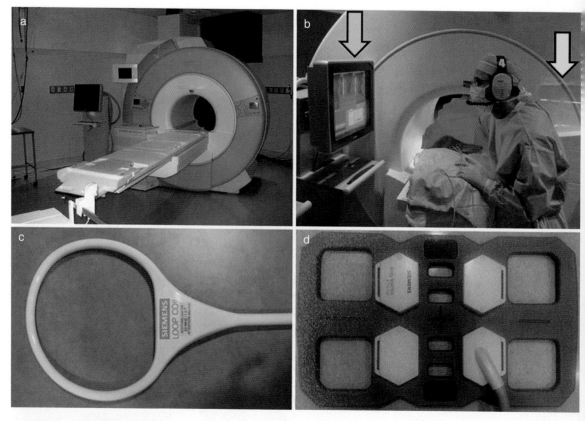

图 17-1

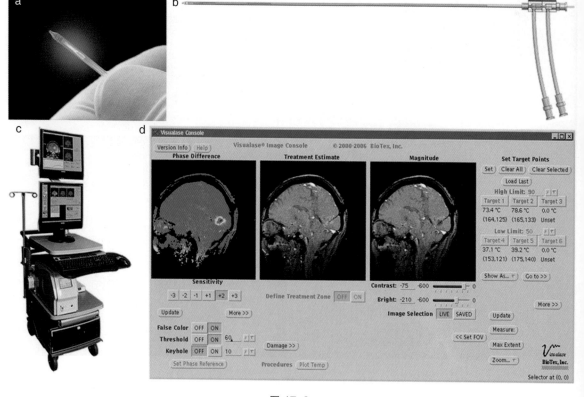

图 17-2

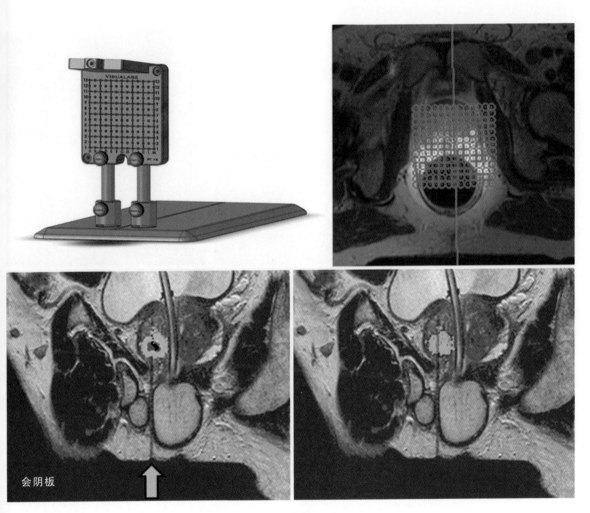

会阴板

图 17-3

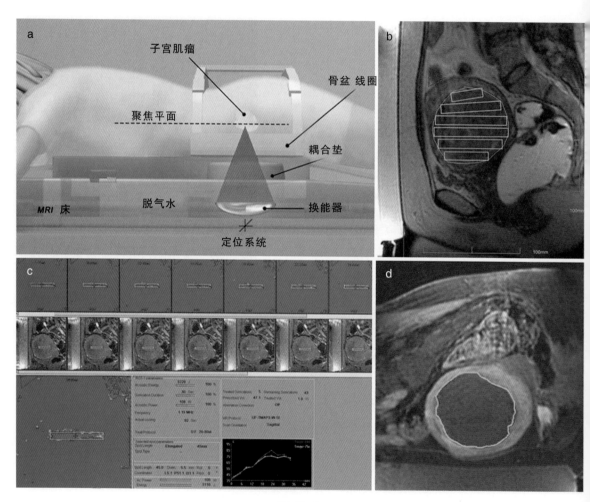

子宫肌瘤
骨盆 线圈
聚焦平面
耦合垫
脱气水
换能器
MRI 床
定位系统

图 17-4

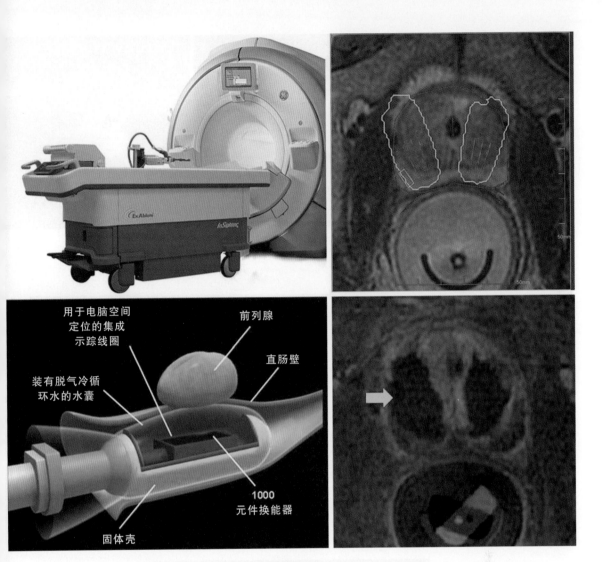

用于电脑空间
定位的集成
示踪线圈

前列腺

直肠壁

装有脱气冷循
环水的水囊

1000
元件换能器

固体壳

图 17-6

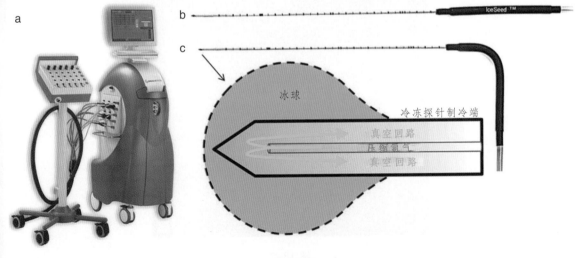

a

b

c

冰球

冷冻探针制冷端

真空回路
压缩氩气
真空回路

图 17-7

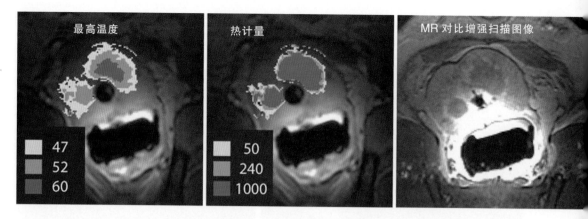

最高温度　　　　　　　　热计量　　　　　　MR 对比增强扫描图像

47	50
52	240
60	1000

图 18-1

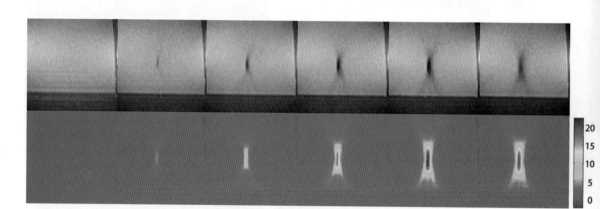

图 18-2

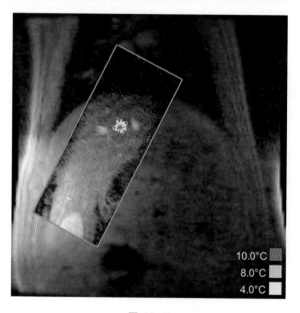

10.0°C
8.0°C
4.0°C

图 18-3

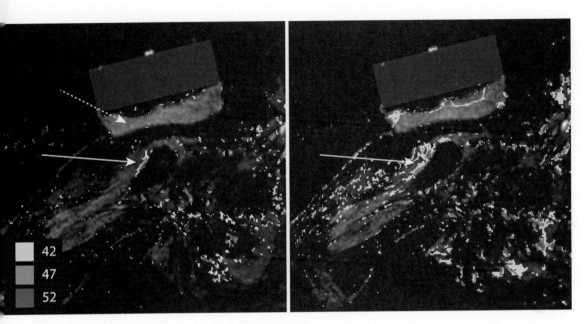

图 18-4

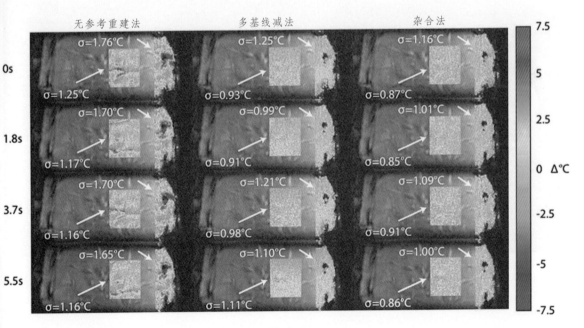

图 18-5

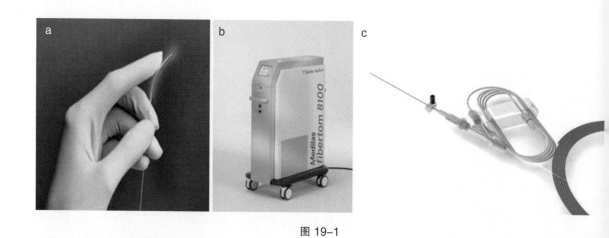

图 19-1

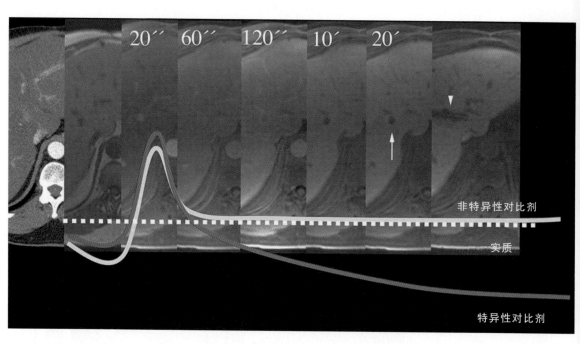

图 19-2

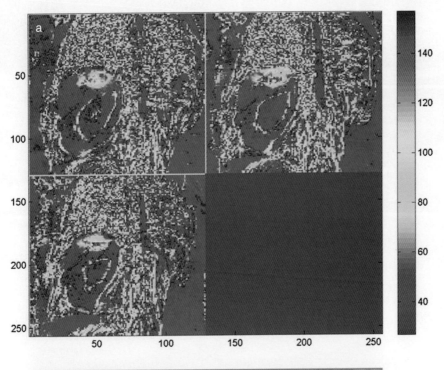

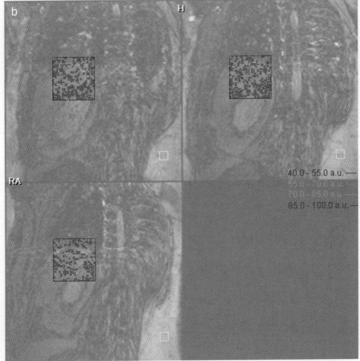

图 19-4

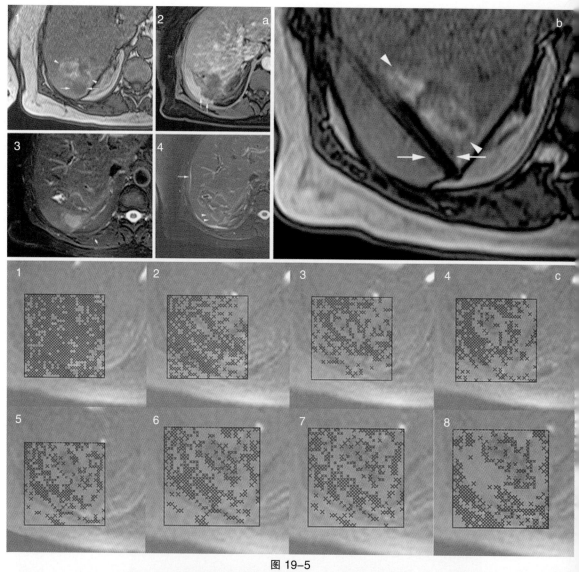

图 19-5

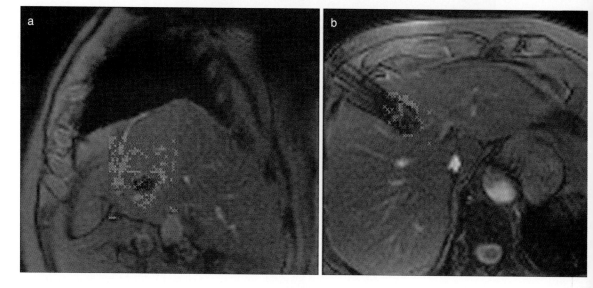

图 20-8

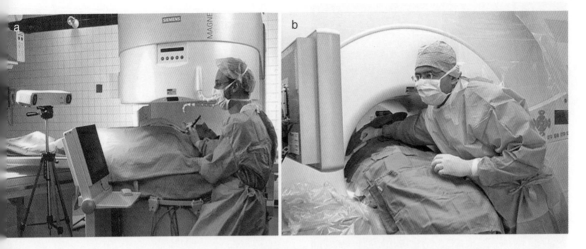

图 21-5

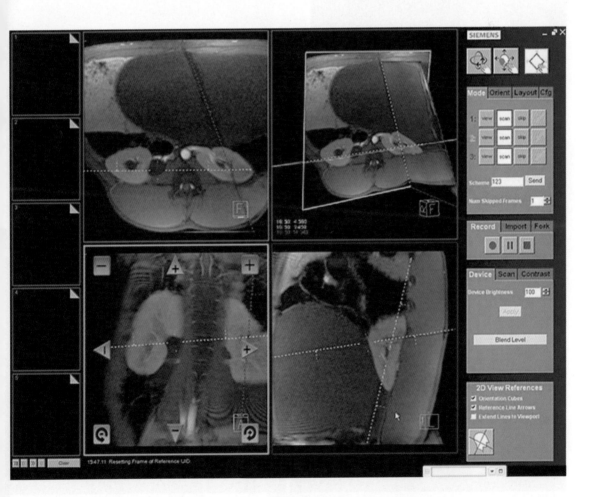

图 21-7

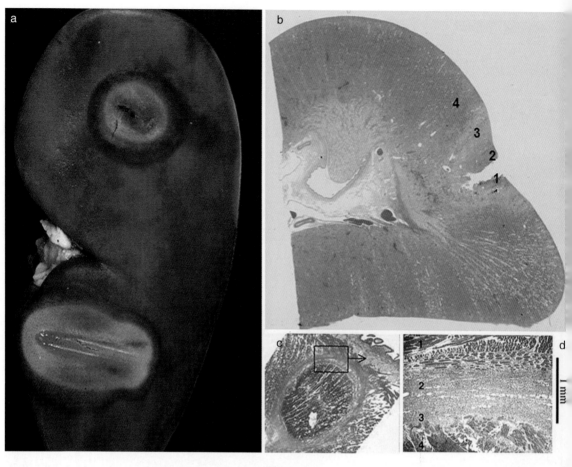

图 21-10

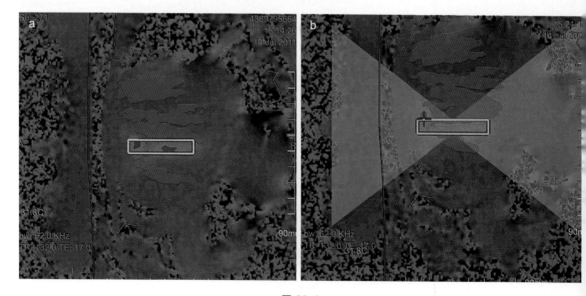

图 22-2

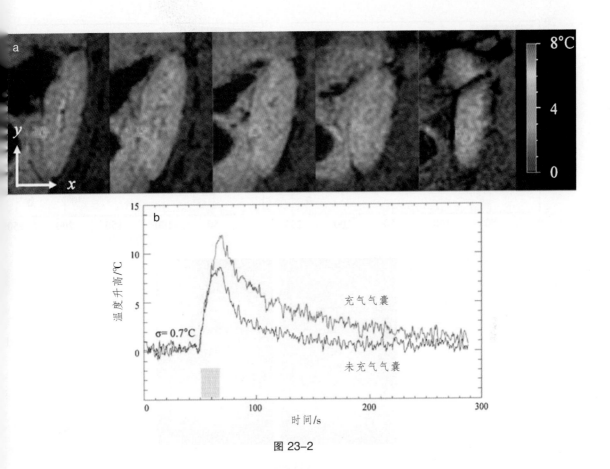

图 23-2

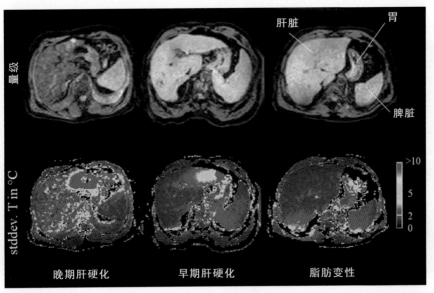

图 23-3

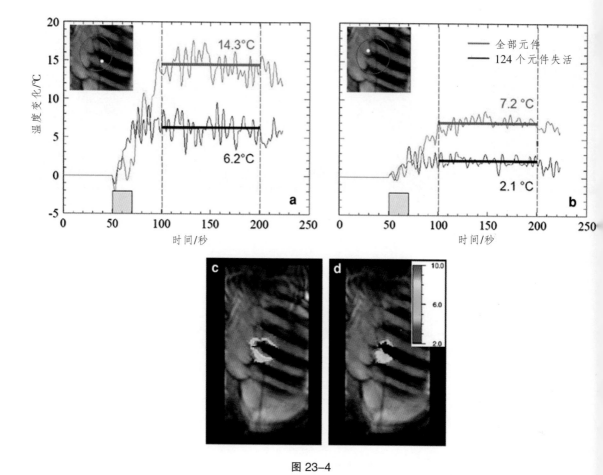

图 23-4

图 23-5

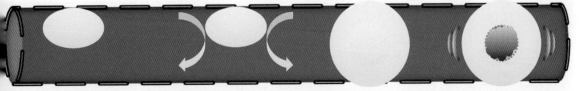

辐射作用　　　　　　微流　　　　气泡振荡　　　气泡破裂（空化效应）

图 24-2

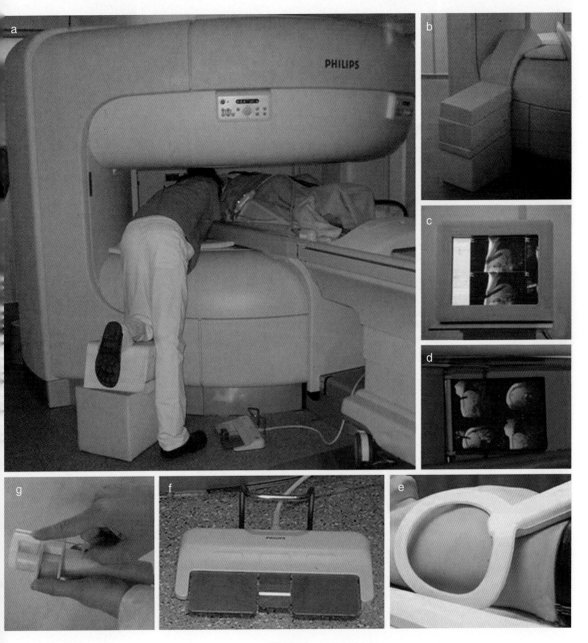

图 25-1

33

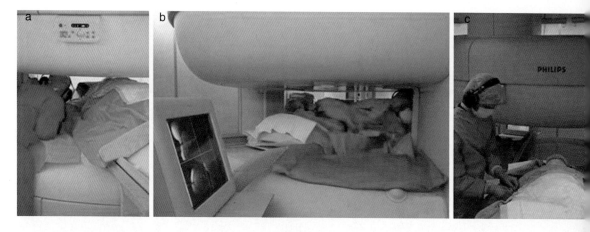

图 25-2

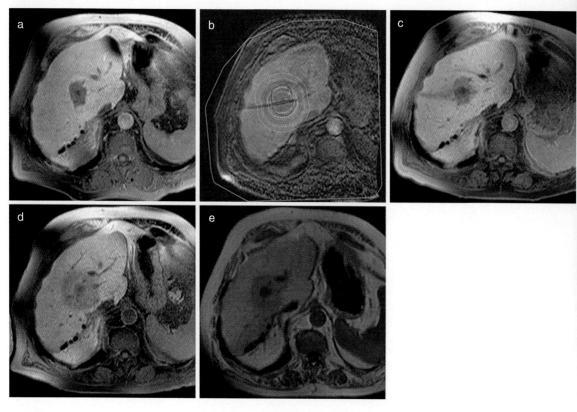

图 25-4

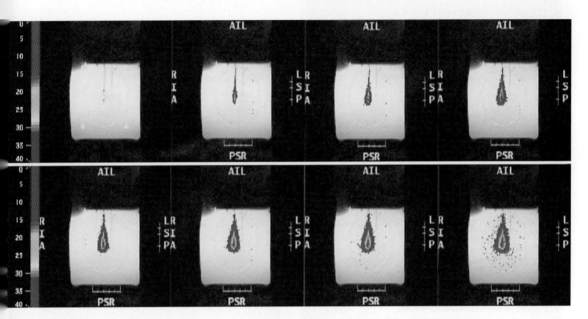

图 26-7

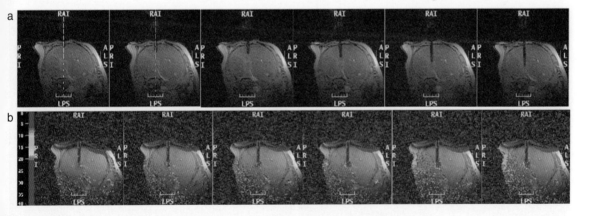

图 26-8

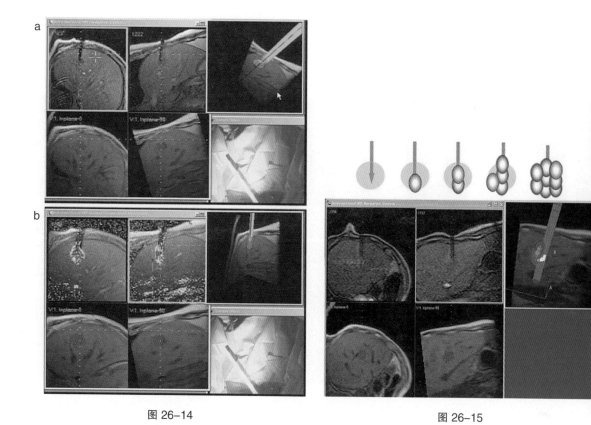

图 26-14

图 26-15

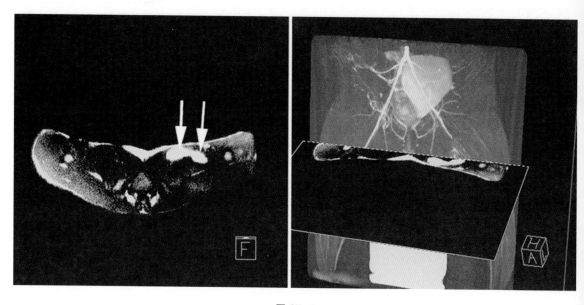

图 27-4

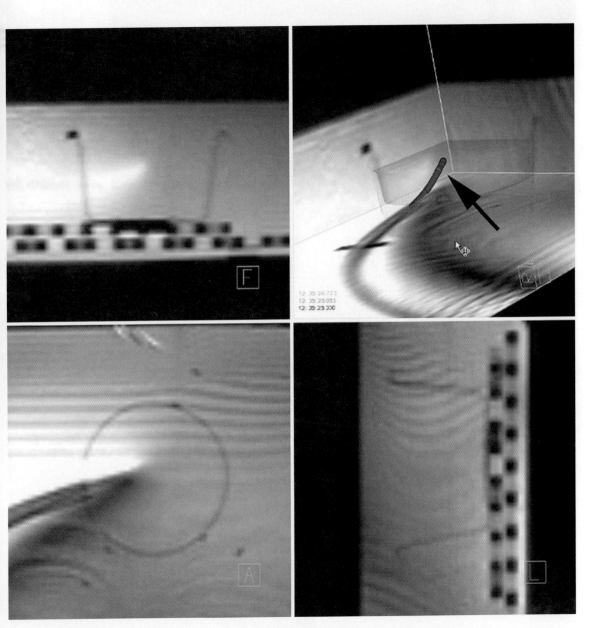

图 27-6

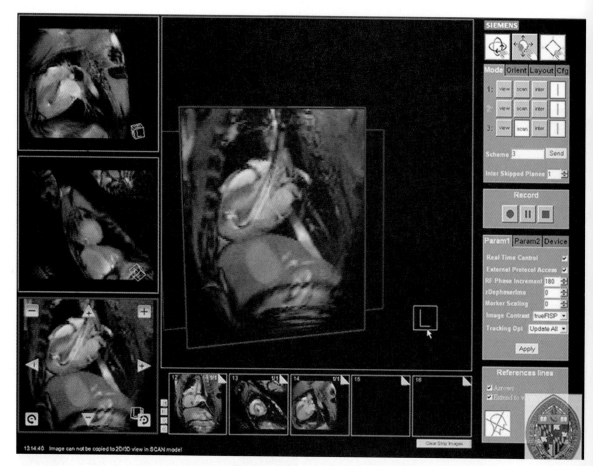

图 27-7

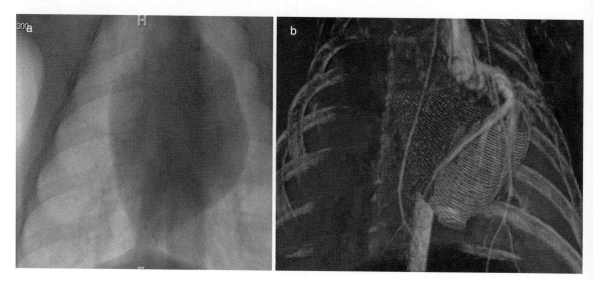

图 27-8

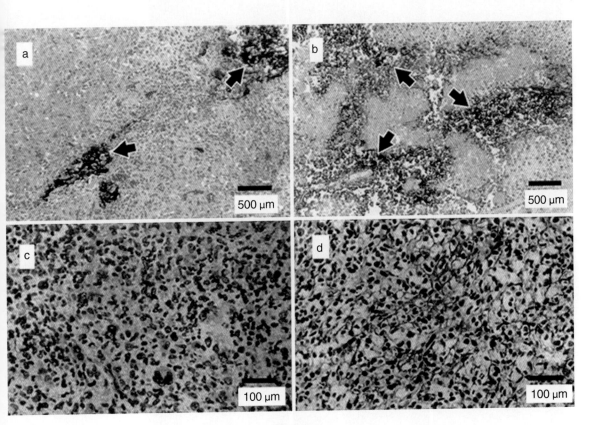

图 28-2

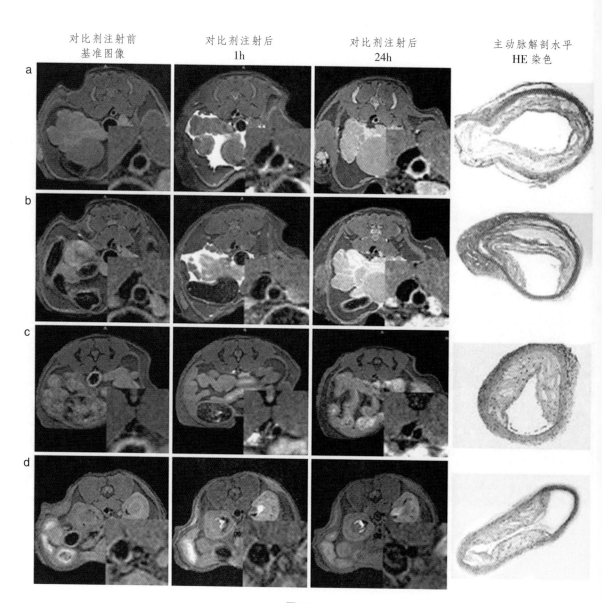

| 对比剂注射前
基准图像 | 对比剂注射后
1h | 对比剂注射后
24h | 主动脉解剖水平
HE 染色 |

图 28-4

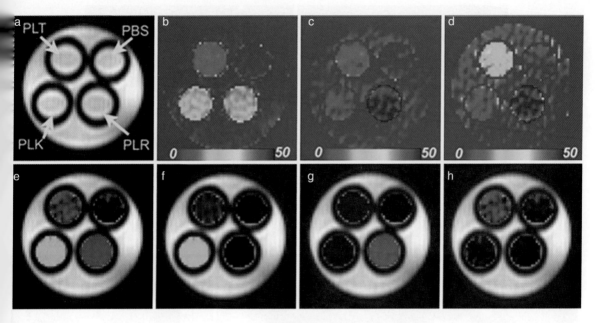

图 28-5

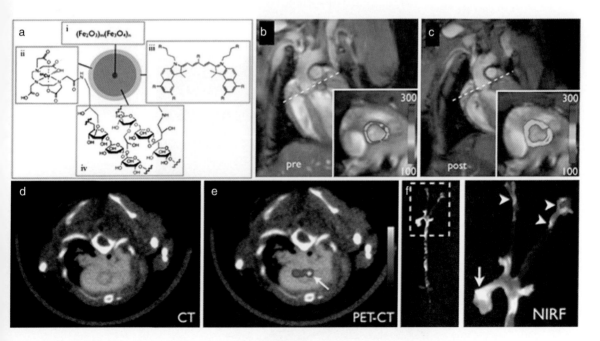

图 28-8

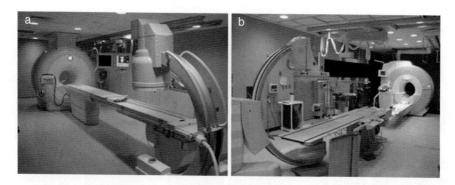

图 29-1

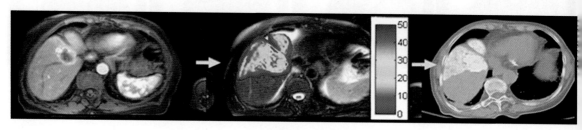

图 29-5

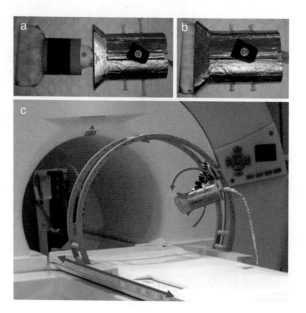

图 30-1

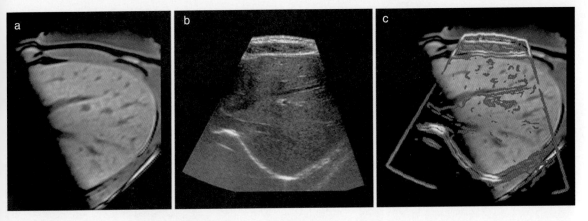

图 30-3

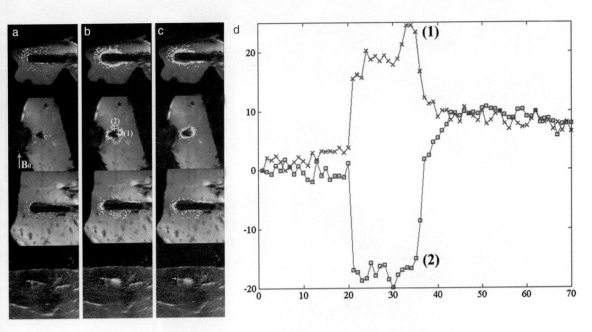

图 30-5

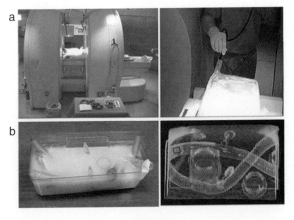

图 31-2

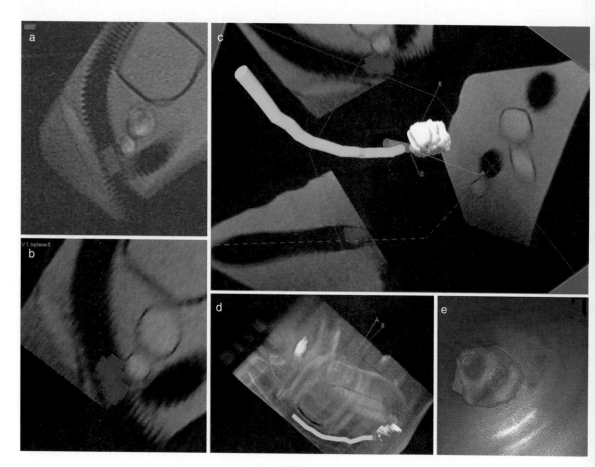

图 31-5

第 16 章　MRI 引导治疗复发性前列腺癌

David A. Woodrum, Akira Kawashima, Krzysztof R. Gorny,
Lance A. Mynderse

本章目录

1　前列腺癌的标准治疗 ······················ 209

2　前列腺癌的补救治疗 ······················ 210

3　MRI 对前列腺成像的重要性 ·········· 211

4　为什么用 MRI 引导？ ····················· 211

5　MRI 引导激光治疗 ························· 212

6　MRI 引导冷冻消融术 ····················· 212

7　MRI 引导技术 ······························· 212

8　尿道保护管 ································· 213

9　术前诊断图像 ······························· 213

10　复发性前列腺癌治疗的患者选择 ······ 214

11　患者体位及布针 ························· 214

12　激光消融 ································· 214

13　冷冻消融步骤 ······························· 215

14　术后图像 ································· 216

15　随访图像 ································· 216

16　挑战 ······································· 217

17　结论 ······································· 218

参考文献 ································· 219

摘 要

　　据美国癌症学会估计,2010 年美国可能有
217 730 例新发前列腺癌患者 [Jemal 等,CA
Cancer J Clin 60(5):277-300, 2010]。许多前
列腺癌患者采取了激进的治疗,包括放疗、手术
及激素去势治疗。不论完成得多么熟练精巧,这
些治疗都有巨大的风险, 并影响了患者相关的
生活质量, 包括性功能、泌尿功能及肠道功能
[Potosky 等,J Natl Cancer Inst 96(18):1358-
1367,2004]。前列腺癌的主动筛查方案增加了
低风险前列腺癌的人数, 这些患者以前通常被
安排动态观察, 直至肿瘤进展, 延误了治疗
[Jemal 等,CA Cancer J Clin 56 (2):106-130,
2006]。尽管关于低风险前列腺癌应采用局灶性
治疗还是区域性治疗的辩论仍在继续, 许多未
解决的问题使标准制定更复杂, 其中包括前列
腺癌的多灶性、穿刺策略的局限性、显影未达标
准、无症状的前列腺癌不能很好地显示等。除了
这些限制, 局灶性治疗还要面对当下低风险病
变的治疗规范[Onik 等,Urology 70(6 Suppl):
16-21, 2007]。当我们可以精确、特征性地描述
前列腺癌的风险时, 前列腺癌的局灶性治疗将
会成为一种可行的选择。

1　前列腺癌的标准治疗

　　前列腺癌的传统根治疗法是外科手术或放
射疗法。约半数患者选择外科手术,半数患者选

择放射疗法。前列腺癌外科手术后复发的概率为 25%~40%,前列腺癌的复发常表现为血清前列腺特异抗原(PSA)水平的上升 (Brandeis 等,2000;Moul,2000;Stephenson 和 Slawin,2004)。据估计,美国每年约有 30 000 例接受根治性前列腺切除术的患者的 PSA 水平升高(Moul,2000)。一项结果显示在 48 例行根治性前列腺切除术后有生化复发(BCR)的患者中,81%的患者经 MRI 直肠内线圈检查有原位复发 (Sella 等,2004)。那些接受放射治疗的患者,10 年后生化复发率为 33%~63%,美国每年另有 45 000 例接受放射治疗的患者肿瘤复发 (Agarwal 等,2008；Kuban 等,2003)。尽管在美国前列腺癌的 5 年无病生存率接近 100%(包括初始治疗结果良好),但这些数据明确地显示每年有很多患者肿瘤复发。如今复发性前列腺癌的补救性治疗包括根治性前列腺癌的补救治疗、放疗的补救治疗、高能聚焦超声补救治疗、辅助超声引导冷冻治疗,以及新型的 MRI 引导激光消融和冷冻疗法补救治疗。

2　前列腺癌的补救治疗

2.1　手术

由于放疗后继发局部纤维化及组织水平纤维化闭塞,前列腺癌放疗后行补救性根除术会更困难。因此,只有少数几个中心接管这些病例。不管怎样,补救性根治术的随访期在所有的补救性治疗中最长,可以超过 10 年。基于 4 个机构数据的汇总,10 年的生化无病生存率(bDRS)为 30%~43%,10 年肿瘤特异性生存率为 70% ~77% (Bianco 等,2005；Amling 等,1999)。最近,一些小型的研究机构在机器人辅助前列腺癌根治术方面取得了可喜的结果,但还需要做长期随访 (Boris 等,2009)。由于之前的放射治疗失败给后续的治疗带来困难,挽救性切除的并发症比最初的手术切除高,尿失禁发生率为 58%,而作为初始疗法的外科手术,并发症发生率约为 33%(Kimura 等,2010)。

2.2　放疗

补救性放疗可用于手术或放射治疗失败的病例。补救性短距离放射治疗常用来治疗放疗失败的患者。在梅奥诊所的一个大型临床研究中,49 例初始放疗失败的患者接受了补救性低剂量近距离放射治疗,结果显示 3 年 bDFS 率约为 48%,5 年 bDFS 率为 34%。另外还有其他多项关于 bDFS 率的研究,结果较此稍乐观,但这些患者同时接受了激素新辅助疗法,混淆了放射治疗的结果。总的来说,对放疗后复发患者行短距离放射治疗,5 年 bDFS 率为 20%~70%。短距离放射治疗的并发症在于泌尿生殖系统及胃肠道方面,3~4 级患者晚期泌尿生殖系统并发症发生率约为 17%,3~4 级患者晚期胃肠道并发症发病率约为 5.6% (Kimura 等,2010；Grado 等,1999；Koutrouvelis 等,2003)。

2.3　高能聚焦超声

高能聚焦超声(HIFU)治疗,即将超声能量聚集到一个特殊区域,已被用于原发性前列腺癌的治疗及补充治疗。HIFU 将温度升至 60℃以上,导致细胞坏死。补充性 HIFU 治疗是一种相对较新的治疗方式,其相关的研究较少。3 个不同的研究公布了相关的短期随访,随访时间为 7.4~18.1 个月。由于受 PSA 定义及激素治疗的影响,这些研究显示 bDFS 率很多变,为 25%~71%,最常见的并发症是尿失禁(10%~49.5%)、尿道狭窄尿潴留(17%~17.6%),勃起功能障碍(66.2%~100%) 和直肠尿道瘘 (3%~16%) (Kimura 等,2010；Zac-harakis 等,2008；Murat 等,2009；Gelet 等,2004)。

2.4　补充性超声引导冷冻治疗

超声引导冷冻治疗可以作为前列腺癌的初始治疗及放疗后复发性前列腺癌的补救治疗。由于它是新近发展的一种治疗方法,其相关的研究较少见。Chin 等(2001)报道了 118 例患者在放疗失败后行超声引导下冷冻治疗作为补救治疗,中位随访 18.6 个月,结果显示活检阴性率为 87%。Siddiqui 等 (2007) 报道了 15 例根治性耻骨后前列腺切除术后复发的患者接受超声引导冷冻治疗，经过平均 20 个月的随访，结果表明 bDFS 率为 40%。由于冷冻治疗设备发展为混合气体技术、冷冻穿刺针更细、人工加热保护尿道、显像更清晰、操作者更有经验等因素，成功率得以升高，并发症发生率降低。根据冷冻在线数据注册数据报道，最近的一项大型的研究显示 5 年 bDFS 率为 58.9%（ASTRO 定义的 BCR）和 54.5%（Phoenix 定义的 BCR）(Pisters 等, 2008)。对于初始放疗失败的患者行超声引导冷冻治疗，最近报道显示并发症发生率：会阴部疼痛, 4%~14%；轻中度尿失禁, 6%~13%；重度尿失禁, 2%~4%；尿道直肠瘘, 1%~2%。应用尿道加热管以后，尿道塌陷及尿道狭窄的发生率几乎为 0，勃起功能障碍的发生率依旧很高，为 69%~86% (Kimura 等, 2010)。

3　MRI 对前列腺成像的重要性

在行前列腺根治术后，会对患者周期性地监测血清 PSA 水平及进行直肠指检，然而直肠指检结果对于根治术后原位复发的病灶并不可靠。在术后的几周内，PSA 水平也被认为不可靠，如果 PSA 值出现先前未察觉的升高或术后持续水平（生化层面治疗失败），我们应迅速地寻找残留、复发或转移病灶。然而，单独的 PSA 水平升高无法辨别局部复发和远距离转移。前列腺癌根治术后主要有 3 种复发方式：①前列腺床局部复发；②远处转移（如骨转移/淋巴结转移）；③局部复发合并远处转移。因此，影像诊断的主要目的是评估患者的远处转移病灶或局部复发的病灶，它们分别需要全身或局部等不同形式的治疗。局部复发可进行补救治疗，全身的复发提示需要全身的治疗，包括雄激素剥夺疗法。

经直肠超声检查已经用于局部复发的评估，然而局部区域的解剖学改变、组织纤维化的程度、30% 的复发肿瘤表现为等回声、一些病变位于前列腺前方或沿着膀胱壁蔓延等诸多因素影响了这种方式的准确性。此外，CT 仅能显示

$2cm^3$ 或更大的局部复发病灶 (Kramer 等, 1997)。

在 PSA 上升的事实面前，穿刺的阴性结果被认为是不可靠的，PSA 水平的升高通常早于局部复发的临床证据 1 年以上。于膀胱尿道吻合口行经直肠超声重复穿刺活检对于证明局部复发可能有必要，约 1/3 的患者经此确诊 (Connolly 等, 1996)。只有约 25% 的患者（在行前列腺切除术后）PSA 水平小于 1ng/mL，却在前列腺陷窝穿刺后获得组织学阳性证据 (Leventis 等, 2001)。

^{11}C- 胆碱的 PET/CT 的优势在于既可以显示局部复发，又可以显示远处转移的肿瘤病灶。用于探查临床怀疑术后复发的患者，其敏感度为 73%，特异度为 88%，阳性预测值为 92%，阴性预测值为 61%，准确度为 78% (Reske 等, 2008)。然而，^{11}C- 胆碱 PET/CT 检查没有得到广泛应用。

由于超声及 CT 的局限性，MR 在复发性前列腺癌的探查和分期方面表现出非凡的意义。MRI 表现出优秀的软组织分辨率、较高的空间分辨率、多平面成像能力以及较大的视野，联合应用直肠和盆腔线圈，可以更清楚地显示前列腺陷凹。加入动态对比增强 MRI、常规 T2WI，提高了 MR 对局部复发肿瘤的检测能力。从 MR 波谱成像和弥散加权像获得的功能性信息可以补充形态学 MR 信息，分别反映组织生化代谢和水分子的布朗运动。这些功能成像技术可用于补充常规 MRI 诊断的临床研究。这些功能性的图像可以在临床诊断方面补充传统的 MRI 图像。

4　为什么用 MRI 引导？

选择用 MRI 探查、引导、监测消融等是因为它在显示复发性前列腺癌方面的优良的分辨率。1.5T MR 在探查复发性前列腺癌方面的价值已得到肯定。一项包括 51 例前列腺根治性切除后 PSA 水平上升患者的研究表明，用 1.5T MR、直肠内线圈进行扫描，结果显示应用动态增强序列结果较好，敏感性为 88%，特异性为 100%，而用直肠内线圈不用静脉内对比增强，敏感性为

48%,特异性为 52%(Boris 等,2009)。在这项研究中,复发肿瘤的平均直径为 1.5cm,直径范围为 0.4~4cm。术后遗留的组织通常不强化,有助于同局部复发的组织相区别。此外,3T MR 提高了 DCE 序列的时间分辨率。因此,DCE 的信息加上直肠内线圈的高分辨率,进一步提高了复发小病灶(直径<1.5cm)的检出率。

5 MRI 引导激光治疗

激光间质热疗术 (LITT)是一种侵袭性最小的消融方法,利用激光将高能光量子储存在局部组织中,导致组织快速加热而致坏死。由于光纤波导和激光能量与 MRI 固有兼容,LITT 是非常适合的 MRI 引导的消融治疗。MRI 引导的 LITT 可以清楚显示解剖学组织、病灶以及光纤激光的精确位置,便于治疗。此外,基于质子共振频率偏移的磁共振温度测量,提供了可实时监测的可视化消融,从患者的安全和治疗效果的角度考虑,这些都具有极高的价值。

Visualase 激光系统(Visualase,Houston,TX,USA)使用 980nm 半导体激光源与内部冷却漫射尖端的光纤施加器,对软组织结构(包括肿瘤组织)快速、安全和精确地进行间质热消融。该系统由一个工作站控制,工作站通过一个简单的接口与 MR 相连,在治疗过程中提供实时分析、描绘热敏图像(McNichols 等,2005)。

激光能量的传导通过激光漫射纤维(LDF)完成。LDF 由标准的石英光纤电缆,以及一个由 10mm 的光纤组成的漫射尖端组成。为防止因碳化而限制光的穿透性,LDF 在正常运行时内置冷却管。冷却管由透明的、柔韧的聚碳酸酯构成,有尖锐的锥形末端以便刺入组织。激光由 LDF 发出,穿过冷却管到达组织内,冷却管的直径为 1.65 mm(17G, 5F),可用长度为 11 英寸(约 27.94cm)(Woodrum 等,2010)。

6 MRI 引导冷冻消融术

当前的大多数冷冻技术是基于焦耳-汤姆逊效应,利用氩气冷冻和氦气复温。焦耳-汤姆逊效应预测:气体从狭窄的孔释放,气压骤降,会导致温度改变。这是一个恒定焓膨胀,本例所用氩气,可使温度快速冷却到氩的沸点(-186℃)。为达到这个目的,高压常温(3000 psi)的氩气循环到冷冻针的尖端,在那里迅速膨胀,压力降至普通大气压。根据焦耳-汤姆逊效应,一些气体(如氦气)在膨胀时可用来加热而非冷冻。因此,氦气也被归入冷冻系统,用来迅速加热冷冻针,停止冷冻过程,溶解冰球。氩气和氦气的流量由计算机控制。冷冻消融针的温度由气体系统控制,灵敏可调节,可在数秒内做出回应。

目前,只有伽利略医疗公司(Yoknean,Israel)有 MR 兼容的冷冻消融系统,该系统使用 17G 针(1.47mm 直径),可形成 2 种尺寸的冰球:IceRod® 针,形成 40mm×58mm 的冰球;IceSeed® 针,形成 31mm×36mm 冰球。最多可有 25 根冷冻消融针同时操作。MR 的兼容性是通过 MRI 套间外的气体控制实现的,气体管道通过墙壁上的专用端口进入 MR 套间,在套间内有一个 MR 完全兼容的三脚架,这里可以管理每个冷冻针的接通与堵塞,并由此控制冷冻过程。

7 MRI 引导技术

介入性 MRI 技术利用针引导整合了大量软件界面的设备,这些软件涉及机器人引导及徒手布针过程中的实时显像等。一些机器人可以引导针进入前列腺(Elhaway 等,2006;Lagerburg 等,2006;Van den Bosch 等,2010)。另外一些设备,如 Invivo(Gainesville,FL,USA)、Sentenelle(Hologic,Toronto,Canada)可以将 CAD 的诊断影像与引导系统整合。这些系统的优势在于可以将术前诊断性图像融入术中图像,用以指导探针的布局。Invivo 和 Sentenelle 系统都与 Visualase 激光和伽利略医疗冷冻探针兼容。许多 MRI 设备供应商提供实时监控的软件,以协助布针。此外,其他的技术包括将网格与 MRI 图像融合,如前列腺介入引导中的 Visulase 网格(Woodrum 等,2010)。

8 尿道保护管

伽利略医疗尿道保温装置是一种一次性组件,用于在对前列腺组织进行低温消融时加热、保护尿道组织。该装置通过一个双腔导管循环温盐水溶液,以便在冷冻尿道周围的前列腺组织时保持尿道组织的温度接近体温。该系统包括3个部分:加热器、导尿管和蠕动泵。由泵循环盐水,使之通过加热器后进入放置在患者尿道中的双腔导尿管中(图16-1),设置加热器盐水温度为38℃~43℃。

在前列腺癌的冷冻治疗过程中,尿道温暖导管可以构成外部热源,可能在抗冷冻治疗中对病变部位产生影响。尽管有学者对冷冻针的等温线进行了研究(Young等,2010),但是我们对等温线和尿道加温器之间的关系知之甚少。最近的数值模拟(Baissalov等,2000)和模拟实验(Gorny等,2011)采用在加温器周围应用单针与多针布局,说明加温装置确实对组织起到了保护作用,但它消耗了冰球内部的温度,减小了等温线(Gorny等,2011)的尺寸。关于加温器应用的进一步研究很有必要,它有可能会成为术前计划和治疗的关键。

9 术前诊断图像

术前的MRI诊断图像最好包含术中所用序列,并可显示腹部及会阴皮肤边缘的大视野图像,这样可以精确测量皮肤边缘与靶样病变的距离,对术前计划有帮助。其他重要因素包括靶样病变与输尿管、直肠、膀胱、外尿道括约肌、耻骨联合、精囊、尿道海绵体和尿道的距离。如果这种局部治疗的目的是根治病变,术前一定

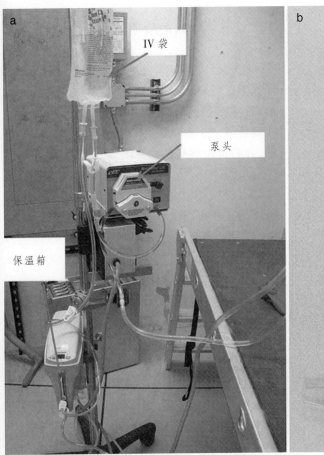
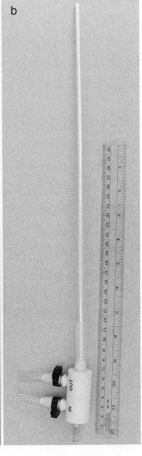

图16-1 尿道保温装置。(a)尿道保温装置位于MR仪器之外,由无菌生理盐水静脉注射袋、保温箱和蠕动泵组成。保温箱的温度可在38℃~43℃变动,蠕动泵速度是可调的。(b)无菌的双腔导尿管可分别供液体流进及流出形成循环,这使得近尿道的肿瘤在接受治疗时,尿道得以保护。

要进行全身 CT/MRI、骨扫描和（或）^{11}C-胆碱 PET 等检查以确保全身其他部位无远处转移，这是非常重要的。然而，没有一项检查方法是绝对完美的，应根据患者的情况选择成像方式。

MRI 在复发性前列腺癌诊断方面的用途还在继续发展中，可用来评估局部复发、远处骨转移及淋巴结转移等。MRI 的直肠内线圈可以用来评估局部原位复发。复发肿瘤常发生在膀胱尿道连接处，但也可能出现在前列腺凹陷的任何部位(Sella 等，2004)。病变常表现为 T1 等信号，T2 信号较肌肉稍高。传统的 T2 序列加动态对比增强序列可以提高原位复发肿瘤的检出率(Casciani 等，2008；Sciarra 等，2008；Cirillo 等，2009)。原位复发典型的表现是 DCE 序列上前列腺沟部位的强化结节。一项研究包括 72 例前列腺癌根治术后 PSA 水平升高患者，进行 MRI-T2 检查，敏感性、特异性、阳性预测值、阴性预测值和准确性分别为 61.4%、82.1%、84.4%、57.5% 和 69.4%，但行 DCE MRI 检查，敏感性、特异性、阳性预测值、阴性预测值和准确性分别为 84.1%、89.3%、92.5%、78.1% 和 86.1%（Cirillo 等，2009）。MRI 还具有显示全骨盆、评估盆腔淋巴结和骨骼的优势。但是，它依旧不能提供组织学依据。

对于外科手术后生化指标提示前列腺癌治疗失败的患者，我们做 MRI 评估拟定选择的序列包括整个盆腔的 T1WI、前列腺陷凹的高分辨率 T2WI、3D 梯度动态对比增强序列。用 3T 磁共振可获得更高的分辨率和对比度。定义局部复发肿瘤的位置、大小、范围，以及肿瘤与尿道膀胱连接处、输尿管口和直肠壁的关系对于超声引导穿刺和补救治疗有重要意义。

全髋关节置换会明显地降低图像质量。外科金属夹的晕状伪影偶尔会影响下盆腔组织的图像细节。

10 复发性前列腺癌治疗的患者选择

治疗 BCR 前列腺癌患者的关键问题是评估肿瘤导致的进一步治疗的风险。初次治疗后 PSA 的迅速升高是一种消极的预后指标(Roberts 等，2001；Pound 等，1999；Patel 等，1997)。然后要确定 PSA 升高是代表局部复发、全身复发或两者并存（Stephenson 和 Slawin，2004）。总体而言，PSA 迅速上升、无病间隔期短、病变恶性程度高是消极的预后指标，提示全身复发的可能性较高；而缓慢的 PSA 升高、较长的无病间隔期、恶性程度低是积极的预后指标，提示局部复发的可能性更高（Stephenson 和 Slawin，2004；Partin 等，1994）。

对于局部复发性前列腺癌 MRI 引导消融治疗的标准的建议为：穿刺那些 MR 可见的肿瘤以证明复发(Jemal 等，2010)，用 CT、MR、骨扫描、胆碱 PET 等证明胸部、腹部、骨盆等部位没有远处转移(Uchida 等，2011)。虽然这些选择标准并不完美，但是对于避免治疗那些看起来是局部复发而实际上是全身复发的患者很有帮助。

11 患者体位及布针

患者被安排以脚先进的方式仰卧于 MR 扫描床上，腿部呈半蛙位放置，然后被送入 MR 磁场中。麻醉器具放置在磁场前方，无菌台放置在磁场后方。待患者穿过磁场，在会阴及褶皱部消毒，并将定位网格贴在会阴部。应用 T2 扫描盆腔及定位网格。应用 Visualase 网格软件定位网格并融合图像，从面选择穿刺路径（图 16-2a）。选择最佳穿刺路线后，将穿刺针沿此路线放入，再次扫描包含盆腔及定位针的图像，以确定针沿预先设计的路径前进（图 16-2b）。如果进针方向正确，则继续进针，等所有针都放置到位以后，再次扫描包括靶区和针的 T1WI 和 T2WI 序列图像，以做治疗前的微调。

12 激光消融

术前做动态增强扫描图像，目的是确定针的位置和做术前计划（图 16-3a,b）。仅有经盆腔及会阴的引导模板。我们选择最合适路径后，

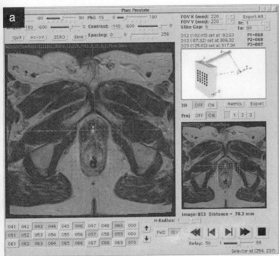

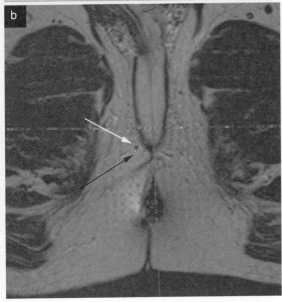

图 16-2　配准的软件界面，由此进行 MRI 图像与网格的空间配准。根据网格预测针的路径，再投射到 MRI 图像上(蓝色叠加区域)。(a)通过对比预定针路径(黑箭)与实际的针示位置(白箭)，评估网格的精度。(b)在这个图像上，预测的与实际针位置只有 1mm 的差别。

在 MR 间断扫描监控下安放激光发射器 (图 16-3c，d)。在经 MR 确认激光发射器的位置后，打开尿道冷却泵，然后进行激光消融。用不断更新的 MR 温度测绘监测 2min 的治疗过程，这种是利用质子共振频率偏移完成温度测绘的，需要一个梯度回波序列 (回波时间为 20ms，重复时间为 37.5ms，翻转角为 30°；带宽为 15kHz，

视野为 240mm×240mm，矩阵为 256×256)在消融和冷却过程中每 5s 重复执行，图像在一个单一的平面中的多相模式下采集。重建的图像由 MR 实时传送回综合工作站，构建热图、计算消融区域基于 Arrhenius 组织热消融模型，二者由一台综合工作站完成(McNichols 等，2004)。假设人的体温为 37℃，由此计算出温度的变化，根据温度的变化计算出消融边界，再将计算出的消融区域实时覆盖在消融前扫描的 T1WI 或 T2WI 加权图像上(图 16-4a~c)。持续的温度测绘有利于我们估计何时病变被消融区域完全包围，避免消融区扩大到邻近结构，如直肠。

13　冷冻消融步骤

术前的动态增强扫描图像用来确定针的位置和制定术前计划(图 16-5a，b)。目前仅有经盆腔及经会阴的引导模板。我们选择最合适路径后，在 MR 的间断扫描过程中安置冷冻探针(图 16-5c，d)。开始消融前，将尿道加热装置打开，将循环盐水溶液加热至 43℃，然后开始冷冻。在冷冻治疗过程中，间断进行 MR 扫描，扫描时间约为 1min， 可根据医生的习惯选择 T1WI 或 T2WI。以下为西门子 ESPREE 典型的成像序列：轴位 T2 快速自旋回波序列 (回波时间为 117ms，重复时间为 4260ms，翻转角为 150°，激励次数为 1，带宽为 25KHz，层厚为 5mm，层间距为 0mm，视野为 220mm×220mm，矩阵为 256×256)或梯度回波序列(容积触发屏气检查)成像(回波时间为 1.58ms，重复时间为 4.28ms，激励次数为 3；层厚为 5mm，翻转角度为 10°，视野为 220mm×220mm， 矩阵为 256×205)(图 16-6a，b)。每例患者在手术过程中共需要 2~3 个冷冻-复温循环。在冷冻过程中，MRI 的间断重复扫描可以监测冰球的边界，以保证冰球超过病变区域 (约 5mm)，但未累及直肠。继续冷冻直到冰球超过前列腺外边缘至少 5mm。在 3 个冷冻-复温循环、完全融化冰球之后，再行 T2 及增强序列检查。之后移除穿刺针及尿道加热装置，将导尿管插入尿道，将患者送出 MR 机房。

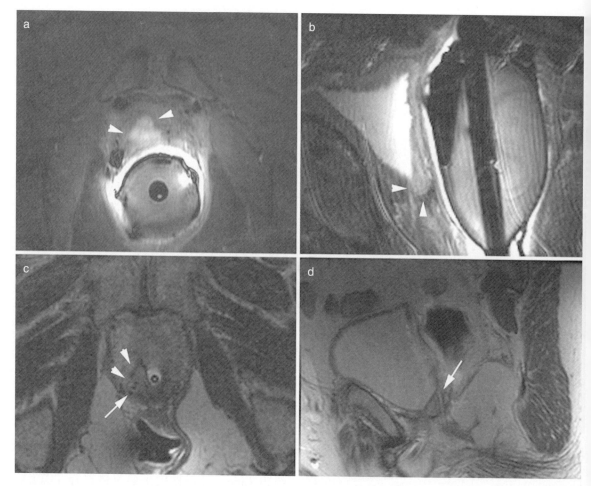

图 16-3 用 3T MR、直肠内线圈、动态对比增强序列扫描的图像。轴位动态对比增强图像提示肿瘤在前列腺床内异常强化(箭头)(a,b)。治疗前的轴位(c)和矢状位(d)快速翻转快速回波图像,展示 3 个激光发射器(箭)位于肿瘤中(箭头)。

14 术后图像

在消融治疗后,为了恰当地评价消融区域(不论激光消融或冷冻消融),应在术后立即扫描,包括轴位、矢状位、冠状位的 T1WI、T2WI。冠状位的 DWI 序列也是必要的。最后,轴位动态对比增强序列及静脉期的矢状位、冠状位扫描也很有必要(图 16-4c,d,图 16-6c,d)。

15 随访图像

MRI 引导补救热消融治疗术后,最好的监测方法是测量血清 PSA 值。PSA 水平在术后的数周内被认为监测不到。在补救术后若能监测到 PSA 水平提示肿瘤有残留或未处理到肿瘤。在随访过程中发现 PSA 水平上升或术后 PSA 水平稳定,提示前列腺癌复发或可能转移。

随访图像约在术后 6 个月时采集。激光消融会遗留术后组织,导致术后早期图像难以说明疗效。冷冻治疗术后 6 个月内可见到对比增强的遗留区域,6 个月后该区域消失。直肠内线圈 MRI 及 DCE MRI 在评估前列腺凹陷、淋巴结、骨盆等位置非常有用。术后最常见的反应为轻微的炎性强化,不呈结节或团块状出现,常在 3 个月内消失。持续存在的或新发的强化结

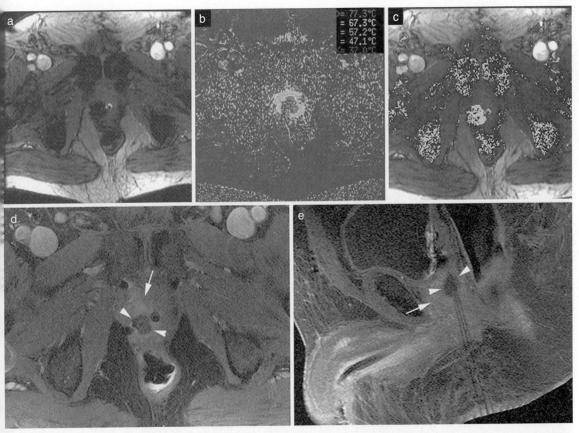

图 16-4　双激活器 15W 激光消融 MR 图像示例。(a) T1WI 中消融区域低信号。(b) 温度敏感相位图,颜色编码提示温度变化。根据热图的变化,用 Arrhenius 模型计算消融区域,然后再投射到 MR 图像上(黄色区域)(c)。轴状位 (d) 和矢状位 (e) 对比增强图像显示消融区域及灌注异常(箭头),以及周围强化的反应性水肿(箭)。(见彩图)

节则疑为残留或复发的肿瘤病变。这些强化的结节若仍局限于前列腺床内,可以重复进行 MRI 引导的挽救性热消融。

16　挑战

16.1　温度测绘的局限性

温度测绘是 MRI 的一项优势,但是它也有一定的限制性,主要是因为 MR 成像依靠相位图,所有的后续图像都是与基线相比较而得出的。位移是一个比较难处理的问题,若有位移,会导致信号原有基线图之间的对准遭到破坏,导致相位误差。缓和这个问题的方法是采用较低的参考温度测绘。另一个问题是金属伪影导致信号缺失、伪影形成。对于未做过外科手术的前列腺,它的影响并不严重,但对于外科手术后的前列腺床,一个金属小夹子的伪影会给相位图像带来大问题。温度测绘最终的问题在于许多复发的前列腺癌周围都由脂肪包围。在其他组织内,质子共振频率测绘准确性很高,但在脂肪组织中,它的准确性不能保证。

16.2　冰球等温线的限制

MRI 引导冷冻治疗的一个主要限制是,冰球等温线不易显现。冰球的边界容易显现,但这个边界相当于 0℃ 的边界,并不是坏死的边界。因此,需要使冰球的边界超过肿瘤边界 5mm。然

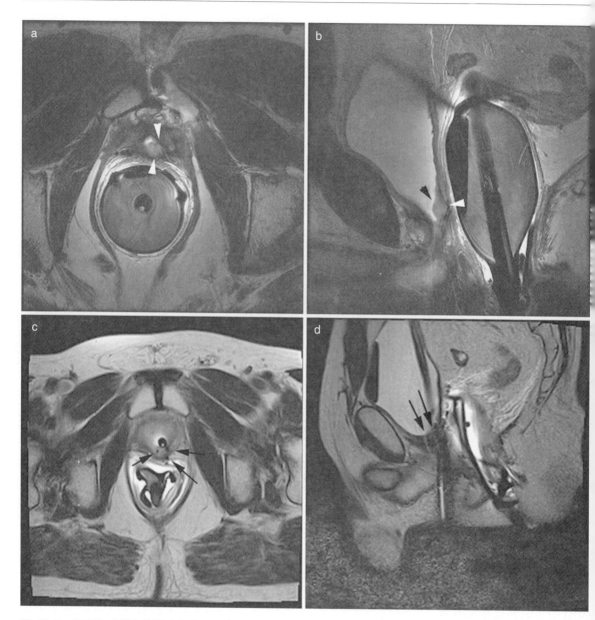

图 16-5 3T MR 直肠内线圈动态增强图像。轴位(a)和矢状位(b)增强图像显示尿道吻合口后上方的强化病变(箭头)。治疗中的 T2WI 图像显示轴位(c)和矢状位(d)上 3 个冷冻针的位置(d)(箭头)。

而还需要假设冰球的致死边缘距冰球边缘 5mm。当治疗中存在其他因素如大血管或尿道保温装置,这种假设就不成立了。此外,目前还没有很好的 MR 兼容的温度监测装置。 另一个问题是,由于前列腺床贴近直肠、膀胱、尿道括约肌,其空间变得很狭小,这使得冰球难以形成一个良好的覆盖边界。

17 结论

复发性前列腺癌的 MRI 引导消融术是可行的,可以与激素治疗交替进行。对于尝试过所有传统治疗的复发性前列腺癌患者,这种治疗也不失为一种有效的治疗方法。

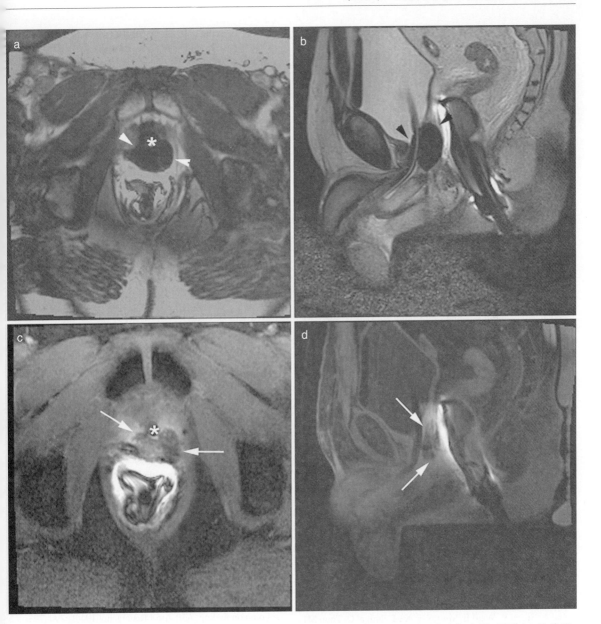

图 16-6　用直肠内线圈扫描的 T2 轴位和矢状位图像监测治疗情况，显示冰球大小、冰球与直肠、尿道(*)的关系。轴位(c)与矢状位(d)增强图像显示消融区强化不明显。

（马旭阳 译　张啸波 校）

参考文献

Agarwal PK, Sadetsky N, Konety BR, Resnick MI, Carroll PR (2008) Cancer of the prostate strategic urological research endeavor. Treatment failure after primary and salvage therapy for prostate cancer: likelihood, patterns of care, and outcomes. Cancer 112(2):307–314

Amling CL, Lerner SE, Martin SK, Slezak JM, Blute ML,

Zincke H (1999) Deoxyribonucleic acid ploidy and serum prostate specific antigen predict outcome following salvage prostatectomy for radiation refractory prostate cancer. J Urol 161(3):857–862; discussion 862–853

Baissalov R, Sandison GA, Donnelly BJ, Saliken JC, McKinnon JG, Muldrew K, Rewcastle JC (2000) A semi-empirical treatment planning model for optimization of multiprobe cryosurgery. Phys Med Biol 45(5):1085–1098

Bianco FJ Jr, Scardino PT, Stephenson AJ, DiBlasio CJ, Fearn PA, Eastham JA (2005) Long-term oncologic results of salvage radical prostatectomy for locally recurrent prostate cancer after radiotherapy. Int J Radiat Oncol Biol Phys 62(2):448–453

Boris RS, Bhandari A, Krane LS, Eun D, Kaul S, Peabody JO (2009) Salvage robotic-assisted radical prostatectomy: initial results and early report of outcomes. BJU Int 103(7):952–956

Brandeis J, Pashos CL, Henning JM, Litwin MS (2000) A nationwide charge comparison of the principal treatments for early stage prostate carcinoma. Cancer 89(8):1792–1799

Casciani E, Polettini E, Carmenini E, Floriani I, Masselli G, Bertini L, Gualdi GF (2008) Gualdi GF. Endorectal and dynamic contrast-enhanced MRI for detection of local recurrence after radical prostatectomy. AJR Am J Roentgenol 190(5):1187–1192

Chin JL, Pautler SE, Mouraviev V, Touma N, Moore K, Downey DB (2001) Results of salvage cryoablation of the prostate after radiation: identifying predictors of treatment failure and complications. J Urol 165(6 Pt 1):1937–1941; discussion 1941–1932

Cirillo S, Petracchini M, Scotti L, Gallo T, Macera A, Bona MC, Ortega C, Gabriele P, Regge D (2009) Endorectal magnetic resonance imaging at 1.5 tesla to assess local recurrence following radical prostatectomy using T2-weighted and contrast-enhanced imaging. Eur Radiol 19(3):761–769

Connolly JA, Shinohara K, Presti JC Jr, Carroll PR (1996) Local recurrence after radical prostatectomy: characteristics in size, location, and relationship to prostate-specific antigen and surgical margins. Urology 47(2):225–231

Elhawary H, Zivanovic A, Rea M, Davies B, Besant C, McRobbie D, de Souza N, Young I, Lamperth M (2006) The feasibility of MR-image guided prostate biopsy using piezoceramic motors inside or near to the magnet isocentre. Med Image Comput Comput Assist Interv 9(Pt 1):519–526

Gelet A, Chapelon JY, Poissonnier L, Bouvier R, Rouviere O, Curiel L, Janier M, Vallancien G (2004) Local recurrence of prostate cancer after external beam radiotherapy: early experience of salvage therapy using high-intensity focused ultrasonography. Urology 63(4):625–629

Gorny K, King D, Felmlee J, Rossman P, Woodrum D, Mynderse L (2011) In vitro investigations of the urethral warmer on isotherms during interstitial cryoablations for prostate cancer. Med Phys 38:3483

Grado GL, Collins JM, Kriegshauser JS, Balch CS, Grado MM, Swanson GP, Larson TR, Wilkes MM, Navickis RJ (1999) Salvage brachytherapy for localized prostate cancer after radiotherapy failure. Urology 53(1):2–10

Jemal A, Siegel R, Ward E, Murray T, Xu J, Smigal C, Thun MJ (2006) Cancer statistics. CA Cancer J Clin 56(2):106–130

Jemal A, Siegel R, Xu J, Ward E (2010) Cancer statistics. CA Cancer J Clin 60(5):277–300

Kimura M, Mouraviev V, Tsivian M, Mayes JM, Satoh T, Polascik TJ (2010) Current salvage methods for recurrent prostate cancer after failure of primary radiotherapy. BJU Int 105(2):191–201

Koutrouvelis P, Hendricks F, Lailas N, Gil-Montero G, Sehn J, Khawand N, Bondy H, Katz S (2003) Salvage reimplantation in patient with local recurrent prostate carcinoma after brachytherapy with three dimensional computed tomography-guided permanent pararectal implant. Technol Cancer Res Treat 2(4):339–344

Kramer S, Gorich J, Gottfried HW, Riska P, Aschoff AJ, Rilinger N, Brambs HJ, Sokiranski R (1997) Sensitivity of computed tomography in detecting local recurrence of prostatic carcinoma following radical prostatectomy. Br J Radiol 70(838):995–999

Kuban DA, Thames HD, Levy LB, Horwitz EM, Kupelian PA, Martinez AA, Michalski JM, Pisansky TM, Sandler HM, Shipley WU, Zelefsky MJ, Zietman AL (2003) Long-term multi-institutional analysis of stage T1–T2 prostate cancer treated with radiotherapy in the PSA era. Int J Radiat Oncol Biol Phys 57(4):915–928

Lagerburg V, Moerland MA, van Vulpen M, Lagendijk JJW (2006) A new robotic needle insertion method to minimise attendant prostate motion. Radiother Oncol 80(1):73–77

Leventis AK, Shariat SF, Slawin KM (2001) Local recurrence after radical prostatectomy: correlation of US features with prostatic fossa biopsy findings. Radiology 219(2):432–439

McNichols RJ, Gowda A, Kangasniemi M, Bankson JA, Price RE, Hazle JD (2004) MR thermometry-based feedback control of laser interstitial thermal therapy at 980 nm. Lasers Surg Med 34(1):48–55

McNichols RJ, Gowda A, Gelnett MD, Stafford RJ (2005) Percutaneous MRI-guided laser thermal therapy in canine prostate. SPIE, San Jose, pp 214–225

Moul JW (2000) Prostate specific antigen only progression of prostate cancer. J Urol 163(6):1632–1642

Murat F-J, Poissonnier L, Rabilloud M, Belot A, Bouvier R, Rouviere O, Chapelon J-Y, Gelet A (2009) Mid-term results demonstrate salvage high-intensity focused ultrasound (HIFU) as an effective and acceptably morbid salvage treatment option for locally radiorecurrent prostate cancer. Eur Urol 55(3):640–647

Onik G, Vaughan D, Lotenfoe R, Dineen M, Brady J (2007) "Male lumpectomy": focal therapy for prostate cancer using cryoablation. Urology 70(6 Suppl):16–21

Partin AW, Pearson JD, Landis PK, Carter HB, Pound CR, Clemens JQ, Epstein JI, Walsh PC (1994) Evaluation of serum prostate-specific antigen velocity after radical prostatectomy to distinguish local recurrence from distant metastases. Urology 43(5):649–659

Patel A, Dorey F, Franklin J, de Kernion JB (1997) Recurrence patterns after radical retropubic prostatectomy: clinical usefulness of prostate specific antigen doubling times and log slope prostate specific antigen. J Urol 158(4):1441–1445

Pisters LL, Rewcastle JC, Donnelly BJ, Lugnani FM, Katz AE, Jones JS (2008) Salvage prostate cryoablation: initial results from the cryo on-line data registry. J Urol 180(2):559–563; discussion 563–554

Porter CA 4th, Woodrum DA, Callstrom MR, Schmit GD, Misra S, Charboneau JW, Atwell TD (2010) MRI after technically successful renal cryoablation: early contrast enhancement as a common finding. AJR Am J Roentgenol 194(3):790–793

Potosky AL, Davis WW, Hoffman RM, Stanford JL, Stephenson RA, Penson DF, Harlan LC (2004) Five-year outcomes after prostatectomy or radiotherapy for prostate cancer: the prostate cancer outcomes study. J Natl Cancer Inst 96(18):1358–1367

Pound CR, Partin AW, Eisenberger MA, Chan DW, Pearson JD, Walsh PC (1999) Natural history of progression after PSA elevation following radical prostatectomy. JAMA 281(17):1591–1597

Reske SN, Blumstein NM, Glatting G (2008) [11C]choline PET/CT imaging in occult local relapse of prostate cancer after radical prostatectomy. Eur J Nucl Med Mol Imaging 35(1):9–17

Roberts SG, Blute ML, Bergstralh EJ, Slezak JM, Zincke H (2001) PSA doubling time as a predictor of clinical progression after biochemical failure following radical prostatectomy for prostate cancer. Mayo Clin Proc 76(6):576–581

Sciarra A, Panebianco V, Salciccia S, Osimani M, Lisi D, Ciccariello M, Passariello R, Di Silverio F, Gentile V (2008) Role of dynamic contrast-enhanced magnetic resonance (MR) imaging and proton MR spectroscopic imaging in the detection of local recurrence after radical prostatectomy for prostate cancer. Eur Urol 54(3):589–600

Sella T, Schwartz LH, Swindle PW, Onyebuchi CN, Scardino PT, Scher HI, Hricak H (2004) Suspected local recurrence after radical prostatectomy: endorectal coil MR imaging. Radiology 231(2):379–385

Siddiqui SA, Mynderse LA, Zincke H, Hoffmann NE, Lobo JR, Wilson TM, Kawashima A, Davis BJ, Blute ML (2007) Treatment of prostate cancer local recurrence after radical retropubic prostatectomy with 17-gauge interstitial transperineal cryoablation: initial experience. Urology 70(1):80–85

Stephenson AJ, Slawin KM (2004) The value of radiotherapy in treating recurrent prostate cancer after radical prostatectomy. Nat Clin Pract Urol 1(2):90–96

Uchida T, Shoji S, Nakano M, Hongo S, Nitta M, Usui Y, Nagata Y (2011) High-intensity focused ultrasound as salvage therapy for patients with recurrent prostate cancer after external beam radiation, brachytherapy or proton therapy. BJU Int 107(3):378–382

van den Bosch MR, Moman MR, van Vulpen M, Battermann JJ, Duiveman E, van Schelven LJ, de Leeuw H, Lagendijk JJW, Moerland MA (2010) MRI-guided robotic system for transperineal prostate interventions: proof of principle. Phys Med Biol 55(5):N133–N140

Woodrum DA, Gorny KR, Mynderse LA, Amrami KK, Felmlee JP, Bjarnason H, Garcia-Medina OI, McNichols RJ, Atwell TD, Callstrom MR (2010) Feasibility of 3.0T magnetic resonance imaging-guided laser ablation of a cadaveric prostate. Urology 75(6):1514.e1511–1514.e1516

Young JL, Kolla SB, Pick DL, Sountoulides P, Kaufmann OG, Ortiz-Vanderdys CG, Huynh VB, Kaplan AG, Andrade LA, Osann KE, Louie MK, McDougall EM, Clayman RV (2010) In vitro, ex vivo and in vivo isotherms for renal cryotherapy. J Urol 183(2):752–758

Zacharakis E, Ahmed HU, Ishaq A, Scott R, Illing R, Freeman A, Allen C, Emberton M (2008) The feasibility and safety of high-intensity focused ultrasound as salvage therapy for recurrent prostate cancer following external beam radiotherapy. BJU Int 102(7):786–792

第 3 部分
热疗及其疗效监测

第17章 MRI引导热消融技术

R. Jason Stafford, Kamran Ahrar

本章目录

1 引言 ……………………………………… 225
2 基于加热的热疗 ………………………… 227
3 冷冻消融 ………………………………… 233
4 结论 ……………………………………… 235
参考文献 …………………………………… 238

摘 要

近年来，各种组织消融技术如冷冻消融、热消融等技术的临床应用越来越广泛，得到了蓬勃发展并取得了重大进步，对病灶局部的治疗起到了非常重要的作用。这些技术最初能够应用于临床是因其微创或完全无创化的优势。其初始目标是取代传统外科手术治疗，提高治疗效果，同时降低并发症发生率及提高患者的生活质量。作为一种消融治疗的辅助手段，影像引导对消融治疗的计划制定、靶向定位、术中监测及确定消融效果等具有重要作用。由于MRI具有多样化的解剖结构机制、生理机制、代谢机制及组织温度等方面的显示能力，其作为消融技术的引导手段，在诸多方面存在独一无二的优越性。在消融治疗的计划制定、靶向定位、术中监测及确定消融效果等方面，MRI独具特色。本章将简要概述MRI引导的热消融技术的潜在优势。

1 引言

在肿瘤介入治疗方面，组织消融一般指局部的放射治疗、化学药物消融或利用热能量来破坏局部组织（即细胞死亡）的治疗方法，如用于肿瘤局部处理的治疗方法（Goldberg等，2009）。热消融技术在过去的10年中得到了迅速的发展（Brown，2010），最近，医疗技术的发展进一步完善和升华了该项技术，许多文献报

道 (Lafon 等 ,2007；Gillams,2008；Kunkle 等 ,
2008；Callstrom 等 ,2009；Rybak2009；Ahmed
等 ,2011)认为,如果患者适应证选择得当,这种
技术会对传统治疗技术构成很大的挑战。这些
微创技术最引人注目的地方在于其能够达到同
传统治疗方法(如创伤较大的开放手术)一样的
治疗效果，且对患者的影响很小。热消融术通
常通过经皮穿刺途径、经腔道途径、经血管途
径,甚至完全经体外方法来实现。不同于开放手
术直视下到达病灶部位进行治疗，这种治疗方
法往往在影像引导下通过穿刺到达病灶靶部位
进行治疗。其潜在的优势包括:失血量少,并发
症少,患者住院时间短,对患者的整体影响小,
以及可以为不能手术的患者提供一个可选择的
治疗方法。此外,手术可在门诊局麻下进行,大
大降低了医疗成本。

热消融术可用于各种组织和多种病变,如
闭塞血管、破坏不正常组织或良性组织的生长
等，这些消融技术越来越多地被应用于肿瘤的
局部治疗。肿瘤消融的主要目的是尽可能完全
涵盖肿瘤组织以及肿瘤周边 5~10mm 的正常组
织。消融的目标是最大限度地减少对周围正常
组织的破坏和干预，减少不良并发症的发生
(Ahmed 等 ,2011)。

热消融技术,是利用比生理温度高或低的
极端温度,如过热或过冷,来灭活组织。冷冻消
融是采用低温(≤-20℃)对组织进行破坏,而
以加热为基础的热消融技术则利用各种产热
装置(如射频、微波、激光或超声聚焦等)来提
高局部组织的温度,导致其发生快速的不可逆
的破坏(≥50℃)。怎样使用这些消融设备,要
根据各种设备的性能特点、病灶的特点、解剖
位置及医疗经费等来决定。热消融技术在病灶
消融效果及控制方面与化学消融技术相比有
一定的优势，特别是对于体积较小的病灶,并
发症发生率也较低。另一个优点是,没有电离
辐射(不像外放射治疗那样),可在同一器官甚
至同一部位反复进行,而不必担心对周围正常
组织造成毒性。值得注意的是,这里并不是说

热消融、化学消融和放疗技术是相互排斥的,
相反,在某些情况下,统筹使用这些治疗技术,
发挥其各自的优势,能够产生协同作用,从而提
高治疗效果(Goldberg,2011)。

本章将概述这些热消融设备的物理学性能
及消融过程的基本生物学原理,概述 MRI 引导
热消融技术以及 MRI 在这些操作过程中的潜
在作用。回顾 MR 引导下这些消融技术的具体
应用、温度成像能力、不同组织器官的具体消融
方法等，简单论述这些技术目前发展现状及未
来发展趋势。

1.1　热疗中影像的引导作用

由于热消融的速度是设定的,影像引导在
这些微创介入操作中发挥着举足轻重的作用。
合理应用好解剖和功能成像,使其在治疗方案
制定、靶向定位、术中监测及疗效判定等各环
节中发挥应有的作用，对提高治疗的安全性、
提高治疗效率及优化工作流程非常重要
(Solomon 等 ,2010；Ahmed 等 ,2011)。影像设备
通过显示目标病灶及其周围的重要结构来帮
助制定消融计划。在靶向定位方面,影像引导
能够引导消融设备准确进入目标靶病灶内,或
者通过图像反馈来调整位置。在治疗过程中,
通过图像定性或定量分析来判断治疗进展情
况。治疗后,影像学可以显示组织损伤的程度,
有助于判断消融效果。

传统的经皮介入操作的影像引导设备是
CT 和超声。CT 引导一般用于腹部、肺和骨等部
位的消融,能够提供快速、高分辨率的横断面
图像。CT 对病变的软组织对比度较差(与 MRI
比较),介入操作部位不同,软组织密度对比不
同，其增强扫描图像能够反映血流灌注情况,
有助于判断消融后已经破坏的组织和正常组
织之间的边界。现代的 CT 扫描极大地方便了
实时引导操作,但 CT 透视会增加患者、操作医
生及所有扫描间人员的电离辐射剂量,故一般
仅在需要实时监测进针过程及定位时使用。低
剂量扫描虽然可以减少辐射剂量,但存在降低

图像质量的缺点,在有骨和金属存在的部位会出现条纹状伪影。对于软组织部位的病变,如肝、肾、乳腺、前列腺及头颈部等部位的器官,超声是一个不错的选择,因其具备无电离辐射、廉价、实时引导等优点,能够提供极佳的引导效果。然而,超声存在在病灶显示及对比度方面较差、在热消融过程中图像容易受加热所产生的微气泡干扰等缺点。此外,对于体型庞大的患者,超声存在较大的声波衰减及深部组织传播受限、不能用于骨组织或含气器官及其周围组织的监测等缺点。

相比较而言,MRI 是一种无电离辐射和无创的影像引导手段,具有 CT 及超声无法比拟的极佳软组织分辨率,可进行任意方向的图像采集,引导成像接近实时化。此外,在具有良好的软组织对比度的同时,还有多种辅助的生理功能成像和代谢成像方式,有助于在消融过程中对消融区域组织温度变化的定量及定性监测。尽管还存在适应磁场环境下技术、后勤和安全保障方面的诸多障碍因素,但由于存在这些优势,MRI 已经越来越多地被研究和销售用于介入操作的影像引导。对于某些脏器,如脑、前列腺和乳腺,MRI 有着其他影像设备无法比拟的优越性,其在消融治疗影像引导方面发挥了重要作用,尤其是对于热量难以集中定位的治疗,如超声聚焦消融 (Jolesz 等, 1988; Cline 等, 1992; Hynynen 等, 1993)。

MRI 和 MR 温度成像可在同一环境中同时使用,能够在热消融方案的制定、靶向定位、术中监测及消融效果判定等方面有效发挥良好性能, 发挥闭环式作用 (Jolesz 等, 2005; Stafford 等, 2010)。以前在开放式低场(<1.5T)MR 系统下进行的介入操作,现在越来越多地在高场 MR 下完成,因高场 MR 具有良好的图像质量和更快的成像速度,不降低图像质量,有利于患者通过的大口径设计,更加适于引导介入操作并能更好地兼容消融设备(Hushek 等,2008)。有利于经皮穿刺引导的 MR 操作间示例见图 17-1(Moche 等,2008;Yutzy 等,2008)。

2　基于加热的热疗

2.1　生物学原理

组织加热根据温度高低及加热时间的长短不同, 可产生可逆性或不可逆性效应(Dewhirst 等,2005;Pearce 等,2011;yarmolenko 等,2011)。在不考虑机械性或化学性效应的情况下,不同方法产生的热量具有同样的组织损伤效果（如射频、微波、超声及激光）。温度在 42.5℃时就能够杀伤细胞,若在此温度下持续 240min 可导致大部分组织破坏(Yarmolenko 等,2011)。温度每增加 1℃,组织破坏的速度约是温度增加速度的 2 倍,当超出突破点,组织的温度升高。当温度很高时,会出现不可逆的热损伤,50℃时需要数分钟时间,而 60℃时只需要数秒钟时间。因此,组织损伤是温度升高时受热时间的函数。对消融来说,组织损伤率可以用以下公式表示,T 为依赖的温度,N 表示组织从活性状态下变为变性状态的初级转化率,E_A 为活化能,D 为变性状态的闸函数,A 为变性率,τ 代表时间,受 Arrhenius 关系支配。

$$\Omega(t) = A \int_0^t e^{\frac{-E_A}{RT(\tau)}} d\tau = \ln\left(\frac{D}{N}\right) \quad (1)$$

其中,R 是通用气体常数。通常情况下,阈值 $\Omega \geqslant 1$ 为不可逆的损伤。尽管在热消融过程中能够成功地监测温度和预测热消融效果,但这一阈值,以及常数 A 和 E_A 仍然是需要研究的问题(Pearce,2011)

这个概念在 1984 年被 Sapareto 和 Dewey 延伸应用到高温领域, 他们对组织在 43℃ (CEM$_{43}$) 时等同时间内热损伤的估计进行了改写,因此,加热的终点可以从集中于等温加热的研究中推算出来(Sapareto 等,1984)。

$$CEM_{43}(t_n) = \sum_{t=0}^{n \cdot \Delta t} R^{(43-T_n)} \cdot \Delta t,$$

$$R = \begin{cases} 0.25 & T_n < 43\,°C \\ 0.50 & T_n \geq 43\,°C \end{cases} \quad (2)$$

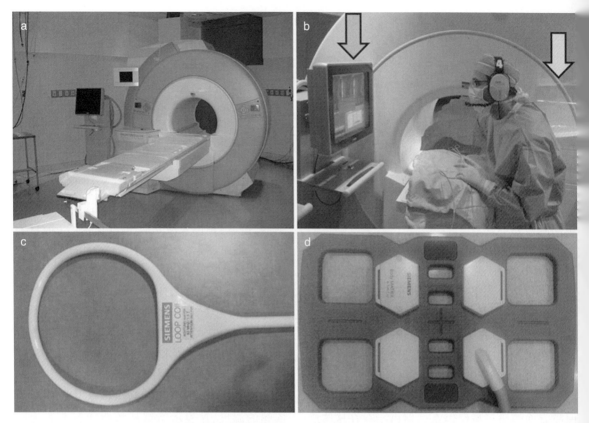

图 17-1　MRI 实时引导经皮穿刺消融术的操作间图示。一台大口径（70cm）、长 124cm 的 1.5T MR（Magnetom Espree；Siemens Medical Systems，Erlangen，Germany）提供了足够大的入口，有利于携带 MR 兼容性麻醉设备的患者进入检查孔内(a)。主磁体在操作间的放置位置应该以方便工作为原则，无论放置在磁体的前面或后面，都能够很方便地开展工作。无菌被单（黄箭）要覆盖住磁体的操控面板，这样医生就可以自己控制患者进出磁体的检查孔(b)。有防护的监视器（绿箭）用来观察图像及观察介入治疗术中定位和监测情况，完备的通信系统，包括听力保护装置，用于操作间内医生、MR 操作技师、护士及麻醉师之间进行沟通。此外，射频线圈能够经皮放置在患者的检查部位，如一个 17cm 的单回路线圈(c)或 10cm×10cm 的六组件接入端口(d)是必要的。（见彩图）

其中,t 是测量间隔时间,n 是测量的数量,T_n 是第 n 次测量温度。

有些组织发生损伤可能会早一些，240min 的 CEM_{43} 阈值是公认的导致热坏死时间。此外，虽然这种方法来自于一般较低温度热疗热剂量的定量方法，但经过验证也适于高温热消融热剂量的定量(Damianou 等,1995；Mcdannold 等,2000)。

MR 定量测温的优点（Rieke 等,2008；2012）是将时空的温度信息转化为组织损伤精确估计,不仅能够反映消融后的图像信息，而且能够在消融过程中提供信息，以便于控制消融程度。治疗后，估计的组织损伤及治疗后图像能在消融程序结束前较好地评价疗效。

2.2　射频消融术

射频消融(RFA)是时下最为广泛接受及应用于临床的影像引导的微创消融治疗方法,在掌握好适应证的前提下，其缓解或局部控制如肝、肾、骨等器官疾病的能力已经得到广泛认可，而对于其他器官,如肺、乳腺或前列腺等的疾病，仍有待于进一步研究及观察（Hong 等,2010；Ahmed 等,2011）。RFA 是由射频电流引起的组织中的离子振动、摩擦生热,功率 200W,振动频率 500kHz,热量经中空的金属射频电极针,通过经皮穿刺方式到达病灶部位。在单极模式工作时,射频发生器激发组织中的活性电极在电极周围的导电组织中产生高密度电流,然后在远离电极的一个很宽的表面区域分散开来,这个较大面积的电极叫"底板",放在患者的皮肤上,可以防止热量远离活性电极。

由于电流密度导致探头附近明显的加热效应,产生的射频能量通过热传导到达病灶部位,RFA 时热能量易在高灌注组织内或靠近大血管部位的组织内发生对流热损失。此外,组织在高温(>100℃)时干燥脱水或水分蒸发情况下,可降低组织的导电性和加热效果。因此,把热电偶或热敏电阻混装在射频电极内,将有利于电极的温度反馈和冷却。为了克服单一电极不能全部覆盖较大病灶的缺陷,多齿或集束状电极已被开发使用,通过开关模式有控制地收放这些电极,避免互相干扰。然而,这些探针通常都较粗,在某些治疗区域增加了治疗的相关并发症,这值得我们关注(Brace,2009)。双极探头,其电流密度主要集中在紧密放置的两个电极之间的空间内,能形成较大消融范围,且不需要接地的"底板"。无论如何,电极之间的间距、放置在组织内的位置是至关重要的。

MR 兼容射频电极针由钛或镍合金制造,目前已有市售的产品。尽管已有 MR 兼容的射频发生器系统研究报道,但在 MR 环境中不干扰 MR 图像监测的兼容型射频发生器产品目前在市场上尚没有。因此,目前临床报道的在 MR 环境中使用的 RFA 市售的设备,主要是指 MRI 治疗计划制定、靶向定位及疗效验证成像等方面的产品(Rempp 等,2012a,b)。治疗计划根据不同部位而制定。靶向定位操作类似于穿刺活检引导,使用能够突出显示病灶而最大程度减小伪影的序列。当同时使用多根射频针或布针时,要求和病灶形态体积相适形,尽管使用了 MR 兼容的材料和最小伪影的序列,但有时显示病变和布针位置依然较模糊。

射频发生器应固定在墙上,位于磁场边缘地带,或放在操作间外面,射频的高频发热辐射器及冷却电缆穿过操作间的门进入操作间内,或预先安装导波。在部分病例中,必须保证电缆能够安全到达磁共振检查孔位置。用户必须确

保电缆能够安全地到达孔中心。要做到这一点,有时可能需要暂时将电缆从设备断开。这也有助于减少射频发生器产生的图像噪声,射频系统在置于 MR 室内时可能需要完全关闭。

如果磁敏感性伪影不影响病灶边界或感兴趣区的显示,验证消融效果的成像需要射频高频电极留置于病灶内进行。与大多数热介导的消融手段一样,血管的破坏需要术前及术后增强扫描成像来观察,显示病灶的边缘损毁情况。请注意,某些肿瘤在 T1 加权像上是高信号的,故要进行术前和术后图像的减影显示。此外,对比增强的动态监测有助于组织反应性强化和肿瘤残余强化的鉴别。一些组织,如肝,T1 或 T2 图像在用于分析显示毁损区时无对比增强扫描图像就可以判断。因此,在某些组织的消融过程中,使用 T1 及 T2 加权成像能及时评价消融效果。多期增强扫描检查在射频消融治疗中并不适用,一些技术如弥散成像由于金属电极的存在而不可行。由于缺乏 MR 兼容型射频发生器,射频消融过程中的实时温度监控也不可行(Rempp 等,2012a,b)。

2.3 微波消融

微波消融(MWA)类似于 RFA,也是利用局部高强度的电磁场,通过一根金属细杆天线(13~17G)传导热量进行消融(Simon 等,2005;Lubner 等,2010)。然而,MWA 工作的频率范围比 RFA 高,美国联邦通信委员会(Federal Communications Commission,FCC)批准的频率为 915MHz 或 2.45GHz(Lubner 等,2010;Pozar,2011)。微波频率产生热量的机制为组织中的极性分子(如水分子)的电偶极矩的旋转产生热能,因为它们试图在快速振荡场中排列,被称为电介质加热(Simon 等,2005;Lubner 等,2010;Ahmed 等,2011)。所有组织,包括肿瘤,都包含水,这为微波加热提供了基础。低水含量的组织,如脂肪,微波产热的效能要差一些。

MWA 消融天线(探针)和 RFA 消融电极针一样具有较细的优点,但 MWA 的产热机制有几点与 RFA 不同(Brace,2009)。首先,MWA 系

统为单探针系统,不需要任何产热用的"底垫"。此外,MWA 对组织的毁损不依赖于组织的电导率,因而对于低电导率的组织,如干燥或炭化的组织,同样可以很好地传导热量,使探头附近的温度达到或超过 100℃,对肺实质或骨组织都能够达到良好消融效果(Yang 等,2007;Wolf 等,2008)。而且,多根微波探针在产热时相互之间无干扰。综上所述,微波探针可用于较大体积的组织迅速加热,微波对对流换热不敏感,热量散失较少,局部的热损失比射频少。然而,微波有一个需要克服的缺点是微波天线的热屏蔽有待于加强,用于控制温度的天线内冷系统需要改进,以降低微波天线非发射段温度,避免非靶区组织及皮肤烫伤。

目前,MWA 明确的适应证尚不明确,这些设备的设计的许多方面似乎是直接与 RFA 竞争的。最新几代的设备设计主要用于组织的热凝固性坏死,包括含有内冷系统的天线和适用于多根天线同时使用的多元的微波发生仪。遗憾的是,这些系统的设计并非用于 MRI 引导,不太可能在磁共振环境下使用,因其微波天线可能含有铁磁材料,电缆的设计也不够长,微波发生仪可以造成 MR 图像的噪声,这些先前已有文献报道。然而,一些研究机构也进行了个别部位,如肝脏(Morikawa 等,2012)、盆腔肿瘤(Kurumi 等,2007)及前列腺(Chen 等,2000)等的 MR 引导微波消融研究。

2.4 激光消融

间质性激光消融(ILA)是另一种经皮穿刺局部组织消融的技术,它发射高强度近红外光的激光,经过光纤传导到间质性组织内,光纤头端一定长度裸露,能够连续发射激光,具有各向同性及方向性,从而造成对局部组织的热损毁。同样,其适应证也未明确,越来越多的研究倾向于将其用于脑(Carpentier 等,2008,2012)、前列腺(Stafford 等,2010;Woodrum 等,2011)、肝(Vogl 等,2002.;Rosenberg 等,2012)、肾脏和骨骼(Kurup 等,2010)等部位,并用 MR 引导和温度监测。

用于热疗法的激光源有 2 种:掺钕的钇铝石榴石(neodymium-doped yttrium aluminum garnet,Nd:YAG)激光,波长为 1064nm,以及半导体二极管激光,波长为 800~1100nm。从数毫米粗的光纤中传出的光子散射后被局部组织中的水和大分子蛋白质吸收。大部分的能量转换成自由粒子的运动(光热效应),从而引起周围组织的快速加热。其缺陷类似于 RFA,覆盖整体病变取决于光子流量局部的热传导,但在干燥组织中其穿透性减弱。然而,不同于 RFA,激光导致的组织炭化、汽化,使局部热能量短时间内被快速吸收,局部温度迅速升高以致于损伤光纤本身而导致治疗停止。因此,为了使高功率激光源(≥15W)产生较大的消融区域(通常≤3cm),较细的光纤(400~600μm)被安置在具备冷却性能(含液体或气体)的导管(≥1.6mm)内来传送激光。然而,这种创新设计往往还是不能避免高温下探针的受损。由于光纤尖端温度的监测是困难或不足的,这就为使用实时 MR 温度成像(MRTI)进行温度监测的研究提供了动力。

不像射频或微波消融,激光消融的光纤加入端系统主要由玻璃和塑料制成,这就很容易实现 MR 兼容。这能够降低 MR 图像的伪影,使得一些高性能成像技术,如弥散或 MR 测温成像能够被使用。此外,进入磁共振室的光纤与水冷系统,不会像射频和微波消融那样对 MR 图像产生噪声。如果小心使用,进入磁共振室内的二极管激光源,在运行状态下没有发现对 MR 图像质量的损害。供货商提供的 MR 兼容型激光治疗仪和集成温度监测软件使激光消融能够无缝、高效地在 MR 环境下实现闭环式治疗。此外,和微波消融一样,激光消融也可以同时使用几根光纤,在较短的时间内完成病灶消融,但必须注意,光纤的排列不要太过疏远,从而遗留由于消融区域没有有效重叠所造成的未消融区域的冷点,但同时也要防止多根光纤排列过密,产生能量过高而损伤光纤加入端。

由于磁共振成像和激光消融之间独特的协同作用,能够在 MR 环境中兼容的闭环式集成系统正在兴起(图 17-2)。更重要的是,激光消

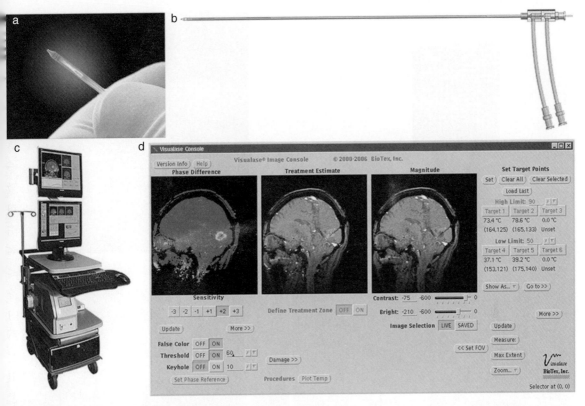

图 17-2　MR 引导的激光间质消融(Visualase Inc., Houston, TX)，通过小光纤(外径 400mm，尖端发散长度 1cm)发射激光(a)。和大多数间质消融技术一样，冷却的导管鞘(外径 1.65mm；适于 14G 导针)能够减少探针附近组织干燥和蒸发，具体由光纤加入端的大小决定(b)。Visualase 工作站(c)实时获取 MRTI 扫描数据，实时进行软件温度图像重建(彩色图)，累积损伤使用 Arrhenius 模型表示(橙色覆盖)，温度控制的图像强度指向光纤附近或重要结构附近，以免损伤重要结构，从而保证安全。在病灶的边缘部位能够帮助监测病灶的边界(d)。温度控制点可以触发联动装置而停止治疗。此外，用户可以根据 MRTI 反馈实时控制激光曝光和功率。图示为闭环式 MR 引导下脑转移瘤的激光消融(d)(Images courtesy of Visualase, Inc.)(见彩图)

融的 MRTI 应用于高度敏感的领域，如脑，或用于需要高度适形治疗的部位更可行。激光消融能够进行有控制的小范围消融，对于一些需要精确消融的部位尤其有效，如前列腺部位的消融术，保护好血管神经束、直肠和尿道不受损伤对治疗成功非常重要(图 17-3)。

2.5　超声消融

超声消融(USA)利用超声波能量聚焦而产生消融作用，常用声波范围为 500kHz~8MHz。超声能量传递到组织后，通过黏性弛豫机制导致组织吸收加热。该技术也可以像 RFA、MWA 及 ILA 那样，通过微创的方式使用间隙或腔内探头，或完全非侵入性途径，通过一个体外聚焦换能器进行(聚焦超声，FUS)。

与 RFA、MWA 及 ILA 不同，间质性 USA 具有自己独特的优点。间质性 (Nau 等, 2001；Kangasniemi 等, 2002；Nau 等, 2005；Lafon 等, 2007) 和经尿道途径将探针刺入到病灶区域(Kinsey 等, 2008；Siddiqui 等, 2010)，其功率和(或)多个超声换能器元件都可以独立控制，从而掌握消融形状和消融区的大小，在 5~10min 内产生直径为 20~40mm 的消融区 (Diederich 等, 2004)。为了提高局部组织吸收的超声波能量，可使用频率为 5~8MHz 的高强度连续性超声波。在临床应用前，有文献报道使用了 13~15G 的间隙

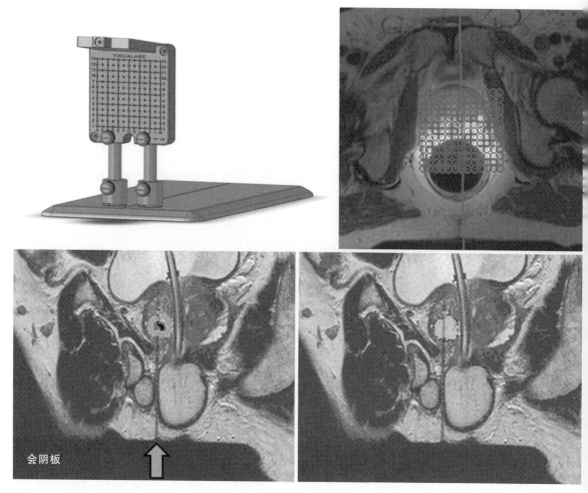

图 17-3　活检证实的前列腺癌,在应用会阴板的情况下,MR 引导下激光消融(Visualase Inc.,Huston,TX)(a)。患者仰卧位,基板置于身下,用来固定网格。板上装满盐水的基准点(橙色)记录板的网格,与 MR T2W 图像的坐标系统一起确定治疗计划图像(b)。实时 MRTI(c)和累积损伤的 Arrhenius 估计(橙色)(d)重叠在治疗计划的图像上,用于监测治疗的过程。MR 引导与软件的连接,提供了一个闭环式前列腺消融治疗(Images Courtesy of Visualase,Inc.)(见彩图)

探针,具有内冷系统或导管鞘内制冷系统,可以避免探针周围干燥或蒸发。像 ILA 一样,这些设备可以制成 MR 兼容型,能够在 MR 引导下实现闭环式消融治疗。超声消融能够应用于各种组织,如前列腺、脊柱、肝、肾和脑,使用 MRTI 反馈技术动态控制超声辐射器,可以最大限度地做到较大体积病灶的适形消融,与此相关的研究报道也非常具有吸引力(Stafford 等,2004;Kinsey 等,2006;Kinsey 等,2008;Delabrousse 等,2010)。此外,因为超声具有穿透较深组织的能力,辅助性药物注射能够增加消融的效果(Lafon 等,2007)。

与微创的间质性 USA 方式不同的是,聚焦超声(FUS)是迄今为止完全非侵入性、独特的消融方法,能量为 20~100W 的超声在体外经无创的方式聚焦,使用高能聚焦超声换能器和患者体表耦合进入深部组织(Cline 等,1992;Tempany 等,2011)。单元球形空气支持的传感器是其核心技术,目前的模式是电子掌控的相控阵换能器,能对声束进行整形和聚焦,以提供最大能量取得较大消融面积,减少术中患者的机械性体位变动。声能在软组织的衰减为 0.5dB/(cm·MHz),所以常使用低频(低于 2MHz)的超声作用于深部组织,产生强聚焦,使热能迅速吸收。

MRTI 技术是一种对于深层组织的 FUS 治疗非常有用的技术(Tempany 等,2011)。MRTI 在加热治疗前使聚焦加热可视化。聚焦深度和程度取决于声速在组织中的传导。不同层次的组织,声波进入的速度显著不同,如脂肪组织以及加热组织的焦点附近,导致声速发生变化,透镜偏离使加热移位。当应用 MRTI 技术捕获纵向的声束时,它有助于示踪消融范围及聚焦加热区域的并发症。无论如何,电子的波束调向优于机械运动,因为在磁场中,换能器的任何物理运动都会干扰 MRTI 技术的参考图像。典型的治疗方法是通过发射高强度脉冲聚焦在组织中的某一个小区域,造成该小区域组织毁损,然后再移至新位置进行。相邻聚焦消融区之间不能遗留有空白区域,往往需要在消融完成后暂停 1min,使得近场区域组织热能向周边扩散,避免局部热积聚,这样能使声束散焦,邻近结构避免长时间低热损伤的风险。因此,声波传播过程中的传递能量的方案能够减少治疗大病灶时的致死时间。这有助于缩短治疗时间。

市售集成的 MR 引导的 FUS 系统能够应用于子宫肌瘤(Gedroyc,2012)(图 17-4)、骨骼系统(图 17-5)、前列腺(图 17-6)、肝脏和大脑(Colen 等,2010)。类似于间质性 USA,微创的给药途径也是除热消融能力外的潜在优势之一(Deckers 等,2008;Staruch 等,2012)。使用外部声束聚焦定位及消融的每项应用都需要克服其特定的困难(Jolesz 等,2008)。例如,在前列腺,应用经尿道的辐射器尽可能地靠近消融器官,从而减少对中间组织的损伤,便于病灶的消融。对于有肋骨保护的器官,如肝,实质性的改进不仅有利于声束从外部进入器官,而且对示踪运动和实时逼真地调整传递、达到更加有效的治疗效果非常重要(de Senneville 等,2012)。

3　冷冻消融

3.1　生物学原理

冷冻消融是一种基于低温冷冻法破坏局部组织的治疗方法。它能够直接或间接破坏组织,这一点不同于以加热为基础的消融(Hoffmann 等,2002;Erinjeri 等,2010)。目前,对冷冻消融机制的理解是,当组织细胞快速暴露于低温下时(-15℃~ -40℃),细胞内冰晶形成,细胞结构破坏和裂解。在缓慢冷冻时,细胞外冰晶取代原来细胞外水环境,造成细胞外液渗透压升高,细胞脱水。当组织处于 0℃以下时,组织细胞的破坏随温度增加而增加。当组织缓慢解冻时,渗透压发生变化,导致细胞膨胀和破裂。在这个过程中,血管内皮细胞也会受到明显损伤,血管通透性异常,导致水肿。冷冻-加热解冻的循环应用能够更有效地杀死细胞。通常情况下,至少 2 个周期的冷冻,持续 10~15min,1 个周期的加热解冻,持续 10min。后续的细胞破坏还包括细胞凋亡和缺血性损伤阻碍组织的修复等。免疫系统反应包括巨噬细胞和中性粒细胞对细胞碎片的吞噬与清除。

3.2　MR 引导冷冻消融

现已存在可用于 MR 环境下的冷冻消融系统(图 17-7)。临床上,MRI 冷冻消融系统利用高压气体在 MR 兼容型冷冻探针尖端(15~17G)的减压来实现。压缩后的气体快速膨胀,如氩气,通过焦耳-汤姆森效应,可导致针尖局部温度快速下降(<-150℃)。其他气体,如氦,通过焦耳-汤姆逊效应产生加热的效果,从而完成解冻。消融区的大小是冷冻探针制冷端长度(较大制冷端型号的冷冻探针产生较大的冷冻区)、冻结速率、冷冻时间及局部灌注的函数。

与前述其他穿刺针导向的介入治疗一样,MRI 引导的操作中,靶病变的 MR 图像定位发挥了关键的作用(Morrison 等,2008)。类似激光消融,冷冻消融不使用发射装置,只要进入 MR 室的氩氦气体传送管道系统安装合适,就不会产生干扰 MR 磁场的噪声。冷冻探针使用 MR 兼容型金属制造,因此,伪影通常不是成功应用 MR 引导的限制因素。根据制定计划的 MR 图像,在间歇性成像或实时扫描成像引导下,需要将一根或多根冷冻探针准确刺入病灶区域

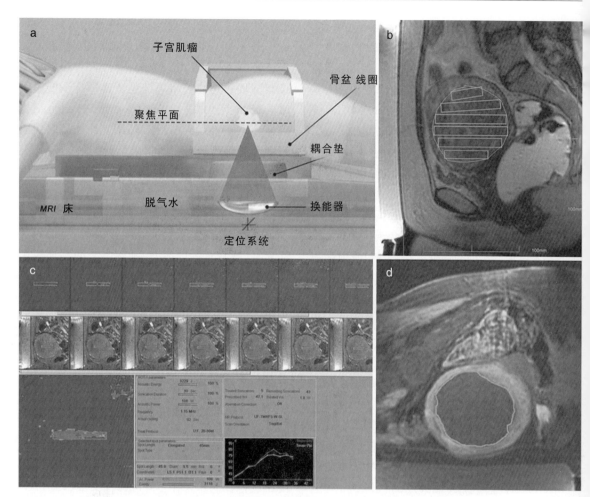

图 17-4　一种磁共振引导 MR 兼容的 FUS 治疗子宫肌瘤设备(ExAblate 2000；Insightec, Haifa, Israel)，MR 兼容型换能器阵列嵌入患者床下(a)。脱气水和耦合垫用来耦合患者和超声能量发生器。患者俯卧在换能器上方，从矢状位 MR T1 图像上制定消融计划(黄色)，并进行声学处理(绿色)(b)。系统软件允许每个声学处理(100W 电能下约 30s)能被实时监测，薄层 MRTI 技术能够显示制定的计划(c)，在 CEM $_{43℃}$ 下的条件，累积的热损伤可以在治疗过程中被追踪(未显示)。在消融前后，MR T1 增强图像可以验证消融效果，由于消融后供血动脉闭塞，灌注图像显示的灌注缺失的区域可大于消融区(d)(Images wurtesy of InSightec,Inc.)(见彩图)

(Silverman 等，2000)。多根冷冻探针的应用会出现磁敏感性伪影的问题，因此，在应用超过 3 根以上冷冻探针时，能够降低磁敏感伪影的成像序列，如半傅立叶采集单层激发快速自旋回波(HASTE) 或快速涡流自旋回波(TSE)经常被使用，可以更好地显示探针分布情况，做到尽量接近布针计划。最重要的是，在治疗过程中，T1W 或 T2W 序列可以很容易、迅速地显示冰球的边缘(约 0℃)。治疗的进度相对缓慢(10~15min 冷冻)，尽管所需的成像时间相对宽松，但对于某

些部位，如肝脏或肾脏，需要屏气采集才能得到理想的图像。尽管冷冻消融痛苦较小，可以不进行全身麻醉，但患者可能需要多次长时间的屏气，加上介入操作，部分患者可能无法耐受，因此，和其他多数经皮穿刺消融技术一样，麻醉还是值得提倡的。对于治疗效果验证，增强图像显示消融区域的灌注减少。然而，不像热消融，冷冻消融一般不会损伤血管而造成血流淤滞，血管结构的保存，以及在增强扫描时造影剂进入，可能干扰对消融效果的判断，需要加以考虑

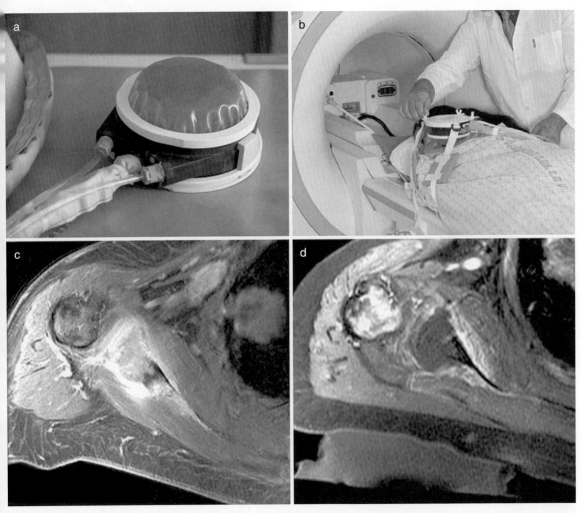

图 17-5　MR 引导的 FUS 闭环式治疗疼痛性骨转移,应用 1000 相阵的适形骨换能器,集成了循环水冷却的声耦合团(a)。选择好合适的患者体位后,确定治疗区域,换能器可被移动,治疗区之间的皮肤受到保护(b),并可以被制定计划的图像识别 (c)。治疗后,对比增强 T1W 成像能够显示超声消融后的区域大小 (d)。(Inages courtesy of InSightec,Inc.)

(Shyn 等,2012)。MR 引导的闭环式冷冻治疗见图 17-8。

4　结论

除了 FUS,目前大多数热消融方法都是通过经皮细针穿刺来实现的。每种方法都存在消融头端的大小、型号与使用数目的折中问题,应使其尽量产生一个立体的全覆盖病灶的消融区域。间质性加热方式需包括水冷却装置,避免非靶组织损伤和确保靶组织有效消融。射频和微波消融针可以制作成 MR 兼容型,从而达到 MR 可视化的目的,但其发生装置往往会引入大量的 MR 图像噪声,从而限制其临床应用及研究。间质性超声、聚焦超声、激光和冷冻的方法似乎在各个环节上均更兼容于 MR,可以利用 MR 引导、实时监测及反馈治疗效果。这些方法可以更好地利用 MR 引导优势,制定穿刺治疗计划,病灶靶向定位,进行术中监控和消融效果的验证等,可实现一体化集成治疗体系,从而提高治疗的安全性和有效

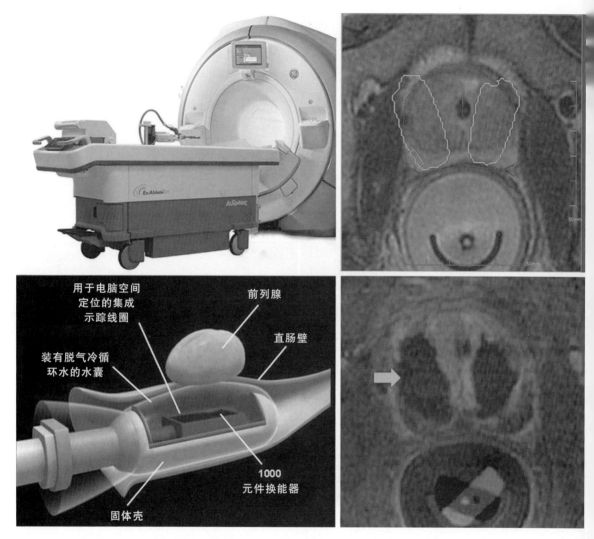

图 17-6 MR 引导的前列腺部位聚焦消融闭环式治疗系统,含有专用的能和 MRI 对接的集成直肠内 FUS 探头(a)。FUS 换能器是一个由 1000 个元件组成的相控阵列,能同时行机械性和电子病灶定位,在固体壳内安装有冷循环水囊(b)。在 MR 图像引导下应用集成示踪线圈,该换能器能够在直肠内准确地定位前列腺内病灶。患者仰卧位,前组阵列用来收集 T2W 图像,制定两个独立区域的治疗计划(绿色),需要两个换能器的定位(c)。解剖边界划定能够增加安全性,如直肠前壁(红色)、前列腺囊(蓝色)、尿道(黄色)和神经血管束(紫色)。MRTI 技术监控下的治疗结束后,毁损区域的大小可以通过增强 MR T1 图像准确地显示、分析 (d)(Images courtesy InSightec Inc.and Chris Cheng MD, National Cancer Centre,Singapore)(见彩图)

性,使其临床应用更加趋于成熟。

定性或定量的温度监测,真正使 MRI 成为有别于其他影像学设备的、用于热疗的独特设备。此外,MR 测温除了能增加安全性和潜在地提高这些新兴的治疗方法疗效以外,还使得一些技术,如深部软组织病变的外部超声聚焦或

脑病变激光消融治疗变得可行。

虽然已经有市售的这些消融设备,但目前任何一款 MR 引导热消融设备的消融效能都尚未得到证明。而这正是这种有前途的治疗方法所涉及的设备和质量保证协议、前瞻性多中心疗效验证,以及达成具体详细的发展协议所需

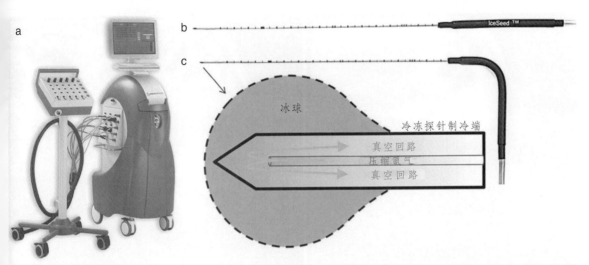

图 17-7　MR 兼容型闭环式 MR 引导氩氦刀冷冻治疗系统图示(SeedNet™, Galil Medical, Yokneam, Israel)。该系统由置于 MR 室外的电脑调节控制系统,以及与之相连接的氩气(冷冻)和氦气(解冻)构成(a)。经控制系统,气体通过管道系统进入 MRI 室内 MR 兼容性控制板(未显示),控制板上有多个用于连接冷冻探针的插槽,控制板像手推车一样可以随意移动,以便接近治疗床。冷冻探针为 17G,尖端一定范围发挥冷冻或加热效能,具有一定的弯曲角度,以便随患者进入 MRI 检查孔而不被阻挡(b)。冷冻探针的使用原则见图(c)。(Images a and b courtesy of Galil Medical.)(见彩图)

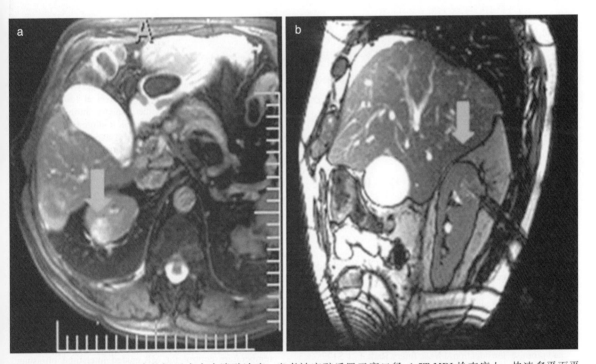

图 17-8　MR 引导肾细胞癌的闭环式冷冻消融治疗。患者被麻醉后置于宽口径、1.5T MRI 检查床上。快速多平面平衡稳态自由进动(bSSFP)序列图像显示病灶靶部位,并据此制定治疗计划(a)。标记患者皮肤穿刺点后,2 根冷冻探针在 MR 实时引导下分别刺入病灶内。在进第 2 根冷冻探针时,3 个平行平面的实时 bSSFP 成像序列图像显示针与病变的关系,斜矢状位成像显示出巨大的优势(b)。在冷冻过程中,每隔 3min,在屏气下进行一次多平面 T2W 或 T1W 图像采集,用来监测冰球形成的进展情况。单平面 T2W HASTE 采集用于监测冰球边界,和治疗前(a)图像形成鲜明对比。治疗后对比增强 3D T1W 图像用来验证消融效果,显示消融区为灌注缺损区(d)。(待续)

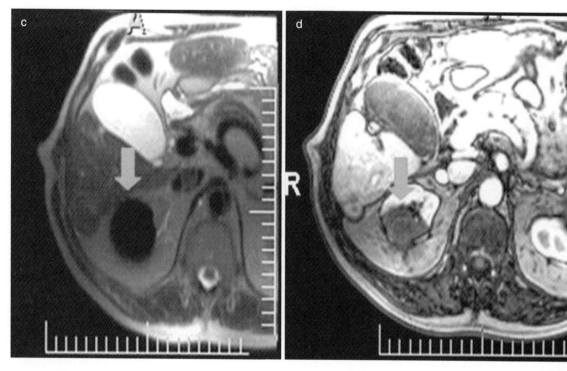

图 17-8(续)

要的。未明确这一点,会影响相关服务补偿及磁共振介入费用标准的制定, 从而使临床实际操作应用大幅下降,甚至倒退至学术研讨的地步,这会对该技术在过去几年中所取得的发展产生不利影响。

(田锦林 译　魏颖恬 校)

参考文献

Ahmed M, Brace CL, Lee FT Jr, Goldberg SN (2011) Principles of and advances in percutaneous ablation. Radiology 258: 351–369

Brace CL (2009) Radiofrequency and microwave ablation of the liver, lung, kidney, and bone: what are the differences? Curr Probl Diagn Radiol 38:135–143

Brown DB (2010) Thermal ablation 2010: unprecedented growth and promise. Introduction. J Vasc Interv Radiol 21:S177

Callstrom MR, York JD, Gaba RC et al (2009) Research reporting standards for image-guided ablation of bone and soft tissue tumors. J Vasc Interv Radiol 20:1527–1540

Carpentier A, Chauvet D, Reina V, Beccaria K, Leclerq D, McNichols RJ, Gowda A, Cornu P, Delattre J-Y (2012) MR-guided LITT for recurrent glioblastomas. Lasers Surg Med doi:10.1002/lsm.22025

Carpentier A, McNichols RJ, Stafford RJ et al. (2008) Real-time magnetic resonance-guided laser thermal therapy for focal metastatic brain tumors. Neurosurgery 63:ONS21–28

Chen JC, Moriarty JA, Derbyshire JA et al (2000) Prostate cancer: MR imaging and thermometry during microwave thermal ablation-initial experience. Radiology 214:290–297

Cline HE, Schenck JF, Hynynen K et al (1992) MR-guided focused ultrasound surgery. J Comput Assist Tomogr 16:956–965

Colen RR, Jolesz FA (2010) Future potential of MRI-guided focused ultrasound brain surgery neuroimaging. Clin North Am 20:355–366

Damianou CA, Hynynen K, Fan XB (1995) Evaluation of accuracy of a theoretical-model for predicting the necrosed tissue volume during focused ultrasound surgery. IEEE Trans Ultrason Ferroelectr Freq Control 42:182–187

de Senneville BD, Ries M, Bartels LW, Moonen CTW (2012) MRI-guided high-intensity focused ultrasound sonication of liver and kidney. In: Kahn T., Busse H (eds) Interventional magnetic resonance imaging. Springer-Verlag, Berlin

Deckers R, Rome C, Moonen CT (2008) The role of ultrasound and magnetic resonance in local drug delivery. J Magn Reson Imaging 27:400–409

Delabrousse E, Salomir R, Birer A et al (2010) Automatic temperature control for MR-guided interstitial ultrasound ablation in liver using a percutaneous applicator: ex vivo and in vivo initial studies. Magn Reson Med 63:667–679

Dewhirst MW, Vujaskovic Z, Jones E, Thrall D (2005) Re-setting the biologic rationale for thermal therapy. Int J Hyperthermia 21:779–790

Diederich CJ, Nau WH, Ross AB et al (2004) Catheter-based ultrasound applicators for selective thermal ablation: progress towards MRI-guided applications in prostate. Int J Hyperthermia 20:739–756

Erinjeri JP, Clark TW (2010) Cryoablation: mechanism of action and devices. J Vasc Interv Radiol 21:S187–S191

Gedroyc WM (2012) MR-guided focused ultrasound treatment of uterine fibroids. In: Kahn T, Busse H (eds) Interventional magnetic resonance imaging, Springer-Verlag, Berlin

Gillams A (2008) Tumour ablation: current role in the liver, kidney, lung and bone. Cancer Imag (8A):S1-5

Goldberg SN (2011) Science to practice: which approaches to combination interventional oncologic therapy hold the greatest promise of obtaining maximal clinical benefit? Radiology 261:667–669

Goldberg SN, Grassi CJ, Cardella JF et al (2009) Image-guided tumor ablation: standardization of terminology and reporting criteria. J Vasc Interv Radiol 20:S377–S390

Hoffmann NE, Bischof JC (2002) The cryobiology of cryosurgical injury. Urology 60:40–49

Hong K, Georgiades C (2010) Radiofrequency ablation: mechanism of action and devices. J Vasc Interv Radiol 21:S179–S186

Hushek SG, Martin AJ, Steckner M et al (2008) MR systems for MRI-guided interventions. J Magn Reson Imaging 27:253–266

Hynynen K, Darkazanli A, Unger E, Schenck JF (1993) MRI-guided noninvasive ultrasound surgery. Med Phys 20:107–115

Jolesz FA, Bleier AR, Jakab P et al (1988) MR imaging of laser-tissue interactions. Radiology 168:249–253

Jolesz FA, Hynynen K, McDannold N, Tempany C (2005) MR imaging-controlled focused ultrasound ablation: a noninvasive image-guided surgery. Magn Reson Imaging Clin N Am 13:545–560

Jolesz FA, McDannold N (2008) Current status and future potential of MRI-guided focused ultrasound surgery. J Magn Reson Imaging 27:391–399

Kangasniemi M, Diederich CJ, Price RE et al (2002) Multi-planar MR temperature-sensitive imaging of cerebral thermal treatment using interstitial ultrasound applicators in a canine model. J Magn Reson Imaging 16:522–531

Kinsey AM, Diederich CJ, Rieke V et al (2008) Transurethral ultrasound applicators with dynamic multi-sector control for prostate thermal therapy: in vivo evaluation under MR guidance. Med Phys 35:2081–2093

Kinsey AM, Diederich CJ, Tyreus PD et al (2006) Multisectored interstitial ultrasound applicators for dynamic angular control of thermal therapy. Med Phys 33:1352–1363

Kunkle DA, Uzzo RG (2008) Cryoablation or radiofrequency ablation of the small renal mass: a meta-analysis. Cancer 113:2671–2680

Kurumi Y, Tani T, Naka S et al (2007) MR-guided microwave ablation for malignancies. Int J Clin Oncol 12:85–93

Kurup AN, Callstrom MR (2010) Ablation of skeletal metastases: current status. J Vasc Interv Radiol 21:S242–S250

Lafon C, Melodelima D, Salomir R, Chapelon JY (2007) Interstitial devices for minimally invasive thermal ablation by high-intensity ultrasound. Int J Hyperthermia 23:153–163

Lubner MG, Brace CL, Hinshaw JL, Lee FT Jr (2010) Microwave tumor ablation: mechanism of action, clinical results, and devices. J Vasc Interv Radiol 21:S192–S203

McDannold NJ, King RL, Jolesz FA, Hynynen KH (2000) Usefulness of MR imaging-derived thermometry and dosimetry in determining the threshold for tissue damage induced by thermal surgery in rabbits. Radiology 216:517–523

Moche M, Trampel R, Kahn T, Busse H (2008) Navigation concepts for MR image-guided interventions. J Magn Reson Imaging 27:276–291

Morikawa S, Naka S, Murayama H et al (2012) MRI-guided microwave ablation. In: Kahn T, Busse H (eds) Interventional magnetic resonance imaging. Springer-Verlag, Berlin

Morrison PR, Silverman SG, Tuncali K, Tatli S (2008) MRI-guided cryotherapy. J Magn Reson Imaging 27:410–420

Nau WH, Diederich CJ, Burdette EC (2001) Evaluation of multielement catheter-cooled interstitial ultrasound applicators for high-temperature thermal therapy. Med Phys 28:1525–1534

Nau WH, Diederich CJ, Ross AB et al (2005) MRI-guided interstitial ultrasound thermal therapy of the prostate: a feasibility study in the canine model. Med Phys 32:733–743

Pearce J (2011) Mathematical models of laser-induced tissue thermal damage. Int J Hyperth 27:741–750

Pozar DM (2011) Microwave engineering. Wiley, Hoboken

Rempp H, Hoffmann R, Clasen S, Pereira PL (2012a) MRI-guided rf ablation in the liver. In: Kahn T, Busse H (eds) Interventional magnetic resonance imaging, Springer-Verlag, Berlin

Rempp H, Hoffmann R, Roland J et al (2012b) Threshold-based prediction of the coagulation zone in sequential temperature mapping in MR-guided radiofrequency ablation of liver tumours. Eur Radiol 22:1091–1100

Rieke V (2012) MR thermometry. In: Kahn T, Busse H (eds) Interventional magnetic resonance imaging. Springer-Verlag, Berlin

Rieke V, Butts Pauly K (2008) MR thermometry. J Magn Reson Imaging 27:376–390

Rosenberg C, Hosten N (2012) MRI-guided laser ablation in the liver. In: Kahn T, Busse H (eds) Interventional magnetic resonance imaging. Springer-Verlag, Berlin

Rybak LD (2009) Fire and ice: thermal ablation of musculoskeletal tumors. Radiol Clin North Am 47:455–469

Sapareto SA, Dewey WC (1984) Thermal dose determination in cancer therapy. Int J Radiat Oncol Biol Phys 10:787–800

Shyn PB, Oliva MR, Shah SH et al (2012) MRI contrast enhancement of malignant liver tumours following successful cryoablation. Eur Radiol 22:398–403

Siddiqui K, Chopra R, Vedula S et al (2010) MRI-guided transurethral ultrasound therapy of the prostate gland using real-time thermal mapping: initial studies. Urology 76:1506–1511

Silverman SG, Tuncali K, Adams DF et al (2000) MR imaging-guided percutaneous cryotherapy of liver tumors: initial experience. Radiology 217:657–664

Simon CJ, Dupuy DE, Mayo-Smith WW (2005) Microwave ablation: principles and applications. Radiographics 25:S69–S83

Solomon SB, Silverman SG (2010) Imaging in interventional oncology. Radiology 257:624–640

Stafford RJ, Price RE, Diederich CJ et al (2004) Interleaved echo-planar imaging for fast multiplanar magnetic resonance temperature imaging of ultrasound thermal ablation therapy. J Magn Reson Imaging 20:706–714

Stafford RJ, Shetty A, Elliott AM et al (2010) Magnetic resonance guided, focal laser induced interstitial thermal therapy in a canine prostate model. J Urol 184:1514–1520

Staruch R, Chopra R, Hynynen K (2012) Hyperthermia in bone generated with mr imaging-controlled focused ultrasound: control strategies and drug delivery. Radiology. doi: 10.1148/radiol.12111189

Tempany CM, McDannold NJ, Hynynen K, Jolesz FA (2011) Focused ultrasound surgery in oncology: overview and principles. Radiology 259:39–56

Vogl TJ, Straub R, Eichler K et al (2002) Malignant liver

tumors treated with MR imaging-guided laser-induced thermotherapy: experience with complications in 899 patients (2,520 lesions). Radiology 225:367–377

Wolf FJ, Grand DJ, Machan JT et al (2008) Microwave ablation of lung malignancies: effectiveness, CT findings, and safety in 50 patients. Radiology 247:871–879

Woodrum DA, Mynderse LA, Gorny KR et al (2011) 3.0T MR-guided laser ablation of a prostate cancer recurrence in the postsurgical prostate bed. J Vasc Interv Radiol 22:929–934

Yang D, Converse MC, Mahvi DM, Webster JG (2007) Measurement and analysis of tissue temperature during microwave liver ablation. IEEE Trans Biomed Eng 54:150–155

Yarmolenko PS, Moon EJ, Landon C et al (2011) Thresholds for thermal damage to normal tissues: an update. Int J Hyperthermia 27:320–343

Yutzy SR, Duerk JL (2008) Pulse sequences and system interfaces for interventional and real-time MRI. J Magn Reson Imaging 27:267–275

第 18 章 MR 测温

Viola Rieke

本章目录

1 引言 ……………………………… 241

2 MRI 温度成像方法概述 …………… 242

3 PRF 相位图的高级温度成像 ……… 249

4 结论 ……………………………… 252

参考文献 …………………………… 254

摘 要

　　接近实时化的 MRI 引导下微创或无创热疗技术能够应用于良、恶性病变的治疗,得益于其良好的、独特的体内热敏感成像技术,本章将回顾一些 MR 相关的热敏感成像技术,对其成像技术参数进行说明。这些技术参数包括:质子共振频率(PRF)、弥散系数、T1 及 T2 弛豫时间、磁化传递、质子密度等。同时,还将回顾这些技术参数的测温原理,以及在活体内治疗过程中温度的监测。PRF 杰出的性能在于其温度依赖性及组织非依赖性,这使得以 PRF 为基础的相位成像方法成为体内应用的首选方法。同时,本章就 MRI 加速成像技术对 PRF 实时监测的影响也进行了讨论。还特别关注了针对减少由组织运动引起的测温伪影的相关采集和重建方法,这种组织运动引起的测温伪影在活体内是很难避免的。

1 引言

　　接近实时化的 MRI 引导微创或无创热疗技术已经可以实现,且应用于良、恶性病变的治疗。在本书其他章节里,将对诸多热疗技术的应用情况进行详细论述,本章将概述并对比不同 MRI 活体内测温技术的机制。

　　MRI 非常适于介入性热疗过程的监测,一方面是由 MRI 所固有的特性所决定的,如无创性、无电离辐射、任何方向的高空间及高时间分辨率成像能力等；另一方面，也是更重要的一点，是其能够在活体内进行温度成像，能够在介入性热疗的监测过程中发挥重要作用。

热疗根据所使用温度的高低不同可分为 2 种：一种是较低温度状态下的普通热疗，另一种是较高温度下的热消融治疗。前者温度范围为 43℃~45℃，持续几十分钟就能够直接杀死肿瘤细胞，或者增加肿瘤细胞对放化疗的敏感性（Kim 和 Hahn，1979）；后者所需温度范围为 50℃~80℃，或者更高，可以在很短时间内导致组织发生凝固性坏死而失活（Thomsen，1991）。

MRI 引导热疗的目的是利用其实时温度成像能力，更好地监控热疗的温度及范围。因此，在热疗过程中准确的温度测量非常重要，而且据此控制热疗范围也同样重要。有一个广泛应用于热疗中的模型称为热计量模型（Sapareto 和 Dewey，1984），该模型是基于 Arrhenius 损伤积分理论提出的，其将热损伤所需非线性关系的温度及时间定量化，认为 43℃下，等同的加热时间导致细胞死亡。在 43℃下，能够导致生物组织完全坏死的时间范围为 25~240min（Dewhirst 等，2003）。图 18-1 所示为猪前列腺超声热消融术最大温度及 MR 热计量成像与术后增强图像的比较。

所有的热疗方法都有一个共同的目标，即选择性地毁损肿瘤而不损伤正常组织。在热疗过程中要确保足以完全灭活病变组织的温度及持续时间，以便使病灶充分坏死而不损伤周围正常组织器官（Sapareto 和 Dewey，1984）。某些因素会影响热疗范围的判断，靶部位的热量积累取决于该组织对热量的吸收能力，不同组织，其吸收能力不同；在热疗过程中，当组织发生变化时，其相关参数也会发生相应的改变，如热疗过程中发生凝固性坏死时，通过灌注和弥散方式的热传导能够随着组织结构、组织成分及生理参数的变化而改变，如热传导在灌注模式下温度依赖性会增加。

因此，MRI 的主要作用是显示和定量治疗靶区域或周边组织热量的积累，并以足够高的时间及空间分辨率图像进行显示。MRI 引导热疗成功与否取决于能否准确显示所估计的温度值。本章将要阐述不同 MR 成像参数下的温度依赖性能，介绍能够显示温度变化的成像方法及图像重建方式。就 MR 成像参数来讲，PRF 位移是最常用的监测温度变化的参数，本章将对其详细论述。对当前在活体内其他不常用的温度敏感性参数本章只做简要说明。

2　MRI 温度成像方法概述

一些 MR 成像参数对温度变化敏感，主要

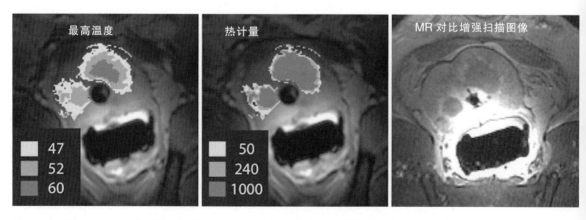

图 18-1　经猪尿道超声热消融术最高温度（℃）及以 PRF 为基础的温度测量热计量图（43℃同等时间下），显示热计量图与术后 MR 增强图像所显示的消融范围相吻合。（见彩图）

包括质子密度、T1 和 T2 弛豫时间、弥散系数、磁化转移和将要在本章中论述的 PRF。除了这些 MR 固有的参数以外，还有一些温度敏感性对比剂也被应用于温度成像，但这不是本章所要介绍的内容。

2.1　质子密度

质子密度呈线性关系依赖于磁化平衡 M_0，而 M_0 又取决于 Boltzmann 分布（Abragam，1986），用方程式表示为：

$$PD \propto M_0 = \frac{N\gamma^2\hbar^2 I(I+1)B_0}{3\mu_0 kT} = \chi_0 B_0 \qquad (1)$$

其中，N 代表每单位体积自旋数目，γ 代表回旋磁比，$\hbar$ 代表 Planck 常数，I 代表自旋系统的数量（质子为 1/2），B_0 代表磁流量密度，μ_0 代表自由空间的渗透性，k 代表 Boltzmann 恒量，T 代表样本的绝对温度，χ_0 代表磁化率。

因为 M_0 取决于 Boltzmann 热平衡，故用质子密度加权像来评价温度变化是可行的。组织中质子密度本身不随温度变化而变化，但其磁化率会发生改变。磁化率反映了平行自旋和非平行自旋质子的数量。M_0 与温度成反比，平均变化值为 $-0.30\%/℃ \pm 0.01\%/℃$（Johnson 等，1974）。这一较小的温度变化值需要较高的信噪比（SNR），如 3℃ 需要 100 SNR（Chen 等，2006）。通过质子密度的变化，可以计算出相对的温度值。为了消除 T1 弛豫时间变化的影响，接近 10s 的较长重复时间（RT）是必需的，但这对实时成像引导是不利的。这一方法现多用于体外组织，包括脂肪组织的测温成像。

2.2　水质子的 T1 弛豫时间

T1 弛豫时间的温度依赖性由 Bloembergen 等（1948）首次提出，后来被 Parker 等（1984）用于 MRI 无创性测温的研究，组织的自旋晶格弛豫时间由生物大分子与水分子翻转自旋运动及双向作用所决定。这种依赖于温度的运动，反映在自旋晶格弛豫时间的变化上，且随着温度的上升而升高（Abragam，1986）。Parker 等（1983）

提出并描绘了水质子 T_1 弛豫时间变异的模型如下：

$$T1 \propto e^{-E_a(T1)/kT} \qquad (2)$$

其中，E_a（T1）代表弛豫过程中激发的能量，k 代表 Boltzmann 常量，T 代表绝对温度（Bottomley 等，1984）。在一个小温度范围内，T_1 呈线性依赖于温度，但无论 T1 还是其依赖的温度都随组织类型的不同而不同。其纵向弛豫时间的温度依赖可以按以下方程式进行计算：

$$T1(T) = T1(T_{ref}) + m(T - T_{ref}) \qquad (3)$$

其中，$m = dT1/dT$，主要根据组织的不同依经验得出，T_{ref} 是参考温度，无论是水还是脂肪组织，其温度依赖程度都按照 1%/℃ 计算（Hynynen 等，2000）。

自旋回波和梯度回波信号都可被表述为 M_0，反转角为 α，弛豫时间 $T1$，重复时间为

$$S = M_0 \sin\alpha \frac{1 - E_1}{1 - \cos\alpha E_1} \qquad (4)$$

其中

$$E1 = \exp\left(-\frac{TR}{T1(T_{ref}) + m(T - T_{ref})}\right) \qquad (5)$$

TR 为重复时间。

相对温度敏感性的幅度图像 dS/SdT 与信号变化率有关，而信号变化率与弛豫 dS/dT1 存在连锁积分关系：

$$\frac{dS}{dT} = \frac{dT1}{dT}\frac{dS}{dT1} = m\frac{dS}{dT1} \qquad (6)$$

$T1$ 和磁化平衡 M_0 二者都随温度发生变化。弛豫时间增加和磁化平衡减小会导致温度增加，信号减弱。磁化强度平衡对非线性温度依赖较小，有时可以被忽略（Matsumoto 等，1994），或者改用对方程式（6）修正后的方程式（7）进行计算（Cline 等，1996）：

$$\frac{dS}{dT} = m\frac{dS}{dT1} - \frac{S}{T} \qquad (7)$$

其中，等号右边的式子代表磁化强度平衡随着绝对温度的升高而减弱，这一点在方程式（1）中也有所表示。自旋-自旋弛豫时间 T2 同样与温度存在函数关系（见 2.3 节），但无论如何，其温度依赖性相对较弱（Nelson 和 Tung，1987），以致于通常被忽略。根据方程式（4）和（7），温度敏

感性 dS/SdT 可按如下方程式进行计算：

$$\frac{dS}{SdT} = -\frac{mTR(1-\cos\alpha)E_1}{T1(T_{ref})^2(1-E_1)(1-\cos\alpha E_1)} - \frac{1}{T_{ref}}$$

(8)

以 $T1$ 为基础的热成像质量取决于 $T1$ 的准确测量与提取。即使单激发技术在一定程度上能够缓解此问题，翻转复原、饱和复原及许多其他的 $T1$ 定量技术往往非常费时，因此不适用于热疗监测。一种采用多个脉冲读取器（TOMROP）的快速 $T1$ 成像方法，可以在 4min 内实现多层采集，对局部高温的监测来讲，这是一个可以接受的时间范围（Peller 等，2002）。必须采用脂肪抑制序列，因为脂肪成分具有随温度变化而不同的 $T1$ 值，可以造成潜在的伪影。另外，单一体素内的温度梯度能够引起 PRF 变化导致的相位分散，使采集到的信号减弱，且不依赖于 $T1$ 变化的影响。这一点对于局部热消融技术，尤其是超声聚焦消融术来说，小范围的加热区域，在超过 1mm 距离的组织内，其温度梯度达到或超过 10℃ 是难以实现的。相反，自旋回波方法能够实现相位分散的重聚焦，从而可以解决此问题。

用 $T1$ 成像来定量活体内温度变化尚存在一些问题及挑战，因为个体化组织的温度系数通常不可知，活组织对热量的生理反应会影响这种定量（Young 等，1994）。当组织特性发生改变时就会发生非线性效应，如在体外组织发现，当温度达到 43℃ 时，就会发生组织凝固性坏死（Peller 等，2002）。由于这些问题及挑战的存在，$T1$ 变化仅仅用于温度分布的定性测量。如果仅需要温度分布的定性测量，$T1$ 加权能够快速获得图像采集，并和加热前采集的基线图像进行比较。图 18-2 显示了超声聚焦加热过程中，$T1$ 加权梯度回波成像表现为信号减低。

$T1$ 和 $dT1/dT$ 随着场强强度增加而增加（Bottomley 等，1984），但 $T1$ 相对增加较小（Young 等，1994），因此，除去高场强下 SNR 改善因素外，以 $T1$ 为基础的温度成像 $T1$ 加权图像似乎在低场强下更敏感（Quesson 等，2000），$T1$ 加权图像在运动敏感的脉冲序列中能够采集到，但要确保在一系列连续图像中的正确记录。

尽管 $T1$ 加权像在温度定量成像方面存在挑战，但对于脂肪组织及含脂质的组织，以 $T1$ 为基础的测温在组织温度监测方面的研究仍具有很大吸引力。

2.3　水质子的 T_2 弛豫时间

在水溶液中，也观察到类似的 $T2$ 弛豫时间随温度升高而增加的规律（Nelson 和 Tung，1987），但比较组织和纯水，$T2$ 弛豫时间会受各种因素影响而减低，$T2$ 的温度依赖性会被其他因素所掩盖。在体外组织中发现的 $T2$ 值随温度的变化不呈线性关系（Graham 等，1998）。

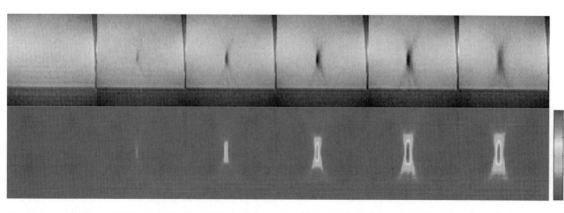

图 18-2　对体模的超声聚焦消融全过程中图像采集。第一行显示 $T1$ 依赖性信号减低，第二行应用 PRF 位移技术不同相位图显示定量温度变化。（见彩图）

2.4　弥散：分子的布朗运动

这种方法有赖于温度依赖性弥散系数 D，实质是指介质中全体分子的布朗热运动。通常情况下，弥散系数 D 和温度之间的线性关系被称为 Stokes-Einstein 关系，可用下列方程式表示（Le Bihan 等，1989）：

$$D \approx e^{-E_a(D)/kT} \qquad (9)$$

其中，$Ea(D)$ 代表弥散的水分子活化能量，k 是 Boltzmann 常量，T 为绝对温度，温度的变化引起黏度和弥散系数的改变，这可以通过方程式（9）计算出来。温度依赖性可以用下列方程式表示：

$$\frac{dD}{DdT} = \frac{E_a(D)}{kT^2} \qquad (10)$$

该方程式表明温度的变化可通过弥散系数的测量而探得，温度敏感性大约是 2%/℃（Zhang 等，1992）。

分子的布朗运动导致位移的 Gaussian 分布，在高场强的梯度场中，组织中水分子的弥散引起信号相位分散，导致梯度弥散方向信号减弱，从弥散系数 D 和 D_{ref} 分别得到两种不同温度 T 和 T_{ref}，温度变化 $\triangle T$ 可以通过下列方程式计算：

$$\Delta T = T - T_{ref} = \frac{kT_{ref}^2}{E_a(D)}\left(\frac{D - D_{ref}}{D_{ref}}\right) \qquad (11)$$

我们假设温度变化较小（$\Delta T \leqslant T_{ref}$），$E_a$ 不依赖于温度。在温度 T_{ref} 时，相关的弥散系数 D_{ref} 是必需的，因为弥散系数是未知的，不同组织的变化不同。

弥散方法在体内已被用于大脑温度的无创化监测（Bleier 等，1991；MacFall 等，1995）和肌肉温度的无创化监测（Il'yasov 和 Hennig，1998）。它的温度敏感性高，但采集时间较长，在活体内应用易受运动的影响。单激发平面回波成像（EPI）（Bleier 等，1991；Il'yasov 和 Hennig，1998）及行扫描技术（Morvan 等，1993）能够减少采集时间长及运动伪影的不足，并应用在实际工作中。另外的一个难题是，

当组织条件变化时，弥散的温度依赖性在体内是非线性的。组织中的水分子运动取决于细胞结构、蛋白质和膜结构。热诱导的蛋白质凝固可以导致弥散系数产生巨大变化。此外，在脑组织的缺血部位，非致死性的生理效应也能导致弥散系数大的变化（Moseley 等，1991）。

在各向异性介质中精确的温度测量，计算弥散张量是必要的，因其反映了旋转不变的各向异性及踪迹。然而，这些方法比单一方向的弥散测量需要更长的采集时间。多数肿瘤没有表现出各向异性弥散，因此，通常只进行一个方向上的弥散测量。在含脂肪的组织中，脂肪抑制是必要的，因为脂肪具有随温度的变化而不同的弥散系数。脂肪本身的温度测量是困难的，因为脂肪具有较低的弥散系数。由于 PRF 的变化可能降低 D 的信号非依赖性，故在单一体素内的温度梯度会导致相位弥散。在温度成像方面，弥散与 T_1 成像相比是一个大问题，因为弥散成像采集需要更长的回波时间。因此，我们强烈推荐在测量弥散系数时使用自旋回波图像采集方法。除了高场强中的高信噪比优势、弛豫时间的变化以外，基于弥散系数的温度成像不依赖于场强。弥散方法已被用于活体内侧脑室的脑脊液温度测量（Kozak 等，2010）。

2.5　磁化转移

磁化转移技术是使用射频脉冲选择性地饱和大分子及与大分子相结合的水分子中的质子，这些质子因其极短的 T_2^* 弛豫时间，通常不可见。在脉冲序列期间，处于饱和状态的质子可以自由进入质子池，这会导致受磁化转移影响的大分子区域的 MR 可视信号减弱。因为这些磁化转移交换过程是温度依赖性的，故具有被应用于温度测量的潜在优势（Graham 等，1999；Young 等，1994）。然而，这种方法的敏感性是有限的，具有很强的组织依赖性。PRF 温度测量及磁化转移温度检测同时被应用于体外组织（Peng 等，2009），但磁化转移主要用于检测组织的潜在变化，而不是直接的温度测量。

2.6 水质子的 PRF 位移

PRF 的温度敏感性第一次由 Hindman (1996)观察并报道,同时研究了水分子间的相互作用力和氢键。首次由 Ishihara 等(1995),De Poorter(1995),De Poorter 等(1995)应用于光谱学领域和后来的 MR 温度监测。

一个分子中的原子核的共振频率是由其旋磁比 γ 及其所经受的磁场决定的,可用 Larmor 方程表示:

$$\omega = \gamma B \qquad (12)$$

其中 ^{1}H 的旋磁比为: $\gamma/2\pi = 42.575$MHz/T。

当测定水中的 PRF 时,其结果将低于方程式(12)计算的预测值。这种现象被称为化学位移。化学位移的产生是由于存在局部场 B_{loc},实际上是一个原子或分子的原子核在经受略有不同的外部磁场 B_0 时发生的,B_0 是在没有电子环绕的裸原子核情况下的场强。在一个原子或分子中,外部场使电子在原子轨道上环绕运行,产生一个很小的磁场 B_{0s} 来对抗外部场。原子核因此通过其周围的电子被外部场部分屏蔽。

核的场强可以用方程式表示为:

$$B_{loc} = B_0 - B_{0s} = (1 - s)B_0 \qquad (13)$$

其中,s 称为屏蔽常数, 依赖于化学环境。(屏蔽常数在文献中通常表示为 σ。在本章中用 s 表示,σ 用于表示标准差)。由于核屏蔽,共振频率变为:

$$\omega = \gamma B_0 (1 - s) \qquad (14)$$

Hore(1995)发现了更多化学位移和核屏蔽的细节。在水分子中,^{1}H 核被分子的电子产生的宏观场屏蔽。在一个自由 H_2O 分子中,分子之间以氢键结合,^{1}H 核更加容易被屏蔽。邻近的分子之间的氢键扭曲了分子的电子构型,从而降低了电子屏蔽。水中的氢键分数及性质随温度的变化而变化。当温度升高时,氢键拉伸、弯曲及断裂, 即水分子平均花费更少的时间维持氢键状态。因此,将有更多 ^{1}H 核的电子被屏蔽,从而降低局部场强 B_{loc} 及 PRF。由于其物理机制源于水分子间的氢键,电子屏蔽被认为是一个微观效应。Hindman(1966)已经对这些过程进行了详细描述。

温度依赖成分在热消融特定温度范围内随着温度变化呈线性变化,用方程式表示为:

$$s_T(T) = \alpha T \qquad (15)$$

在较宽的温度范围内 (Hindman,1966),包括介入操作感兴趣区域的温度范围, 纯 H_2O 的平均电子屏蔽常数呈线性关系随温度而变化,约 1ppm/℃[$(-1.03 \pm 0.02) \times 10^{-8}$/℃]。

基于 PRF 位移的温度成像已经发展演变成为 2 种技术:光谱成像技术和相位成像技术,将在下面的章节中分别讨论。

2.6.1 PRF 位移的光谱成像

不管是质子波谱成像还是相位成像 (见 2.6.2 节),都是利用温度诱导的质子频率位移来测量温度。在光谱成像技术中,频率位移通过 MR 波谱进行计算。位移的测量是通过水峰和参考峰之间的峰进行的, 参考峰的特点是随温度保持恒定,如肌酸 - 磷酸肌酸峰、N- 乙酰天冬氨酸峰 (Cady 等,1995;Corbett 等,1997;Covaciu 等,2010)、脑组织中含胆碱复合物(Zhu 等,2008), 以及各种组织中的脂质成分等 (Kuroda 等,1997;Weis 等,2009)。通过一个内部参考可以使光谱成像方法相对免除场强位移和内扫描运动,并且理论上能够测量绝对温度 (Cady 等,1995), 这已在人类大脑组织中得到验证(Covaciu 等,2010;Marshall 等,2006)。

质子的化学位移成像序列, 利用脂肪作为参考,能在 1min 或更短时间内测量绝对温度分布, 成像空间分辨率达 3~4mm (Kuroda 等,2000)。不同采集方法已经被用于光谱的温度测量,如单体素光谱、磁共振波谱成像、平面回波光谱成像及行扫描平面回波光谱成像(Kuroda,2005)。另一种方法是将图像分解成混合的水和脂肪图像,利用水和脂肪的回波不对称性,采用迭代分解和最小二乘法估计。由于加热而产生的水和脂肪图像混合物信号的相位变化,可被利用来确定组织温度的变化 (Soher 等,2010)。使用多梯度回波序列也可以获得光谱数据,没有空间和时间分辨率的限制 (Pan 等,2010;

Sprinkhuizen 等,2010b)。这些方法已在体模和体外组织中被证实。但这些技术都需要水和脂肪的存在,往往在单一的体素内进行,故不适于所有的组织。

光谱成像技术确定绝对温度的能力使其成为一种独特的无创温度测量手段,但由于其较低的时间分辨率和空间分辨率,目前对温度实时监测的适用性有限。

2.6.2 使用 PRF 位移的相位成像

MRI 衍生的温度图可以采用梯度回波(GRE)成像序列完成(Ishihara 等,1995),通过测量共振频率的温度依赖性变化引起的相位改变来实现。

为了消除非温度依赖性因素,例如,由于外部磁场的不均匀性,通常在加热前采集一个或多个图像,再从加热过程中采集的图像中减去。不同相位的图像与回波时间以及温度依赖性 PRF 变化成比例,通过下列方程式可转换成温度的变化值:

$$\Delta T = \frac{\phi(T) - \phi(T_0)}{\gamma \alpha B_0 \text{TE}} \qquad (16)$$

其中,$\varphi(T)$ 是当前图像的相位,$\varphi(T_0)$ 是已知温度下的参考相位或基准图像的相位,γ 是旋磁比,α 是 PRF 变化系数,B_0 是磁场强度,TE 是回波时间。图 18-2 显示了在体模上超声聚焦加热时,用基线减法重建得到的温度图像。

回波时间的优化可以提高相位对比及噪声比,从而使温度测量精确化,可测量温度图像的标准差为 σ_T,在 GRE 序列中,温度依赖性相位差的信噪比(SNR)、$\text{SNR}_{\Delta\varphi}$ 可用如下方程式计算:

$$\text{SNR}_{\Delta\phi} = \frac{|\Delta\phi(\Delta T)|}{\sigma \Delta\phi} \qquad (17)$$

其中,$\Delta\varphi/(\Delta T)$ 是相位差,$\sigma\Delta\varphi$ 是相位差图像的标准差。$\sigma\Delta\varphi = \sigma/A$,$A$ 是信号幅度,相位差的信噪比直接与信号强度成正比:

$$\text{SNR}_{\Delta\phi} \propto |\Delta\phi(\Delta T)|A \qquad (18)$$

GRE 信号强度 A,依赖于组织参数、ρ、$T1$、T^*2、GRE 序列成像参数回波时间、重复时间和翻转角。如果组织参数被认为是相对恒定的,信号强度只取决于成像参数。在时间常数 T^*2 下,GRE 信号随回波时间的增加呈指数下降,这说明了磁化矢量的横向弛豫及去相位。另一方面,相位位移随回波时间的增加而增加。$\text{SNR}_{\Delta\phi}$ 对回波时间的依赖性可用方程式表达为:

$$\text{SNR}_{\Delta\phi} \propto \text{TE} \, e^{-\frac{\text{TE}}{T^*_2}} \qquad (19)$$

对关于回波时间的方程式(19)进行微分产生温度依赖性相位成像中最佳的回波时间:TE=T^*_2(Cline 等,1996;Kuroda 等,2000)。

还有许多其他影响 PRF 温度测量的因素,如组织成分的不同、磁化率、电导率及外部场的漂移等。这些因素可能会造成温度测量的误差,在这里做一简要总结。

2.6.2.1 不同组织类型

除了脂肪组织,即使组织已经发生凝固,PRF 热系数一般不受组织类型的影响,只受加热时间很小的影响(Kuroda 等,1998;Peters 等,1998)。有几位作者进行了校正实验发现,水的 PRF 的温度依赖性数值为 $-0.009 \sim -0.01\text{PPM}/℃$(Mcdannold,2005),这与纯水的值 $-0.01\text{PPM}/℃$ 一致(Hindman,1966)。有少数几项研究发现,不同的值与磁化率变化(见 2.6.2.2 节)及电导率相关(见 2.6.2.3 节)。一篇由 McDannold(2005)发表的综述,在总结了体外和体内验证研究结果的基础上,对水 PRF 位移温度成像的不同结果进行了探讨。

不依赖于组织类型的 PRF 位移需要含水组织,因 PRF 随温度变化主要是由于氢键的改变而产生的。这种情况在脂肪组织中不存在(Hindman,1966),在脂肪组织中的温度依赖性几乎完全是由磁化率决定的(见 2.6.2.2 节)。由此产生的脂肪的温度敏感性小一些(Kuroda 等,1998),表明利用这一效应在脂肪组织中测温是有难度的。

事实上,脂质共振频率几乎与温度无关,这给 PRF 测温带来了一个难题。许多生物组织是由水和脂肪组成的(De Poorter 等,1995)。脂质的存在改变了测温实验的相位差，导致温度误差。这个问题可通过脂肪抑制（de Zwart 等，1999；Weidensteiner 等，2003）或选择性的激发来克服，这也是在高场强下常用的扫描方式。然而，在 0.5T 或更低的磁场强度下，由于在水和脂肪之间存在小的波谱移位情况，化学性选择性激发或抑制往往是困难的。

2.6.2.2 磁化率的温度依赖性

以 PRF 为基础的温度成像有一个重要的并发情况，即局部的磁通量密度随温度的变化而改变（Schenck，1996）。这是磁化率常数 χ_0 温度依赖的结果，如方程式（1）所示。如果考虑到 χ_0 的温度依赖性，方程式（13）应改写为（Stollberger 等，1998）：

$$B_{loc} \cong \left(1 - \frac{2\chi(T)}{3} - s(T)\right)B_{mac} \qquad (20)$$

其中，高阶项的 χ 和 s 可被忽略，T 是物体内部温度。B_{mac} 是宏观磁通量密度，当物体与体积磁化率 χ 置于均匀一致的磁场 B_0 时出现。B_{mac} 是外部磁场 B_0 的一个函数，物体内外的几何形状、磁化率分布由 Maxwell 方程式决定。

如果方程式（20）中的 B_{loc} 用来计算温度变化，局部相位不仅依赖于温度依赖性的化学位移，同时还可成为一个温度依赖性磁化率的函数。对于感兴趣的温度变化范围，温度对 χ 和 s 两者的依赖近似于线性关系。在 30℃~45℃的温度范围内，纯水的磁化率随温度的变化为 0.0026ppm/℃，肌肉组织为 0.0016ppm/℃（De Poorter，1995）；脂肪组织，据报道为 0.0094ppm/℃（DE Poorter，1995）和 0.0084ppm/℃（Stollberger 等，1998），对化学位移的温度依赖程度类似。然而，温度依赖的化学位移几乎对所有类型的组织都是恒定的（除了脂肪组织），磁化率的温度依赖性取决于组织的类型（Young 等，1996）。

对于纯水和含水量高的组织，如肌肉组织，屏蔽常数的温度依赖性程度远远大于对磁化率的依赖。在这种情况下，磁化率常数的温度依赖对这些组织中的测温仅产生较小的影响，温度变化误差保持在 10% 以内（DE Poorter，1995）。因此，在大多数含水较多的组织中，PRF 测温只

承担了测量屏蔽常数的温度效果的任务。在含部分脂肪的组织中，磁化率的贡献会更大。通过抑制脂质或选择性激发来消除脂肪的信号，不降低其磁化率变化的效果（Sprinkhuizen 等，2010a）。Poorter 等（1995）对 PRF 方法中温度依赖性的磁化率效果进行了更详细的描述。Peters 等（1999）对温度引起的体积磁化率变化进行了研究报道，发现其对方向及热传导装置的几何构型及相关产热模式的依赖。

2.6.2.3 电导率

在一定的实验条件下，温度诱导的相位偏移与回波时间的设置不成比例关系，正如方程式（16）所示（Peters 和 Henkelman，2000）。这种相移偏移源于温度诱导的组织电导率变化。一个随时间变化的感应磁场 $B_1(t)$，如射频脉冲，会经历导电材料的振幅衰减和相位延迟。这决定了电子自旋的尖端角度分布及横向磁化相位的深度变化（Bottomley 和 Andrew，1978）。因此，组织随温度而变化的电导率改变了相位延迟。由于相位延迟是相位深度的函数，故对于较大体积的组织在均匀加热的情况下才会产生这种相位延迟效果。由于热消融治疗一般采用小型加热源和相对长的回波时间，因此，这种相位延迟现象在实际治疗监测过程中显得微不足道。然而，在大范围高温加热情况下，相位延迟的影响就值得关注了。此外，大范围均匀加热，通常用 PRF 系数测量，这一点也许能够解释为什么水的 PRF 热系数在文献报道中存在偏差现象（如 MacFall 等，1996；McDannold，2005；Peters 等，1998）。

2.6.2.4 相位漂移

如果要按照方程式（16）的相位差重建法得到温度图像，就需要外部磁通量在时间上具有稳定性。引起外部磁场漂移的因素包括使用较强的梯度（El-Sharkawy 等，2006）会引起除通常相关的相位移位外的相位移位。这种相位漂移会引起热消融过程中温度读数不正确。如果外部场漂移在整个成像过程中是一致的，相位漂移就可以用参考体模进行测量，这种体模能够保持在一个固定不变的温度（De Poorter 等，

1994)。如果有必要,可以应用线性相位漂移校正,至少要通过 3 个参考体模的拟合线性平面实现(De Poorter 等,1995)。有一种方法可以使用表观弥散系数结合 PRF 来产生漂移校正温度图(Das 等,2005)。许多重建方法,主要针对运动敏感性问题,用来自动修正外部场漂移,将在本章后面部分讨论。

2.7　联合方法

为提高测温精确度,有人建议将不同的方法同时用到单次采集中,如 $T1$ 和 M_0 同时应用(Bohris 等,1999;Germain 等,2001,2002)或 $T1$ 和 PRF 同时应用(Cline 等,1996)。然而,由于 $T1$ 方法的组织类型的依赖性,$T1$ 和 PRF 组合也变为组织类型依赖。双回波采集具有较短的回波时间,可用于定性的以 $T1$ 为基础的温度成像,而长回波时间可用于以 PRF 为基础的温度成像。这对于乳腺组织是一种合适的方法,因为乳腺组织由非均质的脂肪和腺体组织构成,用PRF 方法不可能测量脂肪的温度。在这种情况下,要注意 PRF 方法对定量测量温度的评估,因为含部分脂肪体积的像素可能导致温度高估或低估,具体取决于回波时间的长短(Rieke 和Butts Pauly,2008)。

3　PRF 相位图的高级温度成像

从前文论述的 MR 内在的参数来看,不管是在中场还是高场强度下 (0.5~3.0T),以 PRF 为基础的温度成像是最被广泛接受的方法。这一节将讨论以 PRF 为基础的温度成像的进展:快速成像技术、运动伪影、减少运动的技术和图像重构算法等。

3.1　脉冲序列

理想的 MR 测温成像应该具备较高的时间分辨率和空间分辨率、热疗全程中对靶组织精确的温度监测,并能够预测热疗的效果。然而,高时间分辨率和高空间分辨率往往是相互对立的,特别是对 PRF 温度成像,往往需要长

回波时间(见 2.6.2 节)。对两种不同热处理方法的特点加以权衡,在一定程度上能够解决这个问题。

在热疗中,所谓的"实时"是指在治疗过程中加热区域产生明显的温度变化后,能够在足够短的时间内测量温度的变化。测温的时间更新根据实际情况而不同,在稍高于正常温度的加热状态下,测温的时间更新可以为 1min 或更长(Kuroda,2005);而在热消融治疗时,测温的时间更新可为 1s 或更短。在测温时间更新慢的情况下,成像时间并不是一个问题,长时间曝光(Mcdannold 等,2001)存在潜在的组织运动问题,将在 3.2 节中讨论。在这一节中,将讨论快速测温的成像序列。在许多情况下,加速度以降低信噪比为代价和增加温度的不确定性为前提[见方程式(18)],对于一个给定的成像序列应慎重选择采集参数,来实现一个特定情况下的最优化折中方案。使改进信噪比的同时,不增加扫描时间。利用至少一种额外的磁化强度的途径,可实现多种序列用于温度监测。此外,采样途径的不同可产生不同对比的解剖学特征,如血管,有助于进行追踪及检测(Madore 等,2011)。

快速温度成像梯度回波 EPI 或分段 EPI 采集(Holbrook 等,2010;Stafford 等,2004;Weidensteiner 等,2003)经常被使用。一种降低几何失真的 EPI 方法已被证实(Dragonu 等,2009)。添加并行成像的敏感编码(SENSE)可以提高时间分辨率并减少由于器官运动所造成的伪影(Weidensteiner 等,2004)。对于体模的温度测量,一般自动校对的部分并进采集(GRAPPA)和 k 空间继承的并进采集(KIPA)也已被使用(Guo 等,2006)。虽然并进成像技术干扰了图像的相位,但如同那些由温度变化引起的相位改变一样,确实能够通过重建滤波器被测量,这种重建滤波器能够保持恒定的时间序列(Bankson 等,2005)。应用减小视野(FOV)的成像技术可以减少成像时间,因为只有一小块组织需要编码(Holbrook 等,2010;Yuan 等,2011)。减小视野的成像技术见图 18-3。

因为以 PRF 为基础的温度成像基于梯度回波序列,具有较长的回波时间(理论上与组织的 T_2^* 相当,见 2.6.2 节),常规的梯度回波序列有相对较长的重复时间。如果得到的图像的时间分辨率不能满足检测热疗,这时回波位移就可以被应用,它在快速梯度回波序列中具有重复时间小于回波时间的特点(de Zwart 等,1999)。回波位移可以结合多次激发的 EPI,被称为回波位移原理的一连串观测(PRESTO)(de Zwart 等,2001)。

若想回波时间长而又不牺牲时间分辨率,另一个选择是使用螺旋采集或交错螺旋采集方式(Stafford 等,2000)。人们已经注意到螺旋采集时,温度反应比梯度回波序列显示高。这一点可以被解释为,当采用高频采样时,读数器开始是名义上的回波时间(外部的螺旋),与实际的回波时间有区别,比笛卡尔读数器上读出的数值更大。螺旋采集的另外一个特点是,每一次采集在 k 空间的中心采样,这一点可用于运动的

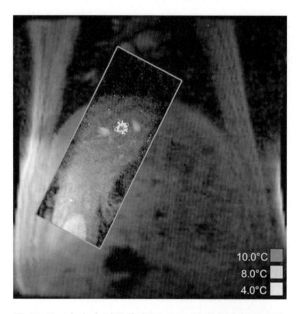

图 18-3 在自由呼吸状态下,MRI 引导的猪肝脏超声聚焦消融。矩形区域为减小的快速采集的视野区域(FOV),是叠加在一个大视野上的局部解剖位置的放大图像。颜色叠加部分代表超声聚焦区域的温度。(见彩图)

导航检测(见 3.2 节)。

针对 PRF 温度成像,有人对平衡稳态自由进动方法(SSFP)也进行了研究。在平衡 SSFP 中,相位行为与频率有关,为高度非线性关系,这使得简单的相位频率成像不可能在梯度回波成像中使用。在一条回波链上,不同的回波时间点测量相位时,确定频率为一条斜线(Scheffler,2004)。在平衡 SSFP 采样时,通过激发不同相位角射频脉冲的频率来偏移曲线(Paliwal 等,2004),通过平均多相位循环平衡 SSFP 图像,使相位频率关系线性化(Rieke 等,2007b),可能会克服这个问题,这一点已在体模上被证实。这些方法在体内的应用价值仍有待进一步确定。

在许多热疗法应用中,一致追求容积成像。在高温应用时,3D 采集通常采用相对较低的时间分辨率。高温热消融中较高的时间分辨率很有必要,应用不同方法的快速 3D 采集正在研究中。结合并行图像,在时间维度上傅立叶编码重叠不失真(UNFOLD),用二维空间频谱的射频脉冲激发,并减小 FOV 采集,在体模上已经证实会出现每秒一帧的时间分辨率图像(Mei 等,2011b)。另一种方法是使用三维分段回波平面成像(EPI)序列数据采样和时间约束重建方法(Todd 等,2009),可以快速实现大脑体积的覆盖。在加热面积已知,需要超快温度监测时,通常采用一维成像方法。线扫描平面回波光谱成像序列提供的温度测量在体模中达到每秒 19 帧图像,这在心脏部位的温度监测也是可行的(Mei 等,2011a)。

3.2 PRF 测温和运动

PRF 相位成像过程中的运动是经常遇到的问题,限制了其在临床中的应用,尤其是在容易发生运动的脏器中的应用。热疗过程中温度监测时遇到的运动伪影可分为 2 类:扫描过程中的运动和扫描间期的运动,这些运动伪影以运动的时间量程为基础,与图像采集的时间相关。

扫描过程中的运动发生在 MR 图像采集过

程中,导致图像质量下降,出现典型的模糊和重影现象。这些运动伪影不是 PRF 温度成像所特有的,可以通过加快图像采集速度来克服,已在 3.1 节中进行讨论。采集时间、信噪比和温度的不确定性三者之间需要权衡而定。

扫描间期的运动发生在连续相邻图像的采集之间。在 2.6.2 节中讨论过,用 PRF 方法获得的温度图像通常是通过计算重建而得到的,需要计算加热前基线图像和加热时的图像二者之间的相位差。如果在图像的采集过程中发生运动,图像的记录不在基线水平,导致在温度图中出现伪影。一旦加热过程开始,新的基线图像便无法获取,直至加热区的温度回到基线温度。遗憾的是,很多热疗的靶区域都在腹部,运动现象是非常普遍的。

运动的主要来源是呼吸,特别是上腹部的器官。呼吸不仅使器官位置发生了改变,还能使磁场的磁化率发生改变。由大量磁化率的随意分布造成的磁场分布变化的一种计算方法表明(Salomir 等,2003),即使没有成像区域的组织运动,肺灌注也可以改变背景相位,且足以在温度测量图像中产生严重的伪影。因为热疗的持续时间为几十秒到几分钟,治疗不能在一次屏气中完成,多次屏气很难保证每次屏气的幅度是完全一致的。

即使没有呼吸运动,图像之间的移位也时有发生。热凝固导致结构变化及治疗后的组织变形,在体外研究中是可以观察到的,这种情况下没有任何运动因素的存在。这种由加热引起的组织运动往往不是一个简单的整体的移位。在三维层次上的组织肿胀,造成肿胀局部场分布的变形。在体内,热疗过程中造成的肿胀、肌肉紧张或胃肠的蠕动都会造成组织位置发生变化,患者自身的运动等都会造成伪影,因为在大部分的热疗中,患者都不是在全身麻醉下进行的。图 18-4 所示为一例运动相关的温度误差,是关于患者进行超声聚焦消融姑息性治疗骨转移癌性疼痛,说明温度分布的实例。

目前已有不同的策略来克服运动问题,一些方法是专门针对呼吸运动所造成的重复运

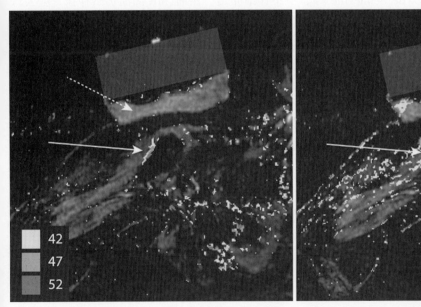
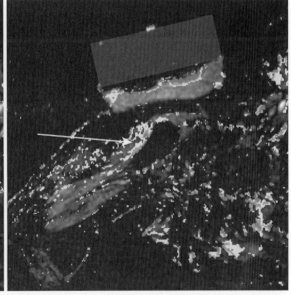

图 18-4　1 例骨转移癌性疼痛患者,接受姑息性超声聚焦消融治疗,图中为两幅以 PRF 为基础的图像。经右肱骨近端的斜冠状扫描,显示肱骨头及肱骨颈部。遮盖阴影部分是超声聚焦换能器探头的位置,虚线箭代表一个装满水的膜,充当超声耦合剂的角色。实线箭代表骨头附近的温度升高之前(右)和之后(左)扫描间期发生的运动。运动存在时,很容易掩盖加热效应的温度上升。(见彩图)

动而设计的,其他方法是针对一般运动处理的方法。

对呼吸造成的重复运动,可用外部方法进行监测,同时 MRI 图像采集可在稳定的呼吸周期期间进行。在全麻下和机械通气条件下,传统的呼吸门控技术已在动物实验中得到成功应用(Morikawa 等,2004)。自由呼吸状态下的呼吸门控技术也已成功应用(Lepetit-Coiffé 等,2006),但在呼吸周期不规则时门控会失败,这将导致运动伪影及温度图像的错误(Weidensteiner 等,2003)。还有一些运动检测和记录的方法,是在体外组织中用导航回波的方法进行的(de Zwart 等,2001)。然而,导航回波的运动检测和记录的方法适合刚体化运动,对于复杂的身体器官移位或变形,不是最佳的选择方案。在可变的呼吸运动条件下,触发式、导航多基线方法在肝脏的体内实验已被成功应用并证明可行(Vigen 等,2003)。该技术采用呼吸触发,应用导航回波来确定膈肌的位置,应用多基线图像采集以产生温度图。其他方法包括热图像和一组基线图像在其非相似性系数(Shmatukha and Bakker,2006)或交互性相关系数(de Senneville 等,2007)的基础上相匹配,这一方法已被成功地应用于体内(Holbrook 等,2010;Quesson 等,2010)。

如果采用减除基线图像的方法,则对重复性和非重复性扫描间期运动都不敏感。一种称为无参考测温或自身参考测温法的方法,可在无需加热前图像作参考的情况下,根据每个图像本身来估计加热程度。可通过多项式函数拟合来估计加热背景区的相位(Rieke 等,2004),或对加热区外的复合值多项式采用加权最小二乘法拟合成复合图像(Kuroda 等,2006)。将加热区域的多项式外推作为背景的相位估计,然后从实际相位中减去。使用 L1 拟合来估计背景相位(Grissom 等,2010),免除了加热区外对蒙片的需求。另一种估计背景相位的方法是使用近谐波二维重建(Salomir 等,2011),该方法需要一个很薄的几乎封闭的边缘。所有这些方法都适于小的加热区。通常适用于热消融方法,而

不适合较低温度的加热疗法。在水和脂肪区域之间,由于回波时间依赖相位不连续,会限制多项式拟合,需要抑制脂肪或调整重建算法来合理处理两种类型的组织(Rieke 等,2007a),也可以用脂肪信号矫正磁场干扰,(Kuroda 等,1997;Shmatukha 等,2007)。最近,一种将多基线减法和无参考重建法相结合的杂合方法被报道(Grissom 等,2010b)。图 18-5 比较了在自由呼吸状态下人类志愿者体内肝脏的无参考重建法、多基线减法及杂合方法采集的图像(无加热)。

4　结论

在本章中,对基于质子密度、$T1$ 及 $T2$ 弛豫时间、磁化转移、弥散,以及 PRF 的 MR 温度测量成像做了介绍。通过这些不同的温度敏感性参数,MRI 已被证实是一种很好的无创性的温度监测方式,可以确保热疗过程的安全性和有效性。温度监测已成功地应用于活体器官广泛应用于临床实践中,如激光、射频、微波或超声聚焦消融治疗等,这些内容将在其他章节中详细介绍。然而,MR 测温仍然存在一些公认的问题及挑战。由于多数消融的靶点位于腹部脏器,因此,强大而可靠的运动不敏感性采集技术和重建算法是必不可少的。到目前为止,仅有 $T1$ 加权、弥散和 PRF 成像用于体内热治疗过程中的温度监测。

许多研究都在试图比较不同的方法(de Poorter 等,1994;Bihan 等,1989),但因任何方法的应用在很大程度上取决于其实用性、身体不同部位的成像、磁场强度和其他参数,而这些都难以得出一般性结论。尽管事实上随温度变化的 PRF 的正比常数与 $T1$ 和 D 相比相对较低,但以 PRF 为基础的方法具有更高的精度(Wlodarczyk 等,1999),这表明 PRF 对监测较小温度变化是最敏感的内源性 MRI 参数(Wlodarczyk 等,1999)。当磁场不均匀性差,例如,由于插入的针或高频发热电极的影响,PRF 方法可能不如弥散或 $T1$ 弛豫方法准确,因为后两者可通过自旋回波方法采集得到。此外,在非常低的磁场强度下,

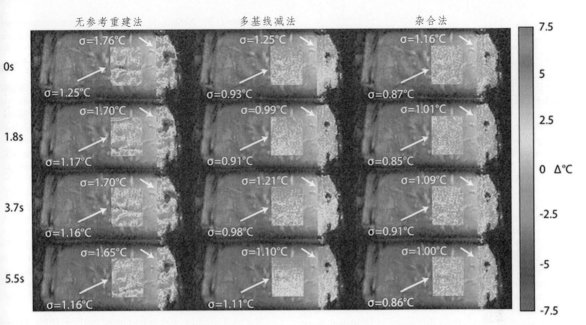

图 18-5　比较了在自由呼吸状态下,健康志愿者体内肝脏的无参考重建法、多基线减法及杂合方法的矢状位采集成像(无加热)。显示了 3 种方法全程 4 帧图像在肝内及肝肋骨交界区域的温度误差和标准差。杂合模型比其他 2 种方法在肝内和肝肋骨界面区域更准确 (From Grissom WA,Reprinted with permission from the American Association of Physicists in Medicine)(见彩图)

PRF 方法的敏感性低于弥散或 $T1$ 弛豫方法,因为它对磁场强度有较强的线性依赖。

一般来说,要避免来自脂肪的误差,$T1$、弥散和 PRF 方法用于含脂肪的组织中时,脂肪抑制是必要的。上述三种方法需要很好地配准,来纠正扫描之间的位移。此外,弥散方法对扫描过程中的运动伪影特别敏感。

事实上,PRF 相位成像不能用于脂质的温度测量,这对于含有大量脂肪的组织(如乳腺和皮肤)是一个大问题。皮肤烧伤在超声聚焦治疗中很容易发生,因为皮肤界面位于超声束近场。若不能对含有脂肪的皮肤组织进行温度监控,就可能发生皮肤烧伤。实时可靠地测量脂肪组织的温度变化是研究的一个热点。

因为 PRF 相位成像和温度存在线性关系,且不随组织的改变而改变,这一特性在热消融过程中为感兴趣区提供精确的温度监测。在诸多不同的 MR 测温方法中,PRF 相位成像和温度存在线性关系被认为是一个优势。为了能够控制治疗结果,不仅要准确测量治疗过程中的温度,还要明确治疗温度与实际组织损伤之间的关系。非线性关系的测温方法如 $T1$、$T2$、弥散和磁化转移等可能提供更直接的组织热疗的反应变化。MR 弹性成像也被用来检测组织消融引起的刚度变化 (Le 等,2006;Yuan 等,2007)。由于组织的微观结构在热凝固过程中发生了重大变化,因此它是以假设这些 MR 参数可以提供细胞死亡的直接评估为前提的。MR 参数变化的定量化解释是复杂的,因为"热凝固"包含了组织在不同加热温度下多种不同的反应。这些反应包括酶失活、可逆性细胞损伤、细胞皱缩、细胞深染、细胞死亡和蛋白质的变性等(Thomsen,1991),但 MR 参数可能是唯一对这些组织变化亚类敏感的参数(Graham 等,1998)。

(田锦林 译　魏颖恬 校)

参考文献

Abragam A (1986) The principles of nuclear magnetism. Oxford University Press, Oxford, p 599

Bankson JA, Stafford RJ, Hazle JD (2005) Partially parallel imaging with phase-sensitive data: increased temporal resolution for magnetic resonance temperature imaging. Magn Reson Med 53(3):658–665

Bleier AR, Jolesz FA, Cohen MS, Weisskoff RM, Dalcanton JJ, Higuchi N, Feinberg DA, Rosen BR, McKinstry RC, Hushek SG (1991) Real-time magnetic resonance imaging of laser heat deposition in tissue. Magn Reson Med 21(1): 132–137

Bloembergen N, Purcell E, Pound R (1948) Relaxation effects in nuclear magnetic resonance absorption. Phys Rev 73(7):679–712

Bohris C, Schreiber WG, Jenne J, Simiantonakis I, Rastert R, Zabel HJ, Huber P, Bader R, Brix G (1999) Quantitative MR temperature monitoring of high-intensity focused ultrasound therapy. Magn Reson Imaging 17(4):603–610

Bottomley PA, Andrew ER (1978) RF magnetic field penetration, phase shift and power dissipation in biological tissue: implications for NMR imaging. Phys Med Biol 23(4): 630–643

Bottomley PA, Foster TH, Argersinger RE, Pfeifer LM (1984) A review of normal tissue hydrogen NMR relaxation times and relaxation mechanisms from 1–100 MHz: dependence on tissue type, NMR frequency, temperature, species, excision, and age. Med Phys 11(4):425–448

Cady EB, D'Souza PC, Penrice J, Lorek A (1995) The estimation of local brain temperature by in vivo 1H magnetic resonance spectroscopy. Magn Reson Med 33(6): 862–867

Chen J, Daniel BL, Pauly KB (2006) Investigation of proton density for measuring tissue temperature. J Magn Reson Imaging 23(3):430–434

Cline HE, Hynynen K, Schneider E, Hardy CJ, Maier SE, Watkins RD, Jolesz FA (1996) Simultaneous magnetic resonance phase and magnitude temperature maps in muscle. Magn Reson Med 35(3):309–315

Corbett R, Laptook A, Weatherall P (1997) Noninvasive measurements of human brain temperature using volume-localized proton magnetic resonance spectroscopy. J Cereb Blood Flow Metab 17(4):363–369

Covaciu L, Rubertsson S, Ortiz-Nieto F, Ahlström H, Weis J (2010) Human brain MR spectroscopy thermometry using metabolite aqueous-solution calibrations. J Magn Reson Imaging 31(4):807–814

Das SK, MacFall J, McCauley R, Craciunescu O, Dewhirst MW, Samulski TV (2005) Improved magnetic resonance thermal imaging by combining proton resonance frequency shift (PRFS) and apparent diffusion coefficient (ADC) data. Int J Hyperthermia 21(7):657–667

De Poorter J (1995) Noninvasive MRI thermometry with the proton resonance frequency method: study of susceptibility effects. Magn Reson Med 34(3):359–367

De Poorter J, De Wagter C, De Deene Y, Thomsen C, Ståhlberg F, Achten E (1995) Noninvasive MRI thermometry with the proton resonance frequency (PRF) method: in vivo results in human muscle. Magn Reson Med 33(1):74–81

De Poorter J, De Wagter C, De Deene Y, Thomsen C, Ståhlberg F, Achten E (1994) The proton-resonance-frequency-shift method compared with molecular diffusion for quantitative measurement of two-dimensional time-dependent temperature distribution in a phantom. J Magn Reson B 103(3):234–241

de Senneville BD, Mougenot C, Moonen CTW (2007) Real-time adaptive methods for treatment of mobile organs by MRI-controlled high-intensity focused ultrasound. Magn Reson Med 57(2):319–330

de Zwart JA, Vimeux FC, Palussière J, Salomir R, Quesson B, Delalande C, Moonen CT (2001) On-line correction and visualization of motion during MRI-controlled hyperthermia. Magn Reson Med 45(1):128–137

de Zwart JA, Vimeux FC, Delalande C, Canioni P, Moonen CT (1999) Fast lipid-suppressed MR temperature mapping with echo-shifted gradient-echo imaging and spectral-spatial excitation. Magn Reson Med 42(1):53–59

Dewhirst MW, Viglianti BL, Lora-Michiels M, Hanson M, Hoopes PJ (2003) Basic principles of thermal dosimetry and thermal thresholds for tissue damage from hyperthermia. Int J Hyperthermia 19(3):267–294

Dragonu I, de Senneville BD, Quesson B, Moonen CT, Ries M (2009) Real-time geometric distortion correction for interventional imaging with echo-planar imaging (EPI). Magn Reson Med 61(4):994–1000

El-Sharkawy AM, Schär M, Bottomley PA, Atalar E (2006) Monitoring and correcting spatio-temporal variations of the MR scanner's static magnetic field. MAGMA 19(5):223–236

Germain D, Chevallier P, Laurent A, Savart M, Wassef M, Saint-Jalmes H (2001) MR monitoring of laser-induced lesions of the liver in vivo in a low-field open magnet: temperature mapping and lesion size prediction. J Magn Reson Imaging 13(1):42–49

Germain D, Vahala E, Ehnholm GJ, Vaara T, Ylihautala M, Savart M, Laurent A, Tanttu J, Saint-Jalmes H (2002) MR temperature measurement in liver tissue at 0.23 T with a steady-state free precession sequence. Magn Reson Med 47(5):940–947

Graham SJ, Bronskill MJ, Henkelman RM (1998) Time and temperature dependence of MR parameters during thermal coagulation of ex vivo rabbit muscle. Magn Reson Med 39(2):198–203

Graham SJ, Stanisz GJ, Kecojevic A, Bronskill MJ, Henkelman RM (1999) Analysis of changes in MR properties of tissues after heat treatment. Magn Reson Med 42(6):1061–1071

Grissom WA, Lustig M, Holbrook AB, Rieke V, Pauly JM, Butts Pauly K (2010a) Reweighted $\ell 1$ referenceless PRF shift thermometry. Magn Reson Med 64(4):1068–1077

Grissom WA, Rieke V, Holbrook AB, Medan Y, Lustig M, Santos J, McConnell MV, Butts Pauly K (2010b) Hybrid referenceless and multibaseline subtraction MR thermometry for monitoring thermal therapies in moving organs. Med Phys 37(9):5014–5026

Guo J, Kholmovski E, Zhang L, Jeong E, Parker D (2006) K-space inherited parallel acquisition (KIPA): application on dynamic magnetic resonance imaging thermometry. Magn Reson Imaging 24(7):903–915

Hindman JC (1966) Proton resonance shift of water in the gas and liquid states. J Chem Phys 44(12):4582

Holbrook AB, Santos JM, Kaye E, Rieke V, Butts Pauly K (2010) Real-time MR thermometry for monitoring HIFU ablations of the liver. Magn Reson Med 63(2):365–373

Hore P (1995) Nuclear magnetic resonance. Oxford University

Press, Oxford, p 90

Hynynen K, McDannold N, Mulkern RV, Jolesz FA (2000) Temperature monitoring in fat with MRI. Magn Reson Med 43(6):901–904

Il'yasov KA, Hennig J (1998) Single-shot diffusion-weighted RARE sequence: application for temperature monitoring during hyperthermia session. J Magn Reson Imaging 8(6): 1296–1305

Ishihara Y, Calderon A, Watanabe H, Okamoto K, Suzuki Y, Kuroda K, Suzuki Y (1995) A precise and fast temperature mapping using water proton chemical shift. Magn Reson Med 34(6):814–823

Johnson FH, Eyring H, Stover BJ (1974) The theory of rate processes in biology and medicine. Wiley, New York, p 703

Kim JH, Hahn EW (1979) Clinical and biological studies of localized hyperthermia. Cancer Res 39(6 Pt 2):2258–2261

Kozak LR, Bango M, Szabo M, Rudas G, Vidnyanszky Z, Nagy Z (2010) Using diffusion MRI for measuring the temperature of cerebrospinal fluid within the lateral ventricles. Acta Paediatr 99(2):237–243

Kuroda K, Mulkern RV, Oshio K, Panych LP, Nakai T, Moriya T, Okuda S, Hynynen K, Jolesz FA (2000) Temperature mapping using the water proton chemical shift: self-referenced method with echo-planar spectroscopic imaging. Magn Reson Med 43(2):220–225

Kuroda K, Oshio K, Chung AH, Hynynen K, Jolesz FA (1997) Temperature mapping using the water proton chemical shift: a chemical shift selective phase mapping method. Magn Reson Med 38(5):845–851

Kuroda K, Oshio K, Mulkern RV, Jolesz FA (1998) Optimization of chemical shift selective suppression of fat. Magn Reson Med 40(4):505–510

Kuroda K (2005) Non-invasive MR thermography using the water proton chemical shift. Int J Hyperthermia 21(6): 547–560

Kuroda K, Kokuryo D, Kumamoto E, Suzuki K, Matsuoka Y, Keserci B (2006) Optimization of self-reference thermometry using complex field estimation. Magn Reson Med 56(4):835–843

Le Bihan D, Delannoy J, Levin RL (1989) Temperature mapping with MR imaging of molecular diffusion: application to hyperthermia. Radiology 171(3):853–857

Le Y, Glaser K, Rouviere O, Ehman R, Felmlee JP (2006) Feasibility of simultaneous temperature and tissue stiffness detection by MRE. Magn Reson Med 55(3):700–705

Lepetit-Coiffé M, Quesson B, Seror O, Dumont E, Le Bail B, Moonen CTW, Trillaud H (2006) Real-time monitoring of radiofrequency ablation of rabbit liver by respiratory-gated quantitative temperature MRI. J Magn Reson Imaging 24(1):152–159

MacFall JR, Prescott DM, Charles HC, Samulski TV (1996) 1H MRI phase thermometry in vivo in canine brain, muscle, and tumor tissue. Med Phys 23(10):1775–1782

MacFall J, Prescott DM, Fullar E, Samulski TV (1995) Temperature dependence of canine brain tissue diffusion coefficient measured in vivo with magnetic resonance echo-planar imaging. Int J Hyperthermia 11(1):73–86

Madore B, Panych LP, Mei CS, Yuan J, Chu R (2011) Multipathway sequences for MR thermometry. Magn Reson Med 66(3):658–668

Marshall I, Karaszewski B, Wardlaw JM, Cvoro V, Wartolowska K, Armitage PA, Carpenter T, Bastin ME, Farrall A, Haga K (2006) Measurement of regional brain temperature using proton spectroscopic imaging: validation and application to acute ischemic stroke. Magn Reson Imaging 24(6):699–706

Matsumoto R, Mulkern RV, Hushek SG, Jolesz FA (1994) Tissue temperature monitoring for thermal interventional therapy: comparison of T1-weighted MR sequences. J Magn Reson Imaging 4(1):65–70

McDannold N (2005) Quantitative MRI-based temperature mapping based on the proton resonant frequency shift: review of validation studies. Int J Hyperthermia 21(6):533–546

McDannold N, Hynynen K, Jolesz F (2001) MRI monitoring of the thermal ablation of tissue: effects of long exposure times. J Magn Reson Imaging 13(3):421–427

Mei CS, Mulkern RV, Oshio K, Chen NK, Madore B, Panych LP, Hynynen K, McDannold NJ (2011a) Ultrafast 1D MR thermometry using phase or frequency mapping. MAGMA. doi:10.1007/s10334-011-0272-9

Mei CS, Panych LP, Yuan J, McDannold NJ, Treat LH, Jing Y, Madore B (2011b) Combining two-dimensional spatially selective RF excitation, parallel imaging, and UNFOLD for accelerated MR thermometry imaging. Magn Reson Med 66(1):112–122

Morikawa S, Inubushi T, Kurumi Y, Naka S, Sato K, Demura K, Tani T, Haque HA (2004) Feasibility of respiratory triggering for MR-guided microwave ablation of liver tumors under general anesthesia. Cardiovasc Intervent Radiol 27(4):370–373

Morvan D, Leroy-Willig A, Malgouyres A, Cuenod CA, Jehenson P, Syrota A (1993) Simultaneous temperature and regional blood volume measurements in human muscle using an MRI fast diffusion technique. Magn Reson Med 29(3):371–377

Moseley ME, Cohen Y, Mintorovitch J, Chileuitt L, Shimizu H, Kucharczyk J, Wendland MF, Weinstein PR (1990) Early detection of regional cerebral ischemia in cats: comparison of diffusion- and T2-weighted MRI and spectroscopy. Magn Reson Med 14(2):330–346

Nelson TR, Tung SM (1987) Temperature dependence of proton relaxation times in vitro. Magn Reson Imaging 5(3): 189–199

Paliwal V, El-Sharkawy AM, Du X, Yang X, Atalar E (2004) SSFP-based MR thermometry. Magn Reson Med 52(4): 704–708

Pan X, Li C, Ying K, Weng D, Qin W, Li K (2010) Model-based PRFS thermometry using fat as the internal reference and the extended Prony algorithm for model fitting. Magn Reson Imaging 28(3):418–426

Parker DL (1984) Applications of NMR imaging in hyperthermia: an evaluation of the potential for localized tissue heating and noninvasive temperature monitoring. IEEE Trans Biomed Eng 31(1):161–167

Parker D, Smith V, Sheldon P, Crooks L (1983) Temperature distribution measurements in two-dimensional NMR imaging. Med Phys 10(3):321–325

Peller M, Reinl HM, Weigel A, Meininger M, Issels RD, Reiser M (2002) T1 relaxation time at 0.2 Tesla for monitoring regional hyperthermia: feasibility study in muscle and adipose tissue. Magn Reson Med 47(6):1194–1201

Peng HH, Huang TY, Tseng WYI, Lin EL, Chung HW, Wu CC, Wang YS, Chen WS (2009) Simultaneous temperature and magnetization transfer (MT) monitoring during high-intensity focused ultrasound (HIFU) treatment: preliminary investigation on ex vivo porcine muscle.

J Magn Reson Imaging 30(3):596–605

Peters RD, Henkelman RM (2000) Proton-resonance frequency shift MR thermometry is affected by changes in the electrical conductivity of tissue. Magn Reson Med 43(1):62–71

Peters RD, Hinks RS, Henkelman RM (1998) Ex vivo tissue-type independence in proton-resonance frequency shift MR thermometry. Magn Reson Med 40(3):454–459

Peters RD, Hinks RS, Henkelman RM (1999) Heat-source orientation and geometry dependence in proton-resonance frequency shift magnetic resonance thermometry. Magn Reson Med 41(5):909–918

Quesson B, de Zwart JA, Moonen CT (2000) Magnetic resonance temperature imaging for guidance of thermotherapy. J Magn Reson Imaging 12(4):525–533

Quesson B, Laurent C, Maclair G, de Senneville BD, Mougenot C, Ries M, Carteret T, Rullier A, Moonen CTW (2010) Real-time volumetric MRI thermometry of focused ultrasound ablation in vivo: a feasibility study in pig liver and kidney. NMR Biomed 24(2):145–153

Rieke V, Butts Pauly K (2008) Echo combination to reduce proton resonance frequency (PRF) thermometry errors from fat. J Magn Reson Imaging 27(3):673–677

Rieke V, Vigen KK, Sommer G, Daniel BL, Pauly JM, Butts K (2004) Referenceless PRF shift thermometry. Magn Reson Med 51(6):1223–1231

Rieke V, Kinsey AM, Ross AB, Nau WH, Diederich CJ, Sommer G, Pauly KB (2007a) Referenceless MR thermometry for monitoring thermal ablation in the prostate. IEEE Trans Med Imaging 26(6):813–821

Rieke V, Hargreaves BA, Butts Pauly K (2007b) PRF shift thermometry using multiple-acquisition phase-cycled balanced SSFP. In: Proceedings of the ISMRM, 2007, p 1133

Salomir R, Viallon M, Kickhefel A, Roland J, Morel D, Petrusca L, Auboiroux V, Terraz S, Becker C, Gross P (2011) Reference-free PRFS MR-thermometry using near-harmonic 2D reconstruction of the background phase. IEEE Trans Med Imaging. doi:10.1109/TMI.2011.2168421

Salomir R, de Senneville BD, Moonen CTW (2003) A fast calculation method for magnetic field inhomogeneity due to an arbitrary distribution of bulk susceptibility. Concepts Magn Reson B Magn Reson Eng 19(1):26–34

Sapareto SA, Dewey WC (1984) Thermal dose determination in cancer therapy. Int J Radiat Oncol Biol Phys 10(6):787–800

Scheffler K (2004) Fast frequency mapping with balanced SSFP: theory and application to proton-resonance frequency shift thermometry. Magn Reson Med 51(6):1205–1211

Schenck JF (1996) The role of magnetic susceptibility in magnetic resonance imaging: MRI magnetic compatibility of the first and second kinds. Med Phys 23(6):815–850

Shmatukha AV, Bakker CJG (2006) Correction of proton resonance frequency shift temperature maps for magnetic field disturbances caused by breathing. Phys Med Biol 51(18):4689–4705

Shmatukha AV, Harvey PR, Bakker CJG (2007) Correction of proton resonance frequency shift temperature maps for magnetic field disturbances using fat signal. J Magn Reson Imaging 25(3):579–587

Soher BJ, Wyatt C, Reeder SB, MacFall JR (2010) Noninvasive temperature mapping with MRI using chemical shift water-fat separation. Magn Reson Med 63(5):1238–1246

Sprinkhuizen SM, Konings MK, van der Bom MJ, Viergever MA, Bakker CJG, Bartels LW (2010a) Temperature-induced tissue susceptibility changes lead to significant temperature errors in PRFS-based MR thermometry during thermal interventions. Magn Reson Med 64(5):1360–1372

Sprinkhuizen SM, Bakker CJG, Bartels LW (2010b) Absolute MR thermometry using time-domain analysis of multi-gradient-echo magnitude images. Magn Reson Med 64(1):239–248

Stafford RJ, Hazle JD, Glover GH (2000) Monitoring of high-intensity focused ultrasound-induced temperature changes in vitro using an interleaved spiral acquisition. Magn Reson Med 43(6):909–912

Stafford RJ, Price RE, Diederich CJ, Kangasniemi M, Olsson LE, Hazle JD (2004) Interleaved echo-planar imaging for fast multiplanar magnetic resonance temperature imaging of ultrasound thermal ablation therapy. J Magn Reson Imaging 20(4):706–714

Stollberger R, Ascher PW, Huber D, Renhart W, Radner H, Ebner F (1998) Temperature monitoring of interstitial thermal tissue coagulation using MR phase images. J Magn Reson Imaging 8(1):188–196

Thomsen S (1991) Pathologic analysis of photothermal and photomechanical effects of laser-tissue interactions. Photochem Photobiol 53(6):825–835

Todd N, Adluru G, Payne A, DiBella EVR, Parker D (2009) Temporally constrained reconstruction applied to MRI temperature data. Magn Reson Med 62(2):406–419

Vigen KK, Daniel BL, Pauly JM, Butts K (2003) Triggered, navigated, multi-baseline method for proton resonance frequency temperature mapping with respiratory motion. Magn Reson Med 50(5):1003–1010

Weidensteiner C, Quesson B, Caire-Gana BND, Kerioui N, Rullier A, Trillaud H, Moonen CTW (2003) Real-time MR temperature mapping of rabbit liver in vivo during thermal ablation. Magn Reson Med 50(2):322–330

Weidensteiner C, Kerioui N, Quesson B, de Senneville BD, Trillaud H, Moonen CTW (2004) Stability of real-time MR temperature mapping in healthy and diseased human liver. J Magn Reson Imaging 19(4):438–446

Weis J, Covaciu L, Rubertsson S, Allers M, Lunderquist A, Ahlström H (2009) Noninvasive monitoring of brain temperature during mild hypothermia. Magn Reson Imaging 27(7):923–932

Wlodarczyk W, Boroschewski R, Hentschel M, Wust P, Mönich G, Felix R (1998) Three-dimensional monitoring of small temperature changes for therapeutic hyperthermia using MR. J Magn Reson Imaging 8(1):165–174

Wlodarczyk W, Hentschel M, Wust P, Noeske R, Hosten N, Rinneberg H, Felix R (1999) Comparison of four magnetic resonance methods for mapping small temperature changes. Phys Med Biol 44(2):607–624

Young IR, Hajnal JV, Roberts IG, Ling JX, Hill-Cottingham RJ, Oatridge A, Wilson JA (1996) An evaluation of the effects of susceptibility changes on the water chemical shift method of temperature measurement in human peripheral muscle. Magn Reson Med 36(3):366–374

Young I, Hand J, Oatridge A (1994) Modeling and observation of temperature changes in vivo using MRI. Magn Reson Med 32(3):358–369

Yuan J, Mei CS, Madore B, McDannold NJ, Panych LP (2011) Fast fat-suppressed reduced field-of-view temperature mapping using 2DRF excitation pulses. J Magn Reson 210(1):38–43

Yuan L, Glaser KJ, Rouviere O, Gorny KR, Chen S, Manduca A, Ehman RL, Felmlee JP (2007) Preliminary assessment of one-dimensional MR elastography for use in monitoring focused ultrasound therapy. Phys Med Biol 52(19): 5909–5919

Zhang Y, Samulski TV, Joines WT, Mattiello J, Levin RL, LeBihan D (1992) On the accuracy of noninvasive thermometry using molecular diffusion magnetic resonance imaging. Int J Hyperthermia 8(2):263–274

Zhu M, Bashir A, Ackerman JJ, Yablonskiy DA (2008) Improved calibration technique for in vivo proton MRS thermometry for brain temperature measurement. Magn Reson Med 60(3):536–541

第 19 章　MRI 引导肝脏激光消融术

Christian Rosenberg, Norbert Hosten

本章目录

1　引言 ……………………………………… 258

2　适应证 …………………………………… 259

3　材料 ……………………………………… 260

4　操作过程 ………………………………… 261

5　讨论 ……………………………………… 267

参考文献 …………………………………… 268

摘　要

　　MRI 引导使肝侵入性热消融技术变得如虎添翼。MRI 在对肝脏的诊断方面因器官特异性对比剂的应用而存在优越性，同时，多平面重建技术及测温技术也是其优势所在。目前，因微波消融和冷冻消融尚缺乏完全 MR 兼容型设备，MRI 引导的微创消融治疗在临床中的应用还仅限于激光和射频消融术。相对于射频消融，激光消融只占肝脏介入治疗的小部分，但其更适合 MR 测温，因其没有成像干涉或器械引起的伪影。应用 Greifswald 模式进行的治疗监测，利用最先进的质子共振频率位移(PRFS)为基础的测温技术，能够及时在线反映组织坏死及毁损情况。与设备无关的在线治疗控制是满足肿瘤规范治疗的重要标准，因此需要介入放射科医生担任肿瘤治疗者的角色。

1　引言

　　对于经皮穿刺热消融术，特别是肝肿瘤的消融，MRI 引导具有很大优势。非常令人欣慰的是，MRI 具有多平面成像、空间分辨率和时间分辨率较高的良好性能，对肝脏局部病灶具有高清晰度的显示，包括器官特异性对比剂的使用，对患者和介入医生都没有电离辐射。实时组织温度成像使 MRI 非常适合引导和监测经皮穿刺微创热疗法(Peters 等，2000；Straube 和 Kahn，2001；de Senneville 等，2007；Rieke 和

Butts Pauly，2008)。

　　无论是何种类型的热消融方法，实时治疗监控是满足肿瘤规范治疗的重要标准，引起人们越来越大的兴趣 (Goldberg 等，2009；Schmiegel 等，2010)。类似其他局部治疗癌症的方法，如外科手术，对于治疗过程中的控制，要求独立的参数来界定治疗的终点、评价与治疗相关的不良并发症。肿瘤的高温消融治疗与中度热疗相比，基于较高温度热疗法，温度范围为 50℃~80℃或更高。目的是通过加热使蛋白质凝固，从而使组织发生急性凝固性坏死。为了使消融范围覆盖整个肿瘤，在足够的温度条件下持续足够的时间是必要的 (Thomsen，1991)。同时，要尽量减少对周围健康组织的破坏，避免邻近温度敏感组织的损伤。加热的程度和特点取决于产热的装置，如瞬间激光、射频、微波及非侵入性高强度超声聚焦等，同时还与靶目标的组织结构特征有关(Thomsen，1991)。在热疗过程中，随着蛋白质的变性，靶组织的电导率可以发生改变。邻近的血管结构，主要通过灌注和弥散的机制来降低热疗的效果。因此，有效的热分布可能无法预测，需要在线监测。监测工具应独立于热疗设备，而不是热消融内在本身所具有 (Goldberg 等，2009)。

　　在 MRI 引导的激光消融的实际设置方面，术中监测是通过基于质子共振频率偏移 (PRFS)测温模式来实现的。PRFS 模式已经发展为 MR 测温首选技术 (Nour 和 Lewin，2005；Rieke 和 Butts Pauly，2008)，当与激光热消融相结合时，在肝肿瘤治疗的临床应用方面取得了良好的结果(Kickhefel 等，2011)。

　　激光消融，也被称为激光诱导的间质热疗，1983 年被首次报道(Bown，1983)。自那时起，它被用于不同实质器官肿瘤的热消融治疗，如脑、肝、肾、肺等，并取得了良好的临床效果(Kahn 等，1994；Dick 等，2002；Vogl 等，2002；Hosten 等，2003)。尽管如此，与射频消融相比，由于历史和技术的原因，介入放射医生对其使用率较

低。技术方面的限制，已经随着小型化的双组分系统的应用得到了解决，该系统提供了更方便的手柄 (Hosten 等，2003；Puls 等，2009；Rosenberg 等，2009)。在治疗过程中，免除干扰的在线图像采集是激光消融治疗的一个特征。因此，被认为更适于实时 MR 测温。

2　适应证

　　MRI 引导的激光消融治疗适于不能手术的原发性和继发性肝脏恶性肿瘤患者。一般来说，从文献回顾来看，其适应证和禁忌证的选择与其他热消融设备没有区别 (Schmiegel 等，2010；Stafford 等，2010)。和其他局部消融方法一样，治疗目的可以是局部控制或姑息性的，即完全解除肿瘤负担或达到减少肿瘤细胞的目的。在纳入标准方面，要有利于提高患者长期的生存质量，但仍存在争议。当然，肿瘤对治疗是否敏感、确定肿瘤预后的因素包括肿瘤的来源(如结直肠来源还是乳腺癌转移)和疾病状态(如肝外肿瘤表现的多样性)，这一点和其他局部治疗方法一样，包括外科手术。对于原发性肝脏恶性肿瘤，肝细胞癌(HCC)对局部治疗是高度敏感的，适用标准在多学科共同参与的会议上达成了共识，并制定了相关治疗指南(Lencioni 等，2005；Choietal，2007；Livraghi 等，2008；N'Kontchou 等，2009；Pacella 等，2009；Clasen 等，2011)。但胆管癌往往不符合纳入标准，因为在发现时往往病情比较复杂或病情已达进展期。继发性肝脏恶性肿瘤的治疗选择主要取决于肿瘤实体情况。以循证医学为基础的局部治疗结直肠癌肝转移的潜力已被证实，且应用于更多的实体肿瘤 (Gillams 和 Lees，2000，2009；Solbiati 等，2001；Vogl 等，2004)。此外，长期治疗的结果依赖于疾病本身进展的情况。我们自己的经验是，4 个以下的肿瘤，直径小于 4cm 者可纳入标准，这样可显著提高长期的疗效 (Puls 等，2009)。表 19-1 给出了原发性和继发性肝肿瘤热消融术后的长期生存

结果。

一般来说，适应证选择应该在多学科联合公布的肿瘤标准化治疗指南中有所规定（Schmiegel 等，2010；Raoul 等，2011）。所有患者均应在术前 1 天签署正式书面知情同意书，讲明治疗方法的选择、相关风险及预期效果等。需要注意的是，所有接受前瞻性研究的患者都应获得伦理学方面的批准。在需要典型的病例收集的情况下，患者可能存在单一的肝脏疾病，包括单个或多个肿瘤。除了 HCC，绝大部分肿瘤是不同来源的转移性肿瘤。绝大多数继发性肿瘤来源于结直肠癌转移。个体化的治疗方法可用于孤立性转移瘤，对原发疾病应采取多种手段联合治疗。对复发性肝转移瘤，可再次进行消融治疗。

与外科切除相比，微创热消融治疗后病死率和死亡率低（表 19-2）。外科切除的死亡率为 1%~5%（Simons 等，2010），高于激光消融与射频消融，这两种消融方法都可在 MRI 引导下进行。尽管如此，源于无法控制的电流烧伤在 RFA 中时有发生（Vogl 等，2002；de Baère 等，2003；Livraghi 等 2003；Rhim 等 2003；Lencioni 等，2005；Choi 等，2007；Clasen 等，2007；Gillams 和 Lees，2009；Puls 等，2009）。

3　材料

不同功用的激光间质热疗系统都有市售的产品。通常情况下，激光发生器、连接光纤和光纤加入端往往单独出售，起连接功能。只对某些频率（波长）的激光进行特殊设计，用于某些特定部位的治疗，如对深部组织的消融与用于体表的消融不同。主要的构造区别为光纤加入端是开放的，还是封闭并带有冷却系统的。

据作者所知，临床使用的 Greifswald 激光的光纤加入端（图 19-1）只有一种，外径不超过 1.8mm（Hosten 等，2003）。经皮激光消融使用微型内冷器光纤加入端系统进行（RoweCath；RoweMed, Parchim, Germany）。它由一个 5.5F 聚四氟乙烯管连接钛制探针。探针后来被光纤所代替，光纤尖端 3cm 范围弯曲，可散射激光能量。光纤加入端型号有 12cm、14cm、16cm 和 18cm 等不同类型。3 个独立的 Nd:YAG 激光源（Medilas Fibertom; Dornier, Wessling, Germany）发射激光波长为 1064nm，根据需要选配了 2 次和 4 次的光束分离器，可分别用于多根纤维同时使用。

表 19-1　MRI 引导肝脏微创消融术后长期结果统计

研究	肿瘤 （消融技术）	患者 （例）	生存率		
			3 年(%)	5 年(%)	平均生存时间(月)
Gillams 和 Lees(2000)	CRM(RFA)	69	34	22	27
Solbiati 等(2001)	CRM(RFA)	117	46	–	36
Vogl 等(2004)	CRM(LA)	603	56	37	42
Puls 等(2009)	CRM(LA)	87	72	33	54
Gillams 和 Lees(2009)	CRM(RFA)	123	34	24	–
Lencioni 等(2005)	HCC(RFA)	206	67	41	57
Choi 等(2007)	HCC(RFA)	570	70	58	77
Livraghi 等(2008)	HCC(RFA)	216	76	55	–
N'Kontchou 等(2009)	HCC(RFA)	235	60	40	48
Pacella 等(2009)	HCC(LA)	432	61	34	47

注：CRM，结直肠癌转移；HCC，肝细胞癌；RFA，射频消融；LA，激光消融

表 19-2 MRI 引导肝脏微创消融术安全性统计

	LA					RFA			
	Puls 等 (2009)	Vogl 等 (2002)	Gillams 和 Lees(2009)	Clasen 等 (2007)	Choi 等 (2007)	Lencioni 等(2005)	Livraghi 等 (2003)	de Baère 等 (2003)	Rhim 等 (2003)
操作次数(n)	170	1349	617	87	614	187(患者数)	2320(患者数)	350	1520
死亡率	0.0	0.2	0.0	0.0	0.0	0.0	0.3	1.4	0.1
主要并发症	4.1	2.0	4.7	2.3	1.8	1.6	2.4	5.7	2.4
轻微并发症	25.6[a]	>50[a]	NE	8.0	3.9	4.8	4.7	6.3	NE
出血/血肿	7.6[a]	5.0[a]	1.1[a]	6.9	1.7	2.7	1.7	0.9	0.5[b]
胸腔积液	18.8[a]	8.1[a]	NE	NE	NE	1.6	NE	1.4	NE
气胸	0.6	0.3	0.2b	1.1	0.3	NE	<0.1	0.8	0.2[b]
胆管损伤/胆汁瘤	0.6	0.3	0.3b	1.1	1.5	NE	0.2	NE	0.3[b]
脓肿	0.6	1.0	1.0b	NE	1.0	NE	0.3	2.0	0.7[b]
血栓栓塞	NE	NE	NE	NE	NE	NE	0.1	3.1	NE
血管瘘	0.0	NE	NE	NE	NE	1.1	0.7	NE	NE
脏器穿孔	0.0	NE	0.6b	NE	NE	NE	0.3	0.3	NE
肿瘤种植	0.0	0.0	NE	1.1	0.3	0.5	0.5	0.3	NE
皮肤烧伤	0.0	0.0	NE	NE	NE	0.5	0.2	1.4	0.2[b]

注:死亡率和并发症发生率部分为百分数。

NE,未评估;LA,激光消融;RFA,射频消融治疗。

[a] 副反应包括在内;[b] 不包括轻微并发症

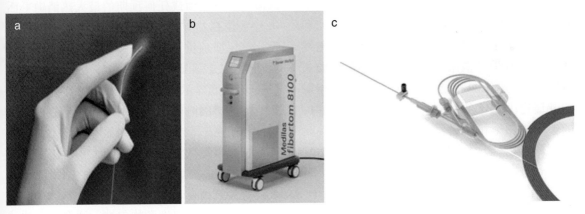

图 19-1 经皮激光消融仪使用了微型内冷系统的光纤加入端(Rowecath;Rowemed,Parchim,Germany)(c)。它由一个 5.5F 聚四氟乙烯管导管及钛制探针组成。探针后来被光纤所代替,光纤尖端 3cm 范围可弯曲,散射激光能量(a)。Y 型连接部件连接制冷系统,由常规灌注泵(40mL/h)灌注无菌生理盐水来完成制冷作用。3 个独立的 Nd:YAG 激光源(Medilas Fibertom;Dornier,Wessling,Germany)(b),发射激光波长为 1064nm,可以选择性安装 2 次和 4 次的光束分离器,提供多根纤维同时使用。(见彩图)

4 操作过程

操作过程完全在 MRI 室内完成,采用封闭式

1.5T MR 扫描仪(MAGNETOM Avanto;Siemens,Erlangen,Germany),有室内控制台、可弯曲的脊柱/体部阵列线圈。专门的技术或放射护理人员进行无菌巾单铺挂,并协助操作。患者接受静

脉镇静麻醉(10mg 氟哌啶醇和 100mg 哌替啶，20mg 甲氧氯普胺在 500mL 生理盐水中缓慢滴注；对肝功能异常的患者，静脉快速注射 1g 安乃近)。1% 的利多卡因穿刺点局部浸润麻醉，依次麻醉皮下组织、腹膜、肝被膜及肋骨骨膜等。

4.1　制定治疗计划

用近期的(4 周以内)MR 图像确定肿瘤的形态、大小及数目等，图像应包括使用细胞内对比增强造影剂 [钆二乙三胺五乙酸(Gd-EOB-DTPA)，0.1mmol/kg，Primovist；Bayer Health Care Pharmaceuticals，Berlin，Germany] 的动态扫描。操作之前需要有肝脏肿瘤或转移性疾病的组织学证据。选择好穿刺点后，用胶布将维生素 E 胶囊固定到患者的皮肤穿刺点上，穿刺路径可选择经腹或胁肋区进针，主要根据肿瘤的部位来决定。刺入点可应用 T1 快速低角度发射 3D 序列(FLASH)来确定。腹侧的穿刺在无菌条件下进行，采用方便的开放式体阵列线圈。肝肿瘤可使用单个或多个光纤加入端同时进行消融。在一般情况下，肿瘤直径大于 2cm 时，用平行的至少 2 根光纤加入端同时进行消融。当使用 1 根光纤加入端时，应该定位在肿瘤的中心，穿破 2 个相对的肿瘤边缘。当多个光纤加入端同时使用时，能够形成一个相互重叠(至少 5mm 的重叠是必要的)的椭圆形消融区域，最大宽度达到 2.5cm，长度取决于光纤有效端的长度。

4.2　靶向定位

光纤加入端的置入在 T1 加权梯度回波(GRE)序列(FLASH 3D 序列，重复时间为 4.8ms，回波时间为 2.2ms，翻转角为 10°，矩阵为 192×256，层厚为 2.5mm，视野为 300mm×400mm，采集时间为 10~23s)引导下进行，而且需要患者屏气配合(Puls 等，2007)。靶向定位图像需要使用对比剂 Gd-EOB-DTPA 的快速团注，且需要采集后期的图像(图 19-2)。在整个操作过程中，肝实质、光纤加入端和目标病灶在 MR

图像上始终需要保持良好的对比。采集和半自动 3D 多平面重建(Syngo；Simens Healthcare，Erlangen，Germany)能够在无菌条件下以任意角度在患者中实现(图 19-3)。光纤加入端的首次插入和重新调整定位在磁体外进行，可以和体位控制及图像采集交叉进行。

4.3　术中监测

一旦激光纤维被准确刺入目标病灶内，且定位正确，这时患者可以进入磁体内保持不动，稍作休息。按照先前的体外和体内实验，功率每增加 2W/min，最大功率 14W 多维持 17min。每根光纤总能量约为 16kJ。

热成像是通过以质子共振频率为基础的 GRE 序列(回波时间为 12ms，重复时间为 970ms，带宽为 260Hz/pixel，翻转角为 65°，矩阵为 128×128，层厚为 3mm，视野为 320mm，脂肪抑制采集时间为 1 秒/层；Kickhefel 等，2011)的重复应用实现的。3 个平行的层面，每个图像的大小和相位，用 6mm 的间隔进行采集，通过 2 根平行的激光纤维层面或任何预期的最大热消融平面进行定位扫描。图像采集使用呼吸波纹管触发。三层横轴位图像，每一个图像是一个呼吸循环，可以连续显示，或在一个单独的监视窗口(Syngo)一起显示。检查者最初定义序列重复数所需的持续时间。彩色编码的实际相位成像的热相图在一个方形区域内显示，该方形区域可根据感兴趣区域选择位置和大小。为了校正磁场漂移(B_0 校正)，一个非常小的感兴趣区域被设置为自由运动的图像区域，远离影响区域，提供最大的信号强度和均匀性，适合于自体的背肌。温度变化可以通过当前相位图像与参考相位图像的差异计算出来，再加上基线体温 37.2℃。最终，颜色编码显示为狭长区域的等温区(图 19-4)。

对于一个给定的标准治疗方案和连续的温度成像过程，为峰值温度时间点而设置的治疗相关的致死温度阈值可以根据热损伤模式，计算出来。无论是 Arrhenius 积分损伤模式还是峰值温度模式，在实际治疗中，设置不可逆的细胞

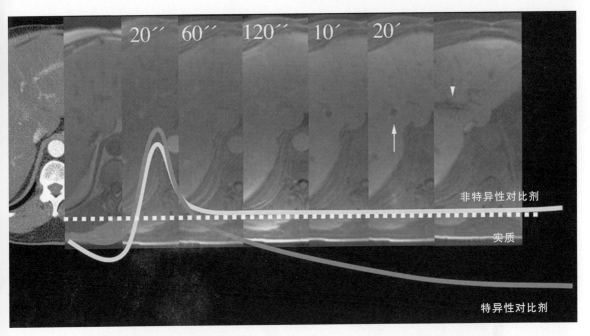

图 19-2 MRI 引导激光消融操作,使用二乙三胺五乙酸钆(Gd-EOB-DTPA)对比增强扫描。静脉团注后,在晚期随着肝细胞摄取,造成肝实质呈高信号背景,目标病灶(白箭)和光纤加入端针(箭头)呈低信号。线图表示随着时间的推移,肝内靶病灶信号强度变化曲线,使用细胞特异性对比剂增强时用红色曲线表示;非细胞特异性对比剂增强时用黄色曲线表示;用细胞外对比剂增强时用白色曲线表示,设置为一个恒定值。对于目标病灶,在时间范围为 15~20 min 时,红色曲线和白色曲线在经历早期的平衡状态后出现一个缺口,这个平衡状态在细胞外对比剂增强时同样存在。(见彩图)

损伤阈值温度为 52℃(Kickhefel 等,2011)。最终,在日常实际治疗过程中峰值温度时致死温度阈值设置为 55℃。

4.4 消融控制

肝脏热消融的常规程序包括术后第一天 MRI 平扫检查(T2、T1、弥散)和细胞外对比剂(Gadovist;Bayer Heath Care Pharmace uticals,Berlin,Germany)动态增强扫描成像。通常情况下,热损伤在 T1 图像上表现为信号的增加,在 T2 图像表现为信号的减低,之前肿瘤的 T2 图像大多为高信号。但这两种方法只是大体粗略地判断一下,与实际致死性损伤范围并不一致。因此,治疗相关的凝固性坏死的判断应该是,在动态增强扫描门脉期不强化区域为凝固性坏死区(图 19-5)。与术后即刻增强扫描图像相比,这种凝固性坏死区边界的判断在术后 12~24h 进行最佳,究其原因,可能是在术后 12~24h 内有一

个局部水肿液的吸收过程(Kuhn 等,2008)。成功的肿瘤消融应该是在三维角度上产生完全覆盖肿瘤区域的凝固性坏死(图 19-5)。同时,没有治疗相关的并发症发生,如出血和胆汁瘤等。

4.5 随访

肝细胞特异性对比剂(Gd-EOB-DTPA)动态增强 MRI 成像在术后 6 周进行复查,然后改为第一年每 3 个月复查,以后每 6 个月复查。病灶体积变小,边缘清晰锐利,在术后几周内可见。平扫信号改变,无论术后多长时间,增强扫描无强化区域与真正的治疗导致的凝固性坏死区域只能是大体上粗略相关。术后瘢痕形成也可能导致动态增强成像中出现不均匀信号改变。靶区内出现任何偏心性或局部对比增强病灶、新发的高 T2 信号或低 T1 信号区域、清晰的边缘变得模糊不清等,都提示局部肿瘤残存或复发。除了原发性或继发性肝脏恶性肿瘤复查诊断

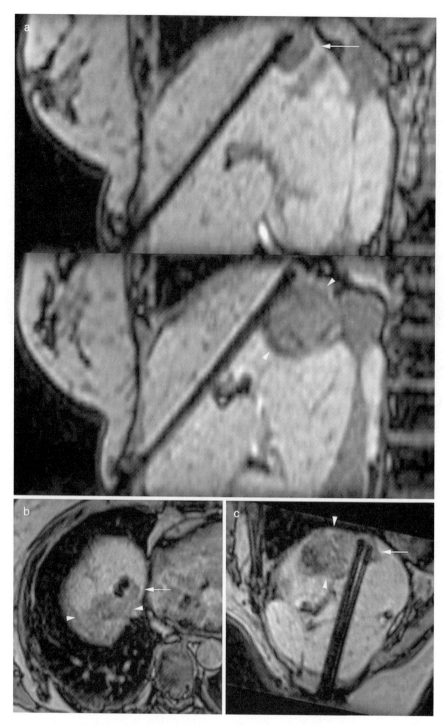

图 19-3 靶向定位从快速 T1 加权多平面重建梯度回波(GRE)序列(快速低角度发射 3D 序列)获益。在静脉团注 Gd-EOB-DTPA 后,肝实质呈均匀高信号,T1 图像示 2 根呈低信号的光纤加入端针呈平行状态刺入低信号的肿瘤内,肿瘤直径为 27mm(白箭),邻近是一个已经消融后的呈不均匀低信号的坏死灶,直径为 60mm(箭头),冠状位(a)、轴位(b)和斜轴位图像(c)。

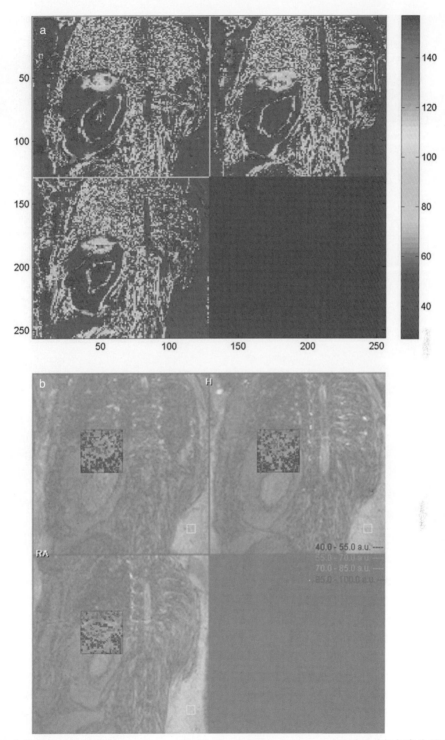

图 19-4　MR 在线界面温度监测(Syngo;Simens,Healthcare,Erlangen,Germany)。以质子共振频率为基础的重复采集(每个呼吸循环)GRE 序列被采用,显示了通过目标病灶的三个平行层面图像,每幅图像的幅度和相位 3 个一组(b),覆盖在预定大小和位置(红色方块)的温度感兴趣区(ROI)。颜色编码的温度带和等温区在 ROI 内显示;温度数据从当前相位图中获得。温度的变化可以通过当前图像和参考图像之间的相位差,加上基线体温 37.2℃计算得到,通过减编码法获得温度图(a)。为了校正磁场漂移(B_0 校正),一个非常小的感兴趣区域(黄色方块)被设置为自由运动的图像区域,远离影响区域,提供最大的信号强度和均匀性,适合自体的背肌。(见彩图)

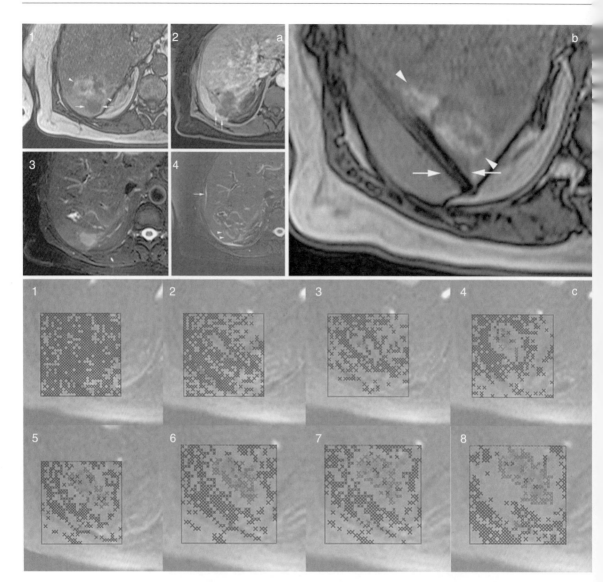

图 19-5　可作为示范教学的一个病例。患者，72 岁，女性，结直肠癌转移。T1 图像（a1）显示一 2cm 大小的低信号复发肿瘤病灶（白箭），位于以前消融治疗区域的边缘，原消融区域表现为不均匀高信号（箭头）。T2 平扫图像显示复发病灶呈高信号（箭头）（a3）。右上角的图像（a2）显示消融后病灶凝固性坏死（白箭），术后 24h 细胞外对比增强扫描图像门静脉期病灶呈边界清楚的无强化区。右下方图图（a4）显示，平扫 T2 图像消融前呈高信号的肿瘤病灶在术后 24h 呈现 T2 信号减低（白箭头），代表了充血的新消融区边界。肝周薄层的 T2 高信号积液（箭）代表了术中无症状的少量出血。图（b）显示了导针的位置及分布。经过原消融区域（箭头）刺入肿瘤（白箭），然后尖端 3cm 发散端的激光光纤通过穿刺针导入肿瘤内，取代导针。图（c）为同一患者治疗过程中质子共振频率位移热成像图（c1~c8），治疗时间为 20min。实际热图反映了整个治疗过程中热量的分布。在峰值温度（c8）55 ℃等温区域（蓝色/绿色）勾画出消融区域的范围。（见彩图）

外,MRI 检查需要排除新发肝肿瘤。实体肿瘤特异标记物检测和定期随访、临床医生之间良好的相互配合也非常重要。

5　讨论

5.1　结果与适应证

在诸多热消融治疗的设备中,包括激光、射频、微波及高强度超声聚焦等,射频消融是目前最流行的,即使它和激光消融发明于同一时期。限制激光消融大范围应用的主要因素包括既往不方便使用的产品设计和历史上从事该技术的各中心之间的相互影响。到目前为止,在操作技术成功率和临床疗效方面,尚没有一种热消融设备明显优于其他设备（表 19-1 和表 19-2）。在使用不同的热消融设备时,仍然存在操作过程的不同,主要集中在热能发散装置和治疗过程及疗效的监测方面。对 MRI 引导的已经应用于人类或临床中的最优选择的热消融设备已经缩减为激光消融和射频消融,其他设备由于存在MR 不兼容问题而受到限制(Stafford 等,2010)。表 19-1 显示了肝脏原发性和继发性肿瘤激光消融和射频消融后长期结果。由于入选人群的数量少且入选标准存在不同,在疗效评估方面存在差异,只能与传统的外科切除远期效果的文献报道结果进行比较和评价(Llovet 等;Abdalla 等,2003;Song 等,2004;Kornprat 等,2007)。然而,其证据水平与手术切除研究结果相比较低,缺少前瞻性、随机对照试验结果。纳入标准的严格限制、肿瘤分期、大小、数目等,是已知的影响原发性和继发性肝脏肿瘤的疗效和长期生存的因素,消融效能及范围尚存在争议。一个主要的问题是治疗的目的,应以治愈为目的,而不是像目前的回顾性研究那样,对检查到的肿瘤,按照肿瘤治疗标准,在短时间内追求减瘤负荷(Altendorf-Hofmann 等,2003;Giuliante 等,2009)。对于降低激光消融术的发病率和死亡率方面(表 19-2),选择性的局部肿瘤控制的姑息性治疗是可行的和易于接受的,但其代表了另外一种完全不同的患者群组。这可能与射频消融类似,有类似的并发症发生率,虽然与治疗相关的皮肤灼伤和无法控制的电流传导对于激光消融从来就不存在。正如 Goldberg 等(2009)提出的,在同一标准下的消融治疗仍需要进一步研究。

5.2　技术因素:硬件部分

肝肿瘤消融治疗的硬件主要有两部分:一是用于消融肿瘤的能量发生系统;二是用来引导和控制治疗的 MRI。

激光热消融治疗肝肿瘤的疗效已被证实(表 19-1)。对于 MRI 引导激光热消融治疗肝小肿瘤,并用 PRF 测温已经证明完全可行且已发表(Kickhefel 等,2011)。也有报道认为,如果在应用便利的条件下,MRI 引导人肝 RFA 在应用适当的滤波系统的情况下也能成功进行(Rempp 等,2009;Lepetit-Coiffe 等,2010)。与RFA 相比,激光消融不存在磁场干扰情况,也不需要滤波系统来协助完成实时或近实时 MR 成像(Schraml 等,2005;Stafford 等,2010;Viallon 等,2010)。实际上,在检查孔外进行射频消融,在检查孔内进行测温图像采集,二者交替进行,在临床 RFA 中经常应用。并不只在激光消融时使用,一旦激光光纤已经准确插入患者病灶内,患者就可以进入磁体内。同时,用于激光消融玻璃纤维不会引起任何类似于 RFA 针引起的金属伪影。Lepetit-Coiffé 等（2010）报道,一个射频消融电极能够产生 14 ~17mm 的伪影,平均为 18mm。相反,激光消融时,不论是否处于加热或不加热状态,只会显示一个最大 2mm 的伪影,甚至没有伪影(Kickhefel 等,2011)。这些都是有利因素,在激光消融中使用 PRFS 温度成像时,能够获得比射频消融时更好的空间分辨率图像。同时,如果小腔的激光光纤加入端只包括两个部分组成时,以往不利的产品设计不再是障碍。标记的初始治疗目标在消融治疗过程中能够成功进行监测评价(Goldberg 等,2009)。所应用的参数应独立于设备。

这里介绍的方法是在一个封闭的 1.5T MR 扫描仪上完成的。作者也以为现有的工作流程很流畅,图像质量也很令人满意。为了使操作中器具可视化或激光光纤加入端置入过程可视化,能够实时采集的开放式 MR 扫描仪是必要的。然而,开放式磁共振仍然使用较低场强的磁体,在生物工程学方面存在不足,但价格较低。而且,封闭式 3T 磁共振的宽口径设计有利于 MRI 引导的任何介入操作。高端 MR 测温成像将成为依赖于高场成像的一个有意义的里程碑。

5.3 监测和测温:软件部分

MR 温度成像不同的方法随着时间的推移而发生演变。在诸多方法中,包括了质子密度、T1 和 T2 弛豫时间、弥散系数、磁化传递和 PRFS 方法, 已成为目前最有前途的选择方法 (Nour 和 Lewin,2005;Rieke 和 Butts Pauly, 2008)。由于已经克服了器官运动的缺陷,如肝脏,PRFS 温度成像方法提供了温度与治疗相关的组织变化较低敏感性之间的线性关系(Rieke 和 Butts Pauly,2008)。诸多的 MR 测温模式仍处于质量评价阶段。最先进的方法具有足够好的温度成像,但往往在体外模型中实现。只有少数几篇文献报道了 PRFS 方法在临床中用于运动的器官 (Rempp 等,2009;Lepetit-Coiffe 等,2010;Kickhefel 等,2011)。其中,2 组报道了 PRFS 相位成像在人肝脏射频消融治疗中的效果监测 (Rempp 等,2009;Lepetit-Coiffe 等,2010)。由于缺乏合适的射频干扰滤波器装置 (Viallon 等,2010),消融过程和 MR 数据采集往往交错进行, 这一点不符合此特定环境下在线监测的要求。相反,激光消融是不干扰的 MRI 的消融技术, 绝对适合 PRFS 温度成像方法监测。已有文献报道 PRFS 温度成像方法用于人颈部软组织肿瘤的激光消融治疗监测和椎间盘激光消融的治疗监测 (Eyrich 等,2000;Wonneberger 等,2010)。实际测温序列设置在此之前已被验证(Kickhefel 等,2011)。在成像质量评价方面, 温度的标准差在健康个体为 1℃~

2℃,在肿瘤治疗期间达 5℃,伴随的平均信噪比为 10。计算的致死剂量与实际坏死结果之间几乎有 90% 的高度一致性(52℃阈值),这在肝脏肿瘤消融治疗中被发现及报道。这与 Rempp 等 (2009)发现的结果相关,他们采用一个类似的 GRE 序列对 10 例 RFA 进行监测,发现引起组织坏死的致死剂量的阳性预测值达 90%(60℃阈值)。90% 的阳性预测值似乎在诊断准确性方面较差,但与现代真正用于患者的最新在线监控手段相比,是一个巨大的进步。除了报道的反映方法准确性的摄氏度标准差外,与导致坏死之间的相关关系只有体外实验报道。Seror 等 (2006) 报道的在大体宏观离体肝脏结果显示,热图预测的准确性为 77%。其他结果,当被用于临床中时,发现几乎都不能证实热图与坏死之间存在相关性(Terraz 等,2010)。到目前为止,测温方法要实现即刻评价治疗效果还有很远的距离, 这一点被我们自己的初步比较研究结果所证实, 发现 T1 幅度的方法具有较低的预测值。

实际工作中, 热成像序列的缺点包括在通过肿瘤的 3 个平行层面中, 只能实现单次单一层面图像采集, 而不是多平面或三维评价;另外,图像分辨率不足,难以显示目标区域内的小血管。这两个缺陷也是正在进行的研究主题,相信在不远的将来会得以克服。

(田锦林 译　张欣 校)

参考文献

Abdalla EK, Vauthey JN, Ellis LM, Ellis V, Pollock R, Broglio KR, Hess K, Curley SA (2004) Recurrence and outcomes following hepatic resection, radiofrequency ablation, and combined resection/ablation for colorectal liver metastases. Ann Surg 239:818–825; discussion 825–817

Altendorf-Hofmann A, Schulze E, Katenkamp D, Scheele J, Hermanek P (2003) Interdisciplinary cooperation as a prerequisite for precise tumor documentation: illustrated by an example of surgery for colorectal carcinoma. Chirurg 74:375–380

Bown SG (1983) Phototherapy in tumors. World J Surg 7:700–709

Choi D, Lim HK, Rhim H, Kim YS, Lee WJ, Paik SW, Koh KC, Lee JH, Choi MS, Yoo BC (2007) Percutaneous radiofrequency ablation for early-stage hepatocellular carcinoma as a first-line treatment: long-term results and prognostic factors in a large single-institution series. Eur Radiol 17: 684–692

Clasen S, Boss A, Schmidt D, Schraml C, Fritz J, Schick F, Claussen CD, Pereira PL (2007) MR-guided radiofrequency ablation in a 0.2-T open MR system: technical success and technique effectiveness in 100 liver tumors. J Magn Reson Imaging 26:1043–1052

Clasen S, Rempp H, Boss A, Schmidt D, Fritz J, Schraml C, Schick F, Claussen CD, Pereira PL (2011) MR-guided radiofrequency ablation of hepatocellular carcinoma: long-term effectiveness. J Vasc Interv Radiol 22:762–770

de Baère T, Risse O, Kuoch V, Dromain C, Sengel C, Smayra T, Gamal El Din M, Letoublon C, Elias D (2003) Adverse events during radiofrequency treatment of 582 hepatic tumors. AJR Am J Roentgenol 181:695–700

de Senneville BD, Mougenot C, Quesson B, Dragonu I, Grenier N, Moonen CT (2007) MR thermometry for monitoring tumor ablation. Eur Radiol 17:2401–2410

Dick EA, Joarder R, De Jode MG, Wragg P, Vale JA, Gedroyc WM (2002) Magnetic resonance imaging-guided laser thermal ablation of renal tumours. BJU Int 90: 814–822

Eyrich GK, Bruder E, Hilfiker P, Dubno B, Quick HH, Patak MA, Gratz KW, Sailer HF (2000) Temperature mapping of magnetic resonance-guided laser interstitial thermal therapy (LITT) in lymphangiomas of the head and neck. Lasers Surg Med 26:467–476

Gillams AR, Lees WR (2000) Survival after percutaneous, image-guided, thermal ablation of hepatic metastases from colorectal cancer. Dis Colon Rectum 43:656–661

Gillams AR, Lees WR (2009) Five-year survival in 309 patients with colorectal liver metastases treated with radiofrequency ablation. Eur Radiol 19:1206–1213

Giuliante F, Ardito F, Vellone M, Ranucci G, Federico B, Giovannini I, Nuzzo G (2009) Role of the surgeon as a variable in long-term survival after liver resection for colorectal metastases. J Surg Oncol 100:538–545

Goldberg SN, Grassi CJ, Cardella JF, Charboneau JW, Dodd GD 3rd, Dupuy DE, Gervais DA, Gillams AR, Kane RA, Lee FT Jr, Livraghi T, McGahan J, Phillips DA, Rhim H, Silverman SG, Solbiati L, Vogl TJ, Wood BJ, Vedantham S, Sacks D (2009) Image-guided tumor ablation: standardization of terminology and reporting criteria. J Vasc Interv Radiol 20:S377–S390

Hosten N, Stier A, Weigel C, Kirsch M, Puls R, Nerger U, Jahn D, Stroszczynski C, Heidecke CD, Speck U (2003) Laser-induced thermotherapy (LITT) of lung metastases: description of a miniaturized applicator, optimization, and initial treatment of patients. Rofo 175:393–400

Kahn T, Bettag M, Ulrich F, Schwarzmaier HJ, Schober R, Furst G, Modder U (1994) MRI-guided laser-induced interstitial thermotherapy of cerebral neoplasms. J Comput Assist Tomogr 18:519–532

Kickhefel A, Rosenberg C, Weiss CR, Rempp H, Roland J, Schick F, Hosten N (2011) Clinical evaluation of MR temperature monitoring of laser-induced thermotherapy in human liver using the proton-resonance-frequency method and predictive models of cell death. J Magn Reson Imaging 33:704–712

Kornprat P, Jarnagin WR, Gonen M, DeMatteo RP, Fong Y, Blumgart LH, D'Angelica M (2007) Outcome after hepatectomy for multiple (four or more) colorectal metastases in the era of effective chemotherapy. Ann Surg Oncol 14:

1151–1160

Kuhn JP, Puls R, Wallaschowski H, Heidecke CD, Rosenberg C, Hosten N (2008) Characteristics of necrosis after laser-induced thermotherapy in contrast-enhanced MRI and implications for treatment success. Rofo 180:816–820

Lencioni R, Cioni D, Crocetti L, Franchini C, Pina CD, Lera J, Bartolozzi C (2005) Early-stage hepatocellular carcinoma in patients with cirrhosis: long-term results of percutaneous image-guided radiofrequency ablation. Radiology 234:961–967

Lepetit-Coiffe M, Laumonier H, Seror O, Quesson B, Sesay MB, Moonen CT, Grenier N, Trillaud H (2010) Real-time monitoring of radiofrequency ablation of liver tumors using thermal-dose calculation by MR temperature imaging: initial results in nine patients, including follow-up. Eur Radiol 20:193–201

Livraghi T, Solbiati L, Meloni MF, Gazelle GS, Halpern EF, Goldberg SN (2003) Treatment of focal liver tumors with percutaneous radio-frequency ablation: complications encountered in a multicenter study. Radiology 226:441–451

Livraghi T, Meloni F, Di Stasi M, Rolle E, Solbiati L, Tinelli C, Rossi S (2008) Sustained complete response and complications rates after radiofrequency ablation of very early hepatocellular carcinoma in cirrhosis: is resection still the treatment of choice? Hepatology 47:82–89

Llovet JM, Burroughs A, Bruix J (2003) Hepatocellular carcinoma. Lancet 362:1907–1917

N'Kontchou G, Mahamoudi A, Aout M, Ganne-Carrie N, Grando V, Coderc E, Vicaut E, Trinchet JC, Sellier N, Beaugrand M, Seror O (2009) Radiofrequency ablation of hepatocellular carcinoma: long-term results and prognostic factors in 235 Western patients with cirrhosis. Hepatology 50:1475–1483

Nour SG, Lewin JS (2005) Radiofrequency thermal ablation: the role of MR imaging in guiding and monitoring tumor therapy. Magn Reson Imaging Clin N Am 13:561–581

Pacella CM, Francica G, Di Lascio FM, Arienti V, Antico E, Caspani B, Magnolfi F, Megna AS, Pretolani S, Regine R, Sponza M, Stasi R (2009) Long-term outcome of cirrhotic patients with early hepatocellular carcinoma treated with ultrasound-guided percutaneous laser ablation: a retrospective analysis. J Clin Oncol 27:2615–2621

Peters RD, Chan E, Trachtenberg J, Jothy S, Kapusta L, Kucharczyk W, Henkelman RM (2000) Magnetic resonance thermometry for predicting thermal damage: an application of interstitial laser coagulation in an in vivo canine prostate model. Magn Reson Med 44:873–883

Puls R, Stroszczynski C, Rosenberg C, Kuehn JP, Hegenscheid K, Speck U, Stier A, Hosten N (2007) Three-dimensional gradient-echo imaging for percutaneous MR-guided laser therapy of liver metastasis. J Magn Reson Imaging 25: 1174–1178

Puls R, Langner S, Rosenberg C, Hegenscheid K, Kuehn JP, Noeckler K, Hosten N (2009) Laser ablation of liver metastases from colorectal cancer with MR thermometry: 5-year survival. J Vasc Interv Radiol 20:225–234

Raoul JL, Sangro B, Forner A, Mazzaferro V, Piscaglia F, Bolondi L, Lencioni R (2011) Evolving strategies for the management of intermediate-stage hepatocellular carcinoma: available evidence and expert opinion on the use of transarterial chemoembolization. Cancer Treat Rev 37: 212–220

Rempp H, Clasen S, Boss A, Roland J, Kickhefel A, Schraml C, Claussen CD, Schick F, Pereira PL (2009) Prediction of cell necrosis with sequential temperature mapping after radiofrequency ablation. J Magn Reson Imaging 30:631–639

Rhim H, Yoon KH, Lee JM, Cho Y, Cho JS, Kim SH, Lee WJ, Lim HK, Nam GJ, Han SS, Kim YH, Park CM, Kim PN, Byun JY (2003) Major complications after radio-frequency thermal ablation of hepatic tumors: spectrum of imaging findings. Radiographics 23:123–134; discussion 134–126

Rieke V, Butts Pauly K (2008) MR thermometry. J Magn Reson Imaging 27:376–390

Rosenberg C, Puls R, Hegenscheid K, Kuehn J, Bollman T, Westerholt A, Weigel C, Hosten N (2009) Laser ablation of metastatic lesions of the lung: long-term outcome. AJR Am J Roentgenol 192:785–792

Schmiegel W, Pox C, Reinacher-Schick A, Adler G, Arnold D, Fleig W, Folsch UR, Fruhmorgen P, Graeven U, Heinemann V, Hohenberger W, Holstege A, Junginger T, Kopp I, Kuhlbacher T, Porschen R, Propping P, Riemann JF, Rodel C, Sauer R, Sauerbruch T, Schmitt W, Schmoll HJ, Seufferlein T, Zeitz M, Selbmann HK, Federal Committee of Physicians and Health Insurers (2010) S3 guidelines for colorectal carcinoma: results of an evidence-based consensus conference on February 6/7, 2004 and June 8/9, 2007 (for the topics IV, VI and VII). Z Gastroenterol 48:65–136

Schraml C, Graf H, Boss A, Clasen S, Leibfritz M, Pereira PL, Claussen CD, Schick F (2005) Interaction between grounding pads used for RF ablation therapy and magnetic resonance imaging. MAGMA 18:309–315

Seror O, Lepetit-Coiffe M, Quesson B, Trillaud H, Moonen CT (2006) Quantitative magnetic resonance temperature mapping for real-time monitoring of radiofrequency ablation of the liver: an ex vivo study. Eur Radiol 16:2265–2274

Simons JP, Ng SC, Hill JS, Shah SA, Zhou Z, Tseng JF (2010) In-hospital mortality from liver resection for hepatocellular carcinoma: a simple risk score. Cancer 116:1733–1738

Solbiati L, Livraghi T, Goldberg SN, Ierace T, Meloni F, Dellanoce M, Cova L, Halpern EF, Gazelle GS (2001) Percutaneous radio-frequency ablation of hepatic metastases from colorectal cancer: long-term results in 117 patients. Radiology 221:159–166

Song TJ, Ip EW, Fong Y (2004) Hepatocellular carcinoma: current surgical management. Gastroenterology 127:S248–S260

Stafford RJ, Fuentes D, Elliott AA, Weinberg JS, Ahrar K (2010) Laser-induced thermal therapy for tumor ablation. Crit Rev Biomed Eng 38:79–100

Straube T, Kahn T (2001) Thermal therapies in interventional MR imaging: laser. Neuroimaging Clin N Am 11:749–757

Terraz S, Cernicanu A, Lepetit-Coiffe M, Viallon M, Salomir R, Mentha G, Becker CD (2010) Radiofrequency ablation of small liver malignancies under magnetic resonance guidance: progress in targeting and preliminary observations with temperature monitoring. Eur Radiol 20:886–897

Thomsen S (1991) Pathologic analysis of photothermal and photomechanical effects of laser-tissue interactions. Photochem Photobiol 53:825–835

Viallon M, Terraz S, Roland J, Dumont E, Becker CD, Salomir R (2010) Observation and correction of transient cavitation-induced PRFS thermometry artifacts during radiofrequency ablation, using simultaneous ultrasound/MR imaging. Med Phys 37:1491–1506

Vogl TJ, Straub R, Eichler K, Woitaschek D, Mack MG (2002) Malignant liver tumors treated with MR imaging-guided laser-induced thermotherapy: experience with complications in 899 patients (2,520 lesions). Radiology 225: 367–377

Vogl TJ, Straub R, Eichler K, Sollner O, Mack MG (2004) Colorectal carcinoma metastases in liver: laser-induced interstitial thermotherapy—local tumor control rate and survival data. Radiology 230:450–458

Wonneberger U, Schnackenburg B, Wlodarczyk W, Walter T, Streitparth F, Rump J, Teichgraber UK (2010) Intradiscal temperature monitoring using double gradient-echo pulse sequences at 1.0T. J Magn Reson Imaging 31: 1499–1503

第 20 章 MRI 引导肝脏射频消融

Hansjörg Rempp, Rüdiger Hoffmann, Stephan Clasen,
Philippe L. Pereira

本章目录

1 引言 ……………………………………… 271

2 MR 系统和兼容设备 ………………… 272

3 计划 ……………………………………… 273

4 定位 ……………………………………… 274

5 治疗监测 ……………………………… 274

6 治疗控制 ……………………………… 279

7 随访检查 ……………………………… 280

8 临床结果 ……………………………… 280

9 结论 ……………………………………… 281

参考文献 ………………………………… 282

摘 要

　　随着 MR 的应用，射频消融治疗的整个过程均可以通过 MR 进行设计、引导和控制。使用 MR 成像是由于其软组织对比度高，并且可以利用荧光序列从任意角度成像引导导针位置，MR 对小肿瘤显示较好而且可以在不使用对比剂的情况下显示靶点周围组织的具体情况，最重要的是，基于不同的 MR 信号可以准确区分肿瘤组织和诱发凝固物质。因此，MRI 引导可以提高热消融的治疗安全性和有效性。不同的 MR 扫描仪类型和 MR 兼容材料将在本章中讲解。治疗计划和用于定位的序列也将进行讨论。在消融过程中，有很多种监测治疗的方法，包括标准 T1 和 T2 加权序列、弥散加权序列和温度测绘。干预后使用对比剂的动态肝脏检查有助于显示消融区以除外残留的肿瘤组织和出血或血肿等并发症。规范化的随访中有必要检查局部肿瘤复发和新生肿瘤迹象。本章总结了 MRI 引导在肝脏肿瘤热消融中的应用。

1 引言

　　射频消融可以治疗肺（Dupuy 等，2000；Lencioni 等，2004）、肝脏（Dupuy 和 Goldberg，2001；Goldberg 和 Dupuy，2001；Rhim 等，2001）和肾脏的实性肿瘤（Gervais 等，2003；Zagoria，2004），以及有症状的骨肿瘤（Rosenthal 等，2003；

Motamedi 等，2009）。在肺和骨肿瘤的消融中 CT 成像最清楚。

对于经皮治疗肝、肾肿瘤，临床上有多种成像方法。超声是一种容易实施、价格便宜、灵活和快速的成像方式。很多肿瘤可以通过超声显示，并且可以用来实时显示射频探头的位置（Leyendecker 等，2002）。然而，并不是所有的肿瘤都可以通过超声发现。尤其是对于较小的病变，腹腔内肠管结构以及肥胖患者会限制超声对肝脏病变的显示。此外，在射频消融中产生的小气泡由于蒸发而影响准确的监控（Choi 等，2000；Leyendecker 等，2002）。

随着科技的进展，如多层成像，CT 成像速度更快且辐射更小。然而，在某些情况下，软组织对比度低可能妨碍治疗区域的充分显示。而且，即使在使用对比剂的情况下，CT 仍不能够区分存活的肿瘤组织与凝固组织。因此，低场开放式 MR 成像引导射频消融应运而生（Lewin 等，1998a；Kettenbach 等，2003）。对于肝脏和肾脏的治疗，MR 有很大的优势，如多平面成像、软组织对比度高、不需要碘造影剂，也没有电离辐射（Graham 等，1998）。此外，可以使用 T2 和 T1 加权像检测和控制热消融的效果，或在高场直接使用热敏序列，如质子加权成像（Graham 等，1998；Lepetit-Coiffe 等，2010），可以显示治疗中温度的变化。由于 MR 可以精确地检测消融治疗，因此当肿瘤体积较大需要划定消融区域，尤其是某些邻近解剖结构（胃、心脏、肾上腺、肠、胆囊）影响肿瘤显示时，MRI 引导应作为首选。

2　MR 系统和兼容设备

2.1　MR 系统

介入 MR 扫描仪比闭孔式扫描仪更实用，更利于监控（Schulz 等，2004）。消融治疗的所有程序都可以在 MRI 的引导下完成，包括放药器的放置和治疗监测。MR 兼容检测设备可以放在介入设备旁边，从而方便直接观察图像

（Lewin 等，2004）。此外，实时快速梯度回波在检测时可用于磁共振荧光扫描。介入 MR 扫描仪通常使用低场强，范围为 0.2~1.0T。

开放式 MR 系统的设计平衡了磁场均匀性和患者之间的关系。不同的制造商提供 MR 垂直方向的磁场。C 型扫描仪，磁体位于患者的上方和下方，有利于患者侧面的显示（Kelekis 等，2003；Lewin 等，2004）。患者仰卧位时，可以很好地显示肝右叶的肿瘤。但肝左叶的肿瘤由于磁体和患者上方的空间被限制，很难显示。如要显示肝脏段 Ⅱ~Ⅳ，则需要侧斜位扫描。一些 MR 扫描仪提供中央孔径，患者需要俯卧或仰卧位。这里，我们使用在一条线上的两个圆柱形磁铁与经典孔径（Vigen 等，2006；Tieng 等，2010）。

在低场强，T2* 衰减较低，磁化相关伪影也较高场强低，对金属放药装置周围的组织显示也较好。然而，低场 MR 也有一些弊端，如信噪比随磁场强度变化，0.2T 的信噪比比 1.5T 的信噪比低。在实践应用中，这种效应在 T1 和 T2 图像上不太明显，可以补偿部分信号损失。然而，需要较长的获得时间和平均时间，以避免 1.5T 的缺失信号。对于冠状位的腹部成像，应用呼吸门控减少呼吸伪影从而得到满意的图像是具有挑战性的。此外，在 0.2T 中水和脂肪的共振频率差异只有 30Hz，限制光谱脂肪饱和度的使用。C 型低场扫描仪的另一个缺点是相对的时间和空间磁场的不均匀性，明显地限制了热敏序列的应用。在腹部 0.2T MR 的介入治疗中，温度测量的可靠性受高磁场的不均匀性、放置金属放药器，以及患者呼吸的影响。为了最小化低场 MR 的限制，可以在介入治疗过程中将治疗前在 1.5T 上的动态检查图像与低场图像进行比较。

1.5T 闭孔 MR 也可以用于 MRI 引导疗法（Mahnken 等，2004；Gaffke 等，2006）。标准序列的采集时间比低场 MR 短，信噪比也比较高。但是，由于患者周围的空间有限，闭孔 MR 扫描仪不能放置引导针。而且，由于肿瘤的位置和消融探针的长度，将患者放置在已安装消融探针的

扫描仪中也是有困难的。半活动式消融探针的使用有效解决了这一限制(Gaffke 等,2006)。使用这种方法时,消融探针需要在影像监控下逐步放置。而且,在定位过程中,影像监控还应该观察肝脏和血管在呼吸时的运动幅度和胸膜的移动范围。

新一代开放式 1.0T MR 将会满足这些需求:两个厂家均能提供双平面磁场的配置和水平方向的入口,而且成像质量可以与 1.5T MR 相媲美(Clasen 和 Pereira,2008)。

最近经常使用的是 1.5T 扫描仪,其只有圆柱形磁体、大孔径(70cm)、短机身(120cm),在介入治疗时方便患者进入。它的成像质量比低场 MR 扫描仪要好得多。磁场的稳定性给应用热敏序列提供了条件,从而监测热消融的治疗。在购买一个新的 MR 设备并准备安装时,应注意要给介入医生、麻醉医师以及辅助技术人员留有足够的空间。C 型扫描仪特殊的上部支承柱应该给无菌台和 MR 设备外 RF 发生器的电缆留有空间。

2.2　MR 兼容设备

肿瘤的大小和形状会影响射频设备的选择。MR 的兼容设备是有限的(Aube 等,2004;Pereira 等,2004)。这些设备由非铁磁性的金属或金属合金制成,如钛、镍钛诺和铬镍铁合金。磁性材料会被磁力吸引,成像过程中会被加热,从而产生较严重的图像伪影。不同的 MR 兼容消融探针的磁化率也不同,会引起消融探针周围的组织信号缺失,导致 MR 图像明显扩大(Thomas 等,2010)。根据不同的消融探针类型,放大区域可以达到原始大小的 400%(Aube 等,2004)。图像的强度取决于序列使用,但一般随磁场的增加而增加,并取决于所用的序列。梯度回波序列比起自旋回波序列往往会产生更大的图像伪影。在梯度回波序列中缩短回波时间并增加带宽可以减少图像伪影。球形的信号缺失常见于消融探针的顶部;信号缺失的大小取决于消融探针的位置和磁场线方向,如果消融探针放置位置与 B_0 平行,伪影最

大(Muller-Bierl 等,2004)。在治疗过程中,消融探针伪影会妨碍消融区的显示,在这种情况下应将消融探针稍微撤出一点或者更改磁场方向使其与消融探针垂直。

2.3　材料和安全

只有患者无 MR 禁忌证时才可以使用 MRI 引导治疗。绝对禁忌证为起搏器植入和 MR 不兼容的心脏瓣膜置换。在 MR 检查之前应仔细检查植入物的 MR 兼容性。在 MRI 引导的消融过程中,患者的安全性是至关重要的,介入医生要保证所使用的所有材料都是磁场兼容的。MR 兼容的射频探针是必须使用的,虽然它们都比较昂贵,但是产生的伪影小,不会导致图像失真,并且最重要的是,当探针置入时磁场不会对其产生任何影响。发生器要放置在 MR 设备外,可以放置在靠近门的位置或控制台旁边。电缆和用于冷却的水管可以通过电缆管道引导。方便在成像的过程中拔掉电缆,以避免伪影的产生。在 MR 设备间里,防磁液晶显示器可用于图像显示。脚踏板和一个 MR 兼容的鼠标可以放在操作员旁边,以便控制 MR 系统,这些是由不同的制造商提供的(Schulz 等,2004)。只有 MR 兼容的麻醉机可以使用。如果需要的话,患者应在扫描室外插管。局部麻醉剂的针、手术刀和止血用的盆需小心使用并放在无菌台上,并远离磁场。应详细告知新进医生或其他科室的医生,如麻醉医师等。

3　计划

之前讨论的 MRI 引导射频消融治疗,需要全面地检查患者,为多学科肿瘤治疗决策的制定和介入技术的可行性评价提供基础。进行治疗的病变数量应该确定,同时需要确定肿瘤的大小和形状、其血供情况、与敏感组织的距离,如肠管、肾上腺和胆囊。对于大的病变,应考虑多种模式治疗:肿瘤的大小可能会通过新辅助化疗减小,或者如果是大肝癌,首先的治疗方法是经导管动脉化疗栓塞。消融探针的数量和入

路应参照治疗前的近期 MR 诊断。射频器械应与肿瘤的大小和形状相匹配。选择探针长度和皮肤的进入点时，应考虑扫描设备内的可使用空间。探针尖端的设计和探针数量需要根据病变的直径进行选择。

虽然在大多数情况下介入前的腹部影像检查已经完成，但是在开始之前还是要完成标准的计划检查。轴位和冠状位的 T1 加权成像对于解剖定位和制定计划是非常有帮助的。另外，T2 加权像可以用来观察血管的位置并评估可能的局部胆汁淤积或腹水。肠管等其他敏感的组织的位置可能不同于术前的影像检查；在一些复杂的情况下可以认为在介入前其位置已经变化（Yamakado 等，2003）。介入前的 T2 加权像在治疗过程中可以作为以 T2 为参照的治疗监测的基准。在患者的腹部放置定位网格可以帮助进针时选择合适入路。皮肤的进入点定位可以通过体层定位，例如，使用在 MR 图像上可见的网格或胶囊，或者在皮肤上做个可以显像的标记，可以在图像采集过程让患者将手指放在需要的位置。另一种更复杂的方法是在该设备上装一个机电装置，通过激光指示进口点（Daanen 等，2000）。在皮肤消毒后，可以把一个直径为 19cm 的环形活检线圈放在穿刺部位。无菌有孔布可铺在线圈和患者上。取决于患者的位置和到脊柱的距离，可活动的线圈可以用于增加信号的强度。

介入过程中的影像有 3 个主要功能：定位、监测和控制（Goldberg 等，2009）。定位相当于将 RF 探针放入靶组织。监测则是实施显示热消融治疗的效果。控制是指包括影像以及治疗过程中所有用来调控的工具，并包括用于调节处理过程内的所有工具，治疗过程中用来提供阻抗和功率规格的某些类型的发电机。

4　定位

定位的目的是将管套置于机器推荐的病灶中（可以是偏心或中央的，取决于使用的探针），如果需要使用多个管套，应放在病灶的周边。对

靶组织、相邻解剖结构及针尖的良好显示是安全、有效治疗的先决条件。由于其较高的软组织对比度，MR 成像能够在不使用对比剂的情况下清晰显示敏感器官和肿瘤组织。因此，探针的放置可以不依靠造影剂注射后的短暂的时间窗。基本上可以应用两种成像来控制静态时管套的位置：①T1 加权图像可以通过快速自旋回波和快速小角度激励梯度回波（FLASH）序列；②T2 加权半傅立叶采集单次涡轮回波（HASTE）或根据屏气状态下的快速自旋回波序列。呼吸平稳的患者可以使用呼吸触发。确定了管套的确切位置，可以通过稳态自由进动梯度回波序列监测探针的进入情况，实现针头到靶组织的实时成像（Lewin 等，1998b）。这些图像可以在 0.3~3s 更新。因为梯度场是可自由选择的，选择的 MR 成像平面应同时包含靶肿瘤组织和管套。因此，在一些不好放置管套的病例中，如肝顶，CT 或超声引导较困难，但是MR 选择合适的层面则可以容易显示（图 30-1）。一些特殊的软件（IFE，Simens Medical Solution，Erlangen，Germany）可以将 3 个不同平面的图像融合在一个显示器上（Thomas 等，2010b）。2D 和 3D 的图像均可以显示和处理。层面的选择可以用鼠标和脚踏板切换。

稳态自由进动序列产生 T1 和 T2 加权混合对比图像。可以通过改变重复时间、回波时间和翻转角实现（Oppelt 等，1986；Duerk 等，1998）。这样，肿瘤组织和血管结构根据实时要求进行优化（图 20-2）。为避免针头的伪影，可以减少回波时间。在磁场相交时，2 个 TrueFISP 成像平面可能会产生伪影，由在相交线上的静态磁场的交互作用产生；减少这些伪影可以通过选择合适的平面或者重复成像。

5　治疗监测

5.1　以 T1 和 T2 为基础的监测

消融治疗的挑战是要确保整个肿瘤及其需要切除的边缘均被消融破坏。实现较大的病灶

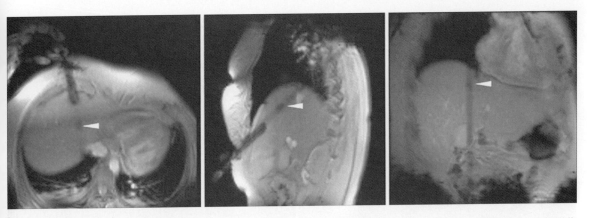

图 20-1　稳态自由进动梯度回波序列用于荧光引导管套的放置。1 例 40 岁女性患者乳腺癌肝Ⅷ段转移，三层图像用来显示管套和转移病灶（箭头）。T1 对比加权图像可以很好地显示管套，应用这种参数，肿瘤显示 T1 加权低信号。

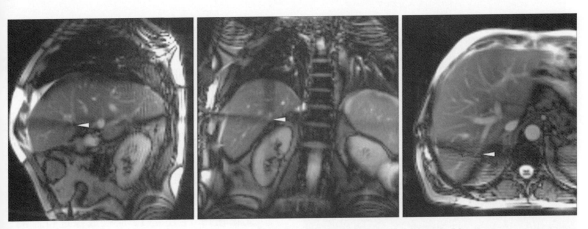

图 20-2　荧光针的放置需要在稳态自由进动序列下使用，产生 T2 加权像对比加权像。1 例 63 岁的结肠直肠癌肝转移的患者，病变位于Ⅵ段的门脉分支。对比增强后，血管可以清晰显示（箭头）并可以用作标志。

完全消融的方法是在能量释放后再次放置消融探针，以重复消融区域。组织的热电阻差别很大，此外，相邻的血管会引起靶组织不可控的冷却。组织不可预知的反应和不同的管套位置使监测治疗效果不可缺少。由于热消融治疗中组织的改变很敏感，MR 成像在射频消融过程中对图像的显示优于其他成像方式。标准 T1 和 T2 加权图像可以用于显示坏死组织。大多数肝脏转移性病变在 T1 图像上显示为低信号（Semelka 等，2001）。幸运的是，T1 弛豫时间减少与凝固性坏死发展，在 T1 图像上为高信号区（图 20-3）（Graham 等，1999；McDannold 和 Jolesz，2000）。但是，病变本身（如转移性黑色素瘤）可

能有时表现出 T1 高信号。在这种情况下，需要使用 T2 监测。坏死组织的水含量减低可以表现为 T2 加权像上边界清楚的低信号（Lazebnik 等，2003）。带状的凝固性坏死的 T2 加权像是很有特点的。在管套抽出之后，消融区中心的针道内会有蛋白质、细胞外液填充，在 T2 图像上表现为高信号（Lazebnik 等，2003）。T2 低信号的消融区被高信号的边缘包裹，在组织学上属于坏死和正常实质的过渡区。反应性出血是其特征，显示了红细胞、退变的肝细胞和间质水肿（Lee 等，2001；Lazebnik 等，2003）（图 20-4）。

不同的研究报道了用 T1 和 T2 加权成像预测凝固区的大小的准确性。短暂反转恢复 T1 加

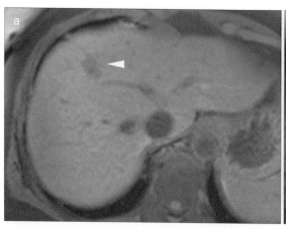
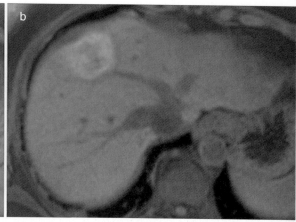

图 20-3 介入前 (a) 和介入后 (b)T1 脂肪抑制快速自旋回波获序列。22mm 的 IVa 大肠癌肝转移表现为 T1 低信号，可以在 T1 高信号的凝固区内看到。

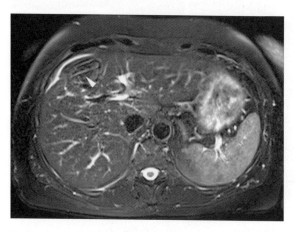

图 20-4 57 岁女性患者，肝脏 IV 段的肉瘤肝转移，使用呼吸门控的快速自旋回波序列 T2 加权图像。介入治疗后，最初 T2 加权图像的高信号病灶通常表现为低信号。留下的针道内被液体充满 (箭头)，周围可见一个 T2 加权高信号的过渡区。注意病变前面的包膜下小血肿。

权图像会低估消融区 (Lazebnik 等，2003)。在 T2 加权图像上，诱导凝固的区域可能高估不超过 2mm (Boaz 等，1998；Merkle 等，1999)。

造影剂是失活细胞的一种可靠的标记物，只会轻微地高估坏死的细胞 (Merkle 等，1999)。坏死细胞在肝脏的动态增强中是不强化的。然而，钆增强成像不能随机重复，因为造影剂先从肝脏代谢。因此，它们主要用于介入后的图像监测。

对于低场 MR 扫描仪，肿瘤和凝固区之间的对比在 T2 加权和短反转恢复图像上是可以优化的，因此，它可用于检测射频消融后的肿瘤残留区域 (Merkle 等，1999)。在高场强，如果未治疗的肿瘤在 T1 上为低信号，在 T1 加权图像也可以显示很好的对比 (图 20-5)。总之，标准的 MR 成像可以对射频消融进行监测；成像方式的选择需要适用于治疗后的肿瘤的信号特性和扫描仪的磁场强度。

无论使用 T1 还是 T2 加权成像进行监测，逐步进行会有很大帮助。包括图像控制 RF 探针的放置和施加能量后反复的图像控制，这些都可以使用相同的成像参数。这样凝固区的进展在复杂的情况下也可以控制和记录。在只能获得 9~11 层图像和并行成像技术时，T1 和 T2 监测需要在屏气条件下进行。图像平面的选择有至关重要的作用。如果使用 2 个或多个管套，选择一个垂直于管套的平面并且穿过肿瘤会事半功倍。成像平面平行于射频探针有助于控制探针的位置，但是管套产生的伪影会影响凝固组织的显示。在这种情况下，在控制前，探针可以在凝固组织中缩回，这取决于其活性末端的长度 (图 20-6)。

5.2 进一步控制和监测的措施

除了 T1 或 T2 加权图像，还有其他方式可

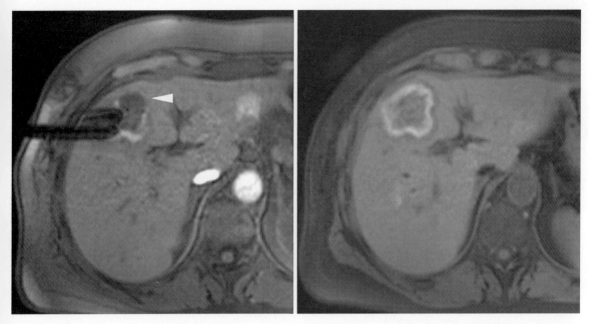

图 20-5　消融监测的 T1 加权图像。T1 加权低信号的Ⅳ段肝转移病变已经治疗(与图 20-4 为同一患者),管套已经拿出,以便能够区分先前处理的区域(a), T1 加权显示高信号,还是从未经处理的肿瘤部位(低 T1 加权信号,箭头)。消融区在完成治疗后在 T1 上显示高信号(b)

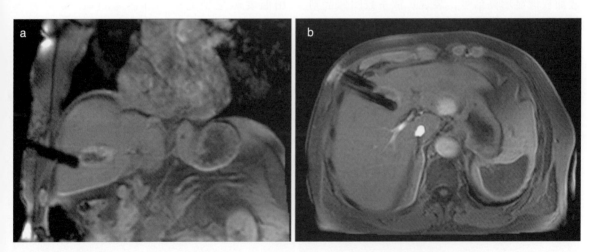

图 20-6　T1 加权图像可以用来确定治疗终点。肝Ⅳ段放置 2 个管套治疗单发的肝转移。成像平面平行于管套:斜冠状位(a)和斜轴位(b)。一个管套取出,以评价消融的腹侧区域(b)。在这 2 个层面中,开始的 T1 加权低信号的肿瘤完全被 T1 高信号的边缘包围。

以控制效能。用于能量沉积的不同发电机提供了检查温度和阻抗的可能性。温度通常由放置在针尖的温度计测量。粗略估计诱导凝固,但是需要区域中心的温度持续超过一定时间时才能估计。商家提供的射频消融系统的阻抗信息可用于评估热消融诱导的凝固进程(Goldberg 等,1999;Clasen 等,2006)。阻抗的测量依赖于消融能量放入过程中的靶组织的含水量。含水量的减少导致较高的电阻和阻抗的增加。

然而,可靠的监测凝固区的范围和形状只

能依靠成像方式。MR 成像不仅仅提供了凝固区的空间信息。在高磁场,测温和功能成像已经可以应用于临床,并可能成为图像引导的新方法(Boss 等,2006;Assumpcao 等,2009)。在精细的情况下,这些序列可以安全使用射频消融。

5.2.1　弥散加权成像

在高磁场强度,弥散加权腹部成像已应用于临床实践。在弥散加权成像,图像的对比度是直接由水分子热运动引起的布朗运动产生的。这些随机运动导致信号衰减,施加场梯度后导致不一致的相位移动(Naganawa 等,2005)。因此,生物组织依据其组织内水分子不同的弥散特性可以通过弥散加权成像区分。这些取决于其细微的结构、细胞密度和细胞的生命力。例如,高度增殖组织,转移瘤的特征就是细胞比较致密和连续的房状膜结构。致密的恶性组织弥散加权像显示高信号,表观扩散系数图像上则显示低信号,可以与高信号的液体区分。治疗后的肿瘤在 DWI 上的高信号应该消失(Schraml

等,2009)。射频消融治疗后不久,在 DWI 图像上可以见到消融区周围的充血组织,显示高信号边缘包围低信号区域,因为被热能破坏后组织扩散受限(图 20-7)。在治疗几周后充血组织消失,应仔细观察消融区域周围的高信号组织以除外残留的肿瘤组织。总之,弥散加权成像对于检测热治疗导致的组织坏死是非常有用的,在射频消融的控制和随访过程中可以提供有价值的诊断。

5.2.2　MR 温度分布图

与标准的 MR 信号加权不同,基于 MR 的温度测量可以直接显示温度变化。靶组织的温度显示可以定义能量沉积的终点,并保护相邻的细微组织结构。

通过 MR 成像测量的几个物理性质可以通过不同的技术用于温度测量。温度图可以通过测量热扩散系数,应用单个体素光谱,使用温度敏感型造影剂和测量自旋–晶格弛豫 T1 时间或质子共振频率位移(Germain 等,2001,2002;Hindmann,1966;Ishihara 等,1995;

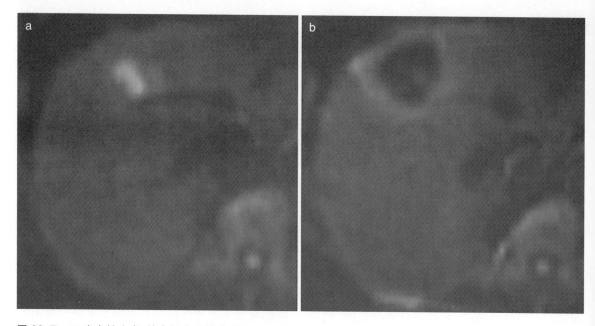

图 20-7　59 岁女性患者,结直肠癌肝转移治疗前(a)和治疗后(b)的弥散加权成像。肿瘤扩散增加(a)在治疗后已完全消失。介入治疗后,可以看到凝固区的高信号边缘,对应出血的过渡区域(b)。呼吸门控回波平面成像序列已经应用;图像的 b 值是 800s/mm²。

Cline 等，1996）。质子共振位移是目前最常用的温度敏感 MR 技术。它是不依赖组织的水质子技术（Quesson 等，2000）。该方法基于质子的拉莫尔频率的改变，与温度变化的程度相当。这种变化是基于氢-氧键的键能和键长变化引起水分子内的电子层的改变。温度的变化可以通过温度变化后的相位图减去温度变化前的相位图计算得到。温度分布图由于受到较低的温度系数（$10^{-8}/℃$）和其他干扰因素的影响，如运动、呼吸和金属管套等，所以对伪影的影响较敏感。快速成像序列采用平行成像或回波平面成像技术，触发计划可以克服运动伪影。在能量放置过程中完成的温度分布图，必须通过过滤技术预防由射频发射器引起的伪影（Cernicanu 等，2008；Lepetit-Coiffe 等，2010）。由于这种方法的技术复杂，所发表的关于临床经验的文献非常有限。不过，线上测温实现了温度成像，它可以帮助准确地预测凝固区（Sapareto 和 Dewey 1984；Lepetit-Coiffe 等，2010）。在施加能量后立刻测量，当射频发射器断开时，温度分布图可以用更少的技术设备测量（图 20-8）。这种"快照技术"可以用来收集血管附近的散热信息和瞬时热量散布（Rempp 等，2009）。MR 温度监测

与现代 MR 扫描仪受益于解剖和温度信息在一幅图像上的融合，从而可以保护组织，如心包或肠道免于热坏死。

6　治疗控制

检查控制的目的是为了确定该疗法的技术有效性，排除严重或轻微的并发症。此外，它还可以作为随访的基本检查。该检查可以在介入治疗后立刻进行或在治疗后的第一个 24h 内进行。在应用造影剂之前，应先进行 T1 平扫和 T2 加权扫描。出血、包膜下或肝内血肿、节段性胆汁淤积都可以通过 T2 加权像显示（Rhim 等，2004）。T2 稍高信号的边缘包围 T2 低信号的消融区，必需与结节性 T2 明显高信号的病变相区别，有可能是残余的肿瘤组织。

在平扫 T1 加权图像中，治疗后的肿瘤往往存在 T1 高信号凝固区。这种效应可以用来检查原始肿瘤组织安全边缘，在各个方向上至少应该有 0.5~1.0cm（Okusaka 等，2002；Kudo，2010）。在基础检查中使用相同的成像参数，包括层厚和成像方向，有利于图像的直接比较。早期增强的 T1 高信号区域需要与平扫 T1 加权图

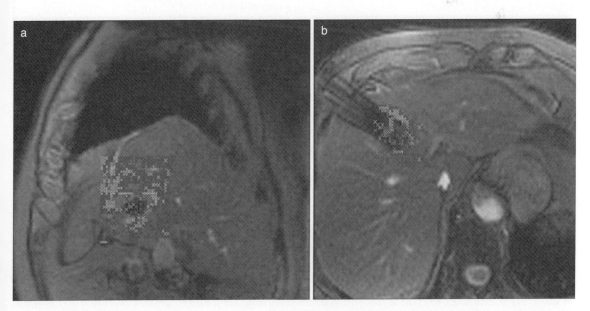

图 20-8　用质子谐振频率偏移的原理。对比治疗前后的图像之间的相位变化，从而计算出温度图。69 岁男性患者，患黑色素瘤，肝内可见单一转移性病灶。温度高于 60℃的体素用红色编码。（见彩图）

像仔细比较,以区分高信号的凝固区和可能剩余的肿瘤组织。钆对比剂肝脏动态增强检查,可以清楚显示未增强时凝固区的位置和形状(Braga 和 Semelka,2005)。推荐剂量为 0.1mmol/kg 钆喷酸葡胺或钆布醇;必须提供肾功能信息(Lee 等,2000;Sadowski 等,2007)。三维容积加屏气检查序列推荐应用于动态肝脏检查;由于 k 空间外围零填充、低翻转角和短回波时间,该序列实现了所需的上腹部快速图像采集(Rofsky 等,1999)。动脉、门静脉和延迟期的时间可以基于一个标准程序（在对比剂注入 1min 之内完成 3 个时相的扫描）或评估试验注射剂量。活动性出血和剩余富血供病变可以在动脉期排除。凝固区在门脉期或延迟期显示较好(Kierans 等,2010)(图 20-9)。对应于 T2 加权像,与残余肿瘤相关的结节增强病灶必需与中度增强的凝固区边缘,即亚急性的出血过渡带区分。

7　随访检查

消融治疗的效果必须通过治疗后的影像检查评估,这是肿瘤调养必需的程序,还包括定期肝外影像检查、临床检查和实验室检查,取决于原始肿瘤的情况。可疑的残余肿瘤区和凝固区都会很好地强化,最好与介入治疗之前的影像进行对比,这样 MR 就成为一个理想的随访方法(Dromain 等,2002;Kierans 等,2010)。残留的肿瘤或者新的转移灶需要重新进行射频消融治疗。

8　临床结果

相比关于 CT 引导和超声引导射频消融的报道,只有少数关于 MRI 引导的介入治疗的数据。与其他成像方式相比,MRI 引导消融需要更多的时间和成本投入。然而,MRI 引导射频消融治疗非常大的优势在于可以一次完成治疗,近似在线监测是可行的 (Clasen 和 Pereira,2008)。此外,在大多数医院,MRI 引导扫描仪比 CT 或超声仪器更难提供。

首次报道 MRI 引导射频消融的临床应用是低场开放 MR 系统(Lewin 等,1998a;Aschoff 等,2000;Huppert 等,2000;Kelekis 等,2003;

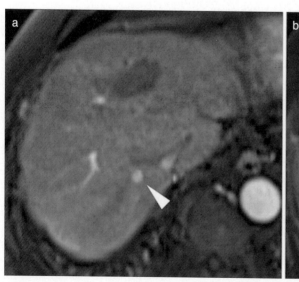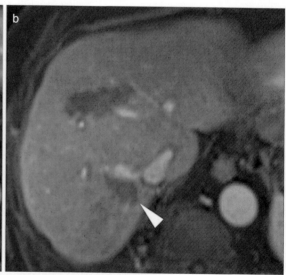

图 20-9　71 岁男性患者,多灶性肝细胞肝癌的动态肝脏检查,使用三维容积加屏气检查序列。左侧为治疗前动脉期明显强化的肝Ⅶ段,只有在动态 MR 成像上可以清楚显示(a,箭头)。右侧为延迟期的不强化凝固区(b,箭头)。可以在肝Ⅳ和Ⅷ段看到之前射频消融治疗后的凝固区。

Kettenbach 等，2003）。之后又有利用 1.5 T 的封闭孔径或大孔径高场 MR 扫描仪引导射频消融治疗的可行性和有效性的报道，（Mahnken 等，2004；Gaffke 等，2006；Clasen 等，2007；Lepetit-Coiffe 等，2010）。有限的随访时间和较少的报道使比较不同的图像引导方式的射频治疗变得困难。此外，必须考虑到患者的选择不是连续的，所以 MR 设备的重置和患者的复杂性在每个医院都是不同的。在提供最佳的定位和监测的条件下，MRI 引导消融是定位难治肿瘤的很好的选择，当然这可能导致患者选择偏倚以及影响临床结果。已公布的 MRI 引导射频消融的应用经验见表 20-1。

9　结论

对于原发和继发肝脏恶性肿瘤及肾细胞癌，MRI 引导射频消融术是一种安全有效的微创治疗。多平面成像、高软组织对比度和荧光检查的可能性有利于定位和监测。标准的 MR 成像和温度测量是治疗前的基础检查，有助于控制凝固的程度并保护相邻的细微组织结构。因此，MR 成像应该是治疗的优秀向导，尤其对于难治的肿瘤定位、大肿瘤精确管套重新定位及监测重叠消融区。

表 20-1　已发表的有关 MRI 引导射频消融的临床文献

作者	磁场强度(T)	病例数(n)	治疗此书(n)	肿瘤数量(n)(HCC/Met)	肿瘤大小	随访时间(月)	完全凝固
Lewin 等 (1998b)	0.2	NA	NA	6(0/6)	NA	NA	NA
Aschoff 等 (2000)	0.2	8	NA	19(0/19)	NA	NA	NA
Huppert 等 (2000)	0.2	11	22	16(2/14)	2.3 (1.3~3.0)	11.8 (3~18)	14/16 (87%)
Kelekis 等 (2003)	0.23	4	6	8(3/5)	2.0 (1.2~2.4)	4.4 (1~9)	7/8 (88%)
Kettenbach 等 (2003)	0.2	26	33	48(15/33)	2.9 (0.6~8.6)	NA (1~2)	18/35 (51%)
Mahnken 等 (2004)	1.5	10	10	14(1/13)	3.3 (2.0~4.7)	12.2 (1~18)	13/14
Gaffke 等 (2006)	1.5	8	9	12(0/12)	2.4 (1.0~3.2)	7 (4~9)	12/12 (100%)
Clasen 等 (2007)	0.2	61	87	100(19/81)	2.5 (0.4~6.0)	4	99/100 (100%)[a]
Lepetit-Coiffe 等 (2010)	1.5	9	9	9(8/1)	1.8 (0.5~2.8)	24 (3~36)	7/9 (78%)

注：两项研究报道有并发症，五项研究表明无严重并发症发生

HCC：肝细胞癌；Met：转移

[a] 理想的完全凝固范围是 99%

（金鑫 译　张啸波 校）

参考文献

Aschoff AJ, Rafie N, Jesberger JA, Duerk JL, Lewin JS (2000) Thermal lesion conspicuity following interstitial radiofrequency thermal tumor ablation in humans: a comparison of STIR, turbo spin-echo T2-weighted, and contrast-enhanced T1-weighted MR images at 0.2 T. J Magn Reson Imaging 12:584–589

Assumpcao L, Choti M, Pawlik TM, Gecshwind JF, Kamel IR (2009) Functional MR imaging as a new paradigm for image guidance. Abdom Imaging 34(6):675–685

Aube C, Schmidt D, Brieger J, Schenk M, Helmberger T, Koenig CW, Schick F et al (2004) Magnetic resonance imaging characteristics of six radiofrequency electrodes in a phantom study. J Vasc Interv Radiol 15(4):385–392

Boaz TL, Lewin JS, Chung YC, Duerk JL, Clampitt ME, Haaga JR (1998) MR monitoring of MR-guided radiofrequency thermal ablation of normal liver in an animal model. J Magn Reson Imaging 8(1):64–69

Boss A, Martirosian P, Schraml C, Clasen S, Fenchel M, Anastasiadis A, Claussen CD, Pereira PL, Schick F (2006) Morphological, contrast-enhanced and spin labeling perfusion imaging for monitoring of relapse after RF ablation of renal cell carcinomas. Eur Radiol 16(6):1226–1236

Braga L, Semelka RC (2005) Magnetic resonance imaging features of focal liver lesions after intervention. Top Magn Reson Imaging 16(1):99–106

Cernicanu A, Lepetit-Coiffe M, Roland J, Becker CD, Terraz S (2008) Validation of fast MR thermometry at 1.5 T with gradient-echo echo planar imaging sequences: phantom and clinical feasibility studies. NMR Biomed 21(8):849–858

Choi D, Lim HK, Kim SH, Lee WJ, Jang HJ, Lee JY, Paik SW et al (2000) Hepatocellular carcinoma treated with percutaneous radio-frequency ablation: usefulness of power Doppler US with a microbubble contrast agent in evaluating therapeutic response-preliminary results. Radiology 217(2):558–563

Clasen S, Pereira PL (2008) Magnetic resonance guidance for radiofrequency ablation of liver tumors. J Magn Reson Imaging 27(2):421–433

Clasen S, Schmidt D, Boss A, Dietz K, Krober SM, Claussen CD, Pereira PL (2006) Multipolar radiofrequency ablation with internally cooled electrodes: experimental study in ex vivo bovine liver with mathematic modeling. Radiology 238(3):881–890

Clasen S, Boss A, Schmidt D, Schraml C, Fritz J, Schick F, Claussen CD, Pereira PL (2007) MR-guided radiofrequency ablation in a 0.2-T open MR system: technical success and technique effectiveness in 100 liver tumors. J Magn Reson Imaging 26(4):1043–1052

Cline HE, Hynynen K, Schneider E, Hardy CJ, Maier SE, Watkins RD, Jolesz FA (1996) Simultaneous magnetic resonance phase and magnitude temperature maps in muscle. Magn Reson Med 35(3):309–315

Daanen V, Coste E, Sergent G, Godart F, Vasseur C, Rousseau J (2000) Accurate localization of needle entry point in interventional MRI. J Magn Reson Imaging 12(4):645–649

Dromain C, de Baere T, Elias D, Kuoch V, Ducreux M, Boige V, Petrow P et al (2002) Hepatic tumors treated with percutaneous radio-frequency ablation: CT and MR imaging follow-up. Radiology 223(1):255–262

Duerk JL, Lewin JS, Wendt M, Petersilge C (1998) Remember true FISP? A high SNR, near 1-second imaging method for T2-like contrast in interventional MRI at.2 T. J Magn Reson Imaging 8:203–208

Dupuy DE, Goldberg SN (2001) Image-guided radiofrequency tumor ablation: challenges and opportunities—part II. J Vasc Interv Radiol 12(10):1135–1148

Dupuy DE, Zagoria RJ, Akerley W, Mayo-Smith WW, Kavanagh PV, Safran H (2000) Percutaneous radiofrequency ablation of malignancies in the lung. Am J Roentgenol 174(1):57–59

Gaffke G, Gebauer B, Knollmann FD (2006) Use of semiflexible applicators for radiofrequency ablation of liver tumors. Cardiovasc Intervent Radiol 29:270–275

Germain D, Chevallier P, Laurent A, Saint-Jalmes H (2001) MR monitoring of tumour thermal therapy. MAGMA 13(1):47–59

Germain D, Vahala E, Ehnholm GJ, Vaara T, Ylihautala M, Savart M, Laurent A et al (2002) MR temperature measurement in liver tissue at 0.23 T with steady-state free precession sequence. Magn Reson Med 47(5):940–947

Gervais DA, McGovern FJ, Arellano RS, McDougal WS, Mueller PR (2003) Renal cell carcinoma: clinical experience and technical success with radio-frequency ablation of 42 tumors. Radiology 226(2):417–424

Goldberg SN, Dupuy DE (2001) Image-guided radiofrequency tumor ablation: challenges and opportunities—part I. J Vasc Intervent Radiol 12:1021–1032

Goldberg SN, Stein MC, Gazelle GS, Sheiman RG, Kruskal JB, Clouse ME (1999) Percutaneous radiofrequency tissue ablation: optimization of pulsed-radiofrequency technique to increase coagulation necrosis. J Vasc Interv Radiol 10(7):907–916

Goldberg SN, Grassi CJ, Cardella JF, Charboneau JW, Dodd GD 3rd, Dupuy DE, Gervais DA et al (2009) Image-guided tumor ablation: standardization of terminology and reporting criteria. J Vasc Interv Radiol 20(7 Suppl):S377–S390

Graham SJ, Bronskill MJ, Henkelman RM (1998) Time and temperature dependence of MR parameters during thermal coagulation of ex vivo rabbit muscle. Magn Reson Med 39:198–203

Graham SJ, Stanisz GJ, Kecojevic A, Bronskill MJ, Henkelman RM (1999) Analysis of changes in MR properties of tissues after heat treatment. Magn Reson Med 42(6):1061–1071

Hindmann JC (1966) Proton resonance shift of water in the gas and liquid state. J Chem Phys 44:4582–4592

Huppert PE, Trubenbach J, Schick F, Pereira PL, Konig C, Claussen CD (2000) MRI-guided percutaneous radiofrequency ablation of hepatic neoplasms—first technical and clinical experiences. Rofo 172:692–700

Ishihara Y, Calderon A, Watanabe H, Okamoto K, Suzuki Y, Kuroda K, Suzuki Y (1995) A precise and fast temperature mapping using water proton chemical shift. Magn Reson Med 34(6):814–823

Kelekis AD, Terraz S, Roggan A, Terrier F, Majno P, Mentha G, Roth A et al (2003) Percutaneous treatment of liver tumors with an adapted probe for cooled-tip, impedance-controlled radio-frequency ablation under openmagnet MR guidance: initial results. Eur Radiol 13(5): 1100–1105

Kettenbach J, Köstler W, Rücklinger E, Gustorff B, Hüpfl M, Wolf F, Peer K et al (2003) Percutaneous saline-enhanced radiofrequency ablation of unresectable hepatic tumors: initial experience in 26 patients. Am J Roentgenol 180:1537–1545

Kierans AS, Elazzazi M, Braga L, Leonardou P, Gerber DA, Burke C, Qureshi W et al (2010) Thermoablative treatments for malignant liver lesions: 10-year experience of MRI appearances of treatment response. Am J Roentgenol 194(2):523–529

Kudo M (2010) Radiofrequency ablation for hepatocellular carcinoma: updated review in 2010. Oncology 78(1): 113–124

Lazebnik RS, Breen MS, Fitzmaurice M, Nour SG, Lewin JS, Wilson DL (2003) Radio-frequency-induced thermal lesions: subacute magnetic resonance appearance and histological correlation. J Magn Reson Imaging 18(4):487–495

Lee VS, Lavelle MT, Rofsky NM, Laub G, Thomasson D, Krinsky GA, Weinreb JC (2000) Hepatic MR imaging with a dynamic contrast-enhanced isotropic volumetric interpolated breath-hold examination: feasibility, reproducibility, and technical quality. Radiology 215(2):365–372

Lee JD, Lee JM, Kim SW, Kim CS, Mun WS (2001) MR imaging-histopathologic correlation of radiofrequency thermal ablation lesion in a rabbit liver model: observation during acute and chronic stages. Korean J Radiol 2(3): 151–158

Lencioni R, Crocetti L, Cioni R, Mussi A, Fontanini G, Ambrogi M, Franchini C et al (2004) Radiofrequency ablation of lung malignancies: where do we stand? Cardiovasc Intervent Radiol 27(6):581–590

Lepetit-Coiffe M, Laumonier H, Seror O, Quesson B, Sesay MB, Moonen CT, Grenier N et al (2010) Real-time monitoring of radiofrequency ablation of liver tumors using thermal-dose calculation by MR temperature imaging: initial results in nine patients, including follow-up. Eur Radiol 20(1):193–201

Lewin JS, Connell CF, Duerk JL, Chung YC, Clampitt ME, Spisak J, Gazelle GS et al (1998a) Interactive MRI-guided radiofrequency interstitial thermal ablation of abdominal tumors : clinical trial for evaluation of safety and feasibility. J Magn Reson Imaging 8(1):40–47

Lewin JS, Petersilge CA, Hatem SF et al (1998b) Interactive MR imaging guided biopsy and aspiration with a modified clinical C-arm system. Am J Roentgenol 170: 1593–1601

Lewin JS, Nour SG, Connell CF, Sulman A, Duerk JL, Resnick MI, Haaga JR (2004) Phase II clinical trial of interactive MR imaging-guided interstitial radiofrequency thermal ablation of primary kidney tumors: initial experience. Radiology 232(3): 835–845

Leyendecker JR, Dodd GD 3rd, Halff GA, McCoy VA, Napier DH, Hubbard LG, Chintapalli KN et al (2002) Sonographically observed echogenic response during intraoperative radiofrequency ablation of cirrhotic livers: pathologic correlation. Am J Roentgenol 178(5):1147–1151

Mahnken AH, Buecker A, Spuentrup E, Krombach GA, Henzler D, Gunther RW, Tacke J (2004) MR-guided radiofrequency ablation of hepatic malignancies at 1.5 T: initial results. J Magn Reson Imaging 19(3):342–348

McDannold N, Jolesz F (2000) Magnetic resonance image-guided thermal ablations. Top Magn Reson Imaging 11: 191–202

Merkle EM, Boll DT, Boaz T, Duerk JL, Chung YC, Jacobs GH, Varnes ME et al (1999) MRI-guided radiofrequency thermal ablation of implanted VX2 liver tumors in a rabbit model: demonstration of feasibility at 0.2 T. Magn Reson Med 42(1):141–149

Motamedi D, Learch TJ, Ishimitsu DN, Motamedi K, Katz MD, Brien EW, Menendez L (2009) Thermal ablation of osteoid osteoma: overview and step-by-step guide. Radiographics 29(7):2127–2141

Muller-Bierl B, Graf H, Lauer U, Steidle G, Schick F (2004) Numerical modeling of needle tip artifacts in MR gradient echo imaging. Med Phys 31:579–587

Naganawa S, Kawai H, Fukatsu H, Sakurai Y, Aoki I, Miura S, Mimura T et al (2005) Diffusion-weighted imaging of the liver: technical challenges and prospects for the future. Magn Reson Med Sci 4(4):175–186

Okusaka T, Okada S, Ueno H, Ikeda M, Shimada K, Yamamoto J, Kosuge T et al (2002) Satellite lesions in patients with small hepatocellular carcinoma with reference to clinicopathologic features. Cancer 95:1931–1937

Oppelt A, Graumann R, Barfuss H, Fischer H, Hartl W, Schajor W (1986) FISP—a new fast MRI sequence. Electromedica 54:15–18

Pereira PL, Trubenbach J, Schenk M, Subke J, Kroeber S, Schaefer I, Remy CT et al (2004) Radiofrequency ablation: in vivo comparison of four commercially available devices in pig livers. Radiology 232(2):482–490

Quesson B, de Zwart JA, Moonen CT (2000) Magnetic resonance temperature imaging for guidance of thermotherapy. J Magn Reson Imaging 12(4):525–533

Rempp H, Clasen S, Boss A, Roland J, Kickhefel A, Schraml C, Claussen CD et al (2009) Prediction of cell necrosis with sequential temperature mapping after radiofrequency ablation. J Magn Reson Imaging 30(3):631–639

Rhim H, Goldberg SN, Dodd GD 3rd, Solbiati L, Lim HK, Tonolini M, Cho OK (2001) Essential techniques for successful radio-frequency thermal ablation of malignant hepatic tumors. Radiographics 21:S17–S35; discussion S36-19

Rhim H, Dodd GD 3rd, Chintapalli KN, Wood BJ, Dupuy DE, Hvizda JL, Sewell PE et al (2004) Radiofrequency thermal ablation of abdominal tumors: lessons learned from complications. Radiographics 24(1):41–52

Rofsky NM, Lee VS, Laub G, Pollack MA, Krinsky GA, Thomasson D, Ambrosino MM et al (1999) Abdominal MR imaging with a volumetric interpolated breath-hold examination. Radiology 212(3):876–884

Rosenthal DI, Hornicek FJ, Torriani M, Gebhardt MC, Mankin HJ (2003) Osteoid osteoma: percutaneous treatment with radiofrequency energy. Radiology 229(1):171–175

Sadowski EA, Bennett LK, Chan MR, Wentland AL, Garrett AL, Garrett RW, Djamali A (2007) Nephrogenic systemic fibrosis: risk factors and incidence estimation. Radiology 243(1):148–157

Sapareto SA, Dewey WC (1984) Thermal dose determination

in cancer therapy. Int J Radiat Oncol Biol Phys 10(6): 787–800

Schraml C, Schwenzer NF, Clasen S, Rempp HJ, Martirosian P, Claussen CD, Pereira PL (2009) Navigator respiratory-triggered diffusion-weighted imaging in the follow-up after hepatic radiofrequency ablation-initial results. J Magn Reson Imaging 29(6):1308–1316

Schulz T, Puccini S, Schneider JP, Kahn T (2004) Interventional and intraoperative MR: review and update of techniques and clinical experience. Eur Radiol 14:2212–2227

Semelka RC, Martin DR, Balci C, Lance T (2001) Focal liver lesions: comparison of dual-phase CT and multisequence multiplanar MR imaging including dynamic gadolinium enhancement. J Magn Reson Imaging 13(3):397–401

Thomas C, Wojitczyk H, Rempp H, Clasen S, Horger M, Von Lassberg C, Fritz J et al (2010a) Carbon fibre and nitinol needles for MRI-guided interventions: first in vitro and in vivo application. Eur J Radiol 79(3):353–358

Thomas C, Springer F, Roethke M, Rempp HJ, Clasen S, Fritz J, Claussen CD, Pereira PL (2010b) In vitro assessment of needle artifacts with an interactive three-dimensional MR fluoroscopy system. J Vasc Interv Radiol. 21:375–380

Tieng QM, Vegh V, Brereton IM (2010) Globally optimal, minimum stored energy, double-doughnut superconducting magnets. Magn Reson Med 63(1):262–267

Vigen KK, Jarrard J, Rieke V, Frisoli J, Daniel BL, Butts Pauly K (2006) In vivo porcine liver radiofrequency ablation with simultaneous MR temperature imaging. J Magn Reson Imaging 23(4):578–584

Yamakado K, Nakatsuka A, Akeboshi M, Takeda K (2003) Percutaneous radiofrequency ablation of liver neoplasms adjacent to the gastrointestinal tract after balloon catheter interposition. J Vasc Interv Radiol 14:1183–1186

Zagoria RJ (2004) Imaging-guided radiofrequency ablation of renal masses. Radiographics 24(1):S59–S71

第21章 MRI 引导肾脏射频消融

Sherif G. Nour, Jonathan S. Lewin

本章目录

1 引言 ………………………………………… 285

2 射频消融 …………………………………… 286

3 图像引导的作用 …………………………… 287

4 MRI 的作用 ………………………………… 287

5 消融的常规 MRI 配置 …………………… 288

6 引导过程和治疗监测 ……………………… 291

7 随访和复发评价 …………………………… 294

8 安全和并发症 ……………………………… 296

参考文献 ……………………………………… 300

摘 要

经皮热消融已成为癌症局部控制的一个可靠的选择。相对于它的大多数应用,肾脏的热消融治疗主要以完全治疗局部原发肿瘤为目的。射频消融和冷冻消融是最常用的热能技术。使用 MRI 来引导和监测消融过程有相当多成熟的技术,主要由于 MR 成像可以监测组织加热过程中的热效应。因此,MRI 可以依据治疗中肿瘤的个体反应制订计划。与 CT 或超声引导相比,MRI 引导最根本的区别在于,治疗计划的实施基于类似肿瘤的治疗过程中收集的经验。本章讨论了消融过程中图像引导的基本原理,旨在强调 MRI 在引导和监测治疗阶段的使用;对介入 MRI 设备的安装和使用进行了说明,并详细介绍了实用的消融过程的方法;阐明了随访过程中的细胞层面的 MRI 表现,总结了 MRI 引导的射频消融过程中应采取的各种安全措施。

1 引言

肾细胞癌约占所有恶性肿瘤的 3.5%(Jemal等,2007)。肾癌的发病率在过去的 65 年里一直稳步上升。肾癌的整体死亡率在过去的 20 年里略有上升,但最近开始下降(Surveillance Research Program,2011)。然而,癌症特异性生存率和整体生存率没有显著改善(Hollingsworth等,2006)。男性的肾癌的发病率和死亡率是女

性 的 2 倍 (http://www.cancer.gov/cancertopics/ types/kidney)。据国家癌症研究所估计,2012 年新发的肾癌（肾细胞癌和肾盂癌）约为 64 770 例, 死亡约 13 570 例 (Surveillance Research Program,2011)。

由于越来越多地使用腹部横断面影像来评价各种腹部症状, 小的肾脏肿瘤逐渐被认为是偶然发现的。这些偶然发现的病变占肾细胞癌的 66%(Volpe 等,2004)。小的肾脏肿瘤因为其生物特性,在很大程度上是容易治疗的。直径<3cm 的肿瘤以往被归类为良性腺瘤 (Bell, 1950), 但后来被归类为少转移的肾癌 (Peterson,1986)。据报道,这种肿瘤生长缓慢, 每年增长 0~1.3cm (Bosniak,1995), 只有 0~3.7% 的病例表现为多中心 (Nissenkorn 和 Bernheim,1995)。

对于 5 年肿瘤特异生存率超过 95%的小的（直径 4cm 或更小）肾细胞癌,手术切除仍然是标准选择(Frank 等,2005;Hafez 等,1999)。据报道, 根治性肾切除术并发症发生率为 14%~26.3%, 肾部分切除术为 7.9%~15%(Butler 等, 1995;Rassweiler 等,1998;Beisland 等,2000;Gill 等,1995;Steinbach 等,1992)。

在过去 10 年中,采用微创消融技术对小肿瘤进行局部治疗已成为一种有前途的、可行的治疗选择,并已被广泛接受和使用。这些新的"保留肾单位" 的技术的长期疗效和生存率是很乐观的,但是文献报道缺乏大的多中心研究,以弥补一些患者数量相对较少的单中心研究(Kunkle 和 Uzzo,2008)。对于较大的肾细胞癌, 局部消融与射频消融(RFA)和肾动脉栓塞的联合使用是有效的局部控制手段 (Yamakado 等, 2006;Hoffmann 等,2010)。无论是手术切除还是局部消融, 关键是要对肾细胞癌转移全身辅助治疗实现有效的局部控制, 因为其会降低治疗的成功率(Negrier 等,1998;Kunkle 等,2007)。

虽然微波凝固(Moore 等,2010)和高强度聚焦超声(Watkin 等,1997)已应用于肾组织,局部肾脏恶性肿瘤的直接热疗技术的临床试验更多地集中于冷冻消融 (Schmit 等,2010;Hinshaw

等 ,2008;Miki 等 ,2006;Shingleton 和 Sewell, 2001,2002;Schmit 等,2010;Silverman 和 Tuncali,2005) 和 RFA (Wingo 和 Leveillee,2008;Carey 和 Leveillee,2007;Gervais 等,2005;Ukimura 等, 2008;Gupta 等 ,2009;Levinson 等 ,2008;Lewin 等,2004)。激光治疗肾细胞癌的疗效已有报道, 虽然是在小众的杂志中(Dick 等,2002;Kariniemi 等,2010)。在实践中,绝大多数肾脏肿瘤消融使用冷冻或射频消融。尽管最近许多医院和临床应用倾向于使用冷冻治疗局部肾脏恶性肿瘤,但是没有文献支持这一选择。事实上,最近发表的这方面的唯一比较研究 (Pirasteh 等, 2011)认为, 使用冷冻消融技术和射频消融的结果相差不多。不久之前发表的荟萃分析 (Cadeddu 和 Raman,2008) 比较了冷冻消融和射频消融的并发症发生率,冷冻治疗的局部肿瘤进展的风险较低。然而,冷冻治疗的优越性随后被 Cancer 的编辑否定 (Kunkle 和 Uzzo, 2008),荟萃分析有多种干扰因素,包括经皮射频消融和腹腔镜冷冻治疗。据报道,与射频消融相比,冷冻消融更容易导致更广泛的肾周围纤维化,在今后的手术抢救中会是一个复杂的问题,应该予以考虑(Nguyenn 等,2008)。

2 射频消融

RFA 要求射频(RF)电流(375~500kHz)通过靶组织连接 RF 发生器的电极。由于来自电源的电流返回(接地垫)电极,组织阻抗引起的激励包围源电极,从而产生摩擦(电阻)加热,与组织中的离子形成一个卵圆形的坏死病灶区环绕于射频电极头。导致永久性组织损伤的温度变化范围为 55℃~100℃。在此范围内,可识别的蛋白结构变性(凝固)发生。温度高于 100℃时, 组织会干燥、蒸发、炭化,导致横向热传导的限制,从而缩小消融区的大小。为了避免消融过程中达到这么高的温度, 从而最大限度地放大消融区,一些厂商使用"冷却针尖"技术,即在消融手术中使冰水在电极尖端内狭窄的通道内持续循环(图 21-1)。电极尖端热敏电阻提供连续温

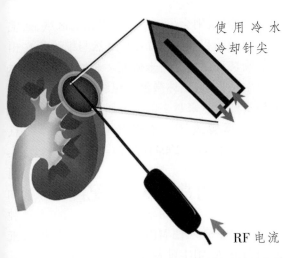

使用冷水
冷却针尖

RF 电流

图 21-1　冷却针尖的射频消融系统。将针尖放置在肾脏肿瘤中,一旦开始消融,则冰水立即通过射频针内特殊的管道被泵入针尖,以防止电极与肿瘤接触面的炭化,炭化会妨碍肿瘤消融范围的延伸,从而削弱对肿瘤的破坏能力。在消融过程中可以用间断 MR 监测消融范围。(From Lewiny et al. 2004c)

度反馈,阻抗测量提供另一个与组织在消融中的变化相关的参数。热治疗区域的形状和大小可以通过电极设计(计量器和针尖长度)、能量的持续时间和幅度传递控制。报道称射频消融导致的并发症少见,因为热效应的凝固过程使得在治疗过程中和之后出血现象很少见(Lewin 等,2004)。

3　图像引导的作用

　　射频消融治疗局部恶性肿瘤已经可以在手术 (Nicoli 等,2001;Elias 等,1998) 和腹腔镜 (Yohannes 等,2001)直视下进行,这种基于射频能量的成像技术显示出卓越的应用前景,推动了神经外科和心脏领域的发展。2008 年的荟萃分析中比较了对于肾脏恶性肿瘤局部热消融使用经皮与外科 (开放或腹腔镜) 两种方法(Hui 等,2008),显示经皮消融治疗组并发症发生率为 3%,手术组为 7%。除了提高安全性、降低发病率,经皮消融可以重复治疗,从而使肿瘤的局部控制率与其他方法相当(Hui 等,2008)。

　　实行在影像监控下的癌症热治疗将 RFA 从辅助手术的方法变为微创替代手术的方法,比较适合大部分经济条件一般的符合手术条件的患者。最初的影像引导下针式的热治疗主要是确保安全,电极能直接精确地进入组织。不足为奇的是, 理想的电极轨迹在执行过程中往往与推荐的路径有显著不同, 因为在治疗过程中需要改变患者位置, 解剖结构的频繁变化造成了成像数据的改变。此外,该引导方法根据最新病理的情况提供了最新的信息, 这可能改变治疗决策,例如,出现了新发肿瘤病灶、肾积水或腹水的增多。一旦 RF 电极成功到达靶肿瘤,图像引导下通过在病灶中优化电极位置能够提高治疗的效果, 同时能够评价靶肿瘤和邻近重要结构之间的关系,如肠袢或肾盂,从而能够确定足够安全的消融边界。

4　MRI 的作用

　　MRI 作为一种成像方式应用于临床不久后,MRI 引导介入治疗的想法就开始出现,因为诊断 MRI 具有良好的软组织对比。20 世纪 80 年代后期的个别报道主要集中于 MR 兼容探针 (Lufkin 等,1987),证明 MRI 引导探针插入的可行性(Lufkin 等,1988a,b),后来集中于测试各种能够显示探针的 MR 参数 (Lewin 等,1996)。20 世纪 90 年代见证了 MR 物理技术的发展,奠定了介入性 MRI 可行的领域,通过开放式扫描仪和提高磁场梯度和回波链,可以快速获得高信噪比的图像。随后 10 年的后续工作一直专注于临床应用,这些都是以很有限的 MR 兼容的介入设备开始的。

　　RFA 操作可以在超声、CT 或 MRI 引导下实施,而上述所有设备都能使 RF 电极精确定位于靶肿瘤。尽管如此,精确的软组织对比、高空间分辨率、多平面的成像能力以及固有的温度和血流灵敏度 (Schenck 等,1995;Cline 等,1993,1995),都是 MRI 所特有的,能够更好地适用于难以检查的肿瘤,如穿刺轨道的限制、肿瘤的显示或邻近重要的结构, 不论肿瘤位于肾脏上级还是突破上级之外。CT 引导下治疗这些肿瘤，需要掌握三角测量技术及与其相关的进行性气胸的风险。超声检查更适于在斜位的实时引导，但是当穿刺膈下病变如肺底时会受到空气的阻挡。当穿刺在三角区域或有空气伪影的区域，会增加损伤肾门血管或集合系统的额外风险。MRI 引导不存在电离辐射是其另一个吸引人的特点，尤其是根据最新的报道，公众和医学界对于过度辐射暴露和当前使用 CT 扫描的相关风险更为关注（Brenner 和 Hall，2007；Mezrich，2009，2010；Nguyenand 和 Wu，2011）。

除了在肿瘤靶向治疗中的作用，MRI 对热消融技术的重大贡献是它能够在治疗过程中监测热消融的组织破坏，从而有助于反馈射频组织中的能量沉积。通过 MRI 监测热消融区的大小和结构，可以直接由操作者控制和在操作过程中调节，以补偿术前预测的偏差，不需要移动患者以定义治疗结束点（图 21-2）。通过 T2 加权成像对消融区进行直接的解剖成像，或通过创建热图实时更新温度的变化实现对消融区的功能成像。后者修改后应包括完全的损害估计图，强调已暴露于热区域的致死温度依赖时间的分布。这些是 MRI 特有的属性，目前任何其他的成像模式都不能复制。

MRI 对消融区和周围组织发生的快速变化在所有热消融的方法中都是普遍存在的，在激光消融和冷冻消融中更容易体现。MRI 在激光消融和冷冻消融中的使用比较简单，但是由于扫描仪的干扰，在 RFA 中的使用则比较复杂。这通常可以通过在消融间歇时间间断性 MR 扫描解决，即使理想情况下射频开关电路可以同时进行射频消融和 MRI 扫描（Zhang 等，1998）。这种及时反馈的能力在消融过程中表现为避免了 CT 或超声检查的局限性，那就是治疗过程中非热成像不能预测不同病灶的大小和形状，只能通过术后随访的影像学检查得以确认。CT 扫描仅仅对冷冻消融中即时的温度介导的组织变化不敏感，除了在冷冻消融的情况下，可以暂时认为是消融前的低密度区是形成的冰球。如果碘造影剂是射频消融或激光消融后经静脉注射

的，在消融区则会出现一个不强化的区域，通常代表消融的程度（图 21-3），虽然与细胞死亡相关的确切程度一直尚未研究。通过超声引导射频消融过程时，气体微泡在组织中慢慢累积，从而逐步产生越来越多的后方回声阴影，会掩盖肿瘤的真实边界，不能准确测定治疗终点（Hinshaw 和 Lee，2004）（图 21-4）。

5 消融的常规 MRI 配置

多年来介入性 MRI 领域逐步发展，虽然在放射科介入 MRI 设备还没有一个标准的组成模式，但越来越多的医院正在为配备 MRI 引导设备而努力。

MRI 引导肾脏射频消融的要求通常与其他部位的 MRI 引导的介入治疗相同。包括通过开放式磁体设计、在患者旁边操作扫描仪和观察图像、快速成像模式、实现近实时的射频探头引导。在 MRI 引导肾脏射频消融的早期报道中，Lewin 等（2004）利用一个双平面低场（0.2T）的磁铁设计，给射频探头操作提供了足够的空间（图 21-5a）。随后介入性 MRI 的发展逐渐开始使用高场，以利用由高场 MRI 系统提供较高的空间和时间分辨率，尽管放置一个大孔径开放式 1.5T MRI 的介入扫描仪使房间显得拥挤（图 21-5b）。

在 MRI 引导射频消融中，射频发电机应保持为 200G，以防止发电机内的金属部件发生磁性吸引，但仍然可以在低场的环境下靠近磁体。在高场环境下，RF 发生器需要进一步移动扫描仪，其中的射频专用延长电缆及接地焊盘应由供应商提供。

Lewin 等（2004）描述了他们研究的 MR 兼容的射频电极。随后，MR 兼容的电极也投入使用，如冷冻针尖射频系统的钛电极（Covidien，Boulder，CO，USA）和安吉奥动态系统的镍钛记忆合金电极（AngioDynamics，Queensbury，NY，USA）。前一个制造商提供的电极可以与内循环冰水一起连续冷却电极杆，以减少炭化的电极界面，从而最大限度地扩大消融区域。后一个制

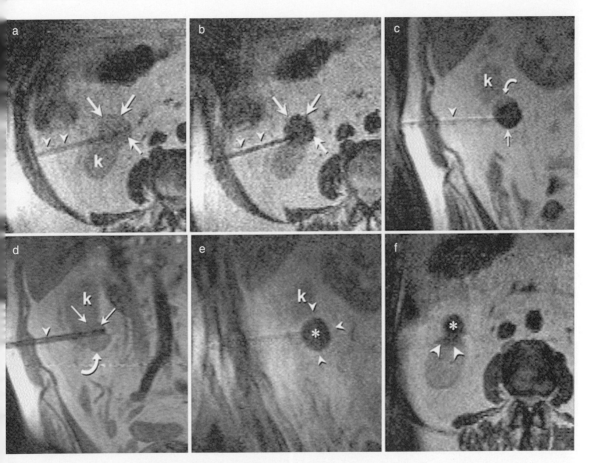

图 21-2 5 岁男性患者，右肾下极透明细胞癌，边界清楚，在 MR 监测下行射频消融术。(a)MRI 引导下插入电极(箭头)，用 T2 快速自旋回波序列观察电极，确认其位于右肾下极病灶内[重复时间(TR)为 3465ms，回波时间(TE)为 105ms，数字信号的平均值(NSA)为 4，波长(ETL)为 17]。(b)在两个分别持续 15min 和 6min 的消融周期后，FSE 序列电极周边位置清晰显示了消融边界，呈现不均匀的低信号(箭)围绕在电极(箭头)附近。(c)当在冠状位 FSE 序列上评估时，肿瘤大多表现为电极附近的低信号(直箭头)，但残余的肿瘤未经处理的部分表现为中等信号(弯箭头)，呈新月状，邻近消融区联结肾脏与肿瘤。(d)重新调整电极的位置，使其位于残存肿瘤中。再通过冠状位 FISP 图像(TR 为 17.8ms，TE 为 17.8ms，NSA 为 3，翻转角度为 90°)显示消融电极的位置(直箭)。因为治疗后的肿瘤(弯箭)在 FISP 图像上并不显示低信号，故需要在 T2 相引导下穿刺至残存肿瘤，用 FSE 序列确认电极位置，然后再开始下一个消融循环。第三个循环需 12min。(e)冠状位 FSE T2 相显示第三个消融周期后，肿瘤组织被低信号的坏死物质完全代替(星号)，周围可见反应性环形高信号(箭头)。(f)在 3 个消融循环后，FSE 显示低信号的消融区域(星号)完全取代了原来的肿瘤区域，而且充分地治疗了正常肾脏的边缘(箭头)。(From Lewin et al. 2004c，with permission)

造商提供的电极有多个有源齿，可以在靶组织中产生较大的消融区。安吉奥公司的 StarBurst 半柔性活动电极可以弯曲，从而在 MRI 介入引导过程中的狭小可用空间内改善电极的导航能力(图 21-6)。然而，这个特点应该小心使用，因为过量的扭矩电极 MR 扫描架内弯曲可能会导致针尖的定位不准确和潜在的组织损伤。

由接地焊盘产生的敏感性伪影通常在成像过程是看不到的，因为他们在肾脏消融治疗中被放置在感兴趣区外(例如，放在大腿上)。如前所述，RF 发生器和 MRI 扫描仪之间的干扰可以通过使用开关电路(Zhang 等，1998)，或者通过简单地在消融间歇采集术中影像，也就是交替进行成像和消融来消除。在后一种情况下，建议

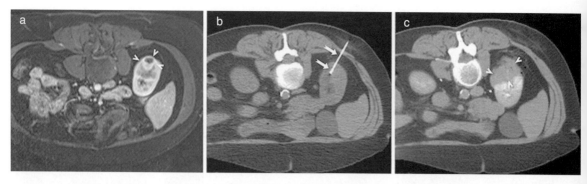

图 21-3　(a)轴位 VIBE 序列(TR 为 3.81ms,TE 为 3.81ms,翻转角度为 10°)扫描显示静脉期(对比剂注入后 70s)右肾下极背侧可见一实性富血供肿瘤(箭头)。(b)插入电极,在轴位确认射频电极位置,在 CT 引导下消融。从肾实质内区别肿瘤边缘很困难,MR 图像显示的肿瘤区域可以为 CT 引导起到提示作用。(c)术后即刻 CT 增强扫描,无强化区域(箭头)提示坏死,但与细胞死亡的程度并不直接相关。CT 引导与 MRI 引导相比,不能做术中评估。它的治疗基于一个假设,假设消融所需要的参数是固定的,而非基于肿瘤个体是可变的。这种方法通常会导致消融区域扩大,以确保有效的消融区域包含靶向肿瘤,在手术过程中很难监控。

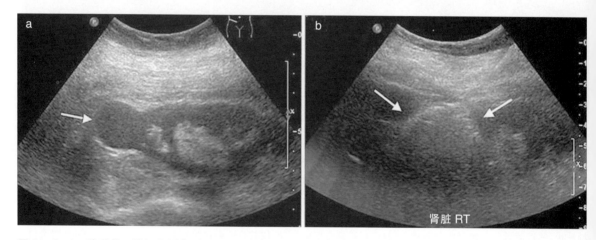

图 21-4　(a)消融前二维超声图像。肾细胞癌表现为一个凸向肾后的圆形肿块(箭)。(b)消融过程中的二维声图像。肾细胞癌由于气泡的遮挡变得模糊,这些气泡是由组织中的水沸腾产生的(箭)。(From Hinshaw and Lee 2004, with permission)

断开射频发生器电源开关以避免伪影的产生。

在消融治疗前仔细阅读患者的诊断性扫描图像是非常必要的。这有助于制订与消融计划相关的细节,如在治疗中患者的位置、理想的穿刺点、挑选最佳的射频电极和确认局部的可用路径,并且在接近致命结构的时候需要用水分离(Arellano 等,2009)。外生性肾脏病变,特别是位于前部的病变,可能离肠管非常近,在治疗前认真评估过程中的风险与益处能够更好地实行治疗,这对于其他有经验的同事、轮转医师和患者都是有好处的。全结肠的准备需要在治疗前完成,方便对消融附近的大肠做治疗。对于肾前病变的射频消融特殊并发症文献中并无报道的可用数据。一研究所报道肾前病变冷冻之后的主要并发症的发生率为 3%,尽管仅在少数患者身上发生(Schmit 等,2010)。仔细评估肿瘤靠近输尿管的部分是必需的,以避免输尿管的损伤及随着手术进程发生尿性囊肿和延迟性输尿管

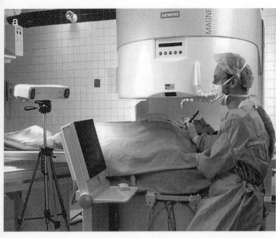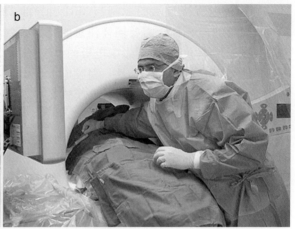

图 21-5　(a)低场 MR(0.2T)引导的介入手术(Magnetom Open,Siemens, Germany)。开放式的 MR 更适用于手术。机房内的射频消融系统配备电子显示屏和鼠标,以及一个脚架(未显示),具有从扫描仪控制自旋回波序列的功能,有利于近乎实时的将消融电极插入肿瘤中。(b) 采用短磁体 (125cm)、大孔径 (70cm) 设计的高场强 MR(1.5T) (Magnetom Espree, Siemens, Germany)。该系统同样配备室内监控,通过一个轨迹球和脚踏板控制扫描。尽管与开放式 MR 相比,闭孔 MR 对皮肤入点选择要求更多,但与普通 MR 相比,高场 MR 的磁体更短,孔径更大,允许普通体格的患者进入,而且提高了时间与空间分辨率。(见彩图)

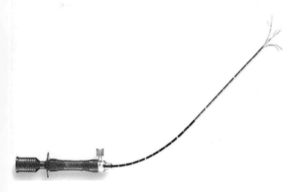

图 21-6　MR 兼容的射频电极,尖端有轴,收于狭小的空间中,在 MR 介入手术中可展开。(StarBurst Semi-Flex;Angio Dynamics, Queensbury,NJ,USA)

狭窄。应用冷却的 5%葡萄糖溶液进行逆行肾盂灌注,能够显示 RFA 中距输尿管 1.5cm 内的肾细胞癌。研究者报道消融安全而且没有疗效的降低、输尿管的损伤或肿瘤的复发,随访时间平均为 14 个月(Cantwell 等,2008)。

　　静脉注射镇静剂咪达唑仑和芬太尼通常可以满足肾消融手术,一般由熟悉 MRI 环境中的放射科护士进行管理和监测。剪贴板、钢笔和纸夹都是磁性物体,即使经验丰富的工作人员偶尔也会忽视。某些情况下,全身麻醉被认为是更合适的选择,麻醉师们应该更熟悉 MR 的要求和限制。MR 兼容的麻醉设备和监控设备是介入性 MRI 的组成部分,通常大多数的诊断性 MRI 配置已经可以满足,因此不需要额外的成本。我们将介入性 MRI 放置在圆柱形高场短孔 MRI 介入扫描仪中运行 (Magnetom Espree, Siemens edical Solutions,Erlangen, Germany),需要患者从后方进入。在全身麻醉的情况下,患者脚先进入,从而使麻醉师能够接触到患者的头部,并利用围绕台架前部的全部空间。

6　引导过程和治疗监测

　　MRI 引导肾脏射频消融治疗的程序通常包括 3 个阶段:引导、确认和消融(Nour,2005; Nour 和 Lewin,2005)。

6.1　引导阶段

　　MR 兼容的射频电极在 MR 荧光透视下插

入靶肿瘤的过程应遵从的原则与 MRI 引导的活检或抽吸过程相似，需要同样注意成像参数和电极轨迹,因为它们非常影响电极的显示,从而影响治疗的精确度和安全性。射频电极引导通常采用徒手操作,尽管 MRI 引导模式在技术上也是适用的。

皮肤进针点是由最终的操作方式决定的。对进针点和计划的轨迹进行了测试,通常利用生理盐水填充注射器快速 T2 加权扫描,如半傅立叶采集单次激发,快速自旋回波(HASTE)或 T2/T1 加权像扫描,如快速成像稳态进动(稳态进动快速成像)西门子系统或相当的仪器。如果正在对 T1 加权扫描进行测试,如快速成像稳态进动(FISP)或快速低角度拍摄(FLASH)或其他供应商提供的相当的序列,可以在注射器中加入稀释钆。

适当露出射频电极的尖端在 MR 荧光透视引导下经皮植入靶肿瘤内,通常使用短重复时间/短回波时间梯度回波序列,如 FISP(图 21-2)、稳态进动快速成像、镜像快速成像稳态进动(PSIF)、FLASH 或与此相当的序列。选择这些序列基于能够最好地逐个评估肿瘤。引导阶段包含连续成像和自动连续采集、重建和室内显示。几种实时 MRI 的引导方法适用于这个阶段。一种方法是获得集中于电极轴的 3 个 5mm 厚的反复连续层面,以检测和纠正轻治疗过程中微偏离轨迹射频电极导航(Lewin 等,2004)。这些可能被中断以实行正交扫描。另外,双正交图像作为一种新的 MRI 引导方法 (Nour 等,2008; Derakhshan 等,2010) 能够以交互方式在矢状位、冠状位、轴位动态连续监控 RF 电极,射频消融范围,并可以做任意平面三维重建以明确肿瘤与人体的相对位置关系。在该方法中,需要修改重建和显示方法以同时实时投影 3 个平面的图像。介入医师首先确定理想轨迹,并将局部平面沿轨迹放置。然后,介入医师将 RF 电极放在这 3 个交互的平面下。通常情况下,该电极最初只能在 1 个或 2 个平面可见。室内监测器和控制器可以用来定位局限消失的层面或电极显示的层面。每当电极在任意一个层面偏转,该过

程可以重复。在 MRI 引导经皮介入中,射频电极或其他设备在 3 个不同层面同时可视化的原则正在被融合到 Integrated Front End 计划中,该计划正在由 Siemens Medical Solutions 制订(图 21-7)。

6.2 确认阶段

一旦 RF 电极放入靶肿瘤,建议该电极尖端可以利用更高的空间分辨率在不同层面定位,在释放射频能量之前行相对更长的自旋回波扫描(图 21-2)。对于直径<3cm 的肿瘤,理想的放置位置包括肿瘤以远的边界(最远)的电极尖端,电极轴为肿瘤宽度的一半,电极的尖端达到肿瘤的最长径。较大的肿瘤预期需要一个以上的消融周期来确定不同的电极位置,并且应该评估预定计划的初始位点是否合适。随后射频电极的放置应该基于 MRI 评价的实际消融进展的反馈图 21-2)。对于射频电极的排列,在介入治疗之前了解完全展开尖头的长度是非常重要的,应成为评估初始位点时必须考虑的因素。多平面成像确认尖齿的位置后一定要避免出现下述情况,如肿瘤被推开而尖齿没有进入其中,或者尖齿丛集在一起或不均匀排列,或者其中一头进入不必要的区域,如集合系统或通过隔膜。

6.3 消融阶段

当 RF 电极头已放置于靶肿瘤内的合适位置,就可以施加射频能量了。当使用标准的未注满的电极时,射频消融在电极尖端的温度为 $90℃±2℃$。消融区的长度取决于暴露针尖的长度,而消融区的直径则应限制在 2cm 之内(McGahan 等,1993)。扩大消融直径受限的原因是在电极和组织界面之间形成炭化,这些炭化会削弱能量传递。当使用冷冻探针电极系统的情况下,需要泵循环电极轴内部的冷却水对针尖进行冷却使温度达到 $10℃~20℃$,以防止炭化界面,并允许从源电极进一步传输能量。这种电极的设计可以产生消融区,可以得到使用标准 RF 电极重新定位的多个消融区。

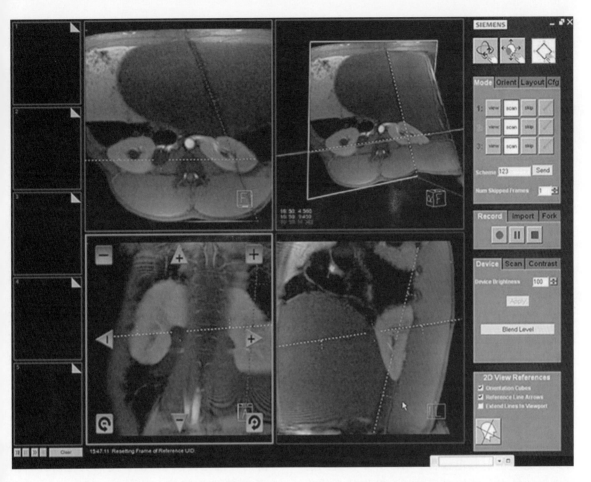

图 21-7　在 MRI 引导肾脏介入手术中 IFE 软件界面显示穿刺计划(Siemens Medical Solutions, Erlangen, Germany)。可选择 3 个互相垂直的相位或与电极相垂直的方向,这样任何偏离计划路径的穿刺都可以迅速得到检测和纠正。若穿刺计划改变,也可改变扫描计划,以使二者匹配。(见彩图)

为了使坏死区域最大化,使用冷端电极结合脉冲射频能量,当组织阻抗上升超过预设的阈值,自动触发使短暂的脉冲电流中断,再次防止组织炭化和空化,从而导致射频电流的沉积停止。在使用冷冻探针电极的消融阶段末,第二次应用电极可能需要放置在同样的位置,不需冷却就可以得到消融的边界,从而破坏邻近冷却电极的区域。一种测试附加射频必要性的实用的方法为射频后 2min,在电源和水冷循环关闭后继续测量射频电极尖端的温度。如果温度在 2min 内低于 60℃,我们要重新加热"甜甜圈的中心"(Lewin 等,2004)。其他用来创建一个大消融区的方法包括使用 3 个群集的直电极或使

用有多个可膨胀尖齿的电极,其尖齿可以排列形成小球体直径(如 2cm)作为电极的轴。射频能量积蓄到目标温度时,电极尖齿被推到下一个较大的球的位置(如 3cm),能量被再次利用。正如前文所述,MR 兼容电极 (StarBurst MRI and StarBurst Semi-Flex;RITA Medical Systems)可以将消融区扩大至 5cm 的区域(图 21-6)。

在大肿瘤的各电极的重新定位之前,消融周期的持续时间通常为 6~20min。确切的个体持续时间以 MR 检测为基准,然而,达到组织坏死的最大面积仍取决于 RF 电极。电极重新定位于持续性高信号的肿瘤病灶中,通过 T2 加权和短转恢复检测(STIR)的图像,在连续的 MRI

检查下以交互的方式指导类似初始电极位置（图21-2）。引导-确认-消融程序需要一直重复直至形成热消融区，包括整个肿瘤和和与肿瘤显影热消融区相邻的重要结构。然后撤回射频电极，通过注射钆喷酸葡胺获得重复的增强T1加权图像，以确认失活组织的最终范围并排除并发症。在消融和术后扫描后，若无需要处理的并发症，患者通常需要观察4~6h就可出院。

7 随访和复发评价

射频消融后，患者会出现发烧和（或）流感样症状。二者的发生被称为"消融后综合征"，尤其容易发生在大消融区产生后。在17个肾脏和26个肝脏的射频消融的研究中，Wah等（2005）报道消融后综合征的发生率为33%。症状在第3天达到高峰，一般在术后第11天缓解，肾脏的消融比肝脏容易好转。持续性或迟发性发热提示局部形成脓肿或远处感染，如肺炎。

直接观察电极头周围热破坏的效果，以检测治疗不充分的肿瘤病灶，在治疗期间以交互方式重新定位射频电极，是MRI引导和监测射频消融的特点，能够实现对整个肿瘤的个体化治疗，同时尽量减少过度积极的治疗带来的并发症。这种消融方式的控制与报道的超声或CT引导消融是不同的（Gervais等，2000；Pavlovich等，2002），其中持续射频消融给定的电极位置是以厂家的推荐和需要治疗限定肿瘤的射频电极的数量为基础的，是基于介入医师对个体化肿瘤的大小和形状的主观估计。因此，在随访的图像中看到残留的肿瘤可能需要在超声和CT引导下进行进一步消融（Gervais等，2000）。

组织温度变化与MRI信号强度变化的关系是非常复杂的，虽然应用MR精确测量温度非常难，温度敏感MRI序列已经研发出来，能够确保实时监测热沉积的准确性（Vogl等，1995；Chung等，1999；Botnar等，2001）。但是MRI直接监测的是热消融对活组织的致死作用，而不是测量温度变化本身，通过检测该变化在组织中的弛豫参数，伴有从活组织到坏死组

织相位的转换（Matsumoto等，1992；Bleier等，1991）。使用多种能量进行消融时，MRI监测的热致死区域的准确性已被组织病理分析结果反复证明是有效的（Anzai等，1992；Matsumoto等，1993；Tracz等，1993；Breen等，2003，2004）。射频消融引起的组织坏死，需要更广泛的组织损伤过程（Merkle等，2005；Graham等，1999），包括变性、收缩、聚集胞质蛋白质，并增加疏水相互作用导致水的排出。后者结合变性蛋白质残留的游离水，能够缩短T2弛豫时间，最终导致消融区在T2和STIR上产生均匀低信号（图21-2）。这种特点允许直接观察热消融区的大小，并可以识别任何病灶的残存肿瘤，它们与有效消融区的低信号相比表现为相对高信号（图21-2）。

在与加热相关的细胞变化过程中，虽然腺体和肌肉组织的纤维化是永久的，似乎脂肪组织中主要的甘油三酯含量是可逆的（Merkle等，2005）。这就解释了先前报道的消融术后肾周脂肪内恢复正常的T2加权信号（Lewin等，2004），虽然它并不能解释在消融图像上出现低信号的菲薄的纤维化，（图21-8）。随后其他研究者报道了晕环或牛眼征（Davenport等，2009；Wile等，2007），在106例射频消融后图像的回顾分析中，其发病率约为75%（Schirmang等，2009）。

另一方面，热消融区在平扫T1加权图像上是变化的（图21-9），其中消融区可能会出现低信号、等信号、稍高信号或明显高信号（Merkle等，2005）。减少热消融期间的T1弛豫时间最有可能避免相关的组织出血，这与靶器官血管含量有关（Graham等，1999）。此外，在温度高于60℃时，血液本身呈现急剧下降的T1和T2弛豫时间，导致T1加权成像上呈高信号（Graham等，1999）。一些研究者已经证实急性炎症的发展与水肿、充血，以及治疗区周围的出血在组织病理学上是相关的（Breen等，2004；Boaz等，1998；Merkle等，1999；Nour等，2004）。这种炎症反应可在MRI监测热消融的图像上显示为边缘坏死的区域，在T2加权和STIR图像上显示为钆对比剂注入后的T1加权扫描显著增强。

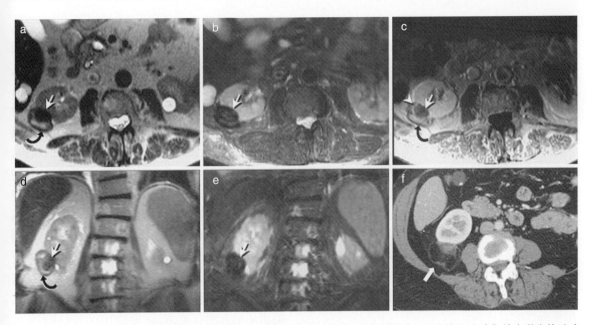

图 21-8　(a~e)肾细胞癌射频消融术后 20.6 个月的随访图像。轴位(a)和冠状位(d)半傅立叶采集单次激发快速自旋回波图像(TR 为 4.4ms,TE 为 90ms,NSA 为 1)。(b)轴位和电子冠状位 FSE 短时间反转恢复序列(STIR)图像(TR 为 7172ms,TE 为 60ms,NSA 为 5)。(c)轴位对比增强自旋回波 T1WI 图像(TR 为 770ms,TE 为 17ms,NSA 为 3)。这些长期随访的 MR 图像显示了消融区域典型的消融后表现。处理完全的肿瘤在所有的脉冲序列上表现为低信号(直箭,a~e),在增强扫描上表现为边缘光滑的环状强化(箭头,c)。在(a,c,d)中可见卵圆形低信号,周边由高信号包裹,外层可见薄层状低信号,这是因为肾周脂肪也被包裹在消融范围内,表现为正常的等信号,再由纤维囊包裹(弯箭,a,c,d),它显示热损伤的原始程度。STIR 序列的脂肪抑制功能解释了(b)和(c)中没有出现这种征象的原因。(f)CT 随访图像显示消融术后 5 个月,在消融区域周围出现了"晕征"(黑箭)。(a~e from Lewin et al. 2004,with permission)

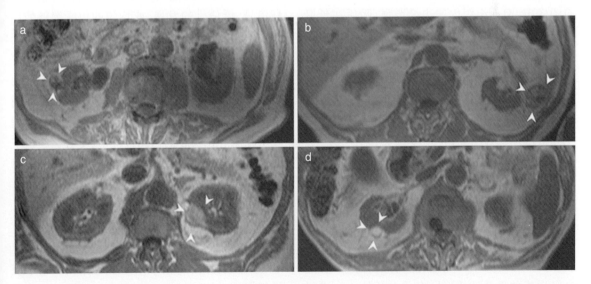

图 21-9　T1 加权正相位图像显示 4 个不同的消融肾细胞癌(箭头),展示了它们在高场 MR(1.5T)扫描时可能出现的信号扫描。高场强 T1 正相位热消融区可表现为低信号(a)、等信号(b)或高信号(c)。(From Merkle et al. 2005,with permission)

边缘的内侧是锐利的,而其外侧逐渐变淡,从而融入相邻的完整的组织(Lewin 等,2004)。虽然我们已经证明,实际细胞死亡的范围扩展到炎性边缘的外缘(Breen 等,2004),我们始终将 T2 加权和 STIR 图像以及介入治疗后的成像,包含钆增强 T1 加权上锐利的内缘作为确定坏死组织的范围可靠的指标,以确保对靶肿瘤的完整治疗。当消融区邻近重要组织,如结肠、小肠或胆囊时,仔细观察炎性信号的变化程度是至关重要的。

在试点研究中采用动脉自旋标记的灌注成像可以提供准确的组织坏死程度 (Boss 等,2006)。这些结果在大量的患者中得到确认,增加了治疗评价的有用的工具,而不需要使用潜在肾毒性的对比剂。

随后,反应性组织炎症周围的急性热损伤开始减弱,由肉芽组织逐渐填充到组织失活核心的周围。这些肉芽组织经过积极干预逐渐成熟为纤维组织,从消融区的外侧向中心进行(Nour 等,2004)(图 21-10)。这些组织的变化会反映在随访 MRI 图像上,T2 加权及 STIR 图像上的高信号,大多数在 3 个月后变得几乎检测不到(Lewin 等,2004)。增强前在 T1 加权图像上的内在高信号则往往持续时间较长。在增强后的图像中,肉芽组织内的边缘增强,随后在延迟扫描中纤维瘢痕出现强化。最终,慢性热消融区逐渐消失为一个无特点的"木乃伊"凝固组织,由纤维组织包绕。后者可进一步进展,替换整个消融区,从而将其变成一个小的集中的瘢痕(Nour 等,2004),但是有报道这种消融区消退在冷冻治疗中更为明显(Wile 等,2007)。

术后 MRI 随访应该仔细检查,一般容易在消融区的边缘而不是中心区发现复发的早起肿瘤。任何不规则的边缘都值得怀疑,尤其如果它在 T2 加权和 STIR 图像上出现了局部不均匀低信号(图 21-11)。对原始消融过程的详细记录能够很好地解释不规则边缘,可能与多个射频电极形成的重叠的消融区有关。此外,钆增强后,正常表现为病灶边缘的均匀强化,对于不规则的重叠区域,需要与实际射频电极位置进行

相关评估。任何消融区内局灶性结节状或新月状增强都要警惕肿瘤残留或复发 (图 21-12)。MRI 非常适合用于评估是否有早期肿瘤复发,因为它可以对不同的组织进行多个平面的评估并提供增强扫描的信息。如果存在影响评价肿瘤复发的因素,图像就会变得复杂。即使使用单一的电极,消融区仍可能表现出不规则的轮廓,而不是预期的球形或卵圆形。在消融过程中,如果消融区与大血管相邻,那么会因热池效应而导致能量分布不规则。评价消融区大小的技术,不管是直接使用盐水或者通过灌注电极都有阐述。这些旨在增加组织中的离子浓度,以增强射频电流的流动,从而显示消融区的大小。这些也可能导致消融区不规则,因为其中的坏死组织与盐水的流动的方向有关(Nour 等,2010)。这种不可预测的消融的结果妨碍了这些技术的广泛使用,也是用 MRI 进行引导和监测时要考虑的重要因素,同时,为了提供更多的调控结果,生理盐水增强在任何时候都是需要的(Nour 等,2010)。

另一个使随访 MRI 图像较为复杂的原因是术后感染、血肿或消融区旁的输尿管囊肿形成。回顾之前的图像特别是第一次消融后的基线扫描,应该将其作为常规检查,有助于持续监测 T2 加权及 STIR 图像上低信号消融区内的等信号或高信号、低信号的发展,或均匀的边缘旁新的局灶性的增强。目前对于第一次消融后基线的时间还没有一致的观点。有些地方在消融治疗 3 个月后才进行上述扫描,给初始炎症反应预留一定的好转时间,以简化这些扫描。其他小组认为在消融治疗后 2~3 周就应该进行检查,以发现和处理残余肿瘤。在实际的监测过程中,尽管存在组织的炎性反应,MRI 还是提供了一个比较有利于更准确解释早期基线扫描的时间点。

8 安全和并发症

MRI 引导射频消融的临床应用安全要求应仔细考虑一些与介入性 MRI 及应用射频能量相关的措施。

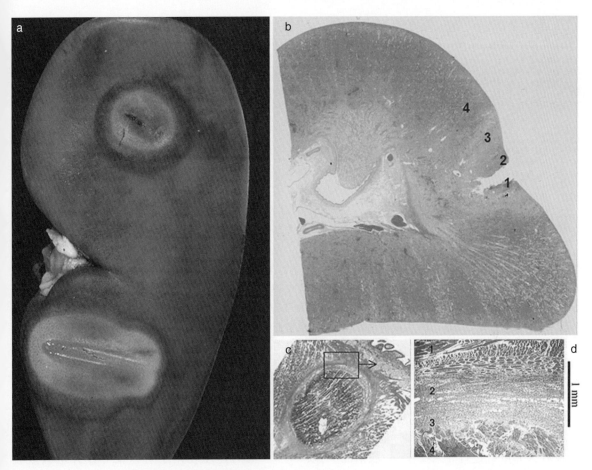

图 21-10　(a)大体标本显示猪肾脏在射频消融后表现出的凝固性坏死。苍白的凝固组织周围出现黑色晕环,组织反应主要包括充血、出血和水肿。射频电极所在的区域在消融区的中心,通常有出血和水肿等表现。(b)在组织学切片上,中心区(1 区)是针道旁的一个空腔,它周围区域的特点是核浓缩、小管倒塌和组织结构混乱(2 区),在 MR 图像上,该区域表现为高信号。最外层的区域(3 区)表现为细胞皱缩,密度增高,此区域在组织学上表现为空泡样变,出现水肿、充血环,代表区域的大小。注意病变与正常肾脏组织之间清晰的边界(4 区)。猪舌肌射频消融术后 1 个月,取组织染色后在低倍镜(c)及高倍镜(d)下观察,可以观察到消融区域边界的详细情况。组织学和病理学上发现凝固性坏死面积从外向内清晰地表现为 4 层结构:①正常组织;②成熟纤维组织;③反应性肉芽组织;④凝固(干)肌肉组织。(见彩图)

8.1　介入性 MRI 应用的安全问题

8.1.1　介入性 MRI 仪器的一般安全措施

虽然介入医师在进行 MRI 引导射频消融时使用的基本技能是他们早期使用超声和 CT 引导介入总结的经验, 他们应意识到最大的差别在于磁场。虽然 MRI 引导射频消融低等场强和中等场强(0.2~0.5T)的风险比较小,但潜在的危险可能会导致铁磁仪器在扫描仪的边缘区域成为加速器,因此会造成严重甚至致命的伤害。作为原则, 任何铁磁材料都不应带到任何扫描仪的 5G 线以内。解剖刀、针、RF 电极和麻醉设备必须是 MR 兼容的材料。和前几年反对 MR 兼容设备上市相比, 目前在美国市场有很多家厂商生产这些设备。生理监测设备也应该是非铁磁性的或放置于磁场之外。

电烧伤是由导电环中存在直接的电磁感应导致的,感应在一个谐振回路中传到,或与电场共振的导线连接, 即天线效应 (Dempsey 等,

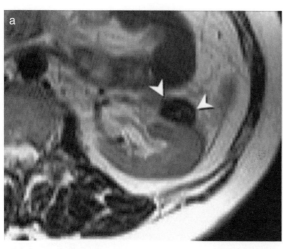
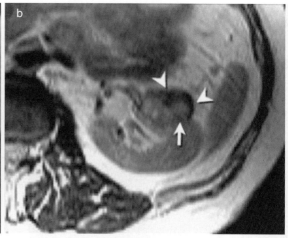

图 21-11　在 MRI 随访图像上仔细评估热消融区域的边界是发现不规则边界的基础条件。只有 T2 或 STIR 序列上的低信号等同于凝固性坏死。(a) 肾透明细胞癌射频消融术 15 个月后轴位 T2 图像。规则的卵圆形及左肾前方广泛低信号区域 (箭头) 被认为是完全消融区域。(b) 1 年以后的 T2 加权像证实之前的低信号坏死区域 (箭头) 中间沿着消融区域的后缘有等信号结节 (箭)。这是肿瘤原位复发的典型征象。这位患者的无瘤生存期 (27 个月) 说明每次随访检查时应格外注意消融边界。应与之前图片进行对比，尤其是与术后首次复查的图像 (基线) 相对比。(From Nour and Lewin 2005b, with permission)

2001；Dempsey 和 Condon, 2001；Nitz 等, 2001)。最重要的是在 RFA 中, 使用用导管和导线而不是硬针头和电极进行介入操作。一般情况下, 限制导电回路、患者和电线的接触及电缆长度可减少电烧伤的危险。

最后, 介入治疗时, 由于应用低和中等场强扫描仪, 产生的噪音通常不会达到职业暴露界限 (15min/d, 115dB), 所以与高磁场相比在常规 MR 引导介入治疗中不需要保护耳朵。噪音的增加伴随层厚、扫描视野、重复时间和回波时间的减少。随着高场 MRI 介入的流行, MR 兼容的噪音消除和通信系统最近已经上市并投入使用。该设备的成本可能会阻碍 MR 引导介入在基于个体化的医疗机构的广泛使用。

8.1.2　经皮 MRI 引导射频电极导航的特殊安全措施

除了已经提到的一般措施, 有关运营商的因素和在计划过程中做出的修改和执行的相关知识, 在安全引导治疗和保证消融效果中是非常重要的。

8.1.2.1　靶肿瘤的合理显示和周围结构的解剖

因为速度在用于射频指导设计电极放置的脉冲序列中是很重要的, 所得图像不如纯粹的诊断序列质量好。然而, 应该提供足够的软组织对比度和良好的血管显示, 以提供靶肿瘤的安全的射频电极导航。不同的近实时脉冲序列可基于应用脉冲序列的参数获得多个组织对比 (Duerk 等, 1998, 2000；Chung 等, 1999)。MRI 引导射频消融中最常用的引导电极导航的序列为 TrueFISP 和 FLASH 序列或与其相当的序列。

8.1.2.2　射频电极的合理显示

MRI 引导的射频电极的安全操作需要注意几个参数, 它们可以显著地改变电极的可视化和妨碍直电极的活动针尖的精确定位, 或干扰齿轮放置的精确程度和排列。这些参数中有许多是可控的, 与磁场的强度相关, 射频在给定时间的电极组合和趋向与主磁场、脉冲序列设计、采样带宽和频率编码方向相关 (Lewin 等, 1996；Nour 和 Lewin, 2005)。

8.2　使用射频能量的安全问题

8.2.1　合适的接地系统

　　射频消融过程中,高电流的沉积会导致接地脚踏板组件的严重灼伤(Goldberg 等,2000)。这是由于当射频电流通过完整的电路时,电流在返回电极(接地垫)中又回到源电极。因此,散热量沉积在接地脚踏板实际上相当于利用源电极切除肿瘤。脚踏板的边缘热量是最高的,尤其是在

RF 电极对面的前缘(Goldberg,2001)。为了避免接地脚踏板系统的严重烧伤,多个大面积的脚踏板应该放在准备好的皮肤上并以最大面积面向射频电极(图 21-13)(Goldberg 等,2000)。

8.2.2　合适的射频沉积

　　RFA 的最佳结果是在手术中产生一个覆盖整个靶肿瘤及其安全边缘的热消融区,通常为0.5~1cm。虽然不完全治疗不能得到理想的结果,过度治疗也不能免除危险。邻近靶肿瘤的重要的组织使治疗变得复杂,如大肠或小肠,一些情况下胆囊对热损伤也特别敏感(Goldberg,2001)。详细的计划图像引导,特别是在 MRI 引导下,可以在不同时相和磁场中观察热消融治疗区形成,对于避免并发症的发生非常重要。此外,对大消融区做计划时应考虑器官功能能否耐受、能否承受大面积坏死是非常重要的,与较高的感染率和消融后综合征相关。延时的 RFA与溶血、横纹肌溶解和短暂急性肾衰竭有关,尽管这些很少见(Keltner 等,2001)。

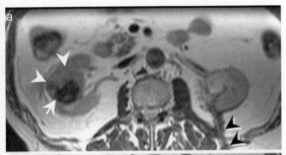
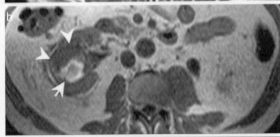
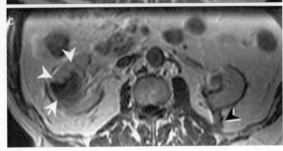

图 21-12　患者右肾中部巨大肿块,严重影响肾功能,2周前行 2 次减瘤消融手术,今用高场强 MR 扫描进行随访。消融区(箭)在 FSE T2 加权图像上显示为低信号(a),在 T1 正相位呈高信号(b),增强扫描未见明显强化(c)。残留的肿瘤组织(白箭头)在 3 个脉冲序列上均可明显地分辨出来,T2 上表现为帽状的高信号(a),位于消融区域的前方;在 T1 正相位上表现为等信号(b),增强扫描明显强化。注意左肾造瘘管(黑箭,a,c)。(From Merkle et al. 2005, with permission)

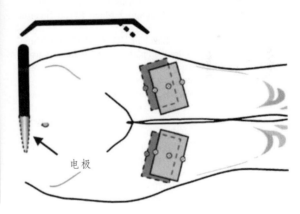

电极

图 21-13　妥善安置接地垫的射频消融治疗。这幅图显示了接地垫(灰色矩形)与射频电极的位置关系。为了将接地垫的灼伤最小化,多发性垫应面向电极水平放置在其长轴面。这有利于更均匀地散热,减少沿接地垫表面扩散的热量。(From Goldberg 2001b,with permission)

(金鑫 译　张啸波 校)

参考文献

Anzai Y, Lufkin RB, Hirschowitz S et al (1992) MR imaging-histopathologic correlation of thermal injuries induced with interstitial Nd:YAG laser irradiation in the chronic model. J Magn Reson Imaging 2(6):671–678

Arellano RS, Garcia RG, Gervais DA, Mueller PR (2009) Percutaneous CT-guided radiofrequency ablation of renal cell carcinoma: efficacy of organ displacement by injection of 5% dextrose in water into the retroperitoneum. AJR Am J Roentgenol 193(6):1686–1690

Beisland C, Medby PC, Sander S, Beisland HO (2000) Nephrectomy: indications, complications and postoperative mortality in 646 consecutive patients. Eur Urol 37:58–64

Bell ET (1950) Renal diseases. Lippincott, Philadelphia, pp 428–439

Bleier AR, Jolesz FA, Cohen MS et al (1991) Real-time magnetic resonance imaging of laser heat deposition in tissue. Magn Reson Med 21(1):132–137

Boaz TL, Lewin JS, Chung YC et al (1998) MR monitoring of MR-guided radiofrequency thermal ablation of normal liver in an animal model. J Magn Reson Imaging 8(1):64–69

Bosniak MA (1995) Observation of small incidentally detected renal masses. Semin Urol Oncol 13:267–272

Boss A, Martirosian P, Schraml C, Clasen S, Fenchel M, Anastasiadis A, Claussen CD, Pereira PL, Schick F (2006) Morphological, contrast-enhanced and spin labeling perfusion imaging for monitoring of relapse after RF ablation of renal cell carcinomas. Eur Radiol 16(6):1226–1236

Botnar RM, Steiner P, Dubno B et al (2001) Temperature quantification using the proton frequency shift technique: in vitro and in vivo validation in an open 0.5 tesla interventional MR scanner during RF ablation. J Magn Reson Imaging 13(3):437–444

Breen MS, Lancaster TL, Lazebnik RS et al (2003) Three-dimensional method for comparing in vivo interventional MR images of thermally ablated tissue with tissue response. J Magn Reson Imaging 18(1):90–102

Breen MS, Lazebnik RS, Fitzmaurice M et al (2004) Radiofrequency thermal ablation: correlation of hyperacute MR ablation zone images with tissue response. J Magn Reson Imaging 20(3):475–486

Brenner DJ, Hall EJ (2007) Computed tomography–an increasing source of radiation exposure. N Engl J Med. 357(22): 2277–84 Review

Butler BP, Novick AC, Miller DP, Campbell SA, Licht MR (1995) Management of small unilateral renal cell carcinomas: radical versus nephron-sparing surgery. Urology 45: 34–40 discussion 40–41

Cadeddu JA, Raman JD (2008) Renal tumor ablation is a function of patient selection and technique—not the ablation technology. Cancer 113(10):2623–2626

Cantwell CP, Wah TM, Gervais DA, Eisner BH, Arellano R, Uppot RN, Samir AE, Irving HC, McGovern F, Mueller PR (2008) Protecting the ureter during radiofrequency ablation of renal cell cancer: a pilot study of retrograde pyeloperfusion with cooled dextrose 5% in water. J Vasc Interv Radiol 19(7):1034–1040

Carey RI, Leveillee RJ (2007) First prize: direct real-time temperature monitoring for laparoscopic and CT-guided radiofrequency ablation of renal tumors between 3 and 5 cm. J Endourol 21:807–813

Chung YC, Duerk JL, Shankaranarayanan A et al (1999a) Temperature measurement using echo-shifted FLASH at low field for interventional MRI. J Magn Reson Imaging 9(1):138–145

Chung YC, Merkle EM, Lewin JS et al (1999b) Fast T2-weighted imaging by PSIF at 0.2 T for interventional MRI. Magn Reson Med 42(2):335–344

Cline HE, Schenck JF, Watkins RD et al (1993) Magnetic resonance-guided thermal surgery. Magn Reson Med 30(1): 98–106

Cline HE, Hynynen K, Watkins RD et al (1995) Focused US system for MR imaging-guided tumor ablation. Radiology 194(3):731–737

Davenport MS, Caoili EM, Cohan RH, Ellis JH, Higgins EJ, Willatt J, Fox GA (2009) MRI and CT characteristics of successfully ablated renal masses: Imaging surveillance after radiofrequency ablation. AJR Am J Roentgenol 192(6): 1571–1578

Dempsey MF, Condon B (2001) Thermal injuries associated with MRI. Clin Radiol 56(6):457–465

Dempsey MF, Condon B, Hadley DM (2001) Investigation of the factors responsible for burns during MRI. J Magn Reson Imaging 13(4):627–631

Derakhshan JJ, Griswold MA, Nour SG, Sunshine JL, Duerk JL (2010) Characterization and reduction of saturation banding in multiplanar coherent and incoherent steady-state imaging. Magn Reson Med 63(5):1415–1421

Dick EA, Joarder R, De Jode MG, Wragg P, Vale JA, Gedroyc WM (2002) Magnetic resonance imaging-guided laser thermal ablation of renal tumours. BJU Int. 90(9):814–822

Duerk JL, Lewin JS, Wendt M et al (1998) Remember true FISP? A high SNR, near 1-second imaging method for T2-like contrast in interventional MRI at 2 T. J Magn Reson Imaging 8(1):203–208

Duerk JL, Butts K, Hwang KP et al (2000) Pulse sequences for interventional magnetic resonance imaging. Top Magn Reson Imaging 11(3):147–162

Elias D, Debaere T, Muttillo I, Cavalcanti A, Coyle C, Roche A (1998) Intraoperative use of radiofrequency treatment allows an increase in the rate of curative liver resection. J Surg Oncol 67(3):190–191

Frank I, Blute ML, Leibovich BC, Cheville JC, Lohse CM, Zincke H (2005) Independent validation of the 2002 American Joint Committee on cancer primary tumor classification for renal cell carcinoma using a large, single institution cohort. J Urol 173:1889–1892

Gervais DA, McGovern FJ, Wood BJ et al (2000) Radiofrequency ablation of renal cell carcinoma: early clinical experience. Radiology 217(3):665–672

Gervais DA, Arellano RS, Mueller PR (2005) Percutaneous radiofrequency ablation of renal cell carcinoma. Eur Radiol 15:960–967

Gill IS, Kavoussi LR, Clayman RV et al (1995) Complications of laparoscopic nephrectomy in 185 patients: a multi institutional review. J Urol 154(2 pt 1):479–483

Goldberg SN (2001a) Radiofrequency tumor ablation: principles and techniques. Eur J Ultrasound 13(2):129–147

Goldberg SN (2001b) Radiofrequency tumor ablation: principles and techniques. Eur J Ultrasound. 13(2):141

Goldberg SN, Solbiati L, Halpern EF et al (2000) Variables affecting proper system grounding for radiofrequency ablation in an animal model. J Vasc Interv Radiol 11(8): 1069–1075

Graham SJ, Stanisz GJ, Kecojevic A et al (1999) Analysis of changes in MR properties of tissues after heat treatment. Magn Reson Med 42(6):1061–1071

Gupta A, Raman JD, Leveillee RJ, Wingo MS, Zeltser IS, Lotan Y, Trimmer C, Stern JM, Cadeddu JA (2009) General anesthesia and contrast-enhanced computed tomography to optimize renal percutaneous radiofrequency ablation: multiinstitutional intermediate-term results. J Endourol 23: 1099–1105

Hafez KS, Fergany AF, Novick AC (1999) Nephron sparing surgery for localized renal cell carcinoma: impact of tumor size on patient survival, tumor recurrence and TNM staging. J Urol 162:1930–1933

Hinshaw JL, Lee FT Jr (2004) Image-guided ablation of renal cell carcinoma. Magn Reson Imaging Clin N Am 12(3):429–447

Hinshaw JL, Shadid AM, Nakada SY, Hedican SP, Winter TC 3rd, Lee FT Jr (2008) Comparison of percutaneous and laparoscopic cryoablation for the treatment of solid renal masses. AJR Am J Roentgenol 191(4):1159–1168

Hoffmann RT, Jakobs TF, Kubisch CH, Trumm C, Weber C, Siebels M, Helmberger TK, Reiser MF (2010) Renal cell carcinoma in patients with a solitary kidney after nephrectomy treated with radiofrequency ablation: mid term results. Eur J Radiol 73(3):652–656

Hollingsworth JM, Miller DC, Daignault S, Hollenbeck BK (2006) Rising incidence of small renal masses: a need to reassess treatment effect. J Natl Cancer Inst 98:1331–1334

Hui GC, Tuncali K, Tatli S, Morrison PR, Silverman SG (2008) Comparison of percutaneous and surgical approaches to renal tumor ablation: metaanalysis of effectiveness and complication rates. J Vasc Interv Radiol. 19(9):1311–1320

Jemal A, Siegel R, Ward E, Murray T, Xu J, Thun MJ (2007) Cancer statistics, 2007. CA Cancer J Clin. 57:43–66

Kariniemi J, Ojala R, Hellström P, Sequeiros RB (2010) MRI-guided percutaneous laser ablation of small renal cell carcinoma: initial clinical experience. Acta Radiol 51(4): 467–472

Keltner JR, Donegan E, Hynson JM et al (2001) Acute renal failure after radiofrequency liver ablation of metastatic carcinoid tumor. Anesth Analg 93(3):587–589

Kunkle DA, Uzzo RG (2008) Cryoablation or radiofrequency ablation of the small renal mass: a meta-analysis. Cancer 113(10):2671–2680

Kunkle DA, Haas NB, Uzzo RG (2007) Adjuvant therapy for high risk renal cell carcinoma patients. Curr Urol Rep. 8:19–30

Levinson AW, Su L-M, Agarwal D, Sroka M, Jarrett TW, Kavoussi LR, Solomon SB (2008) Long-term oncological and overall outcomes of percutaneous radio frequency ablation in high risk surgical patients with a solitary small renal mass. J Urol 180:499–504

Lewin JS, Duerk JL, Jain VR, Petersilge CA, Chao CP, Haaga JR (1996) Needle localization in MR-guided biopsy and aspiration: effects of field strength, sequence design, and magnetic field orientation. AJR Am J Roentgenol 166(6): 1337–1345

Lewin JS, Nour SG, Connell CF, Sulman A, Duerk JL, Resnick MI, Haaga JR (2004a) Phase II clinical trial of interactive MR imaging guided interstitial radiofrequency thermal ablation of primary kidney tumors: initial experience. Radiology 232:835–845

Lewin JS, Nour SG, Connell CF et al (2004b) Phase II clinical trial of interactive MR-guided interstitial radiofrequency thermal ablation of primary kidney tumors: initial experience. Radiology 232(3):837

Lewin JS, Nour SG, Connell CF et al (2004c) Phase II clinical trial of interactive MR-guided interstitial radiofrequency thermal ablation of primary kidney tumors: initial experience. Radiology 232(3):839

Lewin JS, Nour SG, Connell CF et al (2004d) Phase II clinical trial of interactive MR-guided interstitial radiofrequency thermal ablation of primary kidney tumors: initial experience. Radiology. 232(3):842

Lufkin R, Teresi L, Hanafee W (1987) New needle for MR-guided aspiration cytology of the head and neck. AJR Am J Roentgenol 149(2):380–382

Lufkin R, Teresi L, Chiu L, Hanafee W (1988a) A technique for MR-guided needle placement. AJR Am J Roentgenol 151(1):193–196

Lufkin R, Duckwiler G, Spickler E, Teresi L, Chang M, Onik G (1988b) MR body stereotaxis: an aid for MR-guided biopsies. J Comput Assist Tomogr 12(6):1088–1089

Mahesh M (2010) Medical radiation exposure with focus on CT. Rev Environ Health 25(1):69–74 Review

Matsumoto R, Oshio K, Jolesz FA (1992) Monitoring of laser and freezing-induced ablation in the liver with T1-weighted MR imaging. J Magn Reson Imaging 2(5):555–562

Matsumoto R, Selig AM, Colucci VM et al (1993) MR monitoring during cryotherapy in the liver: predictability of histologic outcome. J Magn Reson Imaging 3(5):770–776

McGahan JP, Schneider P, Brock JM et al (1993) Treatment of liver tumors by percutaneous radiofrequency electrocautery. Semin Interv Radiol 10:143–149

Merkle EM, Shonk JR, Duerk JL et al (1999a) MR-guided RF thermal ablation of the kidney in a porcine model. AJR Am J Roentgenol 173(3):645–651

Merkle EM, Shonk JR, Duerk JL et al (1999b) MR-guided RF thermal ablation of the kidney in a porcine model. AJR Am J Roentgenol. 173(3):649

Merkle EM, Nour SG, Lewin JS (2005a) MR imaging follow-up after percutaneous radiofrequency ablation of renal cell carcinoma: findings in eighteen patients during first 6 months. Radiology 235(3):1065–1071

Merkle EM, Nour SG, Lewin JS (2005b) MR imaging follow-up after percutaneous radiofrequency ablation of renal cell carcinoma: findings in eighteen patients during first 6 months. Radiology. 235(3):1068

Merkle EM, Nour SG, Lewin JS (2005c) MR maging follow-up after percutaneous radiofrequency ablation of renal cell carcinoma: findings in eighteen patients during first 6 months. Radiology. 235(3):1070

Mezrich RS (2009) Radiation exposure from medical imaging procedures. N Engl J Med 361(23):2290; author reply 2291–2292

Miki K, Shimomura T, Yamada H, Kishimoto K, Ohishi Y, Harada J, Egawa S (2006) Percutaneous cryoablation of renal cell carcinoma guided by horizontal open magnetic resonance imaging. Int J Urol 13(7):880–884

Moore C, Salas N, Zaias J, Shields J, Bird V, Leveillee R (2010) Effects of microwave ablation of the kidney. J Endourol 24(3):439–444

Negrier S, Escudier B, Lasset C et al (1998) Recombinant human interleukin-2, recombinant human interferon alfa-2a, or both in metastatic renal-cell carcinoma. N Engl J Med 338:1272–1278

Nguyen PK, Wu JC (2011) Radiation exposure from imaging tests: is there an increased cancer risk? Expert Rev Cardiovasc Ther 9(2):177–183

Nguyen CT, Lane BR, Kaouk JH, Hegarty N, Gill IS, Novick AC, Campbell SC (2008) Surgical salvage of renal cell carcinoma recurrence after thermal ablative therapy. J Urol. 180(1):104–109; discussion 109

Nicoli N, Casaril A, Marchiori L, Mangiante G, Hasheminia AR (2001) Treatment of recurrent hepatocellular carcinoma by radiofrequency thermal ablation. J Hepatobiliary Pancreat Surg 8(5):417–421

Nissenkorn I, Bernheim J (1995) Multicentricity in renal cell carcinoma. J Urol 153(3 Pt 1):620–622

Nitz WR, Oppelt A, Renz W et al (2001) On the heating of linear conductive structures as guide wires and catheters in interventional MRI. J Magn Reson Imaging 13(1):105–114

Nour SG (2005) MRI-guided and monitored radiofrequency tumor ablation. Acad Radiol 12(9):1110–1120

Nour SG, Lewin JS (2005a) Radiofrequency thermal ablation: the role of MR imaging in guiding and monitoring tumor therapy. Magn Reson Imaging Clin N Am 13(3):561–581

Nour SG, Lewin JS (2005b) Percutaneous biopsy from blinded to MR guided: an update on current techniques and applications. Magn Reson Imaging Clin N Am 13(3): 441–464

Nour SG, Lewin JS, Gutman M et al (2004a) Percutaneous MR imaging-guided radiofrequency interstitial thermal ablation of tongue base in porcine models: implications for obstructive sleep apnea syndrome. Radiology 230(2):359–368

Nour SG, Lewin JS, Gutman M et al (2004b) Percutaneous MR guided radiofrequency interstitial thermal ablation of tongue base in porcine models: implications for obstructive sleep apnea syndrome. Radiology. 230(2):367

Nour SG, Derakhshan JJ, Akhtar NJ, Ayres MA, Clampitt ME, Stellato TA, Duerk JL (2008) A technique for MRI-guided transrectal deep pelvic abscess drainage. AJR Am J Roentgenol 191(4):1182–1185

Nour SG, Goldberg SN, Wacker FK, Rafie S, Paul S, Heidenreich JO, Rodgers M, Abdul-Karim FW, Duerk JL, Lewin JS (2010) MR monitoring of NaCl-enhanced radiofrequency ablations: observations on low- and high-field-strength MR images with pathologic correlation. Radiology 254(2):449–459

Pavlovich CP, Walther MM, Choyke PL et al (2002) Percutaneous radiofrequency ablation of small renal tumors: initial results. J Urol 167(1):10–15

Peterson RO (1986) Urologic pathology. Lippincott, Philadelphia, pp 85–110

Pirasteh A, Snyder L, Boncher N, Passalacqua M, Rosenblum D, Prologo JD (2011) Cryoablation vs. radiofrequency ablation for small renal masses. Acad Radiol 18(1):97–100

Rassweiler J, Frede T, Henkel TO, Stock C, Alken P (1998) Nephrectomy: a comparative study between the transperitoneal and retroperitoneal laparoscopic versus the open approach. Eur Urol 33:489–496

Schenck JF, Jolesz FA, Roemer PB et al (1995) Superconducting open-configuration MR imaging system for image-guided therapy. Radiology 195(3):805–814

Schirmang TC, Mayo-Smith WW, Dupuy DE, Beland MD, Grand DJ (2009) Kidney neoplasms: renal halo sign after percutaneous radiofrequency ablation–incidence and clinical importance in 101 consecutive patients. Radiology 253(1): 263–269

Schmit GD, Atwell TD, Leibovich BC, Callstrom MR, Kurup AN, Woodrum DA, Charboneau JW (2010a) Percutaneous cryoablation of anterior renal masses: technique, efficacy, and safety. AJR Am J Roentgenol 195(6):1418–1422

Schmit GD, Atwell TD, Callstrom MR, Farrell MA, Leibovich BC, Patterson DE, Chow GK, Blute ML, Charboneau JW (2010b) Percutaneous cryoablation of renal masses > or = 3 cm: efficacy and safety in treatment of 108 patients. J Endourol 24(8):1255–1262

Shingleton WB, Sewell PE Jr (2001) Percutaneous renal tumor cryoablation with magnetic resonance imaging guidance. J Urol 165(3):773–776

Shingleton WB, Sewell PE Jr (2002) Percutaneous renal cryoablation of renal tumors in patients with von Hippel-Lindau disease. J Urol 167(3):1268–1270

Silverman SG, Tuncali K, Van Sonnenberg E et al (2005) Renal tumors: MR imaging-guided percutaneous cryotherapy-initial experience in 23 patients. Radiology 236:716–724

Steinbach F, Stockle M, Muller SC et al (1992) Conservative surgery of renal cell tumors in 140 patients: 21 years of experience. J Urol 148:24–29; discussion 29–30

Surveillance Research Program (2011) http://seer.cancer. gov/

Tracz RA, Wyman DR, Little PB et al (1993) Comparison of magnetic resonance images and the histopathological findings of ablation zones induced by interstitial laser photocoagulation in the brain. Lasers Surg Med 13(1): 45–54

Ukimura O, Mitterberger M, Okihara K, Miki T, Pinggera GM, Neururer R, Peschel R, Aigner F, Gradl J, Bartsch G, Colleselli D, Strasser H, Pallwein L, Frauscher F (2008) Real-time virtual ultrasonographic radiofrequency ablation of renal cell carcinoma. BJU Int 101:707–711

Vogl TJ, Muller PK, Hammerstingl R et al (1995) Malignant liver tumors treated with MR imaging-guided laser-induced thermotherapy: technique and prospective results. Radiology 196(1):257–265

Volpe A, Panzarella T, Rendon RA, Haider MA, Kondylis FI, Jewett MA (2004) The natural history of incidentally detected small renal masses. Cancer 100:738–745

Wah TM, Arellano RS, Gervais DA, Saltalamacchia CA, Martino J, Halpern EF, Maher M, Mueller PR (2005) Image-guided percutaneous radiofrequency ablation and incidence of post-radiofrequency ablation syndrome: prospective survey. Radiology. 237(3):1097–1102

Watkin NA, Morris SB, Rivens IH, ter Haar GR (1997) High-intensity focused ultrasound ablation of the kidney in a large animal model. J Endourol 11:191–196

Wile GE, Leyendecker JR, Krehbiel KA, Dyer RB, Zagoria RJ (2007) CT and MR imaging after imaging-guided thermal ablation of renal neoplasms. Radiographics 27(2):325–339; discussion 339–340

Wingo MS, Leveillee RJ (2008) Central and deep renal tumors can be effectively ablated: radiofrequency ablation outcomes with fiberoptic peripheral temperature monitoring. J Endourol 22:1–7

Yamakado K, Nakatsuka A, Kobayashi S, Akeboshi M, Takaki H, Kariya Z, Kinbara H, Arima K, Yanagawa M, Hori Y, Kato H, Sugimura Y, Takeda K (2006) Radiofrequency ablation combined with renal arterial embolization for the treatment of unresectable renal cell carcinoma larger than 3.5 cm: initial experience. Cardiovasc Intervent Radiol 29(3):389–394

Yohannes P, Pinto P, Rotariu P, Smith AD, Lee BR (2001) Retroperitoneoscopic radiofrequency ablation of a solid renal mass. J Endourol 15(8):845–849

Zhang Q, Chung YC, Lewin JS, Duerk JL (1998) A method for simultaneous RF ablation and MRI. J Magn Reson Imaging 8(1):110–114

第 22 章　MRI 引导聚焦超声治疗子宫肌瘤

Wladyslaw M. Gedroyc

本章目录

1　引言 …………………………………… 303

2　MRI 引导聚焦超声治疗子宫肌瘤
　　的方法 ……………………………… 305

3　MRI 引导聚焦超声治疗子宫肌瘤
　　的患者选择 ………………………… 307

4　结果 …………………………………… 308

5　安全考虑和并发症 ………………… 308

6　结论 …………………………………… 309

参考文献 ………………………………… 309

摘　要

MRI 引导聚焦超声治疗肌瘤是一种新的完全非侵入性的治疗，利用高能量超声聚焦到体内的特定靶点引起局部加热，从而进行热消融。整个过程可以在 MRI 定向引导下进行，使用在线热图谱技术和与 MR 完全兼容的聚焦超声设备。整个步骤可以针对门诊患者在常规 MR 扫描下进行，使并发症最少并使用最低限度的镇静剂。无需办理住院手续，几乎没有疼痛及其他并发症，患者可以在 24h 内恢复工作。目前全世界已使用这种方法治疗了 5000 多例患者，取得了实质性的成功。本章描述了治疗过程中的细节，包括患者纳入和排除标准、副作用和使用目前设备治疗的有效率。

1　引言

子宫平滑肌瘤，通常称为子宫肌瘤，是一种在育龄期妇女中常见却不易治疗的盆腔良性肿瘤。表现形式多样，引起的症状有轻有重，可以是轻微压迫症状、尿频等，也可以是严重的疼痛和出血过多导致的严重缺铁性贫血。子宫肌瘤常见于绝经前期的妇女，有人估计在所有绝经前妇女中，有症状者达 35%（Walker 和 Stewart，2005）。因此，子宫肌瘤是女性盆腔中最常见的肿瘤。这种良性肿瘤引起的社会经济效应是巨大的，在美国每年仅住院治疗的费用估计超过 20 亿美元（Flynn 等，2006）。这一点当然没有考虑到因为耽误工时带来的损失和类似的问题，否则总花费可能比上述数字高 50% 左右。与其他年龄相当的对照组比较，黑人妇女子宫肌瘤的发病率更高，症状也较为显著(Day Baird 等，2003)。虽然子宫肌瘤似乎也存在家族遗传因素，但是遗传的具体作用至今尚未明确。传统上，对于子宫肌瘤的治疗一直依赖手术。过去最常见的外科手术是子宫切除术，子宫肌瘤剔除术则整体应用较少。近年来，如果女性的家庭是完整的，子宫切除术是一种完全可以接受的方法。切除子宫对于有症状的患者确实是有效的，因为子宫切除术后与肌瘤相关的症状不再出现。尽管如此，手术本身存在诸多的并发症，许多患者并不愿意因为良性肿瘤而接受直接危及生命的大手术，这一点也是无可非议的。

对于希望保留生育能力的子宫肌瘤患者，肌瘤剔除术将肌瘤从完整的子宫里剔除，被认为是治疗的金标准。这是一个在技术上比子宫切除术更复杂的过程，既可作为开放的外科手术，近期又更多地应用于各种腹腔镜技术。但是，子宫肌瘤剔除术后子宫肌瘤的复发率依然很高，为 15%~51%(Stewart,2007)。显著的复发率对于各种肌瘤的治疗方法是普遍存在的，同样适用于其他的治疗形式。从本质上讲，肌瘤往往会持续生长，曾经罹患过子宫肌瘤的妇女残留的子宫肌层往往会产生更多的肌瘤。

因此，许多子宫肌瘤患者强烈渴望一种有效的长效治疗方法，不需要进行大手术且能够保留自己的子宫。为实现这个愿望，在过去 10 年中一直不断尝试一些微创治疗方法，以试图满足这一要求。这些新的治疗方法分为 2 种基本类型：将肌瘤和子宫作为一个整体，栓塞子宫动脉诱导肌瘤缺血梗死，或者单独针对肌瘤应用热消融技术使其产生凝固坏死 (Law 等，1999)。MRI 引导聚焦超声治疗是一种新的热消融技术，通过高温产生凝固坏死。这个过程是完全非侵入性的，只需要一个合适的声窗以达到靶点，无需经皮穿刺或其他侵入方式。靶点肌瘤发生凝固性坏死。这个过程在 1s 内将温度组织提高超过 55℃，使细胞中的蛋白凝固，特别是线粒体中的蛋白，引起细胞代谢的停止和快速的细胞死亡。与缺血性梗死导致严重的全身症状，如剧烈疼痛和发烧不同的是，凝固性坏死是相对无痛苦的，一般不伴有明显的全身症状 (Hindley 等，2004；Jolesz 和 Hynynen，2002)。

聚焦超声治疗不是一个新概念 (Lynn 等，1942)。在 20 世纪 40 年代，研究者们主要试图利用它的热性破坏颅内组织，但是没有任何实时监测，其组织效应是非常不确定的。在以后的 70 多年，一直在间断地尝试不同的结果。常规诊断超声一直被频繁尝试用来监测高强度聚焦超声的靶点(ter Haar,1999)，这种技术仍然被广泛使用。使用诊断超声作为聚焦超声治疗的监测方式存在的主要问题如下：

(1)对于复查的软组织病变，超声检查不是一个理想的方式，因为其空间分辨率低，易受邻近肠气的干扰，这两者都使得诊断超声的可视化很差。靶点完整的可视化和光束通路通常是不理想的。

(2)超声检查目前无法提供足够的关于组织加热的热针对性的信息，即它对热治疗不敏感，需要精确的治疗引导。

MRI 完美地克服了上述 2 个缺点。MRI 具有最高的软组织成像模式的组织分辨率，因此针对性靶区可以很容易地与正常组织区分。MRI 对温度也极其敏感，组织热图的精度可达 ±1°C，采用相位反转技术很容易在几秒钟内给出准确的热反馈 (American College of Obstetricians and Gynaecologists,2008)。集成了聚焦超声系统的 MR 设备是相当复杂的，因为整个聚焦超声复杂的任务系统必需是 MR 兼容的，且必须完全集成到一个 MR 扫描环境(Cline 等,1992)。尽管有这些技术上的问题，一些商业厂家已经解决了这些问题，生产出能够在 MR 环境中工作的聚焦超声设备。

2 MRI 引导聚焦超声治疗子宫肌瘤的方法

本章中描述的过程包括使用和实施 ExAblate 2000 MRI 引导超声(InSightec,Israel),尽管有许多个体差异,但其他机器的应用方法大致类似。在本章中,聚焦超声系统与 MR 的检查床和换能器结合,而在这种情况下,包含 210 个弯曲的电子阵列被安置在扫描床的除气水下。患者处于俯卧位,使得下腹壁通过水浴凝胶垫与换能器相对(Hindley 等,2004),初步获得高分辨率 T2 加权轴位、矢状位和冠状位的规划图(图 22-1)。

在患者被放置在扫描仪之前,位于光束路径的腹部毛发需要被剃除。毛发通过隔绝空气使患者保持体温,但是这个过程可能会导致不可预知的聚焦超声波束被反射,因为气体微泡会集中反射超声波,因此有可能导致不必要的皮肤发热,并可能灼伤皮肤。开始前需要在膀胱常规插管,以免对声束通道产生影响。或者,可以填充膀胱以置换子宫前面的肠管,从而允许安全性声窗有针对性地到达子宫肌瘤,因为聚焦超声会穿过充盈的膀胱到达靶点,不会对膀胱造成任何损伤。

然而,在后一种技术中,正常尿液流动和充盈的膀胱在手术过程中会慢慢改变子宫的位置,如果不能准确认识它,可能会损坏非目标组织导致错误地损伤子宫。这种未确认的膀胱充盈有时可导致大得出奇的子宫位移,从而改变目标位置。在整个过程中需要使子宫位置保持固定,通过每一层面的 T2 规划图像将电子标记放置在子宫周边。这些基准点被应用到随后的所有相位反转图像中,从而获得超声治疗热图像。此过程使操作者明白,如果发生自主或被动的子宫运动,需要采取适当的干预。例如,如果膀胱充盈使子宫缓慢移动,可以排出一定的膀胱内容物,使子宫返回到初始瞄准的高清晰度图像显示的起始位置。

在最初的治疗规划中,针对肌瘤建立合适

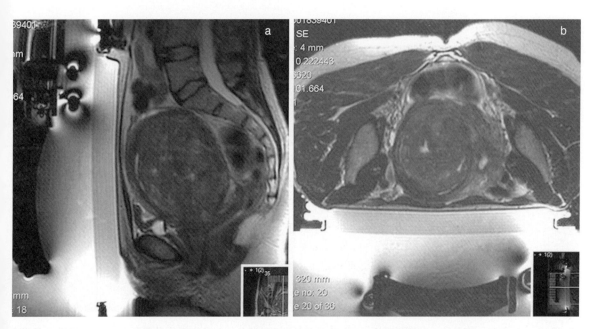

图 22-1 高分辨率 T2 加权的规划图像。(a)子宫肌瘤患者的矢状位 T2 加权图像,显示肌瘤位于子宫肌层后壁。患者位于 MR 聚焦超声治疗床上,位于患者下方的除气水浴中超声换能器清晰可见。注意子宫肌瘤背后的脊椎腰骶部。前方有一个用于治疗的适当声窗,且在腹壁和子宫肌瘤之间没有其他的肠腔阻挡。使用导尿管使膀胱完全减压。(b)同一患者的轴位 T2 加权像。再次注意前方的良好声窗,在光束路径没有肠腔阻挡。

的声窗是至关重要的。最重要的考虑因素是包含气体的肠管。光束通路通过这样的含气体结构时,气体会反射超声波,并可能导致不可预知的反应和热量积聚。由于不可预知的热量积聚,在这样的情况下,可能会导致肠穿孔。因此在进行详细的最初治疗规划时,应远离肠管,避免超声波穿过。邻近超声波后路的腰骶椎也是需要注意的。位于焦点之后的聚焦超声波束被称为相对于主光束的次级光束,其直接从换能器作用于靶点。次级光束具有比焦点之前的主强度小得多的能量,然而,次级光束的能量仍然足以作用于骶椎,热量在骶骨中传递时会损伤其中的神经结构,造成腿部或背部疼痛。骨质吸收聚焦超声的能力大约是软组织 50 倍以上,这种亲和力会导致潜在的腰骶椎加热和神经结构的破坏。

聚焦超声焦点与腰骶椎要保持合适的距离,必须保证焦点后方沉积在腰骶椎的能量在安全范围内,否则可能引起神经损伤,文献中有过一个这样的可逆性损伤的报道 (Jolesz 和 Hynynen,2002)。

治疗计划要设定目标肌瘤和超声处理,在满足上述要求后尽可能大地覆盖子宫肌瘤的范围。在不同的机器上完成的方式略有不同,但超声治疗的目标大致是相似的, 都是升温以尽可能达到使肌瘤坏死的温度(图 22-2)。设定治疗规划时避免损伤邻近结构是一个重要的步骤,往往占据整个治疗过程 1/3 的时间。在实际过程中,一旦患者发生任何意外或感到难以忍受的痛苦,可在任何时间停止治疗。实时监测尤为重要。一旦超声治疗完成后,覆盖尽可能大的子宫肌瘤,T1 加权脂肪抑制的动态增强扫描图像可以显示治疗后的区域(图 22-3)。相对于邻近的强化的正常肌层,无强化区域代表子宫肌瘤的坏死。单个肌瘤的无强化区域是可以计算的。有几篇文章已经表明,通过这种定量证实了 MRI 引导聚焦超声治疗的远期有效性。子宫肌瘤中坏死的范围越大 (较大的无强化区),远期治疗效果越好(Stewart 等,2003,2007)。治疗结束后, 大多数患者无需术后镇痛即可恢复正常,包括 24h 内恢复工作等。而在常规治疗时, 需要静脉注射阿片类药物和苯二氮䓬类镇静药用于镇痛。

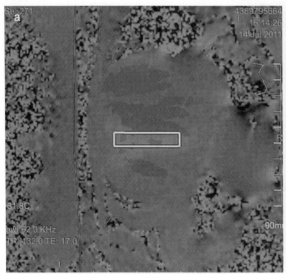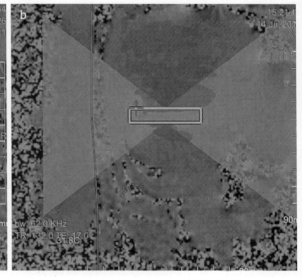

图 22-2　(a)矢状面热图显示先前施加的超声造成的热坏死区。蓝色区域是组织的温度在 1s 内上升到超过 55℃的位点。在绿色和红色区域是当前超声治疗的部位。(b)与 a 相同的热图,但是这次使用的光束路径区叠加在矢状图像上。光束路径区显示了组织通过聚焦超声波束传递到达焦点,并显示了这一区域的邻近组织。(见彩图)

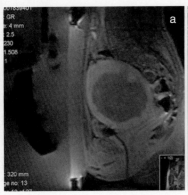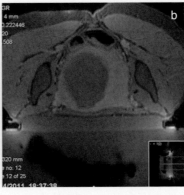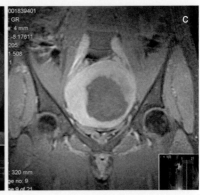

图 22-3　(a)矢状位梯度回波 T1 加权脂肪抑制图像的增强扫描延迟期显示的目标肌瘤。治疗后的图像显示了讨论中的肌瘤内有相当大的无强化区,体积达 70%以上。(b)轴位梯度回波 T1 加权脂肪抑制图像显示的同一区域。(c)冠状位梯度回波 T1 加权脂肪抑制图像显示了(a)中的无强化区。

3　MRI 引导聚焦超声治疗子宫肌瘤的患者选择

只有能够安全进行 MR 扫描的患者才能够进行治疗,因此,携带心脏起搏器和其他不安全 MR 植入物的患者不予考虑。其他禁忌证包括幽闭恐惧症和超过扫描机架限制的过度肥胖患者。

我们目前治疗的子宫肌瘤的直径可达 15cm。对于直径为 10~15cm 的肌瘤,需要预先使用促性腺激素释放激素受体激动剂,以缩小肌瘤体积并减少其血供(Smart 等,2006)。直径 <10cm 的肌瘤则无需做上述的预处理。对于多达 5 个肌瘤的患者可以进行常规处理,因为在一次治疗中针对几个靶点是可行的。但是,对于较大的多发肌瘤的患者,治疗是有困难的。我们目前的设备治疗多发肌瘤(大于 5 个)并不十分可行,主要是因为时间限制。

在过去,位于声波通路中的皮肤瘢痕,被认为是 MRI 引导聚焦超声治疗的禁忌,因为致密的胶原瘢痕可能吸收和阻碍聚焦超声波束,并且此操作在这种情况下往往是非常痛苦的,由于该区域的血管减少可能导致患者皮肤的灼伤。最近我们使用了自黏隔声罩以附着在瘢痕表面,只要皮肤瘢痕本身不太厚,并不会引起局部过分失真。这个隔声罩可以防止聚焦超声波束接触皮肤上的瘢痕,而屏蔽区域上方及下方的正常超声通道则不受影响,超声波仍然能够到达靶点。该隔声罩可以吸收瘢痕上方的声束,但不妨碍声束的聚焦,因为它是相对较窄的,只需覆盖瘢痕本身。这方法已用于较小的瘢痕,且相当成功,从而显著增加了可以进行 MRI 引导聚焦超声治疗的患者人数。先前剖宫产或子宫肌瘤剔除术产生的瘢痕在这类患者中是很常见的,在治疗过程中通常要考虑到。

在治疗患者时,一个能够到达目标肌瘤的合适的声窗必需是可用的,如果不能成功地实现膀胱充盈或直肠充盈以取代子宫并将肠管移动至合适的位置时,治疗就不能进行(参见前文)。

在过去的 5 年中,这一领域的一些研究团队发现,在 T2 加权图像上信号高于正常的子宫肌层的子宫肌瘤(高信号肌瘤)对简单的聚焦超声反应要差得多。这种相对较差的反应的准确原因还不清楚。通常认为这些肌瘤有更丰富的血供(ter Haar,1999),但是这只是一个假设并没有得到证实。较新的 MRI 引导聚焦超声治疗协议使用了高信号肌瘤代表富血供的这一假设。利用它将更大的能量集中在一个更小的焦点。其结果是,需要更大的超声治疗范围以涵盖每个单独的肌瘤,但这种方法似乎对高信号肌瘤并没有效果。这种方法要求更大的治疗范围，但是通常我们能够治疗的高信号肌瘤，其最大直径仅为 10cm。

在我院，通常会提倡保留生育能力且满足以上条件的患者采用聚焦超声治疗。子宫动脉栓塞术对生育有影响（American College of Obstetricians and Gynaecologists，2008），有报道认为栓塞会引起卵巢衰竭、卵巢功能障碍和胎盘形成不良等问题。MRI 引导聚焦超声治疗在早期的研究中没有涉及与怀孕相关的生育内容（Rabinovici 等，2010），而且 MRI 引导聚焦超声治疗后仍可以妊娠且不伴有多种并发症。但是这一领域的数据还在不断刷新，现在下结论还为时过早。

4　结果

一般通过以下 3 个不同的方面评价子宫肌瘤的治疗效果：

(1)治疗一段时间后，肌瘤体积缩小。

(2)使用特定的子宫肌瘤专用问卷记录相应的症状。

(3)在后续阶段要求针对子宫肌瘤问题做进一步治疗。

没有哪种不采用手术切除的技术能够使整个肌瘤显著地缩小。子宫肌瘤是大面积的异常组织，而如 MRI 引导聚焦超声治疗和子宫动脉栓塞术这些灭活肌瘤的方式通常是缓慢且不完全的，需要长时间的吸收过程。总体而言，在聚焦超声治疗后 6 个月肿瘤体积减小 30% 和 12 个月减少 35% 是可以接受的（Morita 等，2008）。

采用聚焦超声治疗时，记录相应症状比测量体积更为重要。美国 FDA 的监管部门限制了这一方面的早期研究。然而，这些研究结果显示，80% 的患者在 6 个月内有相应的症状。随后持续 2 年的随访表明（Stewart 等，2007），无强化区越大，效果越好，出现症状的时间越晚(ter Haar，1999；Morita 等，2008；Hesley 等，2006；

Rabinovici 等，2007）。目前，该领域的手术人员目标是使肌瘤产生至少 60% 的无强化区，由此在 2 年内症状控制最佳，并使肌瘤体积减小到最小。

正如前文所述，肌瘤患者在治疗后常常有显著的复发率，或者原有肌瘤增长或在原肌瘤区域出现的新肌瘤。肌瘤剔除术后，多达 1/3 妇女在 12 个月内出现复发(Cline 等，1992)。聚焦超声治疗的最佳数据表明当目标肌瘤实现至少 60% 的无强化区时，只有 10% 的妇女在 1 年内有后续治疗的需要（ter Haar，1999；Morita 等，2008）。

5　安全考虑和并发症

MRI 和聚焦超声治疗仪的耦合使整个 MRI 引导聚焦超声治疗过程需要准确地监测影像。通过 MRI 和热图设定焦点位置，使实时 MR 热成像实现可视化和定量监测。通过深部组织的能量沉积实现非侵入治疗的精确性和安全性。

早期 MRI 引导聚焦超声治疗的病例中出现了皮肤灼伤的情况。这些并发症在目前是非常罕见的。在偶然的情况下，残留的体毛会反射微气泡而灼伤皮肤(见前文)。治疗太靠近前方的病灶时会使过多的能量沉积在皮肤上，再加上患者的运动，可能在皮肤和气体接触的界面上形成气体微泡，从而反射超声波束导致继发的皮肤灼伤。有意识地注意这些细节可以消除大部分并发症。

在 MRI 引导聚焦超声治疗子宫肌瘤的个案经验中，有 2 例因为不经意间使波束通过含有气体的肠管而导致肠壁的损伤的报道。

曾报道过 1 例可逆坐骨神经麻痹，这是我们的团队经历过的案例，由于意外使治疗中的 2 个声场穿出了子宫的边界，影响到梨状肌和腰骶神经丛，从而导致臀部永久麻痹。

在治疗过程中很少出现与其他设备相关的并发症。除上述并发症以外，没有观察到死亡或威胁生命的其他并发症。

6　结论

MRI 引导聚焦超声治疗肌瘤是一种新的完全非侵入性的治疗，能够有针对性地消融子宫肌瘤，不需要住院，可以在门诊执行整个治疗过程。目前的研究表明，该方法的有效性正在逐步提高，虽然与子宫动脉栓塞术或外科手术相比的随机对照试验尚未完成。即使所有治疗方式似乎都有一个非常近似的复发率，MRI 引导聚焦超声治疗肌瘤的并发症更少，并且术后的生活质量更高。

MRI 引导聚焦超声为临床医生提供了一个完全非侵入性的可控的方法，在影像引导下能够精确破坏体内深部组织。这种方法不仅对于肌瘤，在其他器官方面的应用前景也是巨大的。通过这种方式可以破坏恶性肿瘤，在实时监测反馈下发生的肿瘤凝固性坏死是非常令人兴奋的。在未来的 10 年还将进行大量的工作，尝试利用这种方法治疗多种恶性肿瘤，看它是否能在许多情况下取代或最大限度地减少手术，使许多恶性疾病，尤其是健康状况不适宜的患者的发病率和死亡率达到最小化。与此同时，它应该能够大幅降低此类患者的住院天数，进一步降低患病率，更迅速地改善他们的生活质量，并且大大节约了整体的医疗保健成本。

（张欣　译　马旭阳　校）

参考文献

American College of Obstetricians and Gynaecologists (2008) ACOG practice bulletin. Alternative to hysterectomy in the management of leiomyomas. Obstet Gynaecol 112 (2 Pt 1): 387–400

Cline HE, Schenck JF, Hynynen K, Watkins RD, Souza SP, Jolesz FA (1992) MR-guided focused ultrasound surgery. J Comput Assist Tomogr 16:956–965

Day Baird D, Dunson DB, Hill MC, Cousins D, Schectman JM (2003) High cumulative incidence of uterine leiomyoma in black and white women: ultrasound evidence. Am J Obstet Gynecol 188(1):100–107

Flynn M, Jamison M, Datta S, Myers E (2006) Health care resource use for uterine fibroid tumors in the United States. Am J Obstet Gynecol 195(4):955–964

Hesley GK, Felmlee JP, Gebhart JB, Dunagan KT, Gorny KR, Kesler JB, Brandt KR, Glantz JN, Gostout BS (2006) Noninvasive treatment of uterine fibroids: early Mayo Clinic experience with magnetic resonance imaging-guided focused ultrasound. Mayo Clin Proc 81(7):936–942

Hindley J, Gedroyc WM, Regan L, Stewart E, Tempany C, Hynynen K, Mcdannold N, Inbar Y, Itzchak Y, Rabinovici J, Kim HS, Geschwind JF, Hesley G, Gostout B, Ehrenstein T, Hengst S, Sklair-Levy M, Shushan A, Jolesz F (2004) MRI guidance of focused ultrasound therapy of uterine fibroids: early results. AJR Am J Roentgenol 183(6):1713–1719

Jolesz F, Hynynen K (2002) Magnetic resonance image guided focused ultrasound surgery. Cancer J 8(1):S100–S112

Law P, Gedroyc WM, Regan L (1999) Magnetic-resonance-guided percutaneous laser ablation of uterine fibroids. Lancet 354(9195):2049–2050

Lynn JG, Zwemer RL, Chick AJ, Miller AE (1942) A new method for the generation and use of focused ultrasound in experimental biology. J Gen Physiol 26:179–193

Morita Y, Ito N, Hikida H, Takeuchi S, Nakamura K, Ohashi H (2008) Non-invasive magnetic resonance imaging-guided focused ultrasound treatment for uterine fibroids–early experience. Eur J Obstet Gynecol Reprod Biol 139(2):199–203

Rabinovici J, Inbar Y, Revel A, Zalel Y, Gomori JM, Itzchak Y, Schiff E, Yagel S (2007) Clinical improvement and shrinkage of uterine fibroids after thermal ablation by magnetic resonance-guided focused ultrasound surgery. Ultrasound Obstet Gynecol 30(5):771–777

Rabinovici J, David M, Fukunishi H, Morita Y, Gostout BS, Stewart EA (2010) for the MRgFUS Study Group. Pregnancy outcome after magnetic resonance-guided focused ultrasound surgery (MRgFUS) for conservative treatment of uterine fibroids. Fertil Steril 93(1):199–209

Smart OC, Hindley JT, Regan L, Gedroyc W (2006) Gonadotrophin releasing hormone and MR guided focused ultrasound surgery for uterine lleiomyomata. Obstet Gynecol 108(1):49–54

Stewart EA (2007) Uterine fibroids: the complete guide. Johns Hopkins University Press, Baltimore

Stewart EA, Gedroyc WM, Tempany CM, Quade BJ, Inbar Y, Ehrenstein T, Shushan A, Hindley JT, Goldin RD, David M, Sklair M, Rabinovici J (2003) Focused ultrasound treatment of uterine fibroid tumors: safety and feasibility of a noninvasive thermoablative technique. Am J Obstet Gynecol 189(1):48–54

Stewart EA, Gostout B, Rabinovici J, Kim HS, Regan L, Tempany CM (2007) Sustained relief of leiomyoma symptoms by using focused ultrasound surgery. Obstet Gynecol 110(2 Pt 1):279–287

ter Haar G (1999) Therapeutic ultrasound. Eur J Ultrasound 9:3–9

Walker CL, Stewart EA (2005) Uterine fibroids: the elephant in the room. Science 308(5728):1589–1592

第 23 章　MRI 引导高强度聚焦超声治疗肝脏和肾脏疾病

Baudouin Denis de Senneville, Mario Ries, Lambertus W. Bartels,
C. T. W. Moonen

本章目录

1　引言 ………………………………… 310
2　高强度聚焦超声的运动补偿 ………… 311
3　运动器官的 MR 温度测量和剂量
　　测定 ……………………………… 315
4　异形组织/肋间发放 ………………… 319
5　体积消融和追溯反馈控制 …………… 321
6　结论 ………………………………… 321
参考文献 ……………………………… 322

摘　要

　　高强度聚焦超声(HIFU)能够以非侵入性方式使人体内部局部温度不断升高。MRI 引导这个过程,定位靶目标。此外, MRI 可在空间和时间上对加热过程提供实时的温度控制,依据接收到的热剂量预测 HIFU 最终的病变。监测运动器官,如肾脏和肝脏的温度是具有挑战性的,因为需要实时反馈 HIFU 的治疗。本章将回顾近期 MR 热图技术在这些器官中的应用,高强度聚焦超声束的运动补偿,肋间 HIFU 的处理,以及在容积消融和反馈控制策略等方面取得的进步。最近,临床前研究已证明这些新方法是可行的。把这些方法用于临床的前景是必要的。结论是 MRI 引导的肝脏和肾脏的 HIFU 消融技术应是可行的,但需要进一步整合先进的技术方法。

1　引言

　　肝脏和肾脏肿瘤是重大的健康问题,因为只有少数患者具有手术适应证,放疗和化疗的成功率有限。目前,射频消融是最常用的经皮治疗的方法。基于 MRI 引导的高强度聚焦超声(HIFU)这一完全非侵入性方法的发展引起了医疗界特别的兴趣,因为该方法避免了一些微创手术相关的局限性。

　　超声的应用使人体内部热能和机械能以非侵入性的方式沉积。由于超声波可聚焦在直径大约 1mm 的区域内,聚焦超声打开了新的治疗方法的局面，该方法在提高可靠性的同时减少了相关的创伤。聚焦超声目前通过升高局部温度用于临床中直接消融组织(因此经常使用"高强度聚焦超声")。因为超声组织间相互作用导致局部摩擦和放松,机械能转换成热能。无创聚焦超声加热技术和优良的软组织对比度及 MR 潜在的实时温度测绘技术的发展为这两种技术提供了结合的基础(Cline 等,1992),以下简称为 MRI-HIFU。

MRI-HIFU 已被应用于非运动性器官的消融(尤其是子宫、前列腺、乳腺、脑)。该过程历时很长(几个小时),因为超声波的聚焦范围很小(几立方毫米)。应用 MRI-HIFU 或超声成像的热消融 MR 已被用于评估临床上各种类型的肿瘤治疗, 如前列腺 (Gelet 等,1999)、子宫纤维瘤(Stewart 等,2003, 2006; Tempany 等,2003; Zhang 等,2010)、乳腺 (Zippel 2005;Furusawa 2007)、肾(Hacker 等,2006; Illing 等,2005)和肝(Kennedy 等,2004),这表明 MR 温度测绘引导HIFU 治疗是可行的。2004 年,FDA 批准 GE/InSightec 采用逐点的方法治疗子宫肌瘤。2009年,飞利浦采用立体式高强度聚焦超声的方法治疗子宫肌瘤,得到欧洲共同体的批准。该高强度聚焦超声技术在脑癌研究领域也在快速发展中,例如, 通过闭合的颅骨治疗颅内固体肿瘤(Hynynen 等,2006;Pernot 等,2003;Ram 等,2006)。

MRI-HIFU 对肝脏和肾脏癌症的治疗受到两者的生理活动及其解剖位置的并发症的阻碍:直接位于膈肌下方,呼吸或心脏引起的器官位移和变形将改变靶器官的局部磁场。这通常会使高空间分辨率的 MR 温度测量变得复杂。此外, 无创消融的连续超声处理系统要求高强度聚焦超声束的实时运动补偿高。HIFU 系统的焦点必须随着器官的运动而重新定位,以避免损害健康组织,并降低声能损失。此外,上腹部的消融由于高强度聚焦超声束路径被胸廓部分阻挡而变得复杂化。这里将介绍骨和软骨结构周围组织损伤的风险以及焦点质量和强度的降

低。最后,高灌注器官上大肿瘤的治疗,特别是获得彻底根治,需要比良性肿瘤更有效的消融策略,如子宫肌瘤。

MRI-HIFU 治疗肝脏或肾脏肿瘤只有少数几个成功的病例,这些技术难题阻碍了临床的广泛应用,同时也因方法论的进步而解决。本章概述该领域的现状和发展前景。

2　高强度聚焦超声的运动补偿

对上腹部器官行 HIFU 消融具有挑战性,因为呼吸周期导致靶目标连续位移。由于在成年患者自由呼吸的条件下, 肝脏和肾脏处于静止状态,周期为 3~5s,运动幅度为 10~20mm,未补偿和连续 HIFU 消融会增加不期望的组织损伤的风险,并由于声能量沿着目标轨迹扩散而降低治疗效率。解决这个问题主要有 2 种方法方法:呼吸门控和连续运动补偿策略。

2.1　呼吸门控策略

如图 23-1 所示, 成年人的呼吸周期中,会有 1~2s 的时间窗口,肝脏和肾脏保持静止。呼吸门控超声策略在射频消融中周期性地使声能沉积在这一固定的时间间隔(Okada 等,2006)。这种方法的优点是在吸气和呼气中不需要动态跟踪确切的器官位置,高强度聚焦超声系统不需要实时束转向性能(Okada 等,2006)。

另一方面, 呼吸门控显著降低了超声处理过程的总周期。这对器官尤为不利,如肾脏和肝脏,因为高灌注率通常会导致强的热能散失。在实际中, 这限制了足够高的温度诱发较大体积内坏死的形成(图 23-2)(Cornelis 等,2010)。因此, 消融的每一点必须确保两点间重叠部分完全毁坏,导致治疗时间较长(Okada 等,2006)。使用非常高的声压会导致气蚀、焦点改变(位置和形状),以及超声能量的吸收。

2.2　连续运动补偿策略

连续超声处理策略使声波能量在整个呼吸周期中被沉积在目标区域。因此,与门控超

声处理相比,占空比提高 2~3 倍,缩短了介入治疗总的持续时间(图 23-1)。然而,这种方法需要焦点被连续地调整到当前目标位置,以防止不期望的组织损伤和能量扩散。这是技术上的挑战,因为目前的器官位置需要具有高的时间和空间分辨率的持续定位,高强度聚焦超声束的位置需要用足够低的延迟进行调整。最近的研究表明,动态光束具有 10Hz 的时间分辨率和低于 2mm 的空间分辨率,与高强度聚焦超声束 100~150ms 调整延迟相结合,一般允许除去呼吸的影响(Ries 等,2010)。为了实现这种光束,已提出 2 种跟踪方法:直接跟踪和直接实时跟踪。

2.2.1 基于间接光束控制的运动跟踪

由于在实时 MRI 下直接观察的脏器 3D 位移受到延迟的限制而在技术上具有挑战性,最初的方法建议开发呼吸引起的运动模式的固有周期性来分离运动登记和随后的数据,分析实际应用的校正的数据中的消融过程。Denis de Senneville 等(2007a)建议在扫描准备前进行预录的 MR 图像采集,并随后计算该目标基线。在

HIFU 消融中,光束校正实时地应用于已知运动模型。

由于扫描的准备跨越多个运动周期,为了达到足够的采样密度,只要避免扫描伪影就没有必要采用超快速 MRI。反过来,又可以使空间分辨率和容积覆盖增加。此外,由于设备扫描的特征不同于 MR 温度测量,这也为对于不同的任务采用不同 MRI 序列提供了机会:准备扫描可以获得显示优良的软组织对比度和最小的图像失真的 T1 和 T2 加权 MRI 序列(Barkhausen 等,2001),消融过程可以被长回波时间的梯度 MRI 序列引导以获得最佳的 MR 温度测量。平行于已获得的 MR 图像,实时兼容外部传感器的信号表现了呼吸状态的特征,需要被记录。基于此,建议使用不同类型的传感器:几个小组(Morikawa 等,2002;Okada 等,2006)使用气动传感器测量胸廓的扩张,而更新的方法是采用 MR 图像的一个子集(Denis de Senneville 等,2007b),专用铅笔束 MR 导航回波(Köhler 等,2011;Nehrke 等,1999),或超声波回声(Günther 和 Feinberg 等,2004;Feinberg 等,2010)直接观察膜片的位置。

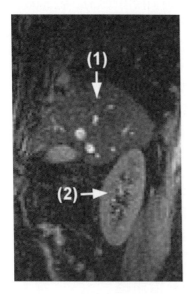
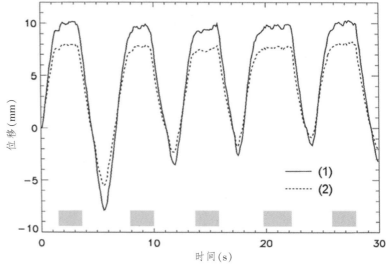

图 23-1 呼吸门控和连续运动补偿策略在腹部器官的比较。器官的运动由应用实时图像处理程序的矢状位解剖图像呈现(Senneville 等,2011)。肝脏(1)和肾脏(2)运动的垂直分量呈现在右图中。超声门控策略 HIFU 的时间(约 2s)由蓝色矩形表示,约占总试验时间的 1/3。

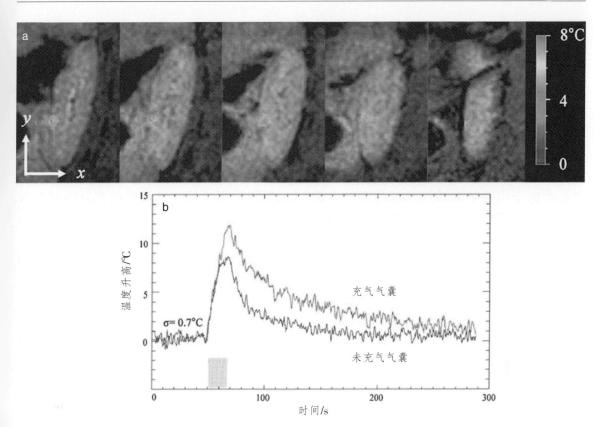

图 23-2　定量评价体内高强度聚焦超声加热组织的热性能。基于这个目的,通过应用 MR 测温的 HIFU 实时检测对 6 只猪的肾脏进行共 52 处超声处理。肾脏血流灌注通过植入可充气的气囊血管成形术改变主动脉血流而发生调节。通过生物传热模型分析所得到的温度数据以验证体内条件下的模型,并估算吸收的量、热扩散率和肾组织灌注。可以观察到生物传热模型和实验数据血流之间很好的对应关系。吸收和热扩散率独立于血流,平均值(±标准偏差)分别为 (20.7 ± 5.1) mm³/kJ 和 (0.23 ± 0.11) m²/s,动脉血流灌注显著下降至 84%〔$(P<0.01$,灌溉平均值为 (0.06 ± 0.02) mL/s 和 (0.008 ± 0.007) mL/s)〕,符合模型预测。体积 - 温度分布的定量分析在无损伤性的 HIFU 处理中允许确定热参数,并且可以因此提高 MRI-HIFU 无创治疗的质量。(a)在肾皮质进行 HIFU 处理的温度图像。右侧为温度升高的模型。前后和优劣由 x 轴和 y 轴表示,分别在(a)图中表现。(b)焦点处温度变化表现为无(黑色)或有(红色)气囊充气。图中温度的标准偏差在超声处理前由 40s MR 温度测量数据计算而得。灰色的矩形显示了超声处理时间。(Reproduced with permission of cornelis et al. 2010)(见彩图)

　　MR 预扫描得到的图像在外部传感器的帮助下,经过实时分析和修正,与术前规划的参考图像中各组织的坐标相对应(Lourenço de Oliveira 等,2010)。一些估计 MR 解剖图像中器官位移的快速图像处理技术已经被提出并进行了广泛的审查拟议 (Maintz 和 Viergever,1998)。在 MRI 引导 HIFU 的范围内,最初的方法是采用仿射转换 (Denis de Senneville 等,2004a)。仿射图像配准方法解决复杂变形的能力有限,如在呼吸周期中变形主要存在于肝的上部,更新的方法集中于基于逐个体素基础上允许运动的估算,如基于流 的 方 法 (Denis de Senneville 等,2004b,2007a;Roujol 等,2011)或图案匹配(Ross 等,2008)。图像注册可致呼吸周期各部分产生运动矢量场,与每个体素在空间位置和参考位置相关。若要利用其对光束实时校正信息,需要通过一个合适的模型和外部传感器的读数相关联,这将在 HIFU 消融过程中提供关于呼吸所需要的实时信息。

最初的方法基于这个目的在查找表中存储运动矢量场和外部传感器读数（Denis de Senneville 等，2007b）。在 HIFU 治疗中，电流传感器读数和查找表中的值相匹配，相应的位移被接受。由于这种方法需要较大的表格来达到足够的时间采样密度，以避免锯齿现象和在准备扫描中不存在的本质上并不能够纠正的位移幅值，已经提出一些改进方法来解决这些缺点。类似于引导辐射治疗领域现有的方法（Ernst 等，2007；Ramrath 等，2007），基于谐波参数化的运动模型函数用于轨道插值及外推法（Denis de Senneville 等，2007b）。最近有一些推荐的方法在治疗期间采用主要成分分析为基础的运动描述来合成实时的复杂器官的变形（Denis de Senneville 等，2011；Maclair 等，2007）。这种方法允许保持唯一的生理成分在参数化运动模型的议案，从而减少噪声对位移估计的影响。

与各种方法相同，在 HIFU 消融中，当前状态呼吸周期在外部传感器结合靶目标相应的位置的帮助下被实时地评估，通过参数运动模型并将其作为修正值用于 HIFU。由于该方法依赖于诱导器官运动的呼吸周期的周期性，它特别适合用于镇静或麻醉的患者使用机械辅助呼吸。这样做的主要优点是，上述校正可以应用于较高的时间分辨率和短跟踪延迟，从而降低了不期望的组织损伤和能量损失。此外，由于该方法限制了介入消融所要求的实时处理、校准的消融阶段和正在离线进行的建模，它在技术上相比直接跟踪的方法，要求较低的运动估计、MR 数据采集和处理能力。因此，也可以在三维中观察高空间分辨率表征器官完全位移，这是实时技术难以实现的。

另一方面，间接的运动跟踪不能直接观察器官位移，但依赖之前介入获得的校准。因此，在干预过程中运动模式的逐渐变化、传感器漂移和自发运动事件需要定期进行重新校准，从而限制这种方法延长几分钟的可能，特别是在自由呼吸的患者中的应用。

2.2.2 实时运动跟踪直接波束

最先进的现代化 MRI 与先进的图像处理系统相结合的技术，即使在复杂的运动模式中，也可连续识别和跟踪实时目标，有 1 秒的时间分辨率（Saborowski 和 Saaed，2007）。与间接运动跟踪相反，这种方法通过不断采集到的 MR 图像数据流对靶点进行定位。这使得该方法特别适用于治疗自由呼吸和长时间持续 HIFU 消融。

实时数据采集和处理的高要求限制初始方法在 1D MRI 信息的目标定位的观察：de Zwart 等（2001）建议以 MR 导航回波为基础的运动跟踪。这些初始直接运动跟踪方法的缺点是其不限于一个或两个维度，因为该处理需要延迟，并且只仿射配准算法。因为仿射图像配准方法对复杂的变形能力有限，在呼吸过程中主要表现在肝脏的上部，最新的方法都集中在基于逐个体素的运动估计，如基于光流的方法（Denis de Senneville 等，2007a）。然而，这些算法的复杂性通常会导致处理延迟，因为与直接实时目标跟踪的要求不相容。该领域实时 MR 图像的最新进展已经解决了该问题，允许连续 2D MRI 数据流在逐个体素基准上进行高达 20Hz 时间分辨率和小于 70ms 的处理延迟（Roujol 等，2009，2010）。

直接基于 MRI 的三维目标追踪的另一个限制是对时间分辨率的要求，这影响了三维体积扩展所需的空间分辨率。实际上，这会造成 2D 或欠 3D MRI 数据集（2~3 个层面在切面上空间分辨率不足造成的）。腹部运动可以通过与切面垂直的法向量对齐而减轻运动向量，从而得到一个完整运动周期的 2D 图像，就像 Denis de Senneville 等建议的那样（2004a）。然而，这相当于在图像几何学上加强了系统规定参数，可能不利于解剖或诊断。此外，尽管肾脏和位置靠下的肝脏的运动轨迹可以近似看作一阶的线性变化，但其真实轨迹是三维空间中的曲线。尤其是位置靠上的肝脏的运动轨迹是一个弹性变量，难以在整个呼吸周期都显示为固定的 2D 断层图像。作为替代,最近的研究已经证明了使用 1D 窄束 MR 导航仪以 2D 图像为基础追踪可以采集到实时全 3D 运动补偿的 MR 数据(Ries 等,2010)。

直接运动跟踪的主要缺点是需要将 MRI 图像与定位相匹配,无论是在时间上还是空间上。因为对于大多数应用场景 MRI 检查有 2 个目的:运动跟踪和 MRI 温度测量,可能限制了 MRI 温度测量的性能,其中更高的空间分辨率和覆盖量一般适于非常高的时间分辨率。

或者,直接的目标跟踪原则上可以仍采用实时超声来实现成像,而不使用 MRI。基于超声回波具有低处理延迟的实时目标跟踪已经成功被 Pernot 等(2004)证实。这项研究使用了 4 个声纳接收器估计目标器官的 3D 位移(需要 3 个传感器来估计位移,第 4 个加入溶液中以增加该过程的鲁棒性)来实现高强度聚焦超声系统动态波束对运动目标的转向。实时超声结合实时 MRI 成像也已被几个研究组成功地证明了。Günther 和 Feinberg (2004),以及 Feinberg 等(2010)结合 MRI 检查与超声成像进行动态 MRI 片跟踪。最近的研究(Lourenço de Oliveira 等,2010)已经成功地证明基于超声 1D 运动跟踪的 HIFU 声束和实时 MR 温度测量的结合。

虽然这两种成像的结合显示了转向和 MR 温度测量的巨大潜力,但尚未在临床应用中证明是可行的。本研究中提出,所述运动估计超声回波被限制在平移运动中且消融区不能被直接观察到,因为温度上升导致回波扰动。此外,HIFU 治疗系统的信号干扰和到达靶区光束路径上的局部阻塞[因肋骨和(或)空气的原因]仍有待解决。

3　运动器官的 MR 温度测量和剂量测定

运动器官的 MR 温度对于指导 HIFU 对肝脏和肾脏的消融有重要作用,连续监测消融进展有助于增加患者安全性。此外,MR 温度测量也可以被用来提供坏死估计,从而确定治疗终点。另外,测温信息可以用于适应不同的消融计划,利用 HIFU 功率进行反馈控制,同时对 HIFU 治疗轨迹进行动态修饰。

虽然已有几种 MR 温度映射方法被提出 (McDannold 等,2000;Quesson 等,2000;Moonen 等,2001;Jolesz 等,2002;Salomir 等,2005; Kuroda,2005;McDannold 等,2005;Stafford 和 Hazle,2006;Denis de Senneville 等,2007a; Rieke 和 Pauly,2008),最常用的方法是水的质子共振频率 (PRF) MR 温度测量。PRF 转变 MR 温度测量基于 PRF 对局部温度的线性关系 (Ishihara 等,1995)。然而,水的 PRF 还取决于其他一些因素,如局部磁场和局部磁化率,甚至良好的 MR 系统应当横过腹部。因此,在实践中,PRF 转变 MR 腹部的测温需要空间变化的校正以达到可接受的精度。

3.1　空间上非均匀磁场校正策略

3.1.1　内部参考

由于肝组织的脂肪含量高和温度上 PRF 独立于碳氢化合物,脂肪信号已被建议作为一种局部磁场的校正的手段 (Kuroda 等,1996; Kuroda,2005;Sprinkhuizen 等,2010)。需要同时采集的水的质子共振信号和碳氢化合物的质子共振信号,其中前者可作为用于测量局部温度的探针,而后者可用于探测本地磁场。这种方法的优点是磁场作为测温探头的信号同时在同一空间位置测量。这提高了精确度,并有可能获得非侵入性绝对温度测量。该方法的缺点是要求除外三维外的频谱维度。光谱维度必须提供足够的分辨率和带宽,以允许两个分离信号,并覆盖引起频率变化的动态温度的范围 (Sprinkhuizen 等,2010)。与其他基于三维成像的方法相比,其导致长时间的采集,损害了空间分辨率,从而使该方法在实践中对运动器官介入指导具有挑战性。

3.1.2 作为参考的预校准扫描

术语"参考 PRF 转化 MR 测温"是在文献中描述的由 PRF 转化的 MR 测温技术,它将获得的磁场地图作为参考再进行加热。假设只有 PRF 温度相关的变化发生在随后的介入操作中,单就两种测量来说,局部频率的差别与限定温度变化呈正比。实际上,通过梯度回波序列利用固定的回波时间内的相位图像来检测局部水 PRF,并通过计算相位图像升高显示相应的温度变化(De Poorter 等,1995)。绝大多数已发表的体内实验已经成功地表明,通过使用多平面扰相梯度回波与平面回波联合能够获得最佳的采样效率,因为最精确的温度测量要求回波时间近似于靶区的与 T2* 弛豫时间 (Chung 等,1996)。而相比之下,内部参考 PRF 转化 MR 测温,这种方法要求除去水以外的代谢物信号才能获得精确测量 (de Zwart 等,1999;Kuroda 等,1997),同时只允许从参考温度分布中进行相应温度变化的监测。

这种方法的主要缺点是,参考与测温相关的所有磁场变化,如由于运动(见 3.2.2)或仪器漂移(El-Sharkawy 等,2006),被错误地归因于水 PRF 的转化(由于温度变化造成)(Peters 等,1998)。

3.1.3 磁场建模

"无参考的"PRF 转化 MR 测温通过直接预测出的局部磁场纠正了由于局部磁场的不均匀性引起的水 PRF 的变化。相反,"参考的"PRF 转化 MR 测温技术成功获得初始场图,通过多次测量估算被加热的靶区的不均匀磁场,并与毗邻的非加热区对比。初步实施是按照 Vigen 等建议的通过用多项式成功实现了对靶区周围区域图像的外推(Rieke 等,2004)。该方法基于这样的假设,大器官如肝脏的局部磁场敏感性分布是均匀的,因此磁场在良好均匀的 MR 系统空间变化时只能慢慢穿透器官。更多复杂的方法是通过麦克斯韦第二方程得到数值估计的磁场(Salomir 等,2003)。所需的边界

是由场测量提供在基线周围不同的等温线构成。这种方法的主要优点是可以定期更新局部磁场,仪器漂移运动而产生的磁场波动因此得以补偿。该方法的缺陷是通过获得的基线温度进行要求无伪影的相位测量,这通常无法满足器官周边或更小的结构 (Denis de Senneville 等,2010)。

3.2 运动移位影响 PRF 转化 MR 测量

不幸的是,PRF 转化 MR 测温对于移动的目标来说,如肝、肾,是非常复杂的,这种连续的运动会造成磁场和时间的不均匀变化。这种效应引起明显的温度偏倚,甚至能量沉积引起全部的温度错误(Peters 和 Henkelman,2000)。几个校正策略被提出,如呼吸门控(Morikawa 等,2002)、导航回波(de Zwart 等,2001)、多基线采样获得其周期性变化 (Vigen 等,2003, Hey 等,2009; Denis de Senneville 等,2007a),以及非参考相位校正(Rieke 等,2004)。

此外,虽然局部温度通过能量沉积可以精确采集,它确实不能直接估计组织损伤并决定治疗终点。因此,等效热剂量的概念被提出以反映持续高温对组织的累积生物效应(Sapareto 和 Dewey,1984)。在这个模型中,当等效热剂量超过致死剂量时组织被破坏 (比如 43℃下作用 240min)。

由于热剂量的计算需要在逐个体素–时间积分的基础上,器官运动的影响通过适当的呼吸门控或应用精确的图像配准来解决,以确保观察到的解剖结构的各部分具有共同的体素位置(Denis de Senneville 等,2010)。

3.2.1 呼吸门控 MR 温度测量

用于肾脏和肝脏 MR 温度测量的呼吸门控已被很多人成功使用 (Vigen 等,2003; Weidensteiner 等,2004;Okada 等,2006;Rempp 等,2011),见图 23–3。

呼吸门控省略了复杂运动和相位校正的要求,从而实现了简单而可靠地 PRF 转化 MR 测

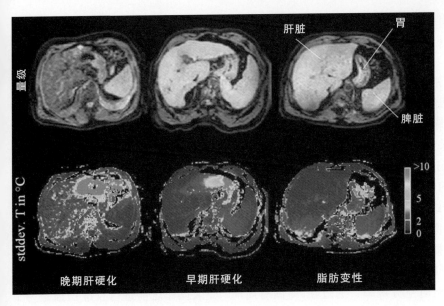

图 23-3　肝脏肿瘤患者的加以呼吸门控的平面回波序列横轴位图像，以及相对应的在正常体温下得到一系列不同温度变化的伪彩图。(见彩图)

温。此外，在自由呼吸的情况下，呼吸周期中呼气阶段允许采集窗口 1000~2000ms。与最核心的 MR 测温序列一起，使人们能实现准确的精度、体积覆盖面以及空间分辨率 (Rempp 等，2011)。

对于应用程序延长数分钟的情况，若干修改已被建议用于提高测温的精度。呼吸运动引起的变化和传感器漂移，反过来又可以修正门控点和局部磁场的长期漂移，因此就可以完成额外的相位校正(Seror 等，2007)。使用额外的在线图像配准除去剩余空间偏差已经被建议(Vigen 等，2003)，但迄今为止还没有在临床研究中得以证明。

这种方法的主要缺点是时间分辨率被锁定到一个多频率的呼吸周期。已被证实门控 MR 测温对于高强度聚焦超声发生器的指向性是充分的，其输出功率低于 200W，这能够最大限度地使靶组织的升温幅度控制在 1~2℃/s(Lepetit-Coiffé 等，2010)。然而，越来越多的共识认为高强度聚焦超声在高灌注器官消融中，如肝脏和肾脏，应该使用更高功率(超过 350W)，允许有一个更高的升温阶段 10~15℃/s。在这种情况下，门控 MR 测温是不太合适的，因为它在时间上倾向小幅度的温度变化。如果 MR 测温技术

是用于高强度聚焦超声，其功率和消融测量的反馈控制将十分受限。

3.2.2　肾脏和肝脏连续测温

连续或非门控 MR 测温相对于门控方法的局限性在于呼吸周期中连续采样得到时间分辨率。这需要为每个特定场合选择最佳折中的分辨率，包括时间分辨率、空间分辨率、容积覆盖范围和测温精度。虽然 1~2Hz 的时间分辨率已被证明足以满足绝大部分需求(Quesson 等，2011)，但是对于时间关键型应用程序，在保持空间分辨率为 2.5mm×2.5mm×5mm 和测温精度为±2℃时，连续实时 MR 测温已经证实能达到 10~15Hz(Roujol 等，2010)。然而，相对肾脏、肝脏的连续 MR 测温而言，其灵活性及时间分辨率的弹性和表现，仍存在一些技术性挑战和局限。

3.2.2.1　内扫描误差

肝脏和肾脏的实时 MRI 一般受限于采集时器官的位移和有限的信号水平，因为肝脏的短 T2* 弛豫时间。在自由呼吸时通过傅立叶编码可利用的采集时间仅限于 75~100ms。更长的时间就需要复杂的校正以避免内扫描误差。因此，大多数研究使用 MR 快速扰相梯度回波

序列附加平面回波读出器满足最佳采样效率（Quesson 等，2011；Rieke 等，2004；Roujol 等，2010）。

类似于运动器官的常规诊断性 MRI，几种用于 MRI 加速的方法已经被提出，除了增大容积覆盖范围和空间分辨率，还可以利用保留的采样窗口。并行成像如编码灵敏度（Pruessmann 等，1999）已被用于实现这一功能（Bankson 等，2005；Delabrousse 等，2010），但与 MRI 诊断相比，其目前的局限在于缺乏优化的与 HIFU 配合使用的且用于并行成像的接收器矩阵（即线圈必须不阻碍声波的传播路径，这是相当复杂的设计）。另外，先进的 KT 采样方法已经成功地用于增加连续 MR 测温时空分辨率，通过在时间维度上傅立叶编码的重叠（Mei 等，2011）或者暂时约束功能重建（Todd 等，2009）。

3.2.2.2 扫描误差

由于实时 MRI 引导的高强度聚焦超声消融时要求温度信息最大化接近消融区，几乎所有的建议都是牺牲 MR 的空间覆盖率以增加时空分辨率和测温精度。因此，大多数已发表的研究需要每个动态扫描的断面方向上 5~7mm 的空间分辨率。这反过来造成呼吸周期中贯通面运动的风险。大多数已发表的研究强调解决这个问题需要通过仔细断面对准：虽然肾和肾在呼吸循环中呈三维式运动，但是占主导地位的运动组成是按照头脚方向上 1~2cm 的直线位移，其余组成的运动幅度都要小得多。因此，大部分研究已经解决贯通面运动的问题，通过对于主要位移向量进行仔细对准。换句话说，快速的组合面重建与使用窄束导航回声的动态断面追踪联合已被证实能够实现全 3D 校正（Köhler 等，2011；Ries 等，2010）。

另一个扫描间伪影是由在呼吸周期中对贯通面运动的连续采样造成的。对使用 MR 测温的应用来说，只对介入手术的进度进行可视化控制不是绝对必要的。热图的应用是为了对 HIFU 的功率和（或）轨道进行反馈控制，以在时空方向上逐体素评估靶区的温度变化。类似的，为了预测组织坏死程度，也需要逐体素地计算累积时间内的热剂量（Denis de Senneville 等，2007b）。因此，后来应用软件必须要具备实时的平面内运动补偿。

对于非门控的 MR 测温技术而言，最严重的扫描间伪影是 PRF 方法获得的相位图像，这是在不均匀的磁场中多个时间段里得到的一系列器官运动的不同位置。因而测温误差通常能够彻底掩盖真正的温度变化（Rieke 和 Pauly，2008）。结果，这种效应需要按照 3.1 节的描述进行磁场校正，从空间变化到时空变化。

多基线校准的磁场参考

多基线校正是 PRF 转化 MR 测温的直接延伸，适用于静态对象。该方法利用了呼吸的固有周期。介入操作之前进行校准扫描是为了建立磁场图像的查找表。为了这个目的，必须对该运动周期进行密集采样以避免离散化误差。磁场图被单一的标识符标记，使得每个周期获得的磁场图都能与当时的呼吸状态相关联。已经提出了几种假设：导航回波（Vigen 等，2003）、解剖磁共振图像（Denis de Senneville 等，2004a）和窄束导航回波（Hey 等，2009）。在随后的热测量中，这种独特的标识允许与补偿先前图像作为校正，并与当前的呼吸状态相关联。类似于 2.2.1 节所描述的间接跟踪方法。这种方法的主要优点是将计算步骤集中起来，并与 MRI 引导的介入治疗分开进行，这使后处理时间缩短而达到非常高的时间分辨率，有益于对 HIFU 功率和轨迹进行反馈控制的闭环系统的稳定性。Roujol 等（2010）获得的测温精度为 ±2℃，同时空间分辨率是每 10Hz 2mm×2mm×5mm。

这种方法的主要限制在于与自发性运动相关的测温误差本质上可不被修正。一旦预先设定的运动模式要求清除图像数据且变化不可逆，导致介入操作中断以进行数据再校准，这会与先前的图像有明显偏差（Denis de Senneville 等，2010）。多基线 MR 测温的另一缺点与非参考 MR 测温法相比，长期磁场漂移（El-Sharkawy 等，2006）没有固有的校正方式，而通常被一个额外漂移处理所校正。

几种扩展功能已经被提出以改善原来的多基线方法。Hey 等(2009)提出了一种线性插值法，以避免在呼吸周期中稀疏的采样密度造成过于离散化的数据。Roujol 等(2010)将校正和平面内稳定化的运动相结合，应用热剂量计算并方便进行反馈控制。Denis de Senneville 等(2011)使用主要成分分析用于声场校准，从而提高对位置校准的正确性，尤其是当位置和预留图像不一致时。

非参考方法

这种非参考方法本质上是为了处理热图上与运动相关的错误。为了达到这个目的，每个温度图像都需要一种重新计算磁场的动态方法(Rieke 等,2004)。对于腹部器官的非侵入性的消融，非参考方法被认为是一种强大且快速的解决方法(Holbrook 等,2009)，不会被拖延时间的准备所累，不会因暂时漂移或偶然的自发运动引起额外复杂的校正。其主要缺点是在基线温度下相位测量误差的范围限制了它在局部磁敏感变化较强区域以及器官边缘的适用性。

交叉方法

由于多基线和非参考 MR 测温技术的大部分限制条件是互补的，一些交叉方法被提出以克服这些限制。将两种技术直接结合来完成热图的方法已经被提出(Grissom 等,2010)，如同一种时间转化方式 (Denis de Senneville 等,2010)。后来开始采用多基线算法不断改进形成横跨整个视野的热图。在介入操作中，由于没有预先记录的基准相位，可能会发生一种自发运动，能够进行从多基线到非参考 MR 测温的流水线运算。

4　异形组织/肋间发放

用 HIFU 无创治疗肝、肾肿瘤是很复杂的，因为声波束穿过组织具有不同的波速和吸收值。光束在不同组织成分中的差别通常会导致焦点畸变、焦点偏移，以及入射光束的部分反射。这可能会导致不期望的组织损伤(焦点偏移和反射)和低效加热(焦点畸变)(Khokhlova 等,2010)。

特别是在上腹部的消融，由于胸骨阻挡，故很难实现。与人类软组织相比，骨组织能够强烈吸收超声波。因此，穿过胸骨的消融会产生两个额外的结果：一是胸骨对声能吸收导致骨髓及邻近组织的不期望的加热，二是聚焦超声波传播受阻导致的能量损失、降低焦点作用。

目前正在研究这两种方法以提高肋间的超声焦点质量，同时降低肋骨的声照射。然而，由于声束路径上不同患者的靶区位置和精确的解剖结构是不同的，优化的方法必须依照个体化进行，不同靶区较大的消融需要分开进行。

4.1　使用声模拟改进肋间发放

声模拟是基于精确模拟声波传播路径的模型，原则上是为换能器计算出一个最佳的光圈功能，最大限度地减少胸骨不良的能量沉积以及最大程度的恢复焦点质量。这种方法第一步需要对处于声波束路径上的不均匀的解剖结构进行精确的标记。随后，解剖结构与对应的声学特性(吸收、波速)相关联，需要每个换能器元件模拟一个波束传播。

由于校正方法较为复杂，最初的做法是忽略波速的影响(即衍射和折射效果)，首先解决胸骨的不良能量沉积。Liu 等(2007)使用患者 CT 图像来显示换能器和靶区的精确的三维结构和胸廓位置。随后，使用简单的直线跟踪方法，使所有的换能器阵列元件与胸阔相交的向量失活。这个方法的有效性通过数值模拟被证明，确实减少了胸骨温度的升高。Quesson 等(2010)建议用解剖 MR 图像显示胸骨的结构和位置，使用类似的技术通过直线投射到换能器，使换能器上方的焦点位于胸骨阴影处 (图 23-4)。利用 MR 测温技术，他们证明维持该换能器焦点在阴影区声能沉积失活的可行性。这两种方法都较为复杂，需要一个常规的介入手术区域能够实施预先计划。因此，肋骨造成的衍射或切力变换都不能被考虑到。

也许未来能够出现更多的声学模拟。Botros 等(1997, 1998)通过模拟确定了 HIFU 换

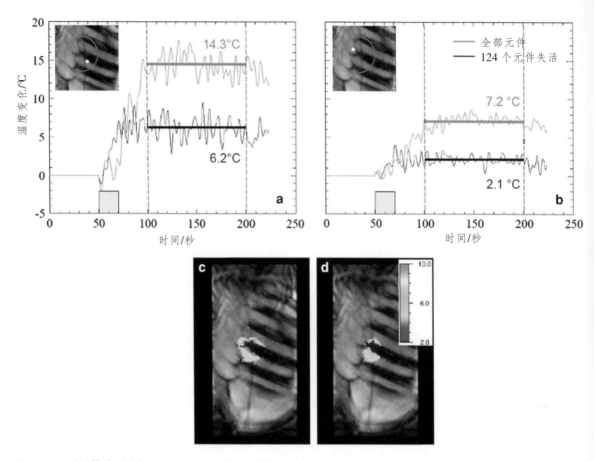

图 23-4 对活体猪肝进行 HIFU 治疗，比较有无换能器元件失活时肋骨附近温度数据的差异。该图显示了温度变化位于(a)肋骨附近和(b)软骨(每一种情况下见白点的确切位置)。红色曲线显示所有 HIFU 元素活跃时的温度变化，黑色曲线显示当 124 个元件失活时的温度变化。HIFU 治疗持续时间(20s)由灰色的矩形表示。水平条表示 100~200s 的平均温度。(c,d)每个像素在热图的平均值(色阶表位于右侧)显示为 100~200s(a 和 b 中垂直于虚线的蓝线)。(Reproduced with permission of Quesson et al. 2010)(见彩图)

能器的激发函数；Civale 等(2006)使用线性分割传感器报道了通过声场模拟离体肋骨的测量结果。最近，Khokhlova 等(2010)及 Yuldashev 和 Khokhlova(2011)证明，现代 HIFU 阵列的声强输出特征，非线性效应在焦点的压力波形成中起到了重要的作用。基于 Westervelt 方程的数字模型被提出，是为了模拟 HIFU 阵列的三维非线性声场。该算法的开发使存在于焦点附近的激波阵面的周期波能够模拟非线性压力场。然而，在一般情况下，高端的声学模拟是数字密集型的。由于用于临床应用程序的整个优化过程必须在个体基础上进行常规预案的时间框架内(即几分钟)，因此在合理计算的时间内完成优化校正有待付出更多的努力。

4.2 基于直接声学测量提高肋间发放

基于直接声学测量的另一种测量方法是时间反转聚焦(Tanter 等，2007)，时间反转镜的概念由 Thomas 和 Fink(1996)提出。类似声学模拟的校正，这种方法补偿了超声在通过非均匀介质产生的相像差，以使在焦点获得最佳的声强度。然而，该方法依赖于最初的实验，即在焦点发射超声波前，由 HIFU 换能器元件插入的探头测量。虽然最开始需要侵入性的测量，但通过 HIFU 换能器对反向散射信号的分析，已经提出了一种不需要直接在焦点位置进行声学测量的方法，即自适应优化方法（Cochard 等，2009）。

5　体积消融和追溯反馈控制

一般而言，肿瘤体积超过临床 HIFU 治疗系统焦点的大小，或者位置较深、位于富血供组织内部时，散热率较高。由于肿瘤完全破坏可确保治疗成功，高效的消融控制计划需要利用声波束流控制和换能器的机械移位两者的配合。

最直观的点对点消融方法导致手术整体时间偏长，因为对消融点需要进行重复消融治疗。因此，沿机械或声波束方向的三维体积超声治疗已经被提出（Köhler 等，2009; Mougenot 等，2008; Quesson 等，2011），可显著增加每个消融区单位体积的声能量（图 23-5）。但是，每个单位体积的消融区仍然受温度升高的限制，由皮下组织声束路径的近场热效应引起（Damianou 和 Hynynen，1993; Mougenot 等，2011）。目前在超声治疗循环间引入冷却处理，其结果是导致治疗时间的增加。

考虑到在消融过程中能量沉积和热疏散动态变化（吸收、热扩散、组织灌注），容积超声治疗的概念已与 HIFU 功率的反馈控制（Mougenot 等，2004）和（或）消融轨迹形式相结合（Enholm 等，2009; Mougenot 等，2008）。然而，反馈控制的应用在控制容积超声治疗移动目标，如肾脏和肝脏，对于 MR 测温和 HIFU 声波束，都需要实时三维运动补偿，这已被 Ries 等（2010）在临床前研究中证实。

6　结论

MRI 引导 HIFU 治疗活动器官如肾脏和肝脏有挑战性，主要是因为：①呼吸循环导致的复杂的运动和组织的变形引起 MR 测温技术的误差，并需要实时 HIFU 靶区跟踪；②胸骨能够部分阻断从换能器到靶区的 HIFU 光束；③高灌注率导致热量迅速疏散。正如前文所述，最近的技术改进已经使这些器官的 MR 测温技术得到显著改善，通过对 HIFU 声束和肋间 HIFU 进行运动补偿，采用容积消融方式和反馈控制策略。最新的临床前研究已经证明了这些新方法都具有单独的可行性。将这些进步

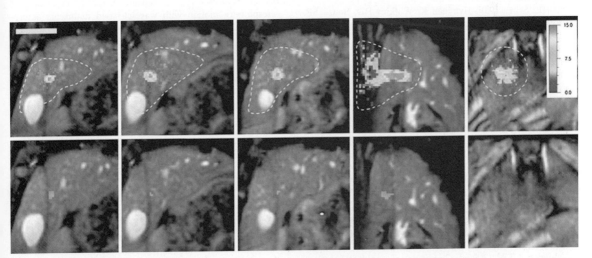

图 23-5　HIFU 治疗肝脏的温度（上行）和热剂量（下行）。温度刻度显示在右侧。红色点对应于 43℃以上的热剂量。从左到右：3 个以靶点为中心的冠状面，1 个以靶点为中心的矢状切面和 1 个靠近皮肤的切面。温度图中虚线显示选定的感兴趣区，并显示出相应温度。温度显示了 HIFU 设备末端测量的温度分布，热剂量图像则是时间序列的最终图像。（Reproduced with permission of Quesson et al. 2011）（见彩图）

应用于临床看起来很有前途,但需要集成不同的模块和加速图像后处理。总之,MRI 引导的 HIFU 消融肝脏和肾脏组织是可行的，但将这些先进的 MRI 技术与 HIFU 方法相结合需要更多的研究。

(张欣 译　马旭阳 校)

参考文献

Bankson JA, Stafford RJ, Hazle JD (2005) Partially parallel imaging with phase-sensitive data: increased temporal resolution for magnetic resonance temperature imaging. Magn Reson Med 53(3):658–665

Barkhausen J, Quick HH, Lauenstein T, Goyen M, Ruehm SG, Laub G, Debatin JF, Ladd ME (2001) Whole-body MR imaging in 30 seconds with real-time true FISP and a continuously rolling table platform: feasibility study. Radiology 220:252–256

Botros YY, Volakis JL, VanBaren P, Ebbini ES (1997) A hybrid computational model for ultrasound phased-array heating in presence of strongly scattering obstacles. IEEE Trans Biomed Eng 44:1039–1050

Botros YY, Ebbini ES, Volakis JL (1998) Two-step hybrid virtual array ray (VAR) technique for focusing through the rib cage. IEEE Trans Ultrason Ferroelectr Freq Control 45: 989–1000

Chung AH, Hynynen K, Colucci V, Oshio K, Cline HE, Joles FA (1996) Optimization of spoiled gradient-echo phase imaging for in vivo localization of a focused ultrasound beam. Magn Reson Med 36:745–752

Civale J, Clarke R, Rivens I, ter Haar G (2006) The use of a segmented transducer for rib sparing in HIFU treatments. Ultrasound Med Biol 32:1753–1761

Cline HE, Schenck JF, Hynynen K, Watkins RD, Souza SP, Jolesz FA (1992) MR-guided focused ultrasound surgery. J Comput Assist Tomogr 16(6):956–965

Cochard E, Prada C, Aubry JF, Fink M (2009) Ultrasonic focusing through the ribs using the DORT method. Med Phys 36:3495–3503

Cornelis F, Grenier N, Moonen CTW, Quesson B (2010) In vivo characterization of tissue thermal properties of the kidney during local hyperthermia induced by MR-guided high-intensity focused ultrasound. NMR Biomed 5(1):31–38

Damianou C, Hynynen K (1993) Focal spacing and near-field heating during pulsed high temperature ultrasound therapy. Ultrasound Med Biol 19(9):777–787

Delabrousse E, Salomir R, Birer A, Paquet C, Mithieux F, Chapelon JY, Cotton F, Lafon C (2010) Automatic temperature control for MR-guided interstitial ultrasound ablation in liver using a percutaneous applicator: ex vivo and in vivo initial studies. Magn Reson Med 63(3):667–79

Denis de Senneville B, Desbarats P, Salomir R, Quesson B, Moonen CTW (2004a) Correction of accidental patient motion for on-line MR thermometry. Med Image Comput Comput Assist Interv 637–644

Denis de Senneville B, Quesson B, Desbarats P, Salomir R, Palussière J, Moonen CTW (2004b) Atlas-based motion correction for on-line MR temperature mapping. IEEE Int

Palussière J, Moonen CTW (2004b) Atlas-based motion correction for on-line MR temperature mapping. IEEE Int Conf Image Process 3:2571–2574

Denis de Senneville B, Mougenot C, Moonen CTW (2007a) Real time adaptive methods for treatment of mobile organs by MRI controlled high intensity focused ultrasound. Magn Reson Med 57(2):319–330

Denis de Senneville B, Mougenot C, Quesson B, Dragonu I, Grenier N, Moonen CTW (2007b) MR-thermometry for monitoring tumor ablation. Eur Radiol 17(9):2401–2410

Denis de Senneville B, Roujol S, Moonen CTW, Ries M (2010) Motion correction in MR thermometry of abdominal organs: a comparison of the referenceless vs the multi-baseline approach. Magn Reson Med 64(5):1373–1381

Denis de Senneville B, Ries M, Maclair G, Moonen CTW (2011) MR-guided thermotherapy of abdominal organs using a robust PCA-based motion descriptor. Trans Med Imaging (in press)

De Poorter J, De Wagter C, De Deene Y, Thomsen C, Ståhlberg F, Achten E (1995) Noninvasive MRI thermometry with the proton resonance frequency (PRF) method: in vivo results in human muscle Magn. Reson Med 33(1):74–81

de Zwart JA, Vimeux FC, Delalande C, Canioni P, Moonen CTW (1999) Fast lipid-suppressed MR temperature mapping with echo-shifted gradient-echo imaging and spectral-spatial excitation. Magn Reson Med 42(1):53–59

de Zwart JA, Vimeux F, Palussière J, Salomir R, Quesson B, Delalande C, Moonen CTW (2001) On-line correction and visualization of motion during MRI-controlled hyperthermia. Magn Reson Med 45:128–137

El-Sharkawy AM, Schar M, Bottomley PA, Atalar E (2006) Monitoring and correcting spatiotemporal variations of the MR scanner's static magnetic field. MAGMA 19(5): 223–236

Enholm J, Köhler MO, Quesson B, Mougenot C, Moonen CTW, Sokka SD (2009) Improved volumetric MR-HIFU ablation by robust binary feedback control. IEEE Trans Biomed Eng 57(1):103–113

Ernst F, Schlaefer A, Schweikard A (2007) Prediction of respiratory motion with wavelet-based multiscale autoregression. In: Medical image computing and computer-assisted intervention–MICCAI 2007. Lecture notes in computer science, vol 4792. Springer, Berlin, pp 668–675

Feinberg DA, Giese D, Bongers DA, Ramanna S, Zaitsev M, Markl M, Günther M (2010) Hybrid ultrasound MRI for improved cardiac imaging and real-time respiration control. Magn Reson Med 63(2):290–296

Furusawa H, Namba K, Nakahara H, Tanaka C, Yasuda Y, Hirabara E, Imahariyama M, Komaki K (2007) The evolving non-surgical ablation of breast cancer: MR guided focused ultrasound (MRgFUS). Breast Cancer 14(1):55–58

Gelet A, Chapelon JY, Bouvier R, Pangaud C, Lasne Y (1999) Local control of prostate cancer by transrectal high intensity focused ultrasound therapy: preliminary results. J Urol 161(1):156–162

Grissom WA, Rieke V, Holbrook AB, Medan Y, Lustig M, Santos J, McConnell MV, Pauly KB (2010) Hybrid referenceless and multibaseline subtraction MR thermometry for monitoring thermal therapies in moving organs Med Phys 37(9):5014–5026

Günther M, Feinberg DA (2004) Ultrasound-guided MRI: Preliminary results using a motion phantom. Magn Reson Med 52(1):27–32

Hacker A, Michel MS, Marlinghaus E, Kohrmann KU, Alken P

(2006) Extracorporeally induced ablation of renal tissue by high-intensity focused ultrasound. BJU Int 97(4):779–785

Hey S, Maclair G, Denis de Senneville B, Lepetit-Coiffe M, Berber Y, Köhler MO, Quesson B, Moonen CTW, Ries M (2009) Online correction of respiratory-induced field disturbances for continuous MR-thermometry in the breast. Magn Reson Med 61(6):1494–1499

Holbrook AB, Santos JM, Kaye E, Rieke V, Butts Pauly K (2009) Real-time MR thermometry for monitoring HIFU ablations of the liver. Magn Reson Med 63(2):365–373

Hynynen K, McDannold N, Clement G, Jolesz FA, Zadicario E, Killiany R, Moore T, Rosen D (2006) Pre-clinical testing of a phased array ultrasound system for MRI-guided noninvasive surgery of the brain-A primate study. Eur J Radiol 59(2):149–156

Illing RO, Kennedy JE, Wu F, ter Haar GR, Protheroe AS, Friend PJ, Gleeson FV, Cranston DW, Phillips RR, Middleton MR (2005) The safety and feasibility of extracorporal high-intensity focused ultrasound (HIFU) for the treatment of liver and kidney tumours in a Western population. Br J Cancer 93(8):890–895

Ishihara Y, Calderon A, Watanabe H, Okamoto K, Suzuki Y, Kuroda K, Suzuki Y (1995) A precise and fast temperature mapping using water proton chemical shift. Magn Reson Med 34:814–823

Jolesz FA, Hynynen K (2002) Magnetic resonance image-guided focused ultrasound surgery. Cancer J 8(1):100–112

Kennedy JE, Wu F, ter Haar GR, Gleeson FV, Phillips RR, Middleton MR, Cranston D (2004) High-intensity focused ultrasound for the treatment of liver tumours. Ultrasonics 42(1–9):931–935

Khokhlova VA, Bobkova SM, Gavrilov LR (2010) Focus splitting associated with propagation of focused ultrasound through the rib cage. Acoust Phys 56(5):665–674

Köhler MO, Mougenot C, Quesson B, Enholm J, Le Bail B, Laurent C, Moonen CTW, Ehnholm GJ (2009) Volumetric HIFU ablation under 3D guidance of rapid MRI thermometry. Med Phys 36(8):3521–3535

Köhler M, Denis de Senneville B, Quesson B, Moonen CTW, Ries M (2011) Spectrally selective pencil-beam navigator for motion compensation of MR-guided high-intensity focused ultrasound therapy of abdominal organs, Magn Reson Med 66(1):102–111

Kuroda K (2005) Non-invasive MR thermography using the water proton chemical shift. Int J Hyperthermia 21:547–560

Kuroda K, Suzuki Y, Ishihara Y, Okamoto K, Suzuki Y (1996) Temperature mapping using water proton chemical shift obtained with 3D-MRSI: feasibility in vivo. Magn Reson Med 35:20–29

Kuroda K, Oshio K, Chung AH, Hynynen K, Jolesz FA (1997) Temperature mapping using the water proton chemical shift: a chemical shift selective phase mapping method. Magn Reson Med 38:845–851

Lepetit-Coiffé M, Laumonier H, Seror O, Quesson B, Sesay MB, Moonen CTW, Grenier N, Trillaud H (2010) Real-time monitoring of radiofrequency ablation of liver tumors using thermal-dose calculation by MR temperature imaging: initial results in nine patients, including follow-up. Eur Radiol 20(1):193–201

Liu HL, Chang H, Chen WS, Shih TC, Hsiao JK, Lin WL (2007) Feasibility of transrib focused ultrasound thermal ablation for liver tumors using a spherically curved 2D array: a numerical study. Med Phys 34:3436–3448

Lourenço de Oliveira P, Denis de Senneville B, Dragonu I,

Moonen CTW (2010) Rapid motion correction in MR guided high Intensity focused ultrasound heating using real-time ultrasound echo information. Nucl Magn Reson Biomed 23(9):1103–1108

Maclair G, Denis de Senneville B, Ries M, Quesson B, Desbarats P, Benois-Pineau J, Moonen CTW (2007) PCA-based image registration: application to on-line MR temperature monitoring of moving tissues. IEEE Int Conf Image Process 3:141–144

Maintz JBA, Viergever MA (1998) A survey of medical image registration. Med Image Anal 2:1–36

McDannold N (2005) Quantitative MRI-based temperature mapping based on the proton resonant frequency shift: review of validation studies. Int J Hyperthermia 21(6):533–546

McDannold NJ, Jolesz FA (2000) Magnetic resonance image-guided thermal ablations. Top Magn Reson Imaging 11(3):191–202

Mei CS, Panych LP, Yuan J, McDannold NJ, Treat LH, Jing Y, Madore B (2011) Combining two-dimensional spatially selective RF excitation, parallel imaging, and UNFOLD for accelerated MR thermometry imaging. Magn Reson Med 66(1):112–122

Moonen CTW, Quesson B, Salomir R, Vimeux FC, de Zwart JA, van Vaals JJ, Grenier N, Palussière J (2001) Thermal therapies in interventional MR imaging. Focused ultrasound. Neuroimaging Clin N Am 11(4):737–747

Morikawa S, Inubushi T, Kurumi Y, Naka S, Seshan V, Tsukamoto T (2002) Feasibility of simple respiratory triggering in MR-guided interventional procedures for liver tumors under general anesthesia. In: Proceedings of the10th annual meeting of the ISMRM, Honolulu, p 2240

Mougenot C, Salomir R, Palussière J, Grenier N, Moonen CTW (2004) Automatic spatial and temporal temperature control for MR-guided focused ultrasound using fast 3D MR thermometry and multispiral trajectory of the focal point. Magn Reson Med 52:1005–1015

Mougenot C, Quesson B, Denis de Senneville B, Lourenço de Oliveira P, Sprinkhuizen S, Palussière J, Grenier N, Moonen CTW (2008) Three dimensional spatial and temporal temperature control with MR-thermometry guided focused ultrasound. Magn Reson Med 61(3):603–614

Mougenot C, Köhler MO, Enholm J, Quesson B, Moonen CTW (2011) Quantification of near-field heating during volumetric MR-HIFU ablation. Med Phys 38(1):272–282

Nehrke K, Börnert P, Groen J, Smink J, Böck JC (1999) On the performance and accuracy of 2D navigator pulses. Magn Reson Imaging 17(8):1173–1181

Okada A, Murakami T, Mikami K, Onishi H, Tanigawa N, Marukawa T, Nakamura H (2006) A case of hepatocellular carcinoma treated by MR-guided focused ultrasound ablation with respiratory gating. Magn Reson Med Sci 5(3):167–171

Pernot M, Aubry JF, Tanter M, Thomas JL, Fink M (2003) High power transcranial beam steering for ultrasonic brain therapy. Phys Med Biol 48(16):2577–2589

Pernot M, Tanter M, Fink M (2004) 3D real-time motion correction in high intensity focused ultrasound therapy. Ultrasound Med Biol 30:1239–1249

Peters RD, Henkelman RM (2000) Proton-resonance frequency shift MR thermometry is affected by changes in the electrical conductivity of tissue. Magn Reson Med 43:62–71

Peters RD, Hinks RS, Henkelman RM (1998) Ex vivo tissue-type independence in protonresonance frequency shift MR thermometry. Magn Reson Med 40(3):454–459

Pruessmann KP, Weiger M, Scheidegger MB, Boesiger P (1999) SENSE: sensitivity encoding for fast MRI. Magn Reson Med 42(5):952–962

Quesson B, de Zwart JA, Moonen CTW (2000) Magnetic resonance temperature imaging for guidance of thermo-therapy. J Magn Reson Imaging 12(4):525–533

Quesson B, Merle M, Köhler M, Mougenot C, Roujol S, Denis de Senneville B, Moonen CTW (2010) A method for MRI guidance of intercostal high intensity focused ultrasound ablation in the liver. Med Phys 37(6):2533–2540

Quesson B, Laurent C, Maclair G, Denis de Senneville B, Mougenot C, Ries M, Carteret T, Rullier A, Moonen CTW (2011) Real-time volumetric MRI thermometry of focused ultrasound ablation in vivo: a feasibility study in pig liver and kidney. Nucl Magn Reson Biomed 24(2):145–153

Ram Z, Cohen ZR, Harnof S, Tal S, Faibel M, Nass D, Maier SE, Hadani M, Mardor Y (2006) Magnetic resonance imaging-guided, high-intensity focused ultrasound for brain tumor therapy. Neurosurgery 59(5):949–955

Ramrath L, Schlaefer A, Ernst F, Dieterich S, Schweikard A (2007) Prediction of respiratory motion with a multi-frequency based extended kalman filter. In: Proceedings of the 21st international conference and exhibition on computer assisted radiology and surgery (CARS'07), Germany

Rempp H, Clasen S, Pereira PL (2011) Image-based monitoring of magnetic resonance-guided thermoablative therapies for liver tumors. Cardiovasc Intervent Radiol (in press)

Rieke V, Pauly KB (2008) MR thermometry. J Magn Reson Imaging 27(2):376–390

Rieke V, Vigen KK, Sommer G, Daniel BL, Pauly JM, Butts K (2004) Referenceless PRF shift thermometry. Magn Reson Med 51(6):1223–1231

Ries M, Denis de Senneville B, Roujol S, Berber Y, Quesson B, Moonen CTW (2010) Real-time 3D target tracking in MRI guided focused ultrasound ablations in moving tissues. Magn Reson Med 64(6):1704–1712

Ross JC, Tranquebar R, Shanbhag D (2008) Real-time liver motion compensation for MrgFUS. In: Proceedings of the 11th international conference on medical image computing and computer-assisted intervention, vol 11(2), pp 806–813

Roujol S, Denis de Senneville B, Vahalla E, Sangild Sørensen T, Moonen CTW, Ries M (2009) Online real-time reconstruction of adaptive TSENSE with commodity CPU/GPU hardware. Magn Reson Med 62(6):1658–1664

Roujol S, Ries M, Quesson B, Moonen CTW, Ries M, Denis de Senneville B (2010) Real-time MR-Thermometry and dosimetry for interventional guidance on abdominal organs. Magn Reson Med 63(4):1080–1087

Roujol S, Ries M, Moonen CTW, Denis de Senneville B (2011) Automatic non-rigid calibration of image registration for real time interventional MRI of mobile organs. Trans Med Imaging (in press)

Saborowski O, Saeed M (2007) An overview on the advances in cardiovascular interventional MR imaging. MAGMA 20(3):117–127

Salomir R, Denis de Senneville B, Moonen CTW (2003) A fast calculation method for magnetic field inhomogeneity due to an arbitrary distribution of bulk susceptibility. Concepts Magn Reson Part B Magn Reson Eng 19B(1):26–34

Salomir R, Hokland S, Pedersen M (2005) Magnetic resonance imaging (MRI)-directed focussed ultrasound. Methods and applications in oncological treatment. Ugeskr Laeger 167(39):3667–3672

Sapareto SA, Dewey WCL (1984) Thermal dose determination in cancer therapy. Int J Radiat Oncolol Biol Phys 10:787–800

Seror O, Lepetit-Coiffé M, Le Bail B, Denis de Senneville B, Trillaud H, Moonen CTW, Quesson B (2007) Real time monitoring of radiofrequency ablation based on MR thermometry and thermal dose in the pig liver in vivo. Eur Radiol 18(2):408–416

Sprinkhuizen SM, Bakker CJ, Bartels LW (2010) Absolute MR thermometry using time-domain analysis of multi-gradient-echo magnitude images. Magn Reson Med 64(1):239–248

Stafford RJ, Hazle JD (2006) Magnetic resonance temperature imaging for focused ultrasound surgery: a review. Top Magn Reson Imaging 17(3):153–163

Stewart EA, Gedroyc WM, Tempany CM, Quade BJ, Inbar Y, Ehrenstein T, Shushan A, Hindley JT, Goldin RD, David M, Sklair M, Rabinovici J (2003) Focused ultrasound treatment of uterine fibroid tumors: safety and feasibility of a noninvasive thermoablative technique. Am J Obstet Gynecol 189(1):48–54

Stewart EA, Rabinovici J, Tempany CM, Inbar Y, Regan L, Gastout B, Hesley G, Kim HS, Hengst S, Gedroye WM (2006) Clinical outcomes of focused ultrasound surgery for the treatment of uterine fibroids. Fertil Steril 85(1):22–29

Tanter M, Pernot M, Aubry JF, Montaldo G, Marquet F, Fink M (2007) Compensating for bone interfaces and respiratory motion in high-intensity focused ultrasound. Int J Hyperthermia 23:141–151

Tempany CM, Stewart EA, McDannold N, Quade BJ, Jolesz FA, Hynynen K (2003) MR imaging-guided focused ultrasound surgery of uterine leiomyomas: a feasibility study. Radiology 226(3):897–905

Thomas JL, Wu F, Fink M (1996) Time reversal focusing applied to lithotripsy. Ultrason Imaging 18:106–121

Todd N, Adluru G, DiBella EVR, Parker D (2009) Temporally constrained reconstruction applied to MRI temperature data. Magn Reson Med 62(2):406–419

Vigen KK, Daniel BL, Pauly JM, Butts K (2003) Triggered, navigated, multi-baseline method for proton resonance frequency temperature mapping with respiratory motion. Magn Reson Med 50(5):1003–1010

Weidensteiner C, Kerioui N, Quesson B, Denis de Senneville B, Trillaud H, Moonen CTW (2004) Stability of real-time MR temperature mapping in healthy and diseased human liver. J Magn Reson Imaging 19(4):438–446

Yuldashev PV, Khokhlova VA (2011) Simulation of three-dimensional nonlinear fields of ultrasound therapeutic arrays. Acoust Phys 57(3):334–343

Zhang L, Chen WZ, Liu YJ, Hu X, Zhou K, Chen L, Peng S, Zhu H, Zou HL, Bai J, Wang ZB (2010) Feasibility of magnetic resonance imaging-guided high intensity focused ultrasound therapy for ablating uterine fibroids in patients with bowel lies anterior to uterus. Eur J Radiol 73(2):396–403

Zippel DB, Papa MZ (2005) The use of MR imaging guided focused ultrasound in breast cancer patients; a preliminary phase one study and review. Breast Cancer 12:32–38

第 24 章　MRI 引导颅脑聚焦超声

Rivka R. Colen, Ferenc A. Jolesz

本章目录

1　引言 ······················· 325
2　优势与局限性 ············· 327
3　MRgFUS 脑部治疗范例 ······· 327
4　热效应机制 ··············· 329
5　非热效应机制 ············· 329
6　临床应用 ················· 331
7　展望 ····················· 333
参考文献 ····················· 334

摘　要

　　MRI 引导聚焦超声手术(MRgFUS)治疗颅脑疾病被期望是具有革命性的中枢神经系统(CNS)疾病的治疗方式,并能改变多个领域的治疗模式,包括神经肿瘤学、神经外科、肿瘤放疗学和临床神经科学等。MRgFUS 是非侵入性的脑肿瘤热消融方式,其非热效应能破坏血脑屏障,将更多的靶向药物、基因和其他的治疗药物递送入大脑。聚焦超声已被用于某些功能性神经紊乱疾病的治疗中,如运动失调、癫痫、疼痛,并可能在功能神经外科中发挥作用。聚焦超声诱导的动脉闭塞可以治疗出血和血管畸形。同时,聚焦超声具有溶解血栓的作用,可以用于脑卒中。因此,MRgFUS 横跨临床神经科学,能使众多领域发生变革而备受瞩目。

1　引言

　　外科手术、放射治疗和药物对于脑内病变是相当局限的,所以迫切需要一种新的治疗方式来治疗中枢神经系统(CNS)疾病和功能失调。一个重要的新疗法是颅脑的 MRI 引导聚焦超声手术(MRgFUS),这是一种颠覆性的技术,临床医生可以通过它精确地计算大脑内病灶的声学能量水平,其能产生多种生物效应且是非侵入性的,由此几乎可改变临床神经科学的所有领域。事实上,MRgFUS 可以从根本上彻底改变

CNS 疾病的治疗模式 (Colen 和 Jolesz, 2010; McDannold 等,2010)。

颅脑 MRgFUS, 所谓的经颅(Tc)MRgFUS, 正处于一个转折点:它在风口浪尖里成为现实, 并有潜力显著影响临床和基础神经科学的诸多领域,包括神经内科、神经外科、神经肿瘤学和放射治疗学。TcMRgFUS 正在从动物研究转向临床测试,之后将会应用于临床,可以贯穿全部临床社区学术中心,而不仅限于研究领域。

从 Lynn 等报道的首个病例开始(1942),治疗性超声技术就显示出明显的优势。自从 20 世纪 40 年代开始, FUS 一直作为手术和放射治疗的一种替代治疗 (Lynn 等,1942;Fry 和 Fry, 1960;Lele, 1962;Meyers 等,1959;Ballantine 等,1960)。然而,这个设备曾被停用,因为创建一个适当的声窗需要去除相对较大的部分颅骨 (颅骨切开术)。临床使用 FUS 治疗颅脑肿瘤需要开颅手术(Ram 等,2006;Guthkelch,1991)。完整的颅骨带来两个重大挑战。首先,颅骨吸收的超声波较多,引起能量的损失和颅骨的热效应。其次,颅骨厚度不规则,密度不均匀,引起声束偏转, 阻碍了超声波聚焦。颅骨的存在使 MRgFUS 成为一种侵入性的方法, 与手术没有不同,因此它的实用性并未被认可。尽管需要颅骨切开创建声窗,但是硬脑膜能保持完好,同时可以治疗深部肿瘤和功能性神经外科病变。颅脑 FUS 的另一个限制因素是缺乏一种成像方式,既能够准确观察病灶,同时在热消融过程中可以监测温度变化。

欲使 TcMRgFUS 变为实用性技术并最终应用于临床,必须要有两方面根本性的进步:寻找一种先进的成像方式, 在确定靶点的同时可以监测治疗过程;开发一个 FUS 装置,既能使声波通过不规则的颅骨后汇聚于一点, 又能在完整的颅骨内评价局部温度。80 年代发展起来的 MRI 是最重要的进步, 其可以精确地观察目标病灶,如肿瘤,同时使用 MRI 热图监测治疗过程(Jolesz 等,1988;Panych,1992;Kuroda,1997 年;McDannold 和 Jolesz,2000;Chung 等,1999)。到了 20 世纪 90 年代, 随着大型超声相控阵换能器的发展,基于 CT 测量的颅骨厚度和密度进行相位校正后, 完全无创 TcMRgFUS 能集中通过完好的颅骨 (Clement 等,2000;Hynynen 和 Jolesz 等,1998)。

相控阵列中每个元件的相位超声波能够在经颅聚焦和声学建模时被校正 (Hynynen 等, 2004)。通过以下两种方法防止颅骨过热:首先, 半球形头盔式的相控阵换能器允许换能器元件的空间散热,通过尽可能大的表面积来散热;第二,含有除气水的冷水帽,通过冷却到约 15℃ 的除气水在患者头部和传感器之间循环, 使头皮和颅骨主动散热(Hynynen 等,2006)。第三,与较高频率相比,采用 1MHz(250~650kHz) 以下相对较低的频率也会减小吸收。

MRgFUS 集成了 FUS 和 MRI, 因此成为一个单独的图像引导治疗系统,具有里程碑意义, 这个合作是基于布莱根妇女医院(BWH), InSightec (Haifa, Israel) 和通用电气 (GE Healthcare, Milwaukee, WI)。20 世纪 90 年代早期 MRgFUS 技术的发展和第一架原型机的建造都是这次成功合作的成果 (Cline 等, 1992,1993,1994)。

在过去的 20 年里,MRgFUS 已经用于一些良性病变(乳腺纤维腺瘤、子宫肌瘤)和恶性肿瘤 (乳腺癌, 肝癌, 前列腺癌和骨) 的治疗(Tempany 等,2011; Jolesz, 2009)。颅脑 MRgFUS 临床试验开始于 1994 年, 在布莱根妇女医院 (McDannold 等,2010; Cline 等, 1993,1994)用于治疗高级别胶质瘤即胶质母细胞瘤患者。使用 TcMRgFUS 设备, 通过完整的颅骨治疗脑癌是可能的。该系统已在丘脑切开术后慢性疼痛患者中获得了成功的试验 (Jeanmonod 等, 2012)。目前对原发性震颤、疼痛、胶质瘤和转移性脑瘤患者的治疗正在临床试验中。化疗(Treat 等,2007;Kinoshita 等,2006; Ting 等,2012; Chen 等,2010; Liu 等,2010)、纳米颗粒(Liu 等,2010 b)、干扰 RNA (RNAi)(Frenkel 等, 2008;Kinoshita 和 Hynynen,2005) 和抗体等的靶向输送对血脑屏障 (BBB) 的破坏作用 (Kinoshita 等,2006)目前正在进行临床前研究。

其对神经调节(Yoo 等,2011)、血管畸形(Vaezy 等,1998)、梗死及出血(Medel 等,2009)的作用也正在进行临床前调查。

2　优势与局限性

相对于其他治疗方法,包括手术、放射治疗和靶向治疗,MRgFUS 是有优势的。相比手术切除肿瘤,MRgFUS 热消融是非侵入性的,因此不会出现出血、感染及损害正常组织等并发症。后者在中枢神经系统疾病的治疗中尤其重要。与放射治疗相比,MRgFUS 没有相关电离辐射的风险,不会增加继发性肿瘤的风险;更重要的是,FUS 可以无限度的重复治疗,不存在放射治疗中需要注意累积辐射剂量而避免反复治疗的情况。在放射治疗中,剂量是根据以往经验计算出来的,以防止单一的疗程中产生有害的累积效应(与是否治疗成功无关)。FUS 允许重复进行无限的单个疗程或一段时间内多次重复治疗,这是很重要的,特别是对于相同解剖区域的肿瘤复发情况。FUS 温度梯度较窄,可以更精准地治疗目标,特别是当肿瘤与视神经或其他脑神经相邻时。此外,MRI 引导提供实时过程的反馈和监测,以防止治疗不足和过度治疗,在手术过程中确定治疗终点 (Hynynen 等,1997; Vykhodtseva 等,2000)。与使用有创的经皮热传导探针的激光消融治疗相比,如射频消融和激光疗法(Wood 等,2002),FUS 可以无创消融不对称的或非圆形的靶病变,而激光消融探头在每个方向上的延伸是相同的,所以不能调整形状来适应复杂的靶区。激光热消融可以形成浅温度梯度,热量通过单源探针消散。通过相对较低的温度(43℃)长时间作用(30~60 分钟),可以使恶性细胞选择性死亡而非肿瘤细胞则可存活(Diederich 和 Hynynen,1999)。这与 FUS"全或无"的消融效果不同,对细胞类型无选择性。

然而,MRgFUS 存在一定的局限性。目前的研究正试图解决这些问题进而推进该技术。目前,治疗时间较长,需要大量的人力。MRgFUS 热消融术对于治疗深部和位于中央的病灶还是有限度的, 在 TcMRgFUS 热消融治疗的第一阶段临床试验中发现, 在极端的角度下超声不能穿透颅骨(McDannold 等,2010)。解决这些问题的研究正在继续。

3　MRgFUS 脑部治疗范例

MRgFUS 是将两种方式集成到一个封闭的治疗系统,其中声学组件作为治疗部分,成像组件作为引导部分用于定位和监测。该 FUS 设备本身可以在靶组织造成直接非热(非消融)效应和热(消融)效应。

3.1　TcMRgFUS 对肿瘤的热消融治疗

3.1.1　计划阶段

治疗前计划对于患者的 MRgFUS 治疗是非常重要的。传统的影像学诊断可以对目标病灶进行精确的解剖定位。随着越来越多先进技术的出现,如扩散加权成像和灌注成像等,MRI 技术分别有助于细胞密度和新生血管的评估。在未来, 这些可以作为替代或超越增强的肿瘤检测方式,以便更完整地热消融和(或)破坏血脑屏障进行靶向化疗或基因治疗。治疗前的 MRI 的生物标记物可能在治疗监测和反馈中有所帮助。虽然还没有研究表明灌注和扩散加权 MRI 检查比常规 MRI 在评估肿瘤和肿瘤周围区域的程度方面更好。特别是 MRI 灌注成像可能有助于热消融引导,因为增加的血流量和热消融的灌注与冷却效果相关联。其他先进的技术类似于当前的术前规划,包括:扩散张量成像(DTI)可以确定白质束的位置及其与肿瘤的关系,功能性磁共振成像可以确定皮层运动区与肿瘤的关系。当肿瘤与白质相邻或侵入白质或皮层时,这些技术是特别重要的。总体而言,术前 MRI 检查提供了准确的定位,包括与邻近结构的关系,有助于确定可行的路径以便进行 FUS 治疗。

独特的 MRgFUS 治疗前需要进行 CT 扫描,计算和评估颅骨不均匀的密度和厚度,使得相控阵超声元件可以对相位进行调整(Clement

等,2000,2005;Hynynen 和 Jolesz 等,1998;Hynynen 等,2006)。

3.1.2 定位和监测阶段

在治疗前将患者置于 TcMRgFUS 设备的检查床上,进行术前的 MRI 扫描和定位,该设备包含磁共振成像套件、带有颅骨冷却系统的半球形的相控阵换能器。当天进行常规 MRI 序列扫描,重新评价肿瘤并再次准确定位。

MRI 温度测量是术中监测和确定治疗终点的成像方式。通过检测质子谐振频率的变化(McDannold 和 Jolesz,2000),MR 温度测量法可以确定聚焦超声引起的微小温度变化 (2℃~3℃)(McDannold 等,2000),并且可以用于检测组织的存活能力(Chen 等,2001)。

初始的非治疗、亚阈值、非凝固的低功率超声被传递到目标病灶来识别和确认感兴趣区域。这些阈值下的超声波束,不会引起组织变化或破坏,可以引起短暂的小幅度的温度升高(低于 60℃),并由 MR 热图进行监测(Hynynen 等,1997),进而可以准确定位靶组织。在手术的整个过程中,患者都是清醒的且反应灵敏,保证了神经系统的完整性。

随后,进行短时间的高功率聚焦超声(500~20000W/cm^2)(1~60s)治疗。在每个大功率超声脉冲治疗过程中 (McDannold 等,2000),利用 MR 热敏图监测治疗。利用 MRgFUS 的消融引起 FUS 的能量沉积。因蛋白质变性是非选择性的(包括恶性和非恶性细胞),高温(高于 57℃~60℃)在几秒内可造成不可逆的细胞死亡。MR 温度测量能够准确地监测实时的温度变化,控制热消融的能量沉积,可以随时调整超声治疗,避免过度治疗或治疗不足。有必要在治疗间歇进行冷却处理,以避免热效应叠加和超出预期的消融范围。与使用探针的激光消融不同,FUS 有一个陡峭的热梯度。短时间和陡脉冲的优势在于血流可以带走部分温度,同时减小积聚在组织中的热量。

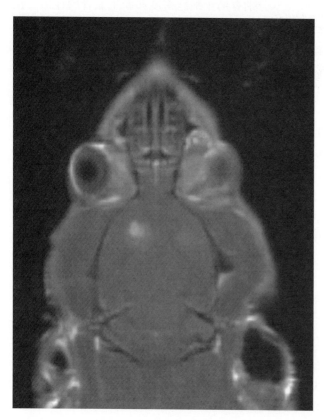

图 24-1 轴位 T1 加权增强图像显示的超声治疗区,该治疗区的瘤周组织未见强化。

根据不同情况和肿瘤类型，可以采用常规 MR 和先进 MR 成像序列在治疗过程中实时更新肿瘤消融进展和程度。然而，这些 MRI 序列的术中采集时间应控制在最短。类似手术切除范围（Sanai 和 Berger，2008），消融的范围很重要，因为肿瘤消融的百分比仍是预测肿瘤复发和预后的一个重要因素。

3.1.3　治疗后检查

确定结束治疗时要进行 MRI 扫描。要求进行术后增强扫描验证疗效，用以建立治疗后的基准 MRI 数据，包括 T1WI 和 T2WI，并确认治疗成功。在热消融中，由于组织坏死和毛细血管的破坏，治疗区不会出现强化（McDannold 等，2000），这也反映了热消融的成功。在非热疗法，如血脑屏障破坏区域（McDannold 等，2008），治疗区的强化反映了通透性增加和血脑屏障开放（图 24-1）。T2WI 有助于观察治疗区的水肿，通常在治疗后 48~74 小时出现（Morocz 等，1998）。但是，以更精细的 MRI 技术，如扩散加权和灌注成像，更能发现肿瘤切除或消融后残留的组织。

4　热效应机制

在热消融中，FUS 的组织制热效应可以产生一个热消融区，在超声波聚焦处破坏组织，此处声强度和集中的能量是最大的。重复施加大功率超声波束使温度达到 56℃~60℃ 的临界值时，即发生凝固性坏死和不可逆的非选择性细胞破坏。每个超声声束产生的病灶很小，直径一般为 1~3mm（垂直于光束），长度大约是直径的 2 倍（平行于光束）（Hynynen 等，2006）。使用"空化增强消融"和多个光束同时进行治疗是增加焦点尺寸和降低整体治疗时间的两个策略。在大脑中，"空化增强消融"可以使用比简单热凝固还低的能量实现组织的灭活，减少颅骨的升温，这些都是 TcMRgFUS 的限制因素。但同时，空化效应增加了继发出血的风险。

5　非热效应机制

MRgFUS 的非热、非消融效应被用于大脑主要是通过短暂的 BBB 破坏进行有针对性的药物传递（Hynynen 等，2003；McDannold 等，2006 年）。短暂的破坏可能是由于多种复杂的机制，其中最重要的是空化效应，它从微观上被定义为声波引起微泡在介质中的相互作用（Nyborg，1968，2001），这导致了以下几种机制：①气泡振荡；②声流，③机械（声辐射）力，④惯性（瞬态）空化效应（Deng 等，2004；Hynynen 等，2001；Mitragotri，2005；Sheikov 等，2004）。最后一点被认为是导致血脑屏障破坏的主要生物学效应（BBBD）（图 24-2）。

微泡，即充有气体或蒸汽的空腔（Minnaert，1933），可在任何时候引起以上提及的 4 个机制。微泡可以由超声波本身在组织内产生（内部产生的），或使用静脉内注射预成形的微泡，后者称为"微泡增强治疗性超声"（Hynynen 等，2003；McDannold 等，2006）。预制的微泡通常从人血清白蛋白中制成，其内充满全氟化碳气体—全氟丙

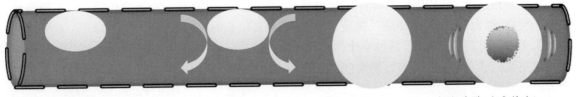

辐射作用　　　　微流　　　　气泡振荡　　　气泡破裂（空化效应）

图 24-2　在血管中相互作用的微泡。气泡振荡、微流和辐射作用形成切应力，引起细胞膜局部拉伸和刺激内皮细胞敏感的离子通道，从而引起血脑屏障的生物效应。血脑屏障破坏能够使药物通过紧密连接（箭），并通过内皮细胞的主动转运。在很高的超声压力下，微泡快速增长和振荡，导致气泡破裂，释放出储存的能量和不可预知的热能。（见彩图）

烷（气泡平均直径 2.0~4.5μm）。两种常见的由 FDA 批准的作为超声心动图检查超声造影剂的市售微泡是 Definity （Lantheus Medical Imaging Inc）和 Optison（GE Healthcare）。

超声生物效应可以是线性或非线性的。线性效应是稳定的，可以预测和控制。在低声功率下，微泡不断增长并通过整流扩散（Nyborg，2000，2001），也被称为"稳定空化"，是造成 BBBD 的原因。气泡振荡、微流和辐射作用形成的切应力引起细胞膜局部拉伸和刺激内皮细胞敏感的离子通道，从而引起血脑屏障的生物学效应（Nyborg, 1968, 2001）。气泡周围的涡流造成微流，也称为声流式传输。当气泡在声波传播方向移动时产生辐射力，它施加机械力，在血流量和长度垂直的方向上造成内皮的变形（Leighton,1994）。

非线性效应是不稳定的，不可预测且难以控制。在高声功率压力下，FUS 导致气泡快速增长，在此之后发生微振荡而破裂（内爆），也称为惯性空化作用，从而产生高速喷射（Brujan 等，2005 ）、自由基（Riesz 和 Kondo，1992），以及储存的能量以振荡的形式不可预知地释放出来（Nyborg，1968；Vykhodtseva 等，2008），由此破坏细胞膜和内皮的紧密连接。不可预测的、非线性的不可控热能的沉积可导致出血和靶区之外多余的组织被破坏（Vykhodtseva 等，1995）。预制的微泡增强对比剂 （Sheikov 等，2004，2008；Hynynen 等，2003），作为空化核位点，允许在较低的能量水平发生相同数量 BBBD 或组织消融，而不会出现难以控制的发热、出血和不必要的组织破坏等副作用（Hynynen 等，2001）。

除了非热治疗，如 BBBD，空化作用可以被用于热消融，称为"空化增强消融"，这是目前在子宫肌瘤中使用的消融方式。通过空化作用，组织加热更快，能在一个相对较短的时间内造成较大的热消融区。

5.1 血脑屏障挑战

血脑屏障（BBB）能够保护大脑免于全身毒素的影响，包括先天性的和医源性的。完整的血脑屏障由脑的连续毛细血管内皮及其细胞间的紧密连接、完整的基膜、神经胶质细胞突起组成（Rubin 和 Staddon,1999），可以阻挡 98% 以上的大分子神经治疗药物（Pardridge,2005）。除了大小，电荷和脂溶性也决定了分子穿过血脑屏障的能力。例如，显著药理剂量的分子量小于 400~500Da 的亲脂性分子可以穿过 BBB（Pardridge,2003），而大于 180Da 的离子化亲水性分子则不能（Kroll 和 Neuwelt,1998）。

对于脑肿瘤，全球范围内有效的神经肿瘤治疗失败的原因在于：①药物几乎完全不能穿过血脑屏障，②大多数原发恶性肿瘤具有激进的治疗耐药性。对于脑肿瘤，有一个普遍的误解，认为肿瘤内 BBB 是开放的，因为存活的肿瘤在 MRI 图像上可以看到强化。然而，普遍认为，血脑屏障的完整性在增殖活跃的肿瘤血管中得以维持（Neuwelt,2004）。事实上，肿瘤坏死区域的血脑屏障通透性最大，并且不需要化疗（Neuwelt, 2004）。甚至更重要的是，相对于肿瘤强化的区域，病灶周边无强化的 T2/FLAIR 高信号区和表现正常的白质区却存在肿瘤的浸润，因为 BBB 具有很高的不透水性，使该部位的药物剂量很少。一个重要的发现是，在胶质瘤患者中肿瘤浸润生长是肿瘤复发的主要原因（Albert 等,1994）。

为了增加进入大脑的药物剂量，相关学者做了很多的努力，包括：①药物改进，②血脑屏障的机械破坏，③直接向脑实质内注射和植入药物。现有药物改进的研究是向更多的亲脂性和水溶性药物发展，它们具有高亲和力，能够穿透血脑屏障（Pardridge,2003）。然而，药物改进的经济成本非常高，对某一特定的药物需要不断调整，需要很长的时间才能用于临床实践。此外，脑肿瘤、自闭症和神经变性疾病如阿尔茨海默症和亨廷顿病等，因为对小分子的亲脂性没有反应，其治疗效果仍然有限（Pardridge,2009）。另一方面，多种疾病，如情感性精神障碍和癫痫，对这种疗法有持续反应（Pardridge, 2009）。通过动脉内灌注高渗溶液（如甘露醇）对血脑屏障造成机械破坏，现已进入临床试验阶段（Guillaume

等，2010；Doolittle 等，2000）。甘露醇引起内皮
细胞的收缩，从而打开紧密连接，在 5 小时内
可逆性增加血脑屏障的通透性（Doolittle 等，
2000）。也可直接将药物注射到脑实质和利用
植入给药系统将药物通过血脑屏障送入手术
管腔（Kroll 和 Neuwelt，1998；Guerin，2004）。然
而，采用动脉灌注机械破坏 BBB 导致注入血管
广泛的 BBBD，并且需要侵入性的动脉内插管。
直接注射和植入，虽然能针对病变，但是会侵
入和破坏针道处的非靶区脑实质，增加并发症
的风险。与之相反，MRgFUS 是非侵入性的，且
有针对性，只对局部造成短暂影响。此外，它作
为一种理想的"药物递送系统"是通用的，这意
味着它不仅仅适合于某一种特定的药物。

6　临床应用

6.1　MRgFUS 在颅脑肿瘤中的应用：热消融和靶向化疗

在脑肿瘤中，"理想的治疗方法"可以被描
述为"理想的肿瘤手术"，也就是说，彻底清除目
标病灶的完整组织，同时保护周边组织的功能
和结构，包括手术路径所通过的组织。目前神经
外科手术也因此被大致认为是"理想的手术"，
放射治疗虽然是非侵入性的，但是其损害了照
射野内的组织。然而，MRgFUS 是非侵入性的，
只破坏声场内的靶点，不针对其他组织。它能够
在病变内沉积足够的能量，即使是位于深部组
织的病变（Colen 和 Jolesz，2010）。

在目前的临床试验中，MRgFUS 在脑部肿
瘤的应用仅专门用于原发性恶性中枢神经系统
肿瘤的热消融（McDannold 等，2010）。纳入试验
的是高级胶质瘤患者，这是脑内最常见的原发
性恶性肿瘤。胶质瘤呈浸润性生长过程，从异
常强化的区域到非强化的肿瘤周边，甚至侵及
正常的脑实质。对于整个肿瘤和所有的肿瘤细
胞，不可能在完全切除或者消融的同时又不损
伤正常组织和相关功能。许多没有被破坏的肿
瘤细胞残留下来，成为肿瘤复发和患者最终的

致死原因（Sanai 和 Berger，2008）。对胶质瘤来
说，能够减小肿瘤体积被公认为是一个令人满
意的结果。

然而，这些部位的肿瘤切除或消融的限制
可能预见一个在未来可行的治疗选择。虽然仍
处于临床试验前期（Treat 等，2007；Kinoshita
等，2006），MRgFUS 的 BBBD 技术能够穿过正
常组织或大脑皮层区域，对浸润性肿瘤细胞进
行靶向治疗。有针对性地增加血脑屏障的通透
性可以允许化疗药、纳米颗粒以及其他治疗剂
通过，并可靶向治疗分布在这些非渗透区域的
浸润细胞，这些区域普通化疗药物一般不能到
达（Kinoshita 等，2006；Liu 等，2010；Sheikov
等，2008）。化疗药物也可以在给药前被封装在
微泡或脂质体以及附着到纳米颗粒上（Unger
等，2004；Hynynen 等，1996）。在气泡破裂时，封
装的药物被局部释放在超声治疗区域。此外，可
以使用增强 MRI 确认这一无与伦比的结合治
疗方式。此外，MRgFUS 可逆性破坏血脑屏障的
能力和增加其通透性可以潜在地改变和替代目
前的导致全身毒性作用的非选择性给药方法，
这也是当前化疗的一个重要的限制因素。正在
研究大分子药物，例如赫赛汀用于 CNS 乳腺癌
转移瘤和多柔比星，以超声作用后通过血脑屏
障，希望可以成功地用于未来治疗原发性和继
发性 CNS 恶性肿瘤（Treat 等，2007；Kinoshita
等，2006）。因为具有非侵袭性和增强化疗药物
递送的能力，该技术有潜力在临床上用于中枢
神经系统恶性肿瘤患者。

另一方面，良性肿瘤和大多数转移瘤有清
晰的边界，如果没有侵及皮层是可以完全消融
的。对于必须完全切除的良性肿瘤，MRgFUS 可
提供一种非侵入性的方法。另外，对于良性血管
畸形，MRgFUS 不仅可以无创地消融这些病变，
也能闭塞病灶内血管（Vaezy 等，1998；Zderic
等，2006；Barnard，1955）。此外，FUS 具有敏感
的温度梯度和准确监测治疗的能力（即 MRI 测
温），使得 MRgFUS 治疗邻近神经（即视神经及
其他脑神经神经）的肿瘤成为可能。

MRgFUS 热消融能够用于治疗大多数良性

肿瘤，但是，对浸润性的恶性胶质瘤来说，与 BBBD 结合的 MRgFUS 消融可能是一个更有效的办法。早期的研究主要集中在脑肿瘤的切除，然而，非热、非凝固 BBBD 在脑肿瘤的治疗中用于输送治疗药物和化疗药物的方法正在研究中。1955 年，有学者首次研究了超声引导 BBBD（Hynynen 等，2006）。我们机构最近的研究表明并继续验证了 MRgFUS 有产生选择性、靶向性、可逆 BBBD 的能力，因此增加了血脑屏障的通透性（Vykhodtseva 等，2008；Martin 等，2009）。目前，正在 BWH 进行临床前试验，试验内容包括：关于赫赛汀与阿霉素各自在转移瘤和胶质母细胞瘤中的运输（Treat 等，2007；Kinoshita 等，2006），以及替莫唑胺和硼替佐米治疗胶质母细胞瘤的作用。

6.2 功能神经外科

鉴于 FUS 已被证明在治疗某些功能性神经失调中发挥作用，如运动障碍、癫痫或疼痛（Meyers 等，1959；Foley 等，2004；Moser 等，2012），它可能在功能神经外科中起主要作用。

6.2.1 慢性神经病理性疼痛

瑞士苏黎世 FUS 研究小组的临床试验获得了具有里程碑意义结果，发表的刊物成功地展示了使用 MRgFUS 消融中央丘脑外侧以治疗慢性神经痛，证实了 FUS 在功能神经外科的作用（Foley 等，2004）。第一篇论文证明了其积极的短期效果（Foley 等，2004），同时最近公布的这些患者的长期随访结果令人鼓舞，结果显示，在持续 3 个月到 1 年的随访中，患者的躯体感觉显著改善（Jeanmonod 等，2012）。鉴于功能神经外科的目标位于正常组织中（大部分），需要在毫米级的组织范围内精确测量靶区。目前射频消融使用的类似方法，或功能神经外科使用的其他消融技术，已被证明与 FUS 是可替代的，能够持续进行精度控制（Fry，1958）。

6.2.2 痉挛性疾病和疼痛

自从 Fry 等发现超声的神经效应（Colucci

等，2009），FUS 已经被认为在非侵入性治疗痉挛性疾病和控制疼痛方面具有潜在的临床价值。Foley 等进行的活体研究证实，FUS 能有效地阻断家兔周围神经的神经传导（Moser 等，2012）。虽然确切的机制仍有待阐明，但推测 FUS 诱导神经松解术的生物效应是脱髓鞘，热效应和机械效应引起的轴突中断和神经纤维的其他结构的损伤（Moser 等，2012）。活体研究证实，在经颅超声合适的频率下，FUS 可暂时性可逆地阻断神经传导（Kluger 和 Triggs，2007），使得 FUS 能够在未来应用于临床，用于非侵入性颅内功能检测和映射，类似于目前经颅磁刺激（TMS）的研究方式（Ferrara 等，2007）。相对于 TMS，FUS 具有一定优势：具有更好的定位和定向能力（较小的有效体积），可以使用 MRI 进行定位和监测（Hynynen 等，1997）。

6.2.3 特发性震颤和运动障碍

20 世纪 50 年代，Meyers 等（1959）研究了超声波在基底节的使用，以缓解多动症和张力亢进等常见于帕金森病的症状。目前在瑞士索洛图恩的超声波功能神经外科中心正在进行一项临床研究，探讨 MRgFUS 消融用于丘脑、腹侧丘脑和苍白球的精确性和有效性，以及当其用于长期慢性治疗帕金森病运动障碍和特发性震颤的初步疗效。另外，目前一个重要的首次研究是 InSightec（InSightec Ltd）与弗吉尼亚大学的合作研究，评价 MRgFUS 的热消融对于特发性震颤治疗的安全性，并初步得到成效。在这项研究中，对 15 例患者进行了非侵入性的 MRI 引导聚焦超声治疗，该治疗使用 InSightec Exblate TcMRgFUS 治疗系统（InSightec Ltd），并获得令人鼓舞的经验，研究结果正在等待公布。

6.3 脑卒中和出血

FUS 可加强 tPA 及其他溶栓药物的溶栓效果，以促进血块分解，提高治疗急性脑卒中的有效性（Medel 等，2009）。但溶栓的同时可使缺血性脑卒中空洞导致的出血风险增加，而 FUS 可使动脉闭塞，使出血血管得以止血（Zderic 等，

2006；Barnard，1955）。FUS 的这种效应可被用于血管畸形的治疗（Vaezy 等，1998），当然也可以用 FUS 消融血管畸形。

6.4　非肿瘤药剂的靶向传递

除了 MRgFUS 的 BBBD 技术用于化疗的靶向给药，还有很多 MRgFUS 的非肿瘤性应用，例如，靶向运输 iRNA（Frenkel，2008；Moonen，2007；Huang，2012），DNA（Raymond，2008），抗体（Kinoshita 等，2006），以及帕金森症和阿尔茨海默病的诊断和治疗药剂（Kinoshita 等，2006；Jordao 等，2010）。

抗体太大不能穿过 BBB，使用 MRgFUS 作为治疗方法传递抗体的作用是显著的。治疗阿尔茨海默症的动物模型研究（Kinoshita 等，2006；Jordao 等，2010）已经证实，MRgFUS 分别用于检测和减少蛋白质聚合体很有前途。最近，在阿尔茨海默病中采用 MRgFUS 的 BBBD 技术，导致转基因牙菌斑小鼠的抗 β 淀粉样蛋白的抗体显著减少（Burgess 等，2011）。在癌症靶向抗体治疗中，抗肿瘤单克隆抗体对乳腺癌的作用在临床前小动物研究中的结果令人鼓舞（Kinoshita 等，2006）。干细胞未来有望用于治疗神经变性病、创伤性脑损伤、脑卒中和脑肿瘤，均在 BBBD 后进入大脑（Paciotti 等，2004）。

对基于纳米技术的恶性肿瘤靶向治疗来说，BBB 仍然是一个瓶颈（Fulci 和 Chiocca，2007），最近发现使用 FUS BBBD 能够加强金纳米粒子的传递。2010 年，Lie 及其同事证明，将氧化铁 MNP 缀合到一种抗肿瘤的药物中，FUS 可增加药物进入肿瘤的可行性和功效（Liu 等，2010）。

虽然以病毒为基础的基因组学和基因治疗不断进展，但由于无法穿越血脑屏障，其在脑肿瘤中的应用有限（Sheikov 等，2006）。但是 FUS 可以增加细胞膜的渗透性，从而可用于基因治疗（Frenkel，2008；Deng 等，2004）。第一个 FUS 介导的病毒载体的示范是使用放射性标记的 HSV 载体（Shimamura 等，2004 年）。最近，使用此方法使鼠脑中荧光素酶基因的传递和表达得

以增加（Etame 等，2012）。此外，已成功地证明 FUS 可使短干扰 RNA（siRNA）和基因进入大脑（Kinoshita 和 Hynynen，2005；Raymond 等，2008）。鉴于这些成果，逻辑上讲，这项技术可以帮助传递 microRNA 或使短发夹 RNA 沉默，并使异常表达蛋白质的表达下调。

7　展望

在未来，TcMRgFUS 可广泛用于治疗中枢神经系统疾病和功能障碍。TcMRgFUS 不仅是非侵入性的，而且有针对性和可重复性。不同于任何其他技术，TcMRgFUS 使用 MRI 设备能够在解剖和功能上实现精确的引导。FUS 的作用包括非侵入性消融组织（替代神经外科和放射治疗），通过暂时中断血脑屏障有针对性地向大脑区域输送药物（革新神经肿瘤学和神经药理学），可逆性调节神经元功能（提供前所未有的可以改变神经科学的工具）。近年来，随着能够通过人类颅骨的聚焦超声设备的开发、可行性的论证，以及已公布的大量临床前期研究结果，已经很清楚表明，这项技术已经成熟并准备用于患者。然而，这种转换将是困难的，因为对于大多数人来说，采用超声治疗颅脑疾病是一个激进的概念——一种游戏般的转换。因此，在大规模的测试之前，需要进行大量的工作来验证其安全性，而后才能用于临床。

我们已经看到 MRgFUS 突飞猛进的进步和发展。目前已经开始多个临床试验，包括原发性震颤、运动障碍、慢性神经性疼痛以及脑转移瘤。使用 MRgFUS 热消融有望改变神经外科和放射肿瘤学领域。关于 MRgFUS 的 BBBD，初步临床前研究结果表明，其可增加分子和治疗药物通过血脑屏障的可行性和疗效（Min 等，2011），进而使很多治疗药物有望进入大脑，以达到有效治疗作用的足够剂量。TcMRgFUS 在脑功能检测和功能连通性引起的神经调节方面有望取代经颅磁电位刺激（TMS）（Yoo 等，2011）。癫痫也可能使用 TcMRgFUS 进行定位，甚至进行治疗（1998）。

虽然 FUS 用于治疗大脑病变并不是新出现的，但是这项技术的新颖性仍然阻碍了其向临床的转变，治疗中枢神经系统疾病的新方法进入临床应用需要巨大的支出，且在新技术的开发与应用中有较高风险，特别是对于非肿瘤性疾病。尽管目前存在这些障碍，MRgFUS 已经逐步发展，现在正用于患者测试，而且临床前的研究结果也是系统、成熟的。相比于巨大的临床应用潜力，用于证明 FUS 的可行性和有效性的投资可能是很小的。FUS 是一个典型的"高风险、高收益"的技术，其回报是独特的、巨大的，是真正的变革。

总之，MRgFUS 正在逐步展示其临床适用性和知名度。可以预期，它将从根本上改变脑部疾病的治疗模式。TcMRgFUS 的治疗，单独使用或联合使用，能彻底改变临床实践，并开拓中枢神经系统疾病治疗的全新方向。

（张欣 译　马旭阳 校）

参考文献

Albert FK, Forsting M, Sartor K, Adams HP, Kunze S (1994) Early postoperative magnetic resonance imaging after resection of malignant glioma: objective evaluation of residual tumor and its influence on regrowth and prognosis. Neurosurgery 34:45–60; discussion 60–61

Ballantine HT Jr, Bell E, Manlapaz J (1960) Progress and problems in the neurological applications of focused ultrasound. J Neurosurg 17:858–876

Barnard JW, Fry WJ, Fry FJ, Krumins RF (1955) Effects of high intensity ultrasound on the central nervous system of the cat. J Comp Neurol 103:459–484

Brujan EA, Ikeda T, Matsumoto Y (2005) Jet formation and shock wave emission during collapse of ultrasound-induced cavitation bubbles and their role in the therapeutic applications of high-intensity focused ultrasound. Phys Med Biol 50:4797–4809

Burgess A, Ayala-Grosso CA, Ganguly M, Jordao JF, Aubert I, Hynynen K (2011) Targeted delivery of neural stem cells to the brain using MRI-guided focused ultrasound to disrupt the blood–brain barrier. PLoS ONE 6:e27877

Chen L, Bouley DM, Harris BT, Butts K (2001) MRI study of immediate cell viability in focused ultrasound lesions in the rabbit brain. J Magn Reson Imaging 13:23–30

Chen PY, Liu HL, Hua MY, Yang HW, Huang CY, Chu PC, Lyu LA, Tseng IC, Feng LY, Tsai HC, Chen SM, Lu YJ, Wang JJ, Yen TC, Ma YH, Wu T, Chen JP, Chuang JI, Shin JW, Hsueh C, Wei KC (2010) Novel magnetic/ultrasound focusing system enhances nanoparticle drug delivery for glioma treatment. Neuro Oncol 12:1050–1060

Chung AH, Jolesz FA, Hynynen K (1999) Thermal dosimetry of a focused ultrasound beam in vivo by magnetic resonance imaging. Med Phys 26:2017–2026

Clement GT, Sun J, Giesecke T, Hynynen K (2000) A hemisphere array for non-invasive ultrasound brain therapy and surgery. Phys Med Biol 45:3707–3719

Clement GT, White PJ, King RL, McDannold N, Hynynen K (2005) A magnetic resonance imaging–compatible, large-scale array for trans-skull ultrasound surgery and therapy. J Ultrasound Med 24:1117–1125

Cline HE, Schenck JF, Hynynen K, Watkins RD, Souza SP, Jolesz FA (1992) MR-guided focused ultrasound surgery. J Comput Assist Tomogr 16:956–965

Cline HE, Schenck JF, Watkins RD, Hynynen K, Jolesz FA (1993) Magnetic resonance-guided thermal surgery. Magn Reson Med 30:98–106

Cline HE, Hynynen K, Hardy CJ, Watkins RD, Schenck JF, Jolesz FA (1994) MR temperature mapping of focused ultrasound surgery. Magn Reson Med 31:628–636

Colen RR, Jolesz FA (2010) Future potential of MRI-guided focused ultrasound brain surgery. Neuroimaging Clin N Am 20:355–366

Colucci V, Strichartz G, Jolesz F, Vykhodtseva N, Hynynen K (2009) Focused ultrasound effects on nerve action potential in vitro. Ultrasound Med Biol 35:1737–1747

Deng CX, Sieling F, Pan H, Cui J (2004) Ultrasound-induced cell membrane porosity. Ultrasound Med Biol 30:519–526

Diederich CJ, Hynynen K (1999) Ultrasound technology for hyperthermia. Ultrasound Med Biol 25:871–887

Doolittle ND, Miner ME, Hall WA, Siegal T, Jerome E, Osztie E, McAllister LD, Bubalo JS, Kraemer DF, Fortin D, Nixon R, Muldoon LL, Neuwelt EA (2000) Safety and efficacy of a multicenter study using intraarterial chemotherapy in conjunction with osmotic opening of the blood–brain barrier for the treatment of patients with malignant brain tumors. Cancer 88:637–647

Etame AB, Diaz RJ, Smith CA, Mainprize TG, Hynynen K, Rutka JT (2012) Focused ultrasound disruption of the blood–brain barrier: a new frontier for therapeutic delivery in molecular neurooncology. Neurosurg Focus 32:E3

Ferrara K, Pollard R, Borden M (2007) Ultrasound microbubble contrast agents: fundamentals and application to gene and drug delivery. Ann Rev Biomed Eng 9:415–447

Foley JL, Little JW, Starr FL, 3rd, Frantz C, Vaezy S (2004) Image-guided HIFU neurolysis of peripheral nerves to treat spasticity and pain. Ultrasound Med Biol 30:1199–1207

Frenkel V (2008) Ultrasound mediated delivery of drugs and genes to solid tumors. Adv Drug Deliv Rev 60:1193–1208

Fry WJ (1958) Intense ultrasound in investigations of the central nervous system. Adv Biol Med Phys 6:281–348

Fry WJ, Fry FJ (1960) Fundamental neurological research and human neurosurgery using intense ultrasound. IRE Trans Med Electron ME-7:166–181

Fulci G, Chiocca EA (2007) The status of gene therapy for brain tumors. Expert Opin Biol Ther 7:197–208

Guerin C, Olivi A, Weingart JD, Lawson HC, Brem H (2004) Recent advances in brain tumor therapy: local intracerebral drug delivery by polymers. Invest New Drugs 22:27–37

Guillaume DJ, Doolittle ND, Gahramanov S, Hedrick NA, Delashaw JB, Neuwelt EA (2010) Intra-arterial chemotherapy with osmotic blood–brain barrier disruption for aggressive oligodendroglial tumors: results of a phase I study. Neurosurgery 66:48–58; discussion 58

Guthkelch AN, Carter LP, Cassady JR, Hynynen KH, Iacono

RP, Johnson PC, Obbens EA, Roemer RB, Seeger JF, Shimm DS et al (1991) Treatment of malignant brain tumors with focused ultrasound hyperthermia and radiation: results of a phase I trial. J Neurooncol 10:271–284

Huang Q, Deng J, Wang F, Chen S, Liu Y, Wang Z, Cheng Y (2012) Targeted gene delivery to the mouse brain by MRI-guided focused ultrasound-induced blood–brain barrier disruption. Exp Neurol 233:350–356

Hynynen K, Jolesz FA (1998) Demonstration of potential noninvasive ultrasound brain therapy through an intact skull. Ultrasound Med Biol 24:275–283

Hynynen K, Colucci V, Chung AH, Jolesz FA (1996) Noninvasive arterial occlusion using MRI-guided focused ultrasound. Ultrasound Med Biol 22:1071–1077

Hynynen K, Vykhodtseva N, Chung AH et al (1997) Thermal effects of focused ultrasound on the brain: determination with MR imaging. Radiology 204:247–253

Hynynen K, McDannold N, Vykhodtseva N, Jolesz FA (2001) Noninvasive MR imaging--guided focal opening of the blood–brain barrier in rabbits. Radiology 220:640–646

Hynynen K, McDannold N, MARTIN H, Jolesz FA, Vykhodtseva N (2003) The threshold for brain damage in rabbits induced by bursts of ultrasound in the presence of an ultrasound contrast agent (Optison). Ultrasound Med Biol 29:473–481

Hynynen K, Clement GT, McDannold N, Vykhodtseva N, King R, White PJ, Vitek S, Jolesz FA (2004) 500-element ultrasound phased array system for noninvasive focal surgery of the brain: a preliminary rabbit study with ex vivo human skulls. Magn Reson Med 52:100–107

Hynynen K, McDannold N, Clement G, Jolesz FA, Zadicario E, Killiany R, Moore T, Rosen D (2006a) Pre-clinical testing of a phased array ultrasound system for MRI-guided noninvasive surgery of the brain-- a primate study. Eur J Radiol 59:149–156

Hynynen K, McDannold N, Vykhodtseva N, Raymond S, Weissleder R, Jolesz FA, Sheikov N (2006b) Focal disruption of the blood–brain barrier due to 260-kHz ultrasound bursts: a method for molecular imaging and targeted drug delivery. J Neurosurgery 105:445–454

Jeanmonod D, Werner B, Morel A, Michels L, Zadicario E, Schiff G, Martin E (2012) Transcranial magnetic resonance imaging-guided focused ultrasound: noninvasive central lateral thalamotomy for chronic neuropathic pain. Neurosurg Focus 32:E1

Jolesz FA (2009) MRI-guided focused ultrasound surgery. Ann Rev Med 60:417–430

Jolesz FA, Bleier AR, Jakab P, Ruenzel PW, Huttl K, Jako GJ (1988) MR imaging of laser-tissue interactions. Radiology 168:249–253

Jordao JF, Ayala-Grosso CA, Markham K, Huang Y, Chopra R, McLaurin J, Hynynen K, Aubert I (2010) Antibodies targeted to the brain with image-guided focused ultrasound reduces amyloid-beta plaque load in the TgCRND8 mouse model of Alzheimer's disease. PLoS ONE 5:e10549

Kinoshita M, Hynynen K (2005) A novel method for the intracellular delivery of siRNA using microbubble-enhanced focused ultrasound. Biochem Biophys Res Commun 335:393–399

Kinoshita M, McDannold N, Jolesz FA, Hynynen K (2006a) Noninvasive localized delivery of Herceptin to the mouse brain by MRI-guided focused ultrasound-induced blood–brain barrier disruption. PNAS 103:11719–11723

Kinoshita M, McDannold N, Jolesz FA, Hynynen K (2006b) Targeted delivery of antibodies through the blood–brain barrier by MRI-guided focused ultrasound. Biochem Biophys Res Commun 340:1085–1090

Kluger BM, Triggs WJ (2007) Use of transcranial magnetic stimulation to influence behavior. Curr Neurol Neurosci Rep 7:491–497

Kroll RA, Neuwelt EA (1998) Outwitting the blood–brain barrier for therapeutic purposes: osmotic opening and other means. Neurosurgery 42:1083–1099; discussion 99–100

Kuroda K, Oshio K, Chung AH, Hynynen K, Jolesz FA (1997) Temperature mapping using the water proton chemical shift: a chemical shift selective phase mapping method. Magn Reson Med 38:845–851

Leighton TG (1994) The Acoustic Bubble. Academic Press, San Diego

Lele PP (1962) A simple method for production of trackless focal lesions with focused ultrasound: physical factors. J Physiol 160:494–512

Liu HL, Hua MY, Chen PY, Chu PC, Pan CH, Yang HW, Huang CY, Wang JJ, Yen TC, Wei KC (2010a) Blood–brain barrier disruption with focused ultrasound enhances delivery of chemotherapeutic drugs for glioblastoma treatment. Radiology 255:415–425

Liu HL, Hua MY, Yang HW, Huang CY, Chu PC, Wu JS, Tseng IC, Wang JJ, Yen TC, Chen PY, Wei KC (2010b) Magnetic resonance monitoring of focused ultrasound/magnetic nano-particle targeting delivery of therapeutic agents to the brain. Proc Natl Acad Sci U S A 107:15205–15210

Lynn JG, Zwemer RL, Chick AJ (1942) The biological application of focused ultrasonic waves. Science 96:119–120

Martin E, Jeanmonod D, Morel A, Zadicario E, Werner B (2009) High-intensity focused ultrasound for noninvasive functional neurosurgery. Ann Neurol 66:858–861

McDannold NJ, Jolesz FA (2000) Magnetic resonance image-guided thermal ablations. Top Magn Reson Imaging 11:191–202

McDannold N, King R, Jolesz FA, Hynynen K (2000) Usefulness of MR imaging–derived thermometry and dosimetry in determining the threshold for tissue damage induced by thermal surgery in rabbits. Radiology 216:517–523

McDannold NJ, Vykhodtseva NI, Hynynen K (2006) Micro-bubble contrast agent with focused ultrasound to create brain lesions at low power levels: MR imaging and histologic study in rabbits. Radiology 241:95–106

McDannold N, Vykhodtseva N, Hynynen K (2008) Effects of acoustic parameters and ultrasound contrast agent dose on focused-ultrasound induced blood–brain barrier disruption. Ultrasound Med Biol 34:930–937

McDannold N, Clement GT, Black P, Jolesz F, Hynynen K (2010) Transcranial magnetic resonance imaging-guided focused ultrasound surgery of brain tumors: initial findings in 3 patients. Neurosurgery 66:323–332 discussion 32

Medel R, Crowley RW, McKisic MS, Dumont AS, Kassell NF (2009) Sonothrombolysis: an emerging modality for the management of stroke. Neurosurgery 65:979–993; discussion 93

Meyers R, Fry WJ, Fry FJ, Dreyer LL, Schultz DF, Noyes RF (1959) Early experiences with ultrasonic irradiation of the pallidofugal and nigral complexes in hyperkinetic and hypertonic disorders. J Neurosurg 16:32–54

Min BK, Bystritsky A, Jung KI, Fischer K, Zhang Y, Maeng LS, Park SI, Chung YA, Jolesz FA, Yoo SS (2011) Focused ultrasound-mediated suppression of chemically-induced acute epileptic EEG activity. BMC Neurosci 12:23

Minnaert M (1933) On musical air-bubbles and sounds of running water. Phil Mag 16:235–248

Mitragotri S (2005) Healing sound: the use of ultrasound in drug delivery and other therapeutic applications. Nat Rev Drug Discov 4:255–260

Moonen CT (2007) Spatio-temporal control of gene expression and cancer treatment using magnetic resonance imaging-guided focused ultrasound. Clin Cancer Res 13:3482–3489

Morocz IA, Hynynen K, Gudbjartsson H, Peled S, Colucci V, Jolesz FA (1998) Brain edema development after MRI-guided focused ultrasound treatment. J Magn Reson Imaging 8:136–142

Moser D, Zadicario E, Schiff G, Jeanmonod D (2012) Measurement of targeting accuracy in focused ultrasound functional neurosurgery. Neurosurg Focus 32:E2

Neuwelt EA (2004) Mechanisms of disease: the blood–brain barrier. Neurosurgery 54:131–140; discussion 41–42

Nyborg WL (1968) Mechanisms for nonthermal effects of sound. J Acoust Soc Am 44:1302–1309

Nyborg WL (2000) Biological effects of ultrasound: development of safety guidelines. Part I: personal histories. Ultrasound Med Biol 26:911–964

Nyborg WL (2001) Biological effects of ultrasound: development of safety guidelines. Part II: general review. Ultrasound Med Biol 27:301–333

Paciotti GF, Myer L, Weinreich D, Goia D, Pavel N, McLaughlin RE, Tamarkin L (2004) Colloidal gold: a novel nanoparticle vector for tumor directed drug delivery. Drug Deliv 11:169–183

Panych LP, Hrovat MI, Bleier AR, Jolesz FA (1992) Effects related to temperature changes during MR imaging. J Magn Reson Imaging 2:69–74

Pardridge WM (2003) Blood–brain barrier drug targeting: the future of brain drug development. Mol Interv 3:90–105

Pardridge WM (2005) The blood–brain barrier: bottleneck in brain drug development. NeuroRx 2:3–14

Pardridge WM (2009) Alzheimer's disease drug development and the problem of the blood–brain barrier. Alzheimers Dement 5:427–432

Ram Z, Cohen ZR, Harnof S, Tal S, Faibel M, Nass D, Maier SE, Hadani M, Mardor Y (2006) Magnetic resonance imaging-guided, high-intensity focused ultrasound for brain tumor therapy. Neurosurgery 59:949–955; discussion 55–56

Raymond SB, Treat LH, Dewey JD, McDannold NJ, Hynynen K, Bacskai BJ (2008) Ultrasound enhanced delivery of molecular imaging and therapeutic agents in Alzheimer's disease mouse models. PLoS ONE 3:e2175

Riesz P, Kondo T (1992) Free radical formation induced by ultrasound and its biological implications. Free Radic Biol Med 13:247–270

Rubin LL, Staddon JM (1999) The cell biology of the blood–brain barrier. Annu Rev Neurosci 22:11–28

Sanai N, Berger MS (2008) Glioma extent of resection and its impact on patient outcome. Neurosurgery 62:753–764; discussion 264–266

Sheikov N, McDannold N, Vykhodtseva N, Jolesz FA, Hynynen K (2004) Cellular mechanisms of the blood–brain barrier opening induced by ultrasound in presence of microbubbles. Ultrasound Med Biol 30:979–989

Sheikov NMN, Jolesz F, Zhang YZ, Tam K, Hynynen K (2006) Brain arterioles show more active vesicular transport of blood–borne tracer molecules than capillaries and venules after focused ultrasound-evoked opening of the blood–brain barrier. Ultrasound Med Biol 32:1399–1409

Sheikov N, McDannold N, Sharma S, Hynynen K (2008) Effect of focused ultrasound applied with an ultrasound contrast agent on the tight junctional integrity of the brain microvascular endothelium. Ultrasound Med Biol 34:1093–1104

Shimamura M, Sato N, Taniyama Y, Yamamoto S, Endoh M, Kurinami H, Aoki M, Ogihara T, Kaneda Y, Morishita R (2004) Development of efficient plasmid DNA transfer into adult rat central nervous system using microbubble-enhanced ultrasound. Gene Ther 11:1532–1539

Tempany CM, McDannold NJ, Hynynen K, Jolesz FA (2011) Focused ultrasound surgery in oncology: overview and principles. Radiology 259:39–56

Ting CY, Fan CH, Liu HL, Huang CY, Hsieh HY, Yen TC, Wei KC, Yeh CK (2012) Concurrent blood–brain barrier opening and local drug delivery using drug-carrying microbubbles and focused ultrasound for brain glioma treatment. Biomaterials 33:704–712

Treat LH, McDannold N, Vykhodtseva N, Zhang Y, Tam K, Hynynen K (2007) Targeted delivery of doxorubicin to the rat brain at therapeutic levels using MRI-guided focused ultrasound. Int J Cancer 121:901–907

Unger EC, Porter T, Culp W, Labell R, Matsunaga T, Zutshi R (2004) Therapeutic applications of lipid-coated microbubbles. Adv Drug Deliv Rev 56:1291–1314

Vaezy S, Martin R, Yaziji H, Kaczkowski P, Keilman G, Carter S, Caps M, Chi EY, Bailey M, Crum L (1998) Hemostasis of punctured blood vessels using high-intensity focused ultrasound. Ultrasound Med Biol 24:903–910

Vykhodtseva NI, Hynynen K, Damianou C (1995) Histologic effects of high intensity pulsed ultrasound exposure with subharmonic emission in rabbit brain in vivo. Ultrasound Med Biol 21:969–979

Vykhodtseva N, Sorrentino V, Jolesz FA, Bronson RT, Hynynen K (2000) MRI detection of the thermal effects of focused ultrasound on the brain. Ultrasound Med Biol 26:871–880

Vykhodtseva N, McDannold N, Hynynen K (2008) Progress and problems in the application of focused ultrasound for blood–brain barrier disruption. Ultrasonics 48:279–296

Wood BJ, Ramkaransingh JR, Fojo T, Walther MM, Libutti SK (2002) Percutaneous tumor ablation with radiofrequency. Cancer 94:443–451

Yoo SS, Bystritsky A, Lee JH, Zhang Y, Fischer K, Min BK, McDannold NJ, Pascual-Leone A, Jolesz FA (2011) Focused ultrasound modulates region-specific brain activity. NeuroImage 56:1267–1275

Zderic V, Brayman AA, Sharar SR, Crum LA, Vaezy S (2006) Microbubble-enhanced hemorrhage control using high intensity focused ultrasound. Ultrasonics 45:113–120

第 25 章　MRI 引导肝脏近距离放射疗法

Uta Wonneberger, Frank Fischbach, Jürgen Bunke, Kerstin
Jungnickel, and Jens Ricke

本章目录

1　间质近距离放射疗法 ⋯⋯⋯⋯⋯⋯⋯ 337

2　MR 环境 ⋯⋯⋯⋯⋯⋯⋯⋯⋯⋯⋯ 338

3　介入治疗 ⋯⋯⋯⋯⋯⋯⋯⋯⋯⋯⋯ 340

4　放射治疗 ⋯⋯⋯⋯⋯⋯⋯⋯⋯⋯⋯ 341

5　随访及肿瘤控制 ⋯⋯⋯⋯⋯⋯⋯⋯ 342

参考文献 ⋯⋯⋯⋯⋯⋯⋯⋯⋯⋯⋯⋯ 343

摘　要

　　本章介绍的是经皮近距离放射疗法，它是一种消融治疗方法，该方法直接通过电离辐射对肝脏实体肿瘤产生杀伤作用来达到治疗目的。目前使用的 MRI 治疗系统是由 1.0T 开放式 MR 系统以及一些市售和特殊定制的元件改良组成的。本章对介入治疗过程进行了详细描述，包括从术前用药到 MR 引导的治疗再到疾病的最终控制；并对后续照射、随访及肿瘤控制情况进行了介绍。

1　间质近距离放射疗法

　　间质近距离放射疗法是一种高剂量率的经皮治疗过程，在现代介入放射学中属于相对较新的领域（Ricke，2004）。在局部高剂量率的近距离放射治疗技术中，在透视下将铱[192]通过导管暂时置于肿瘤区域内，通过高剂量率电离辐射的作用，达到使预设区域内细胞死亡的目的。

　　不可否认，多数原发或继发的肝脏肿瘤患者由于晚期肝硬化、多发病灶或肿瘤扩散以及其他伴随疾病等原因，已不适合进行外科手术切除。因此，这些患者可以进行微创的选择性的肿瘤消融治疗，这无疑是肿瘤治疗领域中一项十分有价值的突破。目前，以射频及激光热处理为基础的热消融肿瘤治疗技术已相当成熟。然而，在其应用过程中，仍具有一定的局限性。首先，由于肿瘤向外周的侵犯（<5cm）会造成治疗

的不彻底，并且高代谢肿瘤以及周围大血管的热沉效应会产生一定影响。其次，热消融不能应用于胆囊及肝门等敏感结构及附近的肿瘤治疗。对于这一点，间质近距离放射治疗成功弥补了目前介入肿瘤学的不足。影像学引导的导管留置技术已是一种较为成熟的方式，但辐射诱导消融仍是一项目前应用众多的热消融技术中的拓展。

肝脏恶性肿瘤的间质近距离放射治疗最早于 2004 年被引进(Ricke 等，2004a，b)，采用 CT 对其进行定位。但由于常规的 CT 扫描，即使在应用对比剂的情况下软组织显示依然受限，而且在多角度后处理中也略显不足。采用 MR 作为引导设备已成为肝脏介入治疗过程中的最佳选择(Fischbach 等，2011)。超声引导由于受其声窗限制已逐渐不被采用。在近 3 年时间内，在 MR 引导下进行导管置入已逐渐成为最佳的选择方式(Ricke 等，2010)。该方式具有较好的软组织对比度，同时无电离辐射，并且在微小区域进行取样活检时可以提供多种层厚扫描的选择。

2　MR 环境

开放式 MR 扫描仪是进行实时 MR 引导介入治疗的理想平台。我们使用 1.0T 开放式系统(Panorama HFO，Philips Healthcare，Best，The Netherlands)[最大梯度场强为 26mT/m，场强切换率为 80mT(m·ms)]对介入治疗过程进行引导及监控。磁体具有回旋加速器，磁轭有两个超导线圈产生垂直磁场。左右宽 160cm，前后深度为 40cm 的大有效孔径可以为患者及工作人员(如介入放射医师、麻醉师及护士)提供足够的空间。介入放射医师在有效孔径内进行操作(图 25-1a)。放射医师可以利用 ERGO 动态橡胶发泡座椅 (Franke Steinert，Berlin，Germany) 帮助维持身体姿势，独特的塑胶覆盖立方体的模块化设计采用钩-环扣件，使其更易满足不同身高医务人员的需求(图 25-1b)。通过该系统可在磁体旁分别通过多层扫描可视化技术以

及单层实时成像技术进行全程监控及导航。依据个人偏好，图像既可以选择呈现在室内射频屏蔽液晶显示屏上 (Philips Healthcare，Best，The Netherlands)(图 25-1c)，也可选择通过投影系统呈现，该投影系统使用一个由磨砂玻璃制成的屏蔽体作为笼外投影设备在磁体内的显示屏。

直径为 21cm 的环形可弯曲表面接收线圈用来接收信号，拟合躯体外形并且保留足够空间到达肝脏实质(图 25-1e)。线圈覆盖深度基本近似于闭环直径。

完全集成的软件与硬件系统(iSuite，Philips Healthcare，Best，The Netherlands)可以产生连续的图像，并可以对运动的器官进行导航。专用的个人电脑客户端已经通过以太网 [用于 XTC 连接主机(Smink 等，2011)和标准 DICOM 网络传输]直接与主机相连。因此，实时扫描通信可在控制室通过第二移动工作站运行。此系统软件生动的用户界面既可以在控制室呈现给技术人员，也可以在操作室内呈现在有效孔径内供介入放射医师观看，界面上共 4 个可视窗口，其中有 2 个可随操作进行跟踪播放，1 个窗口内所显示的相对位置及图像定位在其他视区内通过几何线条指标和图像显示。1 个窗口内可显示从 3D 数据资料组中连续重建出的三维图像。操作者可使用鼠标通过追踪几何指示线对图像平面进行控制。也可以使用光学连接的脚踏转换器(Philips Healthcare，Best，The Netherlands)(图 25-1f)即可在内部对交互式的成像模式进行控制。目前，使用 6D 鼠标、能够进行镜像平面定义的类似于超声探头的可追踪导针已被引进(Wonneberger 等，2011)。通过这种直观并且具有实时成像能力的扫描仪器引导细针 (图 25-1g)进行穿刺，是我们工作团队与飞利浦医疗长期联合开发的项目，并且已经对其未来的临床应用进行了评估。

为了实现 MR 引导的微创治疗的徒手操作过程，一种独特的仪器设备已经过特殊定制并组装完成。在此过程中，安全问题为首要考虑的问题，由于设备的磁吸引力和磁转矩问题，以及

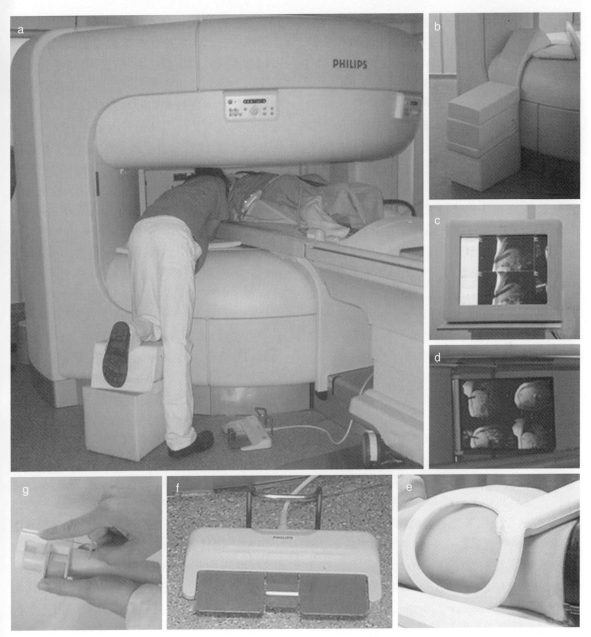

图 25-1　介入治疗采用开放式扫描系统,具有垂直磁场。(a)大的有效孔径为患者和医师提供足够空间。(b)放射介入医师正使用 ERGO 动态橡胶发泡座椅在磁体间工作。(c)磁极旁放有屏蔽射频的液晶显示屏,可清晰呈现 MR 图像。(d)磁体内可使用的磨砂玻璃显示屏。(e)可弯曲多功能线圈拟合躯体外形,如图采用垂直位放置可最大程度接收信号。(f)使用光学连接的九通道脚踏转换器可对图像进行控制,可通过短踏、长踏以及双踏的方式对菜单进行选择。(g)穿刺过程中可以使用并行移轴操纵杆对手持追踪针进行控制。(见彩图)

高频产生的电流,如谐振长度旁导电导丝内的电流。其次,也要考虑其物理和机械性能。因此,图像清晰度、亮度以及设备的可操纵性就更多地取决于个人偏好不同,但是,剩余磁化强度、图像伪影以及 MR 可视化程度依赖于扫描系统、脉冲序列以及靶器官的情况。

最初,我们使用陶瓷手术刀切开皮肤,后来使用的是更为锋利的非 MR 兼容的解剖刀。可在磁场内安全使用的穿刺针种类很多，由钛合金、镍合金、铬合金等材料制成。但是我们更愿意使用长度为 100mm、120mm 或 150mm 的 18G 钛穿刺针（同轴针，Invivo，Schwerin，Germany）。

通过 Seldinger 技术用 6F 血管造影鞘管（Radifocus Introducer，Terumo，Tokyo，Japan）替换穿刺针时，使用标准的 0.0035。亲水性血管造影导丝具有镍核心层，长度一般为 35~80cm。

进行 MR 引导的近距离放射治疗，需要两套导管系统：①标准 X 线导管（热疗导管，Sennewald，Munich，Germany），含有硫酸钡，在 MR 上不可见，需要额外的导丝以产生显著的缺失伪影。②近期应用于 MR 的导管系统（MR 近距离放射治疗导管，SOMATEX Medical Technologies，Teltow，Germany）富含氧化铁化合物，在 MR 肝脏增强图像上显示为低信号，在 X 线肝脏图像上显示为高密度影。

3　介入治疗

患者在进行介入治疗前应用止吐药（昂丹司琼）以及类固醇药物（地塞米松）。消融治疗需在患者使用镇静镇痛类药物如芬太尼的作用下进行，该类药物可以产生麻醉镇痛的效果，同时，还应联合使用苯二氮䓬类药物如咪达唑仑，产生持续性麻醉效果。在手术前将药物注入患者体内，按照 0.1mL/kg 体重的剂量将药物溶于 0.25mol/L（181.43mg/mL）钆塞酸二钠中（Primovist，BayerSchering，Berlin，Germany）。普美显是一种顺磁性肝特异性造影剂，可增强肝脏病变的对比度，使病灶在图像上更容易显示。由于肝细胞摄取，正常肝实质表现为短 T1 信号，导致其在 T1 加权图像上呈高信号。相反，恶性肝损害病灶不表现为短 T1 信号。静脉注药后 15~20min 可达最佳显影时间。这种高信号将持续 2h。这种延长的显像时间窗可以在多导管置入治疗大体积肿瘤的情况下提供足够的显影时间（Ricke 等，2004b）。

在治疗过程中，患者通常采用仰卧位，有时可以向外侧旋转 30°。体位的选择主要取决于肿瘤在肝脏内的位置，以及术前预先设定的经皮穿刺路径，其次取决于在患者与上磁极或侧柱之间插入仪器所需要的空间，再次，患者体位还取决于线圈的最佳位置，因为环形可弯曲表面接收线圈必须被放置在肝脏所在区域，且要覆盖能够检验为了接收高信号而放置在基本与场强 B₀ 平行的位置垂直线圈。最后，为了使针能够清楚显示而预先设计好的针与垂直磁场间夹角也同样要纳入考虑范围，这是由于磁化系数造成的。根据以下测试结果（Wonneberger 等，2010），尽管针的伪影会随着进针方向与磁场的垂直角度而更加明显，我们仍旧选择 30°或大于 30°作为穿刺针与垂直磁场间的最佳夹角（Fischbach 等，2011）。

扫描图像开始于 3D 数据资料库，该数据来自于水平方向的 T1 加权高分辨率同向性体积检测（THRIVE），这可以通过屏气技术获得（数据采集时间大约为 13~17s）。图像数据覆盖整个肝脏，成为构成 3D 重建的基础，呈现在 iSuite 视窗内，在介入治疗过程中能够判定靶肿瘤的方位，同时可以在器官内定位。

通过 T1 加权梯度回波序列连续获得透视图像，并且通过手指指向技术在皮肤表面确定进针位点（图 25-2a）。通过上述方式来确定进针路线，采用肋骨窗位，排除其他不必要组织影响，进针过程将会呈现在单层动态重复图像（帧速为每秒钟 2 幅）上。手指指向可以显示在图像上，能够帮助定位腹部表面穿刺点。将皮肤表面进针区域进行消毒后，开始进行穿刺，随着穿刺针的运动，穿刺针的进针图像会被连续呈现在两个正交平面上，放射介入医师可以通过控制室内的技师对这两个平面上的图像进行联机切换（图 25-2b）。在确定好靶组织位置并准确将穿刺针固定在靶区后，在磁体外通过 Seldinger 技术，将加硬导丝沿穿刺针路径放入来替代穿刺针，并将血管造影鞘管沿导丝置入（图 25-2c）。通过此鞘管置入近距离放射导管，根据需要重复穿刺过程，使导管能够充分覆盖整个肿瘤区域。对于直径≤4cm 的病变，每个病变都要置入一个中心

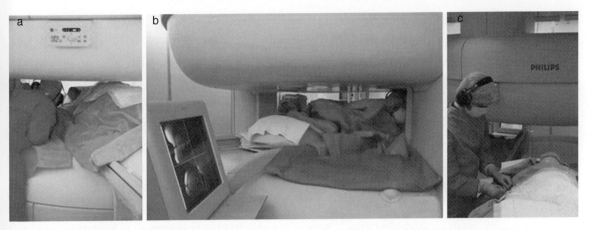

图 25-2　介入治疗置入导管进行近距离放射治疗。(a)介入放射医师首先在患者床旁连续获得的图像上确定皮肤最佳穿刺点。(b)通过磁极旁屏蔽射频的显示屏,在 MR 图像的引导下放置穿刺针使其到达相应肿瘤区域。(c)在磁体外通过 Seldinger 技术用鞘管代替穿刺针将近距离放射治疗导管置入靶区内。(见彩图)

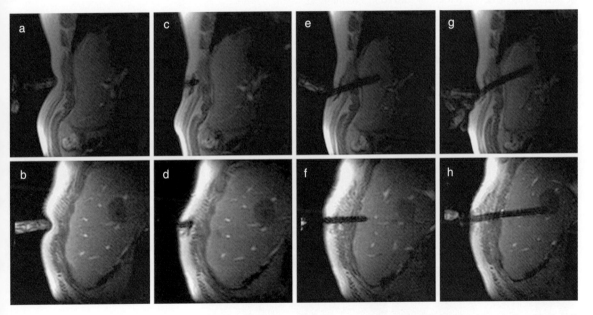

图 25-3　介入治疗过程中将穿刺针穿入靶区。注意在 T1 加权图像上高信号的肝实质与低信号的病变区域形成对比。手指指向决定了在冠状位图像(a)以及轴位图像(b)上穿刺针的进针方向。连续扫描图像可以从冠状位(c、e、g)及轴位(d、f、h)两个相互垂直的几何平面上引导穿刺针进行穿刺,并不断调整以适应穿刺针进针路径。

导管。对于较大的病变,导管间距离或导管与病变边界距离应≤3cm,这样导管便能覆盖整个病变区域。最后,再次通过 3D THRIVE 脉冲序列进行最终控制,此数据资料组也可应用于放疗计划中。

4　放射治疗

3D 图像数据资料(THRIVE)显示,被置入的导管已被转入治疗计划系统(Oncentra-

MasterPlan，BrachyModul，Nucletron，Veenendaal，The Netherlands），应用于照射计划。放射介入医师对每个导管头部进行标记与编号。在图像数据基础上，将导管位置的相对坐标以及肿瘤边界导入治疗计划系统中。我们使用 HDR 后装系统（microSelectron Digital V3，Nucletron，Veenendaal，The Netherlands），采用铱 ¹⁹² 放射源，照射强度为 10Ci 进行照射，放射源直径不超过 1mm。最小作用剂量（取决于瘤体大小）以能够覆盖肿瘤并超过其边缘几毫米为最佳（Seidensticker 等，2010）。治疗肝细胞癌、乳腺癌、鳞状细胞癌（喉或支气管源性）的最小靶剂量为 15Gy，结直肠以及其他原发性肿瘤采用 20Gy。靶剂量已被证实为最安全有效剂量，具有极低的局部复发率（Ricke 等，2010）。靶剂量定义为吸收后到达肿瘤组织的最小吸收剂量，肿瘤中心部位吸收剂量较多。直径>10cm 的巨大肿瘤，尤其是位于特殊脏器附近时，应进行多次治疗，每次治疗间隔 2 周。

2/3 的肝脏接收到的预防性照射剂量为 5Gy，胃、十二指肠以及结肠的表面最大照射剂量规定为 15Gy/mL，脊髓为 8Gy/mL，器官表面通过治疗计划系统对器官的描画进行规定。如果胃及十二指肠黏膜所接收照射剂量大于 10Gy/mL，则应按规定服药以预防照射所带来的胃部损伤（可服用泮托拉唑 40mg/d 3 个月，需要时可服用氢氧化镁铝）。标准照射治疗时间为 20~40min。

5 随访及肿瘤控制

常规随访类似于其他微创肿瘤消融术术后

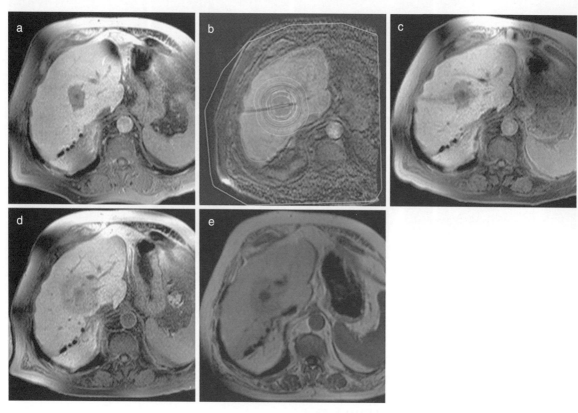

图 25-4 介入治疗包括诊断图像、治疗计划以及随访。(a)MR 增强显示位于第 7、8 肝段约 4~5cm 的病灶。(b)在介入治疗中置入导管植入放射源后，通过 T1 加权高分辨率同向性容积测量(THRIVE)获得图像数据库。图中彩色编码的覆盖区域代表治疗计划中的计划靶组织以及等剂量线。(c、d、e)图像分别为治疗后 3 天、5 周以及 3 个月的随访 T1 加权 MR 图像。肿瘤周围的低信号边缘带为照射后组织改变。（见彩图）

随访，包括介入治疗后至少每 3 个月进行 1 次 MR 复查（图 25-4）。MR 检查包括在静脉注射造影剂前、注射后 20s、60s、120s 及 2min 后分别进行 T2 加权及快速自旋回波脉冲序列联合或不联合脂肪抑制扫描以及增强 T1 加权梯度回波脉冲序列扫描，造影剂选用普美显，注射剂量为 0.025mmol/kg 体重（Wieners 等，2011）。

消融治疗后的肿瘤控制表现出明显的剂量依赖性。当最低靶剂量（实际 D_{100}）超过 20.4Gy 时，未发现局部复发情况。多发性肿瘤的局部消融治疗是提高患者存活率的最主要因素。就这一点而言，并发症的发生率很低。尽管肿瘤直径可以达到 13.5cm，患者也很少感到不适（Mohnike 等，2010）。

（魏颖恬 译　何晓锋 校）

参考文献

Fischbach F, Bunke J, Thormann M et al (2011) MR-guided freehand biopsy of liver lesions with fast continuous imaging using a 1.0-T open MRI scanner: experience in 50 patients. Cardiovasc Intervent Radiol 34(1):188–192

Mohnike K, Wieners G, Schwartz F et al (2010) Computed tomography-guided high-dose-rate brachytherapy in hepatocellular carcinoma: safety, efficacy, and effect on survival. Int J Radiat Oncol Biol Phys 78(1):172–179

Ricke J (2004) Interventional therapy for liver metastases. Z Gastroenterol 42(11):1321–1328

Ricke J, Wust P, Stohlmann A et al (2004a) CT-guided brachytherapy: a novel percutaneous technique for interstitial ablation of liver metastases. Strahlenther Onkol 180(5):274–280

Ricke J, Wust P, Stohlmann A et al (2004b) CT-guided interstitial brachytherapy of liver malignancies alone or in combination with thermal ablation: phase I–II results of a novel technique. Int J Radiat Oncol Biol Phys 58(5):1496–1505

Ricke J, Thormann M, Jungnickel K et al (2010a) MR-guided liver tumor ablation employing open high-field 1.0T MRI for image-guided brachytherapy. Eur Radiol 20(8):1985–1993

Ricke J, Mohnike K, Pech M et al (2010b) Local response and impact on survival after local ablation of liver metastases from colorectal carcinoma by computed tomography-guided high-dose-rate brachytherapy. Int J Radiat Oncol Biol Phys 78(2):479–485

Seidensticker M, Wust P, Ruhl R et al (2010) Safety margin in irradiation of colorectal liver metastases: assessment of the control dose of micrometastases. Radiat Oncol 5:24

Smink J, Häkkinen M, Holthuizen R et al (2011) eXTernal Control (XTC): a flexible, real-time, low-latency, bi-directional scanner interface. In: Proceedings of the ISMRM 2011, p 1755

Wieners G, Mohnike K, Peters N et al (2011) Treatment of hepatic metastases of breast cancer with CT-guided interstitial brachytherapy—a phase II study. Radiother Oncol. doi:10.1016/j.radonc.2011.03.005

Wonneberger U, Schnackenburg B, Streitparth F et al (2010) Evaluation of magnetic resonance imaging-compatible needles and interactive sequences for musculoskeletal interventions using an open high-field magnetic resonance imaging scanner. Cardiovasc Intervent Radiol 33(2):346–351

Wonneberger U, Krüger S, Wirtz D et al (2011) Clinically usable tool for dynamic scan-plane tracking for real-time MRI-guided needle interventions in a high-field-open MRI system. In: Proceedings of the ISMRM 2011, t 202

第 26 章　MRI 引导微波消融

Shigehiro Morikawa, Shigeyuki Naka, Hiroyuki Murayama,
Yoshimasa Kurumi, Tohru Tani, Hasnine A. Haque

本章目录

1　背景 ……………………………………… 344
2　微波消融的病理反应 ………………… 345
3　临床 MRI 引导微波消融仪器 ……… 345
4　MRI 引导微波消融的基本过程 ……… 347
5　MRI 引导微波消融的其他仪器和
　　高级程序 ……………………………… 348
6　在研项目和展望 ……………………… 354
参考文献 …………………………………… 355

摘　要

　　MRI 引导微波消融治疗肝脏肿瘤已经使用配有双线圈型开放式 MR 扫描仪的近实时磁共振(MR)图像。日本已经研发出了微波凝结器用于肝切除开放手术中止血。微波消融已经被确认为是治疗肝肿瘤的有用的微创手术。微波凝结器工作频率为 2.45GHz,,利用介电加热进行操作,类似于微波炉。对于肝肿瘤消融治疗,MR 兼容的针型电极通过 MR 兼容的穿刺针插入。MR 图像引导和微波消融的结合是完全可行的。微波消融时,可以观察到清晰的无干扰的 MR 图像和 MR 温度图,并可以不接地垫进行消融。为了增强这种处理的可用性和有效性,已经开发了各种手术器械,如控制图像平面的光学跟踪系统适配器、MR 兼容的内镜系统、导航软件和机动操纵器。本章介绍了该操作的大体流程和周边设备的进展。

1　背景

　　原发性和转移性肝肿瘤是世界范围内最常见的恶性疾病之一。原发性肝肿瘤,尤其是肝细胞癌,在乙型肝炎和丙型肝炎病毒感染相关的许多亚洲国家中非常普遍 (Yuen 等,2009；Kudo 等,2010)。因为许多肝功能不全的肝癌患者,不能总是应用广泛的手术切除。转移性肝肿瘤是与肝癌有关的发病率和死亡率的主要原因(Abdalla 等,2004)。在这种情况下,在决定治疗方案时,必须考虑原发病变和转移病变的情况。对于这两种肝肿瘤,微创热消融是一个有希望的有效替代方法(Taura 等,2006; Hur 等,2009)。

　　日本已开发出 2.45GHz 的微波凝结器,用于在肝切除开放手术中止血。1979 年,Tabuse (Tabuse,1979) 首次将其用于兔的肝脏,1981年,临床首次用于治疗肝癌破裂患者 (Tabuse 和 Katsumi,1981)。微波凝结器还可用于肝肿瘤热消融(Hamazoe 等,1995)。此后,微波消融用于在超声(Seki 等,1994)引导或腹腔镜方式 (Ido 等,1997)下经皮途径治疗肝脏肿瘤。在日本,微波消融已被确认为是治疗肝肿瘤的有效的微创手术。因为微波的频率为 2.45GHz,与 MR 图像的共振频率相差较大,因此可以考虑 MR 图像引导下的微波消融。此外,微波消融采用了双极性电极,不需要有接地垫。这似乎有利于与 MR 扫描相结合。在安装用于术中图像导航的开放式配置 MR 系统之前,进行了初步的研究,以评估 MR 图像和微波消融相结合的效果,研究采用的是 2.0T 实验 MR 系统结合琼脂模拟器和切除的肝脏(Morikawa 等,2001)。结果是令人满意的。MR 图像能正确地显示 MR 兼容的针型电极的进针路径,微波并不干扰 MR 图像,即使在微波发射时没有经过任何特殊的滤过。微波消融时的温度变化可以由质子共振频率的方法清楚地监控。在这些成果的基础上,MRI 引导微波消融治疗肝肿瘤的临床研究已经展开。

2　微波消融的病理反应

　　微波消融的频率和原理与家用微波炉一样。微波消融采用介电方式加热,而射频消融采用焦耳模式加热。微波已被确认为组织学和病理学检查中的组织固定的方法 (Mayer,1970; Kahveci 和 Cabusoglu,1997)。标准的苏木精-伊红染色并不能都显示出微波消融的病理变化,肿瘤细胞的形态学是不断变化的。一些病理学家认为,在微波消融后肿瘤细胞仍保持活力。用酶组织化学酸性磷酸酶研究肝组织的病理变化(Mukaisho 等,2002a, b)。图 26-1 显示的是

微波消融 24 小时后鼠肝的组织学和组织化学染色表现。电极在图像左侧插入。苏木精-伊红染色显示(图 26-1a),并且凝固区水肿可从正常组织中区分出来。然而,苏木精核染色保持在邻近电极的内区,而在外区的强度显著降低。外区水肿的变化及中性粒细胞浸润高于内区。酸性磷酸酶组织化学染色显示(图 26-1b),正常区域显示大量的酶活性。然而,外区显示酶活性衰减,内区显示没有酶活性。内区是固定的,并且微波消融区没有活性。

3　临床 **MRI** 引导微波消融仪器

　　微波凝固器(Microtaze OT-110 M, Alfresa, Osaka, Japan)(图 26-2)工作频率为 2.45GHz,采用双线圈开放式 MR 扫描仪 (0.5T Signa SP/2, GE Healthcare, Waukesha, WI, USA)(图 26-3)(Schenck 等,1995)。光学跟踪系统 (FlashPoint model 5000, Boulder Innovation Group, Boulder, CO, USA) 集成在 MR 系统中 (Silverman 等,1995)。手持部件有 3 个 LED,发出的红外光可被固定在 MR 磁体顶端的 3 个探测器探测到。外科医生可以交互控制 0°平面或

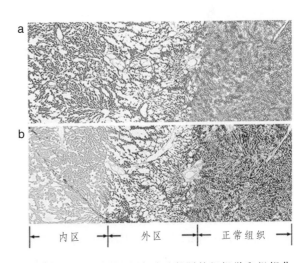

图 26-1　微波消融 24 小时后鼠肝的组织学和组织化学表现。相应区域的苏木精-伊红染色(a,×40)和酸性磷酸酶组织化学染色(b,×40)。电极被插入在图像左侧。内区(邻近电极)、外区和正常组织被区分开来。

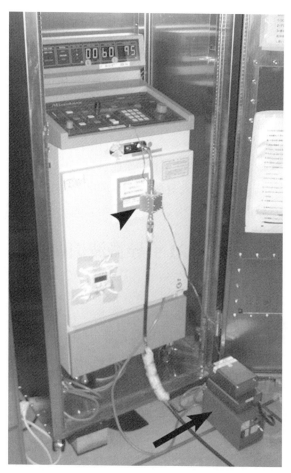

图 26-2 微波凝固器 （Microtaze OT-110 M, Alfresa, Osaka, Japan）工作频率为 2.45GHz。另加入一个定制的陷波滤波器(箭头)和一个光学脚踏开关(箭)加入。

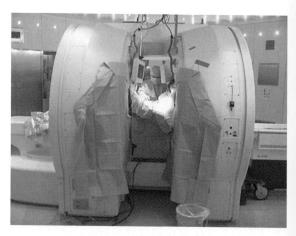

图 26-3 双线圈式开放配置 MR 扫描仪(0.5T Signa SP/2, GE Healthcare, Waukesha, WI, USA)。2 名外科医生可以从两侧通过磁铁之间的空隙接近患者。MR 图像被显示在 2 个孔内显示器上。

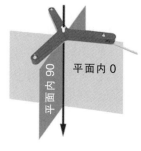

图 26-4 一种用于控制图像平面的手持光学跟踪系统。外科医生用手持件、平面 0° 或 90° 手柄控制图像平面，均包括进针路径，用于图像导航。

90°的图像平面,这两个平面都包括进针路径(图 26-4),并且可在 1.8s 内获得的近实时变相梯度回波序列 (SPGR) MR 图像引导下穿刺目标。

肝肿瘤微波消融使用针型电极,长 250mm,直径 1.6mm(图 26-5)。每个电极由铜和类似同轴电缆的结构组成。标准电极上面覆盖有镍,在 MR 图像上可导致较大的信号缺失 (图 26-6a)。因此,定制的 MR 兼容电极上覆盖有金和银,使 MR 图像上的伪影最小(图 26-6b)。电极通过 MR 兼容 14G 活检针或穿刺针进入肿瘤 (Invivo, Schwerin, Germany, or Hakko Medical, Chikuma, Japan) (图 26-6c)。为了易于检测电极尖端位置,制备另一款萤火虫式电极(图 26-6d),其顶端有一小块铁磁部分。

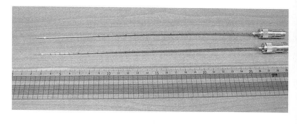

图 26-5 用于经皮穿刺的针型微波电极,长 250mm,直径 1.6mm。

临床开放式 0.5T MR 系统对于导航针插入肝肿瘤非常有帮助,但在微波辐射时,在 MR 图像上可出现严重的射频噪声。我们的初期研究使用 2.0T 封闭孔系统,微波凝固器不会在 MR 图像上引起类似的噪声问题。开放式配置的不同设计或 MR 信号不同的共振频率可能是这一

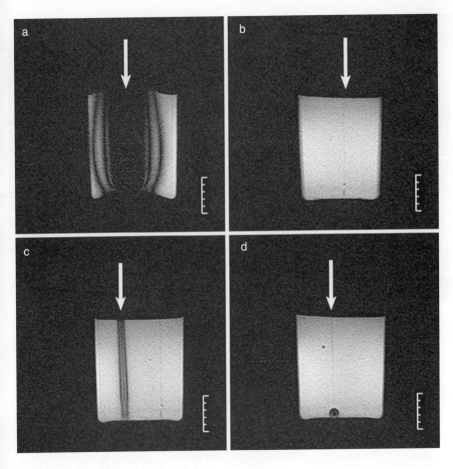

图 26-6 一个琼脂模拟在 0.5T 开放式 MR 系统上的变相梯度回波图像。(a)标准电极,(b)MR 兼容电极,(c)MR 兼容 14G 活检针,(d)箭头显示琼脂模拟器中的萤火虫式电极。

问题的原因,但目前还不清楚。然后,一个定制的陷波滤波器被插入输出线,其衰减特性为 21.25MHz 为 40dB、2.45GHz 为 0.3dB(图 26-2,箭头),另有一个光学脚踏开关(图 26-2,箭)。结果,甚至在微波辐射时也可以观察到清晰的无噪声的 MR 图像,并且也可以成功地观察到微波消融时的温度图(图 26-7)。对于温度图的计算和显示,使用的是 Signa SP/2 系统中的一个应用程序(实时图像处理)。

4 MRI 引导微波消融的基本过程

对于原发性或转移性肝癌患者,如果结节少于 3 个或病灶直径<30mm,可选择这种治疗方法。此外,拒绝手术切除或那些热切期望采用这一疗法的患者也可考虑在内。MRI 引导微波消融手术是在全身麻醉下进行的。用于 SPGR 导航穿刺的近实时图像成像参数:TR 14ms,TE 3.4ms,层厚 7mm,FOV 300mm×300mm,矩阵 256×128。调整翻转角以获得靶组织的良好对比。外科医生观看的内孔显示器上的图像每 1.8s 更新一次。外科医生小心地将 MR 兼容针经皮插入目标组织,同时通过光学跟踪系统监测 MR 图像(图 26-8a)。MR 兼容电极通过穿刺针插入,以 60W 的功率进行微波消融,持续 3 分钟。SPGR 温度图的获得:TR 50ms,TE 12ms(图 26-8b)。1 次微波消融持续 3 分钟可产生约 2cm×2cm×3cm 的凝固区。反复穿刺和消融通常都需要完整肿瘤的热消融安全边缘。通常,直径 3cm 的肿瘤一般采用 4 根或 5 根穿刺针治疗,沿着每个进针路径消融 2 次。热消融产生的微气泡干扰超声观察,但对 MR 图像没有影响。温度监测是实时评价微波消融疗效的一项有用的技术,但将近实时图像的参数改变为温度图的参数过程比较费时。因此,

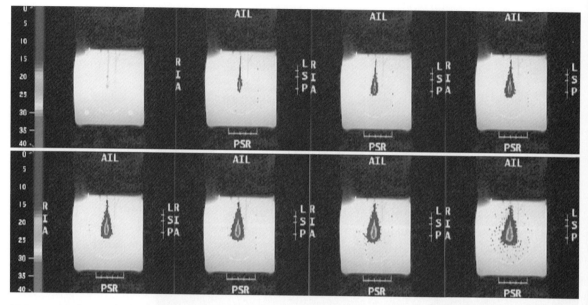

图 26-7 微波消融时琼脂模拟器的温度图。在 Signa SP/2 系统中计算并显示一个应用图像(实时图像处理)。左侧的色标显示温度的变化。(见彩图)

温度监测可能不适用于所有消融的过程,但可用来确认微波凝结器的加热。对治疗效果的评价,有研究在消融结束时使用 MRI 造影剂,此时凝固区呈现为一个非灌注区(图 26-9)。当发现肿瘤消融不足时,需进行额外的微波消融。对于 MR 温度图的观察,使用伪影最小的常规 MR 兼容的电极较好,但对于邻近重要脏器的结构,如大血管、胆管和邻近器官,萤火虫式电极则是首选(图 26-10)。我们的初步临床操作经验已见报道(Morikawa 等,2002)。

5 MRI 引导微波消融的其他仪器和高级程序

5.1 肝右叶肿瘤的侧面穿刺适配器

为了用光学跟踪系统获取手持件的正确的位置和方向信息,必须使手持件上的 3 个 LED 和顶端的 3 个探测器之间的视线保持在一条直线上。然而,手术器械和外科医师的手很容易挡住视线。外科医生必须确保手术过程中 LED 的能见度。这在操纵手持件以控制交互式图像平面时有一些限制。要解决这些问题,实现更方便的操作,已经研发了几种手持适配器(Morikawa 等,2003a)。其中,火炬型适配器(图 26-11)是最有效的。因为用于接收来自 3 个 LED 的红外光的探测器位于磁体的顶端,手持件的上面需要抬起,造成不能横向穿刺。使用该适配器时,引导针平行于手持面放置。这一新型针的位置和方向控制 MR 图像平面。该适配器可显著提高穿刺目标的方向性。肝右叶的肿瘤可以从患者侧面穿刺。

5.2 MR 兼容内镜组合系统

用于鼻部手术的 MR 兼容内镜系统由望远镜(长 220mm,直径 4mm)(K7210AWA and K7210BWA, Karl Storz, Tuttlingen, Germany) 和 CCD 相机(CN42H, Elmo, Nagoya, Japan)构成,其磁性部分用非磁性取代。有了这个系统,可在近实时 MR 图像引导下进行鼻内镜手术(Suzuki 等,2005)。MRI 引导微波消融治疗肝肿瘤时,这一内镜系统和 MR 图像导航(Morikawa 等,2003a)一起被用作胸腔镜或腹腔镜(图 26-12)。

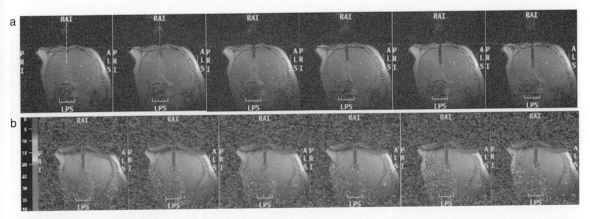

图 26-8　(a)近实时图像引导的肝肿瘤穿刺,(b)微波消融时的 MR 温度图。肿瘤区域显示为亮区。麻醉师暂停通气时获得 MR 温度图。(见彩图)

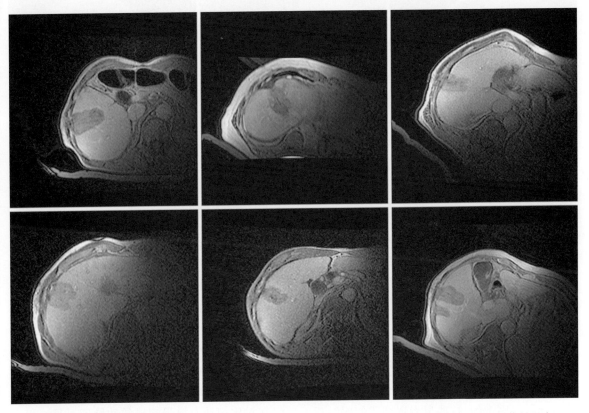

图 26-9　手术结束时,利用对比增强 T1 加权 MR 图像评价治疗效果。无灌注的凝固区显示为低信号强度。

与标准的胸腔镜或腹腔镜相比,该系统的长度范围较短,但适用于磁体间的狭窄空间,与近实时 MR 图像的断层信息一起提供有用的表面信息。

对于隔膜下方的肝脏肿瘤,经腹方法的穿刺路径很长,使得不易于准确穿刺,并且增加了损伤大血管或胆管的风险。此外,考虑到消融对肺部产生的热损伤,肿瘤充分消融比较困难。在这种情况下,胸腔镜辅助很有用。双腔气管插管进行全身麻醉,操作过程中当右肺塌陷时对左肺进行通气。胸腔镜插入右胸腔,通过胸壁和隔

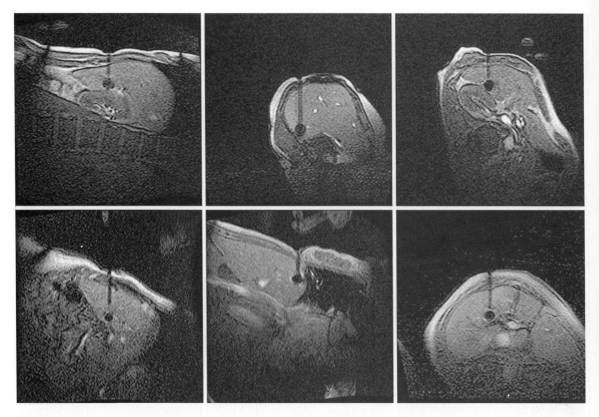

图 26-10　萤火虫式电极插入接近临界结构或邻近器官的肿瘤组织。

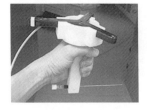

图 26-11　一种光学跟踪系统的手持火炬型适配器。使用该适配器，从患者侧面穿刺肝右叶肿瘤。

膜穿刺肝肿瘤。内镜图像有助于监测肺的情况和隔膜出血。利用近实时图像监控针尖的位置（图 26-13a）。因为这个区域的肿瘤采用超声图像引导是很困难的，这些患者咨询我们医院后，最终很多患者采用了胸腔镜辅助治疗（Shiomi 等，2008）。位于肝脏表面的肝肿瘤，进行足够的消融往往是困难的，因为加热会损伤邻近器官。在这种情况下，可以采用腹腔镜辅助，使邻近器官远离消融区（图 26-13b）。使用视频混合器画中画功能可以将内镜图像和 MR 图像一起显示在内孔显示器上，供外科医生观看。

5.3　导航软件

交互式地控制近实时图像可以有效引导肝肿瘤穿刺。由于有限的采集时间，用 SPGR 采集 T1 加权图像的时间小于 2s。肿瘤的对比取决于肿瘤的类型和肝脏的情况（如肝硬化或脂肪肝）。肝脏的目标组织在这些图像中并不总是清晰可见的。翻转角、TE 和 TR 在不同个体需要调整，但对比度提高有限。此外，目标位置会随呼吸运动改变，肿瘤的位置很容易错过。有些肿瘤仅在对比剂动态增强扫描的动脉期可见。近实时 MR 图像不能显示足够的目标组织时，此程序无法完成。

为了增强这一程序的可用性，下面介绍将术前 3D 数据和近实时 MR 图像结合起来的导航软件。最初，我们的操作程序使用 3D Slicer 导航软件程序（Gering 等，2001），该软件是由麻省理工学院和布里格姆妇女医院的人工智能实

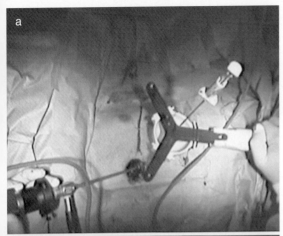

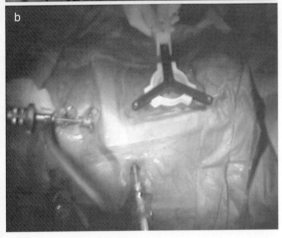

图 26-12　MRI 引导微波消融治疗肝肿瘤的内镜辅助 MR 图像。MR 兼容内镜系统使用(a)胸腔镜、(b)腹腔镜与手持光学跟踪系统,用于近实时 MR 成像。

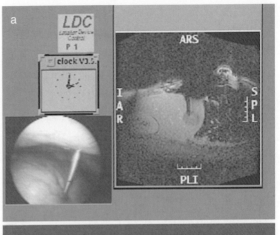

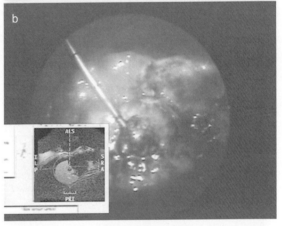

图 26-13　外科医生在(a)胸腔镜辅助和(b)腹腔镜辅助 MRI 引导微波消融治疗肝肿瘤过程中利用内孔显示器显示图像。内镜图像和 MR 图像相结合使用视频混合器画中画功能。主图像和副图像交换取决于操作需要。

验室开发的。有了这个软件,近实时图像和术前 3D 数据的重建图像一起显示在相应的平面上(Morikawa 等,2003a,b)。当患者体位固定后,需要足够的时间来采集高分辨率的术前 3D 图像。T2 加权图像或增强图像也可以作为参考数据。3D 数据的重建图像可以更加清晰地显示肿瘤周围大血管和胆管信息。外科医生可以很容易并且准确地穿刺目标肿瘤。

我们最初的导航软件程序 MRNavi 有能力控制 MR 扫描仪,它是专门为微波消融开发的。将近实时图像和术前重建图像结合使用的功能与 3D Slicer 中的功能类似。此外,它可以通过发送命令到 MR 扫描仪来控制图像平面或其他

成像参数。双平面模式允许扫描平面在两个相互垂直的平面间(平面 0°和 90°)自动切换,两者都包括进针路径。两个近实时图像和两个重建图像显示在一起 (图 26-14a)。在术前图像上,肿瘤区域由外科医生手动追踪,使用交互式笔和不同颜色显示。双平面图像导航使得 3D 空间的穿刺更加精确。即使针尖弯曲,在一个图像平面中未能显示, 在另一个图像平面中也可以发现针尖。在重建图像上用彩色显示肿瘤区域可以使目标明确并且更容易定位。重建图像更新时间为 100ms,光学跟踪系统的信息被立即反映在这些图像上。另一方面,近实时图像的反应较慢,并且通过跟踪系统确定的图像的新位

置需要 2s 或 3s 后才显示，包括图像重建和转换的时间。然而，针尖的位置只能在近实时图像上观察。有能力控制 MR 扫描仪对于微波消融中的 MR 温度监测也很有用。以前，我们不得不在 MR 系统控制台上改变 MR 温度图参数和指定温度计算的基准图像数。这个软件通过点击一个按钮即可实现这些步骤。此外，MR 温度监测呼吸触发被用于 SPGR 序列，可以在不暂定通气的情况下启用 MR 温度监测（Morikawa 等，2004）。温度监测应用更加容易和方便，并且 3D 空间中的热传播可以在两个垂直平面的温度图上观察到（图 26-14b）。

如上所述，微波消融需要反复穿刺和消融。在治疗结束时，用增强 MR 图像确定有效的治疗范围。然而，在这一过程中，在近实时 MR 图像上很难区分未治疗的区域和凝固区。要求外科医生记住凝固部分，并确定 3D 空间上的连续的靶点，这是不容易做到的。为减轻这一过程的工作量，该软件加入了足迹（FootPrinting）功能。一个开放的外科手术的初步研究表明，一次 3 分钟的微波消融在肝脏中可产生大小约 2cm×2cm×3cm 的凝固区。随着个体消融方案的不同，在肿瘤的 3D 体积中加入足球形的足迹（图 26-15）。治疗和未治疗的区域在 3D 空间中清楚地显示，未治疗的区域变得更容易瞄准。当肿瘤体积完全被足迹含盖时，认为治疗是完整的。足迹功能也用于在 3D 空间记录消融点。连续的消融点可以在手术后进行跟踪。

5.4 MRI 引导微波消融的兼容电动机械手

导航软件提高了肝肿瘤穿刺的过程，但对于深部肿瘤或接近临界结构的肿瘤，其最佳穿刺路径的选择仍是一个耗时的过程。外科医生必须根

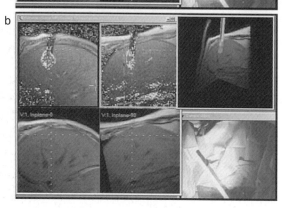

图 26-14 原来的导航软件程序 MRNavi 为（a）双平面图像导航和（b）双向温度监测。（a）平面 0° 和 90° 两个垂直平面上的近实时 MR 图像显示在左上方两个窗口，对应平面的术前 3D 数据的重建图像显示在左下方两个窗口。3D 显示的肿瘤体积（右上）和手术领域（右下）也被显示。（b）两个垂直平面的温度图被覆盖在左上方的两个窗口中。窗口的其他设置与（a）相同。（见彩图）

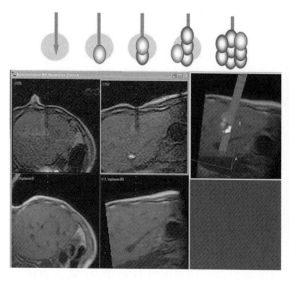

图 26-15 足迹（FootPrinting）功能显示和记录消融区。每次微波消融后，2cm×2cm×3cm 的足球状的足迹（最后一个是红色的，其余的是蓝色）放在肿瘤体积（黄色）上。剩余的黄色部分显示未治疗区和程序结束时肿瘤体积是完全由足迹占领的。（见彩图）

据显示的图像评估各种穿刺途径。此外,在手术时,要求外科助理医生保持手持部件稳定的同时考虑到 LED 的视线。为了辅助操作过程,开发了 MR 兼容的机动机械手(图 26-16)。便携式大小的机械手可以很容易地与金属臂的铁磁连接或分离。端部执行器(图 26-17a)包括 1 个手持光学跟踪系统和 2 个光学角度传感器(Oshima, Tokyo, Japan),前者具有 3 个 LED 来控制图像平面。外科医生改变了手持的方向,被动非应变两个自由度,并且其定位由光学角度传感器测量。端部执行器固定在一个活动的具有三个自由度的基础阶段,其在 X, Y 和 Z 轴有 3 个非磁性的超声波电机(Shinsei, Tokyo, Japan)。虚拟针尖位置保持在预定的目标点,它通过具有远程中心运动控制的 3 个超声波马达的运动来实现(图 26-17b)(Hata 等,2008)。临床使用时需对机械手进行各种调整。机械手垂直杆上的机械力矩限制器和电气停机开关增加了患者的安全性。整个器械的上半部分,包括光纤,可以分装用于灭菌,并且在使用前可以在灭菌条件下重新组装。当从患者一侧穿刺肿瘤时,需准备 30°,45°,60° 和 90°

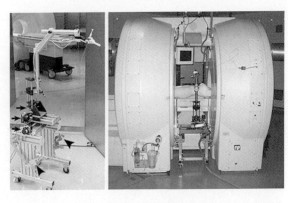

图 26-16 电动机械手辅助穿刺 MRI 引导微波消融治疗肝肿瘤。在基础阶段,三个非磁性的超声波马达(长箭)安装在 x,y 和 z 轴。用金属器(箭头),操作者可以很容易地连接并从铁磁中分离。

导针可分离适配器(图 26-18a)。通过远程中心运动控制每个适配器新的针尖位置被保持在确定目标点(图 26-18b)。根据肿瘤的不同位置,在操作过程中可以对这些适配器进行调整而不需重新校准。MRNavi 显示两个近实时图像和两个平面 0° 和 90° 重建图像,通过穿过其中任一可拆卸适配器的导针来确定。MRNavi 也被修改

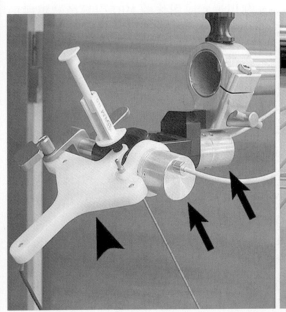
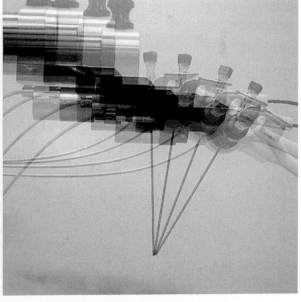

图 26-17 (a)端部执行器和(b)虚拟针尖的位置控制远程中心的运动。(a)端部执行器具有手持光电跟踪系统(箭头)来控制图像的平面和两个光学角度传感器(箭)来衡量手持的定位。(b)在方向信息的基础上,虚拟的针尖位置保持在所确定的点,使用三个超声波电机控制远程中心的运动。

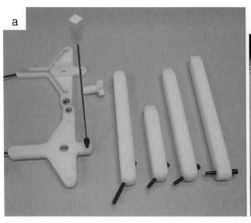
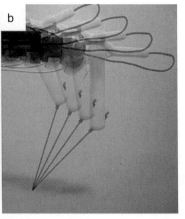

图 26-18 (a)可拆卸的适配器,30°,45°,60°和90°导针从患者的侧面穿刺。(b)新的针尖位置与每个适配器保持在确定目标点。显示一个 45°适配器的结果。

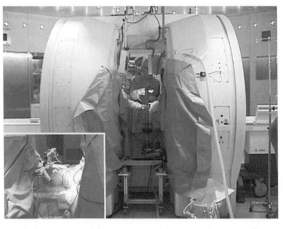

图 26-19 临床使用电动机械手治疗微波消融的病例。在微波消融时手臂要保持手持稳定。

以与机械手沟通。目标位置可以在这个应用程序显示的图像上调整,有关位置的信息被传递到机械手。外科医生可以通过孔内显示器监测和观看机械手的状态。外科医生通过监控机械手的状态来控制机械手,并在确认所有的制动器被抑制后开始穿刺。

经过仔细的仿真研究和志愿者模拟研究,在确保研究的安全性和可靠性后,开始启动临床研究(图 26-19)(Morikawa 等,2009)。用机械手穿刺 23 例患者的 34 个结节。患者体重为 35~113kg。结节位于 S3、S4、S5、S6、S7 和 S8。考虑到患者体型和不同部位肿瘤的穿刺方向,在穿刺前粗略调整垂直臂和横臂的长度。使用可拆卸的适配器,机械人可被成功地用于所有的肿瘤穿刺。在手术过程中没有观察到并发症。根据术前 3D 图像数据确定初始目标点,X,Y 和 Z 轴坐标手动输入到机械手。从第二次穿刺开始,使用 MRNavi 足迹功能确定连续目标点。当在残余肿瘤组织中用一个新的足迹设置好下一个目标点时,机械手立即引导外科医生到下一个目标点,机械手大幅度减少了医生的工作量。

6 在研项目和展望

利用近实时图像的 MRI 引导微波消融的临床研究已经在 0.5T 双线圈开放式配置 MR 系统上完成。该系统仍在运行,但是已经过时了。类似设计的成功模式尚未开发出来。其静磁场相对较低,最近高磁场的 MR 系统已被用于图像导航。结合近实时 MR 图像引导的微波消融是完全兼容的。为了下一代的 MRI 引导微波消融,我们需要考虑与高磁场 MR 系统的转换。要实现这一功能,将需要一个长臂或机器手。其中一个解决办法是纤维内镜。已经研发出的 MR 兼容的纤维内镜直径 11mm,长 1040mm,手术时具有 3 个工作通道。对于体内纤维内镜导航,无法使用光学跟踪系统,但电磁跟踪系统对 MR 环境 (EndoScout, Robin Medical, Baltimore, MD, USA)是兼容的(Naka 等,2006)。现已引入直径 1.4mm 的导管型微电磁式传感器。它可以通过一个管道插入纤维内镜,由内镜顶端控制图像平面。纤维内镜的 MR

兼容微波电极也已开发出来。使用这些设备,交互式控制 MR 图像平面的仿真研究已在我们的开放式 MR 系统中进行(Naka 等,2009)。由于纤维内镜的长度超过 100cm,预计其可用于传统的封闭孔 MR 扫描仪。高磁场扫描仪的高分辨率 MR 图像将有助于鼻内镜下微波消融治疗。MR 兼容的内镜和微波消融的结合,不仅对于传统的腹腔镜和胸腔镜手术,而且对于快速发展的经自然腔道内镜手术来说,都将会是一个突破(ASGE/SAGES 2006)。

(付岩宁 译　何晓锋 校)

参考文献

Abdalla EK, Vauthey JN, Ellis LM, Ellis V, Pollock R, Broglio KR, Hess K, Curley SA (2004) Recurrence and outcomes following hepatic resection, radiofrequency ablation, and combined resection/ablation for colorectal liver metastases. Ann Surg 239:818–825; discussion 825–827

ASGE/SAGES (2006) ASGE/SAGES working group on natural orifice translumenal endoscopic surgery white paper October 2005. Gastrointest Endosc 63:199–203

De Poorter J, De Wagter C, De Deene Y, Thomsen C, Ståhlberg F, Achten E (1995) Noninvasive MRI thermometry with the proton resonance frequency (PRF) method: in vivo results in human muscle. Magn Reson Med 33:74–81

Gering DT, Nabavi A, Kikinis R, Hata N, O'Donnell LJ, Grimson WE, Jolesz FA, Black PM, Wells WM 3rd (2001) An integrated visualization system for surgical planning and guidance using image fusion and an open MR. J Magn Reson Imaging 13:967–975

Hamazoe R, Hirooka Y, Ohtani S, Kato T, Kaibara N (1995) Intraoperative tissue coagulation as treatment for patients with nonresectable hepatocellular carcinoma. Cancer 75:794–800

Hata N, Tokuda J, Hurwitz S, Morikawa S (2008) MRI-compatible manipulator for ablation therapy for liver tumors using synergistic virtual remote-center-of-motion control. J Magn Reson Imaging 27:1130–1138

Hur H, Ko YT, Min BS, Kim KS, Choi JS, Sohn SK, Cho CH, Ko HK, Lee JT, Kim NK (2009) Comparative study of resection and radiofrequency ablation in the treatment of solitary colorectal liver metastases. Am J Surg 197:728–736

Ido K, Isoda N, Kawamoto C, Hozumi M, Suzuki T, Nagamine N, Nakazawa Y, Ono K, Hirota N, Hyodoh H, Kimura K (1997) Laparoscopic microwave coagulation for solitary hepatocellular carcinoma performed under laparoscopic ultrasonography. Gastrointest Endosc 45:415–420

Kahveci Z, Cabusoglu I, Sirmali SA (1997) Microwave fixation of whole fetal specimens. Biotech Histochem 72:144–147

Kudo M, Han KH, Kokudo N, Cheng AL, Choi BI, Furuse J, Izumi N, Park JW, Poon RT, Sakamoto M (2010) Liver cancer working group report. Jpn J Clin Oncol 40(Suppl 1):i19–27

Mayer CP (1970) Histological fixation by microwave heating. J Clin Pathol 23:273–275

Morikawa S, Inubushi T, Kurumi Y, Naka S (2001) Feasibility of microwave ablation for MR-guided interstitial thermal therapy: an experimental study using 2T MR system. Jpn J Magn Reson Med 21:79–84

Morikawa S, Inubushi T, Kurumi Y, Naka S, Sato K, Tani T, Yamamoto I, Fujimura M (2002) MR-guided microwave thermocoagulation therapy of liver tumors: initial clinical experiences using a 0.5 T open MR system. J Magn Reson Imaging 16:576–583

Morikawa S, Inubushi T, Kurumi Y, Naka S, Sato K, Tani T, Haque HA, Tokuda J, Hata N (2003a) New assistive devices for MR-guided microwave thermocoagulation of liver tumors. Acad Radiol 10:180–188

Morikawa S, Inubushi T, Kurumi Y, Naka S, Sato K, Demura K, Tani T, Haque HA, Tokuda J, Hata N (2003b) Advanced computer assistance for magnetic resonance-guided microwave thermocoagulation of liver tumors. Acad Radiol 10:1442–1449

Morikawa S, Inubushi T, Kurumi Y, Naka S, Sato K, Demura K, Tani T, Haque HA (2004) Feasibility of respiratory triggering for MR-guided microwave ablation of liver tumors under general anesthesia. Cardiovasc Intervent Radiol 27:370–373

Morikawa S, Naka S, Murakami K, Kurumi Y, Shiomi H, Tani T, Haque HA, Tokuda J, Hata N, Inubushi T (2009) Preliminary clinical experiences of a motorized manipulator for magnetic resonance image guided microwave coagulation therapy of liver tumors. Am J Surg 198:340–347

Mukaisho K, Kurumi Y, Sugihara H, Naka S, Kamitani S, Tsubosa Y, Moritani S, Endo Y, Hanasawa K, Morikawa S, Inubushi T, Hattori T, Tani T (2002a) Enzyme histochemistry is useful to assess viability of tumor tissue after microwave coagulation therapy (MCT): metastatic adenocarcinoma treated by lateral segmentectomy after MCT. Dig Dis Sci 47:2441–2445

Mukaisho K, Sugihara H, Tani T, Kurumi Y, Kamitani S, Tokugawa T, Hattori T (2002b) Effect of microwave irradiation on rat hepatic tissue evaluated by enzyme histochemistry for acid phosphataze. Dig Dis Sci 47:376–379

Naka S, Kurumi Y, Morikawa S, Shiomi H, Tani T (2006) MR guided microwave surgery for liver tumor with MR gradient-based tracking system. Proc Int Soc Mag Reson Med 14:1434

Naka S, Kurumi Y, Sato K, Murakami K, Shiomi H, Tani T, Morikawa S, Haque AH (2009) MR-compatible flexible endoscope for natural orifice transluminal endoscopic surgery (NOTES). Int J Comput Assist Radiol Surg 4(Suppl):S241

Sato K, Morikawa S, Inubushi T, Kurumi Y, Naka S, Haque HA, Demura K, Tnai T (2005) Alternate biplanar MR navigation for microwave ablation of liver tumors. Magn Reson Med Sci 4:89–94

Schenck JF, Jolesz FA, Roemer PB, Cline HE, Lorensen WE, Kikinis R, Silverman SG, Hardy CJ, Barber WD, Laskaris ET (1995) Superconducting open-configuration MR imaging system for image-guided therapy. Radiology 195:805–814

Seki T, Wakabayashi M, Nakagawa T, Itho T, Shiro T, Kunieda K, Sato M, Uchiyama S, Inoue K (1994) Ultrasonically guided percutaneus microwave coagulation therapy for small hepatocellular carcinoma. Cancer 74:817–825

Shiomi H, Naka S, Sato K, Demura K, Murakami K,

Shimizu T, Morikawa S, Kurumi Y, Tani T (2008) Thoracoscopy-assisted magnetic resonance guided microwave coagulation therapy for hepatic tumors. Am J Surg 195:854–860

Silverman SG, Collick BD, Figueira MR, Khorasani R, Adams DF, Newman RW, Topulos GP, Jolesz FA (1995) Interactive MR-guided biopsy in an open-configuration MR imaging system. Radiology 197:175–181

Suzuki M, Sakurai H, Seno S, Kitanisi T, Shimizu T, Nishida T, Morikawa S, Inubushi T, Kitano H (2005) Use of real-time magnetic resonance image guidance in endoscopic sinus surgery. Minim Invasive Ther 14:376–384

Tabuse K (1979) A new operative procedure of hepatic surgery using a microwave tissue coagulator. Arch Jpn Chir 48: 160–172

Tabuse K, Katsumi M (1981) Application of a microwave tissue coagulator to hepatic surgery the hemostatic effects on spontaneous rupture of hepatoma and tumor necrosis. Arch Jpn Chir 50:571–579

Taura K, Ikai I, Hatano E, Fujii H, Uyama N, Shimahara Y (2006) Implication of frequent local ablation therapy for intrahepatic recurrence in prolonged survival of patients with hepatocellular carcinoma undergoing hepatic resection: an analysis of 610 patients over 16 years old. Ann Surg 244:265–273

Yuen MF, Hou JL, Chutaputti A (2009) Hepatocellular carcinoma in the Asia Pacific region. J Gastroenterol Hepatol 24:346–353

第 4 部分
分子和同步磁共振系统及其应用

第 27 章　MRI 引导干细胞治疗

Tina Ehtiati, Dara L. Kraitchman

本章目录

1　引言 ……………………………………… 359
2　干细胞的类型 …………………………… 360
3　MRI 直接细胞标记技术 ………………… 360
4　磁共振报告基因标记技术 ……………… 362
5　氧化铁干细胞标记的局限性 …………… 363
6　氧化铁标记物的替代品 ………………… 365
7　MRI 标记干细胞 ………………………… 365
8　展望 ……………………………………… 368

参考文献 …………………………………… 369

摘　要

过去几十年里，在治疗再生能力较差的重要脏器疾病方面，干细胞移植技术已引起了人们广泛的兴趣。同时，由 MRI 造影剂标记的干细胞图像已被证明可用于判断干细胞移植的可靠性及预后，这些技术推动了 MRI 干细胞介入技术的发展。虽然 MRI 干细胞介入技术受到了技术可操控性、MR 兼容设备及先进的人体生理监测设备的限制，但一些有关 MR 介入技术的临床试验仍证明了干细胞治疗是一种安全、有效的治疗方法。

1　引言

人体许多组织细胞能够不断的自我更新（如血细胞、表皮细胞），但是也有许多脏器组织再生能力很差。干细胞技术为这些组织器官的再生提供了替代材料，如心脏或大脑损伤（不管是外伤还是疾病引起的），或者提供原始细胞帮助这些受损器官进行修复。干细胞移植治疗从动物实验到临床应用还面临着许多的挑战，如干细胞类型、剂量、时间和输送技术的合理选择等方面。此外，动物实验可通过处死后标本证实干细胞移植疗效，但在临床应用中很难实现。因此，寻求一种可在活体中追踪干细胞的技术是很有价值的。其中，MRI 在输送和追踪干细胞过程中具有独特优势，其最大的优点源于它的无放射性和细腻的软组织分辨力。一般而言，细胞标记技术可分为三大类：①基于受体的标记；②直接细胞标记；③受体基因标记。在干细胞标记过程中，缺乏受体的干细胞作为分化干细胞不同于原始细胞，故限制了这些技术的应用，因此，通常进行 MRI 引导干细胞直接标记和受体基因标记。

干细胞疗法的另一个问题是可用的干细胞有限，不管是来自于成人组织，还是来自于胎儿或胚胎组织。MRI 引导干细胞输送技术的独特优势就是其能够即时反馈干细胞是否准确输送至靶器官。本章主要阐述目前最有前景的各种类型干细胞、MRI 标记方法及干细胞输送技术。

2　干细胞的类型

干细胞是一种未分化的细胞，具有自我更新能力，并可以分化成多种功能细胞或器官组织细胞。骨髓移植就是一种出现较早的干细胞移植技术，其利用成人干细胞再生骨髓组织。来源于骨髓组织的造血干细胞和间充质干细胞是研究有关组织再生和修复最为广泛的两种细胞。成人干细胞可来自不同的组织，包括脂肪、肾脏、毛发及胃肠道组织。最接近造血干细胞的干细胞来自于脐带血。胚胎干细胞来自于早期的胚胎组织，具有分化成身体各个器官的能力。胚胎干细胞通常具有特定的分化顺序，如中胚层先分化为心脏系统以防止畸胎瘤的形成。有关胚胎使用的伦理问题严重限制了胚胎干细胞治疗的应用。2009 年，鸡尾酒疗法已开始应用于重组成人细胞，比如，通过表皮细胞合成多能干细胞，称之为"诱导多能干细胞（iPS）"（Zhou 等，2009）。目前，获得多能干细胞非常困难，往往通过大量的细胞治疗获得一个多能干细胞。尽管困难很大，但我们期待能够从自体任何组织中较为容易地获取多能干细胞。

3　MRI 直接细胞标记技术

利用 MR 增强剂标记细胞可区分外生与自身组织。直接细胞标记是最简单的标记和孵化干细胞的方式。但是，由于大部分干细胞不是巨噬细胞，人们采用了很多方法来增加干细胞对 MRI 造影剂的摄取。

最常用的 MRI 直接标记方法是磁性转染（Frank 等，2002）。顾名思义，MRI 造影剂是利用转染剂生产出来的，如多聚 -L- 赖氨酸或鱼精蛋白硫酸盐，这些物质可覆盖在造影剂的表面，促进非巨噬细胞对转染剂–造影剂复合物的摄取（Golovko 等，2010）。然后这种复合物稳定地沉积在细胞核内。磁性转染最主要的好处就是能够广泛标记不同物种的细胞类型。在磁性转染中，相比钆造影剂，超顺磁铁氧化物（SPIO）应用更加广泛，基于三点：①使用铁的量较少，1pg 的铁用来标记细胞便具有很高的敏感度。②临床上使用的钆造影剂一旦位于细胞内，便不能很好地反映组织中水的情况，因此不如铁氧化物敏感。③标记细胞凋亡后，铁氧化物回归到人体自然铁池中，然而钆复合物有可能沉积在体内造成中毒（Runge 等，2011）

虽然使用磁性转染标记细胞简单易行，但无法在 12~24 小时内进行标记。另一种标记方法——磁电穿孔（Walczak 等，2005，2006），可迅速进行细胞标记。由于不需要使用转染剂，只需对造影剂进行监管批准。磁电穿孔类似于以往使用 DNA 转染细胞的电穿孔技术（Xie 等，1990），只不过采用更短、能量更小的电压脉冲诱导非巨噬细胞摄取造影剂以用来标记。（Engberink 等，2010）。快速细胞标记适用一些急性疾病，比如急性心肌梗死或脑卒中，及时应用干细胞进行治疗是可取的。这种方法已在严重肢体缺血动物模型中运用，利用 SPIO 对间叶干细胞进行快速标记（图 27-1）（Bulte 和 Kraitchman，2004）。有关磁性转染及联合氧化铁进行标记的技术细节可查询 Kedziorek 和 Kraitchman 发表的相关文章（2010）。

一些研究在小鼠实验中使用 MRI 进行探测和追踪 SPIO 标记干细胞，结果证明可在大脑或脊髓中移植中枢干细胞并使其存活（表 27-1）。在一些早期的研究中，Hoehn 等（2002）已能够通过探测由正常大脑半球移植到患有脑卒中

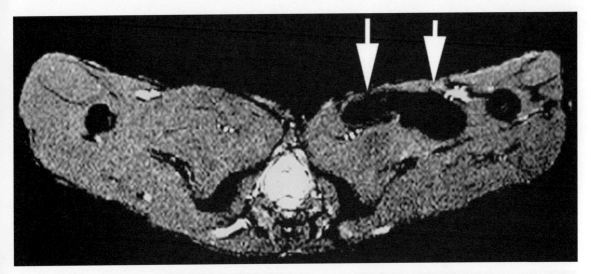

图 27-1　标以超顺磁铁氧化物的骨髓间质干细胞使用磁电穿孔并注入实验兔大腿内侧肌肉，在 MRI T2 加权像上显示为低信号（箭头所示）[Adapted from (Bulte and Kraitchman 2004) with permission.]

的对侧大脑半球的磁性转染氧化铁标记胚胎干细胞。Zhang 等也通过大鼠脑卒中模型证实了由铁磁纳米粒子标记的室管膜下层神经前体细胞移植到小脑延髓池的过程。Jiang 等（2005）利用 MRI 通过血栓致成年大鼠脑卒中模型研究了神经前体细胞移植后大脑血管形成过程。许多研究同样利用 MRI 追踪移植干细胞进行干细胞移植治疗脑梗死。Dunning 等（2004）的研究表明，SPIO 标记的施万细胞和嗅鞘细胞在移植到局部大鼠脊髓脱髓鞘病变处后能够产生髓磷脂。在大鼠慢性多发性硬化动物模型中，静脉注射 SPIO 标记神经干细胞或前驱细胞，这些细胞在大脑局部炎性脱髓鞘病变部位聚集（Politi 等，2007）。同样的，Yang 等（2006）在运用干细胞治疗帕金森患者脑部病变中，利用磁标记监测神经干细胞的移植和存活状况。Sykova 与 Jendelova（2006）在双侧大脑皮质和脊髓病变大鼠模型中观察氧化铁纳米分子标记的胚胎干细胞和间充质干细胞的存活状况，其间明显的差异取决于细胞系。

虽然干细胞可以利用氧化铁对比剂来标记非巨噬细胞类，也可以利用细胞摄取磁性粒子来标记巨噬细胞类，但其标记效能仍不能达到 MR 追踪的目的。另一种方式是开发能够被非巨

噬细胞类直接摄取的药物（Babic 等，2008；Nolte 等，2008；Sponarova 等，2011；Tseng 等，2010；Vuu 等，2005）。Nolte 等（2008）证明一种最初应用于淋巴管造影的具有亲脂性和亲水性的氟化钆造影剂，可直接标记神经胶质细胞。Adler 等（2009）利用此造影剂标记来源于心脏的胚胎干细胞，将这些细胞注射入正常和梗死小鼠模型心肌后行 MR 序列扫描进行监测。类似的无需磁转染的铁氧化物造影剂也正在研究中。

直接细胞标记最大的优势在于能够最小程度操纵干细胞，但也存在一些缺点。由于没有具体针对一个特定的细胞谱系，干细胞通常在体外标记。同样，在注射入患者体内之后，标记干细胞浓度随着细胞分裂不断稀释，使其难以追踪。此外，相当一部分干细胞在注入到活体后无法生存（Zhang 等，2001）。因此，即使造影剂在肝细胞核内非常稳定，所探测到的标记也不一定意味着所有干细胞均存活。在健康组织中，死亡细胞释放出的标记通常会被清除。但是，在缺血的环境中，细胞病理性死亡后所释放的标记会存留较长一段时间，因此，MRI 信号不能准确地监测存活干细胞。在永久性闭塞梗死模型中，后一种情况是最棘手的（Amsalem 等，2007；Higuchi 等，2009；Li 等，2008）。然而在缺血再灌

注模型中,数周至数月内可利用 SPIO 标记干细胞进行持续准确的追踪 (Bulte 和 Kraitchman,2004;Ebert 等,2007;Hill 等,2003;Kraitchman 等,2003;Stuckey 等,2006) (图 27-2)。

4 磁共振报告基因标记技术

相比直接标记技术,报告基因标记技术需要投入更多的人力,但也有很多优点。报告基因标记技术是向细胞内注入遗传物质后,编码生成一种特殊基因,可产生一种原始细胞不能生成的蛋白质。许多情况下,这种蛋白作为一种酶或受体,可独自分裂或黏合一种报告探针引入体内。因此,只有在可支配报告探针的情况下,报告基因才能显示。

有关 MR 报告基因最早的例子是诱导细胞过度表达转铁蛋白受体 (Weissleder 等,2000)。引入转铁蛋白报告探针提供了可被细胞摄取的铁元素,这样与报告基因子转染的细胞可比原始细胞摄取更多的铁元素,MRI 上表现为高信号。但是,过多地摄取铁元素会对人体产生一些毒性,这就限制了该技术在临床上的应用。最

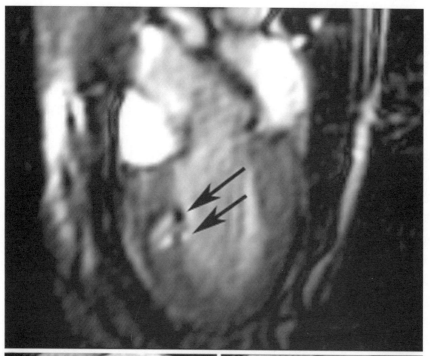

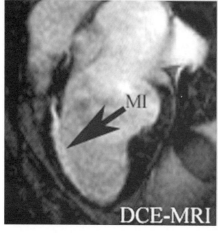

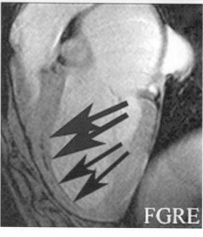

图 27-2　MRI 实时长轴静止像(a)在梗死后 3 天注射完 2 次磁标记间充质细胞后(MI),显示为低信号(箭头所示)。顶部病灶是 7×10^6 磁标记间充质细胞;底部病灶分别为 3×10^6 磁标记间充质细胞和 4×10^6 未标记间充质细胞,注射后 8 周,最初 2 次注射(C,上面箭头所示)仍可见,同附加注射(C,下面箭头所示)呈低信号,同最初注射 1×10^5 标记间充质细胞后在快速自旋回波(FGRE)上的表现。8 周后,病灶由最初的类圆形低信号区域变成延迟增强后沿着梗死灶边缘走行的线状高信号区域(b) [Adapted from (Bulte and Kraitchman 2004) with permisson.]

近，Neeman 及其同事研发了一种报告基因可过度表达铁蛋白的蛋白质（Cohen 等，2005）。由于铁蛋白是人体自身存在的一种结合铁，所以不会产生毒性。此外，也不需要引入用于 MRI 显示的外源性报告探针。同样的，Gilad 等（2007）研发了一种报告基因，可增加蛋白质产物（富含赖氨酸残留物），能用于 MRI 化学饱和交换位移序列（CEST）成像。这种报告基因理论上可以区分不同的交换质子残留，创建一个类似荧光标记的图像。当 CEST 报告基因运用到大脑 MRI 后，其他器官的运动可能会是一个问题。

荧光素酶或胸苷激酶等酶经常用于报告基因光学和放射性核素淋巴显像。酶系已经较少用于磁共振成像，但对两个酶相关的 MRI 报告基因最近进行了许多研究。Chen 等（2011）转染细胞产生氨基酰化酶 -1 为报告基因。3.0T 磁共振光谱曾被用来检测超极化碳化合物的脱乙酰作用，现在理论上证明其可用于细胞跟踪。Yu 等（2012）经常在组织病理学、β- 半乳糖苷酶方面使用一种酶报告基因。在这个应用程序中，肿瘤细胞存在的磁共振氟峰的化学位移以及酶分解产品，可在 MRI T2 序列中被监测到（Yu 等，2012）。然而，尽管最近这些技术取得了很大的发展，但也需要额外的技术和设备，否则会在临床应用中受到很大的限制。

报告基因标记最主要的优点是一旦稳定地整合到基因组中，即可避免许多直接标记方案因细胞分裂或稀释造成的无法追踪的问题。在实践中，报告基因沉默或长期不表达经常发生，限制了模糊报告基因的表达。报告基因标签最大的优点之一是只为存活细胞所表达。因此，在报告基因酶系统中，报告探针只为活体细胞或报告基因受体所摄取，死亡细胞则无法被标记。但是，报告基因或探针系统可受到产物积累的影响，比如铁，在 MRI 图像中细胞死亡之前摄取的报告探针使之被误认为活体细胞（Gilad 等，2007）。到目前为止，大多数有关报告基因成像的临床前期试验和临床试验已经在肿瘤细胞系或肿瘤患者中实施。总体上，报告基因标记更多地应用在无性系种群来源的胚胎干细胞和诱导多能干细胞，而在成人干细胞、祖细胞或自体细胞中使用较少，由于这些细胞通常在实施前扩增，因此往往采用重复转染的方法。此外，在再生治疗患者中担心外来基因物质的加入及其长期的后果也限制了其临床应用。但是，作为一种临床前期技术，报告基因成像依然前景广阔。

5　氧化铁干细胞标记的局限性

MRI 直接细胞标记和报告基因标记具有一些局限性，氧化铁干细胞标记的使用同样也有一些限制。由于少量的氧化铁即可产生较强的磁敏感性伪影，在 T2 加权像上呈现高信号，所以利用氧化铁进行标记具有较高的敏感性，但这些伪影也掩盖了周围的解剖结构。此外，一些 MR 图像的表现类似于 SPIO 高信号，比如，出血、金属伪影（如支架、移植物）、敏感界面（如气体–软组织界面）。因此，一些研究组尝试探讨合适的对比方法，用于跟踪铁标记细胞产生的非共振物质（Cunningham 等，2005；Dahnke 等，2008；Farrar 等，2008；Girard 等，2011；Mani 等，2006a，b；2008，Mills 等，2012；Stuber 等，2007；Zhou 等，2010）。这些技术中有一些也提供更多标记干细胞浓度定量评价的承诺（图 27-3），传统的 T2 加权成像高信号强度不能低于零，高信号的区域高度依赖场强和成像参数，而这些技术有所不同，只能使用特定的脉冲序列（如梯度回波或自旋回波），这些自定义的序列往往需要相应的硬件设备及大量的后处理。我们开发了一种反转–恢复联合水抑制序列，这种序列非常方便，可以结合梯度回波、自旋回波和实时成像序列，仅需一个简单的前脉冲进行水抑制，可以在大多数临床 MR 系统中使用。这种技术已被用于检测活体内 SPIO 标记的干细胞（图 27-4）。最近，超短回波时间（UTE）序列已证明可很好地显示氧化铁标记细胞（Girard 等，2011），意味着这些扫描序列将成为临床 MR 应用的标准序列。

尽管利用氧化铁进行干细胞标记是最新的发展趋势，但限制其临床应用的最大障碍在于临床上 SPIO 的应用逐渐减少，比如菲立磁 (Feruomoxides) 和铁羧葡胺 (Ferucarbotran)。批准应用于临床的 SPIO 药物过于昂贵以至于不能广泛应用。虽然基于氧化铁的造影剂用于 MRI 肝脏造影已被证实对人体没有损害，但基于钆的造影剂用于肝癌成像质量更好且价格更

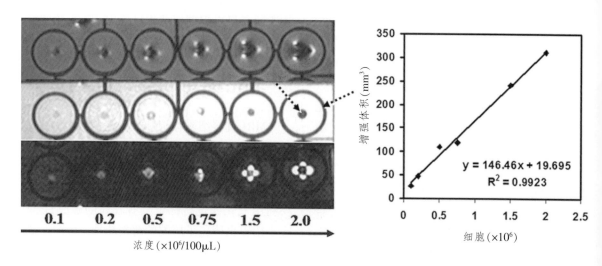

图 27-3　(a)梯度回波(GRE)序列,(b)快速自旋回波(FSE)序列,(c) FSE 反转-恢复水抑制序列(FSE IRON),在 1.5T MR 下利用三种序列分别扫描盘中浓度为 1×10^5、2×10^5、5×10^5、7.5×10^5、1.5×10^6、2.0×10^6 的 SPIO 标记干细胞(从左至右)。在 GRE(a)和 FSE(b)图像可观察到信号空洞,在(a)中可观察到信号扭曲。FSE IRON 图像显示随着细胞浓度的增加中心信号的范围随之增加。(c)在 100 000 和 750 000 细胞数量中,由于 B_1 不均一,可观察到不均匀的背景抑制。(d)FSE 序列可观察到局部正信号线样回归。IRON 图像显示 SPIO 标记细胞数量相对良好(黑线显示呈线性相关,$y=147x+20$,$R^2=0.99$),B_0 为主要磁场。[Adapted from Stuber et al. (2007) with permission.]

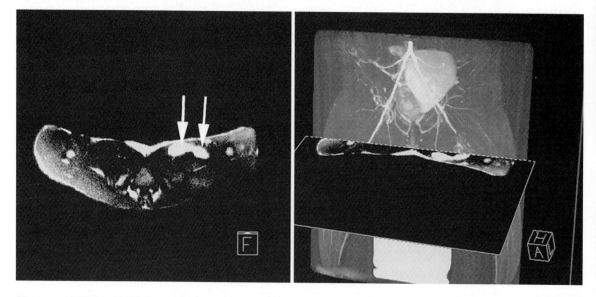

图 27-4　左图为反转-恢复水抑制增强轴位相 (IRON),SPIO 标记干细胞注入兔大腿肌肉内显示为 2 处明亮高信号。右图为用来显示血管的三维最大密度投影图像,显示 24 小时后兔外周动脉疾病引起股浅动脉闭塞的范围(箭头所示),并且根据 IRON 图像判定邻近新生血管注射干细胞的位置[Adapted from Kraitchman and Bulte (2008) with permission.](见彩图)

为低廉,替代了铁氧化物化合物。为了完善 5 个涉及淋巴结到大脑的干细胞转化为树突状疫苗的临床试验, 需进一步证明铁氧化物化合物用于细胞标记和追踪的安全性 (表 27-2)(Callera 和 de Melo, 2007; de Vries 等,2005; Karussis 等,2010; Toso 等,2008; Zhu 等,2006)。

6　氧化铁标记物的替代品

近年来, 一些可替代氧化铁或钆化合标记物的新技术和方法陆续出现, 并可以克服两者的一些缺点。Ahrens 等 (2011)在小鼠实验中利用全氟化碳, 利用 ^{19}F-MRI 扫描标记树突状细胞,追踪其从脚掌到区域性淋巴结的移动。虽然这是为肿瘤的免疫治疗而设计的, 最近的研究已经使用氟化合物对干细胞进行跟踪。其最大的优点就是机体自身不含有氟元素, 所以利用氟化合物进行标记不会有干扰。由于仅使用了少量的氟元素, 初期研究采用了在高场强设备中对体型较小的动物进行扫描。在临床场强系统中运用氟标记细胞疗法已进行了离体(Partlow 等,2007) 和活体实验 (Barnett 等,2011b)。氟化合物还有一个潜在的优势就是一旦细胞死亡,氟元素将会快速清除。但是随着细胞分裂,标记浓度的降低依然是个问题,而无质子 MR 光谱和成像则需要特殊的硬件和软件。另一种方法是使用锰化合物进行细胞标记(Gilad 等,2008; Shapiro 和 Koretsky, 2008; Yamada 等,2009)。其主要优势是, 这些化合物可以用于生成类似于钆化合物的阳性对比剂, 但是锰元素的毒性机制还需要进一步研究(Schmidt 等,2002; Toft 等,1997)。

使用不同的策略, 我们组一直积极开发微型胶囊技术保护细胞疗法免于破坏。微型胶囊最初用于胰岛细胞的移植治疗 1 型糖尿病,由于自身免疫反应,胰岛 β 细胞遭到破坏(Lim 和 Sun, 1980)。微型胶囊可提供屏障使细胞和营养物质(如 O_2 和葡萄糖)自由通过薄膜弥散,而阻止大分子通过,如免疫球蛋白和细胞(如免疫细胞),避免其直接接触治疗细胞。最近,一种海藻酸微型胶囊被用于对比剂的使用。对比细胞内造影剂,利用微型胶囊进行标记最大的优点就是能够保证对比剂的浓度,且不会产生细胞毒性。微胶囊标记和跟踪已经用于铁氧化物(Barnett 等,2007; 2011a; Kim 等,2011; Link 等,2011)、氟化合物(Barnett 等,2010)及钆化合物(Arifin 等,2011)。这些微型胶囊细胞产品用于大型动物的研究将在下面章节进一步讨论。

7　MRI 标记干细胞

绝大多数 MRI 标记干细胞活体实验已经在小动物中进行 (见表 27-1) (Amsalem 等,2007; Arai 等,2006; Arbab 等,2004; Berman 等,2010;Bible 等,2009; Bos 等,2004; Cahill 等,2004;Guzman 等,2007; Hoehn 等,2002; Modo 等,2004; Muja 等,2011; Tallheden 等,2006;Terrovitis 等,2008; Ye 等,2008; Yeh 等,1995)。这些研究将有利于追踪干细胞的存活情况, 但是由于实验动物体型过小, 不能在 MRI 引导下进行传输。在 2011 年进行的一项研究中使用 MRI 引导聚焦超声破坏血-脑屏障以增强氧化铁神经干细胞进入脑内。

利用大型动物进行追踪 MRI 标记干细胞的初期实验部位是心脏,利用传统的 X 线透视或者直视下进行细胞传输 (Garot 等,2003; He 等,2007; Hill 等,2003;Kraitchman 等,2003)。需要特别指出,MR 的追踪能力是决定传输成败的关键。事实上,大约 30% 的透室壁注射是在 X 线引导下进行的, 而没有标记细胞的引导(Kraitchman 等,2003)。MR 透视比 X 线透视能够更清晰地直接观察心肌和细胞输送情况。此外, 运用钆造影剂可直接判定心肌坏死部位以引导细胞治疗。一些研究组使用了不同的 MR 兼容设备将干细胞输送至心脏。举一个简单的例子,使用一种易于操作的导管,内含一根针,原来用于 X 线引导心脏治疗, 现使用 MR 兼容材料制作, 导管可由其组件进行被动观察或在外层涂氧化钆以显影。虽然被动跟踪本身是安全的,但其无法可视,这样在 MR 引导介入实验中就无法观察到导管的远端，在经皮穿刺血管操作中会出现导丝盘绕，增加了手术的风险(Tzifa等,2010)。

作为替代品,Karmarkar等(2004)根据无回路天线设计(Ocali和Atalar,1997)研发了一种可活动的的注射导管,也可用于注射干细胞(图27-5)。这种导管可在小型猪梗死心肌周围及正常心肌注射SPIO标记干细胞。MRI随访可持续追踪心脏内移植的骨髓干细胞(图27-2)。Dick等(2003)使用了一种类似的方法,利用可活动的注射导管在小型猪体内精确注射骨髓干细胞,然后利用MRI进行追踪。另一种可活动导管(Leung等,1995)在其顶端放置电磁线圈以便进行导管的追踪(Corti等,2005)。这种方法曾被用来追踪可移动MR兼容电生理导管。一种更有效的方法是将线圈顺着导管缠绕,通过观察导管的曲度以便确定导管头部的位置(Zuehlsdorff等,2004)。即使在导管头部使用不调谐的线圈,线圈跟踪算法仍可以有效地实现追踪(Dumoulin等,2010)。这些MR引导可移动电生理导管,现被应用于心肌内注射治疗(图27-6)。

除了MR兼容导管的发展,另一种关键组件就是引导图像的发展,以便实时观察穿刺导管及干细胞治疗解剖区域(Bock等,2004;Guttman等,2007;Wacker等,2004)。Guttman等(2002,2007)发明一种实时可视化平台,用于显示可活动导管,并且可浏览多维图像和先前获得的三维重建图像。现在已有许多研究团队开发了相似的图像界面,有一些已被MRI厂商所使用(图27-7)。目前,心血管干细胞移植技术是最先进的,但是由于MR设备监控心脏患者能力较差,阻碍了实时MRI引导传输技术的发展。因此,需要开发更新的MR引导系统,比如深部脑刺激电极植入(Larson等,2012;Martin等,2009;Starr等,2009),可提供用于引导干细胞治疗的立体定位系统。2011年,在帕金森患者的临床试验启动前,在MRI引导下已使用一种相似的系统在非人类灵长类动物中进行了初步试验(Richardson等,2011)。在这种相对简化的系统中,利用MRI标记系统,基因治疗直接作用于实验猪黑质区域,可以连接到MRI扫描仪外的传统立体定向框架,然后注入大脑(Glud等,2011)。

期间,一些混合平台已经搭建,如将预先获得的MRI图像融合到X线透视系统中,充分利用MRI图像较高的软组织分辨力、X线时间分辨力及现有的设备(Duckett等,2011)。

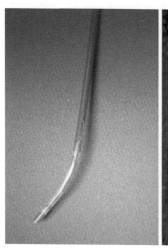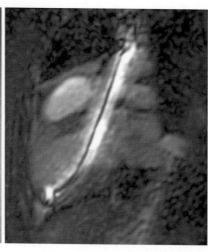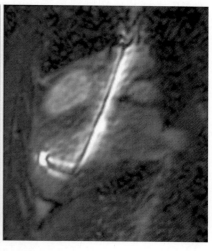

图27-5 左图为定制的MR兼容注射导管头部,用于经心肌干细胞转运,比较柔软且几乎能够到达心内膜表面的任何区域。中图和右图显示该装置在稳定自由进动MR实时图像上显示为易于观察的明显高信号。这种装置易于操作,在位于房间隔前的心肌穿刺时显示2种不同的角度。[Adapted from (Kraitchman and Bulte 2008) with permission]

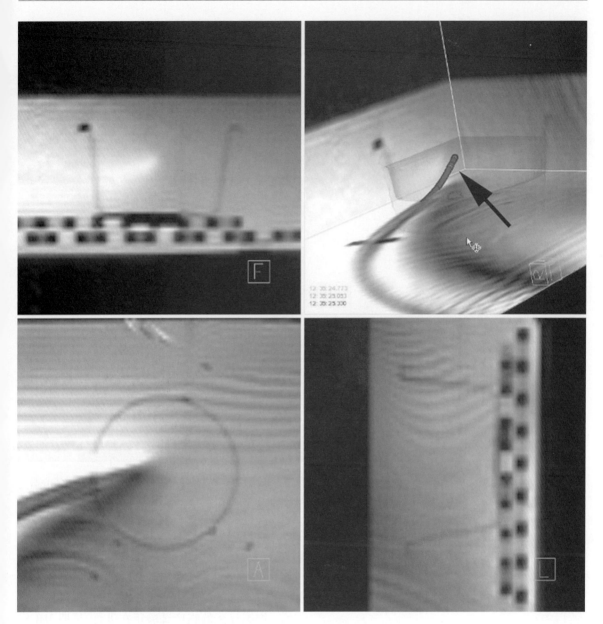

图 27-6　左上、左下和右下图为 MR 兼容干细胞注射导管,在三幅图中消融导管呈低信号。右上角四线圈根据已知导管长度设定,使用间断扫描监测导管尖端。即使不在成像层面,三维图仍能够显示注射导管位置(箭头所示)。之前获取的三维 MRI 容积图像与实时图像进行融合(右上图)。(见彩图)

Lederman 及其同事展示了一种 X 线融合 MRI(XFM)平台,用于引导干细胞输送,并建立了 MRI 和 X 线成像模式之间的最小化错误配准表(de Silva 等,2006)。但是 MR 数据集转换到 X 线三维空间是基于表面标记的位置,比较费时、费力(Gutierrez 等,2005)。最近引入的平板 X 线探测器可获得类似于 CT 断层的图像,使用这种新型 X 线系统, 可通过快速重建获得三维容积图像(Tomkowiak 等,2011)。这将减少 X 线图像与 MRI 图像融合中的错误。我们团队一直积极研发这项技术, 引导装入干细胞的微型胶囊植入心包内间隙(图 27-8)。

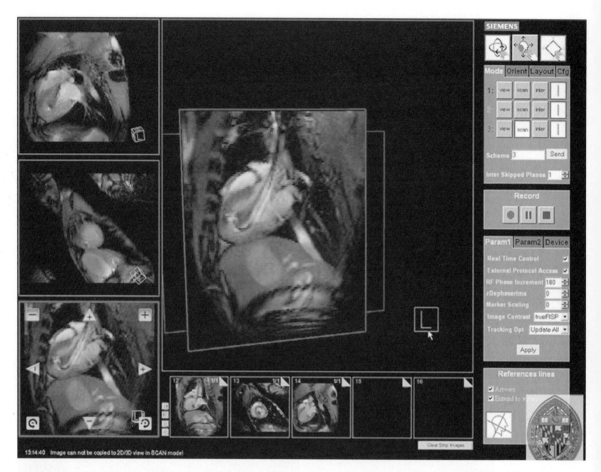

图27-7 西门子原型交互前端可实时收集图像并进行三维重建。重建后注射导管显示为绿色。实验犬活体心肌梗死再灌注的实时虚拟长轴和短轴图像,标记图像(底部小图)使用三维重建图像便于迅速恢复到以前的扫描平面位置。[Adapted from Kraitchman et al. (2008)](见彩图)

8 展望

自从2008年有关MR引导干细胞移植的文章报道后,在高场强MR的界面、设备和引导方面已有巨大的进步。更加令人欣喜的是,从3.0T到7.0T高场强MR设备的大量增长,可显著提高小数量标记细胞的敏感性。这些设备还将大大提高时间分辨率,有利于干细胞在一些重要脏器的精确移植,如大脑、心脏和其他器官。细胞疗法的临床试验正在进行,早期MR标记细胞治疗临床实验表明,治疗的关键在于MRI引导下干细胞的精确传递。因此,可以预见在不久的将来,MR引导干细胞精确移植将运用于临床,干细胞标记技术将在长远的未来提供个体化精确治疗。

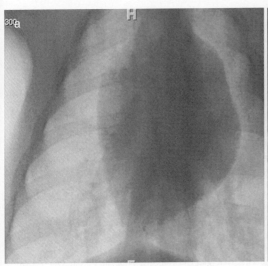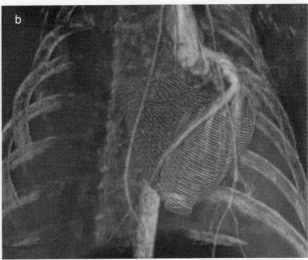

图 27-8　(a)使用传统的平板 X 线造影系统(Axiom dFA,Siemens AG)拍摄的数字荧光图像,图像无法清晰显示心肌边界,从而无法输送干细胞。(b)通过 C 型臂 CT (Syngo dynaCT, Siemens AG)X 线透视下融合 MRI 图像(XFM)获得与平板血管造影系统融合 MRI 全心脏(Espree, Siemens AG),实时荧光图像显示的心肌边界分段图像(蓝色和粉色区域)相似的图像。这些增强可视化的血管和心肌壁可以使干细胞疗法更为精确。[Reprinted with permission from Fu et al. (2011)](见彩图)

(张肖 译　何晓锋 校)

参考文献

Adler ED, Bystrup A, Briley-Saebo KC, Mani V, Young W, Giovanonne S, Altman P, Kattman SJ, Frank JA, Weinmann HJ, Keller GM, Fayad ZA (2009) In vivo detection of embryonic stem cell-derived cardiovascular progenitor cells using Cy3-labeled Gadofluorine M in murine myocardium. JACC Cardiovasc Imaging 2(9):1114–1122

Ahrens ET, Young WB, Xu H, Pusateri LK (2011) Rapid quantification of inflammation in tissue samples using perfluorocarbon emulsion and fluorine-19 nuclear magnetic resonance. Biotechniques 50:229–234

Amsalem Y, Mardor Y, Feinberg MS, Landa N, Miller L, Daniels D, Ocherashvilli A, Holbova R, Yosef O, Barbash IM, Leor J (2007) Iron-oxide labeling and outcome of transplanted mesenchymal stem cells in the infarcted myocardium. Circulation 116(Suppl I):I-38–I-45

Arai T, Kofidis T, Bulte JW, De Bruin J, Venook RD, Berry GJ, Mcconnell MV, Quertermous T, Robbins RC, Yang PC (2006) Dual in vivo magnetic resonance evaluation of magnetically labeled mouse embryonic stem cells and cardiac function at 1.5 T. Magn Reson Med 55(1):203–209

Arbab AS, Jordan EK, Wilson LB, Yocum GT, Lewis BK, Frank JA (2004) In vivo trafficking and targeted delivery of magnetically labeled stem cells. Hum Gene Ther 15(4):351–360

Arifin DR, Long CM, Gilad AA, Alric C, Roux S, Tillement O, Link TW, Arepally A, Bulte JW (2011) Trimodal gadolinium-gold microcapsules containing pancreatic islet cells restore normoglycemia in diabetic mice and can be tracked by using US, CT, and positive-contrast MR imaging. Radiology 260(3):790–798

Babic M, Horak D, Trchova M, Jendelova P, Glogarova K, Lesny P, Herynek V, Hajek M, Sykova E (2008) Poly(L-lysine)-modified iron oxide nanoparticles for stem cell labeling. Bioconjug Chem 19(3):740–750

Barnett BP, Arepally A, Karmarkar PV, Qian D, Gilson WD, Walczak P, Howland V, Lawler L, Lauzon C, Stuber M, Kraitchman DL, Bulte JW (2007) Magnetic resonance-guided, real-time targeted delivery and imaging of magnetocapsules immunoprotecting pancreatic islet cells. Nat Med 13(8):986–991

Barnett BP, Ruiz-Cabello J, Hota P, Liddell R, Walczak P, Howland V, Chacko VP, Kraitchman DL, Arepally A, Bulte JW (2010) Fluorocapsules for improved function, immunoprotection, and visualization of cellular therapeutics with MR, US, and CT imaging. Radiology 258(1):182–191

Barnett BP, Arepally A, Stuber M, Arifin DR, Kraitchman DL, Bulte JW (2011a) Synthesis of magnetic resonance-, X-ray- and ultrasound-visible alginate microcapsules for immuno-isolation and noninvasive imaging of cellular therapeutics. Nat Protoc 6(8):1142–1151

Barnett BP, Ruiz-Cabello J, Hota P, Ouwerkerk R, Shamblott MJ, Lauzon C, Walczak P, Gilson WD, Chacko VP, Kraitchman DL, Arepally A, Bulte JW (2011b) Use of perfluorocarbon nanoparticles for non-invasive multimodal cell tracking of human pancreatic islets. Contrast Media Mol Imaging 6(4):251–259

Berman SC, Galpoththawela C, Gilad AA, Bulte JW, Walczak P (2011) Long-term MR cell tracking of neural stem cells grafted in immunocompetent versus immunodeficient mice reveals distinct differences in contrast between live and dead cells. Magn Reson Med 65:564–574

Bible E, Chau DY, Alexander MR, Price J, Shakesheff KM, Modo M (2009) The support of neural stem cells transplanted into stroke-induced brain cavities by PLGA particles. Biomaterials 30(16):2985–2994

Bock M, Volz S, Zuhlsdorff S, Umathum R, Fink C, Hallscheidt P, Semmler W (2004) MR-guided intravascular procedures: real-time parameter control and automated slice positioning with active tracking coils. J Magn Reson Imaging 19(5):580–589

Bos C, Delmas Y, Desmouliere A, Solanilla A, Hauger O, Grosset C, Dubus I, Ivanovic Z, Rosenbaum J, Charbord P, Combe C, Bulte JW, Moonen CT, Ripoche J, Grenier N (2004) In vivo MR imaging of intravascularly injected magnetically labeled mesenchymal stem cells in rat kidney and liver. Radiology 233(3):781–789

Bulte JW, Kraitchman DL (2004) Monitoring cell therapy using iron oxide MR contrast agents. Curr Pharm Biotechnol 5(6):567–584

Burgess A, Ayala-Grosso CA, Ganguly M, Jordao JF, Aubert I, Hynynen K (2011) Targeted delivery of neural stem cells to the brain using MRI-guided focused ultrasound to disrupt the blood-brain barrier. PLoS ONE 6(11):e27877

Cahill KS, Gaidosh G, Huard J, Silver X, Byrne BJ, Walter GA (2004) Noninvasive monitoring and tracking of muscle stem cell transplants. Transplantation 78(11):1626–1633

Callera F, De Melo CM (2007) Magnetic resonance tracking of magnetically labeled autologous bone marrow CD34+ cells transplanted into the spinal cord via lumbar puncture technique in patients with chronic spinal cord injury: CD34+ cells' migration into the injured site. Stem Cells Dev 16(3):461–466

Chen AP, Hurd RE, Gu YP, Wilson DM, Cunningham CH (2011) (13)C MR reporter probe system using dynamic nuclear polarization. NMR Biomed 24(5):514–520

Cohen B, Dafni H, Meir G, Harmelin A, Neeman M (2005) Ferritin as an endogenous MRI reporter for noninvasive imaging of gene expression in C6 glioma tumors. Neoplasia 7(2):109–117

Corti R, Badimon J, Mizsei G, Macaluso F, Lee M, Licato P, Viles-Gonzalez JF, Fuster V, Sherman W (2005) Real time magnetic resonance guided endomyocardial local delivery. Heart 91(3):348–353

Cunningham CH, Arai T, Yang PC, Mcconnell MV, Pauly JM, Conolly SM (2005) Positive contrast magnetic resonance imaging of cells labeled with magnetic nanoparticles. Magn Reson Med 53(5):999–1005

Dahnke H, Liu W, Herzka D, Frank JA, Schaeffter T (2008) Susceptibility gradient mapping (SGM): a new postprocessing method for positive contrast generation applied to superparamagnetic iron oxide particle (SPIO)-labeled cells. Magn Reson Med 60(3):595–603

De Silva R, Gutierrez LF, Raval AN, McVeigh ER, Ozturk C, Lederman RJ (2006) X-Ray fused with magnetic resonance imaging (XFM) to target endomyocardial injections. Validation in a swine model of myocardial infarction. Circulation 114(22):2342–2350

De Vries IJ, Lesterhuis WJ, Barentsz JO, Verdijk P, Van Krieken JH, Boerman OC, Oyen WJ, Bonenkamp JJ, Boezeman JB, Adema GJ, Bulte JW, Scheenen TW, Punt CJ, Heerschap A, Figdor CG (2005) Magnetic resonance tracking of dendritic cells in melanoma patients for monitoring of cellular therapy. Nat Biotechnol 23(11):1407–1413

Dick AJ, Guttman MA, Raman VK, Peters DC, Pessanha BS, Hill JM, Smith S, Scott G, McVeigh ER, Lederman RJ (2003) Magnetic resonance fluoroscopy allows targeted delivery of mesenchymal stem cells to infarct borders in swine. Circulation 108(23):2899–2904

Duckett SG, Ginks M, Shetty AK, Knowles BR, Totman JJ,

Chiribiri A, Ma YL, Razavi R, Schaeffter T, Carr-White G, Rhode K, Rinaldi CA (2011) Realtime fusion of cardiac magnetic resonance imaging and computed tomography venography with X-ray fluoroscopy to aid cardiac resynchronisation therapy implantation in patients with persistent left superior vena cava. Europace 13(2):285–286

Dumoulin CL, Mallozzi RP, Darrow RD, Schmidt EJ (2010) Phase-field dithering for active catheter tracking. Magn Reson Med 63(5):1398–1403

Dunning MD, Lakatos A, Loizou L, Kettunen M, Ffrench-Constant C, Brindle KM, Franklin RJ (2004) Superparamagnetic iron oxide-labeled Schwann cells and olfactory ensheating cells can be traced in vivo by magnetic resonance imaging and retain functional properties after transplantation into the CNS. J Neurosci 24(44):9799–9810

Ebert SN, Taylor DG, Nguyen HL, Kodack DP, Beyers RJ, Xu Y, Yang Z, French BA (2007) Noninvasive tracking of cardiac embryonic stem cells in vivo using magnetic resonance imaging techniques. Stem Cells 25(11):2936–2944

Engberink RD, Van Der Pol SM, Walczak P, Van Der Toorn A, Viergever MA, Dijkstra CD, Bulte JW, De Vries HE, Blezer EL (2010) Magnetic resonance imaging of monocytes labeled with ultrasmall superparamagnetic particles of iron oxide using magnetoelectroporation in an animal model of multiple sclerosis. Mol Imaging 9(5):268–277

Farrar CT, Dai G, Novikov M, Rosenzweig A, Weissleder R, Rosen BR, Sosnovik DE (2008) Impact of field strength and iron oxide nanoparticle concentration on the linearity and diagnostic accuracy of off-resonance imaging. NMR Biomed 21(5):453–463

Frank JA, Zywicke H, Jordan EK, Mitchell J, Lewis BK, Bryant LH Jr, Bulte JWM (2002) Magnetic intracellular labeling of mammalian cells by combining (FDA-approved) superparamagnetic iron oxide MR contrast agents and commonly used transfection agents. Acad Radiol 9:S484–S487

Fu Y, Azene N, Xu Y, Kraitchman DL (2011) Tracking stem cells for cardiovascular applications in vivo: focus on imaging techniques. Imaging Med 3(4):473–486

Garot J, Unterseeh T, Teiger E, Champagne S, Chazaud B, Gherardi R, Hittinger L, Gueret P, Rahmouni A, Sonnet C, Le Corvoisier P, Benhaiem-Sigaux N, Su J, Merlet P (2003) Magnetic resonance imaging of targeted catheter-based implantation of myogenic precursor cells into infarcted left ventricular myocardium. J Am Coll Cardiol 41(10):1841–1846

Gilad AA, Mcmahon MT, Walczak P, Winnard PT Jr, Raman V, Van Laarhoven HW, Skoglund CM, Bulte JW, Van Zijl PC (2007a) Artificial reporter gene providing MRI contrast based on proton exchange. Nat Biotechnol 25(2):217–219

Gilad AA, Winnard PT Jr, Van Zijl PC, Bulte JW (2007b) Developing MR reporter genes: promises and pitfalls. NMR Biomed 20(3):275–290

Gilad AA, Walczak P, Mcmahon MT, Na HB, Lee JH, An K, Hyeon T, Van Zijl PC, Bulte JW (2008) MR tracking of transplanted cells with "positive contrast" using manganese oxide nanoparticles. Magn Reson Med 60(1):1–7

Girard OM, Du J, Agemy L, Sugahara KN, Kotamraju VR, Ruoslahti E, Bydder GM, Mattrey RF (2011) Optimization of iron oxide nanoparticle detection using ultrashort echo time pulse sequences: comparison of T1, T2*, and synergistic T1-T2* contrast mechanisms. Magn Reson Med 65(6):1649–1660

Glud AN, Hedegaard C, Nielsen MS, Soorensen JC, Bendixen C, Jensen PH, Mogensen PH, Larsen K, Bjarkam CR (2011) Direct MRI-guided stereotaxic viral mediated gene transfer of alpha-synuclein in the Gottingen minipig CNS. Acta Neurobiol Exp (Wars) 71(4):508–518

Golovko DM, Henning T, Bauer JS, Settles M, Frenzel T, Mayerhofer A, Rummeny EJ, Daldrup-Link HE (2010) Accelerated stem cell labeling with ferucarbotran and protamine. Eur Radiol 20(3):640–648

Gutierrez LF, Schechter G, Lederman RJ, McVeigh ER, Ozturk C (2005) Distortion correction, calibration and registration: toward and integrated MR and X-ray interventional suite. Proc SPIE 5744:146–156

Guttman MA, Lederman RJ, Sorger JM, McVeigh ER (2002) Real-time volume rendered MRI for interventional guidance. J Cardiovasc Magn Reson 4(4):431–442

Guttman MA, Ozturk C, Raval AN, Raman VK, Dick AJ, Desilva R, Karmarkar P, Lederman RJ, McVeigh ER (2007) Interventional cardiovascular procedures guided by real-time MR imaging: an interactive interface using multiple slices, adaptive projection modes and live 3D renderings. J Magn Reson Imaging 26(6):1429–1435

Guzman R, Uchida N, Bliss TM, He D, Christopherson KK, Stellwagen D, Capela A, Greve J, Malenka RC, Moseley ME, Palmer TD, Steinberg GK (2007) Long-term monitoring of transplanted human neural stem cells in developmental and pathological contexts with MRI. Proc Natl Acad Sci U S A 104(24):10211–10216

He G, Zhang H, Wei H, Wang Y, Zhang X, Tang Y, Wei Y, Hu S (2007) In vivo imaging of bone marrow mesenchymal stem cells transplanted into myocardium using magnetic resonance imaging: a novel method to trace the transplanted cells. Int J Cardiol 114(1):4–10

Higuchi T, Anton M, Dumler K, Seidl S, Pelisek J, Saraste A, Welling A, Hofmann F, Oostendorp RA, Gansbacher B, Nekolla SG, Bengel FM, Botnar RM, Schwaiger M (2009) Combined reporter gene PET and iron oxide MRI for monitoring survival and localization of transplanted cells in the rat heart. J Nucl Med 50(7):1088–1094

Hill JM, Dick AJ, Raman VK, Thompson RB, Yu ZX, Hinds KA, Pessanha BS, Guttman MA, Varney TR, Martin BJ, Dunbar CE, McVeigh ER, Lederman RJ (2003) Serial cardiac magnetic resonance imaging of injected mesenchymal stem cells. Circulation 108(8):1009–1014

Hoehn M, Kustermann E, Blunk J, Wiedermann D, Trapp T, Wecker S, Focking M, Arnold H, Hescheler J, Fleischmann BK, Schwindt W, Buhrle C (2002) Monitoring of implanted stem cell migration in vivo: a highly resolved in vivo magnetic resonance imaging investigation of experimental stroke in rat. Proc Natl Acad Sci U S A 99(25):16267–16272

Jendelova P, Herynek V, Urdzikova L, Glogarova K, Kroupova J, Andersson B, Bryja V, Burian M, Hajek M, Sykova E (2004) Magnetic resonance tracking of transplanted bone marrow and embryonic stem cells labeled by iron oxide nanoparticles in rat brain and spinal cord. J Neurosci Res 76(2):232–243

Jiang Q, Zhang ZG, Ding GL, Zhang L, Ewing JR, Wang L, Zhang R, Li L, Lu M, Meng H, Arbab AS, Hu J, Li QJ, Pourabdollah Nejad DS, Athiraman H, Chopp M (2005) Investigation of neural progenitor cell induced angiogenesis after embolic stroke in rat using MRI. Neuroimage 28(3):698–707

Karmarkar PV, Kraitchman DL, Izbudak I, Hofmann LV, Amado LC, Fritzges D, Young R, Pittenger M, Bulte JW, Atalar E (2004) MR-trackable intramyocardial injection catheter. Mag Reson Med 51(6):1163–1172

Karussis D, Karageorgiou C, Vaknin-Dembinsky A, Gowda-Kurkalli B, Gomori JM, Kassis I, Bulte JW, Petrou P, Ben-Hur T, Abramsky O, Slavin S (2010) Safety and immuno-logical effects of mesenchymal stem cell transplantation in patients with multiple sclerosis and amyotrophic lateral sclerosis. Arch Neurol 67(10):1187–1194

Kedziorek DA, Kraitchman DL (2010) Superparamagnetic iron oxide labeling of stem cells for MRI tracking and delivery in cardiovascular disease. Methods Mol Biol 660:171–183

Kim D, Chun BG, Kim YK, Lee YH, Park CS, Jeon I, Cheong C, Hwang TS, Chung H, Gwag BJ, Hong KS, Song J (2008) In vivo tracking of human mesenchymal stem cells in experimental stroke. Cell Transplant 16(10):1007–1012

Kim J, Arifin DR, Muja N, Kim T, Gilad AA, Kim H, Arepally A, Hyeon T, Bulte JW (2011) Multifunctional capsule-in-capsules for immunoprotection and trimodal imaging. Angew Chem Int Ed Engl 50(10):2317–2321

Kraitchman DL, Bulte JW (2008) Imaging of stem cells using MRI. Basic Res Cardiol 103(2):105–113

Kraitchman DL, Gilson WD, Lorenz CH (2008) Stem cell therapy: MRI guidance and monitoring. J Magn Reson Imaging 27(2):299–310

Kraitchman DL, Heldman AW, Atalar E, Amado LC, Martin BJ, Pittenger MF, Hare JM, Bulte JW (2003) In vivo magnetic resonance imaging of mesenchymal stem cells in myocardial infarction. Circulation 107(18):2290–2293

Larson PS, Starr PA, Bates G, Tansey L, Richardson RM, Martin AJ (2012) An optimized system for interventional magnetic resonance imaging-guided stereotactic surgery: preliminary evaluation of targeting accuracy. Neurosurgery 70 Operative Neurosurgery 1:ons95–ons103

Lee ES, Chan J, Shuter B, Tan LG, Chong MS, Ramachandra DL, Dawe GS, Ding J, Teoh SH, Beuf O, Briguet A, Tam KC, Choolani M, Wang SC (2009) Microgel iron oxide nanoparticles for tracking human fetal mesenchymal stem cells through magnetic resonance imaging. Stem Cells 27(8):1921–1931

Leung DA, Debatin JF, Wildermuth S, Mckinnon GC, Holtz D, Dumoulin CL, Darrow RD, Hofmann E, Von Schulthess GK (1995) Intravascular MR tracking catheter: preliminary experimental evaluation. AJR Am J Roentgenol 164(5):1265–1270

Li Z, Suzuki Y, Huang M, Cao F, Xie X, Connolly AJ, Yang PC, Wu JC (2008) Comparison of reporter gene and iron particle labeling for tracking fate of human embryonic stem cells and differentiated endothelial cells in living subjects. Stem Cells 26(4):864–873

Lim F, Sun AM (1980) Microencapsulated islets as bioartificial endocrine pancreas. Science 210(4472):908–910

Link TW, Woodrum D, Gilson WD, Pan L, Qian D, Kraitchman DL, Bulte JW, Arepally A, Weiss CR (2011) MR-guided portal vein delivery and monitoring of magnetocapsules: assessment of physiologic effects on the liver. J Vasc Interv Radiol 22(9):1335–1340

Mani V, Adler E, Briley-Saebo KC, Bystrup A, Fuster V, Keller G, Fayad ZA (2008) Serial in vivo positive contrast MRI of iron oxide-labeled embryonic stem cell-derived cardiac precursor cells in a mouse model of myocardial infarction. Magn Reson Med 60(1):73–81

Mani V, Briley-Saebo KC, Hyafil F, Itskovich V, Fayad ZA (2006a) Positive magnetic resonance signal enhancement from ferritin using a GRASP (GRE acquisition for super-paramagnetic particles) sequence: ex vivo and in vivo study. J Cardiovasc Magn Reson 8(1):49–50

Mani V, Saebo KC, Itskovich V, Samber DD, Fayad ZA (2006b) GRadient echo acquisition for superparamagnetic particles with positive contrast (GRASP): sequence characterization in membrane and glass superparamagnetic iron oxide phantoms at 1.5 T and 3 T. Magn Reson Med 55:126–135

Martin AJ, Larson PS, Ostrem JL, Starr PA (2009) Interventional magnetic resonance guidance of deep brain stimulator implantation for Parkinson disease. Top Magn Reson Imaging 19(4):213–221

Mcmahon MT, Gilad AA, Deliso MA, Berman SM, Bulte JW, Van Zijl PC (2008) New "multicolor" polypeptide diamagnetic chemical exchange saturation transfer (DIACEST) contrast agents for MRI. Magn Reson Med 60(4):803–812

Mills PH, Hitchens TK, Foley LM, Link T, Ye Q, Weiss CR, Thompson JD, Gilson WD, Arepally A, Melick JA, Kochanek PM, Ho C, Bulte JW, Ahrens ET (2012) Automated detection and characterization of SPIO-labeled cells and capsules using magnetic field perturbations. Magn Reson Med 67(1):278–289

Mintorovitch J, Shamsi K (2000) Eovist injection and resovist injection: two new liver-specific contrast agents for MRI. Oncology (Williston Park) 14(6 Suppl 3):37–40

Misselwitz B, Platzek J, Weinmann HJ (2004) Early MR lymphography with gadofluorine M in rabbits. Radiology 231(3):682–688

Modo M, Beech JS, Meade TJ, Williams SC, Price J (2009) A chronic 1 year assessment of MRI contrast agent-labelled neural stem cell transplants in stroke. Neuroimage 47(Suppl 2):T133–T142

Modo M, Mellodew K, Cash D, Fraser SE, Meade TJ, Price J, Williams SC (2004) Mapping transplanted stem cell migration after a stroke: a serial, in vivo magnetic resonance imaging study. Neuroimage 21(1):311–317

Muja N, Cohen ME, Zhang J, Kim H, Gilad AA, Walczak P, Ben-Hur T, Bulte JW (2011) Neural precursors exhibit distinctly different patterns of cell migration upon transplantation during either the acute or chronic phase of EAE: a serial MR imaging study. Magn Reson Med 65(6):1738–1749

Nazarian S, Kolandaivelu A, Zviman MM, Meininger GR, Kato R, Susil RC, Roguin A, Dickfeld TL, Ashikaga H, Calkins H, Berger RD, Bluemke DA, Lardo AC, Halperin HR (2008) Feasibility of real-time magnetic resonance imaging for catheter guidance in electrophysiology studies. Circulation 118(3):223–229

Nolte IS, Gungor S, Erber R, Plaxina E, Scharf J, Misselwitz B, Gerigk L, Przybilla H, Groden C, Brockmann MA (2008) In vitro labeling of glioma cells with gadofluorine M enhances T1 visibility without affecting glioma cell growth or motility. Magn Reson Med 59(5):1014–1020

Ocali O, Atalar E (1997) Intravascular magnetic resonance imaging using a loopless catheter antenna. Magn Reson Med 37(1):112–118

Partlow KC, Chen J, Brant JA, Neubauer AM, Meyerrose TE, Creer MH, Nolta JA, Caruthers SD, Lanza GM, Wickline SA (2007) 19F magnetic resonance imaging for stem/progenitor cell tracking with multiple unique perfluorocarbon nanobeacons. FASEB J 21(8):1647–1654

Politi LS, Bacigaluppi M, Brambilla E, Cadioli M, Falini A, Comi G, Scotti G, Martino G, Pluchino S (2007) Magnetic-resonance-based tracking and quantification of intravenously injected neural stem cell accumulation in the brains of mice with experimental multiple sclerosis. Stem Cells 25(10):2583–2592

Richardson RM, Kells AP, Rosenbluth KH, Salegio EA, Fiandaca MS, Larson PS, Starr PA, Martin AJ, Lonser RR, Federoff HJ, Forsayeth JR, Bankiewicz KS (2011) Interventional MRI-guided putaminal delivery of AAV2-GDNF for a planned clinical trial in Parkinson's disease. Mol Ther 19(6):1048–1057

Ruiz-Cabello J, Walczak P, Kedziorek DA, Chacko VP, Schmieder AH, Wickline SA, Lanza GM, Bulte JW (2008) In vivo "hot spot" MR imaging of neural stem cells using fluorinated nanoparticles. Magn Reson Med 60(6):1506–1511

Runge VM, Ai T, Hao D, Hu X (2011) The developmental history of the gadolinium chelates as intravenous contrast media for magnetic resonance. Invest Radiol 46(12):807–816

Saeed M, Lee R, Martin A, Weber O, Krombach GA, Schalla S, Lee M, Saloner D, Higgins CB (2004) Transendocardial delivery of extracellular myocardial markers by using combination X-ray/MR fluoroscopic guidance: feasibility study in dogs. Radiology 231(3):689–696

Schmidt PP, Toft KG, Skotland T, Andersson K (2002) Stability and transmetallation of the magnetic resonance contrast agent MnDPDP measured by EPR. J Biol Inorg Chem 7(3):241–248

Shapiro EM, Koretsky AP (2008) Convertible manganese contrast for molecular and cellular MRI. Magn Reson Med 60(2):265–269

Sponarova D, Horak D, Trchova M, Jendelova P, Herynek V, Mitina N, Zaichenko A, Stoika R, Lesny P, Sykova E (2011) The use of oligoperoxide-coated magnetic nanoparticles to label stem cells. J Biomed Nanotechnol 7(3):384–394

Starr PA, Martin AJ, Larson PS (2009) Implantation of deep brain stimulator electrodes using interventional MRI. Neurosurg Clin N Am 20(2):193–203

Stuber M, Gilson WD, Schar M, Kedziorek DA, Hofmann LV, Shah S, Vonken EJ, Bulte JW, Kraitchman DL (2007) Positive contrast visualization of iron oxide-labeled stem cells using inversion-recovery with ON-resonant water suppression (IRON). Magn Reson Med 58(5):1072–1077

Stuckey DJ, Carr CA, Martin-Rendon E, Tyler DJ, Willmott C, Cassidy PJ, Hale SJ, Schneider JE, Tatton L, Harding SE, Radda GK, Watt S, Clarke K (2006) Iron particles for noninvasive monitoring of bone marrow stromal cell engraftment into, and isolation of viable engrafted donor cells from, the heart. Stem Cells 24(8):1968–1975

Sumner JP, Shapiro EM, Maric D, Conroy R, Koretsky AP (2009) In vivo labeling of adult neural progenitors for MRI with micron sized particles of iron oxide: quantification of labeled cell phenotype. Neuroimage 44(3):671–678

Sykova E, Jendelova P (2005) Magnetic resonance tracking of implanted adult and embryonic stem cells in injured brain and spinal cord. Ann N Y Acad Sci 1049:146–160

Sykova E, Jendelova P (2006) Magnetic resonance tracking of transplanted stem cells in rat brain and spinal cord. Neurodegener Dis 3(1–2):62–67

Tallheden T, Nannmark U, Lorentzon M, Rakotonirainy O, Soussi B, Waagstein F, Jeppsson A, Sjogren-Jansson E, Lindahl A, Omerovic E (2006) In vivo MR imaging of magnetically labeled human embryonic stem cells. Life Sci 79(10):999–1006

Terrovitis J, Stuber M, Youssef A, Preece S, Leppo M, Kizana E, Schar M, Gerstenblith G, Weiss RG, Marban E, Abraham MR (2008) Magnetic resonance imaging overestimates ferumoxide-labeled stem cell survival after transplantation in the heart. Circulation 117(12):1555–1562

Thomson JA, Itskovitz-Eldor J, Shapiro SS, Waknitz MA, Swiergiel JJ, Marshall VS, Jones JM (1998) Embryonic stem cell lines derived from human blastocysts. Science 282(5391):1145–1147

Toft KG, Hustvedt SO, Grant D, Martinsen I, Gordon PB, Friisk GA, Korsmo AJ, Skotland T (1997) Metabolism and pharmacokinetics of MnDPDP in man. Acta Radiol 38(4 Pt 2):677–689

Tomkowiak MT, Klein AJ, Vigen KK, Hacker TA, Speidel MA, Vanlysel MS, Raval AN (2011) Targeted transendocardial therapeutic delivery guided by MRI-X-ray image fusion. Catheter Cardiovasc Interv 78(3):468–478

Toso C, Vallee JP, Morel P, Ris F, Demuylder-Mischler S, Lepetit-Coiffe M, Marangon N, Saudek F, James Shapiro AM, Bosco D, Berney T (2008) Clinical magnetic resonance imaging of pancreatic islet grafts after iron nanoparticle labeling. Am J Transplant 8(3):701–706

Tseng CL, Shih IL, Stobinski L, Lin FH (2010) Gadolinium hexanedione nanoparticles for stem cell labeling and tracking via magnetic resonance imaging. Biomaterials 31(20):5427–5435

Tzifa A, Krombach GA, Kramer N, Kruger S, Schutte A, Von Walter M, Schaeffter T, Qureshi S, Krasemann T, Rosenthal E, Schwartz CA, Varma G, Buhl A, Kohlmeier A, Bucker A, Gunther RW, Razavi R (2010) Magnetic resonance-guided cardiac interventions using magnetic resonance-compatible devices: a preclinical study and first-in-man congenital interventions. Circ Cardiovasc Interv 3(6):585–592

Vuu K, Xie J, Mcdonald MA, Bernardo M, Hunter F, Zhang Y, Li K, Bednarski M, Guccione S (2005) Gadolinium-rhodamine nanoparticles for cell labeling and tracking via magnetic resonance and optical imaging. Bioconjug Chem 16(4):995–999

Wacker FK, Elgort D, Hillenbrand CM, Duerk JL, Lewin JS (2004) The catheter-driven MRI scanner: a new approach to intravascular catheter tracking and imaging-parameter adjustment for interventional MRI. AJR Am J Roentgenol 183(2):391–395

Walczak P, Kedziorek DA, Gilad AA, Lin S, Bulte JW (2005) Instant MR labeling of stem cells using magnetoelectroporation. Magn Reson Med 54(4):769–774

Walczak P, Ruiz-Cabello J, Kedziorek DA, Gilad AA, Lin S, Barnett B, Qin L, Levitsky H, Bulte JW (2006) Magnetoelectroporation: improved labeling of neural stem cells and leukocytes for cellular magnetic resonance imaging using a single FDA-approved agent. Nanomedicine 2(2):89–94

Walczak P, Zhang J, Gilad AA, Kedziorek DA, Ruiz-Cabello J, Young RG, Pittenger MF, Van Zijl PC, Huang J, Bulte JW (2008) Dual-modality monitoring of targeted intraarterial delivery of mesenchymal stem cells after transient ischemia. Stroke 39(5):1569–1574

Weissleder R, Moore A, Mahmood U, Bhorade R, Benveniste H, Chiocca EA, Basilion JP (2000) In vivo magnetic resonance imaging of transgene expression. Nat Med 6(3):351–355

Xie TD, Sun L, Tsong TY (1990) Study of mechanisms of electric field-induced DNA transfection. I. DNA entry by surface binding and diffusion through membrane pores. Biophys J 58(1):13–19

Yamada M, Gurney PT, Chung J, Kundu P, Drukker M, Smith AK, Weissman IL, Nishimura D, Robbins RC, Yang PC (2009) Manganese-guided cellular MRI of human embryonic stem cell and human bone marrow stromal cell viability. Magn Reson Med 62(4):1047–1054

Yang L, Xia Y, Zhao H, Zhao J, Zhu X (2006) Magnetic resonance imaging of transplanted neural stem cells in Parkinson disease rats. J Huazhong Univ Sci Technol Med Sci 26(4):489–492

Ye Q, Wu YL, Foley LM, Hitchens TK, Eytan DF, Shirwan H, Ho C (2008) Longitudinal tracking of recipient macrophages in a rat chronic cardiac allograft rejection model with noninvasive magnetic resonance imaging using micrometer-sized paramagnetic iron oxide particles. Circulation 118(2):149–156

Yeh TC, Zhang W, Ildstad ST, Ho C (1995) In vivo dynamic MRI tracking of rat T-cells labeled with superparamagnetic iron-oxide particles. Magn Reson Med 33(2):200–208

Yu J-X, Kodibagkar VD, Hallac RR, Liu L, Mason RP (2012) Dual 19F/1H MR gene reporter molecules for in vivo detection of β-galactosidase. Bioconjugate Chem 23(3):596–603

Zhang M, Methot D, Poppa V, Fujio Y, Walsh K, Murry CE (2001) Cardiomyocyte grafting for cardiac repair: graft cell death and anti-death strategies. J Mol Cell Cardiol 33(5):907–921

Zhang ZG, Jiang Q, Zhang R, Zhang L, Wang L, Arniego P, Ho KL, Chopp M (2003) Magnetic resonance imaging and neurosphere therapy of stroke in rat. Ann Neurol 53(2):259–263

Zhou H, Wu S, Joo JY, Zhu S, Han DW, Lin T, Trauger S, Bien G, Yao S, Zhu Y, Siuzdak G, Scholer HR, Duan L, Ding S (2009) Generation of induced pluripotent stem cells using recombinant proteins. Cell Stem Cell 4(5):381–384

Zhou R, Idiyatullin D, Moeller S, Corum C, Zhang H, Qiao H, Zhong J, Garwood M (2010) SWIFT detection of SPIO-labeled stem cells grafted in the myocardium. Magn Reson Med 63(5):1154–1161

Zhu J, Zhou L, Xingwu F (2006) Tracking neural stem cells in patients with brain trauma. N Engl J Med 355(22):2376–2378

Zuehlsdorff S, Umathum R, Volz S, Hallscheidt P, Fink C, Semmler W, Bock M (2004) MR coil design for simultaneous tip tracking and curvature delineation of a catheter. Magn Reson Med 52(1):214–218

第 28 章　MRI 引导细胞疗法中细胞的输送和追究踪

Paul A. DiCamillo, Clifford R. Weiss

本章目录

1　引言 ……………………………… 374
2　细胞标记/追踪 ………………… 375
3　传递技术/装置 ………………… 385
4　临床试验 ………………………… 386
5　未来发展方向 …………………… 387
6　结论 ……………………………… 388
参考文献 …………………………… 389

摘　要

　　细胞疗法是通过注射新的细胞到受损或病变组织中来治疗疾病的方法。相对于全身治疗，这种局部治疗方法对整个人体的影响较小。细胞跟踪是细胞疗法的一个重要的环节。尽管细胞输送和跟踪可以采用其他引导方式，但是MR 在这方面具有明显的优势。MR 图像中软组织和血管分辨力较高，能够显示精细的解剖结构及多平面信息，并且没有电离辐射。本章将首先回顾 MR 细胞显影剂，探讨物理学原理、试剂类型、细胞标记方法和 MR 成像技术；然后，简要讨论 MR 引导输送、追踪细胞和临床试验。

1　引言

　　细胞疗法是将新的细胞输送到受损或病变组织中来治疗疾病的方法。细胞疗法能够用于治疗先天性或后天获得的多种疾病（Callera 和 de Melo，2007；Toso 等，2008；Karussis 等，2010）。细胞疗法的治疗效果可能受到药物或激素的生产和运输的影响，也可能受到病变或受损组织再生的影响。从本质上讲，细胞疗法是一种有针对性的局部治疗方法，其主要目标是提高局部的药剂浓度，同时降低非治疗区域的药物浓度。相对于全身治疗，这种有针对性的局部治疗是一种有效的方法，同时能够减少对全身的影响。

细胞输送和跟踪是细胞疗法的两个关键技术。尽管有些细胞疗法可以使用全身输送,但是对于某些器官,在某些条件下,需要进行局部输送,以获得最佳的疗效。事实上,受某些器官血管系统的解剖学限制,不能采用全身治疗,只能利用影像引导进行局部治疗。例如,脑、肝脏和胰腺的血管系统具有独特的解剖学边界,形成了一种屏障,使得常规的全身治疗不能达到预期的效果。脑部的屏障阻挡了介质从血管向脑迁移的途径。肝脏和胰腺有单独的静脉血液供应,称为波尔图-肠系膜系统。这套系统是与全身的循环系统分离的,不能通过标准的静脉途径输送治疗介质。因此,对于这些器官的疾病(例如,脑卒中、肝硬化、糖尿病),如何将治疗细胞输送到病变器官是细胞疗法能否获得成功的关键。影像引导治疗不仅要将介质输送到靶器官,还要监控介质进入受损器官或相邻器官的过程。

细胞跟踪是细胞疗法的一个重要组成部分。为了能够探测到这些细胞,需要使它们区别于人体自身的组织。通过跟踪这些细胞,能够判断细胞是否输送到位,同时能够帮助医生了解这些细胞与人体组织的相互作用,以及这些细胞的结局(死亡、整合和迁移),从而确定介入治疗是否成功。

尽管有其他方式输送和跟踪细胞,但是 MR 在这两个方面都具有显著的优点。在影像引导输送方面,MR 图像显示的软组织和血管具有较高的对比度,能够显示精细的解剖结构及多平面信息,并且没有电离辐射,因此优于超声、CT 和 X 线血管造影。在细胞跟踪方面,有一些放射性示踪剂可用于 PET 和 SPECT 成像,细胞检测的灵敏度很高,但是 PET 和 SPECT 不能提供解剖细节。其他方式,如 CT 可提供所需的解剖细节,但对细胞检测的灵敏度很低。与其他成像方式相比,MR 能够提供优良的空间分辨率和软组织的对比度,同时能够检测细胞,并且没有电离辐射。

本章首先回顾用于 MR 的细胞标记和显示的试剂,探讨其物理学原理、试剂类型、细胞标记方法和 MR 成像技术,然后简要讨论一些 MR 图像引导输送、跟踪细胞的装置和临床试验。

2　细胞标记/追踪

一种理想的细胞标记试剂将具有下列特征:①标签和由此产生的信号能够通过母细胞传递到子细胞,在传递过程中能够保持信号强度。②只有当细胞存活时,标签才产生对比信号。③试剂能够可靠地标记靶细胞。④试剂对靶细胞的生物活性和免疫系统的影响较小。尽管目前理想的试剂还未找到,但是每一种试剂都具备上述的部分特征。

MR 成像通常需要在感兴趣的组织内形成一个均匀的磁场,通过施加梯度磁场和射频脉冲来干扰这个磁场,从而测量磁场中进动氢原子的数量(Shenberg 和 Macovski,1985)。利用具有磁性的试剂(即造影剂)来干扰局部的磁场,检测由此引起的低强度或超强度磁场(Young 等,1981;Runge 等,1983,1984;Majumdar 等,1988)。这些造影剂可分为四类:超顺磁性、顺磁性、化学交换饱和转移以及非氢成像试剂。

2.1　超顺磁性试剂

2.1.1　原理

超顺磁性试剂由具有永久磁性力矩的原子组成。这种磁性力矩的产生是由于原子外层有未成对的电子。在体温下,超顺磁试剂以微晶体形式存在(1~10nm),因此磁性力矩等于晶格中各原子力矩之和。当施加一个磁场时,不是单个原子重新排列,而是整个晶体因磁场作用重新取向,因此引起磁场的扰动。这种由离子阵列形成的磁性力矩与周围水中的质子相互作用,形成试剂标记区域 T2 弛豫信号 (Kedziorek 和 Kraitchman,2010)。这种试剂的缺陷主要是难以区分超顺磁试剂引起的低信号与某些人体组织或人工植入物引起的低信号。

2.1.2　可用的试剂

目前已发现很多超顺磁性物质,如钴、铁

钯、铁铂和铁的氧化物。然而,铁氧化物基颗粒仍然是主要的试剂,因为它能够影响 MR 信号,同时具有较好的生物相容性。目前已配制出多种铁氧化物试剂,用于多种用途。超顺磁性铁氧化物纳米颗粒（SPION）被用于细胞标记研究中。在 SPION 表面增加各种涂层,可以提高其生物相容性和改善输送性（Kraitchman 和 Bulte, 2009）。这些涂层的材料可以带正电,也可以带负电,使得 SPION 带有正电或负电。这种电荷将影响其与细胞的电学环境,例如,带正电的 SPION 倾向于接近细胞膜和其他负电环境。这些涂层材料包括柠檬酸盐和羧基丙基三甲基氯化铵（Arbab 等,2009）。

铁对人体生理有正反两方面的作用,这将影响细胞标记和成像。在有利的方面,铁是人体必需的营养元素,能够进行新陈代谢。当使用细胞标记的剂量时,铁氧化物是很安全的,已经被用于临床。其不利的方面是,氧化铁的检测不一定表明存在输送到人体的被标记的活的细胞。例如,当氧化铁标记的细胞死亡后,如果氧化铁没有被清除,则在此区域可能仍然存在对比信号（Berman 等,2011；Baligand 等,2009）,或者由于免疫细胞的吞噬作用而转移到其他地方（Lepore 等,2006）。因此,MR 信号不一定证明存在事先标记的存活细胞。同时,随着时间的推移细胞中的氧化铁含量可能减少,例如,当细胞分裂时,造影剂分配给两个子细胞,分配的量可能并不均等。随着细胞的分裂,可能逐渐观察不到信号,或者集中在某些子细胞中。另外一些因素也可能降低图像质量,例如,由于某种原因引起人体铁元素大量涌入（例如,局部出血,或者某一器官内聚集过量的铁元素）,这可能导致目标区域信号模糊,图像难以解释（Kraitchman 和 Bulte, 2009；Shubayev 等,2009；Gilson 和 Kraitchman, 2009）。因此,在实验中应全面地检查由对比剂引起的局部信号变化的显著性。

2.1.3　细胞标记

目前用超顺磁试剂标记细胞主要有三种方法：电磁穿孔、磁转染和整合。

电磁穿孔：电磁穿孔是引导 SPION 进入细胞的一种快速的方法。细胞膜是自然带电的,因此可以用小的脉冲电压对细胞膜进行扰动。当细胞膜在短时间内被扰动时, 无需转染剂,SPION 即可直接进入细胞内。数以百万计的细胞在短时间内被标记,同时细胞的活性不受影响（Walczak 等,2005）。这种标定方法的稳定期至少为 4 天。Walczak 等的实验结果表明,这种细胞标定方法对细胞活性和功能无不利影响,但是当脉冲电压大于 130 V, 矩形脉冲作用时间超过 17ms 时,会造成细胞破碎死亡。

磁转染：尽管铁离子有时可能会被细胞直接吞噬,但使用转染剂可以更有效和积极地帮助 SPION 进入细胞内。SPION 表面附以阳离子转染剂, 一般能够在 12~48 小时内诱导细胞内吞作用（Frank 等,2002,2003）。SPION 一般聚集到细胞核内,因此表现为明显 T2 高信号。研究表明,细胞内高信号能够持续数月之久。转染剂包括硫酸鱼精蛋白、多聚 -L- 赖氨酸（PLL）、脂质体 、应用脂质体和 FUGENE。可以找到许多应用该方法的例子。如 MD-100,一种由聚二甲基氮基硅氧烷酰胺聚合物包裹 SPION 的磁聚合物,在小型猪实验中已用于标记神经干细胞,信号可持续至少 6 周（Bulte 等,2001）。第二组中使用 HIV-1 tat 蛋白质结合 SPION 在黑色素瘤小鼠实验中标记 T 细胞（Josephson 等,1999；Dodd 等,2001）。第三组第三个利用单克隆抗体（OX-26）绑定小鼠转铁蛋白受体。这个抗体附着于 SPION 粒子, 在 48 小时孵化过程中用于标记小鼠起源少突胶质细胞（CG-4）。CG-4 曾用于在小鼠大脑中标记髓鞘细胞的区域（Bulte 等,1999）。第四组是利用日本凝血病毒的包鞘装入 SPION 用来标记小神经胶质细胞（Miyoshi 等,2005）。在孵化过程中, 综合利用这些转染剂时, 标记物进入细胞的数量可比无转染剂时增加 100 倍（Josephson 等,1999）。

SPION 标记的干细胞被用于跟踪干细胞整合为心脏组织的过程。最近的两个研究中采用左旋赖氨酸作为转染剂,用 SPION 标记小鼠胚胎干细胞（SPION-mESC）。Au 等（2009）的研究结果表明，这些标记的细胞没有影响心脏功能和处理钙的特性。Arai 等（2006）将 SPION-mESC 移植到患有心肌梗死的小鼠中，实验结果表明左心室功能得到改善，血流量得以恢复。

整合：另一种技术采用标记试剂，例如，将 SPION 融入某种基体材料。藻酸盐是这种标记方法常用的基体材料，它可以将铁类标记物包裹起来。这种方法可以用来跟踪单个细胞。在此过程中，细胞被包裹在两层藻酸盐。在包裹细胞之前，先将标记物注入。较早采用的方法是 X 线下可显影的含有钡或铋的藻酸盐胶囊（Barnett 等，2006）。后来出现了包含 SPION 的胶囊（Barnett 等，2007）。原则上，包裹显影材料的胶囊可以采用多种方式进行跟踪。例如，全氟辛基溴（PFOB）和全氟聚醚（PFPE），能够在 MR，CT 和超声下显影（Barnett 等，2011a，b Arifin 等，2011）。目前，利用 MR 跟踪细胞已有一套完整的工具。细胞被包裹在胶囊中，除了用于追踪外，还能够保护细胞，防止宿主的免疫反应。因为标记材料没有进入细胞内部，因此不影响细胞的新陈代谢和其他功能。这种技术被用于将 Langerhans 胰岛输送到作为糖尿病模型的小鼠和猪的肝脏（图 28-1）（Arifin 等，2011；Barnett 等，2007）。

2.1.4　成像

SPION 成像的主要方法是通过 T2 加权梯度回波序列（GRE），如具有中等 TE 和 TR 的快速低角度拍摄磁共振成像（FLASH）。通常，依赖于靶器官和其信号特性，这些方法使颗粒被视

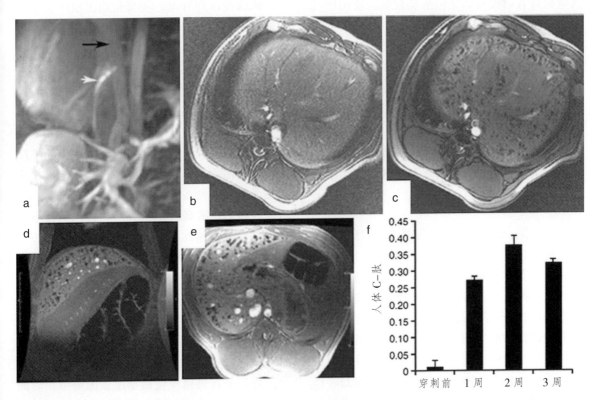

图 28-1　MR 引导活体小型猪体内超顺磁性微囊移植及功能。(a)穿刺之前使用 Gd-DTPA 进行常规 MR 血管造影术/静脉造影术显示肠系膜静脉系统。白箭头，活动鞘针；黑箭头，门静脉。腔静脉穿刺过程中在合适的角度下可见穿刺针。(b,c)在活体小型猪磁性微囊注入后行下腔静脉造影 5min 前(b)和 5min 后(c)图像对比。磁性微囊始终显示为高信号。(d,e) 3 周后 MR 随访图像显示人胰岛素磁性微囊仍存在。(f)人体内血浆 C-肽的稳定增加，证明胰岛素磁性微囊仍保留功能。Figure reproduced with permission of Barnett et al. (2007)

为低信号物质,这可能没有高信号理想。超顺磁剂,可以被用来引出一个带有非共振成像的正信号(Cunningham 等,2005),通常需花费较长的扫描时间。这些技术利用了铁施加于相邻的水质子的磁化率效应,将其从主磁场诱导的自然共振中转移出来,并且导致质子共振峰变宽。观察这些被转移的磁敏感性质子的一种方法是通过特别和优先频谱转移射频(SSRF)的激励。另一种方法,是带有 ON 谐振(IRON)水抑制的反转恢复方法抑制有频率选择性脉冲的水信号(Stuber 等,2007)。IRON 可以结合梯度回波和自旋回波技术。第三种方法是梯度回波采集的超顺磁性粒子/敏感性(GRASP)(Mani 等,2006)。该技术通过控制梯度重新定相形成与氧化铁的阳性对照。Mani 等。证明在 1.5T(对比 3.0T)的磁场强度该 GRASP 是最有效的,并且铁颗粒具有高度局部化但浓度较低。使用阳性对比剂采用 GRASP 成像的尝试表明这种方法的可行性。Ferumoxide 标记的 mESC 被注射到心肌梗死后的小鼠内。在这项研究中 GRE(阴性对照)成像的信噪比和分辨率优于 GRASP(Mani 等,2008)。SSRF,IRON 和 GRASP 为超顺磁性对比剂产生的阳性信号提供了一些可能,因为阴性对照方法可以混淆对比剂产生的伪影信号损失和组织中固有的低信号。

2.1.5　临床前期样本

在美国,心血管疾病发病率仍然位居头位。心肌梗死(MI)导致的心肌的部分功能丧失,虽然目前的药物治疗可以帮助心肌梗死后恢复,但是这种损伤真正的修复是需要更换或重新种植受损心肌的。不论是短期还是长期,临床前期研究和临床试验表明,ST 段抬高后心肌梗死冠脉内干细胞的递送能超出医学治疗标准改善左心功能(Valina 等,2007;Zimmet 等,2012)。然而,细胞递送的数量、确切位点,并且这些细胞的命运仍未知的,或者只能尸检时确定。SPION 标记的干细胞和 MR 已被用于动物模型心肌梗死后追踪干细胞递送及融入心脏的过程(Bulte 等,2005;Kraitchman 等,2003;Yang 等,

2011)。这些研究表明,胚胎干细胞的 SPION 标签是可行的,并能够非侵入性地追踪干细胞的数量和位置达递送后 8 周,无论使用的是 MI 后冠状动脉内输注还是直接的心肌注射。此外,SPION 标签没有影响干细胞的心源性能力,钙处理性能,并导致心脏功能显著改善(Au 等,2009)。

干细胞植入中枢神经系统,以对抗神经系统疾病是 SPION 标记的另一个重要的应用。Kim 等在脑卒中大鼠脑内移植菲立磁标记的人间充质干细胞。迁移被 MR 跟踪,显示细胞到达梗死区域,并持续至少 10 周。有针对性的干细胞疗法正在被研究用于治疗许多其他神经系统疾病,包括多发性硬化、肌萎缩性侧索硬化症、脊髓外伤(Kim 等,2008)。采用 PET,CT 或 MRI 很难将恶性胶质瘤放射治疗后肿瘤残留与治疗后组织改变区别开来,主要是由于放疗或手术前的后遗改变和重塑。然而,铁标记的细胞毒性 T 细胞(CTC)最近已适于该项目。CTC 来源于标有 SPION 的脐带血,填充于暴露与胶质瘤的树突状细胞。铁标记的 CTC 作为胶质瘤探针,建立一个 MR 标签与放射性坏死鉴别。这项技术在规划后续治疗时具有很大的临床潜力(Arbab 等,2010)。一种治疗糖尿病的方法是将朗格汉斯细胞的活性胰岛再引入到体内。采用氧化铁磁性微囊通过植入前孵育标记这些细胞使其能跟踪投递。已有研究报道成功在糖尿病猪模型中进行门静脉胰岛注射和在小鼠中进行腹腔胰岛注射。在这两种模式植入后 MRI 证实了恰当的注射。此外,植入后一个小鼠模型记录到血糖正常(Ris 等,2010;Kriz 等,2005)。此外,肝素化 SPION 表面标记与蜂窝氧化铁颗粒的摄取进行比较,表面标记技术可以达到更强信号(Jung 等,2011)。金属离子(如铁的氧化物)的一个副作用是在迅速变化的梯度强磁场中长时间的摄像会产生热量。这中所谓的“副作用”依赖于颗粒的大小,现已被利用做为肿瘤热疗疗法。磁性阳离子脂质体已被定位到裸鼠皮下的实性 U251-SP 人类肿瘤内,然后使用一个交变磁场加热。用这种方法可实现显著的肿瘤细胞死亡

（图 28-2）（Ito 等，2001）。 相似的方法被用于治疗房颤。带有 Fe_3O_4 的核心和一个温敏水凝胶聚合物外壳的超顺磁性纳米粒子与神经毒性靶向剂（N- 异丙基丙烯酰胺单体［NIPA-M］）被合成。NIPA-M 使药剂有针对性地定位在心脏前壁或下右神经节丛。抵达后，采用一个快速交变磁场使颗粒加热以损坏犬的神经丛和治疗房颤（Yu 等，2010）。

2.2　顺磁性对比剂

2.2.1　物理特性

顺磁剂也是包含未成对电子的可诱导磁矩的原子。其与超顺磁性对比剂的不同在于：①只有放置在磁场中才存在磁性，②这些原子在体温下不被空心晶体限制，因此，原子可以在施加电场后朝着净磁场的方向重新分配它们的方向。与超磁性对比剂相比，顺磁性对比剂通常在 MR 表现为高信号。在低浓度的细胞跟踪研究中，顺磁效应占主导地位，它能降低自旋-晶格，从而降低 T1 弛豫时间，以在 T1 加权形成高信号。然而，在较高浓度下，自旋-自旋弛豫效应占主导地位，产生低信号。使用最广泛的顺磁性对比剂——钆，有 7 个未成对 F- 轨道电子，其赋予一个长 T1 弛豫时间，使相邻的水分子放松很快，在目前临床 MR 场强下形成一种强烈的的

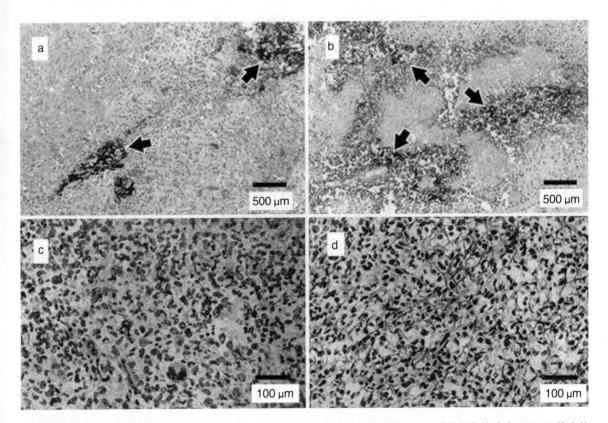

图 28-2　SPIO 标记的热疗治疗小鼠。pGadTNF 转染和磁铁矿阳离子脂质体（MCL）诱导的高热治疗 U251-S 肿瘤的典型图片。热消融治疗后 24 小时制备肿瘤标本。(a,b)苏木精和伊红在肿瘤的中心部位染色。箭头示 MCLS。(a)仅注射空脂质体在 PBS 中和 MCLS 中，未进行热消融治疗。(b)肿瘤由 pGadTNF 转染并进行 MCLS 热消融治疗。注意粉红色区域显示毗邻 MCLS 的细胞死亡。(c,d)肿瘤周边区域抗人 TNF-α 的抗体免疫组化染色。棕染区对应热诱导的人 TNF-α 的表达，而仅从热疗后 pGadTNF 转染的肿瘤标本中观察到。该蛋白质产物的存在指示热疗治疗后细胞的存活。用空脂质体注入肿瘤 PBS 和 MCLS 中而无热消融治疗。(d)肿瘤注射 pGadTNF 和 MCLS 热消融治疗。Figure reproduced with permission of Ito et al. (2001)（见彩图）

T1 信号(Runge 等,1983)。

2.2.2 对比剂

如上所述,钆的属性非常引人注目。这是用于细胞外、肝胆或血管造影中最常见的对比剂。其他原子序数为 58~71 的镧系元素,也有同样特性,但因其填充轨道是 4f,具有毒性而很少使用。

如上面所讨论的,在理论上有对比性的 MR 信号需要将超顺磁对比剂产生的信号去除。因为由对比剂产生的积极信号将在 MR 图像的主体解剖结构中显示出来,理论上讲是理想的细胞跟踪剂(Kang 和 Gore,1984)。然而,这些药物有显著的缺点。金属试剂的安全性问题一直是个困扰,例如,锰和镧系元素族。标准对比剂,如钆,有一系列较温和的副作用,如头痛、恶心或金属"味道"。此外,钆类造影剂可诱发过敏反应,另外,近期发现其与肾源性系统性纤维化(NSF)有关,同时锰具有神经毒性。 NSF 是一个对比剂反应,主要是发生在透析患者,其特点是远端肢体肿胀、亚急性起病,但可发展到严重的皮肤硬结、皮肤弹性消失、肌肉紧张、持续疼痛(Thomsen,2006)。使用钆之前筛查肾功能可极大降低 NSF 的发病率。

钆的反应在很大程度上源自它的+3 价电荷,包含毒性来源的制剂必须被改进。因此,它是在静电作用下与伴侣分子进行相互作用形成螯合物。特别是通过有机分子束缚+3 价电荷,限制了一系列的负电荷与钆的正极交互作用。如果保护性的螯合作用在体内被金属破坏(交换的保护螯合基团与相邻的生物金属核)或解络合(螯合物复合物损坏),高度有毒的金属离子会释放出来(Tweedle 等,1991)。已经研发出许多配方,以减少其毒性。第一种是镧系元素钆 (Ⅲ)[螯合与亲水性聚 (氨基羧酸)配体]。此后不久,经典离子表面活性剂被研发出来:二乙烯三胺钆五乙酸酯复合物(钆喷酸葡胺或 GD-DTPA)和钆特酸葡甲胺(GD-DOTA)(Weinmann 等,1984;Magerstadt 等,1986)。虽然它们的渗透压较高,但具有较低的毒性和高度的热动力学稳定性。接着中性非离子型试剂

被研发出来:钆双胺(GD-DTPA-BMA)(Bousquet 等,1988), 钆特醇 (GD-HP-DO3A)(Cacheris 等,1990)和钆布醇(GD-DO3A-butrol)(Vogler 等,1995)。较低的渗透压对受体的耐受性更好。贝酸二葡胺 (GD-BOPTA)(Pavone 等,1990)和 Gd-EOBDTPA(Weinmann 等,1991)被认为特别适合于肝胆显像,因为它们具有亲脂性,并能增加蛋白质的结合。钆在体内的代谢取决于在它的传递和包装,但目前有关探讨在哪些情况下能最大程度限制其毒性的长期研究还很少。类似铁,它的存在不表明细胞具有活力,其剂量降低伴随宿主细胞的分裂(Bulte,2009)。按照配方锰或涂有另一种化学物质,例如,二氧化硅包覆锰氧化物纳米颗粒, 以减轻其毒性。锰随胆汁排泄,可用于肝成像,但是其他用途也是可能的, 如脂肪组织成像 (Sinusas 等,2008)。

2.2.3 细胞标记

对于钆细胞标记来说需要克服几个因素。由于氧化铁颗粒相对于钆颗粒具有较大的 MR 效应,体内进行钆剂浓度检测更为必要。另外,由于钆复合物不容易渗透通过细胞膜,被动转运是无效的。因此,需要构造脂质体、微乳或胶束,以携带大型两性亲和的钆复合物通过与细胞膜融合进入细胞。钆荧光物,如 Godofluorine M,具有亲水性尾部,从而提高内化。对于这种特定的对比剂,除了能够被 MR 识别,荧光标记的对比剂还可以用光学显微镜观察(Giesel 等,2006)。在其他的研究中,与传统的内化钆相比,钆富勒醇复合物显示有 10 倍的 T1 衰减特性。然而,需要注意受体的间充质干细胞增殖能力显著下降(Anderson 等,2006)。最后,微环境激活剂已被制造出来。缩氨酸可以被鼠标酶 MMP-2 确定和选择性切割, 这表达于某些乳腺肿瘤。其衍生物附于 GD-DOTA ,保证裂解前的钆配合物是水溶性的, 但裂解后,Gd 螯合物变成脂溶性并保留在肿瘤部位。在这种方式中,MMP-2 与肿瘤部位的活动可能通过 MR 观察(Jastrzebska 等,2009)。

脂质体和颗粒传递的一些例子在动物实验中进行了测试。$\alpha v \beta_3$ 是一个表面受体,存在于炎性的血管平滑肌、血小板和内皮细胞中(Huang 等,1995)。针对 $\alpha v \beta_3$ 配体可掺入到脂质体进入细胞膜。脂质体被与钆的有效电荷联合的抗再狭窄药物填充,从而进行转运(Cyrus 等,2008)。因此,该血管内的定位和治疗可以通过 MR 监测。血管损伤后成功抑制狭窄已经在兔子实验中被证实,通过这些 MR 可见的、血管内含药脂质体靶向治疗受损内皮细胞 (图 28-3)(Cyrus 等,2008)。小鼠实验中,钆携带免疫颗粒的研究显示,靶向巨噬细胞消除受体(MSR)允许特异性靶向药进入斑块的巨噬细胞中而不是正常的血管壁组织(图 28-4)(Amirbekian 等,2007)。在其他小鼠的研究实验中,能够识别氧化特异性表位的抗体利用含钆的颗粒部分确定动脉粥样硬化斑块(Briley-Saebo 等,2008)。

2.2.4 成像

顺磁性对比剂缩短 T1,所以 T1 加权序列是识别它们的理想序列。一个短 TE 和短 TR 快速回波序列会比较合适,或许需要反转恢复序列。

2.3 化学饱和交换转运

2.3.1 物理

化学交换饱和转运(CEST)方法包括首先饱和一种质子,然后监测特定饱和频率从信号损失转运到水质子。可交换的质子与水质子在周围环境中(频率视对比剂不同从 Hz 至 kHz 不等)快速的交换,其中损失的信号通过放大使这些小批量可交换质子能够被检测到。在所有成像序列之前,这些质子可以通过射频脉冲得以饱和,并因此造成水信号的损失,以标准的水质

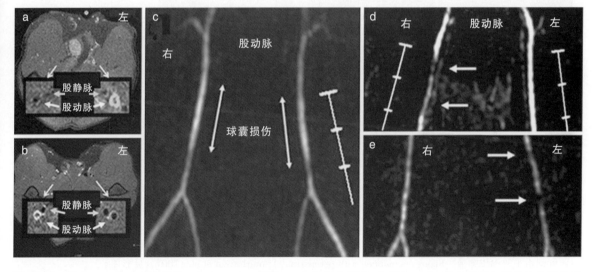

图 28-3 顺式 PFC 纳米药物递送。(a)1.5T MR 图像 T1 加权黑血序列,血管在 $\alpha v \beta_3$-整合素靶向顺磁性纳米粒子的 PFC 雷帕霉素(左)作用下产生显著的增强信号,而未注入药物的血管(右)显示背景水平信号。绑定的顺磁性纳米颗粒增加内部信号证实了药物递送。(b)1.5T MR T1 加权黑血图像在 $\alpha v \beta_3$-整合素靶向顺磁性纳米粒子的 PFC 雷帕霉素(右)作用下产生显著的信号增强,而暴露于生理盐水对照器皿(左)显示背景水平信号。本实验证明了顺磁纳米颗粒能够提高信号强度,但纳米颗粒不含有药物。(c)30 分钟后 MR 时间飞跃血管造影片,球囊牵拉股动脉后,利用与 $\alpha v \beta_3$-整合素靶向顺磁性纳米颗粒进行治疗,左侧动脉注入雷帕霉素,右侧动脉注入盐水。(d,e)损伤和治疗后 MR 血管造影后 2 周效果。(d)单纯 $\alpha v \beta_3$- 整合素靶向纳米颗粒(右)治疗动脉斑块与联合雷帕霉素(左)治疗广泛动脉斑块 。(e)$\alpha v \beta_3$-整合素靶向纳米颗粒联合雷帕霉素治疗右侧股动脉,对比非靶向纳米颗粒联合雷帕霉素治疗左侧广泛动脉栓塞(左)。箭头示腔内斑块区域。Figure reproduced with permission of Cyrus et al. (2008)

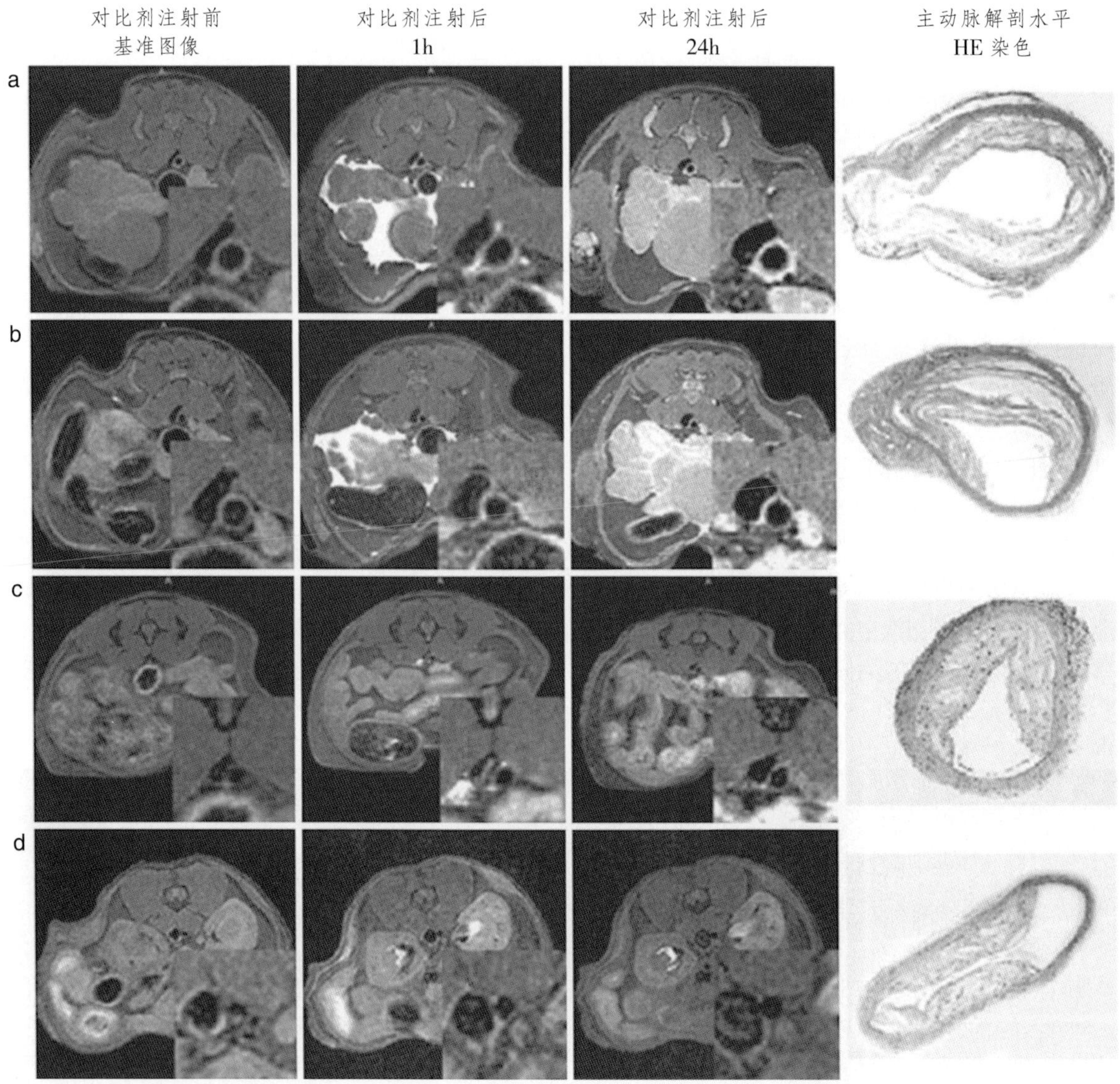

对比剂注射前 基准图像	对比剂注射后 1h	对比剂注射后 24h	主动脉解剖水平 HE 染色

图 28-4　顺磁性标记巨噬细胞显示小鼠动脉粥样硬化主动脉，比较了三种类型的造影剂。平扫和注射后的 MRI 图像 (a,b) 显示 MR 分子靶向颗粒使用巨噬细胞消除受体(c)非靶向颗粒,(d)Gd-DTPA 增强图像。小鼠具有遗传倾向的动脉粥样硬化。MR 显示主动脉扩张。完整的数据采集显示在主动脉粥样硬化斑块相对增加时，基准如下：79% 的巨噬细胞靶向免疫微粒,34% 的非靶向颗粒和 2% 的钆 DTPA。(a~d)最右侧的图像显示同一动物 HE 序列主动脉相同解剖水平的 MR 图像。Figure reproduced with permission of Amirbekian et al. (2007)(见彩图)

子为基础的成像序列都可以应用。CEST 的第一个例子是由 Forsen 和 Hoffman (1963)证明的。化学交换饱和转运的现象是一系列对比剂的基础。这些对比剂作用强大，图像的对比度可通过"开启"加入饱和脉冲。这需要一个明确的底线，因为对比剂并不会生成解剖对比或人为图像中作为"对比"，而是对比剂在特定的饱和脉冲中

才能应用。然而，当专门增加脉冲时，CEST 对比剂表明特定的、可检测的信号损失(Ward 等，2000)。CEST 对比剂被分成三大类：抗磁(DIACEST)、顺磁性 (PARACEST) 和超极化(HYPERCEST)探针。用于检测一系列合适探针的医学应用研究已经开始了，希望确定这些"切换对比剂"隶属哪种新的类型。

2.3.2 对比剂

　　DIACEST:CEST 成像的关键是,质子交换速率应足够快,以使信号损失尽可能多满足水质子的转移,使水信号的对比度最大化,同时使质子交换变慢以适应 NMR 的时间,这意味着交换率与可交换质子和水(以 Hz 为单位)的分离速度相似或更慢。酰胺(–NH)、氨基(–NH₂)和羟基(–OH)群体,通常在 5ppm 处与水产生共鸣信号,适用于产生 CEST 对比。在这些基团中的质子交换速率通常是 $2×10^3$/s 或更慢。小的化学位移差是一个缺点,因为应用程序的饱和频率脉冲也直接导致散水或从饱和组织质子到散水的传输信号的丢失 (常规磁化转移)(Song 等,2012)。因此,要获得成功的图像至少需要两个独立的不同饱和频率的图像,因为重要的是要从其他两种竞争的可交换质子中区分出所创建的图像对比度。其中 DIACEST 对比剂最大的优势是对比度的实现基于人自身的只包含原子的分子,并且探针中不需要掺入有毒的镧系重金属元素。

　　外源性 DIACEST 剂包括小的和大型合成的和天然的分子 (如 5,6- 二氢尿嘧啶、L- 精氨酸、D- 葡萄糖、糖原和特殊设计的肽或其他生物聚合物),以及组成这些试剂的粒子(如 L- 精氨酸脂质体)(Liu 等,2011b),它们均直接作用于物体,如下所述。内源性 DIACEST 剂包括含有能迅速交换的质子的蛋白质、糖原以及目前没有使用的葡糖胺聚糖。DIACEST 剂可以对自身成像,也可对其他化合物、移植细胞(或后代存在这些细胞)或体外环境因素成像,如 pH 值或温度(Hancu 等,2010)。DIACEST 也被用于测量体内现象,如代谢、生存能力以及 pH 值的变化。在一个研究中,胞嘧啶脱氨酶的两个基板酶(胞嘧啶和 5- 氟胞嘧啶[5FC])分别使用饱和脉冲进行监测以显示其结构中的特定质子。数据收集来自直接的实时测量的酶的活性 (Liu 等,2011A)。Gilad 等(2007)设计了一个富含赖氨酸蛋白(LRP)DIACEST 报告基因,其将编码的蛋白质通过大的 CEST 对比剂快速交换骨干酰胺。LRP 会降低通过自然的途径,以便于细胞

死亡对比度下降,使其成为为数不多的 MR 造影剂之一,同时提供细胞位置和细胞活力的信息(Gilad 等,2007)。在另一项研究中,对 pH 值进行了探讨。5,6- 二氢尿嘧啶是双 DIACEST 剂,它有两个可交换的质子具有 pH 值依赖的交换率。这两个交换位点分离的化学位移足够成为 2 个独立的饱和共振频率,从而产生两个独立的 CEST 效应。比较这些质子的信号可允许校准到测量环境的 pH 值(Hancu 等,2010)。因此,各种靶细胞的生理特性可在原位用 CEST 监控。

　　一套广泛 DIACEST 肽是由 McMahon 等设计和测试的 (2008)。基于可交换质子的共振频率,他们将肽划分为三组。这三组 DIACEST 肽到目前为止是:富含赖氨酸的基础上快速交换–NH 质子,富含精氨酸的基础上快速交换胍基–NH₂ 侧链质子,富含苏氨酸的基础上快速交换–OH 侧链质子。这三组(3 个不同的对比剂)在不同的化学位移共振 (分别约为水的 3.7ppm、1.8ppm 和 0.8ppm),所以各自有自己的射频"通道",并且可以独立于同一样品中 (图 28–5)(McMahon 等,2008)。理论上,这些试剂可以用来监控同一患者的不同细胞群。

　　顺 CEST (PARACEST):虽然第一代 CEST 对比剂是非金属对比剂,在水的基础上产生更大的化学位移并快速进行质子交换的方法(PARACEST)正在研究中。一个 PARACEST 剂包括顺磁镧系元素原子和一个配位体,具有可用于交换的一个或多个活泼质子。镧系规定了可交换的大型化学位移质子是可变的,并高达几百 ppm,这取决于特定的镧系元素选择以及相对于镧系元素的不稳定方位和距离的质子。如果质子的频率在 NMR 时间尺度够慢,那么 PARACEST 对比度饱和后,该质子能够被检测到(Vinogradov 等,2011)。

　　Ali 和 Pagel 报道的具有 PARACEST 特性的对比剂是铕(Ⅲ)1,7- 双[2-(亚甲基苄基醚)- 乙酸] 乙酰胺 4,10 双 (乙酰氨基乙酸)-1,4,7,10- 四氮杂(Eu-DOTAM-OBnS2-Gly2-COOH)(Ali 和 Pagel,2008)。此对比剂的动态药代动力学由 MR

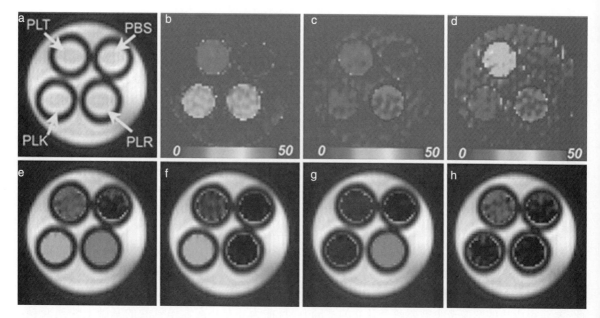

图 28-5　多色 DIACEST 成像。模型显示 DIACEST 在三种化学品(PLT,PLK,PLR)中的性能。每个由不同的 RF 饱
和频率进行刺激,用 PBS 作为对照。模型中有 1mm 的管子插入到 5mm 的 NMR 中,其中填充有 2.5mg/mL 的肽。(a)质
子密度图像。(b)RF 激励或通过水转移能量±3.69ppm。(c)RF 激励或通过水转移能量±1.8ppm。(d)RF 激励或通过水
转移能量±0.8ppm。(e)三幅图像进行融合。(f~h)通过 b、c、d 每种 DIACEST 试剂产出通道进行影像数据的叠加或减
少。(f)在图像中正常化最大信号后,NH 通道(PLK)的区别位于"b"和"d"之间。(g)NH₂ 通道(PLR)由"c"转化而来。
(h)OH 通道(PLT)位于"c"和"d"之间。PLT=聚 -L- 苏氨酸,PBS=磷酸盐缓冲盐水 , PLK=聚 -L- 赖氨酸,PLR=聚 -L- 精
氨酸。Figure reproduced with permission of McMahon et al. (2008)(见彩图)

成功监测,包括小鼠的下腔静脉、肝脏和肾脏。
PARACES 注射 40s 后可在肾皮质观察到,4.6min
达到最大值,8.6min 消失。6%~8% 的 PARACEST
在注射 30min 后仍可在肝脏观察到。

2.3.3　细胞标记

目前,工程/外源性 CEST 对比剂在动物实
验中已经测试过,而内源性对比剂已被应用于
人类。在工程 CEST 的一个研究中,对慢病毒胞
嘧啶脱氨酶(CD)编码,其与交互 CEST 活性基
片的胞嘧啶被用于 3 个哺乳动物细胞系的转
导,以促进这种蛋白的表达(Liu 等,2011a)。这
些细胞系通过 MR 成像,使基于 CD 活性的
CEST 对比度改变可视化。在其他研究中,含有
L- 精氨酸、钆 HPD03A 和脂质体 TM-DOTMA 的
脂质体被直接注射到小鼠体内的黑色素瘤细胞
团(DELLI CASTELLI 等,2010)或皮内(Liu 等,

2011b),然后采用 MR 成像(DELLI Castelli 等,
2010)。在患者中,饱和可视化的内源性物质,如
3.0T 和 7.0T MR 显示的膝盖处的黏多糖(Singh
等,2011), 以及 7.0T MR 显示的大脑的酰胺和
肌醇(Harris 等,2011;Jones 等,2011),已取得
有限的成果。

2.3.4　成像

CEST 成像序列仍在发展。序列的关键组成
部分是失谐的谐振频率的射频饱和。例如,sinc3
脉冲序列之后的快速自旋回波序列, 如快速采
集梯度回波(RARE) 序列可能被用于本次研究
(Aime 等,2005)。进一步的研究包括系统变化
的饱和时间 (Song 等,2012)或偏移频率(Kim
等,2009)已经用来校正图像伪影,提高图像质
量。使用这种多重偏移策略, 每几个 CEST 化合
物可以顺次饱和, 然后多色 CEST 成像

(McMahon 等，2008)。一个体内脉冲设计利用了频率选择性饱和脉冲序列、化学位移选择性脂肪饱和脉冲和分段射频扰相梯度回波读出采集(Singh 等，2011)。

2.4　非氢成像

2.4.1　物理

非 ^1H 细胞核的其他物理成像是可能的，^{19}F 就是一个很好的选择，因为它在 MR 图像中是可见的，并且不会在体内自然产生。因此，相对于微不足道的内源性背景，氟标记物的成像能产生比噪声更高的信号。然而，发送/接收激励的射频脉冲频率是不同的，具体决定于拉莫尔方程。因此，3.0T ^1H 成像频率是 127.728MHz，^{19}F 成像频率则为 120.159MHz。^{19}F 成像的缺点是 ^{19}F 配套的激发和检测硬件可能是必要的。

2.4.2　对比剂

全氟化碳(PFC)，由 ^{19}F 替换 ^1H 的化合物，专门用于这些研究，包括全氟辛基溴(PFOB)和全氟 -15- 冠 -5- 醚(CE)。短期研究中这些代谢物有一个较合理的半衰期，并且可以集成到纳米胶囊内化到细胞中(Partlow 等，2007)。

2.4.3　标记

^{19}F 成像中，采用 PFOB 或 CE 纳米粒子标记的细胞进行培养后，无需使用转染剂。这点已通过人脐带血中分离的单核细胞证明(Partlow 等，2007)。

2.4.4　成像

基本序列，如调谐到 ^{19}F 频率的多层梯度回波序列可用于成像 (Partlow 等，2007)。三维稳态自由进动(SSFP)序列也可用于 ^{19}F 成像。

3　传递技术/装置

MR 引导的细胞疗法可以应用在多种微创方法的传递中，比如经血管、鞘内和经皮。很多侵入性/手术可能需要植入大分子载体/装置，比如生物支架。多种经血管或经皮方法是可能的，并且所需要的 MR 系统、脉冲序列、用户界面和设备超出了本章的范围。然而，一个融合了经血管和经皮途径的专门用于递送细胞和药物的方法已经发展起来，这是令人振奋的。在该方法中，血管系统被作为一个用于针对性进入体内的管道。然后，在穿刺靶组织中(类似于直接经皮组织法)由局部药物/细胞传递；然而，在这一方法中，放射学家通过从血管内穿过血管壁到达血管周围的目标进行操作 (Link 等，2011；Arepally 等，2006)。该技术具有侵入性，需要复杂的成像装置/设备，并凭借手术者的经验进行血管内操作。然而，其主要优点是：①与目前的手术方法相比，创伤较小，②为某些难以到达的组织和器官创造了条件，③只对病变组织进行治疗，可以最大限度地减少潜在的系统性副作用的影响。该技术的优势在一些操作中得以发挥，如直接心肌内注射，采用手术时有很大风险。Ⅰ 期临床试验结果表明，体内的心肌组织通过应用局部外科在心肌内传递药物是可行的，在寻找经皮方法方面有一个标志性的研究。在执行该方法时面临的挑战是为选择只针对受损心肌注射治疗药物。MR 在无辐射或碘造影的条件下就能够为其提供实时观察心肌的能力，并可以区分健康与受损的心肌。

Guttman 及其同事证明了 MR 引导的混合过程的初步可行性(Guttman 等，2007)，其中商业可注射导管 (Stiletto™; Boston Scientific, Natick, MA)被修改为实时 MR 引导下心肌内注射。使用商业实时成像软件和 1.5T MR 扫描仪，修改后的 Stiletto™ 系统可以实时显示在血管内推进的情况，并成功地通过猪的心肌将稀释的 Gd-DTPA 传递到左心室。此外，Dick 等(2003)进一步改进了该 Stiletto™ 导管注射系统，为引导导管安置一个射频天线。第二个 RF 天线是内置到该注射针系统尖端的微弹簧，能够发出高强度的信号，以增强心肌注射前定位。其他一些研究组织也证明了该混合技术的准确性。Sseed 等(2006)通过改进临床使用的 XMR 系统进行心肌传递；在他们的研究中，X 线在 2D 引导下通过股动脉进入左心室，3D MR 荧光成像被用于注射过程。此外，他们能够证明 MR 所带来的根本益处在于钆螯合物进入心肌中人为制造的 1.5~2cm 的靶区。其他学者已在动物模型中成功证实铁颗粒（T1/T2 影响）和镝造影剂（T2/T2* 效应）只进入梗死的心肌组织。尽管这些研究者在改进市售导管/注射系统方面的一个关键限制是，当前药物输送装置并未完全专为 MR 引导进行优化。由于这些原因，正在研发为联合传递专门设计的新颖的导管。在我们的机构，已经研发出一种可操纵的心肌内注射导管与偏转远端部分，可积极跟踪和用于 MR 引导下传递到治疗的靶组织。该导管的组件被布置成一个"无回路天线"射频接收器线圈，它提供了沿线圈长轴的高信号，并启用活动跟踪。导管的尖端被改进成"盘绕尖"，从而在远端提供高强度的信号。因此，本尖端在进针前就对着目标组织，可以可视化（Kaemaker 等，2004；Arepally 等，2005，2006）。使用这种可操纵心肌注射导管，能够在心肌梗死边缘成功地靶向递送钆对比剂和铁标记的间充质干细胞（Bulte 和 2004，Kraitchman）。

4 临床试验

首例临床试验是在恶性黑色素瘤患者治疗过程中注入 SPION 标记树突状细胞后，评估 MR 追踪的可行性。树突状细胞在孵化过程中可自然吞噬大量 FDA 认证的 SPION 标记细胞，所以在此过程中不需要转染剂，这些细胞也用放射性核素示踪标记，如 ^{111}In- 羟基喹啉，这样闪烁扫描法和 MR 追踪可以相比。标记细胞在超声引导下被注入拟切除淋巴结区域。这些细胞所存在的淋巴结在 MR 扫描中可显现，不管是直接注射的淋巴结还是标记细胞迁徙到的其他淋巴结。MR 比放射性核素具有更好的空间分辨率，闪烁扫描术受困于兴趣区域周围的信号饱和。MR 还可清晰显示周围软组织结构。更为重要的是，48 例临床试验患者在超声引导下

注射后标记细胞并未准确到达靶区域（图 28-6）。这些失败的病例同时证明 MR 引导治疗的优势和发展的必要性（de Vries 等，2005）。

在第二个研究中，对 2 例创伤性脑损伤患者进行神经干细胞跟踪的可行性评估。在急诊手术中切除脑组织分离出神经干细胞。这些细胞在 1 个小时孵化过程中加以菲立磁和转染剂——Effectine。在立体定向指导下，这些细胞被注入脑损伤区域附近。与未标记的细胞相比，这些细胞在 MR 下是可显示的，由此证明人脑组织细胞标记试验是成功的（Zhu 等，2006）。

第三个研究旨在评估通过腰椎穿刺输送自体骨髓前体细胞到脊髓的可能性。自体 CD34（+）骨髓干细胞在孵化过程中，通过单克隆抗体所标记的含铁微球进行标记，而单克隆抗体正是为了标记 CD34 细胞膜抗原。在晚期脊髓损伤患者中，标记细胞被注射到神经鞘内。结果证实了 2006 年 Zhu 等人的研究：所示的标记细胞迁移向损伤的区域，而未标记的细胞则无法显示。然而，在这项研究中使用的微球是非临床应用的、非降解的，这就影响了患者的安全性（Callera 和 de Melo，2007）。

第四个研究评估了运用 MR 细胞跟踪胰岛细胞的临床可行性。从人体提取的胰岛细胞在 37℃铁羧葡胺介质中孵化 24 小时。利用化学消融损毁裸鼠胰腺功能引发糖尿病，将标记和非标记细胞移植入裸鼠肾小囊结构中，以改善糖尿病症状程度来评估其功能。在小鼠实验中经过质量评估的胰岛细胞批次移植到 I 型糖尿病患者中，移植后患者接受药物免疫移植。所有的参与者成为胰岛素依赖，标记细胞没有出现不良反应。6 个月后肝脏可见高信号，但信号强度不能与移植细胞数量对应。这些高信号点认为是多细胞聚集，一般认为探测单个细胞信号强度过低（Toso 等，2008）。

第五个研究通过在多发性硬化(MS)和肌萎缩性脊髓侧索硬化症(ALS)患者的静脉和神经鞘内注射自体间充质干细胞(MSC)，评价其可行性、安全性和免疫反应。超顺磁性氧化铁被涂上一层多聚–L–赖氨酸以增强内吞作用，与间

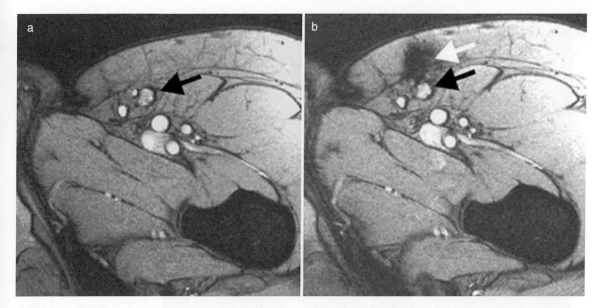

图 28-6　超顺磁性氧化铁(SPIO)在人体中用于细胞追踪。利用 MR 监测 SPIO- 标记细胞输送的准确性。(a)注射前 MR 图像;准备注射的腹股沟淋巴结(黑箭头所示)。(b)注射后 MR 图像显示树突细胞未能准确注射入预定淋巴结内 (黑箭头所示),注射部位位于淋巴结邻近的皮下脂肪内(白箭头所示)。Figure reproduced with permission of de Vries et al. (2005)(见彩图)

充质干细胞共同孵化 24~48 小时。在 9 个研究中，注入磁标记间充质干细胞增殖跟踪细胞的迁移。在注射标记细胞 24~48 小时内行大脑和脊柱 MR 扫描，在 1~3 个月后再次扫描。在脑脊膜、神经根、脊髓的实质内可探测到 T2 加权图像高信号。这被认为是由于标记干细胞的存在或吞噬了死亡细胞释放的氧化铁的巨噬细胞。在细胞移植前后测量外周血单核细胞以进行免疫评估。结果与激活的淋巴细胞、抗原递呈细胞以及 MSC 移植后效应细胞的增殖能力下调的幅度一致。在超过 6~25 个月的时间内进行安全性评估，没有严重副作用报道 (Karussis 等，2010)。

另一种方法是使用能够靶向标定体内特定细胞的血管内试剂。Spuentrup 等利用一种可黏附于螯合化钆的分子靶向剂观察血栓位置 (EP2104R)。在血管内注入这种靶向剂后可观察到心脏、胸主动脉、颈动脉内的血栓情况 (EP2104R)。在所有 10 例患者中均能够观察到血栓;9 例患者在黑血梯度回波反转恢复序列中血凝块显示为白色焦点，因此证实选择性体

内绑定 EP-2104R 的动脉和心脏内的血栓 (图 28-7)(Spuentrup 等,2008)。

5　未来发展方向

原位细胞运动和传输可视化有可能显著影响细胞疗法的临床应用。氧化铁的最大化、更安全和更具生物相容性阳性信号药剂的对比可见性及对多模态标记选项的探索在临床实践中对 MR 引导和跟踪的细胞疗法的进一步发展是至关重要的。

目前，氧化铁成像主导 MR 标注工作，主要是因为它具有可靠的生物相容性，并获得 FDA 批准。当使用特定氧化铁粒子标注活的细胞与死的细胞时，有助于减少与连接细胞活动信号相关的问题。细胞分裂前后使氧化铁维持相当稳定的细胞内水平，将解决担心细胞分裂导致的信号缺失问题。

开发更安全的阳性造影剂是另一种新途径。如上面所指出的，这些试剂理论上也只在活细胞存在时产生信号，甚至在细胞分裂后依然

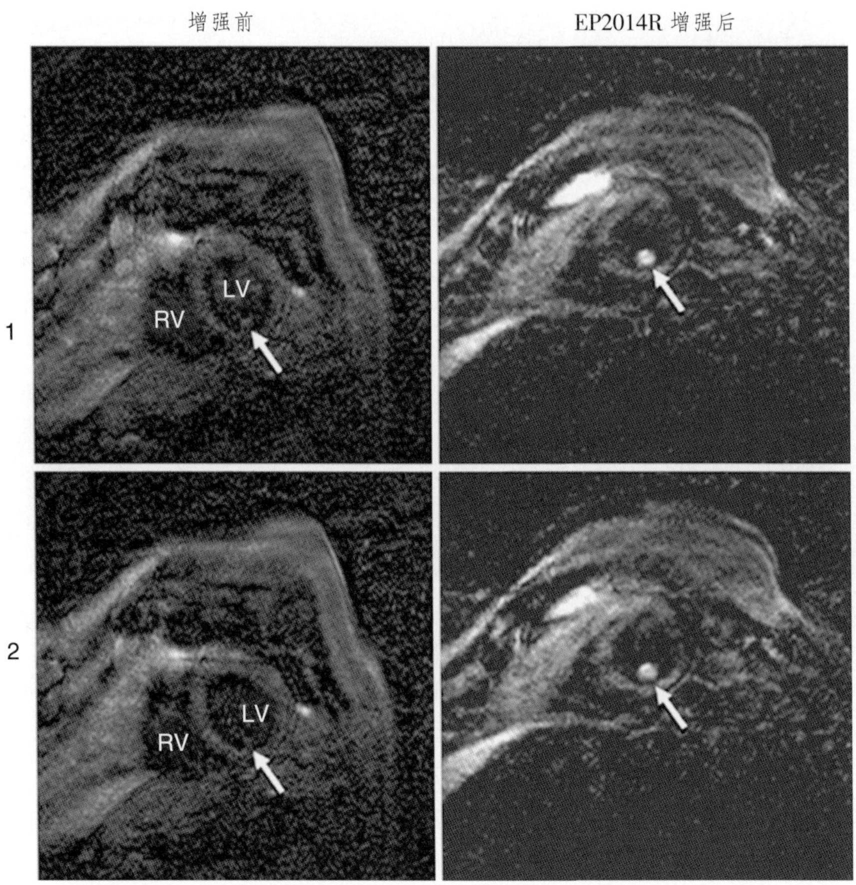

增强前 | EP2014R 增强后

图 28-7　人体试验中利用顺磁性追踪剂探测血栓。利用反转恢复黑血梯度回波序列(IR)显示一例 80 岁男性患者左心室血栓的 MR 分子影像学图像。图中显示 2 个相邻的 3D 图像 (1, 2)。箭头显示增强前血栓图像(左图)。箭头显示利用 EP2104R 增强信号放大后血栓呈现局部高信号 (右图)。注意增强前后两种 MR 序列心脏轴面所造成的微小差别。Figure reproduced with permission of Spuentrup et al. (2008)

保持同样的信号水平。然而,这种 MR 标记部分的生物相容性遭到质疑,特别是由于大多数的阳性信号方法都涉及有毒金属,而理想的药剂需要被长时间保留在体内。

多模态细胞标记可以在 MR 跟踪与其他图像跟踪技术中获得收益。我们在 PET、SPECT、CT、超声、X 线透视和光学成像中都看到了细胞跟踪和组织标记方法的最新进展。每一种模式都有关于空间、时间、敏感性、特异性、生物相容性、解剖成像和功能成像不同的表达谱。一个多模态药剂的例子是 DTPA 改良的磁-荧光 20nm 纳米颗粒标记的 PET 示踪剂 ^{64}Cu 能够产生 PET、MR 和光学检测到的显像剂(图 28-8)。它在小鼠实验中被用来检测使用这些药剂后动脉粥样硬化斑块中的巨噬细胞 (Nahrendorf 等,2008)。

将细胞追踪技术运用到干细胞疗法将大大促进其临床应用。在心血管神经系统和内分泌系统(糖尿病)的应用已成为为数不多的早期试验的重点。其他干细胞系的治疗性应用具有巨大的潜力,这同降低细胞系分化以适应这些方法一样。在这方面继续开展工作可能会产生振奋人心的新疗法。

6 结论

细胞追踪和治疗领域正处于一个令人振奋的发展和革新的阶段。在过去的十年里,我们看到各种临床前研究和少数的临床试验结果非常令人鼓舞。迄今为止,氧化铁是首选的标记试剂,因为这些试剂是安全的并经 FDA 批准。阳性信号多模态和方法的进一步发展可显著影响 MR 传输与跟踪细胞疗法的范畴和临床应用。

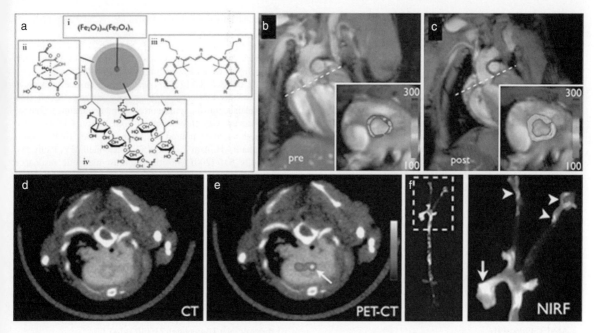

图 28-8　多峰性剂 ^{64}Cu-TNP 用于动脉粥样硬化病灶。(a)^{64}Cu-TNP 三维图像示意图。(i)氧化铁核提供 MR 对比图像(T2,T2*,或者稳态自由旋转序列)。(ii)DTPA 螯合物衍生黏附放射性示踪剂 ^{64}Cu。(iii)荧光染料的荧光成像技术,包括荧光显微镜、流式细胞术和荧光介导断层扫描。(iv)交联胺化了的多糖涂层提供了生物相容性,确定血液半衰期,并用于联接示踪剂配体和潜在的亲和配体。(b)注射前主动脉根部图像。(c)注射后主动脉根部图像。长轴位的虚线显示短轴根部成像层面。信号强度(注射前和注射后相同比例的虚拟彩色图像)注射 ^{64}Cu-TNP 后显著降低,可由噪声对比率(CNR)测量从而被量化。(d)注射前 CT。(e)注射后 PET-CT 显示主动脉根部后方增强(箭头所示)。(f)近红外荧光反射成像(NIRF)表明在切除主动脉根部斑块部位可见探针的集聚(箭头所示),胸主动脉和颈动脉分叉处 (短箭头所示),进一步确认了这些血管的边界。Figure reproduced with permission of Nahrendorf et al. (2008)(见彩图)

（张肖　译　何晓锋　校）

参考文献

Aime S, Delli Castelli D, Terreno E (2005) Highly sensitive MRI chemical exchange saturation transfer agents using liposomes. Angew Chem Int Ed Engl 44:5513–5515

Ali MM, Pagel MD (2008) Longer in vivo retention and accumulation improves detection of PARACEST MRI contrast agents. In: Proceeedings of the ISMRM 16th scientific meeting, Toronto, p 1645

Amirbekian V, Lipinski MJ, Briley-Saebo KC, Amirbekian S, Aguinaldo JG, Weinreb DB, Vucic E, Frias JC, Hyafil F, Mani V, Fisher EA, Fayad ZA (2007) Detecting and assessing macrophages in vivo to evaluate atherosclerosis noninvasively using molecular MRI. Proc Nat Acad Sci U S A 104:961–966

Anderson SA, Lee KK, Frank JA (2006) Gadolinium-fullerenol as a paramagnetic contrast agent for cellular imaging. Invest Radiol 41:332–338

Arai T, Kofidis T, Bulte JW, de Bruin J, Venook RD, Berry GJ, McConnell MV, Quertermous T, Robbins RC, Yang PC (2006) Dual in vivo magnetic resonance evaluation of magnetically labeled mouse embryonic stem cells and cardiac function at 1.5 T. Magn Reson Med 55:203–209

Arbab AS, Janic B, Haller J, Pawelczyk E, Liu W, Frank JA (2009) In vivo cellular imaging for translational medical research. Curr Med Imaging Rev 5:19–38

Arbab AS, Janic B, Jafari-Khouzani K, Iskander AS, Kumar S, Varma NR, Knight RA, Soltanian-Zadeh H, Brown SL, Frank JA (2010) Differentiation of glioma and radiation injury in rats using in vitro produce magnetically labeled cytotoxic T-cells and MRI. PLoS ONE 5:e9365

Arepally A, Karmarkar PV, Weiss C, Rodriguez ER, Lederman RJ, Atalar E (2005) Magnetic resonance image-guided trans-septal puncture in a swine heart. J Magn Reson Imaging 21:463–467

Arepally A, Karmarkar PV, Weiss C, Atalar E (2006) Percutaneous MR imaging-guided transvascular access of mesenteric venous system: study in swine model. Radiology 238:113–118

Arifin DR, Long CM, Gilad AA, Alric C, Roux S, Tillement O, Link TW, Arepally A, Bulte JW (2011) Trimodal gadolinium-gold microcapsules containing pancreatic islet cells restore normoglycemia in diabetic mice and can be tracked by using US, CT, and positive-contrast MR imaging. Radiology 260:790–798

Au KW, Liao SY, Lee YK, Lai WH, Ng KM, Chan YC, Yip MC, Ho CY, Wu EX, Li RA, Siu CW, Tse HF (2009) Effects of iron oxide nanoparticles on cardiac differentiation of embryonic stem cells. Biochem Biophys Res Commun 379:898–903

Baligand C, Vauchez K, Fiszman M, Vilquin JT, Carlier PG (2009) Discrepancies between the fate of myoblast xenograft in mouse leg muscle and NMR label persistency after loading with Gd-DTPA or SPIOs. Gene Ther 16:734–745

Barnett BP, Kraitchman DL, Lauzon C, Magee CA, Walczak P, Gilson WD, Arepally A, Bulte JW (2006) Radiopaque alginate microcapsules for X-ray visualization and immunoprotection of cellular therapeutics. Mol Pharm 3:531–538

Barnett BP, Arepally A, Karmarkar PV, Qian D, Gilson WD, Walczak P, Howland V, Lawler L, Lauzon C, Stuber M, Kraitchman DL, Bulte JW (2007) Magnetic resonance-guided, real-time targeted delivery and imaging of magnetocapsules immunoprotecting pancreatic islet cells. Nat Med 13:986–991

Barnett BP, Arepally A, Stuber M, Arifin DR, Kraitchman DL, Bulte JW (2011a) Synthesis of magnetic resonance-, X-ray- and ultrasound-visible alginate microcapsules for immunoisolation and noninvasive imaging of cellular therapeutics. Nat Protoc 6:1142–1151

Barnett BP, Ruiz-Cabello J, Hota P, Liddell R, Walczak P, Howland V, Chacko VP, Kraitchman DL, Arepally A, Bulte JW (2011b) Fluorocapsules for improved function, immunoprotection, and visualization of cellular therapeutics with MR, US, and CT imaging. Radiology 258:182–191

Berman SMC, Walczak P, Bulte JWM (2011) Tracking stem cells using magnetic nanoparticles. WIREs Nanomed Nanobiotechnol 3:343–355

Bousquet JC, Saini S, Stark DD, Hahn PF, Nigam M, Wittenberg J, Ferrucci JT Jr (1988) Gd-DOTA: characterization of a new paramagnetic complex. Radiology 166:693–698

Briley-Saebo KC, Shaw PX, Mulder WJ, Choi SH, Vucic E, Aguinaldo JG, Witztum JL, Fuster V, Tsimikas S, Fayad ZA (2008) Targeted molecular probes for imaging atherosclerotic lesions with magnetic resonance using antibodies that recognize oxidation-specific epitopes. Circulation 117:3206–3215

Bulte JWM (2009) In vivo MRI cell tracking: clinical studies. Am J Roentgenol 193:314–325

Bulte JW, Kraitchman DL (2004) Monitoring cell therapy using iron oxide MR contrast agents. Curr Pharm Biotechnol 5:567–584

Bulte JW, Zhang S, van Gelderen P, Herynek V, Jordan EK, Duncan ID, Frank JA (1999) Neurotransplantation of magnetically labeled oligodendrocyte progenitors: magnetic resonance tracking of cell migration and myelination. Proc Nat Acad Sci U S A 96:15256–15261

Bulte JW, Douglas T, Witwer B, Zhang SC, Strable E, Lewis BK, Zywicke H, Miller B, van Gelderen P, Moskowitz BM, Duncan ID, Frank JA (2001) Magnetodendrimers allow endosomal magnetic labeling and in vivo tracking of stem cells. Nat Biotechnol 19:1141–1147

Bulte JW, Kostura L, Mackay A, Karmarkar PV, Izbudak I, Atalar E, Fritzges D, Rodriguez ER, Young RG, Marcelino M, Pittenger MF, Kraitchman DL (2005) Feridex-labeled mesenchymal stem cells: cellular differentiation and MR assessment

in a canine myocardial infarction model. Acad Radiol 12(Suppl 1):S2–S6

Cacheris WP, Quay SC, Rocklage SM (1990) The relationship between thermodynamics and the toxicity of gadolinium complexes. Magn Reson Imaging 8:467–481

Callera F, de Melo CM (2007) Magnetic resonance tracking of magnetically labeled autologous bone marrow CD34+ cells transplanted into the spinal cord via lumbar puncture technique in patients with chronic spinal cord injury: CD34+ cells' migration into the injured site. Stem Cells Dev 16:461–466

Cunningham CH, Arai T, Yang PC, McConnell MV, Pauly JM, Conolly SM (2005) Positive contrast magnetic resonance imaging of cells labeled with magnetic nanoparticles. Magn Reson Med 53:999–1005

Cyrus T, Zhang H, Allen JS, Williams TA, Hu G, Caruthers SD, Wickline SA, Lanza GM (2008) Intramural delivery of rapamycin with alphavbeta3-targeted paramagnetic nanoparticles inhibits stenosis after balloon injury. Arterioscler Thromb Vasc Biol 28:820–826

de Vries IJ, Lesterhuis WJ, Barentsz JO, Verdijk P, van Krieken JH, Boerman OC, Oyen WJ, Bonenkamp JJ, Boezeman JB, Adema GJ, Bulte JW, Scheenen TW, Punt CJ, Heerschap A, Figdor CG (2005) Magnetic resonance tracking of dendritic cells in melanoma patients for monitoring of cellular therapy. Nat Biotechnol 23:1407–1413

Delli Castelli D, Dastru W, Terreno E, Cittadino E, Mainini F, Torres E, Spadaro M, Aime S (2010) In vivo MRI multicontrast kinetic analysis of the uptake and intracellular trafficking of paramagnetically labeled liposomes. J Control Release 144:271–279

Dick AJ, Guttman MA, Raman VK, Peters DC, Pessanha BS, Hill JM, Smith S, Scott G, McVeigh ER, Lederman RJ (2003) Magnetic resonance fluoroscopy allows targeted delivery of mesenchymal stem cells to infarct borders in swine. Circulation 108:2899–2904

Dodd CH, Hsu HC, Chu WJ, Yang P, Zhang HG, Mountz JD Jr, Zinn K, Forder J, Josephson L, Weissleder R, Mountz JM, Mountz JD (2001) Normal T-cell response and in vivo magnetic resonance imaging of T cells loaded with HIV transactivator-peptide-derived superparamagnetic nanoparticles. J Immunol Methods 256:89–105

Forsen S, Hoffman R (1963) Study of moderately rapid chemical exchange reactions by means of nuclear magnetic double resonance. J Chem Phys 39:2892–2901

Frank JA, Zywicke H, Jordan EK, Mitchell J, Lewis BK, Miller B, Bryant LH Jr, Bulte JW (2002) Magnetic intracellular labeling of mammalian cells by combining (FDA-approved) superparamagnetic iron oxide MR contrast agents and commonly used transfection agents. Acad Radiol 9(Suppl 2):S484–S487

Frank JA, Miller BR, Arbab AS, Zywicke HA, Jordan EK, Lewis BK, Bryant LH Jr, Bulte JW (2003) Clinically applicable labeling of mammalian and stem cells by combining superparamagnetic iron oxides and transfection agents. Radiology 228:480–487

Giesel FL, Stroick M, Griebe M, Troster H, von der Lieth CW, Requardt M, Rius M, Essig M, Kauczor HU, Hennerici MG, Fatar M (2006) Gadofluorine m uptake in stem cells as a new magnetic resonance imaging tracking method: an in vitro and in vivo study. Invest Radiol 41:868–873

Gilad AA, McMahon MT, Walczak P, Winnard PT Jr, Raman V, van Laarhoven HW, Skoglund CM, Bulte JW, van Zijl PC (2007) Artificial reporter gene providing MRI contrast based on proton exchange. Nat Biotechnol 25:217–219

Gilson WD, Kraitchman DL (2009) Noninvasive cardiovascular imaging techniques for basic science research: application to cellular therapeutics. Rev Esp Cardiol 62:918–927

Guttman MA, Ozturk C, Raval AN, Raman VK, Dick AJ, DeSilva R, Karmarkar P, Lederman RJ, McVeigh ER (2007) Interventional cardiovascular procedures guided by real-time MR imaging: an interactive interface using multiple slices, adaptive projection modes and live 3D renderings. J Magn Reson Imaging 26:1429–1435

Hancu I, Dixon WT, Woods M, Vinogradov E, Sherry AD, Lenkinski RE (2010) CEST and PARACEST MR contrast agents. Acta Radiol 51:910–923

Haris M, Cai K, Singh A, Hariharan H, Reddy R (2011) In vivo mapping of brain myo-inositol. Neuroimage 54:2079–2085

Huang S, Endo RI, Nemerow GR (1995) Upregulation of integrins alpha v beta 3 and alpha v beta 5 on human monocytes and T lymphocytes facilitates adenovirus-mediated gene delivery. J Virol 69:2257–2263

Ito A, Shinkai M, Honda H, Kobayashi T (2001) Heat-inducible TNF-alpha gene therapy combined with hyperthermia using magnetic nanoparticles as a novel tumor-targeted therapy. Cancer Gene Ther 8:649–654

Jastrzebska B, Lebel R, Therriault H, McIntyre JO, Escher E, Guerin B, Paquette B, Neugebauer WA, Lepage M (2009) New enzyme-activated solubility-switchable contrast agent for magnetic resonance imaging: from synthesis to in vivo imaging. J Med Chem 52:1576–1581

Jones CK, Polders D, Hua J, Zhu H, Hoogduin HJ, Zhou J, Luijten P, van Zijl PC (2011) In vivo three-dimensional whole-brain pulsed steady-state chemical exchange saturation transfer at 7 T. Magn Reson Med. doi:10.1002/mrm.23141

Josephson L, Tung CH, Moore A, Weissleder R (1999) High-efficiency intracellular magnetic labeling with novel super-paramagnetic-Tat peptide conjugates. Bioconjugate Chem 10:186–191

Jung MJ, Lee SS, Hwang YH, Jung HS, Hwang JW, Kim MJ, Yoon S, Lee DY (2011) MRI of transplanted surface-labeled pancreatic islets with heparinized superparamagnetic iron oxide nanoparticles. Biomaterials 32(35):9391–9400

Kang YS, Gore JC (1984) Studies of tissue NMR relaxation enhancement by manganese. Dose and time dependences. Invest Radiol 19(5):399–407

Karmarkar PV, Kraitchman DL, Izbudak I, Hofmann LV, Amado LC, Fritzges D, Young R, Pittenger M, Bulte JW, Atalar E (2004) MR-trackable intramyocardial injection catheter. Magn Reson Med: Off J Soc Magn Reson Med/Soc Magn Reson Med 51(6):1163–1172

Karussis D, Karageorgiou C, Vaknin-Dembinsky A, Gowda-Kurkalli B, Gomori JM, Kassis I, Bulte JWM, Petrou P, Ben-Hur T, Abramsky O, Slavin S (2010) Safety and immunological effects of mesenchymal stem cell transplantation in patients with multiple sclerosis and amyotrophic lateral sclerosis. Arch Neurol-Chicago 67(10):1187–1194

Kedziorek DA, Kraitchman DL (2010) Superparamagnetic iron oxide labeling of stem cells for MRI tracking and delivery in cardiovascular disease. Methods Mol Biol 660:171–183

Kim D, Chun BG, Kim YK, Lee YH, Park CS, Jeon I, Cheong C, Hwang TS, Chung H, Gwag BJ, Hong KS, Song J (2008) In vivo tracking of human mesenchymal stem cells in experimental stroke. Cell Transplant 16:1007–1012

Kim M, Gillen J, Landman B, Zhou J, van Zijl PC (2009) Water saturation shift referencing (WASSR) for chemical exchange saturation transfer (CEST) experiments. Magn Reson Med 61:1441–1450

Kraitchman DL, Bulte JW (2009) In vivo imaging of stem cells and beta cells using direct cell labeling and reporter gene

methods. Arterioscler Thromb Vasc Biol 29:1025–1030

Kraitchman DL, Heldman AW, Atalar E, Amado LC, Martin BJ, Pittenger MF, Hare JM, Bulte JW (2003) In vivo magnetic resonance imaging of mesenchymal stem cells in myocardial infarction. Circulation 107:2290–2293

Kriz J, Jirak D, Girman P, Berkova Z, Zacharovova K, Honsova E, Lodererova A, Hajek M, Saudek F (2005) Magnetic resonance imaging of pancreatic islets in tolerance and rejection. Transplant 80:1596–1603

Lepore AC, Walczak P, Rao MS, Fischer I, Bulte JW (2006) MR imaging of lineage-restricted neural precursors following transplantation into the adult spinal cord. Exp Neurol 201:49–59

Link TW, Woodrum D, Gilson WD, Pan L, Qian D, Kraitchman DL, Bulte JW, Arepally A, Weiss CR (2011) MR-guided portal vein delivery and monitoring of magnetocapsules: assessment of physiologic effects on the liver. Vasc Interv Radiol 22:1335–1340

Liu G, Liang Y, Bar-Shir A, Chan KW, Galpoththawela CS, Bernard SM, Tse T, Yadav NN, Walczak P, McMahon MT, Bulte JW, van Zijl PC, Gilad AA (2011a) Monitoring enzyme activity using a diamagnetic chemical exchange saturation transfer magnetic resonance imaging contrast agent. J Am Chem Soc 133:16326–16329

Liu G, Moake M, Har-el Y, Long CM, Chan KWY, Cardona A, Jamil M, Walczak P, Gilad AA, Sgouros G, van Zijl PCM, Bulte JWM, McMahon MT (2011b) In vivo multicolor molecular MR imaging using diamagnetic chemical exchange saturation transfer liposomes. Magn Reson Med. doi:10.1002/mrm.23100

Magerstadt M, Gansow OA, Brechbiel MW, Colcher D, Baltzer L, Knop RH, Girton ME, Naegele M (1986) Gd(DOTA): an alternative to Gd(DTPA) as a T1,2 relaxation agent for NMR imaging or spectroscopy. Magn Reson Med 3:808–812

Majumdar S, Zoghbi S, Pope CF, Gore JC (1988) Quantitation of MR relaxation effects of iron oxide particles in liver and spleen. Radiology 169:653–658

Mani V, Briley-Saebo KC, Itskovich VV, Samber DD, Fayad ZA (2006) Gradient echo acquisition for superparamagnetic particles with positive contrast (GRASP): sequence characterization in membrane and glass superparamagnetic iron oxide phantoms at 1.5 T and 3 T. Magn Reson Med 55:126–135

Mani V, Adler E, Briley-Saebo KC, Bystrup A, Fuster V, Keller G, Fayad ZA (2008) Serial in vivo positive contrast MRI of iron oxide-labeled embryonic stem cell-derived cardiac precursor cells in a mouse model of myocardial infarction. Magn Reson Med 60:73–81

McMahon MT, Gilad AA, DeLiso MA, Berman SM, Bulte JW, van Zijl PC (2008) New "multicolor" polypeptide diamagnetic chemical exchange saturation transfer (DIACEST) contrast agents for MRI. Magn Reson Med 60(4):803–812

Miyoshi S, Flexman JA, Cross DJ, Maravilla KR, Kim Y, Anzai Y, Oshima J, Minoshima S (2005) Transfection of neuroprogenitor cells with iron nanoparticles for magnetic resonance imaging tracking: cell viability, differentiation, and intracellular localization. Mol Imaging Biol 7:286–295

Nahrendorf M, Zhang H, Hembrador S, Panizzi P, Sosnovik DE, Aikawa E, Libby P, Swirski FK, Weissleder R (2008) Nanoparticle PET-CT imaging of macrophages in inflammatory atherosclerosis. Circulation 117:379–387

Partlow KC, Chen J, Brant JA, Neubauer AM, Meyerrose TE, Creer MH, Nolta JA, Caruthers SD, Lanza GM, Wickline SA (2007) 19F magnetic resonance imaging for stem/progenitor cell tracking with multiple unique perfluorocarbon nanobeacons. FASEB J 21:1647–1654

Pavone P, Patrizio G, Buoni C, Tettamanti E, Passariello R,

Musu C, Tirone P, Felder E (1990) Comparison of Gd-BOPTA with Gd-DTPA in MR imaging of rat liver. Radiology 176:61–64

Ris F, Lepetit-Coiffe M, Meda P, Crowe LA, Toso C, Armanet M, Niclauss N, Parnaud G, Giovannoni L, Bosco D, Morel P, Vallee JP, Berney T (2010) Assessment of human islet labeling with clinical grade iron nanoparticles prior to transplantation for graft monitoring by MRI. Cell Transpl 19:1573–1585

Runge VM, Stewart RG, Clanton JA, Jones MM, Lukehart CM, Partain CL, James AE Jr (1983) Work in progress: potential oral and intravenous paramagnetic NMR contrast agents. Radiology 147:789–791

Runge VM, Clanton JA, Price AC, Herzer WA, Wehr CJ, Lukehart CM, Partain CL, James AE Jr (1984) Paramagnetic contrast agents in magnetic resonance imaging: research at Vanderbilt University. Physiol Chem Phys Med NMR 16:113–122

Saeed M, Martin AJ, Lee RJ, Weber O, Revel D, Saloner D, Higgins CB (2006) MR guidance of targeted injections into border and core of scarred myocardium in pigs. Radiology 240:419–26. Erratum in (2007). Radiology 242:320

Shenberg I, Macovski A (1985) Inhomogeneity and multiple dimension considerations in magnetic resonance imaging with time-varying gradients. IEEE Trans Med Imaging 4:165–174

Shubayev VI, Pisanic TR, Jin SH (2009) Magnetic nanoparticles for theragnostics. Adv Drug Deliver Rev 61:467–477

Singh A, Haris M, Cai K, Kassey VB, Kogan F, Reddy D, Hariharan H, Reddy R (2011) Chemical exchange saturation transfer magnetic resonance imaging of human knee cartilage at 3 T and 7 T. Magn Reson Med. doi:10.1002/mrm.23250

Sinusas AJ, Bengel F, Nahrendorf M, Epstein FH, Wu JC, Villanueva FS, Fayad ZA, Gropler RJ (2008) Multimodality cardiovascular molecular imaging, Part I. Circ Cardiovasc Imaging 1:244–256

Song X, Gilad AA, Joel S, Liu G, Bar-Shir A, Liang Y, Gorelik M, Pekar JJ, van Zijl PCM, Bulte JWM, McMahon MT (2012) CEST phase mapping using a length and offset varied saturation (LOVARS) scheme. Magn Reson Med. doi:10.1002/mrm.23312

Spuentrup E, Botnar RM, Wiethoff AJ, Ibrahim T, Kelle S, Katoh M, Ozgun M, Nagel E, Vymazal J, Graham PB, Gunther RW, Maintz D (2008) MR imaging of thrombi using EP-2104R, a fibrin-specific contrast agent: initial results in patients. Eur Radiol 18:1995–2005

Stuber M, Gilson WD, Schar M, Kedziorek DA, Hofmann LV, Shah S, Vonken EJ, Bulte JW, Kraitchman DL (2007) Positive contrast visualization of iron oxide-labeled stem cells using inversion-recovery with ON-resonant water suppression (IRON). Magn Reson Med 58:1072–1077

Thomsen HS (2006) Nephrogenic systemic fibrosis: a serious late adverse reaction to gadodiamide. Eur Radiol 16:2619–2621

Toso C, Vallee JP, Morel P, Ris F, Demuylder-Mischler S, Lepetit-Coiffe M, Marangon N, Saudek F, James Shapiro AM, Bosco D, Berney T (2008) Clinical magnetic resonance imaging of pancreatic islet grafts after iron nanoparticle labeling. Am J Transpl 8:701–706

Tweedle MF, Hagan JJ, Kumar K, Mantha S, Chang CA (1991) Reaction of gadolinium chelates with endogenously available ions. Magn Reson Imaging 9:409–415

Valina C, Pinkernell K, Song YH, Bai X, Sadat S, Campeau RJ, Le Jemtel TH, Alt E (2007) Intracoronary administration of autologous adipose tissue-derived stem cells improves left ventricular function, perfusion, and remodelling after acute myocardial infarction. Eur Heart J 28:2667–2677

Vinogradov E, Soesbe TC, Balschi JA, Dean Sherry A, Lenkinski RE (2011) pCEST: positive contrast using chemical exchange saturation transfer. J Magn Reson. doi:10.1016/j.jmr.2011.12.011

Vogler H, Platzek J, Schuhmann-Giampieri G, Frenzel T, Weinmann HJ, Raduchel B, Press WR (1995) Pre-clinical evaluation of gadobutrol: a new, neutral, extracellular contrast agent for magnetic resonance imaging. Eur J Radiol 21:1–10

Walczak P, Kedziorek DA, Gilad AA, Lin S, Bulte JW (2005) Instant MR labeling of stem cells using magnetoelectroporation. Magn Reson Med 54:769–774

Ward KM, Aletras AH, Balaban RS (2000) A new class of contrast agents for MRI based on proton chemical exchange dependent saturation transfer (CEST). J Magn Reson 143:79–87

Weinmann HJ, Brasch RC, Press WR, Wesbey GE (1984) Characteristics of gadolinium-DTPA complex: a potential NMR contrast agent. Am J Roentgenol 142:619–624

Weinmann HJ, Schuhmann-Giampieri G, Schmitt-Willich H, Vogler H, Frenzel T, Gries H (1991) A new lipophilic gadolinium chelate as a tissue-specific contrast medium for MRI. Magn Reson Med 22:233–237 (discussion 242)

Yang K, Xiang P, Zhang C, Zou L, Wu X, Gao Y, Kang Z, He K, Liu J, Peng C (2011) Magnetic resonance evaluation of transplanted mesenchymal stem cells after myocardial infarction in swine. Can J Cardiol 27:818–825

Young IR, Clarke GJ, Bailes DR, Pennock JM, Doyle FH, Bydder GM (1981) Enhancement of relaxation rate with paramagnetic contrast agents in NMR imaging. J Comput Tomogr 5:543–547

Yu L, Scherlag BJ, Dormer K, Nguyen KT, Pope C, Fung KM, Po SS (2010) Autonomic denervation with magnetic nanoparticles. Circulation 122:2653–2659

Zhu J, Zhou L, XingWu F (2006) Tracking neural stem cells in patients with brain trauma. New Engl J Med 355:2376–2378

Zimmet H, Porapakkham P, Sata Y, Haas SJ, Itescu S, Forbes A, Krum H (2012) Short- and long-term outcomes of intracoronary and endogenously mobilized bone marrow stem cells in the treatment of ST-segment elevation myocardial infarction: a meta-analysis of randomized control trials. Eur J Heart Fail 14:91–105

第 29 章　MRI／X 线杂交成像及其应用

Lorena Petrusca, Magalie Viallon, Sylvain Terraz, Valeria de Luca, Zarko Celicanin, Vincent Auboiroux, Shelby Brunke, Philippe Cattin, Rares Salomir

本章目录

1　引言 ……………………………… 393
2　MRI 与 X 线杂交成像系统 ………… 394
3　杂交扫描仪 ……………………… 394
4　临床应用因素 …………………… 395
5　应用 ……………………………… 397
6　结论 ……………………………… 399
参考文献 …………………………… 401

摘　要

混合 X 线/MRI 系统在使用可用于 X 线透射检查的所有工具的同时,可以利用 MRI 提供有关解剖和生理的信息,有利于复杂的微创手术。例如,将 X 线和 MRI 两种模式组合起来,在单个成像实验室中带来了从未单独遇到的巨大挑战。本章将讨论运作混合 X 线/MRI 实验室时的机会和限制,同时也回顾了得益于混合环境的设备、工具和资源以及临床应用。

1　引言

在生物学中,杂交(hybrid)是指将两种或更多种完全不同种类的有机体结合起来的过程。植物或动物的杂交品种通常因它们具有比母体更优秀的特征而产生。例如,植物杂交形成新的植物,这些新植物能够:①产生更多的种子、果实或其他;②显示出对极端温度的耐受性;③具有极强的抗病虫害性能;④产生更大或更多美丽的花朵。类似地,杂交电动车辆(HEV)是当前最流行的杂交动力技术——将内燃机和电动机结合在一起,减少了机动车辆碳排放量,在维持原性能的同时减少了汽油的消耗,减少了有毒物质的排放。这种车辆具有足够的动力来进行长距离行驶,在需要方便快捷的能源时仍能够利用汽油。

这种杂交技术在医学成像中也有应用,最成功的例子包括分子成像模式正电子发射断层摄影(PET)、单光子发射计算机断层摄影(SPECT)

和计算机断层摄影（CT）的结合。PET-CT 和 SPECT-CT 利用两种系统的固有优点，即 PET 和 SPECT 提供了极佳的功能成像（生化、代谢、循环），CT 提供了极佳的 3D 解剖信息。类似地，研究人员开发了杂交 MRI 系统，包括杂交 X 线/MRI 系统（Fahrig 等，2001；Rhode 等，2005）、杂交 MRI/透视断层摄影系统（Davis 等，2010）、杂交 MRI/PET 系统（Catana 等，2008；Judenhofer 等，2008；Schlemmer 等，2008）以及杂交直线加速器（LINAC）/MRI 系统（Lagendijk 等，2008；Fallone 等，2009）。

本章将以杂交 X 线/MRI 系统为重点进行叙述。由于微创介入手术的复杂性，医生需要更多的关于目标及周围组织解剖和生理的信息，因此杂交成像技术近年来逐渐流行。首先我们将分析各种单独的成像模式，探究它们之间的互补性，并且说明将它们结合在一起对于介入放射学的优点。然后我们将讨论使这些模式一起工作所需的配属工具、条件及临床应用要点。

2 MRI 与 X 线杂交成像系统

贯穿本书已经阐述了很多 MRI 的优点。MRI 公认的优点包括：极佳的软组织对比度、多种组织对比类型、无电离辐射、热监测能力、各种不同生理参数（如灌注、扩散、循环）测量的能力以及非侵入性。此外，已经单独在 MRI 引导下进行了大量临床介入手术（经皮的、经血管内的和各种消融术）。然而，仅有 MR 的引导仍然很难进行更多更复杂的手术，具体缺点包括：患者出入的限制、缺乏磁兼容器械、空间和时间分辨率较低、令人讨厌的噪音以及与磁环境工作相关的各种限制等。很多研究和开发正在试图克服这些缺点（也见本书第 1 部分"成像系统和技术因素"）。

X 线透视提供了高分辨率（接近 3 线对/毫米）实时（30 帧/秒）的 2D 投影成像，在全球临床介入放射实践中占据中心地位。X 线透视通常用于包括心血管或胃肠系统在内的微创介入手术，也用于外科移植手术中。X 线透视通过非侵入性方式提供了相关解剖结构图像，开创了影像引导下微创外科的新领域。一个世纪以来，随着高级探测器硬件、图像数字化、特殊器材（如导管）以及新技术的发展，X 线引导下的介入也在不断创新与发展。近年来，平板探测器（FPD）已经代替很多影像增强器，从而使 X 线灵敏度、时间分辨率和对比–噪声比增加（Ning 等，2000；Spahn 等，2003）。FPD 也能够产生像 CT 那样的容积图像，实现了 C 形臂锥形束计算机断层摄影（CBCT）和应用（Meyer 等，2007；Wallace 等，2008）。当今，存在数以百计的用于血管内和经皮介入的各种专门设备，这些设备驱动了数十亿美元的产业。所有这些优点使得大量手术经常在 X 线透视引导下进行，这些手术包括各种消融术、血管造影术、吸液、活检、引流、栓塞、移植、浸润、压力测量和其他微创手术。然而，很多这些手术仍受限于 X 线透视软组织对比度不足的缺陷，尽管 CBCT 部分地解决了这一问题，但患者、介入医师、护士和技术人员组成的手术团队受到的辐射剂量也增加。此外，这些手术变得越来越复杂，需要更精确的引导方法，来显示治疗目标及解剖入路。

直观地说，MR 和 X 线透视的互补就是既能使用 X 线介入的全部器材，又能增加 MRI 的相关解剖和生理的信息。实际上，在很多情况下，MRI 引导的操作必需有 X 线透视设备备用。因此，关键是建立相关的基础设施。只有所有条件都具备，才有可能实现 MRI 和 X 线透视的杂交使用，尤其是合适的硬件、软件、器材、供给保障和人员等要素是必需的。

3 杂交扫描仪

有三种基本方法已经开辟了杂交 X 线/MRI 系统的先河。最简单（当然不是真的简单）的方法是在两个成像系统之间来回移动患者（Vogl 等，2002；Dick 等，2005；Martin 等，2005）。最普通的设计是将患者放在与两种系统都兼容的检查台上，并且这两种系统彼此能够对接以便完成患者的转移。两种系统可以放在一个或两个房间内。单一房间方案(图29-1)可能更容易,且场地安装更经济。两个房间的方案在独立使用扫描机方面灵活性更大,且没有与系统供电管理相关的限制。该方法也是迄今为止多个厂家(例如,Philips XMR和Siemens AX-MR Miyabi)能够提供商业解决方案的最为普遍的设计。

第二种是最新的一种方法,涉及将成像设备移动到患者身旁的方法(Hushek等,2008)。在这种设计中,MR磁体悬吊在轨道系统上,远离患者台存放。当需要MR成像时,将扫描机移动到患者台,完成扫描后返回原位。类似地,X线C形臂安装在天花板上,在不使用时可以从手术场地移开。由于不需要任何的患者移动,减少了移动患者所带来的安全隐患。在整个手术过程中,患者监测和麻醉设备可保持不动。另外,这种设计还有一个优点,就是允许MRI扫描机用于多个手术组。

第三种方法采用真正的杂交设计,固定的X线透视阳极(球管和探测器)装置置于双环形0.5T GE Signa SP磁极之间(GE Healthcare, Milwaukee, WI)(Fahrig等,2001;Fahrig等,2005)。这种设计不需要移动患者或成像设备。然而,由于存在MR快速梯度切换时对X线探测器的影响,两者同时成像仍然是不可能的(Ganguly等,2005)。此外,双环形磁体设计在商业上不再生产,实际上也就终结了广泛应用这种杂交成像系统的可能性。

4 临床应用要素

4.1 对人员的交叉模式训练、安全性

杂交成像实验会带来一些新挑战,这些挑战在单独成像实验中不曾遇到。因此,手术室配备杂交成像人员并对其进行正确训练以便在这种交叉模式环境中工作,是势在必行的。同时,必须建立极为严格的安全准则来降低风险,尤其是在有强磁体的手术室中进行的外科和介入手术。由于这些手术通常是高级介入放射手术,因此介入医师必须是有经验的医师。辅助人员应当包括1~2名X线血管造影技师、导管室护士、MR技师以及特定情况下的麻醉医师。所有人员都应当受到关于在MRI扫描机内和周围环境中工作的安全注意事项培训。特别是铁磁性物件,被磁体强力吸引时可能造成物件本身损坏、物件与磁体之间的路径上的任何人或物体的受伤或损坏及MRI扫描器本身损坏。因此,在将患者和患者台转移到磁体5高斯线内之前,从患者和患者台清除任何非MR兼容的器械或物件是极为重要的。通常,大多数成像中心都具备针对在MRI磁体环境中所有员工及人员的安全培训程序。对于任何外科手术室,强烈推荐建立一览表以确保整个手术过程中的安全性。

4.2 设备

杂交成像实验室会带来一些在单独成像实

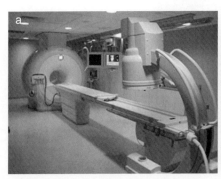
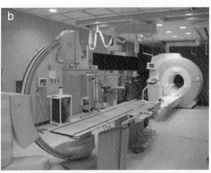

图29-1 (a)具有3.0 T Achieva磁体和移动C形臂的Philips X MR;(b)具有1.5T Magnetom Espree和axiom artis dFA血管造影系统的Siemens MR/AX Miyabi。(Courtesy of Johns Hopkins University)(见彩图)

验室中未曾遇到的巨大挑战。因此,手术室配备杂交成像人员并进行训练,以便在这种交叉模式环境中工作,是势在必行的。也必须建立极为严格的安全准则来降低风险,尤其是与在具有强磁体的手术室中进行外科和介入手术相关联的风险。

在标准外科托盘(图29-2)里,有各种金属和非金属的物件或工具。对于杂交手术间,尤其是单室方案,应当用完全MR兼容的工具代替金属工具,只要具有相同的功能即可。能够提供在MRI中使用的镊子、钳子、剪刀和手术刀的供应商尚不多,价格方面可能会相当昂贵,并且与标准不锈钢工具相比可能具有不同的属性。可以使用塑料夹具或无菌胶带来代替金属巾钳。对于诸如手术刀和剪刀的器械,应当采取措施,确保从患者、患者台和正被转移到MR扫描机的任何其他设备中已经去除。关于器械的更多详细情况和更深度的描述可见本书第3章"介入性磁共振成像中的MR兼容器械"。

4.3　用于配准、分割、融合和可视化的监测设备和专用软件

办国这样的人无论是单室还是多室设计,患者监测和记录、麻醉仪以及生命维持设备都应当在X线和MRI环境中能够完全正常使用,并且能够很容易地在两系统之间搬运。很多产品配备有可搬运的静脉输液架,以及MR兼容的麻醉设备,多数医院的放射科都配有此产品。

然而,市场上能够购买到的MR兼容的血流动力学监测系统多数是针对诊断用MR成像的,而针对于介入手术的监测系统较少,后者对产品的要求更严格。此外,如Ratnayaka等(2008)所确定的,心血管介入需要血流动力学记录装置,对于这种装置尚不存在MR兼容的模式。这种装置在MR环境中遇到的主要挑战是无法诊断的心电图(non-diagnostic ECG)。心电图信号在MR扫描机中会被磁流体力学效应和叠加在波形上的梯度感生电压严重破坏。多项研究已经开发了改善MR成像过程中ECG信号接收的方法(Odille等,2007;Wu等,2011),但是要实现完全无伪影心电图还需要努力。还有一点不容忽视,就是两个成像系统之间共享及输送的线缆和装置,如果处理不好,这些线缆和装置可能会造成很大的安全隐患,从而阻碍正常的工作流程。

为了使杂交成像间更好地为介入手术使用,应当购买各种软件工具,来组合两种模式的图像数据。可以考虑四个基本操作:配准、分割、融合/可视化以及导航。与投影图像(2D)的X线相比,MRI(3D)具有断层成像的特点以及完全不同的图像特征,使配准充满挑战。已经有外部基准标记来进行2D/3D配准的几种方法,包括:光学标记(Rhode等,2005)以及填充了钆(对于MR可见)和碘(对于X线可见)的标记(Gutierrez等,2008;George等,2011)。也有人在没有这些标记的情况下,使用了基于特征或基

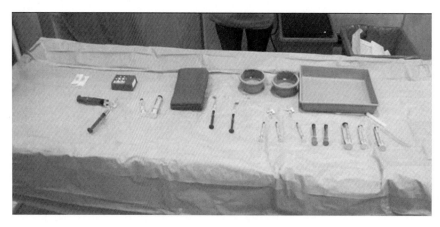

图29-2　操作台是X线/MRI杂交手术中使用的MR兼容器材。

于密度的方法实现了配准（Hipwell 等，2003；Tomazevic 等，2003）。图 29-3 演示了在 MR 增强的 X 线手术中使用双模式基准标记来进行右心室壁肿块的活检。

锥形束 CT(CBCT)技术有助于简化 3D MR 图像与 2D X 线投影图像之间的维度复杂性，因为断层成像 3D CBCT 图像被固有地与投影图像配准。因此，可以利用 3D/3D 方法来配准 MRI 和 CBCT 数据，并且所得到的变换矩阵可以用于配准 MRI 和 X 线图像。应当注意，2D/3D 和 3D/3D 配准方法都未考虑到患者移动或者其他生理性运动造成的运动问题。这是使用预采集的 MRI 作为引导手术的路径图的内在缺点。有人已经成功开发了针对呼吸和心脏运动的 4D 配准方法(Huang 等，2009)。

除了清晰的配准，解剖结构的频繁分割有利于更好地描绘和区分下面的解剖结构。分割的值可以在图 29-3 中观察到，其中目标解剖结构(蓝色的肿块)位于心脏的右心室中并且紧靠乳头肌。通过显示透明地叠加在 X 线投影图像上的这些分割区域，可以增进对解剖位置的更好理解。

有关支持这些步骤的商业软件已经开发，相关基础设施正在就位。例如 Philips 公司的 EP Navigator 机型和 Siemens 公司 iPilot 及 EP Suite 机型已经支持这些特征，可通过使用 CBCT 图像来引导 X 线透视手术。

杂交成像室环境中的图像显示装置也是很重要的，在磁场环境中能够实时地显示图像而不出现肉眼可见的图像等待是必需的。专用的射频(RF)屏蔽 TFT 显示器能够抗静磁场和 RF 影响。显示器可以安装在天花板上，也可以集成在可移动推车上。另外，显示器还应支持图像在两种成像设备之间的传送。

4.4　投资回报

评价一种技术时，不仅要考虑其可能带来的医护效果的改善，也要考虑其投资回报。如果既有利于提高疗效，又可以降低手术失败率、缩短手术时间、降低手术复杂性、减少重复手术以

及缩短住院时间，从而降低总体医疗成本，那么，不用多言，该技术肯定是好技术。相反，如果使用设备越多，且患者需要在两个系统之间来回转移，相应手术过程也越复杂，持续时间也越长，失败的可能性也越大，那么，该技术尚有待于改进。然而，随着杂交手术在临床中被越来越多地使用，以及所用工具和工作流程的改善，其复杂性将逐渐降低，其真正的优点将逐渐被认识，因此，在初期试用阶段难以做出正确评价。

投资回报是决定成立杂交介入室时需要考虑的重要因素。本书第 1 章"介入性磁共振成像设备"中已经呈现了这种环境的不同设计理念。单室"穿梭"方案从设计和建造方面来讲是最便宜的方案。然而，该方法限制了单个机器的使用。双室"穿梭"方案允许 MRI 和 X 线设备独立地运行，且可同时用于两个不同的手术。这做到了设备利用的最大化，能够大量处理患者，从而增加收益。但该方案的设计、建造成本以及所需场地空间会增加。在双室方案的情况下，调度也更加具有挑战性，如果独立使用，第二系统往往在需要使用时可能不可用。尽管"移动磁体"并不是设计成独立式磁体，其可以在多个室之间移动，支持一个或多个 X 线室及一个外科手术室(OR)，由此组成多个杂交介入室。不利的是，这种"移动磁体"设计是这里讨论的三种方法中最昂贵的。

由于杂交介入室的设备投入较高，因此，其操作应当由经过正规培训的专门人员来进行，其效益最高的运作方式应该是放在放射科，而且是同时开展放射诊断和介入的放射科。杂交介入室应采用和现代手术室类似的多学科方式管理，按照介入治疗（例如血管外科或心脏病学）所需要时间合理安排给相关专家使用。也建议雇用专门的系统和设施管理者，来统筹安排手术，以便有效利用整个系统。

5　应用

通常，影像引导下的微创手术被分为经血管内或经皮两种。尽管经血管内手术也是从经

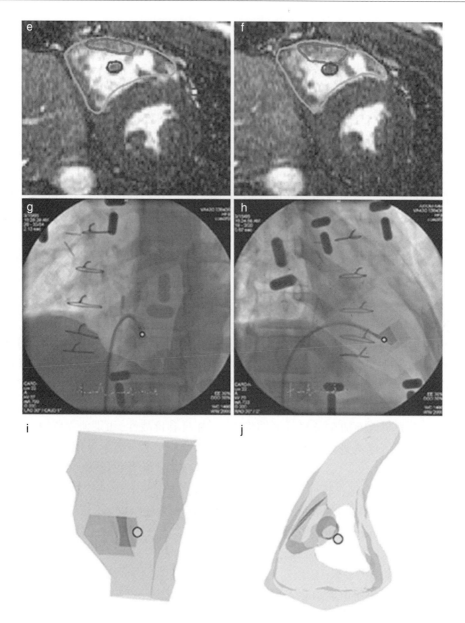

图 29-3　在 MRI/X 线透视下进行的右心室游离壁肿块的心脏活检。(e,f)为短轴位收缩末期 MR 图像,示右心室心内膜边界(绿色)、肿块(红色)和乳头肌(蓝色)。(g,h)为与 3D MRI 导出的感兴趣区域对应的两个不同的透视投影图像,包含活检钳的尖端(黄点)。在 X 线和 MRI 下可见的基准标记在全部这些 X 线投影图像中清楚地显示为药丸状,并且用于图像配准。(i,j)显示了肿块(红色)、乳头肌(蓝色)和三角形的活检钳位置(黄点)的 3D 绘制。(Courtesy of Robert Lederman (NIH NHLBI) and reproduced in part from Fig. 3 in Gutierrez et al. 2007)

皮途径进入血管,但其主要是经股动脉或经肱动脉插入的导管和导丝来到达人体内的器官。经皮途径("穿过皮肤")手术直接使用穿刺针经皮肤刺入体内的目标位置。

5.1　经皮穿刺操作

　　纯粹的经皮手术,例如活检和热消融,通常不需要杂交系统。完全可以使用其中一种影像引导单独完成。对于 MRI,也可以采用类似于

CT 引导方式,运用进出(in-and-out)扫描技术来引导进针。如果有宽口径、短孔磁体 MR,也可在患者处于磁场中心的情况下进行经皮介入操作。可供选择的方案包括下述较成熟的方案:将 MR 图像覆盖在患者上以便在磁体外 MR 引导下穿刺的增强现实系统(Wacker 等,2006),或者允许将器械放置在 MR 磁体中的 MR 全兼容机器人辅助系统(Tsekos 等,2007;Moche 等,2010)。

然而,已经使用杂交系统成功进行了很多手术。最早的研究之一(Buecker 等,2001)使用 MRI 引导穿刺针和导丝放置来治疗脾囊肿以及肾、脾和腰大肌脓肿,针道扩张和引流管导入在 X 线下进行。Ganguly 及其同事报道了用类似方案进行畸形血管硬化和前列腺粒子植入(Ganguly 等,2005)。尽管单纯使用 MRI 引导的血管畸形治疗研究数量增多了,但是在杂交介入室注射高腐蚀性的无水酒精时更安全。Walsh-Freeman 等还展示了杂交介入室子宫输卵管造影及不孕症的评估结果,不仅可以评价输卵管的通畅度,还能用 MRI 来观察如子宫纤维瘤及腺肌瘤等情况(Freeman-Walsh 等,2008)。

5.2 血管内介入

对于血管内介入,MRI 单独引导仍有挑战性。因此,对于安全性和可行性而言,杂交系统是必要的。主要挑战在于缺乏临床许可的器械,主要是完全 MR 可视和 MR 兼容的导丝。血管介入所用的全部导管、植入物、栓塞材料和其他器材都是 MR 受限的。杂交介入手术会使用透视和 DSA,因此,必须克服可同时用于 MR 下的介入器材缺乏的问题。

与许多前述的经皮介入手术不同的是,多数经血管内介入要用到杂交成像系统引导,X 线透视是导丝和导管插入的主要引导方式。MR 通过个体化、容积及分割方式的图像覆盖,来强化和弥补 X 线引导的不足。实践证实该方法对于心脏部位的介入手术特别有价值,如心脏活检、心内膜心肌注射(de Silva 等,2006)、经皮顺

行性室间隔缺损封堵术(Ratnayaka 等,2009)、二尖瓣环成形术(Kim 等,2009)、先天性心脏病导管插入术(Dori 等,2011)和心肌消融术(Rhode 等,2005)等。如图 29-3 所示,不同心室腔和目标肿块的分割给出了单独用 X 线不可能实现的有价值的空间信息。此外,电生理学家已经开始使用杂交引导系统来研究诸如心脏再同步治疗和左室心内膜起搏等课题(Ginks 等,2011)。在没有 3D 信息常规引导进行的心肌消融是有难度且耗时的。将预先采集的 MR 图像而不是实时 MR 图像进行完美融合,再结合导航技术,用于心肌消融治疗已经显示出了良好的前景(Govil 等,2011)。例如,经颈静脉肝内门体分流术也可得益于 MRI 路径引导(Kee 等,2005)。然而,在使用路径时应当小心,因为周期性的或非周期性的运动(如患者身体、呼吸、心脏、肠)、变形(如心脏收缩、膀胱充盈)以及手术过程中的其他变化可能使这些路径图不准确。血管内杂交介入可利用 MRI 来显示组织器官的结构和功能。如在肝细胞癌经动脉导管化疗栓塞(TACE)过程中,可通过 MRI 定量测定灌注来评价栓塞终点(图 29-5)。在这种情况下,X 线血管造影在患者运送到 MR 扫描机之前进行,主要用于选择性插管及超选择插管引导,在进入 MR 之后,则采用顺磁性造影剂,用 TRIP-MRI 进行采集(Jin 等,2011)。类似的方法已经用于子宫动脉栓塞术的术中监测(Vin 等,2007)。TACE 是显示杂交系统优势的一个好例子,很容易使患者获益,如 MRI 可以用于识别目标肿瘤;X 线引导有利于导管到达位于深处的病变;不管是 MRI 还是 X 线引导,都为了使治疗介质可视化,且 MRI 还可进一步明确治疗区域。

6 结论

X 线透视/血管造影术和 MRI 的杂交成像,充分利用了这两种成像技术的固有优点。在杂交介入室操作,能够减少患者的 X 线暴露时间、提供更多的术前、术中和术后的病灶解剖结构

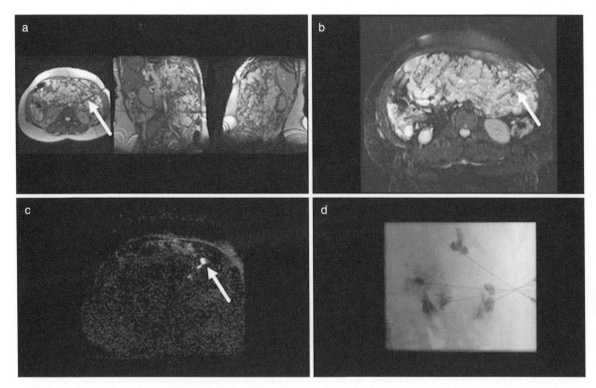

图 29-4 42 岁 Klippel-Trenaunay 综合征及腹腔内大量静脉畸形患者，在 MRI 引导下行静脉性血管畸形的注射硬化治疗，该患者不适合超声引导。(a)使用多平面实时 SSFR 序列引导进针(箭头)针尖位置在腹部深处左肾前方的畸形血管中。(b)使用轴位 T2 加权的快速自旋回波序列验证及确认针的位置(箭头)。(c)在进行动态 FLASH(减法)成像的同时通过穿刺针注射 1% 的钆 DTPA 来评估静脉流出情况。(d) 在 Miyabi 传输到 X 线透视 (Siemens axiom artis dFA)之后获得最终点片；注射碘造影剂来重新确认通过所放置的四根针中的每一根都没有静脉血流。然后注入 100% 的无水酒精，共 32mL。(Courtesy of Clifford Weiss, MD, Johns Hopkins University)

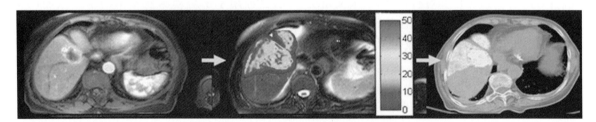

图 29-5 TRIP-MRI 能预测栓塞药物的生物学分布。(a)栓塞前的常规钆剂增强 T1 加权 MRI 扫描显示肝脏右叶肝细胞癌。(b)肝脏栓塞灌注前的即时 TRIP-MRI 图像，彩色代表 mL/(mino100mL)的组织灌注。该灌注也可用于预测注射前的栓塞药物的生物分布。(c) 栓塞后 CT 扫描显示肝脏靶组织碘油沉积，证实了图 (b) 中的预测的分布。(Figure courtesy of Reed Omary, MD, Northwestern University). From Gaba et al. 2012(见彩图)

信息，从而改善患者的医护质量。随着介入手术复杂性的增加，以及介入医生逐渐习惯于使用杂交成像技术，X 线/MR 杂交成像设备在临床上的应用将逐渐增加。

（吴斌　译　田锦林　校）

参考文献

Buecker A, Neuerburg JM et al (2001) MR-guided percutaneous drainage of abdominal fluid collections in combination with X-ray fluoroscopy: initial clinical experience. Eur Radiol 11(4):670–674

Catana C, Procissi D et al (2008) Simultaneous in vivo positron emission tomography and magnetic resonance imaging. Proc Nat Acad Sci U S A 105(10):3705–3710

Davis SC, Samkoe KS et al (2010) MRI-coupled fluorescence tomography quantifies EGFR activity in brain tumors. Academic radiol 17(3):271–276

de Silva R, Gutierrez LF et al (2006) X-ray fused with magnetic resonance imaging (XFM) to target endomyocardial injections: validation in a swine model of myocardial infarction. Circulation 114(22):2342–2350

Dick A, Raman V et al (2005) Invasive human magnetic resonance imaging during angioplasty: feasibility in a combined X-ray/MRI suite. Catheter Cardiovasc Interv 64(3):265–274

Dori Y, Sarmiento M et al (2011) X-ray magnetic resonance fusion to internal markers and utility in congenital heart disease catheterization. Circ Cardiovasc imaging 4(4):415–424

Fahrig R, Butts K et al (2001) A truly hybrid interventional MR/X-ray system: feasibility demonstration. J Magn Reson Imaging 13(2):294–300

Fahrig R, Wen Z et al (2005) Performance of a static-anode/flat-panel X-ray fluoroscopy system in a diagnostic strength magnetic field: a truly hybrid X-ray/MR imaging system. Med Phys 32(6):1775–1784

Fallone BG, Murray B et al (2009) First MR images obtained during megavoltage photon irradiation from a prototype integrated linac-MR system. Med Phys 36(6):2084–2088

Fischer GS, Deguet A et al (2007) MRI image overlay: application to arthrography needle insertion. Comput Aided Surg: Off J Int Soc Comput Aided Surg 12(1):2–14

Freeman-Walsh CB, Fahrig R et al (2008) A hybrid radiography/MRI system for combining hysterosalpingography and MRI in infertility patients: initial experience. AJR Am J Roentgenol 190(2):W157–W160

Gaba RC, Jin B, Wang D, Lewandowski RJ, Ragin AB, Larson AC, Salem R, Omary RA (2012) Transcatheter intraarterial perfusion magnetic resonance imaging predicts locoregional chemoembolic delivery. AJR Am J Roentgenol (in press)

Ganguly A, Wen Z et al (2005) Truly hybrid X-ray/MR imaging: toward a streamlined clinical system. Academic Radiol 12(9):1167–1177

George AK, Sonmez M et al (2011) Robust automatic rigid registration of MRI and X-ray using external fiducial markers for XFM-guided interventional procedures. Med Phys 38(1):125–141

Ginks MR, Lambiase PD et al (2011) A simultaneous X-Ray/MRI and noncontact mapping study of the acute hemodynamic effect of left ventricular endocardial and epicardial cardiac resynchronization therapy in humans. Circ Heart Fail 4(2):170–179

Govil A, Calkins H et al (2011) Fusion of imaging technologies: how, when, and for whom? J Interv Cardiac Electrophysiol: Int J Arrhythm Pacing 32(3):195–203

Gutierrez et al (2007) Catheterization and Cardiovasc Interv 70:773–782

Gutierrez LF, Ozturk C et al (2008) A practical global distortion correction method for an image intensifier based x-ray fluoroscopy system. Med Phys 35(3):997–1007

Hipwell JH, Penney GP et al (2003) Intensity-based 2-D-3-D registration of cerebral angiograms. IEEE Trans Med Imaging 22(11):1417–1426

Huang X, Ren J et al (2009) Rapid dynamic image registration of the beating heart for diagnosis and surgical navigation. IEEE Trans Med Imaging 28(11):1802–1814

Hushek SG, Martin AJ et al (2008) MR systems for MRI-guided interventions. J Magn Resonance Imaging: JMRI 27(2):253–266

Jin B, Wang D et al (2011) Quantitative 4D transcatheter intraarterial perfusion MRI for standardizing angiographic chemoembolization endpoints. AJR Am J Roentgenol 197(5):1237–1243

Judenhofer MS, Wehrl HF et al (2008) Simultaneous PET-MRI: a new approach for functional and morphological imaging. Nat Med 14(4):459–465

Kee ST, Ganguly A et al (2005) MR-guided transjugular intrahepatic portosystemic shunt creation with use of a hybrid radiography/MR system. J Vasc Interv Radiol: JVIR 16(2 Pt 1):227–234

Kim JH, Kocaturk O et al (2009) Mitral cerclage annuloplasty, a novel transcatheter treatment for secondary mitral valve regurgitation: initial results in swine. J Am Coll Cardiol 54(7):638–651

Lagendijk JJ, Raaymakers BW et al (2008) MRI/linac integration. Radiother Oncol: J Eur Soc Ther Radiol oncol 86(1):25–29

Martin AJ, Saloner DA et al (2005) Carotid stent delivery in an XMR suite: immediate assessment of the physiologic impact of extracranial revascularization. AJNR Am J Neuroradiol 26(3):531–537

Meyer BC, Frericks BB et al (2007) Contrast-enhanced abdominal angiographic CT for intra-abdominal tumor embolization: a new tool for vessel and soft tissue visualization. Cardiovasc Intervent Radiol 30(4):743–749

Moche M, Zajonz D et al (2010) MRI-guided procedures in various regions of the body using a robotic assistance system in a closed-bore scanner: preliminary clinical experience and limitations. J Magn Resonance Imaging: JMRI 31(4):964–974

Ning R, Chen B et al (2000) Flat panel detector-based cone-beam volume CT angiography imaging: system evaluation. IEEE Trans Med Imaging 19(9):949–963

Odille F, Pasquier C et al (2007) Noise cancellation signal processing method and computer system for improved real-time electrocardiogram artifact correction during MRI data acquisition. IEEE Trans Biomed Eng 54(4):630–640

Ratnayaka K, Faranesh AZ et al (2008) "Interventional cardiovascular magnetic resonance: still tantalizing." J Cardiovasc Magn Resonance: Off J Soc Cardiovasc Magn Resonance 10:62

Ratnayaka K, Raman VK et al (2009) Antegrade percutaneous closure of membranous ventricular septal defect using X-ray fused with magnetic resonance imaging. JACC Cardiovasc Interv 2(3):224–230

Rhode KS, Sermesant M et al (2005) A system for real-time XMR guided cardiovascular intervention. IEEE Trans Med Imaging 24(11):1428–1440

Schlemmer HP, Pichler BJ et al (2008) Simultaneous MR/PET imaging of the human brain: feasibility study. Radiology 248(3):1028–1035

Spahn M, Heer V et al (2003) Flat-panel detectors in X-ray systems. Der Radiologe 43(5):340–350

Tomazevic D, Likar B et al (2003) 3-D/2-D registration of CT and MR to X-ray images. IEEE Trans Med Imaging 22(11):1407–1416

Tsekos NV, Khanicheh A et al (2007) Magnetic resonance-compatible robotic and mechatronics systems for image-guided interventions and rehabilitation: a review study. Annu Rev Biomed Eng 9:351–387

Vin AP, Rhee TK et al (2007) Use of a combined MR imaging and interventional radiology suite for intraprocedural monitoring of uterine artery embolization. J Vasc Interv Radiol: JVIR 18(11):1362–1367

Vogl TJ, Balzer JO et al (2002) Hybrid MR interventional imaging system: combined MR and angiography suites with single interactive table. Feasibility study in vascular liver tumor procedures. Eur Radiol 12(6):1394–1400

Wacker FK, Vogt S et al (2006) An augmented reality system for MR image-guided needle biopsy: initial results in a swine model. Radiology 238(2):497–504

Wallace MJ, Kuo MD et al (2008) Three-dimensional C-arm cone-beam CT: applications in the interventional suite. J Vasc Interv Radiol: JVIR 19(6):799–813

Wu V, Barbash IM et al (2011) Adaptive noise cancellation to suppress electrocardiography artifacts during real-time interventional MRI. J Magn Resonance Imaging: JMRI 33(5):1184–1193

第 30 章　US／MRI 杂交成像

Lorena Petrusca, Magalie Viallon, Sylvain Terraz, Valeria de Luca, Zarko Celicanin, Vincent Auboiroux, Shelby Brunke, Philippe Cattin, Rares Salomir

本章目录

1　引言 ·· 403
2　满足临床标准的 US/MRI 杂交平台 ··· 405
3　应用 ·· 408
4　同时 US 成像/MRI 应用展望 ········· 413
参考文献 ·· 414

摘　要

　　MR 和 US 是两种具有互补和协同作用的无创成像方式。US 成像几乎没有几何扭曲。对于有声阻的物体,US 提供了高时间分辨率的直视影像。MR 提供了高组织对比度的影像,并且可以接近实时地测量温度。两者的结合可以提高影像引导手术的控制和评估。两者结合带来的好处包括：完整地描述解剖结构,准确的定位,高效的运动跟踪和可靠的治疗效果评估。本章将重点介绍 US/MRI 杂交成像技术及其初步应用。本章将介绍一台满足临床标准的模型机的建立过程,并对其性能做初步的评价。我们以几位志愿者为实验对象,研究了两种图像的配准精度。在 US/MRI 杂交成像系统中,MRI 可以用来测量温度。我们利用 US/MRI 杂交成像系统,对离体肝脏和肝癌患者研究了射频消融术引起的热空泡效应 (thermal cavitation effect)。在体外模型中和肝脏恶性肿瘤患者的治疗中,当 US 成像/MR 成像的同时采集时,我们观察到 MR 成像在质子共振频移测温法中会引起相应的磁敏感介导的误差。最后本章还展望了杂交 US/MRI 的应用前景。

1　引言

　　医学成像已逐渐成为现代临床医学中诊断、治疗引导和疗效随访的基本组成部分。多模式(或杂交)成像系统为生物医学研究和临床治疗传递了协同信息。这些杂交成像系统组合了两种成像模式的优点,消除了各自的弱点,为产生新的成像方法、提高诊断水平、应用更加准确的疗效监测等提供了新的机遇。

目前,磁共振成像(MRI)、超声(US)成像、计算机断层摄影(CT)和正电子发射断层摄影(PET),这些医学成像技术已被杂交运用,制作出实验用的模型机或适合临床应用的医疗器械设备。这些杂交成像技术的报道包括,PET/MRI(Marsden 等,2002;Jarrett 等,2010),PET/CT(Knuuti 等,2008;Marti-Bonmati 等,2010;Beyer等,2000;Townsend 等,2008),以及 US 成 MRI(Curiel 等,2007;Tang 等,2008)。

本章将介绍杂交 US/MR 系统模型机的制作和医学研究现状。US 成像(Lassau 等,2005;Ebbini 等,2009;Rouviere 等,2011)已经是较普遍使用的医疗影像设备,它具有成本低廉和便携的优点,已经在临床中广泛应用,能够获得患者解剖结构的信息,并用于引导射频(RF)消融手术(Leyendecker 等,2002)。血管内声学造影剂也在临床中得到了广泛应用(Brannigan 等,2004)。MRI 的出现已有 30 年的历史,MRI 的硬件、序列开发和采集速度等方面已得到了很大的改进,其应用领域也逐渐扩大,如获得患者解剖结构的信息、引导微创介入手术等。

目前,杂交 US/MRI 成像技术主要应用于影像引导的运动器官的热治疗,尤其是 RF 和高强度聚焦 US(HIFU)。这两种成像模式都采用非电离的技术,都是无创性成像技术。US 成像的优点是时间分辨率高,能够直接显示有声阻的组织和微泡的影像,能够显示和测量血流,几乎无几何失真。这些特性使 US 成像成为微创介入手术中运动跟踪的有力工具。然而,在 US 下,很多肿瘤不可见,并且完全不能应用于肺部。三维 US 成像当前还处于实验阶段(Legendre 等,2011;Hernandez 等,2011)。另一方面,MR 影像能够显示组织的三维解剖结构,并具有以下优点:①极佳的组织对比度和高信噪比;②基于质子共振频移(PRFS)原理的实时温度监测(Ishihara 等,1995;Okuda 等,2004),为介入治疗提供了安全、有效和精确的影像引导工具

(Jolesz 等,2009;Hynynen,2010);③术后治疗效果评价。总的来说,MRI 的时间分辨率不足以实时地显示患者体内器官的移动。多层面顺序扫描模式能够避免运动伪影,但是影像的时间分辨率较低。为了优化时间分辨率,可以采用隔行扫描模式进行多层面扫描。四维 MRI(von Siebenthal 等,2007)可以获得较长时间段内人体器官的三维运动影像。这是当今唯一能够获得足够空间和时间分辨率的人体器官运动影像的方法;但是,这种模式需要较长的计算时间,实时性欠佳。

在临床应用中,US 和 MRI 成像技术都没有什么副作用。这两种成像技术具有不同的空间和时间分辨率,不同的测量灵敏度。当前,US 成像不能用于测量温度。尽管声音的传播速度与温度有关,但是在 US 测量序列期间组织局部的变形或运动,使之无法通过回声来测量温度。

因此,这两种成像模式的功能是互补的。将两者结合在一起期望得到的新功能,包括:更好地认知所研究的解剖结构(Tang 等,2008;Curiel 等,2007),更可靠地进行治疗效果的即刻评估(例如,通过 US/MR 弹性成像进行的交叉灌注研究或硬度图)。此外,实时监测温度(MRI),同时对于运动跟踪具有高的时间分辨率(US)成像,毫无疑问是这两者模式结合的优点,这对于影像引导治疗的安全性具有重要的意义。然而,两种成像技术之间相互干扰是不可忽略的。US 设备可能在 MR 图像中引起伪影,导致图像质量降低。

关于 US 和 MR 图像配准的首例研究报道中,两种成像是分别采集获得的(Curiel 等,2007;Huang 等,2005;Mercier 等,2011)。对于这种图像的配准,研究人员开发了用于配准 MR 和 US 图像的后处理技术。Mercier 等(2011)展示了从术前 MR 图像获得的所谓伪 US 图像(将 MR 图像被转换成伪 US 图像,使两种图像的配准自动化,Arbel 等,2004)。他们利用神经外科的互相关(cross-correlation)技术对 MRI/US 影像进行配准。与最初的配准相比,即使应用于高度失真的大脑,伪 US 刚性配准技术仍然能实现

MRI/US 影像的配准。最近 Chandrana 等 (2011) 开发了配准软件，可用于 US 和 MR 图像的配准。研究人员利用从临床上获得的增强 US 和 MR 影像，来研究这款软件的配准效果。

两种成像模式分开应用，会增加治疗的时间和成本，在临床实践中的适用性也降低。当两种成像模式分开应用时，患者的位置不完全相同，这给影像的配准增加了难度。为了提高图像配准的准确性，US 和 MR 图像应当在患者位置相同的情况下同时获得。两种成像模型同时应用的优点是，图像在空间和时间上具有对应性 (Curiel 等，2007)。为了同时应用两种成像模式，两种成像设备的兼容性是需要解决的主要问题。

因为两种成像方式之间的电磁兼容比较困难，US 和 MRI 同时成像的研究报道很少。Gunther 等 (2004) 和 Tang 等 (2008) 尝试在 1.5T MR 成像设备中使用电屏蔽的 US 换能器。在这些研究中，电磁屏蔽减少了两种成像模式之间的干扰，但是并不完全成功，因为换能器很难做到完全 MR 兼容。

没有干扰的 MRI 和 US 同时成像，有两次文献报道。在 2010 年，使用 MR 兼容的 US 扫描模型机进行的心脏起搏手术 (Feinberg 等，2010)，以及使用适应临床标准的 US 扫描机进行的 RF 消融的体外研究 (Viallon 等，2010)。

在热消融手术中，一种快速发展的技术是 HIFU。US 聚焦的原理是，利用 US 在大多数生物组织中的良好传播，在焦点产生强热，而不显著加热其他区域。HIFU 设备是准确治疗位于深处的恶性肿瘤而无需切口的一种有发展前景的治疗方法，具有无电离辐射的优点。就准确性而言，HIFU 能够在几秒内杀灭小的细长病变 (通常 1cm 长，横断面为几个毫米)，适合治疗小的肿瘤。通过在治疗的整个体积中移动焦点，产生大且均匀的消融范围，HIFU 也可以治疗较大的肿瘤 (Salomir 等，2000)。因此，这种技术能够杀灭轮廓鲜明的肿瘤组织，并最大限度地保护正常的周围组织。

HIFU 治疗理想的影像引导应该是同时应用两种成像模式，其中 MRI 和 US 成像是互补且协同的。这种杂交成像技术为 HIFU 热治疗，尤其是活动器官中的 HIFU 热治疗，提供了良好的引导。在 HIFU 治疗过程中，器官随呼吸而移动，但超声仍然聚焦在目标点。从理论上说，跟踪定位是补偿肿瘤运动的有效而准确的方法。HIFU 治疗效果在很大程度上取决于肿瘤跟踪的准确性。

由于扫描速度快，图像几何失真小，US 被认为是运动跟踪的理想模式。基于 US 实时运动跟踪的 HIFU 治疗，已经有文献报道 (Pernot 等，2004)。基于 US 的运动跟踪可以使用解剖标记或者斑点跟踪来实现。后一种技术是基于组织移动导致背散射 RF 信号来跟踪的。当移动速度低于 40mm/s 时，体外模型实验中报道的典型的跟踪精度是 0.2~3mm。

de Oliveira 等 (2010) 首次报道了将 MR 和 US 同时应用于 HIFU 治疗。他们采用周期性小幅度运动的体外模型，利用 MR 影像引导，同时采用 US 进行跟踪；他们使用沿着与运动方向平行的连续的一维回声检测。这种设备显然不适合临床应用，因为在临床上 US 的探测方向应当与呼吸运动方向垂直 (即必须是二维成像)。此外，肝脏的局部运动是随空间位置而变化的，这无法用一维超声显示。

总结引言部分，US/MRI 杂交成像技术具有广阔的应用空间。目前研究的焦点是，如何将两种成像技术很好地结合起来 (如采用电磁屏蔽技术、隔行扫描、数据过滤、调整 MRI 或 US 成像序列，或者任何解耦技术的组合)。近期内要解决的主要问题是研制满足临床要求的设备。

2　满足临床标准的 US/MRI 杂交平台

2.1　实验设置

在本部分中，基于作者的经验，将介绍一种 2D US 成像系统与 MRI 整合成像系统，做到真正的同时采集。据我们所知，MR 兼容的 3D US

成像目前还无法获得。

US成像系统包括含各种程序包的临床US扫描仪,用于腹部成像(实时重建和显示)、B超模式、脉冲序列控制、低能、彩色多普勒模式、组织谐波成像和对比脉冲序列成像等(Acuson, Antares, Siemens Medical Solutions, Mountain View, CA, USA)(Phillips等,2004;Raisinghani等,2004)。避免磁性材料,做到绝缘性MR兼容,经过这种特定改良之后,开始使用CH4-1相控阵换能器(256个元件,带宽为1.8~4.0MHz,以及多焦点选项)。US探头和驱动电子装置之间的7m长的同轴电缆外有铝涂层屏蔽,与法拉第电罩共同接地。在磁体室外操作电子单元和用户图形界面。

特定的US探头固定架(图30-1a、b)能使US声束发出处于最佳窗口。US探头嵌入在充满凝胶的袋子中,然后被牢牢地固定在固定架内。为了防止MR扫描机的RF检测范围内的噪声,该固定架需要电磁屏蔽。还将该固定架连接到能够平移和三个方向自由旋转的轨道环上。凝胶袋同时发挥四种作用:①确保声学耦合;②确保呼吸运动去耦;③使皮肤和US探头之间存在一定的间隙,保证了US探头能够处于屏蔽内,避免了来自探头的可能残余磁化率造成的伪影风险;④避免屏蔽或US探头与患者皮肤之间的电接触(MR激励脉冲环境中的安全性问题)。这样,实际US探头的操作频率相当低(1.6~4MHz),声束在凝胶内的衰减可以忽略。在图30-1c中示出了整个MR兼容的设置,并且该设置与1.5T Espree和3.0T Trio MR扫描机(Magnetom,Siemens, Erlangen, Germany)集成。

放在患者下方的标准矩阵线圈(六元件)与放在患者上面的介入专用线圈(三元件,Clinical MR Solutions, Brookfield, WI, USA)相结合,进行MRI采集。第二线圈具有专用孔(11cm宽、16cm高),与US探头固定架以及穿越的US束兼容。

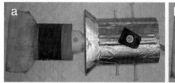
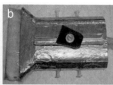
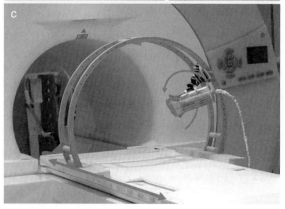

图30-1 (a,b)嵌入在凝胶填充袋中并且固定在专用固定架(电磁屏蔽的)内的超声(US)换能器;(c)US换能器固定架使用分节的手柄附着到MR兼容的轨道环上。红色箭头示出自由度。MR系统具有70cm宽的孔。(见彩图)

2.2 US探头在MR帧中的空间配准以及图像配准

有人在志愿者身上采用高分辨率T1 3D梯度回波(容积内插屏气检查)采集序列进行了US探头固定架的3D配准(Rofsky等,1999;Vogt等,2005)。该序列(体素尺寸1.2mm×1.2mm×2mm,96~144轴向层面,回波时间2.99ms,重复时间6.88ms,采集时间1.36min,俯仰角10°,带宽300 Hz/像素)能够显示US探头端的耦合凝胶。可以通过嵌入的耦合凝胶容易地检测到(图30-2a~c)US探头固定架的未屏蔽的远端。使用关于该固定架的形状的先验信息(priori information)加上应用于该目标的区域生长分割算法(region growing segmentation algorithm),从3D MR数据集可半自动地提取US声极。在志愿者的同一屏气的过程中获得腹部MR和US数据集,假设US探头位于固定架中心的情况下定义US成像平面。值得注意的是,当US探头的前面到皮肤的最小距离为4cm时,在腹部内未检测到显著的局部磁场失真。

沿着 US 成像平面(图 30-2d)呈现了 3D MR 层面的数据集(图 30-2c)。在两种类型的图像中都能够容易地检测到具有相同形状和尺寸的不同标记(例如,血管、肝边缘或膈膜)。

产生融合的 MR 和 US 图像,显示出半自动确定的 US 平面(图 30-3b)对应于 3D 数据集中的多平面重建 MR 层面(图 30-3a)之一。使用

US 和 MR 图像中嵌入的校准信息和在 US/MR 图像中同时可见的一些标记(膈膜、血管),确保图像的距离尺度。对 MR 图像应用仿射变换(affine transformation)与对应的 US 图像上的解剖标记相匹配。确定最大值为±1.5 mm 的局部未配准误差。标记清晰可见并且显示出两个图像之间的确切对应关系。为了增强有意义的特征,边

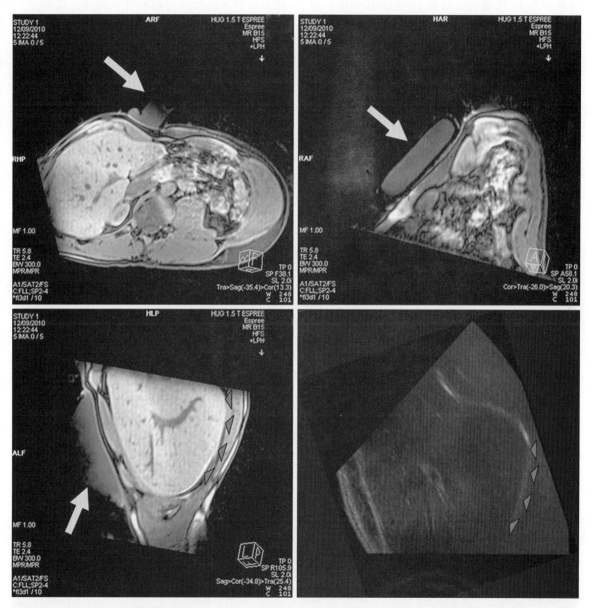

图 30-2　(a~c)容积内插替换 T1 加权 3D MR 图像,显示屏住呼吸过程中 US 换能器固定架位置(黄色箭头)。袋内的凝胶可见,但是 US 换能器的头不可见。(d)二次谐波 US 图像平面对应于 MR 数据集(c)的一部分。在 US 和 MR 图像中都可以获得包括膈膜(红色箭头)在内的不同标记点。

缘检测编码（图像梯度的幅度）用来显示为 US 图像(图 30–3c)。

3 应用

3.1 腹部运动的 US/MRI 同时监测

使用上述技术设置对健康自愿者在自由呼吸的状态下，能够同时获得 US 和 MR 图像。对 US 二次谐波进行了检测(f=2.2MHz)，且图像在 US 扫描仪的飞轮(fly)上输出到外部 PC(25 帧/秒，每个输出图像 640×480 像素，分辨率 0.5mm×0.5mm)。为了增强有意义的特征，通过计算图像梯度的幅值处理 US 图像。MRI 采集与 US 成像采集同时开始。对自由呼吸的健康志愿者采集 4D MRI(von Siebenthal 等，2007)数据。如先前由 Siebenthal 等 (2007)描述的那样，能够捕获若干呼吸周期内肝的 4D 呼吸运动情况，将所有数据传输到外部 PC 来进行后处理。

该 4D MRI 序列允许腹内运动的动态重建。通过对血管和周围组织之间具有高对比度的图像进行后处理，我们可以分析在呼吸周期内肝脏的变形和运动，进而产生透明的伪 3D 图像。图 30–4 a 和 b 显示了使用 3.0T 扫描机与 US 成像同时采集的两个不同呼吸阶段的腹部运动的 4D MRI 重建中的最大强度投影。

发现与 MR 图像同时采集的肝 US 图像的质量类似于标准 US 的图像质量；但是有效空间分辨率略有降低，因为 US 探头没有与皮肤接触而是移动了 4cm。肝血管和边缘以及声学耦合凝胶清晰可见。在 10~180 个呼吸周期内分析同时采集的 MR 和 US 数据集，可以在面内运动模式之间建立准确的相关性。

该项研究表明可以使用适用于临床应用的技术设置来进行同时的双模式成像，能够实现无干扰的 US 和 MR 图像采集，产生达到临床标准的、极佳的图像质量。

3.2 MR 引导的 RF 消融期间 PRFS 测温法伪影的观察

同时 US 成像/MRI 采集是一种具有以下功能的工具：用以研究 RF 消融引起的空化效应，既可显示空洞，也可量化 PRFS MR 测温时磁化率引起的误差，并对此误差提出一级校正(Viallon 等，2010)。

有些方面已经弄清，US 引导的 RF 消融手术能够清楚地显示(由空化效应导致的)RF 电极附近的气泡 (Cha 等，2000；Mast 等，2008；Solbiati 等，1997)。气泡(包括在 RF 电极附近的那些)与正常生物组织相比产生强磁化率对比度，并且 PRFS MR 测温法不能在本质上区别温度引起的化学位移变化与局部磁场的术

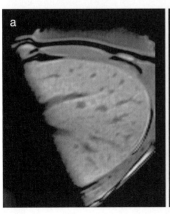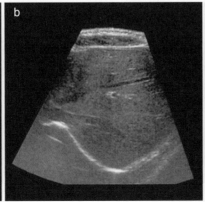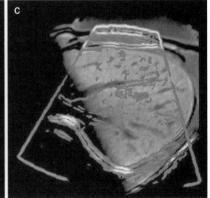

图 30–3 一个健康的志愿者的 3D MR 数据集中的 2D 部分(a)与对应 2D US 图像(d)之间的配准示例。(c)显示了融合的 MR/边缘增强的 US 图像。MR 数据使用 1.5T 临床扫描机采集。(见彩图)

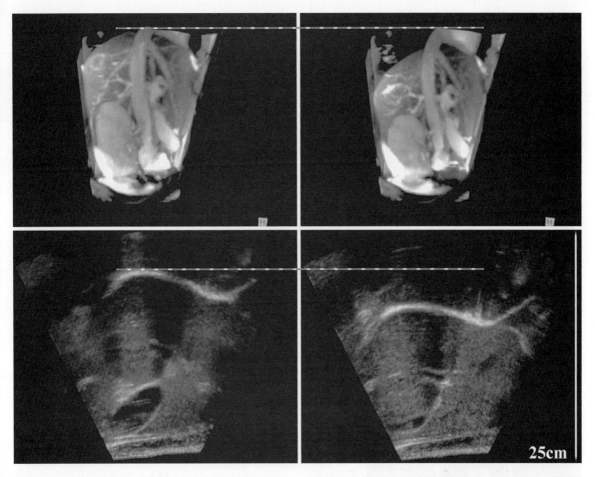

图 30-4　与 US 成像同时采集的在两个不同呼吸阶段(a,b;视野的垂直尺寸为 35cm)腹部运动的 4D MR 成像重建中的最大密度投影,分别在(c,d)中显示。

前变化。

Cernicanu 等(2007)在体模研究中揭示了梯度回波(GRE)及回波平面成像(EPI)对于复杂相位递增的测量本质上是稳定的,但是该研究未考虑电极附近的任何动态磁化率变化。

然后,进行了更复杂的研究(Viallon 等,2010),该研究使用了交错层面激励半同时采集的三个正交成像平面,其临床所用的 RF 功率水平在体外生物组织中经过了测试。由于,患者进入 MR 扫描仪内的路径受限,RF 电极的取向只能采取与主磁场正交,这一点类似于临床研究中使用的配置。该研究包括了 US 成像/MRI 采集显示 RF 消融空洞以及量化 PRFS MR 测温时磁化率引起的误差,并对引起该误差的原因进行了解释,提出了一级校正的物理模型。为了解释各种伪影,他们对盐水凝胶体模(9g/L NaCl)以及火鸡肌肉和猪肝脏的新鲜样品进行 RF 实验。在 RF 消融时,使用了双极内冷电极(MR 兼容的 Celon-ProSurge, Celon, Berlin, Germany)以及在 475kHz 下工作的临床发生器(Celon Power, Celon, Teltow, Germany)。测试了 RF 电极的两种插入方式:第一,平行于主磁场方向,使磁敏感伪影最小化;第二,与主磁场方向垂直,使磁敏感伪影最大化。使用 1.5T 扫描机(Magnetom Espree, Siemens, Erlangen, Germany)进行 MR 测量,该 1.5T 扫描机配备了向外部 PC 实时传输数据的软件,以便进行热图的在线可视化观察。在三个相互垂直的成像层面（一个层面在阳极/阴极间隙处与 RF 电极垂直，两个层面纵向地覆盖 RF 电极）中进行 MR 测温。使用温度敏感的 RF 坏损（RF-spoiled）、分割 EPI 梯度回波序列来进行幅度和相位图像的动态采集。使用具有先前提及的 CH4-1 换能器（256- 元件相控阵列）的 MR 兼容原型 US 扫描机同时进行 US 成像，同时 US 成像/MRI 采集的实验设置与前述的设置很相似。为了向测温法提供"黄金标准"基准，将三个荧光光学温度传感器（STF 快速响应浸没式探头，Luxtron, Santa Clara, CA, USA）插入体外组织中，并且与 RF 电极对准。有报道表明，与荧光光学数据相比，破坏 PRFS MR 测温法存在较大误差。温度图伪影的形状和尺寸可根据电极相对于主磁场的取向而变化（Viallon 等，2010）。

我们在此处给出了来自于 Viallon 等（2010）相似实验的一些原始数据。在加电几秒内，RF 在体外组织中加热的多模式监测清楚地显示了气泡生成（图 30-5）。空洞气泡（在使用 US 造影剂模式的 US 图像中观察到）与 MR 温度图的变形以及 MR 幅值伪影的尺寸膨胀同时出现。此外，在矢状面和冠状面中都观察到了明显的负温度。显然，这种温度下降到基线以下是假的。波瓣形状（shape of the lobes）（蝴蝶状）暗示了样本中磁化率的变化，在 RF 加热结束时，MR 温度图缓慢恢复至 RF 电极周围的对称形状，而 US 成像检测到气泡的浓度降低。这种效应也在靠近 RF 电极的不同像素的线图描绘中显示很明显，表现了温度演变的过程（图 30-5，下方）。

作为本部分的小结，这些基于双模式 US / MRI 成像的实验结果可看作是 RF 消融加热空化作用导致的局部组织的磁化率破坏的证据，这也是 PRFS MR 测温法出现较大误差的主要原因。2010 年，Terraz 等（2010）的临床研究报告显示出 PRFS 热剂量图与 MR 引导的 RF 消融的病变部位之间存在系统性错相关，而未提供物理解释。后来，Viallon 等（2010）解释了其物理原因。

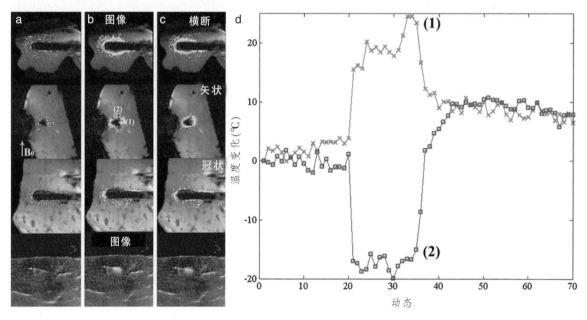

图 30-5　体外组织中射频（RF）应用的多模式监测。RF 电极垂直于主磁场（B0）放置。在手术过程中的不同时间点显示三个正交层面（与基线的相对值）和对应二次谐波 2D US 图像中的温度演变：(a) 开始 RF 消融之前，(b) RF 能量传递过程中，以及 (c)RF 消融结束后 30s。RF 加热产生的气泡在 US 图像中清楚可见并且对应于 MR 测温图的并发动态双极失真。下面的曲线 (d) 显示矢状位 MR 图像中的十字指示的两个像素中的 MR 温度测量（1 个动态 5s）。（见彩图）

MRI 引导 RF 消融时，给定 PRFS 测温误差的幅值，在线校正使临床受益是必需的。

3.3 肝脏 RF 消融的双模式 US/MRI 引导的临床可行性

RF 是在肝细胞癌中最广泛使用的热消融模式(Lencioni 等，2005)。在治疗过程中，必须监测肿瘤被覆盖范围及周围组织受累情况。在临床使用中，不管哪一种成像模式来引导，都要满足计划、目标导向、监测、控制和随访(Goldberg 等，2005)等要求。US 成像和 CT 是当前进行 RF 消融的优选成像方法，因其易得、快速、精确且经济。然而，MR 是当前唯一得到验证的用于 RF 手术期间实时温度图描绘的成像模式，操作人员能够监测消融进展并且界定能量沉积的终点(Cernicanu 等，2007；de Senneville 等，2007)。互补成像技术的实时融合显著提高了引导和监测肝肿瘤消融手术的能力。

我们接下来两例患者使用同时 MR 和 US 引导对进行小的肝肿瘤 RF 消融的临床研究；该研究得到了伦理委员会的许可。由于技术困难，通过 MR 测温和 US 成像实时监测 RF 消融很有挑战性。

前述的设备将用于该研究，RF 消融使用多极 RF 发生器(Celon, Teltow, Germany)，有成对的内冷 MR 兼容型电极。使用具有封闭孔的 1.5T MR 系统 (Espree, Siemens, Erlangen, Germany)和临床 US 成像系统(Acuson, Antares, Siemens Medical Solutions, Mountain View, CA, USA)进行诊断成像和引导 RF 消融手术。患者以脚先进方式，仰卧位于 MR 台上。通过脊柱矩阵线圈和 19cm 直径的环形表面线圈接收 MR 信号，US 探头嵌入在充满凝胶的袋中，放置在与患者腹部皮肤接触的轨道环上，以无菌操作方式插入射频针。

通过使用 3D 采集的多平面重建，制订从穿刺点到靶病灶的 RF 电极路径，避开关键结构。介入放射医师能够在 MR 兼容型监视器上接近实时地看到 RF 电极进针过程。物理操作师在 MR 室中使用 MR 兼容的鼠标控制图像层面软件，根据 RF 电极针的前进方向，重新调整在轴位、矢状位及倾斜垂直位的 MR 图像采集。采集序列是为 MR 介入专门设计的平衡稳态自由进动交错径向序列 (balanced steadystate free precession interleaved radial sequence) (BEAT_IRTTT, Siemens Corporate Research, USA)，参数：径向视图 64、滑动窗口宽度 5、重复时间 4.3ms、回波时间 2.2ms、倾斜角 70°、带宽 558 赫兹/像素、矩阵 128×128、体素尺寸 3mm×3mm×5mm、更新率 275ms(Terraz 等，2010)。RF 电极的轨迹在 US 图像中也是可见的(图 30-6)。

在 RF 消融过程中，在三个正交面内使用 PRFS 方法进行 MR 测温。GRE-EPI 序列的图像参数如下：回波时间 20ms、重复时间 50ms、倾倒角 25°、带宽 1000Hz/像素、矩阵 128×128、体素尺寸 3mm×3mm×6mm、层间隙 1.26mm。采集时间是 0.6 秒/层面，并且采样速率等于呼吸频率。实时地测量相对温度，并且根据 Sapareto 等(1984)的方法计算热剂量。图 30-6 中示出了在两个不同时间点在矢状面中的 MR 温度图像的图示：RF 消融的较早阶段(图 30-6a)和消融结束后 30s(图 30-6c)。

US 造影模式(频率 1.33MHz)也可进行同时监测，图 30-6b 和 d 中图像对应于与图 30-6a 和 c MR 图像，具有相同的呼吸周期。在 US 图像中，可以清楚地看到 RF 电极附近的由 RF 加热产生的气泡 [图 30-6f，显示了 RF 加热前 US 基准的针位置，使用了 2.2MHz 频率下的组织谐波成像(THI)模式]。除了气泡外，也可观察到 MR 测温图呈双极、蝴蝶状失真。而且，和 RF 电极垂直方向的独立像素的温度变化也可以进行计算(图 30-6e)，以便量化 MR 测温图的误差水平。

在 RF 结束时，应系统地进行针道电凝消融。根据麻醉需要记录手术的总体持续时间，并且根据既定方案行消融后的成像随访。

在本章中，给出了同时 US 和 MR 引导下进行 RF 消融的前瞻性临床研究，所有手术步骤(计划、目标导向、监测和控制)及使用 US/MR 技术都是可行的。此外，适合于 MR 环境的硬件

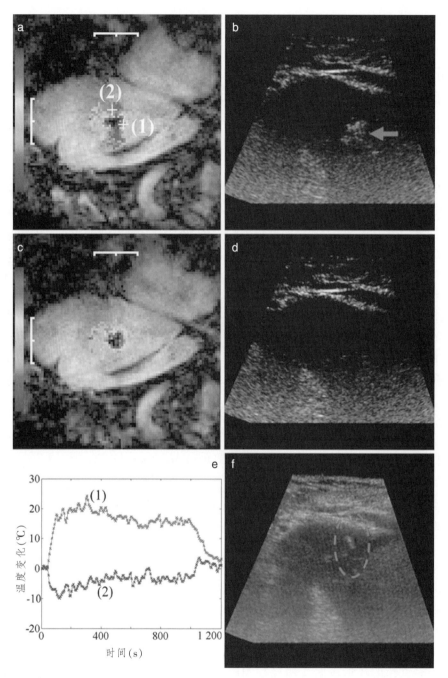

图 30-6 位于肝的 4a 段的小（8mm）肝癌结节的 RF 消融的实时 US/MR 同时监测。RF 消融过程中（a）以及消融结束后 30s（c），与主磁场轴正交的斜矢状平面中的温度图。分别在（b）和（d）中呈现了在同一呼吸周期中采集的对应 US 图像（US 造影剂模式）。由于气泡导致的 MR 测温图中的偶极失真（a）在 US 图像中可见（b；红色箭头）。表观温度变化的颜色范围设定为-12℃~20℃。（e）与电极等距地选择的两个不同像素（a 中的十字）在 RF 消融期间的温度演变，它们的温度演变预期经历相似的受热历程。识别出四个阶段：基线、快速温度变化、稳态范围和消融后弛豫。（f）RF 加热前的基准 US（二次谐波模式），显示处于原位的电极。注意温度的表观负变化在初始基线下方。

部件(尤其是 RF 电极和 US 设备)适合于介入手术。在临床实践中,交互靶向模式能够快速有效地放置电极针。通过 US 监测,可以确定 RF 电极针位置与"白洞(white cavitation)"云之间的空间相互关系。与之前给出的体外研究相比(3.2 节),MR 测温的标准偏差的准确度总体上降低 1/2,主要是因为采集时对呼吸运动的不完美触发。然而,PRFS MR 测温法中磁化率引起的误差比测量的固有标准偏差高一个数量级。

4 同时 US 成像/MRI 应用展望

多模式成像技术在未来的临床应用中将发挥重要作用,同时在不同领域(例如,肿瘤学、心脏病学、神经精神病学)的影像诊断中发挥重要作用(Marti-Bonmati 等,2010)。临床和实验研究将证明,成对或组合互补的成像设备将发挥重大作用。

杂交同时成像模式的主要缺陷是不同设备之间的相互干扰和图像受损,有待于从技术层面加以克服。主要优点包括:检查时间减少和成本降低、充分发挥两种模式的优点以及在不使用复杂的后处理技术的情况下进行配准。

本节将讨论 US 成像/MRI 同时采集模式的技术建立和临床需求的实现。此外,给出了临床研究在内的不同应用,演示了该技术在技术上是可行的。但这些仅仅是一部分。这种杂交技术的潜在应用领域非常广泛。

临床上非常需要具有如下特征的新治疗技术:①无创,与开腹手术相比能够降低病死率;②治疗剂量与周围健康组织高度适形;③全身副作用最少化;④疗效与常规治疗至少相当。这些技术在常规治疗失败的情况下提供了其他治疗选择。HIFU 是能够满足这些标准的治疗方法之一,但是与所有高度适形的治疗方法一样,需要适当的运动管理策略。如上文所建议的,US

成像将为跟踪提供解剖信息,最终与统计学 3D 或 4D 运动预测模式相结合,目的是使 HIFU 束与呼吸周期同步,并且将 HIFU 束锁定到目标病灶上。MRI 将定量测量肿瘤区域中的温度演变,后者通过 MRI 以最佳对比度可视化。可以在 2D 或多普勒模式下获得关于腹部运动的高帧率(25 帧/秒)图像信息,但是重建的 MR 图像对于跟踪腹部组织运动并不是最佳的,时间分辨率较低。同时采集的 MR 图像可以用于无基准运动的 PRFS 测温 (Rieke 等,2004;Salomir 等,2011)。通过集成 US 成像器、US 图像处理单元和多通道 HIFU 发生器,可以实现具有接近实时(等待时间 50ms)的闭环操作,从而在不需要预测模式的情况下跟踪腹部运动。对可能出现的运动和声束操控可进行短时间地预测。US 信息可以实时地反馈到 MR 扫描机,例如,测温层面位置将被调整以冻结运动(如层面跟随)。

US/MR 杂交方法也开辟了其他领域应用的可能性,如在心脏领域,使用 US 成像以多普勒模式测量血流和运动,基于实时运动补偿来门控和触发心脏 MRI 检查,使用 US 成像的实时能力来引导活检针到达 MRI 上可视的病灶目标。此外,还有其他领域:灌注研究的交叉验证、导管跟踪、MRI 引导 HIFU 治疗过程中的温度和空化监测,以及与 HIFU 治疗结合应用的协同化疗等。此外,与相控阵列 HIFU 和声敏粒子一起使用的杂交 US /MRI 成像开辟了很宽治疗领域。

致谢

非常感谢来自 Radiology Department, University Hospitals of Geneva,Switzerland 的 Christoph D. Becker 的有帮助的建议。本章中包含的原始实验和结果所涉及实时 MR 数据传输软件由 Healthcare, MR Division,Erlangen, Germany (Joerg Roland and Patrick Gross)提供。

(吴斌 译 田锦林 校)

参考文献

Arbel T, Morandi X, Comeau RM, Collins DL (2004) Automatic non-linear MRI-ultrasound registration for the correction of intraoperative brain deformations. Comput Aided Surg 9(4):123–136

Beyer T, Townsend DW, Brun T, Kinahan PE, Charron M, Roddy R, Jerin J, Young J, Byars L, Nutt R (2000) A combined PET/CT scanner for clinical oncology. J Nucl Med 41(8):1369–1379

Brannigan M, Burns PN, Wilson SR (2004) Blood flow patterns in focal liver lesions at microbubble-enhanced US. Radiographics 24(4):921–935

Cernicanu A, Lepetit-Coiffé M, Viallon M, Terraz S, Becker CD (2007) New horizons in MR-controlled and monitored radiofrequency ablation of liver tumours. Cancer Imaging 5(7):160–166

Cha CH, Lee FT Jr, Gurney JM, Markhardt BK, Warner TF, Kelcz F, Mahvi DM (2000) CT versus sonography for monitoring radiofrequency ablation in a porcine liver. AJR Am J Roentgenol 175(3):705–711

Chandrana C, Bevan P, Hudson J, Pang I, Burns P, Plewes D, Chopra R (2011) Development of a platform for co-registered ultrasound and MR contrast imaging in vivo. Phys Med Biol 56(3):861–877

Curiel L, Chopra R, Hynynen K (2007) Progress in multimodality imaging: truly simultaneous ultrasound and magnetic resonance imaging. IEEE Trans Med Imaging 26(12):1740–1746

de Oliveira PL, de Senneville BD, Dragonu I, Moonen CT (2010) Rapid motion correction in MR-guided high-intensity focused ultrasound heating using real-time ultrasound echo information. NMR Biomed 23(9):1103–1108

de Senneville BD, Mougenot C, Quesson B, Dragonu I, Grenier N, Moonen CT (2007) MR thermometry for monitoring tumor ablation. Eur Radiol 17(9):2401–2410

Ebbini ES, Bischof JC (2009) Monitoring and guidance of minimally-invasive thermal therapy using diagnostic ultrasound. In: Conference proceedings IEEE Engineering Medical Biological Society, pp 4285–4286

Feinberg DA, Giese D, Bongers DA, Ramanna S, Zaitsev M, Markl M, Günther M (2010) Hybrid ultrasound MRI for improved cardiac imaging and real-time respiration control. Magn Reson Med 63(2):290–296

Goldberg SN, Grassi CJ, Cardella JF, Charboneau JW, Dodd GD 3rd, Dupuy DE, Gervais D, Gillams AR, Kane RA, Lee FT Jr, Livraghi T, McGahan J, Phillips DA, Rhim H, Silverman SG (2005) Image-guided tumor ablation: standardization of terminology and reporting criteria. Radiology 235(3):728–739 (Review)

Günther M, Feinberg DA (2004) Ultrasound-guided MRI: preliminary results using a motion phantom. Magn Reson Med 52(1):27–32

Huang X, Hill NA, Ren J, Guiraudon G, Boughner D, Peters TM (2005) Dynamic 3D ultrasound and MR image registration of the beating heart. Med Image Comput Comput Assist Interv 8(2):171–178

Hynynen K (2010) MRI-guided focused ultrasound treatments. Ultrasonics 50(2):221–229

Ishihara Y, Calderon A, Watanabe H, Okamoto K, Suzuki Y, Kuroda K, Suzuki Y (1995) A precise and fast temperature mapping using water proton chemical shift. Magn Reson Med 34(6):814–823

Jarrett BR, Correa C, Ma KL, Louie AY (2010) In vivo mapping of vascular inflammation using multimodal imaging. PLoS One 5(10):e13254

Jolesz FA (2009) MRI-guided focused ultrasound surgery. Annu Rev Med 60:417–430

Knuuti J, Bengel FM (2008) Positron emission tomography and molecular imaging. Heart 94(3):360–367

Lassau N, Lamuraglia M, Chawi I, Smayra T, Dromain C, Koscielny S, de Baere T, Leclère J, Roche A (2005) Role of contrast-enhanced color Doppler ultrasonography and dynamic flow in the evaluation of hepatic tumors treated with radiofrequency. Cancer Imaging 5(1):39–45

Legendre G, Levaillant JM, Faivre E, Deffieux X, Gervaise A, Fernandez H (2011) 3D ultrasound to assess the position of tubal sterilization microinserts. Hum Reprod 26(10):2683–2689

Lencioni R, Crocetti L (2005) A critical appraisal of the literature on local ablative therapies for hepatocellular carcinoma. Clin Liver Dis 9(2):301–314

Leyendecker JR, Dodd GD 3rd, Halff GA, McCoy VA, Napier DH, Hubbard LG, Chintapalli KN, Chopra S, Washburn WK, Esterl RM, Cigarroa FG, Kohlmeier RE, Sharkey FE (2002) Sonographically observed echogenic response during intraoperative radiofrequency ablation of cirrhotic livers: pathologic correlation. AJR Am J Roentgenol 178(5):1147–1151

Marsden PK, Strul D, Keevil SF, Williams SC, Cash D (2002) Simultaneous PET and NMR. Br J Radiol 75(Spec No):S53–S59

Martí-Bonmatí L, Sopena R, Bartumeus P, Sopena P (2010) Multimodality imaging techniques. Contrast Media Mol Imaging 5(4):180–189

Martinez Hernandez C, Sunkavalli KK, Nanda NC, Lohiya V, Martinez Sanchez A, Iñiguez K, Singh A, Nabavizadeh F, Singh B (2011) Incremental role of three-dimensional over two-dimensional ultrasound in the assessment of traumatic peripheral arteriovenous fistula. Echocardiography 28(4):480–481

Mast TD, Pucke DP, Subramanian SE, Bowlus WJ, Rudich SM, Buell JF (2008) Ultrasound monitoring of in vitro radio frequency ablation by echo decorrelation imaging. J Ultrasound Med 27(12):1685–1697

Mercier L, Fonov V, Haegelen C, Del Maestro RF, Petrecca K, Collins DL (2011) Comparing two approaches to rigid registration of three-dimensional ultrasound and magnetic resonance images for neurosurgery. Int J Comput Assist Radiol Surg (in press)

Okuda S, Kuroda K, Kainuma O, Oshio K, Fujiwara H, Kuribayashi S (2004) Accuracy of MR temperature measurement based on chemical shift change for radiofrequency ablation using hook-shaped electrodes. Magn Reson Med Sci 3(2):95–100

Pernot M, Tanter M, Fink M (2004) 3-D real-time motion correction in high-intensity focused ultrasound therapy. Ultrasound Med Biol 30(9):1239–1249

Phillips P, Gardner E (2004) Contrast-agent detection and quantification. Eur Radiol 14(8):P4–P10

Raisinghani A, Rafter P, Phillips P, Vannan MA, DeMaria AN (2004) Microbubble contrast agents for echocardiography: rationale, composition, ultrasound interactions, and safety. Cardiol Clin 22(2):171–180

Rieke V, Vigen KK, Sommer G, Daniel BL, Pauly JM, Butts K (2004) Referenceless PRF shift thermometry. Magn Reson Med 51(6):1223–1231

Rofsky NM, Lee VS, Laub G, Pollack MA, Krinsky GA, Thomasson D, Ambrosino MM, Weinreb JC (1999) Abdominal MR imaging with a volumetric interpolated breath-hold examination. Radiology 212(3):876–884

Rouvière O, Glas L, Girouin N, Mège-Lechevallier F, Gelet A, Dantony E, Rabilloud M, Chapelon JY, Lyonnet D (2011) Prostate cancer ablation with transrectal high-intensity focused ultrasound: assessment of tissue destruction with contrast-enhanced US. Radiology 259(2):583–591

Salomir R, Palussière J, Vimeux FC, de Zwart JA, Quesson B, Gauchet M, Lelong P, Pergrale J, Grenier N, Moonen CT (2000) Local hyperthermia with MR-guided focused ultrasound: spiral trajectory of the focal point optimized for temperature uniformity in the target region. J Magn Reson Imaging 12(4):571–583

Salomir R, Viallon M, Kickhefel A, Roland J, Morel D, Petrusca L, Auboiroux V, Terraz S, Becker C, Gross P (2011) Reference-free PRFS MR-thermometry using near-harmonic 2D reconstruction of the background phase. IEEE Trans Med Imaging doi:10.1109/TMI.2011.2168421

Sapareto SA, Dewey WC (1984) Thermal dose determination in cancer therapy. Int J Radiat Oncol Biol Phys 10(6):787–800

Solbiati L, Goldberg SN, Ierace T, Livraghi T, Meloni F, Dellanoce M, Sironi S, Gazelle GS (1997) Hepatic metastases: percutaneous radio-frequency ablation with cooled-tip electrodes. Radiology 205(2):367–373

Tang AM, Kacher DF, Lam EY, Wong KK, Jolesz FA, Yang ES (2008) Simultaneous ultrasound and MRI system for breast biopsy: compatibility assessment and demonstration in a dual modality phantom. IEEE Trans Med Imaging 27(2):247–254

Terraz S, Cernicanu A, Lepetit-Coiffé M, Viallon M, Salomir R, Mentha G, Becker CD (2010) Radiofrequency ablation of small liver malignancies under magnetic resonance guidance: progress in targeting and preliminary observations with temperature monitoring. Eur Radiol 20(4):886–897

Townsend DW (2008) Positron emission tomography/computed tomography. Semin Nucl Med 38(3):152–166

Viallon M, Terraz S, Roland J, Dumont E, Becker CD, Salomir R (2010) Observation and correction of transient cavitation-induced PRFS thermometry artifacts during radiofrequency ablation, using simultaneous ultrasound/MR imaging. Med Phys 37(4):1491–1506

Vogt FM, Antoch G, Hunold P, Maderwald S, Ladd ME, Debatin JF, Ruehm SG (2005) Parallel acquisition techniques for accelerated volumetric interpolated breath-hold examination magnetic resonance imaging of the upper abdomen: assessment of image quality and lesion conspicuity. J Magn Reson Imaging 21(4):376–382

von Siebenthal M, Székely G, Gamper U, Boesiger P, Lomax A, Cattin P (2007) 4D MR imaging of respiratory organ motion and its variability. Phys Med Biol 52(6):1547–1564

第 31 章 内镜/MRI 杂交成像

Hasnine A. Haque, Shigehiro Morikawa, Shigeyuki Naka, Yoshimasa Kurumi, Hiroyuki Murayama, Tohru Tani, Tetsuji Tsukamoto

本章目录

1 引言 ……………………………………… 416
2 架构 ……………………………………… 418
3 特征 ……………………………………… 418
4 介入 ……………………………………… 420
5 结果和讨论 …………………………… 421
6 结论 ……………………………………… 422
参考文献 …………………………………… 423

摘 要

内镜包括胸腔镜和腹腔镜，已被广泛用于临床手术。内镜的一个缺点是视野范围小，并且无法观察管腔下层的组织结构。因此，我们建议在 MR 扫描机中使用 MR 兼容的内镜，并研制了一套引导内镜的可视系统。这套系统采用 MR 影像引导，利用一个 MR 兼容的电磁传感器来确定内镜尖端的位置。这套系统将局部的 MR 影像与实时的内镜影像融合，以获得虚拟现实的效果。利用这种融合得到的实时 MR 影像，可以引导探针准确地到达目标位置。这套系统使肝肿瘤射频和微波消融更安全，提高了治疗效率。

1 引言

内镜是常用于微创外科手术的技术，为了减少开腹手术引起的创伤，已经开发了微创外科技术，通过很小的切口在内镜下进行体内的外科手术。内镜能够直接地或者通过耦合到内镜的视频照相机，观察身体的内部特征。内镜通常也用作管道，其他外科器械可以通过内镜被插入体内。存在两种类型的内镜：刚性的和柔性的。刚性内镜通常通过小的外部切口插入体内，如腹腔镜和胸腔镜。另一方面，柔性内镜通常用在这样的手术中：内镜通过诸如口（如胃镜）或肛门（如结肠镜）的自然体孔插入。然后"小心地穿过"如食管等天然体腔，直到其远端接近目标解剖结构。目标解剖结构常常并不紧靠入口的孔；因此，外科医生必须使窥镜到达目标，有时必须对不直接可见或者不容易看见的部分进行手术。

尽管内镜是强有力的可视化和介入工具，但其受到一些视觉限制的困扰，例如：①缺乏深度信息；②不能提供头部运动视差；③视野小；④需要相当程度的手眼协调。对于内镜下的外科手术，，外科医生没有任何除了器官表面外病变或解剖结构的信息。

疾病治疗的快速发展与可视化技术快速提高是并行的。影像引导的关键特征是允许准确的内镜检查或经皮影像引导的手术。微创技术在医学中日益重要起来，而准确的成像方法对于这些技术的发展是重要的。对于所有影像引导手术的安全性和成功率而言，器械在体内的可视化很重要。在介入放射学中，X 线透视、超声检查以及 CT 是定位目标、引导器械和监测手术效果的标准方法。另一方面，最新的成像模式——MRI，由于其更佳的软组织对比度、多平面成像能力以及较高的时间和空间分辨率，优于那些旧的成像模式。MRI 能够显示癌变或病理组织，这一点对决定介入治疗方案很重要。二维(2D)或三维(3D)采集可以任意取向，多图像对比进行。来自 MRI 的血管成像、灌注成像、流空、脑区域激活、波谱分析和温度数据可以用于引导或监测介入治疗(Martin 等,1998)。此外，MRI 没有有害的电离辐射源，没有在 X 线透视下长时间手术的顾虑(Ladd 等,2000)。较好的软组织对比度允许更好地描绘病灶病理特征和周围结构。MRI 是引导、监测和控制经皮手术和外科手术的具有巨大潜力的成像设备。热消融形成的微泡不干扰整个手术过程中 MR 图像中目标的可视性。除了图像导航的一般性优点，MRI 还可以用于无创地监测消融过程中的组织温度变化 (De Poorter 等,1995；Kahn 等,1998；Morikawa 等,2002)。然而，用于外科导航时 MR 系统还存在缺点：①MRI 室内环境要求所有外科器械都是 MR 兼容的；②相对慢的图像更新速率。将 MRI 和内镜的长处组合在一起，有利于内表面的互动式探索、疾病组织范围的确定

以及治疗的监测。此外，柔性内镜可以弯曲且能够到达不能从体外直线到达的位置。

很多研究人员已经报道了影像引导下的内镜外科手术。大部分报道是关于术前 MRI 或 CT 图像在导航方面的使用 (Jolesz 等,1997；Fried 等,1998；Reuben, 2001；Marescaux 等,2005)。但如果感兴趣器官运动，这些方法可能不是很准确。为了监测运动器官内镜尖端的位置，需要实时成像来进行准确的目标定位。已经认识到接近实时的 MRI，并将其用于微创内镜外科的引导工具(Morikawa 等,2003)，在这种手术中，MR 兼容的刚性直型内镜和外科工具经皮途径插入体内。有时，也用这些方法来观察非预期的出血。同时，使用体外的光学跟踪系统来跟踪外科工具，用接近实时的 MR 图像来导航器械到目标病变。

"增强现实"(augmented reality, AR)是指能够将计算机图形和实际图像合并成一个或连贯的，在用户周围形成增强了的感观世界的图像系统。AR 技术的出现，可能弥补内镜外科视野限制的缺陷。AR 系统可以在适当的位置显示与外部解剖结构相关的 3D 图像。AR 系统通过采集深度信息，重建来自内镜照相机真实图像为 3D 图像，为医生提供立体视觉的深度线索。AR 能够将外科医生从成像和视野的限制中解放出来，重获开放手术的简单和直观特性。介入 AR 系统是最新应用的系统，为临床提供了"第三只手"(Shuhaiber,2004)。

在本章中，我们提出了一种整合环境，在这种整合环境中，外科手术可以在 MR 扫描机中利用 MR 兼容的柔性内镜进行，并且我们已经开发了用于图像引导的外科手术的内镜导航可视化系统。利用内镜尖端位置和取向，接近实时地行 MR 成像。MR 图像每 2s 更新一次。由于采集耗时较长，术前采集的容积数据可作为术中预扫的容积数据来重建图像平面，该图像平面与实时扫描图像平面相配准，图像平面的重建每 400ms 更新一次。在我们的方法中解决了内镜相机图像的蜂窝伪影和桶形失真问题，可视化效果得到了改善。我们的方法区别于大部分

其他计算机视觉方法的另一个特征是 AR 技术，AR 技术将 3D 肿瘤目标和关键结构融合到照相机图像。通过体模研究评价导航手术的工作流程，在体模研究中通过图像引导的可视化对柔性内镜进行导航以到达预定目标。既可以在开放式 MR 扫描机下进行手术，也可以没有限制地在具有高磁体强度的闭孔 MR 扫描机中进行相同的手术。

2　架构

我们开发了集成的导航软件程序，称为 EndoNavi，是原有 MRNavi 系统的延续(Haque 等,2003;Sato 等,2004)，该软件提供了导航所必需的可视化和交互控制功能。该软件程序在标准配置的 PC (CPU Intel Pentium 586 1.5 GHz, RAM 4GB,操作系统 Windows XP SP2 32 位)上运行,通过局域网连接到 MR 治疗(MR therapy, MRT) 工作站和 Endo-Scout (Robin Medical, Baltimore, MD, USA)服务器工作站。MRT 工作站是 Signa SP/2 系统的有机组成部分，能够实现对重建 MR 图像的访问及 MR 扫描的实时控制(Schenck 等,1995)。在本节中,我们不仅讨论 EndoNavi，也讨论将其连接到 MR 扫描机的通信系统。EndoNavi 最好在该环境中使用,当然在不需要实时更新的情况下也可以单独使用。

2.1　通信系统

通信系统(Stainsby 等,2004)由若干软件构成，与 MR 扫描机之间通过 TCP/IP 协议接口通信。Real-timeMRT 和 RTLocator 是听从 EndoNavi 客户请求的两个服务器,Real-timeMRT 服务器用作外部 PC 与 MRT 工作站之间的连接。RTLocator 服务器提供来自跟踪传感器的当前位置和取向信息。Real-timeMRT 服务器从事若干类型的任务,包括近实时图像传输、实时扫描平面的控制以及扫描参数控制。多个客户端可以同时连接到这些服务器，发送和接收信息,并且所有服务器数据将保持同步。使用 GE Healthcare 提供的应用编程界面和扫描器特定库建立这些服务器。

2.2　EndoNavi 设计

在 Windows 操作系统下用 Visual C++编写 EndoNavi 应用软件。该应用软件使用 Windows API 进行 2D 可视化,OpenGL (Shreiner,2010)进行 3D 可视化,以及专门的第三方容积重建硬件 (Volume Pro 1000, TeraRecon, Foster City, CA, USA)产生实时容积重建。为了便于显示, EndoNavi 采用双屏监视器。主监视器称为外科医生监视器，次要监视器称为操作人员监视器。来自外科医生监视器的视频信号直接发送到位于环形磁体之间的垂直间隙中的 SP/2 系统的孔内监视器。由于孔内监视器的限制,外科医生监视器保持在 VGA (640×480)分辨率,而操作人员监视器设定在更高的分辨率。在操作人员监视器上显示简化的控制面板。外科医生监视器显示实时图像、其他经处理的图像以及图像引导定位、目标导向和监测所需的 3D 图像。

3　特征

EndoNavi 的很多特征用于 MRI 引导内镜外科。在该节中,我们将对部分特征进行讨论。

3.1　二维可视化

在导航过程中将涉及几个 2D 平面,分别称为"0 平面"、"90 平面"和"垂直平面"(图 31–1)。0 平面是由传感器主轴和切线轴矢量形成的平面, 传感器主轴矢量平行于内镜轴线。90 平面是由传感器主轴和垂直于切线轴矢量的线形成的平面,垂直平面是指与 0 平面和 90 平面都正交的平面。上述平面的实时或重建 MR 图像在特定的窗口显示, 以便内镜操作者不用在导航过程中死盯着屏幕的固定位置。为了在图像平面上显示肿瘤位置, 也将感兴趣体积进行重建,映射到所显示的 2D 图像平面上。可以容易地使用鼠标界面控制这些图像上的窗口水平、缩放和平移功能。

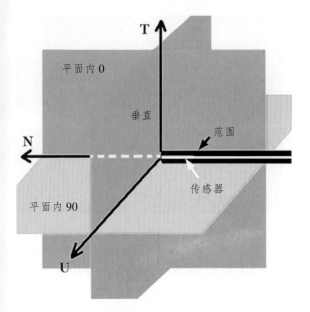

图 31-1 对应于内镜尖端位置的 0 平面、90 平面和垂直平面的定义。**N** 向量对应于传感器主轴，**T** 向量是切向轴向量，**U** 向量垂直于 **N** 和 **T** 向量。这三个向量形成内镜尖端坐标空间。

3.2 三维可视化

所有的 3D 可视化都是基于术中 MR 图像的容积数据，这些容积数据由多个 2D MR 图像层面形成。手动绘制出多个层面上感兴趣区的目标结构，再加以组合成 3D 网格，最终显示为 3D 结构图像。可能有多个 3D 对象，如肿瘤、关键结构、解剖标记和内镜足迹等。三平面视图能够使正交的图像平面(0 平面、90 平面和垂直平面)始终沿着 3D 对象显示。即使改变平面位置，也能够快速绘制三平面视图，因为每个平面都能通过纹理映射(texture-mapped)完成实物的仿真图像。视图根据传感器位置的更新速度来更新。EndoNavi 也可以显示容积重建，其中光线跟踪被用于容积重建，透明度取决于图像的亮度。EndoNavi 也可显示边缘增强——是强调容积边缘区域的一种光线跟踪技术，来实现体积内嵌入的 3D 对象的清晰显示。

3.3 AR 和视频处理

来自内镜尖端的视觉图像，由 CCD 照相机捕获后再由光纤束传输。来自 CCD 照相机的数字信号被照相机控制单元转换成 VGA 模拟信号。VGA 信号由供应商提供的标准 USB 视频捕获卡捕获，然后 EndoNavi 作为 RGB 数据流处理所捕获的图像。捕获图像受到蜂窝伪影和筒状失真伪影的影响，可通过实时 GPU 技术中的图像平滑来去除蜂窝伪影(Lee，2008)，利用圆对称失真模型校正筒状失真伪影 (Hideaki 等，1995)，还可以使用无标记的 AR 技术来将感兴趣体积叠加到视频照相机图像上 (Cawood 和 Fiala，2008)，根据传感器位置和取向来确定照相机的位置。在实验之前，要对内镜相机进行校准，以计算其在患者坐标和相机坐标之间的变换矩阵。

3.4 相机校准

将三个或更多个 MR 可见标记附着到 MR 体模表面，将各个标记着色以便在内镜视频照相机中能够容易地区分它们。将内镜放置在看见所有校准标记的固定位置，然后进行体模的 MR 扫描。测量 MR 坐标中和照相机图像坐标中标记的位置，根据这些位置计算将感兴趣体积坐标转换成照相机图像坐标的变换矩阵，以及将照相机图像坐标转换成感兴趣体积坐标的变换矩阵。

3.5 导航地图

在内镜导航中，实时 MR 图像引导便于将外科手术工具传送到肿瘤部位进行手术。为了提高时间分辨率，通常使用 T1 加权扰相梯度回波序列采集实时 MR 图像，重复时间 14ms，回波时间 3.4ms，视野 30cm×30cm，层厚 7mm，分辨率 256×128。一幅图像的采集时间不到 2s。在 30°~70° 的范围内调整倾斜角以获得目标的良好对比度。由于采集时间有限，MR 图像的质量和对比度并不总是令人满意。采集体模的高分辨率 T1 加权 3D MR 图像，作为术中 3D 容积数据，实现同帧图像的实时采集，对提高术中影像引导效率非常有用。在导航过程中，根据术中 3D 容积数据来重新定义实时图像层面。内镜尖端位置的更新速率和重新定义层面时间比实时图像的采集时间快。因此,重建图像比实时图像具有更好的反应速度和更高的质量,在术中扮演了重要角色,因为它们不仅清楚地显示目标,而且清楚地显示周围结构,例如血管。

4 介入

为了证明系统性能,设计并构建了特定的体模。将两根通气管放置在填充琼脂的桶中,内镜穿过管道。同时,将多个填充水的瓶子放在体模筒内,以便在 MR 图像内显示不同的密度。体模如图 31-2a 所示,放置在磁体中心。用红色琼脂块制备小的人造肿瘤,将其放置在通气管道的一端。琼脂是 MR 可见的,多层面 MR 容积重建能够清楚地显示含气的管道边缘。我们将装有跟踪传感器的柔性 MR 兼容内镜穿过通气管道到达另一端。内镜缓慢接近人造肿瘤并且触碰肿瘤的特定部分。在体模的容积重建图像中,内镜尖端的轨迹在图 31-2b 中用小箭头标示。来自内镜照相机的实时视觉信息与目标肿瘤组合,形象地演示无标记的 AR 功能。

4.1 MR 兼容型内镜

MR 兼容型柔性内镜雏形已经制备,该内镜具有 11mm 的直径和 1025mm 的长度,具有三个工作通道。由三个柔性光纤束构成,其中两用于个传输光源,便于观看目标,另一个传输内镜顶端的光学信息。光学信号被另一端上的目镜透镜放大,并且被附着到目镜透镜的 CCD 照相机捕获。对应的三个通道中,一个活动性通道专用于置入 EndoScout 跟踪传感器,另外两个供外科手术用。先对琼脂体模进行 MR 兼容性测试后,再将内镜推送到软的琼脂凝胶内,用重复时间 150ms 和回波时间 13ms 的梯度回波 MR 序列进行扫描(图 31-3c)。在琼脂体模周围几乎没有信号损失。

内镜尖端跟踪可通过细小的导管型梯度跟踪传感器进行,该传感器能够每隔 400ms 计算传感器位置和取向,其直径与内镜的工作通道

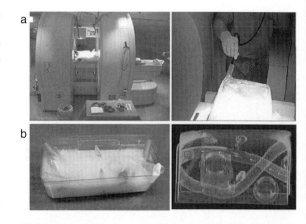

图 31-2 (a)0.5T Signa SP/2 介入性磁共振扫描机和放置在孔内的体模;(b) 用于内镜外科手术仿真的琼脂体模以及体模的 3D MR 容积重建图像。(见彩图)

匹配。在内镜尖端的刚性部分安装了传感器之后,传感器就紧紧附着在尖端。

4.2 跟踪传感器

EndoScout 系统有六个正交线圈,其导管传感器直径为 1.4mm,长度为 11mm,能够检测内镜尖端的位置和取向。通过测量 Gx、Gy 和 Gz 梯度线圈中产生的 Bx、By 和 Bz 场,就可以校准系统。在每个梯度转换期间,当图像采集时,系统能够测量到传感器微线圈产生的电压及梯度放大器中的电流。梯度放大器指令每个梯度线圈的 Bx、By 和 Bz 场如何变化,传感器电压测量传感器位置的变化,这些信息结合一定的算法,就会确定传感器的唯一位置和取向 (Darrow 等,1996)。EndoScout 为临床病例提供了准确而有价值的数据,极大地方便了肝脏 RF 消融和肾脏冷冻治疗的手术,克服了以往光学跟踪系统所面临的困难。单个小传感器提供了位置和取向两种信息,消除直线对传式(line-of-site)请求被证明是有用的,有利于柔性器械在体内的跟踪。

4.3 可视化

该软件通过近实时 MR 图像、预采 3D 容积重建的配准图像、内镜视频照相机图像和内镜尖端跟踪信息,共同产生良好的影像引导效果。图 31-5 展示了内镜导航的视窗。图 31-5a 中的窗

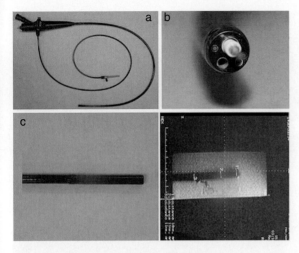

图 31-3 (a)MR 兼容的研究原型内镜。(b)具有 3 个有源通道以及用于光源和照相机的光纤的内镜顶端。(c)内镜远端的 T1 加权 MR 图像扫描。

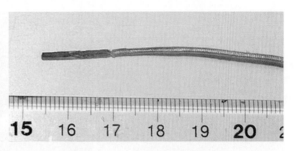

图 31-4 EndoScout 导管传感器。

口显示近实时 2D 图像,该 2D 图像每 2s 更新一次。图 31-5b 中的窗口包含配准的重建图像平面,该图像平面每 400ms 更新一次。感兴趣的目标区域覆盖在重建图像上,以显示目标的边界。内镜医师通过观察这两个图像来推进内镜。

随内镜尖端位置而定的三个正交的重建图像平面能够在 3D 空间中显示(图 31-5c),内镜轨迹显示为连接 3D 管道影像。在该视图中也组合了感兴趣目标体积或任何重要结构。操作人员可以设定任何视点,来控制图像的缩放以改善 3D 感觉。视点可以被设定为随着内镜尖端的运动或旋转更新的穿过内镜的动态视图。相同的 3D 结构也合并在图 31-5d 所示的窗口中,显示 3D MR 容积重建图像。可以操纵 MR 图像的不透明度来观看容积内的嵌入物。图 31-5e 示组合了感兴趣网格体的 AR 视图的内镜图像。

5 结果和讨论

在该项研究中,我们演示了影像引导内镜微创手术的可能性。由 MR 兼容性内镜产生的磁场 B0 不均匀性伪影不是那么显著,因此可以使用 MR 连续扫描的图像引导手术操作。该集成系统允许在外科手术期间更准确的定位和目标导向。准确判断肿瘤范围和解剖标志,全面理解病变,有助于提高外科手术效率,减少创伤水平。完整切除或消融肿瘤的同时减少对周围重要结构的损伤,能够提高临床疗效,减少并发症的发生。MR 是安全的、具有多平面成像能力的成像工具。将 MR 提供的表面下的信息的与内镜内镜提供的表面信息结合起来,在导航外科手术中提供了新的维度。外科医生可以跟踪内镜,通过安全路径到达目标,将外科器械传送到不能从体外通过直线路径经皮到达的位置,使微创手术应用于各部位的肿瘤成为可能。

然而,还存在一些影响外科手术的重要问题,包括呼吸运动和一些无法预知的运动造成的影响;呼吸运动能使 MR 图像模糊,运动可导致图像重建时配准不良。在我们中心,利用呼吸触发的 MR 扫描有效解决了呼吸运动问题(Morikawa 等,2004),这可以在该研究中毫无困难地应用。还可以通过引入另一附着于身体的跟踪传感器监测患者的运动,也可以通过刚性传感器信息补偿运动(Haque 等,2008)。放置在内镜尖端的 CCD 照相机可以提供高质量图像,但这可能引起磁场不均匀性伪影。因此,我们选择了纤维内镜,它采用光纤束传送内镜尖端的视觉信息。来自光纤的照相机图像存在蜂窝状伪影问题,会导致图像校准变差。在我们的研究中,我们已经尝试通过使图像模糊来解决该问题,还可以应用更好的图像处理来提高照相机图像的质量。照相机轴和内镜轴的未对准是重要的顾虑,这种未对准改变了照相机中心,并且在将目标肿瘤叠加在内镜图像上时产生误差。在本研究中,我们假设传感器被刚性附着在内

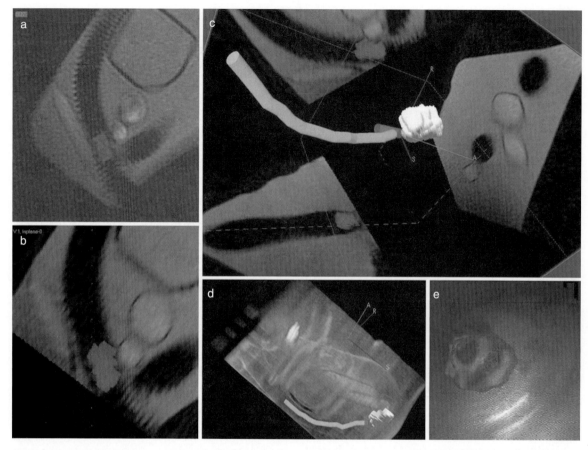

图 31-5　外科医生监视器上的导航窗口。(a)近实时 MR 扫描图像。(b)从术中 3D 容积数据重新切片的相同图像平面;目标感兴趣区域以红色覆盖在重新切片的图像上。(c)三个正交的重新切片的图像和如内镜路径、肿瘤目标和重要地标的 3D 对象放置在 3D 空间中。(d)透明的容积再现和嵌入的 3D 对象。(e)具有目标的叠加透明网格的照相机图像。(见彩图)

镜尖端;然而,在现实中,当导管传感器被穿过内镜的通道套管放置时,存在一些空间。需要一些装置将导管传感器固定在内镜尖端附近。

　　本研究结果可以用于 MRI 引导内镜外科手术的总体工作流程制订的参考。这种手术不需要患者通道,并且可以在常规的高场闭孔 MR 上使用,不一定是开放式 MR。这样,一个扫描机既可以用于诊断,也可以用于介入,从而降低了硬件成本。

6　结论

　　描绘切割平面及切除边缘的 AR,在 MR 引导下外科手术中能够有效避免不可视结构的损伤。尽管还需要更多的实验来进一步评价本方法的可行性,但使用 AR、MRI 引导的柔性内镜外科手术,作为一项新技术,是很有前途的。这些工具的持续发展,将鼓励外科医生治疗更多的临床病例,并有助于增加计算机图像引导手术的使用。

（吴斌 译 田锦林 校）

参考文献

Bajura M, Fuchs H, Ohbuchi R (1992) Merging virtual objects with the real world seeing ultrasound imagery within the patient. SIGGRAPH'92 Proc 26:203–210

Cawood S, Fiala M (2008) Augmented reality a practical guide. Pragmatic Programmers, USA

Darrow RD, Dumoulin CL, Souza SP (1996) US Patent 5,577,502

De Poorter J, De Wagter C, De Deene Y et al (1995) Noninvasive MRI thermometry with the proton resonance frequency method: in vivo results in human muscle. Magn Reson Med 33:74–81

Fried M, Moharir V, Shinmoto H, Alyassin A, Lorensen W, Hsu L, Kikinis R (1998) Virtual laryngoscopy. Annal Otol Rhinol Laryngol 108(3):221–226

Haque H, Morikawa S et al (2003) Software tools for interventional MR guided navigation for thermal ablation procedure. Med Imaging Tech 21(3):214–219

Haque H, Morikawa S, Naka S, Tani T (2008) Interactive MR image guidance with a capability of motion compensation using two electromagnetic sensors. 22nd CARS symposium, Spain

Hideaki H, Yahagihashi Y, Miyake Y (1995) A new method for distortion correction of electronic endoscope images. IEEE Trans Med Imaging 14(3):548–555

Hushek SG, Fetics B, Moser RM, Hoerter NF, Russell LJ, Roth A, Polenur D, Nevo E (2004) Initial clinical experience with a passive electromagnetic 3D locator system. Fifth interventional MRI symposium, Boston

Hushek SG, Martin AJ, Steckner M et al (2008) MR systems for MRI-guided interventions. J Magn Reson Imaging 27:253–266

Jolesz F, Lorensen W, Shinmoto H, Atsumi H et al (1997) Interactive virtual endoscopy. Am J Roentgenol 169:1229–1235

Kahn T, Harth T, Kiwit JCW et al (1998) In vivo MRI thermometry using phase sensitive sequence: preliminary experiences during MRI guided laser-included interstitial thermotherapy of brain tumors. J Magn Imaging 8:1660–1664

Ladd ME, Quick HH, Debatin JF (2000) Interventional MRA and intravascular imaging. J Magn Reson Imaging 12(4):534–546

Lee S (2008) CUDA convolution. Electronic Visualization Laboratory, University of Illinois at Chicago. http://www.evl.uic.edu/sjames/cs525/final.html

Marescaux J, Soler L, Rubino F (2005) Augmented reality for surgery and interventional therapy. Oper Tech Gen Surg 7(4):182–187

Martin AJ, van Vaals JJ, Hall WA, Liu H, Truwit CL (1998) Intra-operative MR monitored neurosurgery. Med Mundi 42:12–21

Morikawa S, Inubushi T, Kurumi Y et al (2002) MR-guided microwave thermocoagulation therapy of liver tumor: initial clinical experiences using a 0.5 T open MR system. J Magn Reson Imaging 16:576–583

Morikawa S, Inubushi T, Kurumi Y, Naka S, Sato K, Tani T, Haque H et al (2003) Advanced computer assistance for magnetic resonance-guided microwave thermocoagulation therapy of liver tumors. Acad Radiol 10:1442–1449

Morikawa S, Inubushi T, Kurumi Y et al (2004) Feasibility of respiratory triggering for MR-guided microwave ablation of liver tumors under general anesthesia. Cardiovasc Interv Radiol 27(4):370–373

Reuben SM (2001) Image-guided surgery. Acad Radiol 8:819–821

Sato K, Morikawa S, Inubushi T, Haque H et al (2004) Interactive real-time MR image navigation assisted by a PC-based application tool, MRNavi. Fifth interventional MRI symposium, Boston

Schenck JF, Jolesz FA, Roemer PB, Cline HE et al (1995) Superconducting open-configuration MR imaging system for image-guided therapy. Radiology 195:805–814

Shreiner D (2010) The openGL programming guide, 7th edn. Addison-Wesley, Reading

Shuhaiber JH (2004) Augmented reality in surgery. Arch Surg 139(2):170–174

Stainsby JA, Hu N, Yi D, Radau P, Santos JM, Wright GA (2004) Improved visualization and control for scan plane navigation in real-time cardiac MRI. Proc Int Soc Mag Reson Med 11:537

VolumePro® product of TeraRecon Foster City, CA. http://www.terarecon.com/support/VP_Support.html. Accessed 24 Jun 2011

索 引

A

螯合物　376

B

靶向定位　262
靶向化疗　332
被动追踪　16
边缘肠　70
表面标记技术　374
冰晶　233
冰球　217
部分异向性　105

C

采集时间　16
采样密度　19
超导磁体　4
超短回波时间　359
超短孔磁铁　131
超极化　378
超声检查　141
超声聚焦消融　227
超声束　253
超声消融　231
超顺磁性　371
超顺磁性对比剂　375
弛豫时间　244
传递技术　381
磁化率　248
磁化率伪影　405
磁化转移　253
磁化转移技术　245
磁屏蔽　69
磁体移动　7
磁转染　372

D

单激发平面回波成像　245
导航地图　415
导航回波　252
导丝　32
低场　11
骶髂关节炎　117
电场耦合　42
电磁穿孔　372
电磁跟踪系统　350
电导率　248
动静脉畸形　167
动静脉瘘　167
动脉畸形　167
毒性 T 细胞　374
对比剂　31
多次激发　250
多发性硬化　382
多模态细胞标记　384

F

放射治疗　337
非笛卡尔轨迹　17
分段 EPI　249
辐射剂量　226
附加导航系统　60
腹腔镜　341
腹腔镜冷冻治疗　286

G

钆喷酸葡胺　161

干细胞　356
肝细胞特异性对比剂　263
肝脏激光消融术　258
感染控制　10
高频超声　88
高强度聚焦超声　97
跟踪传感器　416
功能性磁共振成像　104
骨骼肌　110
关节摄影　54
关节造影　118
灌注成像　296
光谱成像　246
光纤　230

H

呼吸门控　312
呼吸门控技术　252
滑窗技术　159
化学饱和交换转运　377
化学位移成像　105
混合扫描　390
活检　5

J

机械通气　81
基因标记技术　358
激光消融　124
激光源　230
剂量测定　311
间充质干细胞　382
胶质瘤　103
介入性磁共振　3
金属电极　229
近距离放疗　57
近距离放射疗法　333
近实时图像　343
经导管动脉内化疗栓塞　155
经导管主动脉瓣膜置换术　189
经皮给药　116

经皮硬化治疗　173
颈动脉导管插入术　160
痉挛性疾病　333
静磁场　79
静脉畸形　167
局灶性骨髓异常　114
聚焦超声　124,232,306

K

抗炎剂　118
可视化　31,60
快速采集梯度回波　380
快速成像　15
快速低角度拍摄磁共振成像　373
快速自旋回波　234
快速自旋回波序列　42
宽孔径　57
扩散张量成像　103

L

冷冻探针　124,233
冷冻消融　124,233
离磁效应　19
立体定向术　91
亮血序列　157
淋巴管畸形　167
淋巴管瘤　168
颅骨切开术　50
颅内病变　102
螺旋采集　250

M

脉冲序列　14
慢性神经病理性疼痛　333
毛细血管畸形　167
弥散　245
弥散加权成像　103,278

N

纳米颗粒　384

囊性病变 116

囊状水瘤 168

脑脊液 50

脑深部电刺激 97

脑移位补偿技术 108

脑卒中 333

内镜系统 344

尿道保护管 213

O

耦合射频线圈 49

P

帕金森 357

配准 400

皮肤烧伤 253

Q

汽化 124

前列腺癌 209

前列腺穿刺 201

前瞻性研究 260

腔静脉滤器 160

球囊肺动脉瓣成形术 188

球形细胞静脉畸形 167

缺血性损伤 233

R

热传导 242

热分布 137

热坏死 228

热凝固 253

热频消融 228

热损伤 242

热消融 225

热效应 330

软骨性病变 116

S

三维容积图像 363

三维稳态自由进动 381

散光 89

射频场 79

射频沉积 299

射频电极 298

射频发生器 228

神经导航 87

肾动脉栓塞 160

肾细胞癌 285

肾源性系统性纤维化 376

声窗 124

视野 5

适配器 349

双回波梯度回波序列 31

双室系统 5

顺磁性 371

T

炭化 124

特发性震颤 333

梯度磁场 79

梯度回波 247

梯度回波序列 373

梯度毁损 18

铁磁材料 230

铁磁性 41

同步磁共振系统 389

同轴针 145

头部固定装置 6

投影 20

图像引导 287

脱髓鞘病变 107

W

外放射治疗 226

微波 122

微波消融 229,341

微型胶囊 361

伪影 227,229

温度测绘 217

温度成像 226,243

温度反馈 229

温度监测 230

温度检测 348

温度梯度 245

温度阈值 262

涡电流 71

无框立体定向导航 94

无框神经导航 94

X

吸收率 71

细胞标记技术 356

细针抽吸 50

纤维束成像 105

线圈 17

相控阵列 327

相位成像 246

相位漂移 248

消融探针 273

校准 88

心脏导管 184

心脏再同步化治疗 191

胸苷激酶 359

虚拟导航 57

虚拟染色 160

旋磁比 246

血管成形术 160

血管畸形 166

血脑屏障 331

Y

氩气 233

氧化铁 359

荧光成像 31

荧光素酶 359

影像引导 226

硬膜外导管 82

永磁 10

优先频谱转移射频激励 374

幽闭症 143

有框立体定向活检 90

运动补偿 311,312

运动伪影 250

运动障碍 333

Z

噪声 79

增强现实技术 61

照射剂量 338

真空辅助活检 146

支架 32

质子波谱成像 246

质子共振频率偏移 259

治疗计划 229

治疗监测 291

重建 22

重影 251

主磁场 406

主动追踪 16

追踪 5

追踪传感器 60

追踪装置 16

椎间盘造影术 117

子宫肌瘤 304

组织损伤 227

其 他

3D 图像数据资料 337

FLAIR 9

k 空间 19,249

Lamor 频率 71

MRI 图像融合 363

MR 测温 241

MR 兼容 30,342

ON 谐振 374

PRF 相位图 249

X 线透视 390